W0259397

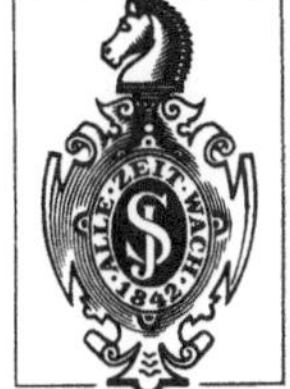

ALLE ZEIT WACH
1842

Francis S. Weill

Ultraschalldiagnostik in der Gastroenterologie

Zweite, überarbeitete Auflage

Übersetzt von Christian Kujat

Mit 915 Abbildungen in 2404 Einzeldarstellungen

Springer-Verlag
Berlin Heidelberg New York
London Paris Tokyo

Prof. Dr. Francis S. Weill
Chaire de Radiodiagnostic, Radiologie A
Hôpital Jean Minjoz, Avenue Fleming
F-25030 Besançon

Übersetzer:
Dr. med. Christian Kujat
Rötebuckweg 9
D-7800 Freiburg

Titel der englischsprachigen Ausgabe
Ultrasonography of Digestive Diseases, 3rd Edition
Springer-Verlag Berlin Heidelberg New York
(In Vorbereitung)

Titel der französischen Ausgabe
L'ultrasonographie en pathologie digestive, 3e édition
Editions Vigot, Paris, 1985

ISBN-13:978-3-642-69732-6 e-ISBN-13:978-3-642-69731-9
DOI: 10.1007/978-3-642-69731-9

CIP-Kurztitelaufnahme der Deutschen Bibliothek
Weill, Francis S.:
Ultraschalldiagnostik in der Gastroenterologie/Francis S. Weill. Übers. von Christian Kujat.
– 2., überarb. Aufl. – Berlin; Heidelberg; New York; Tokyo: Springer, 1987
Einheitssacht.: Ultrasonography of digestive diseases ⟨dt.⟩
ISBN-13:978-3-642-69732-6

Reproduktion der Abbildungen: Gustav Dreher GmbH, Stuttgart

2121/3130-543210

Vorwort

Dieses Buch beruht auf einer sechzehnjährigen Erfahrung mit der sonographischen Compoundtechnik und dem Real-time-Verfahren. Es ist der Wunsch des Autors, die Ausbildung und Fortbildung in der Ultraschalldiagnostik zu fördern. Eine persönliche Unterweisung in der täglichen Praxis wäre ziemlich langwierig, ohne daß die Demonstration sämtlicher pathologischer Veränderungen und Krankheitsverläufe gewährleistet werden könnte. Dieses Buch soll sowohl Radiologen als auch Internisten, Chirurgen und Vertretern anderer Spezialgebiete mit sonographischen Darstellungen vertraut machen. Selbst wenn diese Ärzte persönlich keine Ultraschalluntersuchungen vornehmen, so müssen sie doch in der Lage sein, die gelieferte Information zu verwerten. Schließlich finden auch zahlreiche Kollegen, die nach Einarbeitung in die Graustufentechnik das Real-time-Verfahren kennenlernen wollen, hier einen methodischen Wegweiser und differentialdiagnostische Hinweise.

Die Sonographie hat mehrere technische Wandlungen erfahren (Graustufentechnik 1975, Digitalisierung und Real-time-Verfahren mit hochauflösenden Geräten seit 1978). Sie ist nun zur vollen Reife gelangt. Ihre Darstellungen sind reproduzierbar und zuverlässig. Ihr Auflösungsvermögen reicht fast bis an die von der Physik vorgegebenen Grenzen heran.

Statt sich von der Computertomographie verdrängen zu lassen, hat die Sonographie neue Impulse von diesem Parallelverfahren erhalten. Beiden Verfahren gemeinsam ist die gesamte Semiologie der Formen und Umrisse der Organe und ihrer pathologischen Veränderungen. Diese Darstellung der sonographischen Symptome der Krankheiten des Verdauungsapparates könnte demnach als Bindeglied zwischen Computertomographie und Sonographie dienen. Es hat sich zudem herausgestellt, daß die Computertomographie, eine wertvolle, aber strahlenbelastende Technik, abgesehen von einigen besonderen Indikationen, nur noch in Verbindung mit dem Ultraschall eingesetzt werden sollte. Wir werden übrigens noch Gelegenheit haben, die Differentialindikation der beiden Methoden im Detail zu diskutieren.

Die Kernspintomographie (MR) als letzte Methode in der Reihe der Schnittbildverfahren übt nicht ohne Berechtigung eine besondere Faszination aus, da sie sehr detaillierte und zuverlässige anatomische Schnittbilder liefert. Dennoch zeigt jede Ultraschalluntersuchung – manchmal am Krankenbett oder an der Krankentrage ausgeführt –, daß die Zukunft dieser idealen „bedside"-Methode nicht hinter der Zukunft der MR zurücksteht.

Mit allen Ultraschalldiagnostikern wollen wir deshalb den Pionieren der Sonographie, Holmes (Denver) und Donald (Glasgow) unsere Hochachtung bewahren. Darüber hinaus möchte ich ihnen auch meinen persönlichen Dank aussprechen.

Allen Freunden und Kollegen, die am vorliegenden Buch großen Anteil hatten, möchte ich meinen Dank aussprechen.

Mit ganz persönlichem Dank verbunden bin ich meinem Freund Prof. Fred Winsberg aus New York, der bereits 1978 bei der ersten Ausgabe dieses Buches in englischer Sprache großzügig mitgewirkt hat. Unsere regelmäßigen Diskussionen über den Atlantik sind stets bereichernd.

Zum Schluß danke ich Fräulein Cheval und Frau Lechapt, sowie den Photographen, Herrn Bernard und Herrn Gaudron, für ihre technische Hilfe. Mein besonderer Dank gilt meiner Frau, ohne die diese Neuauflage nicht zustande gekommen wäre.

Die Bildersammlung dieses Werkes enthält einige alte Dokumente, die mit einem Compoundscanner der Fa. Searle (Digisonic) hergestellt wurden. Viele der Real-time-Abbildungen wurden mit Apparaten der Fa. Kretz (Combison 100 und 111) aufgenommen. Die meisten Bilder stammen jedoch von Geräten der Fa. Diasonics (DS 1 und DRF 1).

Besançon — Francis S. Weill

Inhaltsverzeichnis

Kapitel 13

Kapitel 14

Teil III

Kapitel 15

Kapitel 16

Kapitel 17

Teil IV

Kapitel 18

Kapitel 19

Kapitel 20

Kapitel 21

Kapitel 22

Kapitel 23

Kapitel 24

Kapitel 25

Kapitel 26

Teil V

Kapitel 27

Kapitel 28

Kapitel 29

Teil I

Allgemeines

Kapitel 1

Wesen der Sonographie. Verschiedene Scanverfahren

Wer das Wesen der Sonographie verstehen will, der muß Salami mögen. Für gewöhnlich schneidet man eine Salami in Querscheiben (Abb. 1.1 a). In ähnlicher Weise geht der Untersucher im Fall der Ultraschalluntersuchung des Abdomens vor. Man kann die Wurst aber auch längs (Abb. 1.1 b) oder schräg (Abb. 1.1 c) aufschneiden. Hat man sie auf alle erdenklichen Weisen tranchiert und weiß hinterher auch noch, wie die einzelnen Scheiben zusammengehören, ist man ein guter Ultraschalluntersucher geworden (Abb. 1.2 und 1.3) und somit ein Mitglied des „Salami-Club", wie ihn mein Freund George Léopold aus San Diego getauft hat. Für denjenigen, dem dieser Einstieg nicht gefällt (oder der ganz einfach keine Salami mag), gibt es noch eine andere Möglichkeit: das sadistische Denkmodell (Abb. 1.4).

Ultraschallschnitt

Die Schnittmethode in Abb. 1.4 wird wohl allzu häufig zu Schadenersatzansprüchen führen. Man muß sich daher etwas anderes einfallen lassen. Vielleicht versuchen wir es einmal mit der Ultraschallschnittbildtechnik, mit deren Grundlagen wir uns jetzt beschäftigen wollen. Wir gehen vom Compoundverfahren aus, obwohl diese Methode

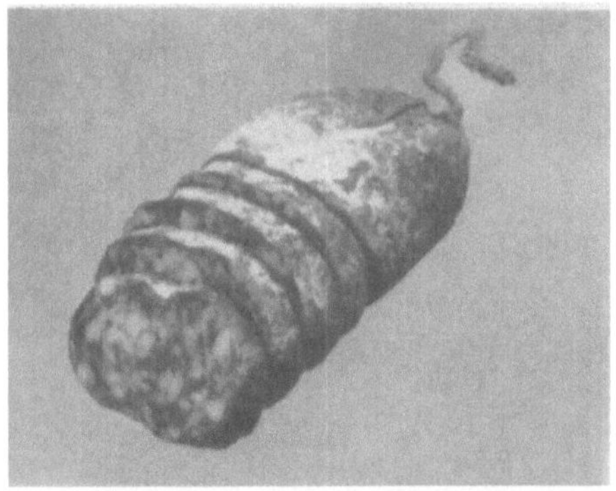

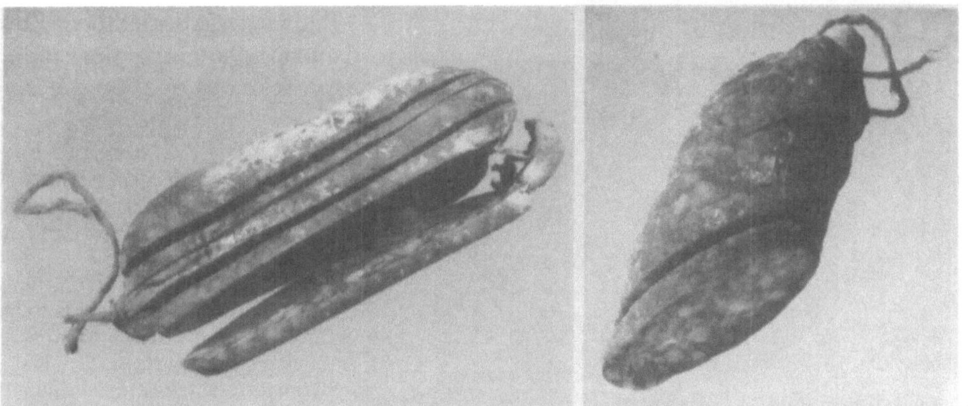

Abb. 1.1 a–c. Gastronomische Einstimmung auf die Sonographie des Verdauungsapparates. **a** Transversal aufgeschnittene Salami, **b** Longitudinal aufgeschnittene Salami, **c** Schräg aufgeschnittene Salami

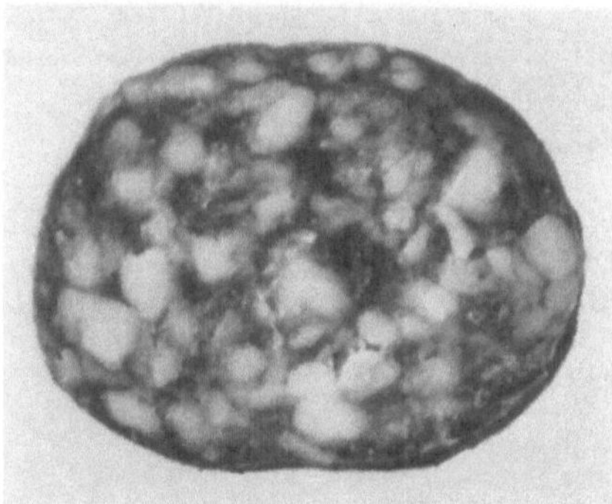

Abb. 1.2. Eine Salamischeibe

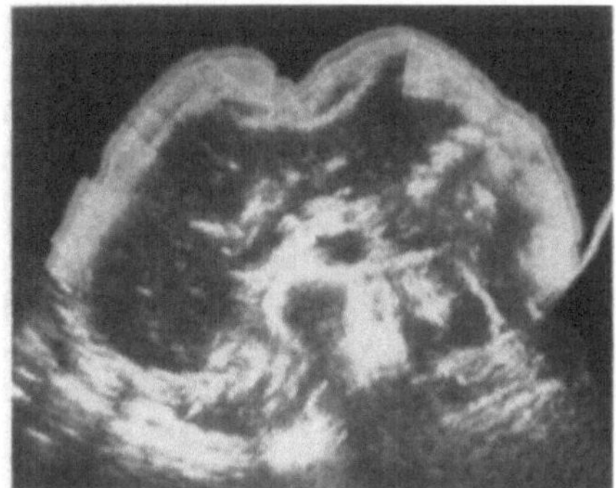

Abb. 1.3. Eine Scheibe vom Abdomen

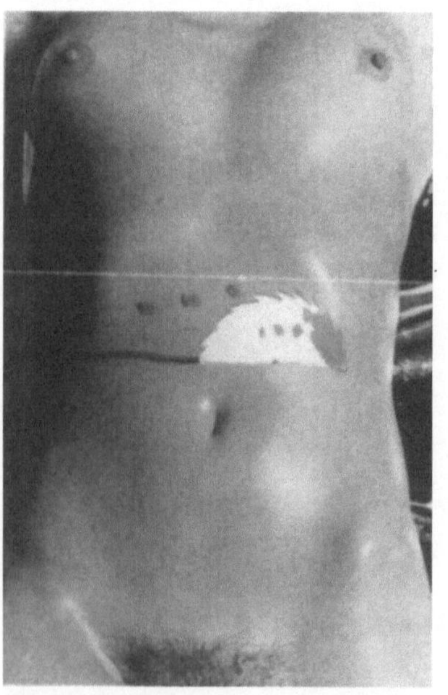

Abb. 1.4. Das sadistische Denkmodell

praktisch nicht mehr angewendet wird. Bei dieser Technik handelt es sich jedoch tatsächlich um das einfachste Verfahren.

Das wichtigste Stück ist hierbei der *Transducer* (Schallkopf). Er sendet Ultraschallimpulse von der Dauer 1 μs mit dazwischenliegenden Intervallen von 1 ms aus. In diesen Sendepausen läßt sich der Transducer als Schallaufnehmer verwenden. Setzt man einen solchen Schallwandler auf die Abdominalwand (Abb. 1.5a) und läßt ihn einen Ultraschallimpuls durch die Bauchorgane abgeben, so entstehen an den akustischen Grenzflächen Schallreflexionen. Diese Echos werden auf einer Kathodenstrahlröhre sichtbar gemacht. Die Sichtbarmachung erfolgt entweder als Auslenkung von der Grundlinie (A-Bildverfahren) (Abb. 1.5b) oder in Form von Leuchtpunkten (B-Bildverfahren) (Abb. 1.5c).

Verschiebt man den Transducer auf der Körperoberfläche, dann erscheint für jede der neu eingenommenen Positionen eine Reihe von Leuchtpunkten, die den Grenzflächen entspricht (Abb. 1.6). Zeichnen wir die Echos von unendlich vielen, nahe beieinanderliegenden Transducerpositionen auf, so liefert uns die Summation der Leuchtpunkte ein zweidimensionales Schnittbild des Abdomens (Abb. 1.7 und 1.8). Für eine sonographische Schnittbilduntersuchung sind also notwendig:

- Transducerverschiebung innerhalb einer bestimmten Ebene
- Echowiedergabe in Form von Leuchtpunkten auf einem Bildschirm, und schließlich
- Summation dieser Leuchtpunkte.

Unterschiedliche Abtast- und Summationsverfahren haben zu ganz verschiedenen Gerätetypen und Bildwiedergabeverfahren geführt, die uns im folgenden immer wieder begegnen werden: Das ist auf der einen Seite das heute schon historische Compoundverfahren mit seinen verschiedenen Bildwiedergabemethoden (bistabil; analoge oder numerische Graustufenskala) und auf der anderen Seite das Real-time-Verfahren.

Abb. 1.6. a Verschiedene Schallkopfpositionen während eines transversalen Compoundschnittes durch das Abdomen. **b** Die jeweils zugehörigen Leuchtpunkte

Abb. 1.7. a Zahlreichere und enger beieinanderliegende Schallkopfpositionen während eines Transversalschnittes durch das Abdomen. **b** Summation der entsprechenden, auf einem Bildschirm erscheinenden Leuchtpunkte. Dieser Summationseffekt ergibt ein Schnittbild der verschiedenen, vom Ultraschallstrahl getroffenen Organe

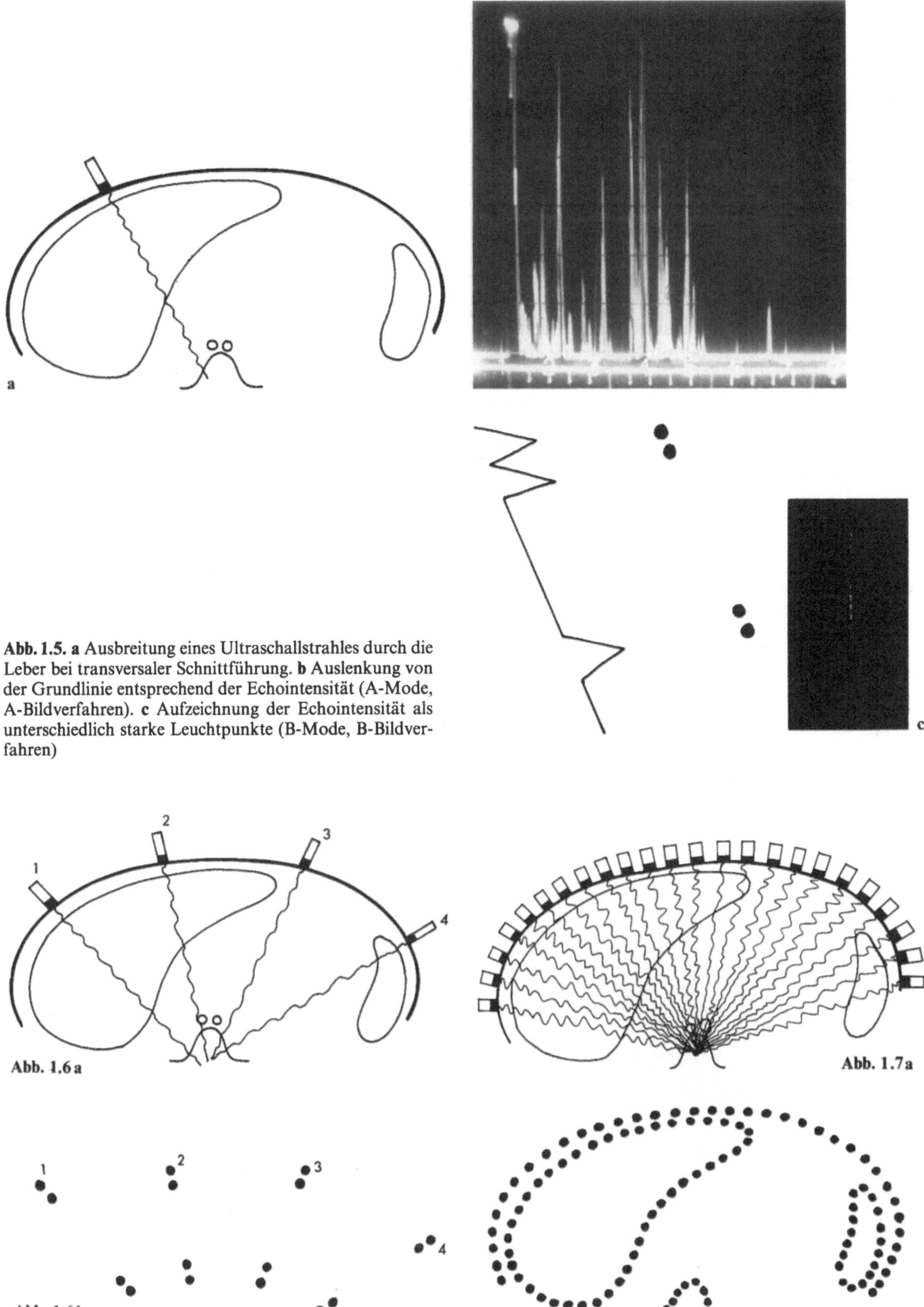

Abb. 1.5. a Ausbreitung eines Ultraschallstrahles durch die Leber bei transversaler Schnittführung. **b** Auslenkung von der Grundlinie entsprechend der Echointensität (A-Mode, A-Bildverfahren). **c** Aufzeichnung der Echointensität als unterschiedlich starke Leuchtpunkte (B-Mode, B-Bildverfahren)

Compoundverfahren

Bei den ersten Gerätetypen wurde der Schallkopf unter Zuhilfenahme eines Kontaktgels von Hand auf dem zu untersuchenden Hautsektor verschoben (Abb. 1.6–1.9). Ohne Zwischenschaltung dieses Gels würde die Transmission zwischen Luft und Gewebe nicht einmal 0,1% betragen. Ein Pantograph (Abb. 1.10) fixiert die Transducerdislokation innerhalb der festgelegten Untersuchungsebene. Entlang seines Hauptkurses wird der Schallkopf unter ständig pendelnden Bewegungen verschoben (Abb. 1.11). Das Verschieben kann dann immer direkter und schneller werden und sich schließlich auf das interessierende Untersuchungsgebiet allein beschränken. Die Summation der Leuchtpunkte kann je nach Gerätetyp verschieden vor sich gehen:

Die erste Generation. Diese Geräte verfügen über eine Speicherröhre, die während des Abtastvorganges die verschiedenen Leuchtpunkte nacheinander sichtbar macht. Ihre Funktionsweise läßt jedoch nur eine begrenzte Verwendung zu: Sie arbeiten nämlich nach dem Alles-oder-Nichts-Prinzip. Unterhalb einer bestimmten Reflexionsintensität erfolgt keine Wiedergabe mehr. Die Abbildung oberhalb eines Schwellenwertes geschieht ohne Unterscheidung der Reflexionsintensität, d.h. die Leuchtpunkte sind alle gleich hell. Mit diesem bistabilen Bildwiedergabeverfahren kann man Silhouetten von Organen und Läsionen ohne jede Weichteilzeichnung darstellen (Abb. 1.8 und 1.12). Man hat auf dieses Verfahren daher inzwischen verzichtet und durch die Bildwandlermethode ersetzt.

Die zweite Generation. Die alte Speicherröhre wurde durch ein Bildverarbeitungssystem verdrängt, das die Reflexionsintensitäten in modulierter Form wiedergibt: Die Helligkeit des Bildsignals ist der Amplitude des reflektierten Echos proportional. Diese analoge Graustufentechnik ist schon weitaus zuverlässiger und vielseitiger (Abb. 1.13).

Der schnelle Bildaufbau dieser Geräte ermöglicht ein sofortiges rasches Abtasten, wobei Bildunschärfen nur noch in weit herabgesetztem Maß auftreten. Benutzt man einen Sektorschallkopf von 5 cm Breite, so tastet der Schallstrahl in 10 cm Tiefe eine Strecke von 15 cm Gewebe ab. Diese 150 mm werden in 0,5 s (500 ms) untersucht. Die bildliche Wiedergabe einer anatomischen Struktur von 3 mm Durchmesser vollzieht

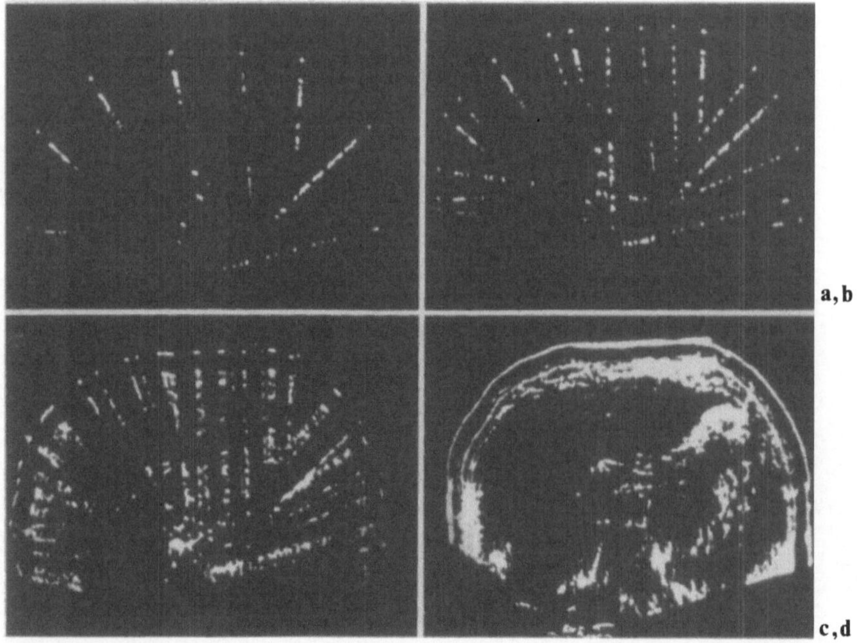

Abb. 1.8a–d. Prinzip der zweidimensionalen Sonographie: Praktische Anwendung (Transversalschnitt durch das Abdomen). **a** Die auf dem Bildschirm erscheinenden Leuchtpunkte bei nur wenigen Transducerpositionen. **b** Leuchtpunkte bei 17 verschiedenen Transducerpositionen. **c** Beinahe kontinuierliche Abtastung. **d** Endgültige kontinuierliche Abtastung. Die Umrisse der Leber und der Milz sind jetzt erkennbar. Bei dieser Abbildung handelt es sich um ein bistabiles Bild (Alles-oder-Nichts-Verfahren)

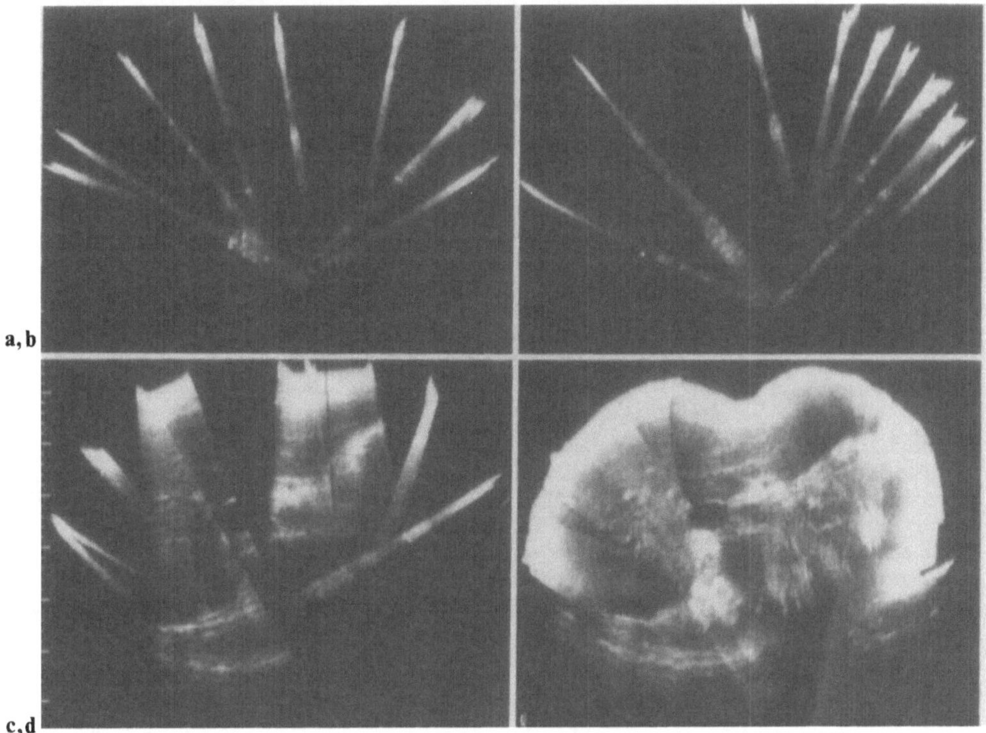

Abb. 1.9. a–d In gleicher Abfolge wie bei Abb. 1.8 die verschiedenen Phasen eines Transversalschnittes im Graustufenverfahren (numerisch kodierender Apparat)

Abb. 1.10. Pantograph zur geometrisch korrekten Transducerdislokation in einer Ebene

Abb. 1.11. Prinzip des Compoundscans: Unter pendelnden Bewegungen wird der Schallkopf linear auf der Körperoberfläche verschoben. Diese Art der Abtastung kommt immer mehr außer Gebrauch, da man mit den neueren Bildwiedergabeverfahren mit einem einmaligen schnellen Abtasten („single-sweep") auskommt

sich daher in nur 10 ms – eine Spanne, die an die kürzesten Röntgenexpositionszeiten heranreicht.

Die dritte Generation. Die digitalen Apparate. Die analogen Geräte sind heute bereits ersetzt durch Geräte, bei denen der Bildwandler mit einer Speichereinheit verbunden ist. Jedes Signal wird vor der Wiedergabe einer numerischen (digitalen) Umwandlung unterzogen, die zu besseren Bildern führen soll (vgl. Kap. 2).

In Abb. 1.16b und 1.17d finden sich Beispiele von derartigen numerisch (oder digital) aufgear-

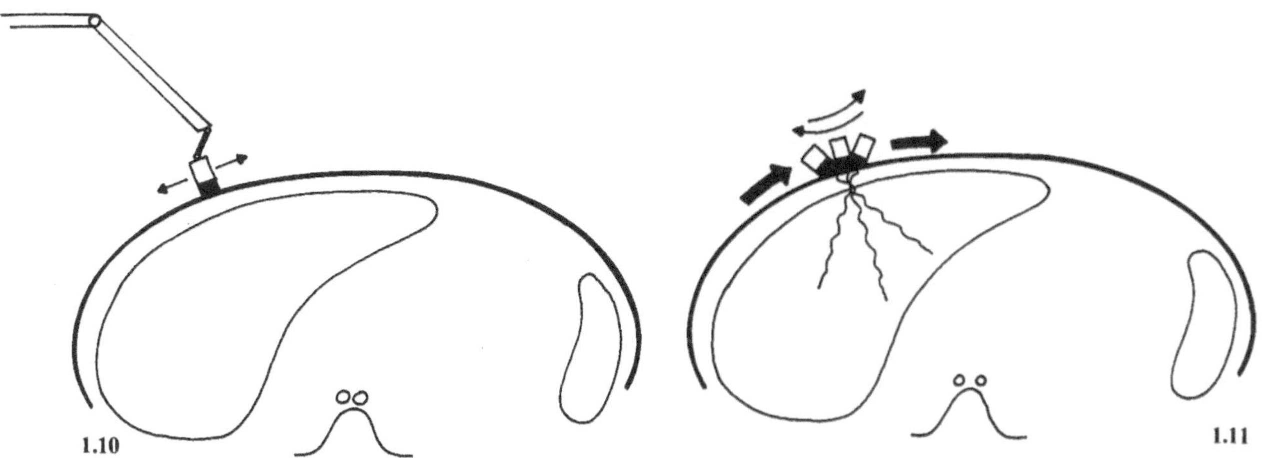

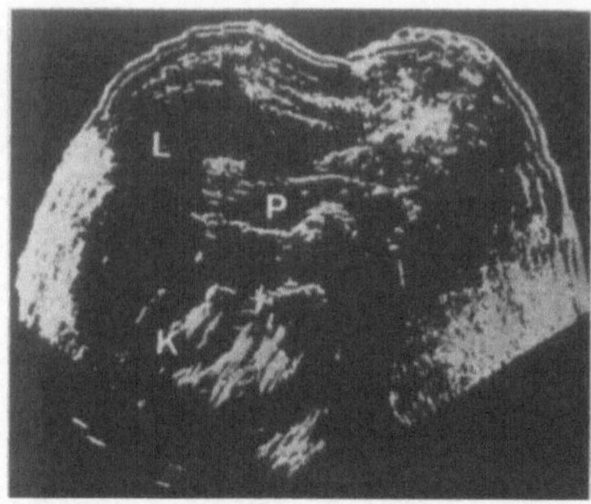

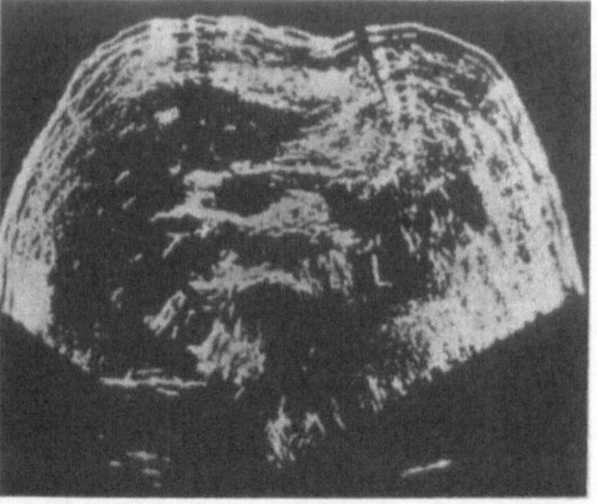

a, b

Abb. 1.12 a, b. Transversalschnitt durch das Abdomen im (historischen) bistabilen Bildwiedergabeverfahren. **a** Mit geringer Verstärkung: Die Umrisse der Organe (*L*: Leber; *P*: Pankreas; *K*: Rechte Niere) zeichnen sich ab. **b** Bei etwas höherer Verstärkung werden die Konturen schärfer. Einige Echos treten jetzt im Leberparenchym auf. Mit noch höherer Verstärkung würden die Parenchymstrukturen überstrahlt

beiteten Bildern. Diese Digitalisierung hat zu einer wesentlichen Verbesserung der dynamischen Graustufenskala geführt. Der Speicher verfügt zudem über mehr als 250000 bit (513 × 513), was eine exzellente Weichteildifferenzierung erlaubt. Auf der anderen Seite war vor einigen Jahren noch das numerische Signal rechteckig gestaltet, was die Wiedergabegenauigkeit von tubulären und Grenzstrukturen, allgemein von komplexen Gebilden, stark beeinträchtigt hat. Dieser Fehler ist inzwischen beseitigt. Heutzutage hat das numerische Bild eine ausgezeichnete Qualität.

Durch die Verarbeitung des überlegenen Informationsgehaltes erreicht man Abbildungen, die denen der besten Analoggeräte gleichkommen und die eine Quantifizierung erlauben, die zur objektiven Gewebecharakterisierung erforderlich ist. Schließlich wird dadurch eine bemerkenswert konstante Kalibrierung ermöglicht.

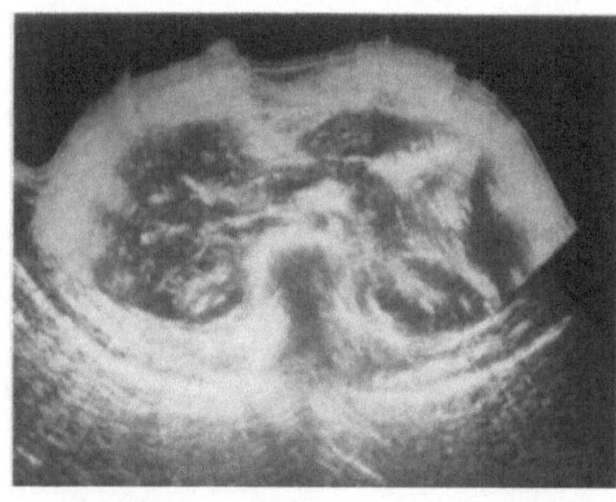

Merkmale des herkömmlichen Compoundbildes

1. Das Bild wird in 2–10 s schrittweise aufgebaut. Dieser Bildaufbau geschieht jedoch ziemlich langsam, woraus leicht störende Bildunschärfen resultieren. In bestimmten anatomischen Regionen ist es jedoch möglich, mit Hilfe von schnellen, linear oder sektorförmig geführten Bewegungen des Schallkopfes die Unschärfen stark einzudämmen („single sweep").
2. Die Handhabung des Schallkopfes läßt ein menschliches Moment mit den ihm eigenen Gefahren entstehen.
3. Die Möglichkeit, das zu untersuchende Gebiet mit dem Schallkopf rundherum abzutasten, führt zu sehr wirklichkeitsgetreuen Globalschnitten. Diese Schnitte werden jedoch nacheinander diskontinuierlich erstellt, wobei vom Untersucher abhängige, vorgefaßte Vorstellungen mit einfließen können, die nicht immer den jeweiligen anatomischen bzw. pathologisch-anatomischen Gegebenheiten entsprechen.
4. Der Transducer läßt sich leicht auswechseln, die Schallfrequenz also der jeweils zu untersuchenden Region anpassen, was – wie wir später sehen werden – sehr hilfreich sein kann. Dank der Geometrie dieser Schallköpfe ist die Fokussierung des Schallstrahles möglich, was sich sehr vorteilhaft auf das Auflösungsvermögen auswirkt.

Abb. 1.13. Transversalschnitt durch das Abdomen im Graustufenverfahren (Analoggerät); Konturen und Echostruktur sind gleichzeitig auf einem Bild erkennbar

Generell gesehen stellt jedoch der Compoundscan eine langwierige, rigide Technik dar, die sich v.a. für Globalschnitte oder großräumige und weite Teile des Abdomens miteinbeziehende pathologische Prozesse eignet. Sie wird in Europa praktisch nicht mehr verwendet.

Real-time-Verfahren (Echtzeitverfahren, dynamisches Verfahren)

1. Mechanische Apparate

Bei diesem Verfahren finden wir obligatorisch eine Bewegung des Transducers sowie einen Summationseffekt. Die Bewegung findet dabei in einem gewissen Abstand von der Körperoberfläche in einem geschlossenen Behälter statt (mit einer wichtigen Ausnahme, auf die wir etwas später noch genauer eingehen werden). Diese Bewegung ist sehr viel schneller als beim manuellen Abtasten und außerdem zyklisch. Die bildgebenden Leuchtpunkte erscheinen sofort auf einem Monitor. Eine komplette Umdrehung des Transducers läßt auf dem Schirm ein flüchtiges Schnittbild entstehen. Aufeinanderfolgende Zyklen bilden so eine Folge von Schnittbildern. Die Frequenz dieser Transducerbewegung und somit die Frequenz der Bildfolge ist so hoch gewählt, daß vor der Netzhaut ein Summationsbild entsteht. Durch den Wegfall der Speicherröhre braucht das Real-time-Gerät auch keinen Scan converter, um eine modulierte Wiedergabe der Leuchtpunkte zu erreichen: Ein gewisses Maß an Graustufen war schon von Anfang an den Real-time-Bildern zu eigen, während die Compoundgeräte zunächst noch dem Alles-oder-Nichts-Prinzip folgten. Die Signalverarbeitung im Real-time-Verfahren ist indessen ebenso komplex wie im Compoundverfahren geworden. Das Bild ist ebenfalls digitalisiert. Die Bildfrequenz zwingt zu einer sehr raschen Kodierung und Dekodierung.

Bei den dynamischen Geräten (Real-time-Geräten) der ersten Generation ist die *Bewegung des Transducers mechanisch*. Sie findet in einer sog. Wasservorlaufstrecke statt. Der Kontakt mit der Haut wird durch eine elastische Membran hergestellt (Abb. 1.14a, b). Die Ultraschallwellen laufen sowohl objektwärts als auch retrograd über einen Parabolspiegel, d.h., die objektwärts gerichteten Schallwellen breiten sich parallel aus (Vidoson Siemens). Die Rotationsfrequenz und damit die Bildfolge ist bei diesen ersten Geräten noch ziemlich langsam, etwa 16–18 Umdrehungen/s. Ein gewisses Flimmern auf dem Bildschirm ist daher unvermeidlich.

Die neueren, mechanischen Real-time-Apparate verfügen über eine Scheibe, die sich in einem Behälter aus Metall und Plastik dreht und die mit 2–5 Schallelementen bestückt ist. Bei jeder Scheibenumdrehung senden diese Schallelemente eines nach dem anderen, sobald sie sich der zu untersuchenden Region gegenüber befinden (Abb. 1.14), Impulse aus.

Die Vermehrung der Transducer und die Steigerung der Rotationsfrequenz bringen eine wesentlich größere Periodizität mit sich (16–30 Zyklen/s). Das Flimmern auf dem Monitor ist damit verschwunden. Ist jedoch die Frequenz zu hoch, verringert sich die für die Schallwelle zur ortho- und retrograden Gewebsdurchquerung verfügbare Zeit, was wiederum den auflösbaren Tiefenbereich oder die Sektorgröße beeinträchtigt. Das Bild dieser mechanischen Geräte ist sektorförmig, entweder rechteckig oder trapezförmig. Die neueren Apparate dieser Art, ausgerüstet mit hervorragenden, fokussierten Schallköpfen relativ hoher Frequenz, besitzen ein ausgezeichnetes Auflösungsvermögen (Abb. 1.16).

Andere Geräte, die auf dem Markt seltener vertreten sind, arbeiten mit einem fixierten Transducer. Die Bewegung des Schallstrahles wird dabei durch einen hin und her bewegten Spiegel erreicht (Abb. 1.14d). Mit diesem Prinzip scheint das Flimmern auf dem Bildschirm etwas weniger stark zu sein. Insgesamt spielen die mechanischen Faktoren bei den digitalisierten Real-time-Geräten eine untergeordnete Rolle. Ein deutliches Flimmern kann jedoch bei einem zu langsam arbeitenden Speicher auftreten.

Ein Real-time-Sektor umfaßt 90°–110°. Die zu beurteilende Schnittfläche ist daher recht groß. Die ausgezeichnete, bei einigen Geräten sogar variierbare Fokussierung und die Signalverarbeitung bewirken eine optimale Bildqualität. Die Verkleinerung des Schallkopfes ermöglicht einen einfachen interkostalen Zugang. Allerdings ist ein Arsenal verschieden frequenter Schallköpfe notwendig, um sowohl Erwachsene als auch Kinder, um sowohl die Leber als auch die Schilddrüse untersuchen zu können.

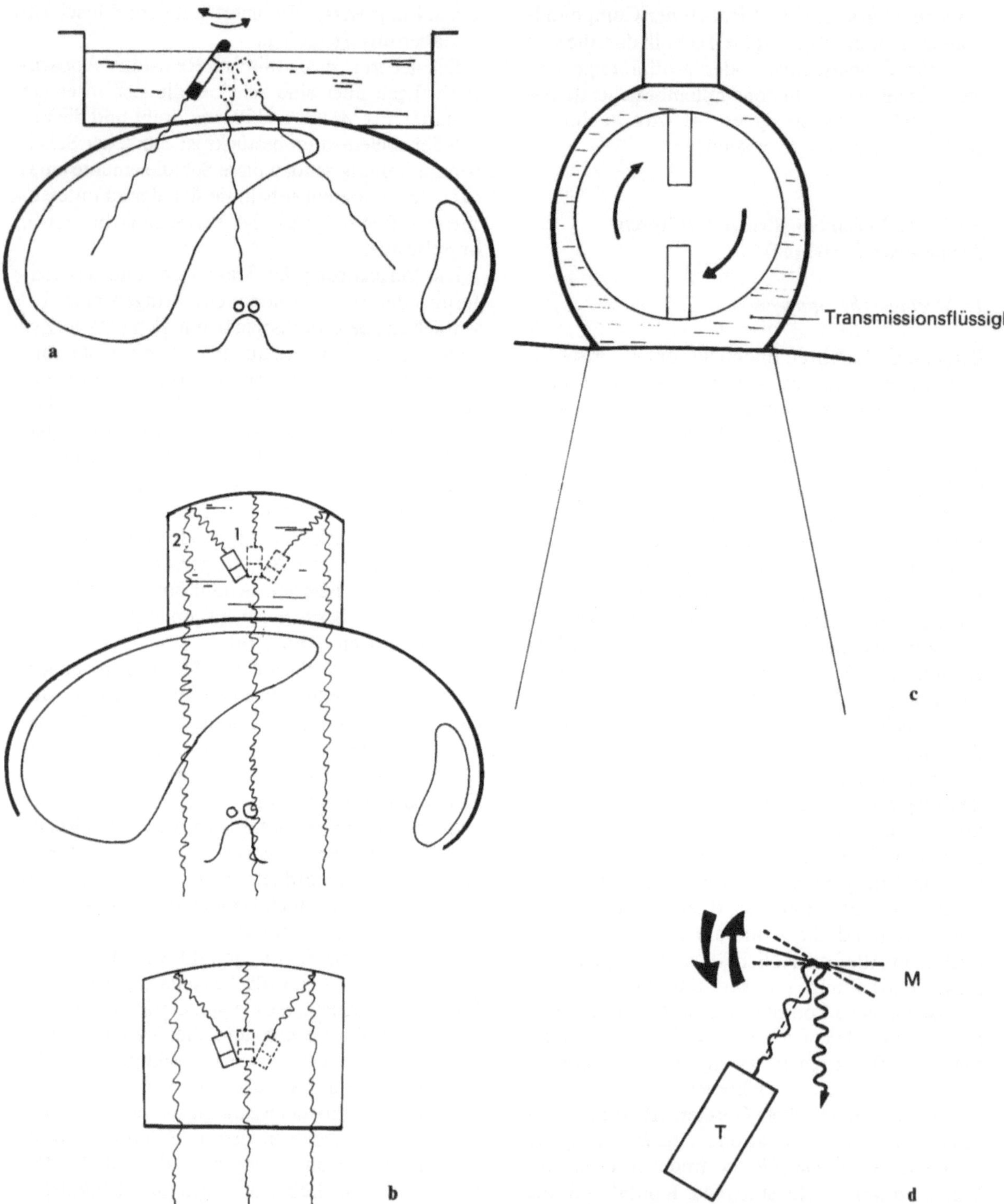

Abb. 1.14 a–d. Prinzip der mechanischen Real-time-Geräte: Der Transducer bewegt sich in einer Wasservorlaufstrecke, die auf das zu untersuchende Hautareal aufgesetzt wird. **a** Direkte Schallabgabe auf das zu untersuchende Gebiet mit sektorieller Abtastung. **b** Retrograde Schallabgabe gegen einen Parabolspiegel. Die auf das Untersuchungsfeld gelenkte Ultraschallwelle breitet sich nicht sektoriell aus, sondern parallel. Dieses Prinzip, das eines der ersten war, findet bei den meisten Herstellern heute keine Verwendung mehr. **c** Ein anderer Typ von Real-time-Gerät: Eine mit Schallelementen bestückte Scheibe dreht sich in einem Flüssigkeitsbehälter. Die meisten Real-time-Geräte beruhen heute auf diesem Prinzip, wobei 2–5 Schallköpfe auf der Scheibe angeordnet sind. **d** Mechanischer Real-time-Schallkopf mit oszillierendem Spiegel (*T*: Schallkopf; *M*: Spiegel)

2. *Multi-array-Elemente*

Es gibt noch andere Real-time-Geräte, bei denen jegliche mechanische Bewegung verschwunden ist. Die mechanische Ortsveränderung des Transducers wird durch eine elektronische Vorrichtung ersetzt. Zahlreiche Schallelemente (120–360) werden jetzt hintereinandergeschaltet (SOMER 1969; WAGAI 1973). Die einzelnen Elemente senden jetzt nacheinander oder gruppenweise zu zweien oder zu vieren in sukzessiven Phasen (Abb. 1.15). Die Frequenz des Bildes ist sehr viel höher, und ein Flimmern tritt nicht mehr auf.

Die Frequenz ist allerdings durch die Ausbreitungsgeschwindigkeit des Schalles begrenzt. Allgemein gesagt, ist das Flimmern bei Multi-array-Geräten als gering einzustufen. Dem Untersucher steht eine Anzahl von Geräten unterschiedlicher Dimension und Frequenz zur Verfügung. Ihre Konstruktion setzt Schallelemente sehr geringer Größe voraus. Die Geometrie des Ultraschallbündels ist deshalb weniger günstig als bei den Apparaten mit mechanischer Transducerbewegung.

Dieser Mangel ist durch die Möglichkeit, den Fokus elektronisch zu variieren, behoben worden: Durch Veränderung der Phasen der einzelnen Schallelemente ist es möglich, den Schallstrahl unterschiedlich zu fokussieren und die Tiefe des Fokus beliebig zu variieren. Wie sehr viele Sonographen bevorzugen wir mittlerweile den Sektorscan für abdominale Untersuchungen, erstens wegen der Bildqualität und zweitens aus ergonomischen Gründen: Mit den kleinen Sektorschallköpfen kann die sehr wichtige interkostale Ultraschalluntersuchung durchgeführt werden.

Einige Konstrukteure haben konvexe Transducer eingeführt, deren Sektorbild manchmal größer als das der mechanischen Apparate ist.

Diese Schallköpfe sind für das interkostale Schallfenster gut geeignet. Sie sind variierbar zu fokussieren und werden in der Zukunft eine zunehmende Bedeutung erlangen.

Wir reden hier nicht von den elektronischen Transducern, die im Englischen als "phased array" bezeichnet werden und in der Kardiologie Verwendung finden. Die Bildqualität dieser Transducer ist für eine abdominale Untersuchung kaum ausreichend.

Die für die Multi-array-Geräte entwickelte dynamische Fokussierung findet inzwischen auch bei den mechanischen Geräten Verwendung. Anstelle eines einzelnen Schallelementes haben diese Transducer mehrere konzentrisch angeordnete Schallelemente, die durch Variation der Phasenunterschiede den Schallstrahl in unterschiedlicher Tiefe fokussieren können.

Merkmale der Real-time-Bilder

Das untersuchte anatomische Feld wird eingeschränkt durch die Größe des Schallkopfes. Bei der Exploration des Abdomens etwa läßt sich für jede gegebene Einstellung des Schallkopfes nur eine begrenzte Region, wie z. B. die Lebergegend oder das Pankreasgebiet, abbilden. Dieses Bild gibt niemals die anatomische Globalsituation wieder wie eine Compounddarstellung. Dies läßt sich jedoch, wie wir gleich sehen werden, durch die Mobilität des Schallkopfes wettmachen.

Wahrgenommen wird ein dynamisches Bild, das die Beobachtung physiologischer Bewegungs-

Abb. 1.15 a, b. Schematische Darstellung der Arbeitsweise eines Multi-array-Schallkopfes. **a** Das Multi-array-Element, das aus vielen zusammengeschalteten Schallelementen besteht, wird auf die Regio epigastrica aufgesetzt. **b** Die einzelnen Schallelemente senden nacheinander mit entsprechender Phasenverschiebung. Eine elektronische Vorrichtung steuert die hier schematisch wiedergegebene schräge Wellenfront

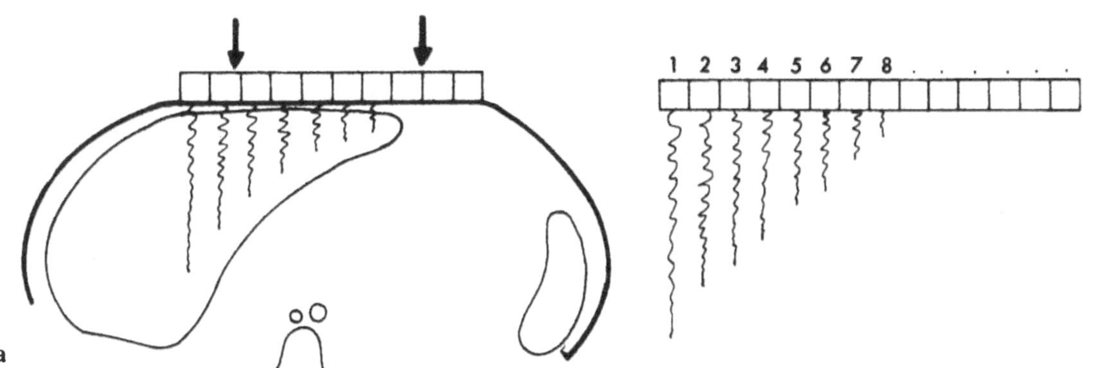

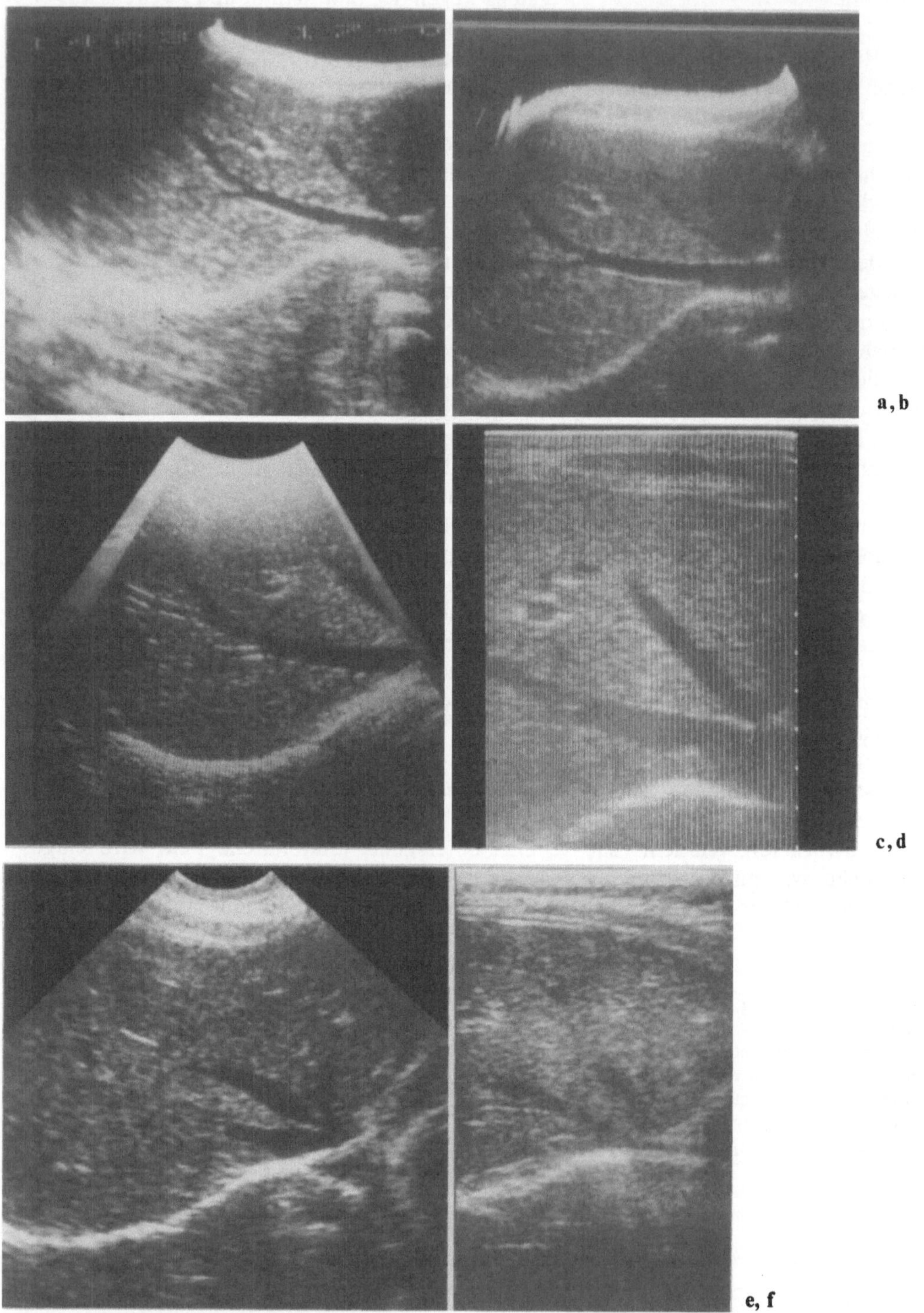

Abb. 1.16 a–f. Sonographische Schnitte der Leber in Höhe der Lebervenen mit sechs verschiedenen Ultraschallgeräten. **a** Compoundscanner vom Analogtyp mit Scanconverter (CGR). **b** Compoundscanner vom numerischen Typ: Zu beachten ist hier der leicht gezackt erscheinende Aspekt der Gefäßwände, was auf die rechteckige Konfiguration des Signals zurückzuführen ist. Zu beachten sind aber auch die Feinheit der Signale und das reichhaltige Echomuster (*Searle*). **c** Mechanisches Real-time-Gerät, wie es in Abb. 1.14c in schematischer Weise vorgestellt worden ist, hier jedoch mit fünf auf verschiedene Tiefen fokussierten Transducern (Combison 100 Kretz, 1980). **d** Multi-array-Scanner der ersten Generation. **e** Numerisches mechanisches Real-time-Gerät (Diasonics DS 1, 1983). **f** Neueres Multi-array-Gerät 1983, Hitachi

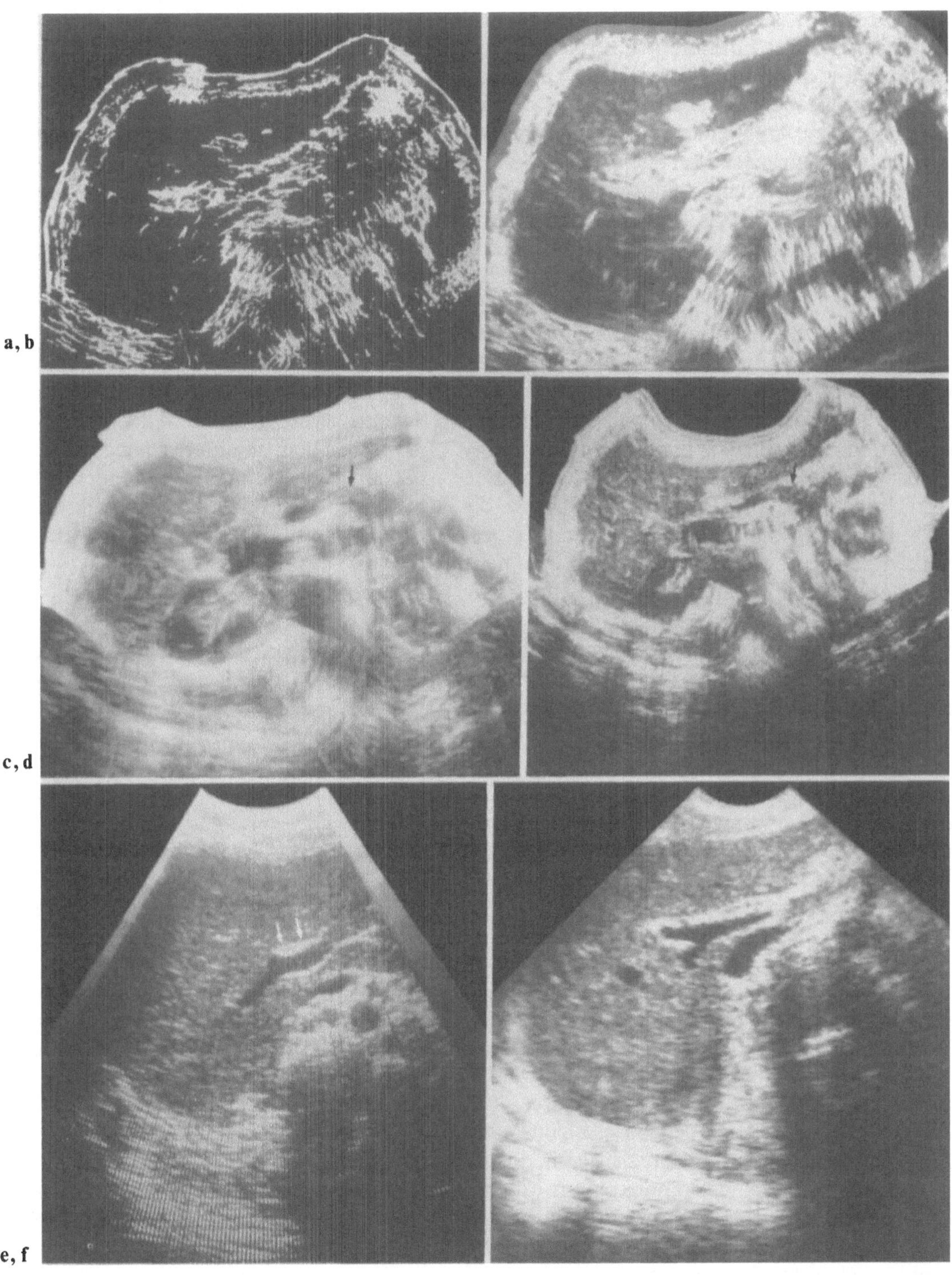

Abb. 1.17 a–f. Verschiedene Ultraschalltechniken: Transversalschnitte der Regio epigastrica. **a** Bistabiles Bild: Es sind lediglich die Konturen zu erkennen, **b–d** Graustufenverfahren: Die Binnenstruktur der Leber ist erkennbar. **b** Graustufenbild der ersten Generation. **c** Analogbild der jüngeren Generation (CGR) (der *Pfeil* markiert das Pankreas). **d** Numerisch aufgearbeitetes Bild (*Searle*). **e** Hochauflösendes Real-time-Gerät (Combison 100 Kretz, 1980, Analogverfahren). Die kurze Expositionszeit ($^1/_{30}$ s) macht eine sehr schöne Wiedergabe der feinen tubulären Strukturen, wie z. B. des Gallenwegkonfluens (*Pfeile*), möglich. **f** Numerisches Real-time-Gerät (Diasonics DS 1, 1983)

abläufe erlaubt. Die photographische Dokumentation erfolgt – zur Eliminierung der Bewegungsunschärfen – nach „Einfrieren“ des Bildes.

Da das Bild permanent sichtbar ist, kann man durch Verschieben des Schallkopfes auf dem zu untersuchenden Areal eine Folge von unendlich nahe beieinanderliegenden Schnitten erstellen. Dadurch kompensiert man einerseits das limitierte Untersuchungsfeld und gewinnt andererseits einen dreidimensionalen Eindruck. Die permanente Darstellung ermöglicht außerdem den Wechsel der Schnittebene und das beliebige Verfolgen einer gefundenen anatomischen Struktur, wie beispielsweise der Windung eines Gefäßes. Will man beim Compoundscanverfahren sich z. B. einen Eindruck vom Ductus choledochus verschaffen, muß man erst in der vermuteten Ebene der V. portae eine Serie von Schrägschnitten im rechten Oberbauch anfertigen. Stimmt die Verlaufsrichtung des Gefäßes nicht mit der gewählten Schnittrichtung überein, wird eine neue Serie notwendig. Der effektive Korrekturwinkel kann hier nur durch wiederholtes Versuchen herausgefunden werden. Beim Real-time-Verfahren dagegen sollte ein schnelles Abfahren des Epigastriums die V. portae zur Darstellung bringen, die Verlaufsrichtung erkennen lassen und eine sofortige Orientierung ermöglichen. Die anatomische Exploration ist somit schneller und genauer. Die Abb. 1.16 und 1.17 zeigen die Bildwiedergaben des gleichen anatomischen Gebietes, angefertigt mit verschiedenen Geräten.

Geräte für das Doppler-Verfahren

Bevor wir die Anwendung der verschiedenen Gerätetypen besprechen, wollen wir das Doppler-Verfahren erwähnen, das mit bestimmten Real-time-Geräten zusätzlich durchgeführt werden kann. Es erlaubt bei tubulären Strukturen statt der Topographie die Frequenzunterschiede eines reflektierten Schallstrahles zu registrieren, die der Geschwindigkeit der intrakanalikulären Flüssigkeit proportional sind. Man erhält eine Kurve, die der Kinetik der Flüssigkeit entspricht. Der Doppler-Schallstrahl kann visuell mit dem Gefäß- oder Gallengangslumen zur Deckung gebracht werden. Die Untersuchung des strömenden Blutes mit gepulstem Doppler ist in oberflächlichen Gefäßen (z. B. den Karotiden) und in bestimmten großkalibrigen abdominalen Venen (V. portae, V. cava) einfach, in abdominalen Arterien viel schwieriger. Wahrscheinlich wird die Einführung der digitalen Angiographie, die densitometrische Flußmessungen erlaubt, das Interesse am abdominalen Doppler über besondere Situationen, wie z. B. der Kontrolle von Nierentransplantaten, hinaus steigern.

Geräte zur interventionellen Sonographie

Die Geräte zur sonographisch gesteuerten Punktion können hier nur erwähnt werden. Mit ihnen werden wir uns genauer in Kap. 3 beschäftigen.

Intraoperative Sonographiegeräte

Es handelt sich um Real-time-Geräte. Der Transducer muß klein sein, damit er intraoperativ verwendet werden kann. Die geringe Entfernung zwischen dem zu untersuchenden Organ und dem Schallkopf bedingt eine höhere Schallfrequenz von 5 oder 7 MHz. Man kann sektorförmige oder kleine Multi-array-Transducer verwenden.

Endoskopische Sonographiegeräte

Auch hier handelt es sich um kleine Real-time-Schallköpfe, die an ein Endoskop gekoppelt sind. Sektorförmige Transducer senden den Schall in der optischen Achse aus, Multi-array-Transducer senkrecht dazu.

Andere technische Entwicklungen

Wir wollen nur das Gerät von G. KOSSOFF (Octoson) erwähnen, das auf folgendem Prinzip beruht:

Der Patient liegt auf einem Wasserkissen. Die Transducer sind unter Wasser lokalisiert. Es handelt sich bei diesem im Vergleich zu den direkt applizierten Transducern verführerischen Gerät allerdings nicht um ein Real-time-Gerät.

Große Hoffnungen waren auf die Transmissionssonographie gerichtet, besonders auf die Holographie. Die experimentellen Arbeiten der 70er Jahre haben jedoch nicht zur praktischen Anwendung geführt.

Compoundverfahren gegen Real-time-Verfahren. Standpunkt 1985

1980 schrieben wir zum Vergleich der Verfahren:

Die sonographische Untersuchung des Abdomens wird meistens von Radiologen durchgeführt. Ihnen fällt es leicht, das Real-time-Bild mit der Röntgendurchleuchtung und das Compoundbild mit der Röntgenaufnahme zu vergleichen. Genauso wie das Feld des Real-time-Scanners kleiner ist als das des Compoundscanners, ist das radioskopische Feld im Vergleich zum radiographischen durch die Kapazität des Verstärkers eingeengt. Die Photographie eines Real-time-Bildes schmeichelt dem Auge weniger als die einer Compoundscanwiedergabe. Aber es handelt sich hier ja um die statische Darstellung eines dynamischen Vorganges, und wir wissen alle, daß das einzelne Bild aus einer Röntgen- oder Videoaufzeichnung eine geringere Qualität hat als die dynamisch ablaufende Aufzeichnung selbst. Die Beurteilung auf dem Bildschirm ist die letztlich maßgebliche.

Es ist jetzt der Zeitpunkt gekommen, Sie mit zwei respektablen Herren bekannt zu machen: Es sind dies die Herren HILLEL und SHAMMAI, die beide im letzten Jahrhundert vor der Zeitwende lebten. Sie waren die gelehrtesten Männer ihrer Zeit und das, was ihnen von der damaligen Wissenschaft verborgen war, hätte auf einem einfachen Polaroidfilm Platz gefunden. Aber sobald HILLEL die Meinung vertrat, irgend etwas sei schwarz, bewiesen SHAMMAI und seine zahlreichen Schüler durch ausgeklügelte Experimente, daß die nämliche Sache weiß war, und wenn SHAMMAI bewies, daß das Ding weiß sei, dann legten HILLEL und seine Schüler mittels hochgelehrter Ausführungen dar, daß die Sache nun doch schwarz sei. Je mehr sie bewiesen und ausführten, um so mehr Schüler liefen ihnen zu. Die Schulen von SHAMMAI und HILLEL haben sich über die Generationen hinweg erhalten, und die Vertreter der einen oder anderen Richtung fahren fort, sich auf medizinischem Gebiete mehr denn je zu bekämpfen.

Die Schule von SHAMMAI vertritt dabei die Ansicht, die einzig richtige Ultraschallmethode sei der Compoundscan. Nach langen und minutiösen Untersuchungen, die nicht immer frei von willkürlichen Artefakten sind, legt sie auch sehr schöne anatomische Bilder vor. Aber wegen der Bildunschärfen sind ihnen seit langem einige vaskuläre Strukturen abhanden gekommen.

Die Schule von HILLEL steht dagegen auf dem Standpunkt, die einzig wahre Technik sei das Real-time-Verfahren. Auf sehr schnelle Weise werden hier häufig detaillierte Darstellungen erzielt, die aber für einen Nichteingeweihten schwer zu analysieren sind. Bezogen auf die konventionelle Radiologie beruft sich die Schule von HILLEL ausschließlich auf die Durchleuchtung und die von SHAMMAI ausschließlich auf die Röntgenographie. Um ein Geschwür an der Hinterwand der kleinen Kurvatur aufzuspüren, muß man, wie wir alle wissen, den Patienten unter Röntgensichtkontrolle drehen und wenden, und dann eine Aufnahme schießen. Zur Beurteilung der Motilität von Ösophagus und Magen bedient man sich der Durchleuchtung. Die zarten Schleimhautdetails lassen sich hingegen nur auf einer Aufnahme sichtbar machen. In der Ultraschalldiagnostik muß man die statische und dynamische Technik richtig miteinander verbinden können.

Wenn diese Einstellung im Prinzip auch gültig bleibt, hat die ständige Verbesserung der Real-time-Geräte sie doch hinfällig werden lassen.

Die räumliche Auflösung wie auch die Anzahl der Graustufen der Real-time-Geräte ist jetzt ebenso gut wie die der Compoundgeräte. Der Sektor der mechanischen Real-time-Geräte deckt 90°–110° ab. Daher ist die Übersicht ebenso gut wie bei einem Compoundgerät. Wer mit einem guten Real-time-Gerät gearbeitet hat und dann zu einem Compoundgerät zurückkehrt, hat den Eindruck, blind zu sein. Schließlich sind die Real-time-Geräte so handlich, daß sie eine Untersuchung mit interkostalem Schallfenster ermöglichen. Die sonographische Untersuchung von interkostal ist sehr wichtig, da dabei das Problem der Totalreflexion (Schallauslöschung) durch intestinales Gas vermieden wird. Die weitaus meisten europäischen Sonographen haben niemals mit einem anderen Gerät als einem Real-time-Gerät gearbeitet, und die heutigen Hersteller bieten auch keine Compoundscanner mehr an.

Wer allerdings noch ein Compoundgerät besitzt, kann es bei einigen seltenen Indikationen bevorzugt einsetzen:

- sehr große Raumforderungen
- ausgeprägter Aszites
- lateral gelegene retroperitoneale Raumforderungen, die im Real-time-Verfahren vom Schallstrahl nur tangential gestreift werden, wohingegen sie auf einem globalen Transversalschnitt im Compoundscan sehr gut erfaßt werden.
- Abbildung zu didaktischen Zwecken. Große Ausschnitte erleichtern das anatomische Verständnis. Daher wurden auch einige Compoundbilder in diesem Buch beibehalten. Ihre Anzahl spiegelt allerdings nicht die Häufigkeit wider, mit der wir beide Verfahren in der täglichen Routine einsetzen: Auf 2000 Real-time-Untersuchungen kommen in unserer Abteilung nur 4 Compounduntersuchungen.

Bildqualität

Durch den Impedanzunterschied zwischen der Oberfläche des Schallkopfes und der Haut wird der Schallstrahl auf den ersten Zentimetern so intensiv reflektiert, daß keine echte Information zu erhalten ist. Durch Zwischenschaltung eines Wasservorlaufs – wie er für einige Real-time-Geräte angeboten wird, im Prinzip aber bei allen Geräten in Form eines Wasserbades verwendet werden kann – oder einer weichen Plastikfolie ist eine bessere Beurteilung oberflächlicher Strukturen möglich (Abb. 1.18).

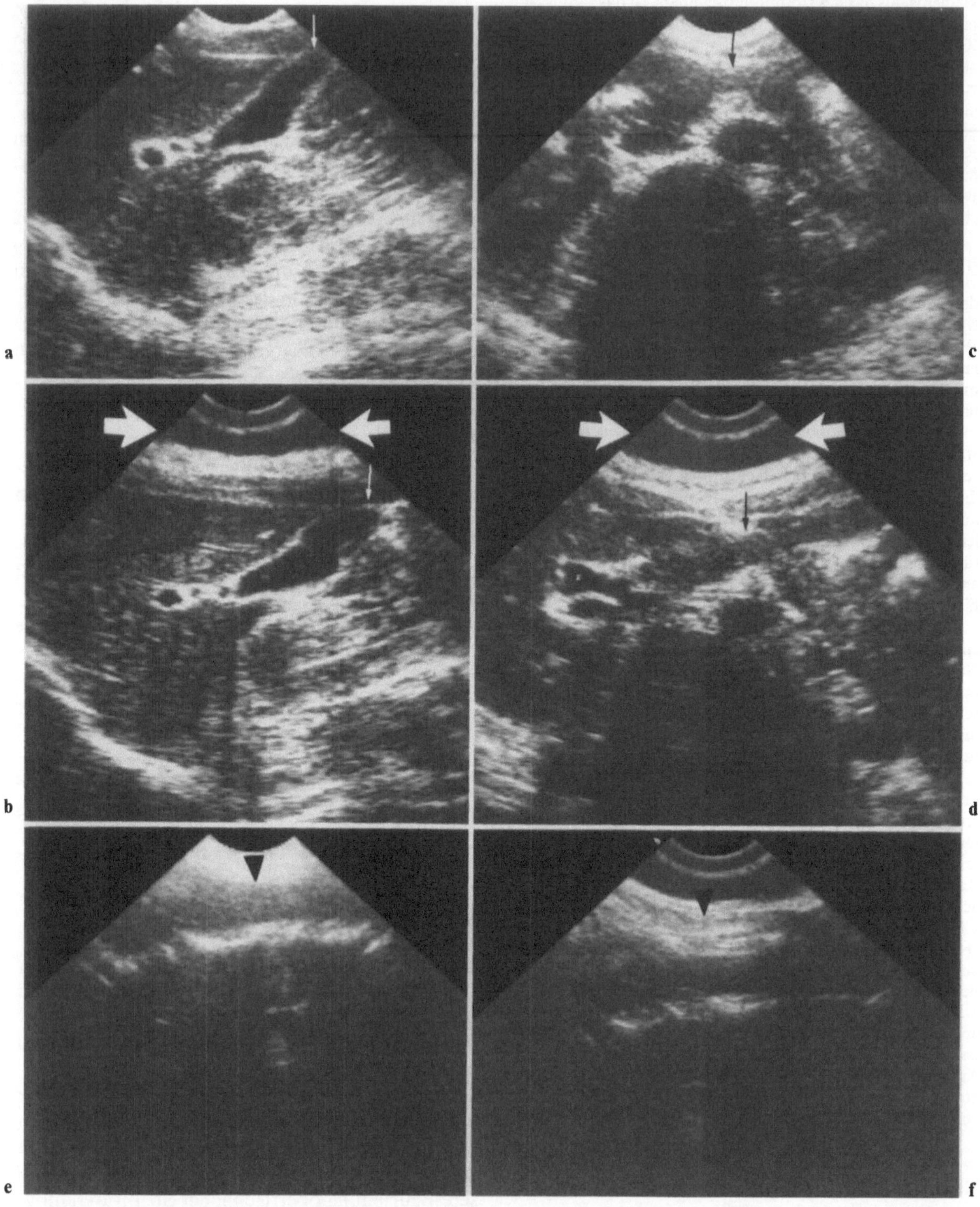

Abb. 1.18 a–f. Elimination der initialen Reverberationsechos, **a, b** Sagittalschnitte der Gallenblase. Eine zwischengeschaltete Plastikfolie (*große Pfeile*) erlaubt die bessere Analyse der Gallenblasenwand (*kleine Pfeile*). **c, d** Transversale Schnitte durch den Oberbauch: Auf **c** ist die vordere Begrenzung des Pankreas durch die Zone der maximalen Reverberationsechos überdeckt. Auf **d** ist durch eine zwischengeschaltete Plastikfolie die vordere Begrenzung des Pankreas gut abgrenzbar, **e, f** Sagittalschnitte der Aorta. **e** Die Vorderwand des Gefäßes (*Pfeilspitze*) ist unscharf. **f** Durch eine vorgeschaltete Plastikfolie ist sie scharf abgrenzbar

Axiale Auflösung

Sie hängt von der Wellenlänge ab und ist um so besser, je höher die *Schallfrequenz* (=je kürzer die Wellenlänge) ist (Abb. 1.19). Mit steigender Frequenz verstärkt sich jedoch in der Tiefe die Schallabschwächung. Bald schon kommt die Ultraschallwelle über die ersten paar Zentimeter des Gewebes nicht mehr hinaus. Zum Zweck der Abdominaluntersuchung hat man eine Kompromißfrequenz von 3,5 MHz gefunden. Um wiederum einen radiologischen Vergleich heranzuziehen: Die Rolle der Frequenz entspricht, allerdings in reziproker Weise, derjenigen der Spannung – die Eindringtiefe verringert sich mit steigender Wellenlänge.

Durch eine bessere Vorverstärkung war es möglich, die Schallfrequenz von 2,5 MHz auf 3,5 MHz anzuheben. Wenn man versucht, mit 5 MHz zu schallen (oder mit 3,5 MHz bei adipösen Patienten), muß wegen der vermehrten Schallabschwächung mit einer höheren Verstärkung gearbeitet werden. Dadurch wird trotz der Fortschritte bei der Signalverarbeitung eine Verstärkung des Grundrauschens bewirkt, die den Effekt der besseren Auflösung aufhebt: Trotz aller Versicherungen der Hersteller sollte man deshalb unbedingt einen Transducer mit einer niedrigeren Frequenz (2,5 MHz) zur Verfügung haben.

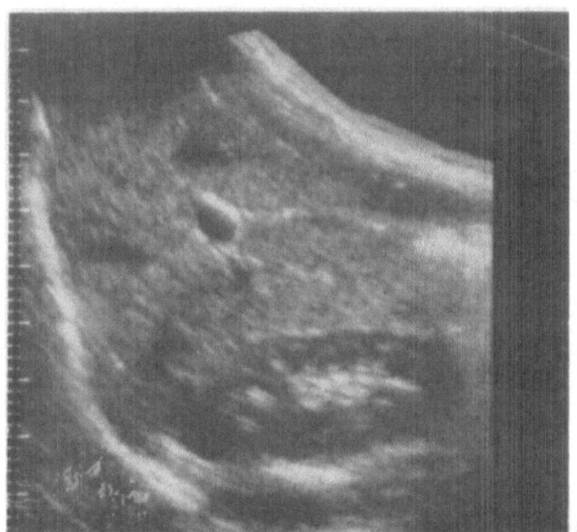

a

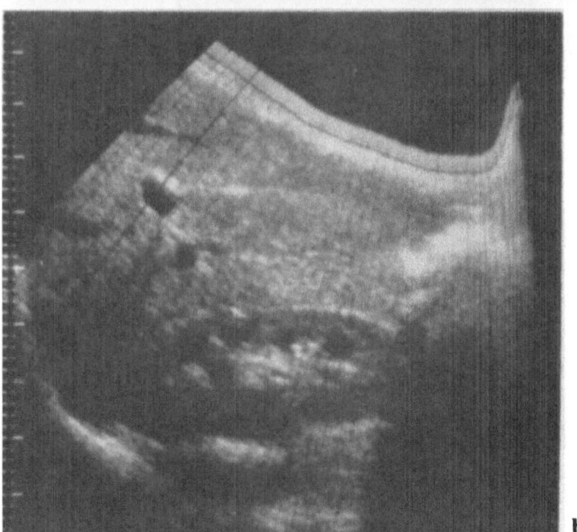

b

Abb 1.19a, b. Rolle der Frequenz für die Bildqualität. **a** Longitudinalschnitt durch die Leber und rechte Niere mit einem 2,25-MHz-Schallkopf, der auf 10 cm fokussiert ist. **b** 3,5-MHz-Transducer. Die Signale werden jetzt schärfer; der Schnitt in **a** erscheint im Vergleich hierzu ziemlich flau. Dafür hat die Penetration des Schallstrahles in die Tiefe nachgelassen. Bei unveränderter Verstärkung des Tiefenausgleiches kommen die tieferen Leberanteile nicht mehr zur Darstellung

Laterale Auflösung

Sie hängt vom Durchmesser des Ultraschallstrahles ab und daher von der Fokussierung. Diese beruht zunächst auf der Konkavität des Schallelementes. In einer vorgegebenen Tiefe (meist in 5–12 cm) ist die laterale Auflösung zufriedenstellend. Außerhalb dieses Bereiches ist sie weniger gut. Diese Probleme der Fokussierung haben zur Entwicklung von Multielementtransducern geführt, die mit verschiedener Frequenz arbeiten und die eine „Korrektur" der Fokussierungsprobleme auf der Ebene der Signalverarbeitung erlauben.

Elektronische Geräte ermöglichen sogar eine „dynamische" Fokussierung, bei der die Tiefe des Fokus variabel ist. Wer über derartige Transducer nicht verfügt, kann sich helfen, indem er einen Schallkopf anderer Frequenz benutzt oder indem er zwischen Schallkopf und Haut einen Wasservorlauf oder ein nicht schallabschwächendes, weiches Plastikelement legt (Abb. 1.18). Dabei ist der Schallkopf von der Haut etwas entfernt, so daß die oberflächliche Gewebeschicht nicht mehr mit der Zone der maximalen Reverberation zusammenfällt und statt dessen besser im Fokus des Schallstrahles liegt.

Graustufen

Die Zahl der Graustufen ist bei jedem Ultraschallapparat festgelegt. Einige Geräte haben eine so große Grauwertskala, daß das Bild jeden Kon-

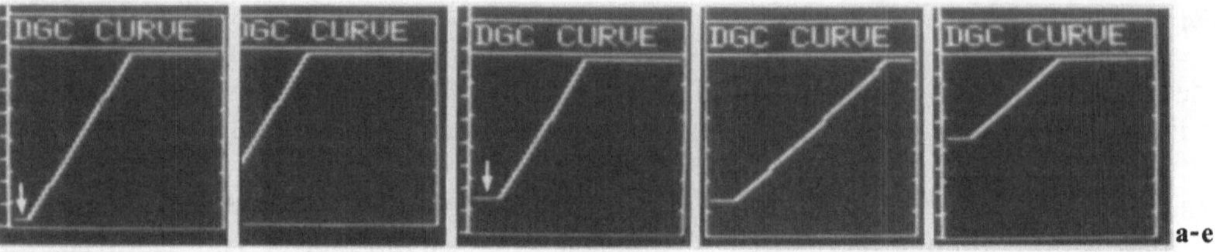

Abb. 1.20 a–e. Verschiedene Verstärkungskurven. *Ordinate*: Verstärkung, *Abszisse*: Eindringtiefe des Schallstrahles. **a** Standardkurve. Oberflächlich nur sehr geringe Verstärkung (*Pfeil*). **b** Insgesamt vermehrte Verstärkung („gain"). **c** Die gleiche Kurve wie in **a**. Die oberflächliche Verstärkung ist allerdings höher (*Pfeil*): Die differenzierte Verstärkung beginnt erst in einer Tiefe von 2 cm. **d** Flachere Kurve. **e** Flachere Kurve mit insgesamt höherer Verstärkung

Abb. 1.21 a–f. Abgleichen des Tiefenausgleiches bei Longitudinalschnitten durch Leber und rechte Niere. **a** Gleichmäßige Verteilung der oberflächlichen und tiefen Echos (Kurve d). **b** Ungenügende Verstärkung in derTiefe. Die Kurve e verläuft zu flach. **c** Ungenügende Oberflächenverstärkung. Erst in mittlerer Tiefe beginnt die Verstärkung (Kurve f)

trast verliert. Zieht man die Graustufenskala zu weit auseinander, gehen u. U. essentielle Informationen über pathologische Veränderungen verloren. Man kann so beispielsweise die ganze Heterogenität einer Metastasenleber verschwinden lassen. Auf die Möglichkeit, einzelne Graustufen zu verstärken oder zu unterdrücken, kann daher nicht verzichtet werden. Dadurch kann der Kontrast verbessert werden, so daß falsch-negative, „normale" Befunde vermieden werden. Die Unterdrückung oder Hervorhebung von Graustufen wird als „post-processing" des Signals bezeichnet. Die Verstärkung („gain") und der Tiefenausgleich ("TGC = Time-Gain-Compensation") sind Teile des „pre-processing".

Das Gleichgewicht der Graustufen hängt noch von anderen Faktoren ab: Durch die Dämpfung

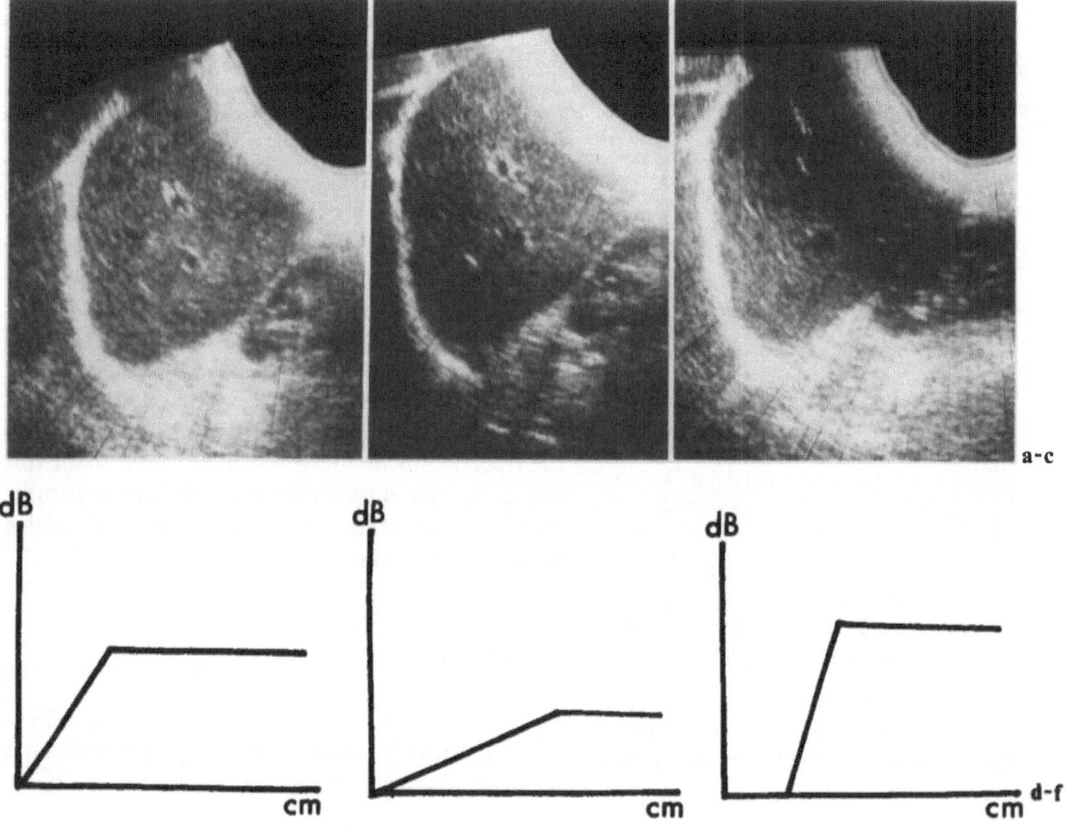

der Schallwellen müssen die aus diesen Gebieten eintreffenden Echos elektronisch mehr verstärkt werden als die oberflächlichen. Durch Messung der Laufgeschwindigkeit kann der Apparat tiefe Echos identifizieren. Bei allen Geräten ist daher ein Tiefenausgleichsregler (TGC) eingebaut (Abb. 1.20 und 1.21).

Zwei wichtige Reglersysteme steuern die Oberflächen- und Gesamtintensität (Nah- und Gesamtverstärkung) (Abb. 1.22). Am häufigsten ist dieser Regler mit der Schallabschwächung gekoppelt: Wird die Intensität der Schallwellen geringer, vermindert sich die Penetration und die Reflexion wird größer und somit auch die Intensität der Echos. Aus diesem Grund erfolgt die Quantifizierung der Verstärkung in Dezibel (z. B. 0–32 dB). Um wiederum einen radiologischen Vergleich heranzuziehen: Die Gesamtverstärkung kann man mit dem Produkt Milliamperesekunden vergleichen.

Die vom Gerät abgegebene Energie in W/cm^2 wurde aus biologischen Gründen begrenzt.

Die große Zahl dieser Regler könnte den Eindruck erwecken, als seien sie schwer zu beherrschen. Bei den modernen Geräten ist es jedoch möglich, über einen Regler fast alle Parameter einzustellen und nur noch die Gesamtverstärkung zu variieren. Oft kann aber auch diese von einem Patienten zum anderen unverändert bleiben. Dieses Reglerverhalten ist übrigens unserer Meinung nach ein wichtiges Qualitätskriterium. Es kann bei korpulenten oder sehr mageren Patienten jedoch notwendig werden, den Tiefenausgleich oder die Verstärkung zu variieren. Dafür ist die permanente Darstellung der Tiefenausgleichskurve sehr wertvoll. Wohlgemerkt, kleine Objekte (oberflächliche Weichteile, Säuglinge) lassen sich vorteilhaft mit höheren Schallfrequenzen untersuchen: In diesem Fall ist ein Wechsel des Transducers notwendig.

Abb. 1.22 a, b. Bedeutung der Verstärkung („gain“). **a** Dieser Longitudinalschnitt durch die Leber wurde mit mangelhafter Verstärkung durchgeführt. Die Intensität der Binnenechos ist zu gering. **b** Hier ist die Verstärkung richtig eingestellt. In **a** bemerkt man eine geringere Dichte der Oberflächenechos. Die unzureichende Verstärkung läßt einen Mangel des Tiefenausgleiches offenbar werden, was in **b** verdeckt ist. Die beiden Schnittbilder stammen von einem numerischen Gerät

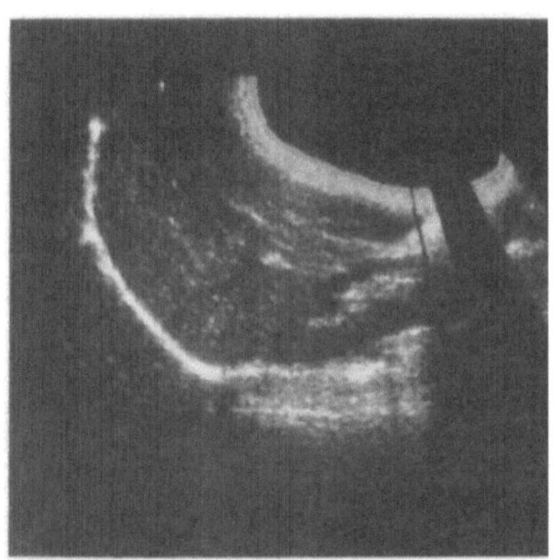

a

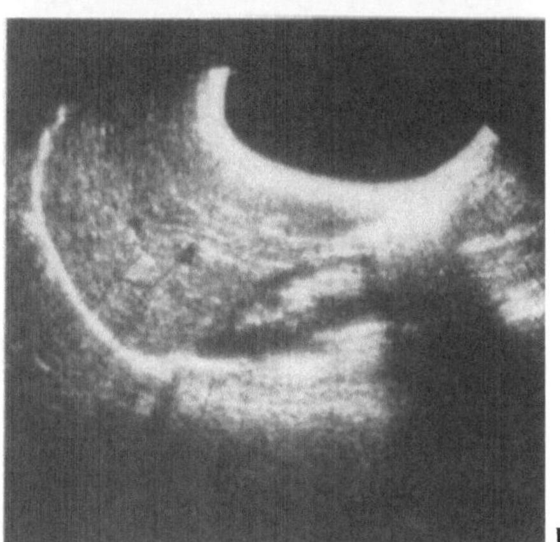

b

Tabelle 1.1. Parameter für die Qualität eines Ultraschallbildes

Vom Schallkopf abhängige Parameter:
Schallfrequenz (axiale Auflösung)
Durchmesser
Fokussierung (laterale Auflösung)
Reglereinstellung
Abgegebene Energie (W/cm^2)
Oberflächenverstärkung (dB/cm)
Gesamtverstärkung
Tiefenausgleich
Helligkeit und Kontrast des Bildes
"Post-processing"

Literatur

Barnett E, Morley P (1974) Abdominal echography. Butterworth, Borough Green

Black EB, Ferrucci JT, Wittenberg J, Kirkpatrick RH, Hann LE (1979) Acoustic contrast enhancement: Value of several system gain variations in gray scale ultrasonography. AJR 133:689–693

Goldberg BB, Kotler MN, Ziskin MC, Waxham RD (1975) Diagnostic uses of ultrasound. Grune & Stratton, New York

Gordon D (1964) Ultrasound. Livingstone, Edinburgh

Hassani N (1976) Ultrasonography of the abdomen. Springer, Berlin Heidelberg New York

Holm HH, Kristensen JK, Rasmussen SN, Pedersen JF, Hancke S (1980) Abdominal ultrasound, 2nd edn. Munksgaard, Copenhagen

Hussey M (1975) Diagnostic ultrasound. Blackie, Glasgow

Kazner E, de Vlieger M, Muller HR, McCready VR (1975) Ultrasonics in medicine. Proceedings of the World Federation of ultrasound in medicine and biology second European Congress, Amsterdam 1975. Excerpta Medica, Amsterdam

Kossoff G (1978) Principles and applications of grey scale echography. In: de Vlieger M et al. (eds) Wiley, New York (Handbook of clinical ultrasound)

Leopold GR, Asher WM (1975) Fundamentals of abdominal and pelvic ultrasonography. Saunders, Philadelphia

Nicholas D (1979) Ultrasonic diffraction analysis in the investigation of liver disease. Br J Radiol 52:949–961

Pourcelot L, Pottier JM, Berson M, Planiol T (1975) A fast ultrasonic imaging system. Usabel. Ultrasonics in medicine. Second European Congress, Amsterdam 1975. Excerpta Medica, Amsterdam

Powis R (1979a) Physical techniques in real time ultrasound. Fundamentals in technical progress, Liège, May 11, 1979. Abstracts pp 1.6.1–1.6.20

Powis R (1979b) Movement of digital technology into medical ultrasound. Fundamentals in technical progress, Liège, May 11, 1979. Abstracts pp 1.8.1–1.8.15

Rose JL, Goldberg BB (1979) Basic physics in diagnostic ultrasound. Wiley, New York

Somer JC (1969) Electronic sector scanning with ultrasonic beams. Ultrasonographia medica. Proceedings of the World Federation of ultrasound in medicine and biology first Congress, Vienna 1969

Taylor KJW, Atkinson P, de Graaff CS, Dembner AG, Rosenfield AT (1978) Clinical evaluation of pulse-Doppler device linked to gray scale B-scan equipment. Radiology 129:745–749

de Vlieger M, White DN, McCready VR (1974) Ultrasonics in medicine. Proceedings of the World Federation of ultrasound in medicine and biology, Amsterdam 1974. Excerpta Medica, Amsterdam

Wagai T (1973) Advances in ultrasonography and its clinical evaluation. Proceedings of the World Federation of ultrasound in medicine and biology, Second Congress, Amsterdam 1973. Excerpta Medica, Amsterdam

Weill F, Becker JC, Kraehenbuhl JR, Heriot G, Walter JP (1973) Atlas clinique de radiographie ultrasonore. Masson, Paris

Wells PNT (1969) Physical principles of ultrasonic diagnosis. Academic Press, London

Wells PNT (1972) Ultrasonics in clinical diagnosis. Livingstone, Edinburgh

Winsberg F, Cooperberg PL (1982) Real time ultrasonography. Livingstone, Edinburgh

Kapitel 2

Verschiedene Echostrukturen

Gleich welche Art der Bildwiedergabe man wählt, zur Darstellung kommen einerseits die Umrisse von Organen oder pathologischen Prozessen und andererseits die Binnenstrukturen. Selbst noch so komplexe Strukturen lassen sich bequem auf eine kleine Zahl von Elementarformen reduzieren.

Abbildung von Konturen

Als einfache *Trennlinie* bezeichnen wir eine fortlaufende Linie ohne eigene Wandstruktur, die zwei Gebiete mit unterschiedlicher Schalldurchlässigkeit (Impedanz) voneinander abgrenzt. Als Beispiel hierfür sei die Grenze zwischen solidem Gewebe und einer Flüssigkeitansammlung genannt (Abb. 2.1). In ähnlicher Weise werden die Außenkonturen von Leber oder Milz markiert. Ein *Septum* ist eine Membranstruktur, die zwei separate Flüssigkeitsansammlungen trennt (Abb. 2.2). Der Begriff *Wand* beschreibt eine Begrenzung, die eine eigene Struktur aufweist. Beispiel hierfür ist eine Gefäßwand (Abb. 2.3a, 2.9–2.11). Ein ähnliches Gebilde zeichnet sich auch zwischen der Leber und der Niere in Höhe der Fascia Gerota ab (s. Kap. 14, Abb. 14.18).

Die Beurteilung der Konturen ist der erste Schritt bei der sonographischen Befunderhebung. Zu achten ist insbesondere auf Schärfe, Regelmäßigkeit und Kontinuität.

Abbildung der Struktur

Flüssigkeitsansammlungen

Ihre Bilder sind sehr charakteristisch: Sie erscheinen als echolose Zonen, sowohl bei wiederholten Untersuchungen als auch unter Verwendung größerer Verstärkung oder höherer Frequenz (5 MHz) (Abb. 2.1 und 2.2). Die Hinterwand eines Flüssigkeitspools tritt besonders deutlich hervor, das sich anschließende Areal wird regelmäßig von starken Echos überlagert (Schallverstärkungszone).

Solide Gewebe

Sie sind demgegenüber an disseminierten Echos zu erkennen. Sind diese regelmäßig und zeigen sie nur leichte Intensitätsschwankungen, so spricht

Abb. 2.1. Schnitt durch das Becken einer Schwangeren. Das echofreie Bild der Harnblase repräsentiert das typische Bild einer Flüssigkeitsansammlung (*großer Pfeil*) ebenso wie die Flüssigkeit der Fruchtblase (*Pfeilspitze*). Das Myometrium (*offener Pfeil*) ist als solides Gewebe homogen und echoreich strukturiert. Es gibt mehrere Bilder von Grenzflächen: Zwischen Myometrium und Fett des Utero-Rektal-Raumes (*doppelte Pfeilspitze*), zwischen Myometrium und Harnblasenwand (*kleine Pfeile*), zwischen Urin und Harnblasenwand. Man kann sich fragen, warum ein geburtshilfliches sonographisches Bild in einem Buch über gastroenterologische Sonographie zu finden ist: Die Schwangere hatte Brechreiz

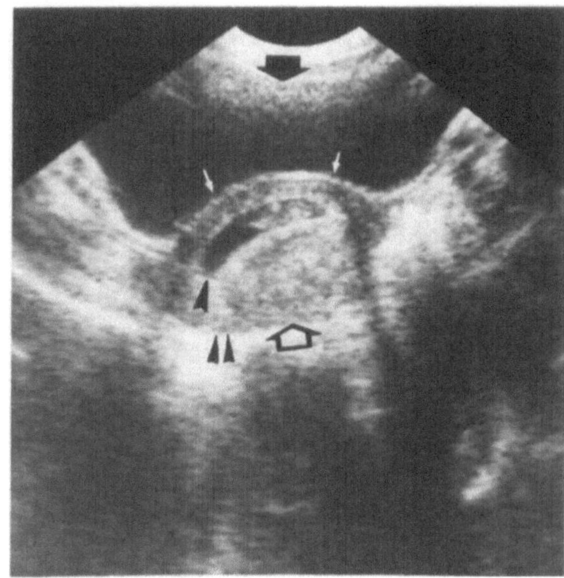

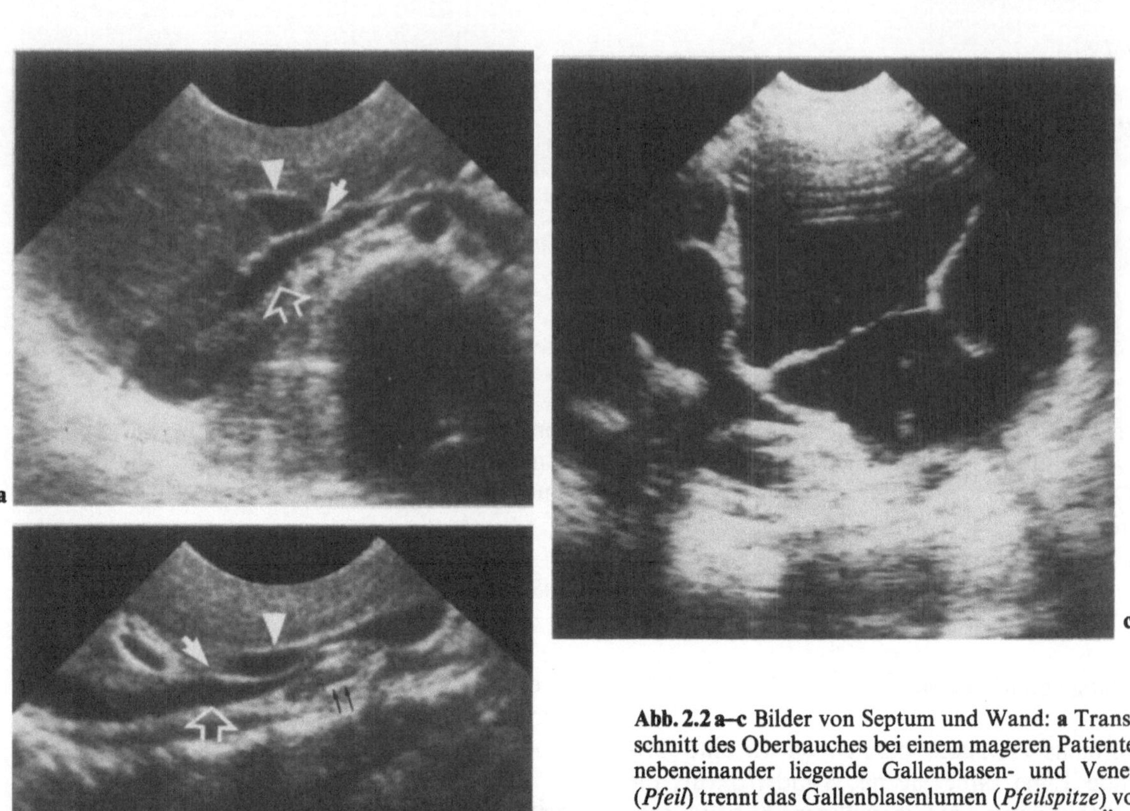

Abb. 2.2 a–c Bilder von Septum und Wand: **a** Transversalschnitt des Oberbauches bei einem mageren Patienten: Die nebeneinander liegende Gallenblasen- und Venenwand (*Pfeil*) trennt das Gallenblasenlumen (*Pfeilspitze*) vom Lumen der rechten Nierenvene (*offener Pfeil*). **b** Ähnliches Bild im Sagittalschnitt: Lumen der Gallenblase und der V. cava inferior (*offener Pfeil*). Die durch einen *Doppelpfeil* markierte Struktur entspricht einem intraluminalen Greenfield-Filter. **c** Bild von Septen in einem zystischen Lymphangiom

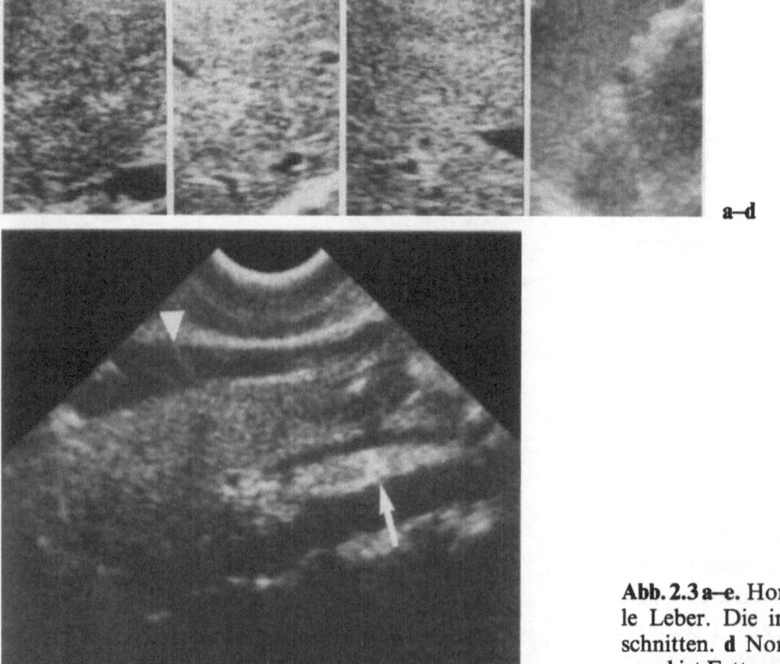

Abb. 2.3 a–e. Homogene, solide Echostruktur. **a–c** Normale Leber. Die intensiveren Echos entsprechen Gefäßanschnitten. **d** Normale Milz. **e** Fettgewebe. In der Bauchwand ist Fettgewebe echoarm (*Pfeilspitze*), in der Mesenterialwurzel echoreich (*Pfeil*). Medianer Sagittalschnitt

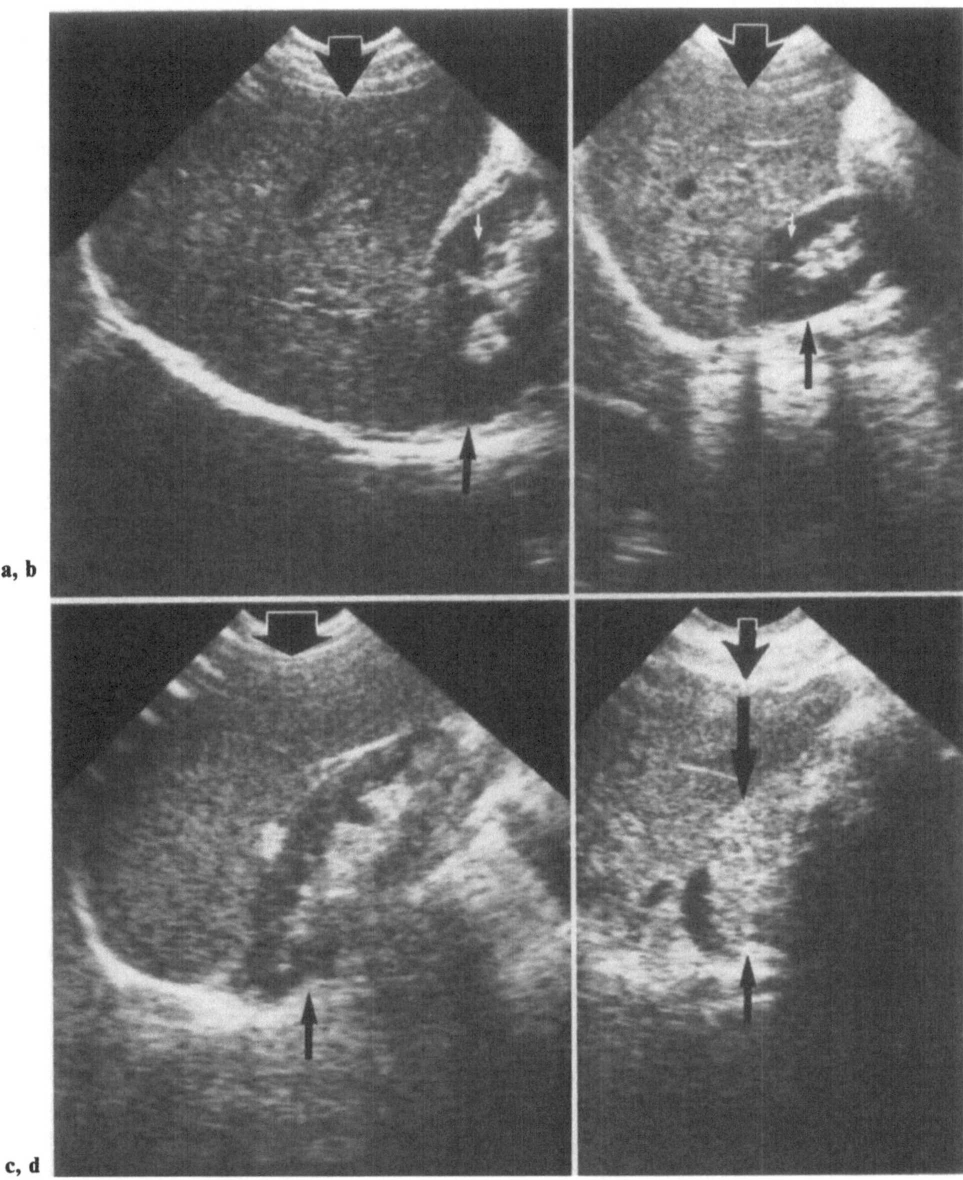

Abb. 2.4 a–d. Unterschiedliche Echogenität. **a–c** Leber (*großer Pfeil*) und Nierenparenchym (*Pfeil*). Zu beachten sind die echoarmen Pyramiden (*kleine Pfeile*). **d** Milz (*großer Pfeil*) und Pankreasschwanz (*Doppelpfeil*)

man von einer *homogenen* Echostruktur (Abb. 2.1, 2.3, 2.4), d. h., es liegt ein normales Parenchym vor. Bei gleicher Verstärkung variiert der Grad der Reflexivität von einem Gewebe zum anderen. Das Pankreas ist für gewöhnlich echoreicher („echogener") als die Leber (s. Kap. 19), die Nieren dagegen um einiges echoärmer (Abb. 2.4).

Fettgewebe kann sonographisch unter zwei Bildern erscheinen: Es kann sehr echoarm sein (subkutanes Fettgewebe, Fettgewebe an der Leberpforte) oder auch sehr echoreich (Mesenterium, Nierenhilus, Angiomyolipom). Dabei treten jedoch zwischen verschiedenen Patienten oder zwischen verschiedenen Organen deutliche Strukturunterschiede des Fettgewebes auf (Abb. 2.3 e). Diese Unterschiede beruhen zweifellos auf dem Fettgehalt des Bindegewebes. Die Variationen demonstrieren die Schwierigkeit einer sonographischen Gewebequantifizierung. Eine wertvolle Hilfe ist die computertomographische Dichtemessung.

Von einem *heterogenen* Echomuster spricht man, wenn mehr oder weniger gleichmäßig ver-

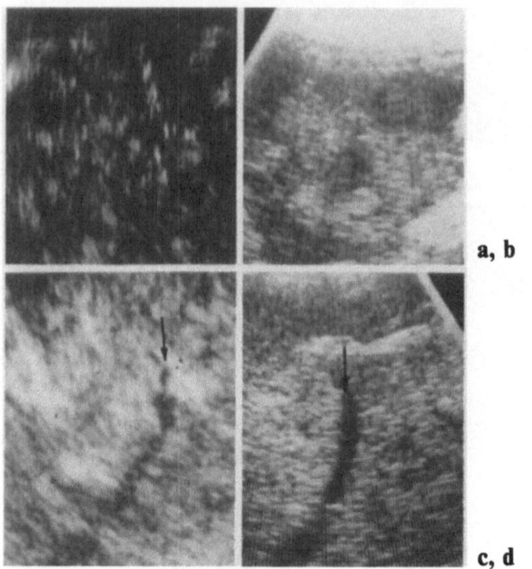

Abb. 2.5 a–d. Solide, heterogene Echostruktur. **a** Mikronoduläre Form, **b** makronoduläre Form, **c** makronoduläre Form mit feldförmigem Muster. Der *Pfeil* markiert eine von einem Tumor deformierte Lebervene. **d** Feldförmiges Muster (*Pfeil*: Levervene)

teilte, verschieden große Areale unterschiedlicher Reflexivität zu erkennen sind. Ein solches Muster ist typisch für viele pathologische Gewebsprozesse (Abb. 2.5). Folgende weiterführende Einteilung läßt sich hierbei treffen:

- noduläre Echostruktur (makro- oder mikronodulär) mit echoreicher oder echoarmer Struktur
- feldförmige Muster ganz verschiedener Ausprägung
- gemischte Echostruktur.

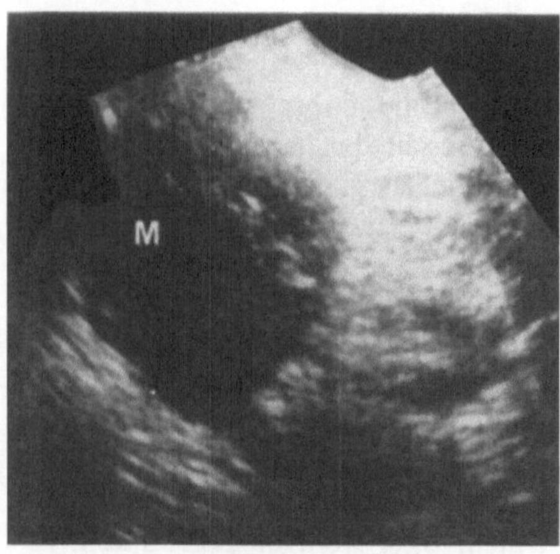

◄ **Abb. 2.6.** Semisolide Echostruktur. Ein Longitudinalschnitt in der linken Lumbalregion zeigt einen echoarmen Tumor (*M*) ohne dahinter gelegene Schallverstärkungszone etwas oberhalb der Niere. Auch unter höherer Verstärkung und bei wiederholten Untersuchungen lassen sich kaum intraläsionale Echos ausmachen. Dieses Strukturmuster wird hervorgerufen von nekrotisierenden Tumoren, von ödematösen Geweben, von Detritus enthaltender Flüssigkeit oder von Eiteransammlungen. In diesem Fall handelt es sich um einen Grawitz-Tumor

„Semisolide" Struktur

Schwieriger einzuordnen ist ein weiterer Strukturtyp: scheinbar echofreie, auch unter größerer Verstärkung sich kaum abzeichnende Areale ohne dahinterliegende Schallverstärkungszone. Handelt es sich hierbei um wenig schallabschwächendes, solides Gewebe oder um eine relativ stark schallabschwächende Flüssigkeitsansammlung? Diese Frage zu entscheiden, fällt a priori nicht leicht. Einen derartigen Befund können wir nach der Schule von Hillel semisolide nennen (es versteht sich von selbst, daß nach der Shammai-Nomenklatur das „Kind" semiliquide heißt!) (Abb. 2.6). Zugrunde liegt diesem Phänomen entweder ein nekrotisches oder ödematös verändertes Gewebe, oder aber eine eingedickte Flüssigkeitsansammlung mit inhomogener Dichte oder Detritus. Diese Struktur ist u. a. auch bei Lymphadenopathien zu beobachten (s. Kap. 25).

Die Existenz der Strukturkategorie „semisolide" zeigt, daß die Flüssigkeitsansammlung hin und wieder ein differentialdiagnostisches Problem aufwirft, um so mehr als einige wenig echogebende und wenig schallabschwächende Weichteile eine sich klar abzeichnende hintere Begrenzung aufweisen können. Flüssigkeitsansammlungen können jedoch auch echogen sein (Abb. 2.7 und 2.8). Es empfiehlt sich, wenn die Struktur einmal nicht auf Anhieb zu klassifizieren ist, unter immer größerer Verstärkung die Untersuchung mehrere Male zu wiederholen. Die Differenzierung zwischen solider und liquider Struktur stellt im Real-time-Verfahren kaum ein Problem dar. Der klassische Untersuchungsgang sieht mehrere Schnitte unter jeweils höherer Frequenz vor. Ein echoarmes Gewebe schwächt nämlich eine höhere Schallfrequenz (5 MHz) ziemlich schnell ab, während eine Flüssigkeitsansammlung die Schallwellen bis zu ihrer rückwärtigen Abgrenzung ungehindert penetrieren läßt. Aber auch dieser Test hat seine Tücken. Der Einsatz eines Real-time-Gerätes mit guter, variierbarer Grauwertskala zur Untersuchung unter steigender Verstärkung

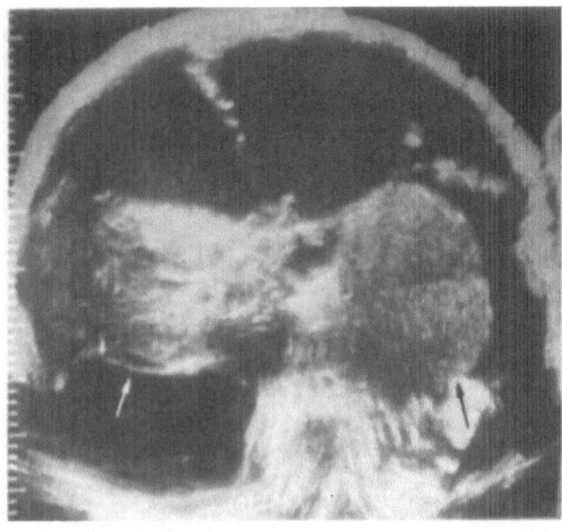

Abb. 2.7. Fehldeutungen in der Konsistenzanalyse. Ein Transversalschnitt dieses aufgetriebenen Abdomens zeigt septierten Aszites bei Ovarialkarzinom. Man erkennt zwei Areale mit solider Echostruktur. Die eine (*weißer Pfeil*) stellt sich bei der Punktion tatsächlich als solide heraus. Die andere (*schwarzer Pfeil*) entspricht hämorrhagischer Flüssigkeit

sollte in den meisten Fällen eine Aussage ermöglichen. Eine zusätzliche Entscheidungshilfe hat man, wenn man als Vergleich die volle Blase des betreffenden Patienten als Prototyp einer Flüssigkeitsansammlung heranzieht. Wenn man auch auf diese Weise nicht zu einer Entscheidung kommt, bleibt als letzte Möglichkeit die Feinnadelpunktion.

Abb. 2.8. Fehldeutungen bei der Konsistenzdiagnose: pseudosolides Aussehen eines nekrotisierten Nierentumors (linksseitiger Sagittalschnitt). Die Punktion ergibt hämorrhagische Flüssigkeit

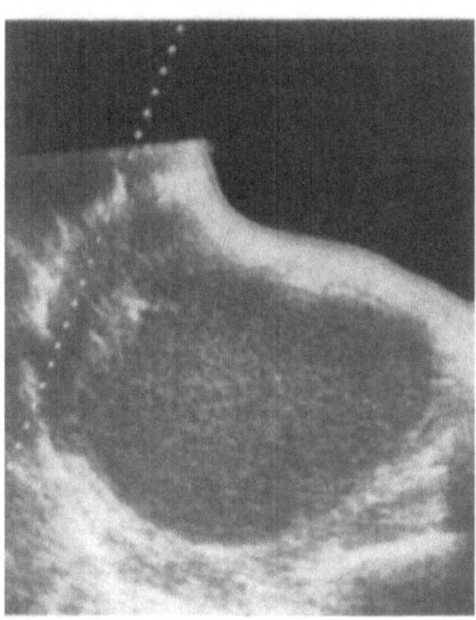

Eine andere bedeutsame Gewebseigenschaft ist die Dämpfung. Sie kann reduziert sein, so daß eine flachere Verstärkungskurve als gewöhnlich verwendet werden muß („schillernde" Leber, s. Kap. 7). Im Gegensatz dazu führt eine vermehrte Schallabschwächung zu einer Verringerung der Echoamplituden in der Tiefe, die bei vorgegebener Frequenz nicht mehr kompensiert werden kann. Eine vermehrte Schallabschwächung kann als Zeichen einer Fibrose gedeutet werden (RETTENMAIER 1973 b, s. Kap. 10).

Gewebecharakterisierung

Das diagnostische Problem der Unterscheidung fester und liquider Strukturen sowie die Frage der genauen Abklärung von Gewebsveränderungen wurde in einer Reihe von Arbeiten diskutiert, wobei man auch nach möglichen Quantifizierungsmethoden suchte. Einige dieser Arbeiten beschäftigen sich mit der Analyse der sonographischen Information (HILL et al. 1976). Andere versuchen die Schallabschwächung zu quantifizieren (KOBAYASHI 1978; LEVI u. KEUWEZ 1977; WAJOR 1973). Keine dieser Arbeiten hat zu praktischen Ergebnissen geführt.

Einige Hoffnungen waren auf die Analyse der Echoamplituden gegründet (SHAWKER et al. 1979). Die Vermischung mit anderen, nicht quantifizierten Parametern wie Schallabschwächung und Reverberation hat diesen Versuch vereitelt.

Zwei Forschungsansätze scheinen allerdings in naher Zukunft zur praktischen Anwendung zu gelangen:

1. Die Analyse des gebrochenen oder einfach reflektierten Schallstrahles (BAMBER u. HILL 1981; NICHOLAS u. HILL 1975; NICHOLAS 1979, 1982).
2. Die Analyse der Geschwindigkeitsunterschiede des Ultraschalles in verschiedenen Geweben (BAMBER u. HILL 1981; KOSSOFF 1983).

Was die Gewebequantifizierung selbst angeht, so ergibt sie im Moment nichts weiter als einen Hinweis, in welcher Richtung man weitersuchen sollte (LAMARQUE et al. 1983). In manchen Situationen wird man die wahre Natur einer Veränderung, die im Ultraschall als semisolide imponiert, erst durch eine ultraschallgezielte Punktion feststellen können. In Abb. 2.7 und 2.8 sind die Schwierigkeiten, den Gewebetyp zu bestimmen, noch einmal vor Augen geführt. Ähnliche Fallstricke ergeben sich durch suspendierte Cholesterinkristalle. Wir werden diesem Problem noch einmal begegnen, wenn wir die Bilder eingedickter Galle (Stase) in der Gallenblase betrachten (Kap. 16).

Sonographische Kontrastmittel

Die rasche Injektion von Flüssigkeit in ein anderes flüssiges Medium ruft Turbulenzen hervor. Auch die Injektion von Luftblasen bewirkt einen artefiziellen Kontrast (Cosgrove u. Ager 1982; Kort u. Kronzon 1982). Aber es gibt auch Bestrebungen, die Gewebeimpedanz direkt zu verändern, ähnlich wie bei radiologischen Untersuchungen ein Anstieg der Elektronendichte durch Injektion jodierter Kontrastmittel zu erreichen ist. Es handelt sich bei der Sonographie im wesentlichen um fluorierte Verbindungen (Perfluoctylbromid, Mattrey et al. 1982).

Tubuläre Strukturen

Es existieren im Organismus eine ganze Anzahl tubulärer Strukturen: Gefäße, Gallengänge usw. Ob extra- oder intraparenchymal gelegen, durch ihr echofreies Lumen und ihre Wand kommen sie augenfällig zur Darstellung. Eine dicke Gefäßwand wie die der V. portae (Abb. 2.9 und 2.10) oder der Aorta (Abb. 2.11) ist in jedem Gefäßabschnitt sehr gut sichtbar. Wo die Gefäßwand dünner wird, erscheint sie nur da scharf, wo der Gefäßverlauf senkrecht zur Schallrichtung liegt. Wird der Winkel zwischen Schallbündel und Gefäßwand jedoch kleiner als 90 °, verschwimmt ihre Wiedergabe fast vollständig (Abb. 2.9).

Abb. 2.9. Bilder der Wand tubulärer Strukturen: Die Wand der V. portae (*Pfeil*), Wände arterieller Gefäße und Gallenwegsäste (*kleine Pfeile*)

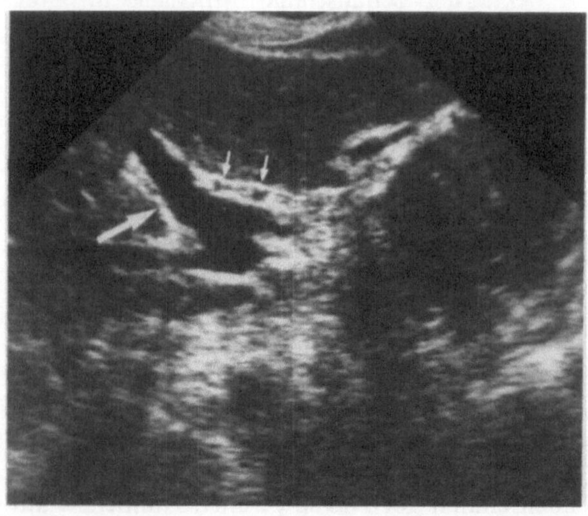

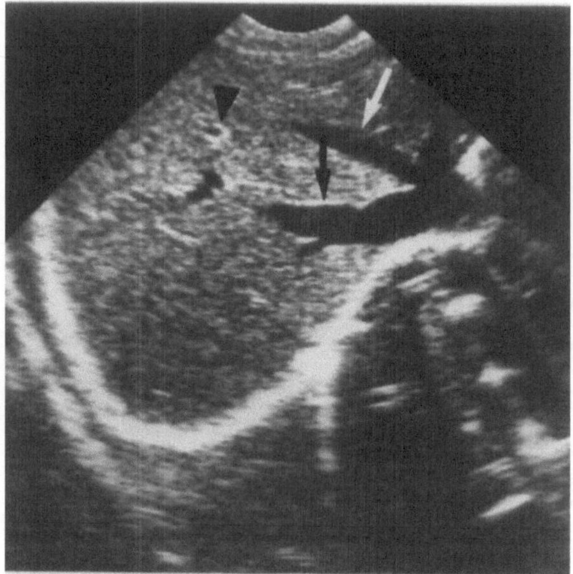

Abb. 2.10. Venenwände: Pfortaderast (*Pfeilspitze*), Lebervene, die senkrecht zum Schallstrahl verläuft (*schwarzer Pfeil*), schräg verlaufende Lebervene (*weißer Pfeil*), deren Wand weniger gut abgegrenzt ist. Dieses Aussehen ist für Lebervenen typisch. Die Lebervenen konvergieren in Richtung auf die V. cava

Das Bild eines solchen tubulären Elementes im Ultraschallschnitt hängt wohlgemerkt von der räumlichen Orientierung der Schnittebene (Sagittal-, Transversal- oder Schrägschnitt) ab (Abb. 2.11).

Die Lumina, insbesondere von venösen Gefäßen, sind i. allg. echofrei (Abb. 2.9 und 2.10). Die Turbulenzen innerhalb der Blutsäulen von Arterien können sich dagegen gelegentlich durch einige intraluminal gelegene Echos bemerkbar machen. Auf diesen Punkt werden wir in Kap. 4 noch einmal zu sprechen kommen.

Veröffentlichungen von Pourcelot et al. (1979) und Taylor et al. (1978) zufolge gibt es zusätzlich einsetzbare Doppler-Impulsmodulen, die eine Beurteilung des intraluminalen Flux ermöglichen. Hat man auf dem Bildschirm einen elektronischen Index in das tubuläre Lumen gesetzt und richtet den Doppler-Impuls auf das zu untersuchende Gefäß, kann man sofort die Richtung und Fließgeschwindigkeit ablesen. Diese Technik fügt

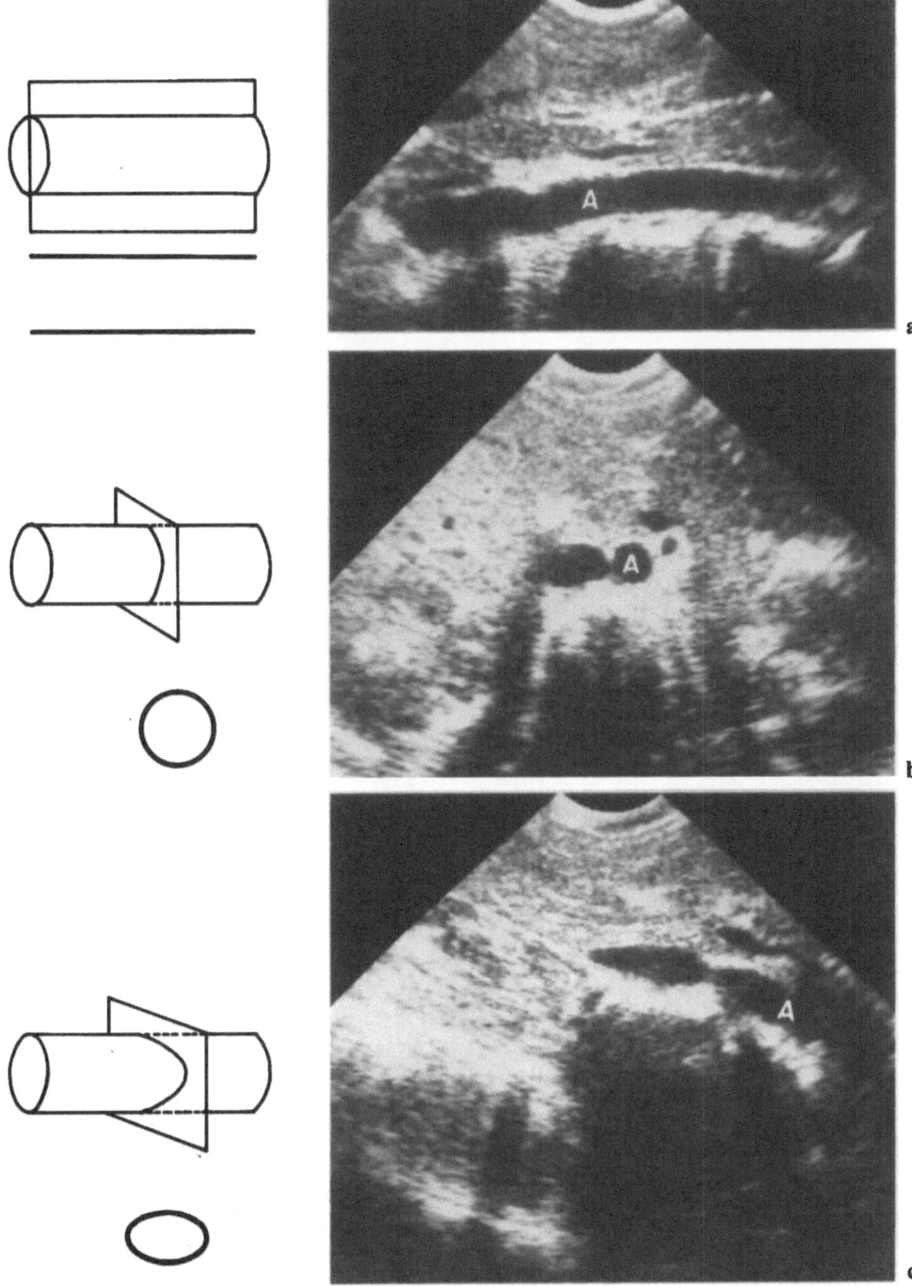

Abb. 2.11 a–c. Darstellung tubulärer Strukturen. **a** Sagittalschnitt: schematische Darstellung der Schnittebene und daraus resultierende Abbildung. Abgebildet ist ein Realtime-Longitudinalschnitt der Aorta (*A*). **b** Transversalschnitt: schematische Darstellung der Schnittebene und die daraus resultierende Abbildung. Real-time-Transversalschnitt der Aorta (*A*). Rechts der Aorta ein Transversalschnitt der V. cava inferior, die hier leicht abgeflacht erscheint. **c** Schrägschnitt: schematische Darstellung der Schnittebene und daraus resultierende Abbildung. Rechts ein Schrägschnitt im Real-time-Verfahren durch den Oberbauch. Die Aorta ist schräg getroffen, so daß ihr Schnittbild (*A*) oval erscheint

der bisher rein morphologisch geprägten Untersuchung ein neues funktionell orientiertes Element hinzu. In der nächsten Stufe soll zum schnelleren Erkennen die Konstruktion zweidimensionaler Doppler-Bilder der zirkulierenden Blutmenge realisiert werden (Pourcelot et al. 1979). Nach Einführung der digitalen Angiographie sind die Indikationen für die Doppler-Sonographie abdominaler Gefäße begrenzt. Das gilt insbesondere für tiefliegende oder schmale Gefäße.

Artefakte

Um die Entstehung der Artefakte zu begreifen, muß man sich einige einfache physikalische Begriffe klar machen:

- Ein fokussierter Ultraschallstrahl ist nicht zylindrisch. Zwischen Schallkopf und Fokus ist der Schallstrahl so breit wie der Transducer. Hinter dem Fokus wird der Schallstrahl breiter, so daß er den Schallkopf hier in der Breite übertrifft.
- Schallwellen werden reflektiert oder gebrochen.
- Das Sonographiegerät lokalisiert die akustischen Grenzflächen durch eine Zeitmessung nach der Formel $d = v \times t/2$. Dabei ist d die Tiefe, v die Geschwindigkeit des Schallstrahles und t die Zeit, die der Schallstrahl vom Schallelement bis zur reflektierenden akustischen Grenzfläche und zurück braucht. Die axiale (= in Richtung des Schallstrahles) räumliche Darstellung auf dem Bildschirm beruht also auf einer Zeitmessung. So bewirkt z. B. eine zusätzliche Reflektion, daß der Schallstrahl länger läuft. Auf dem Bildschirm sieht das so aus, als sei das Objekt weiter entfernt.

Akustische Schatten (Schallschatten)

Die zahlreichen Komponenten eines Ultraschallbildes hängen, wie wir bereits gesehen haben, von den unterschiedlichen akustischen Widerständen (Impendanz) der verschiedenen, vom Ultraschall-

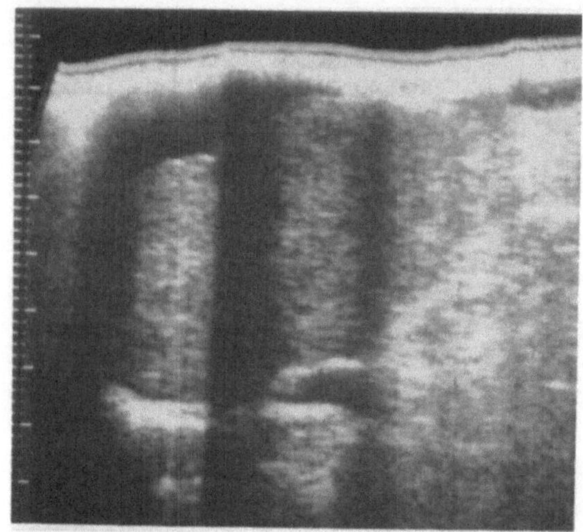

a

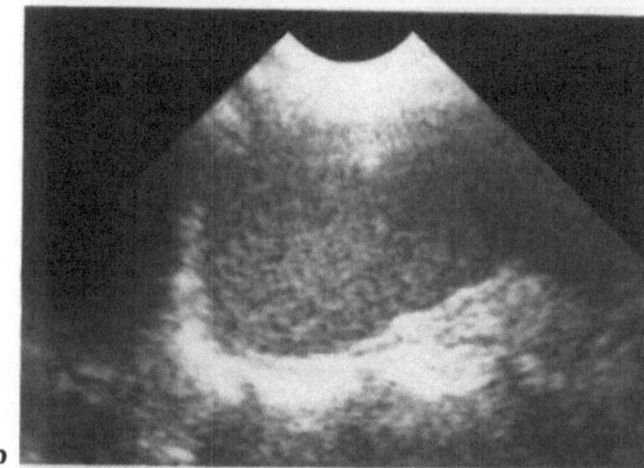

b

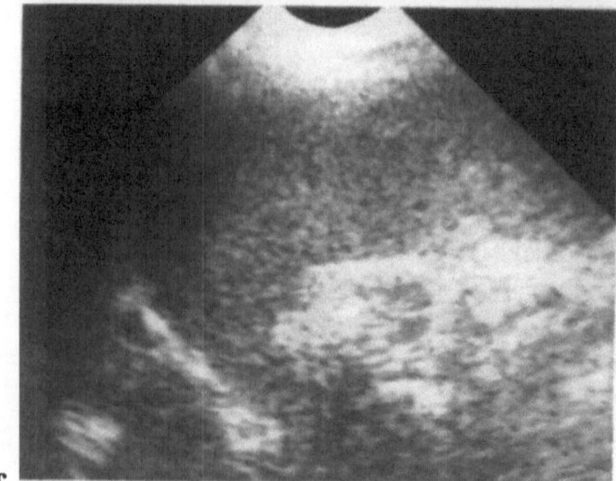

c

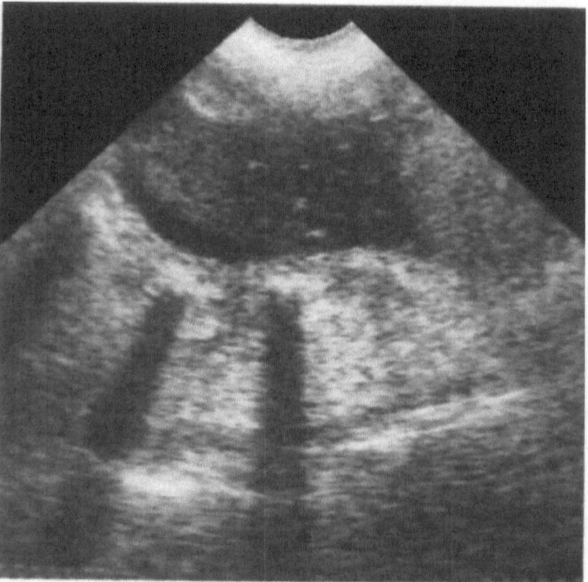

d

Abb. 2.12 a–d. Schallschatten hinter Knochen. **a** Schnitt von lateral in Höhe der Achselhöhle im Compoundverfahren. Vergrößerte Milz bei einem Patienten mit Aszites. **b, c** Interkostalschnitte der Milz im Real-time-Verfahren. Die Lage und das Aussehen der Schallschatten (*Pfeile*) verändern sich mit der Atmung. **d** Sagittalschnitt der Leber, ziemlich weit lateral. Rippenbedingte Schallschatten. Die Rippen befinden sich im Fokus des Schallstrahles. Ihr Schatten ist deutlicher als auf **b** und **c** zu erkennen. Zu beachten ist die Aszitesschicht zwischen Leber und Bauchwand

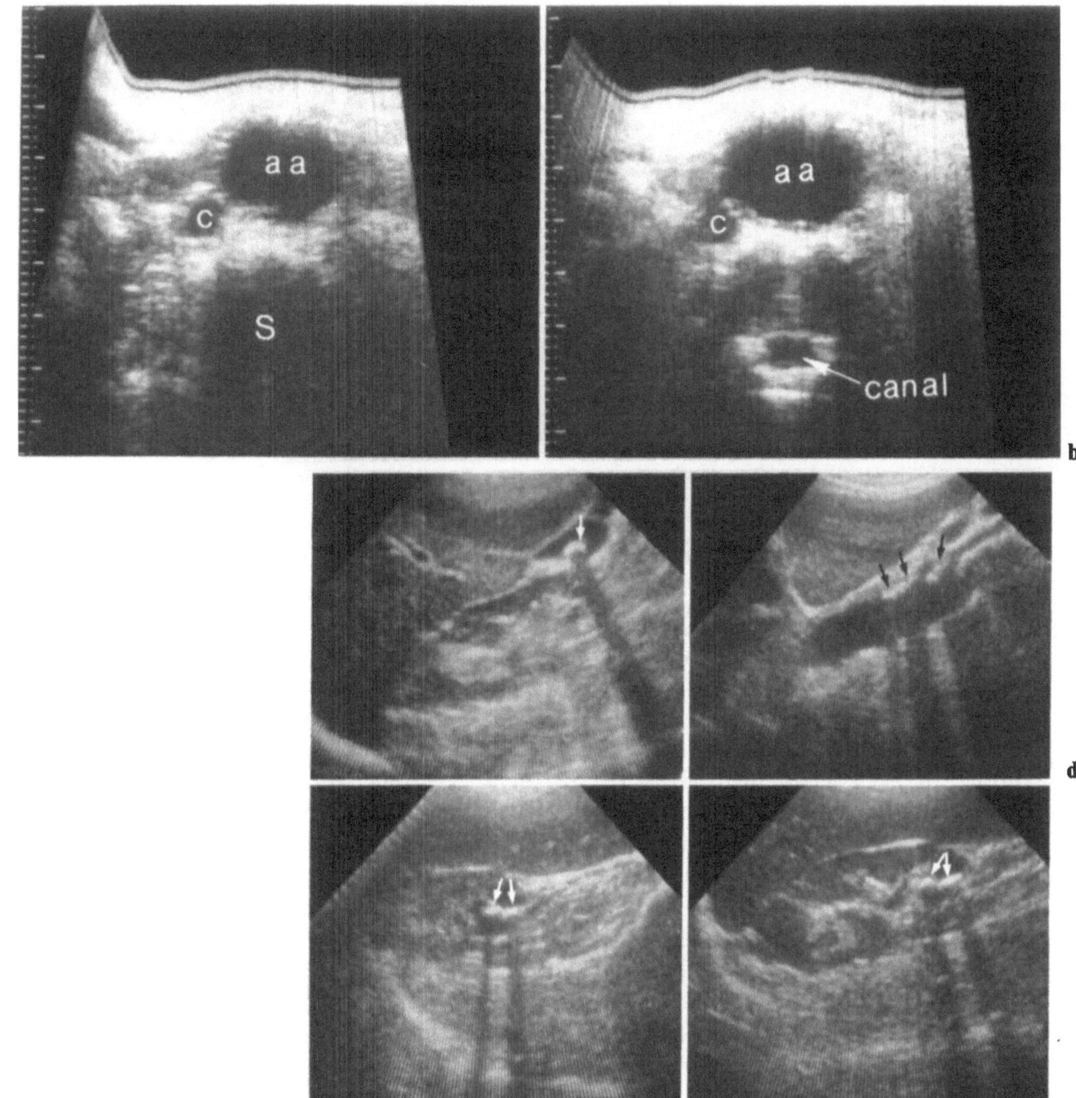

Abb. 2.13 a–f. Akustische Schatten. **a, b** Vertebragene Schallschatten. **a** Dieser Horizontalschnitt im Compoundverfahren in Höhe von LWK 1 zeigt hinter der Vorderfläche des Wirbelkörpers einen Schallschatten (*S*); (*aa*: Aortenaneurysma, *C*: V. cava). **b** Auf einem um etwa 1 cm weiter nach kaudal verschobenen Schnitt durchdringt die Ultraschallwelle den Discus intervertebralis, so daß sich hier der Wirbelkanal abbildet. Canalis vertebralis (*canal*). **c–f** Verschiedene Ursachen von Schallschatten. **c** Cholezystolithiasis (*Pfeil*). **d** Atheromatöse Plaques in der Vorderwand der Aorta (*Pfeile*). **e, f** Transversal- und Sagittalschnitt der rechten Niere. Erkennbar sind mehrere kleine Konkremente (*Pfeile*) (Bilder: Dr. Remy Costez, Besançon)

strahl durchquerten Gewebsschichten ab. Der Ultraschallstrahl produziert dabei – ungeachtet seiner progressiven Dämpfung – für die Dauer der Ausbreitung eine charakteristische Reflexion. Sobald jedoch total reflektierende oder total auslöschende Strukturen getroffen werden, wird jenseits davon kein Bild mehr entworfen. Das Fehlen einer Abbildung hinter einer solchen reflektierenden Struktur wird als Schallschatten bezeichnet. Dieses Phänomen tritt auf, sobald der Schallstrahl auf *Knochen* oder anderes *kalzifiziertes Gewebe* trifft oder auf *Luft* (!). So rufen die Rippen einen Schallschatten hervor (Abb. 2.12), wobei im Bereich der Interkostalräume natürlich ein Bild entsteht. In gleicher Weise unterbricht auch ein Wirbelkörper die Schallwelle (Abb. 2.13 a), aber sobald sie auf einen Discus intervertebralis trifft,

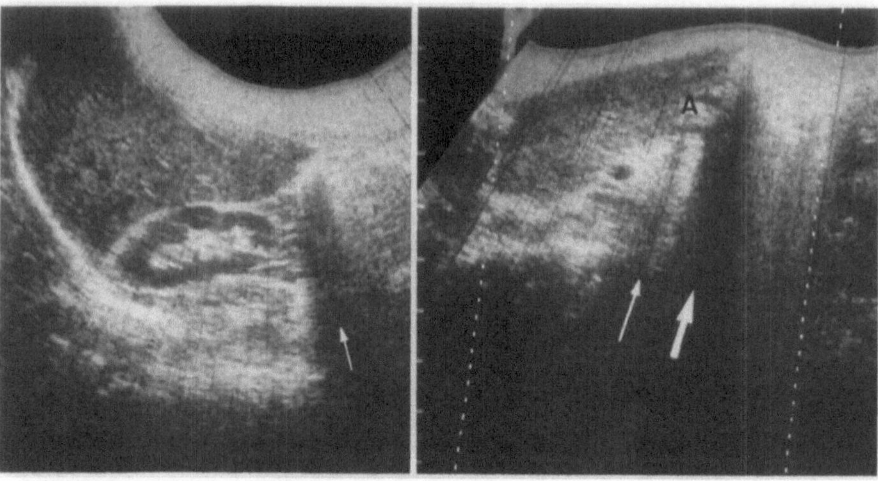

Abb. 2.14 a, b. Akustische Schatten durch Darmgas. Parasagittale Schnitte. **a** Vom rechten Kolon ausgehender Schallschatten (*Pfeil*). **b** Der schmale Schallschatten (*dünner Pfeil*) wird von einer kleinen Luftblase im Magenantrum (*A*) bewirkt. Der größere Schatten (*breiter Pfeil*) ist auf Darmgase im Colon transversum zurückzuführen

bildet sich der Wirbelkanal ab (Abb. 2.13 b). In Kap. 11 und 16 werden wir sehen, wie kalzifizierte Abszeßwände oder parasitäre Zystenwände ebenso wie Gallensteine akustische Schatten provozieren. Sehr wichtig ist der Schatten, der durch Luft hervorgerufen wird. Wie in Kap. 1 bereits dargelegt, beträgt die aerogene Schallabschwächung 99,9%. Die sehr störenden, umschriebenen Schatten durch intraduodenale oder im Kolon befindliche Luft finden hier ihre natürliche Erklärung (Abb. 2.14). Aus dem gleichen Grund kommt unter normalen Bedingungen bei einer sonographischen Untersuchung des rechten Oberbauches keine Abbildung des epiphrenischen Raumes zustande. Dagegen ist die Abbildung der dorsalen Thoraxwand im Fall eines Pleuraergusses sehr wohl möglich (Kap. 14).

Sonographische Untersuchungen der Lunge sind wegen der die Schallausbreitung unterbrechenden intrapulmonalen Luft nicht möglich (Abb. 2.15). So verhindert die Luft in den beiden lateral gelegenen Sinus phrenicocostales die Darstellung der Zwerchfellkuppel im Transversalschnitt. Das ist bei der Untersuchung des oberen Leberpols und des oberen Milzpols von Nachteil, läßt sich aber durch sagittale oder interkostale Schnitte wieder wettmachen (Kap. 5 und 27).

Einige Autoren glaubten, die akustischen Schallschatten hinter kalkhaltigen Strukturen von denen hinter Luft unterscheiden zu können. Diese Unterscheidung ist jedoch sicher nicht möglich.

Eine andere Art von Schallschatten ist auf *Beugungsphänomene* zurückzuführen. Der Ultraschallstrahl wird nämlich, wenn er ein rundliches Gebilde tangential streift, abgelenkt und deformiert. Das Ergebnis ist ein kegelförmiger Schallschatten (Abb. 2.16) (Sommer et al. 1979). Dieser Autor hat übrigens zwischen konvergierenden Schatten (hinter soliden Strukturen, Abb. 2.17 a) und divergierenden Schatten (hinter Begrenzungen zystischer Areale) unterschieden (Abb. 2.17 b, c).

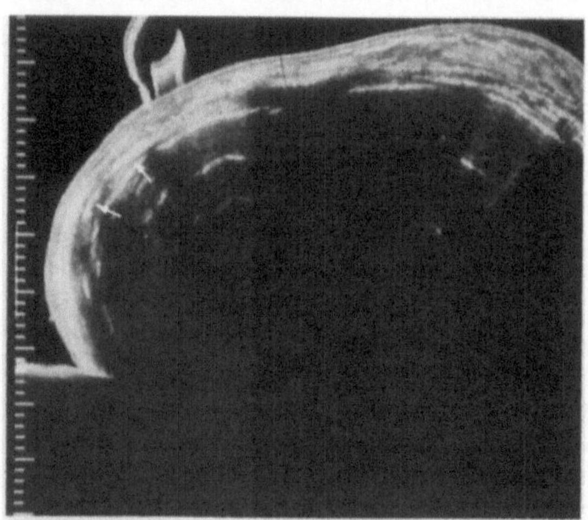

Abb. 2.15. Transversalschnitt des Thorax. Der Ultraschallstrahl wird von lufthaltigem Lungengewebe in den Zwischenrippenräumen total reflektiert (*Pfeile*: Rippen). Die Reflexionsintensität erscheint harmonisch mit parallel angeordneten Artefaktlinien

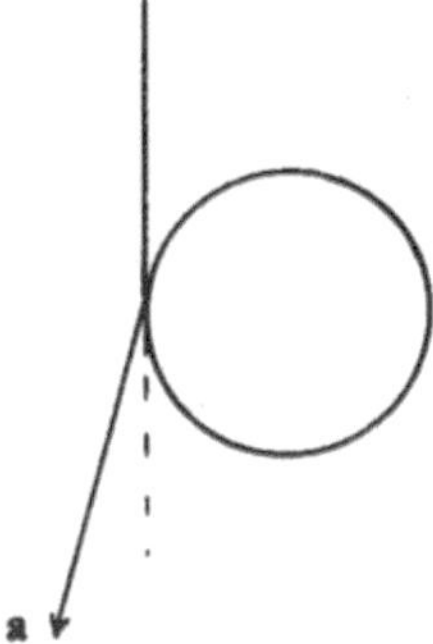

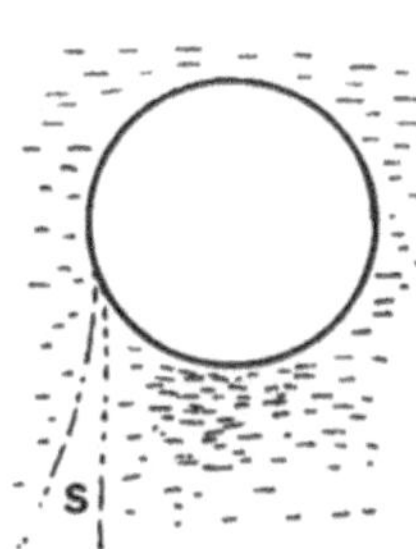

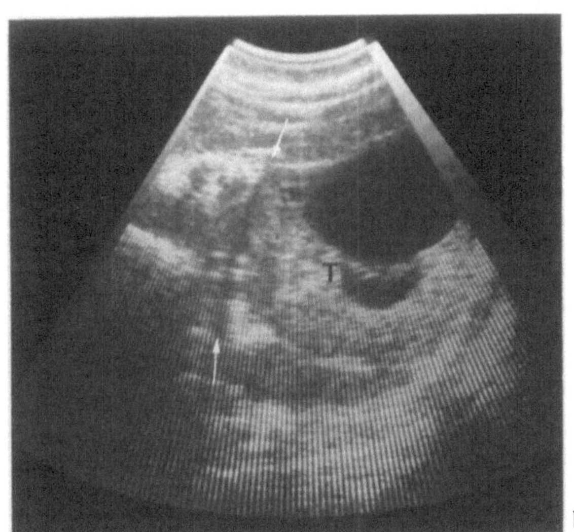

Abb. 2.16. Schatten durch Schallbeugung. **a** Schematische Darstellung des Beugungsphänomens. **b** Transversalschnitt eines nekrotischen Tumors (*T*) im linken Leberlappen. Der beugungsbedingte Schallschatten erscheint auf der rechten Seite des Tumors (*weiße Pfeile*)

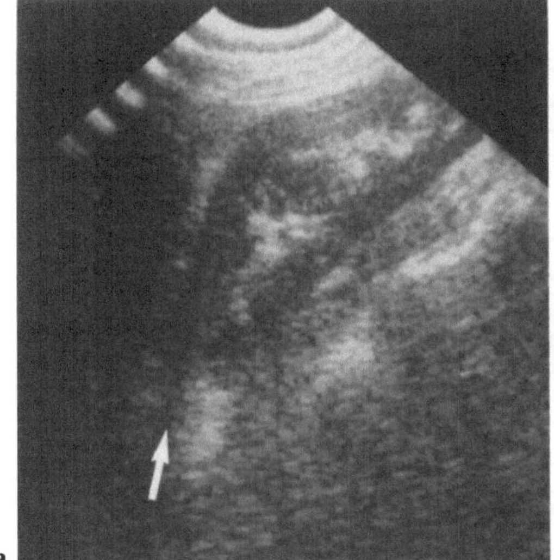

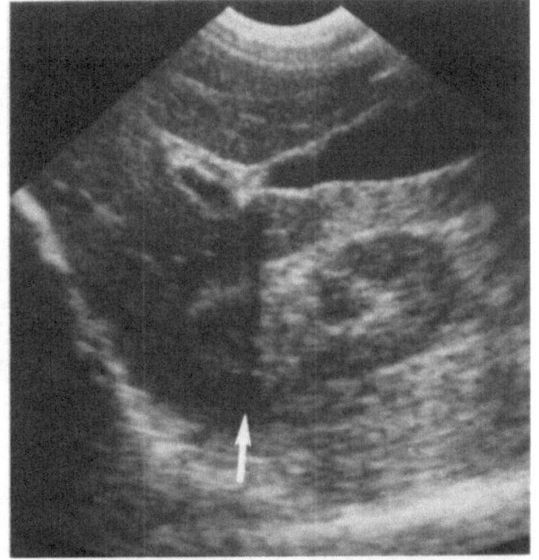

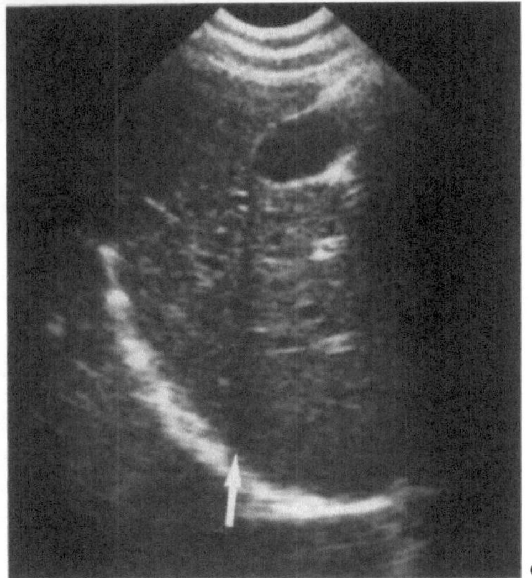

Abb. 2.17 a–c. Schatten durch Beugung und Brechung (↓). Zu beachten ist in **b** die retrovesikuläre Schallverstärkungszone. In **a** ist das durch Brechung vorgetäuschte Bild einer subkapsulären Flüssigkeitsansammlung zu beobachten

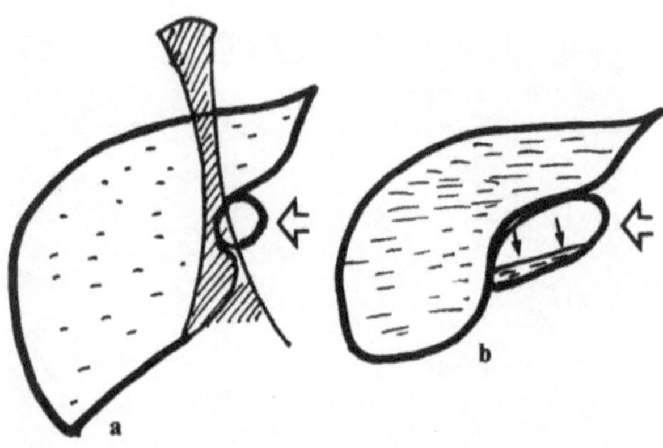

Abb. 2.18 a, b. Randartefakt. **a** Lage des Ultraschallstrahles im Verhältnis zur Gallenblase (*offener Pfeil*). **b** Artefakt in der Gallenblase (*Pfeile*)

Andere Artefakte

Zahlreiche Artefakte sind von den Ultraschallphysikern beschrieben worden. Wir führen hier nur die Artefakte an, die für die Praxis von Bedeutung sind. Besonders hat sich damit ROY FILLY (San Franzisko) beschäftigt.

Randartefakte. Wie wir bereits betont haben, ist der Ultraschallstrahl weit davon entfernt, punktförmig zu sein: Der Schallstrahl ist im Fokus so breit wie der Transducer. Da er distal des Fokus deutlich an Breite zunimmt, ragt er über das zu untersuchende Gebiet hinaus bis in benachbarte Areale hinein. Ein marginal liegendes Objekt wird abgebildet, als läge es zentral in der Schallebene (Abb. 2.18 und 2.19) (GOLDSTEIN u. MADRAZO 1981).

Ähnliche Artefakte entstehen durch zusätzliche Schallbündel (*„side-lobe-artefacts“*) (LAING u. KURTZ 1982).

Gleichzeitiges Auftreten von Brechungsartefakten und Schallverstärkungszone kann komplexe Bilder hinter liquiden Strukturen verursachen (Abb. 2.20).

Reverberationsechos (Wiederholungsechos) und „Kometenschweife“. Intensive Reverberationen (wiederholte Reflexionen) zwischen Grenzflächen von Strukturen mit erheblichem Impedanzunterschied führen zu (harmonischen) Wiederholungsechos (Abb. 2.21). Trotz des Kontaktgels ist der Impedanzunterschied zwischen Schallkopf und Haut so groß, daß kräftige Reverberationen auftreten, die die ersten Millimeter des Gewebes überdecken, wenn nicht ein Wasservorlauf oder ein weicher Plastikstreifen zwischen Transducer und Haut gebracht wird (Abb. 1.18).

Wenn diese Reverberationen zwischen zwei Grenzflächen besonders intensiv sind, interpretiert das Schallgerät die sukzessive (zeitliche) Verzögerung als weitere (räumliche) Entfernung: Auf

Abb. 2.19. Beispiel eines Randartefaktes (↓)

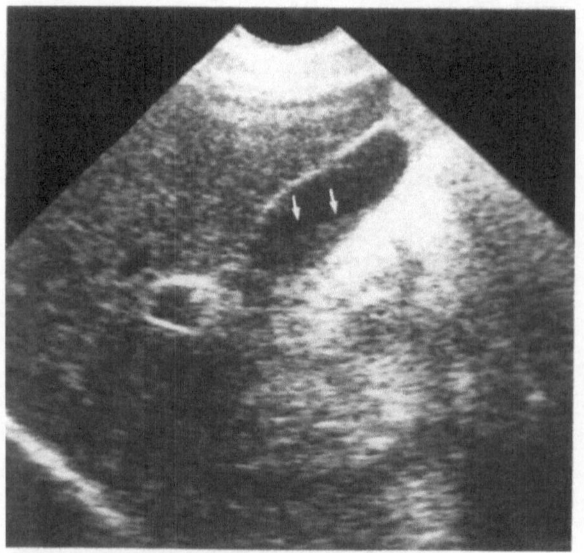

Abb. 2.20. Mehrere Artefakte: Randartefakt, dorsale Schallverstärkung und beugungsbedingte Schallschatten

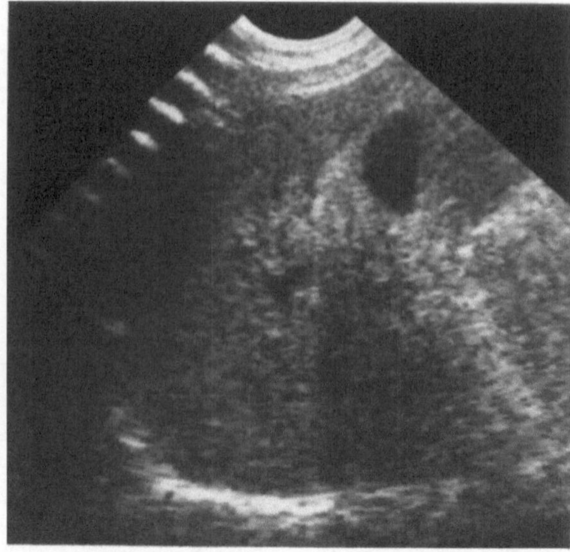

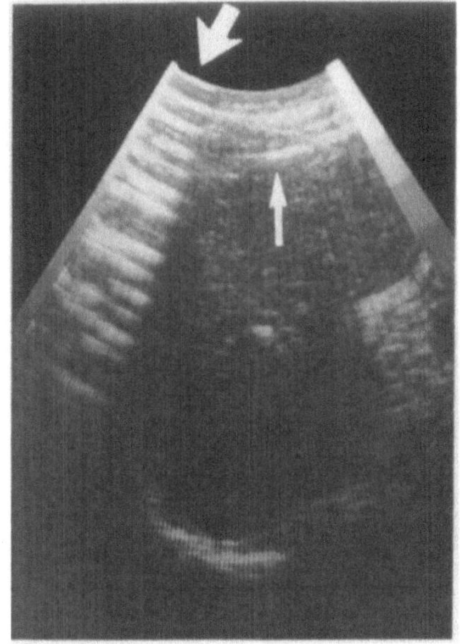

Abb. 2.21. Reverberationen (*Pfeile*)

dem Bildschirm erscheint eine Serie von Pseudogrenzflächen, die wie ein Kometenschweif aussehen (Abb. 2.22). Dieser Artefakt tritt hinter Metallsplittern oder Luftblasen auf.

Spiegelbildartefakte. Dieser Artefakt ist evident, wenn es sich um eine kleine Struktur handelt (Abb. 2.23 und 2.24). Er ist schwieriger zu interpretieren, wenn es sich um eine größere Struktur handelt. So sind solide Strukturen, die oberhalb des Zwerchfelles abgebildet werden, oft Spiegelbildartefakte der Leber oder der Milz (Abb. 2.25). Erklärung des Spiegelbildartefaktes: Der Schallstrahl wird an der Zwerchfellkuppel besonders intensiv reflektiert und gestreut. Ein Teil des Schalls wird in der Leber gestreut und gelangt nach wiederholter Ablenkung zum Schallkopf zurück. Das verzögerte Eintreffen wird vom Ultraschallgerät als größere Tiefe interpretiert, so daß eine artefizielle Abbildung oberhalb des Zwerchfells resultiert.

Retrozystische Artefakte. Die Schallverstärkungszone hinter Zysten (Abb. 2.26) kann als echogene Zone imponieren, wenn die Zyste selbst schlecht erkennbar ist. So kann die Zyste z. B. bei oberflächlicher Lage in einer Reverberationszone verschwinden oder wegen eines Randartefaktes schlecht zu erkennen sein (Abb. 2.27).

Falsche Tiefenbestimmung durch unterschiedliche Schallausbreitungsgeschwindigkeit. Der Ultraschall breitet sich in festen Strukturen etwas rascher aus als in liquiden. Dadurch unter- oder überschätzt das Ultraschallgerät die Tiefe von Strukturen hinter gewissen Läsionen. Diese Strukturen werden im Vergleich zu ihrer wirklichen Lage etwas verschoben abgebildet (Filly 1982) (Abb. 2.26). Dieser Artefakt hat mit einer Ausnahme keine klinische Bedeutung: Er ist verantwortlich für die falsche Darstellung der Nadelspitze bei Feinnadelpunktionen. Das erklärt einige Mißerfolge bei Punktionen, die auf den ersten

Abb. 2.22 a, b. Kometenschweifartefakte. Der Artefakt auf diesen beiden Abbildungen wurde durch Luftblasen im Kolon verursacht. Die Kometenschweife verlagerten sich sonographisch mit den Luftblasen

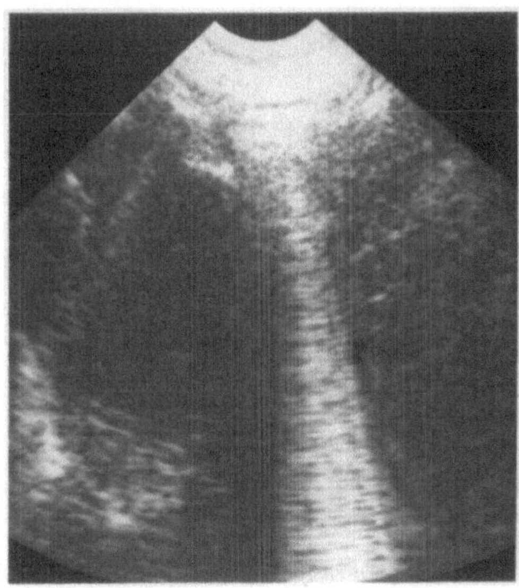

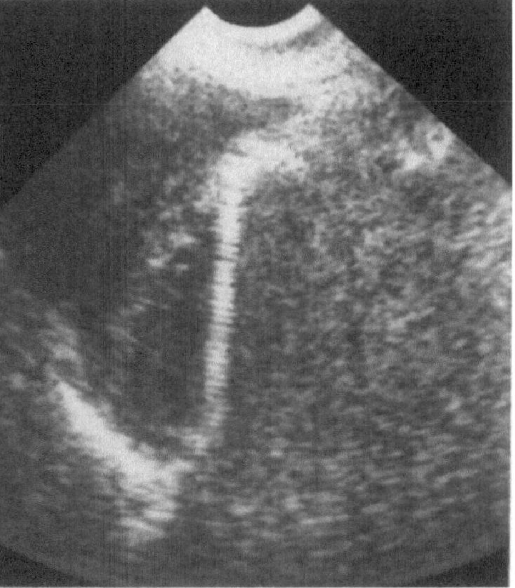

a, b

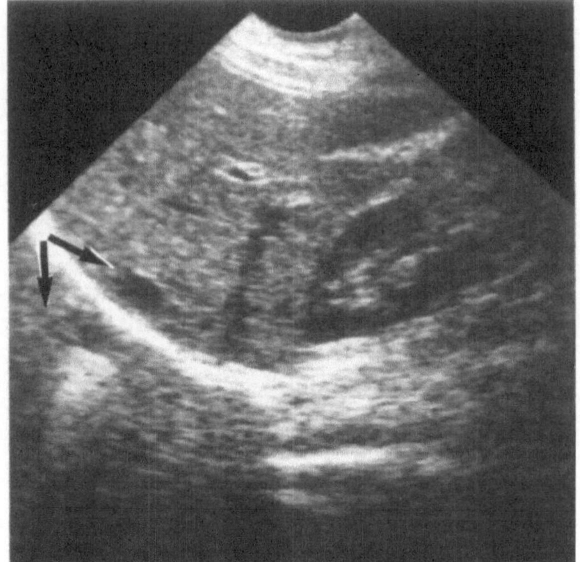
a

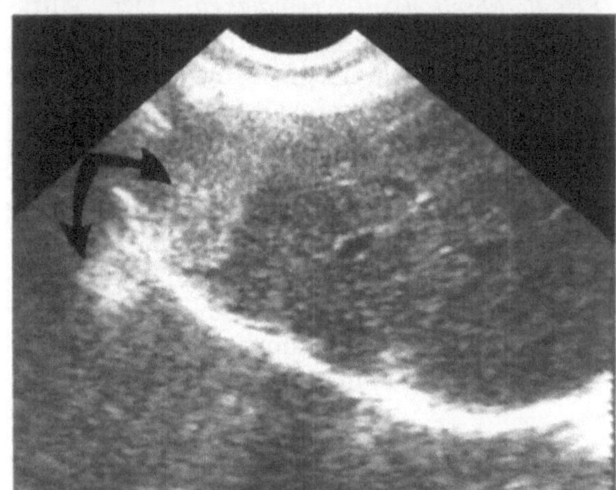
b

Abb. 2.23 a, b. Spiegelbildartefakt. **a** Einer Zyste (↓), **b** eines Angioms (↓)

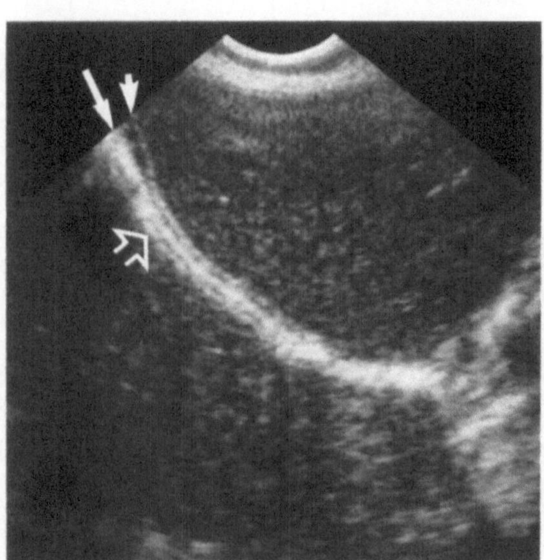

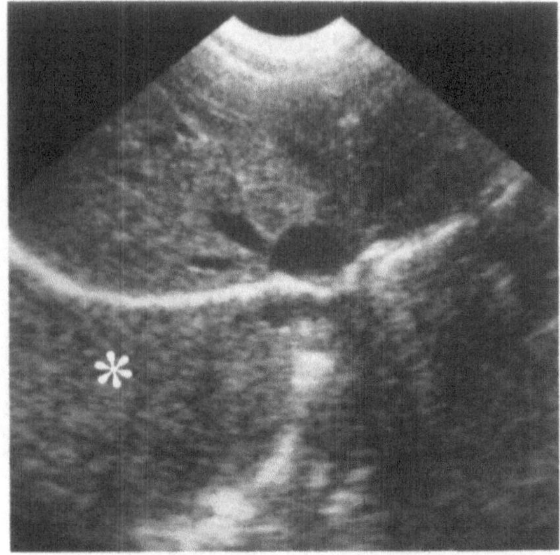

Abb. 2.25. Spiegelbildartefakt. Man erkennt eine Pseudoleber (*) hinter dem Zwerchfell. Zu beachten ist das Spiegelbild der V. cava inferior

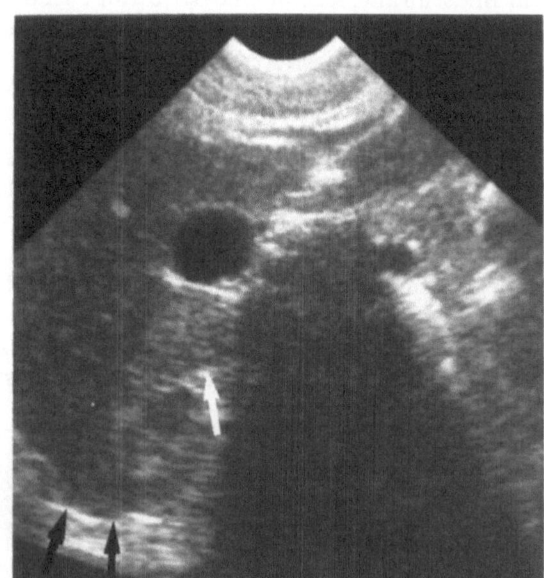

Abb. 2.26. Das echoreiche Aussehen der Leber (*weißer Pfeil*) ist durch die retrovesikuläre Schallverstärkung bedingt. Die Schallverstärkungszone erstreckt sich hier zwischen zwei beugungsbedingten Schallschatten. Die Verzögerung der Schallwellen in der Galle ist verantwortlich für die nach dorsal verschobene Abbildung der dorsalen Leberbegrenzung (*schwarze Pfeile*), die eine falsche Tiefenlokalisation bewirkt

◄ **Abb. 2.24.** Spiegelbildartefakt. Die drei Linien in Höhe des Zwerchfelles entsprechen von unten nach oben dem Zwerchfell (*kleiner Pfeil*), pulmonaler Luft (*großer Pfeil*), Spiegelbildartefakten des Zwerchfelles (*offener Pfeil*)

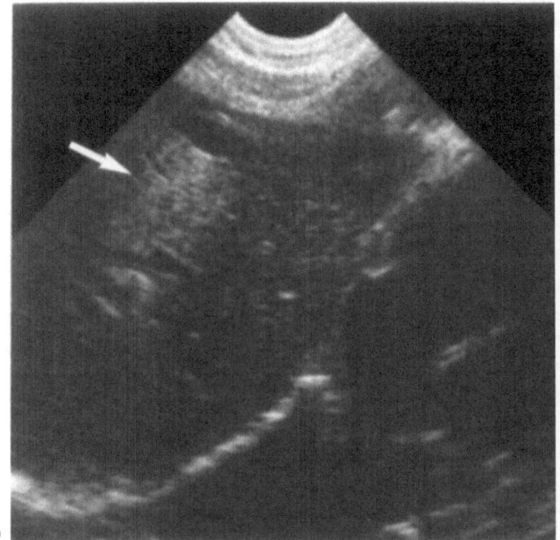
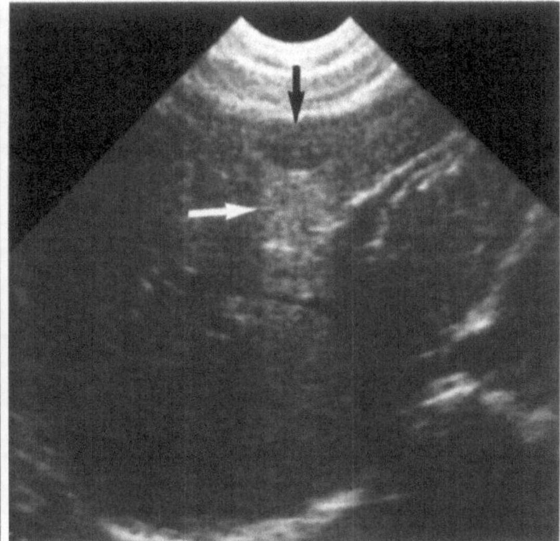

a, b

Abb. 2.27. a Intrahepatische echogene Struktur (*weißer Pfeil*). **b** Ein anderer Schnitt zeigt, daß die echogene Zone in Wirklichkeit einer Schallverstärkungszone hinter einer Zyste (*schwarzer Pfeil*) entspricht, die auf dem ersten Schnitt schlecht erkennbar war. Ursache der schlechten Erkennbarkeit waren Reverberationen, Randartefakt und schlechte Fokussierung

Blick um so unverständlicher sind, als auch größere Läsionen verfehlt werden. Dieser Artefakt erklärt auch die abgeplattete Darstellung großer, sphärischer Konkremente.

Paradoxerweise stellen die Artefakte oft ein positives Element der Diagnostik dar: Der Schallschatten kann der erste oder einzige Hinweis für ein Konkrement sein.

In Tabelle 2.1 sind die eben vorgestellten Grundelemente zusammengefaßt, während Tabelle 2.2 die einzelnen Analyseschritte noch einmal aufzählt.

Tabelle 2.1. Bildelemente

Konturen
Trennlinie
Septum
Wand
Binnenstruktur
flüssig (liquide)
semisolide
solide
1. homogen
2. heterogen
– nodulär (makronodulär oder mikronodulär, echogen oder transsonisch)
– feldförmig
– gemischt
Tubuläre Strukturen

Tabelle 2.2. Bildanalyse

Konturanalyse	*Analyse der Binnenstruktur*
Regelmäßigkeit	Art der Struktur
Kontinuität	Schallabschwächung (Dämpfung)
Dicke	Anatomische Zuordnung
	Artefakte

Orientierung auf Ultraschallschnittbildern

Dieser methodischen Abhandlung bleibt noch ein letztes hinzuzufügen. Gemäß internationaler Übereinkunft werden Ultraschallschnitte immer in der gleichen Lage- und Richtungsbezeichnung wiedergegeben. Bei einem Sagittalschnitt werden die kranialen Abschnitte auf dem Bildschirm links abgebildet (Abb. 2.28 a). Im Transversalschnitt wird die rechte Seite des Patienten im Bild links dargestellt (Abb. 2.28 b). Diese Übereinkunft ist für Unterricht und Kommunikation von grundlegender Wichtigkeit. Sie unterscheidet sich von anatomischen Darstellungen, auf denen die Leber rechts und die Milz links abgebildet wird. Wie in der normalen Röntgentechnik, in der Computertomographie oder Szintigraphie sollte man sich auch zur sonographischen Darstellung dieser räumlichen Orientierung bedienen. Aus eben diesem Streben nach Vereinheitlichung haben wir uns auch entschlossen, unsere Dokumente weiß auf schwarzem Hintergrund zu präsentieren. Aus alter Gewohnheit sehen wir wie in der Röntgenologie das, was schwarz ist, als durchlässig und das, was weiß ist, als dicht oder fest an.

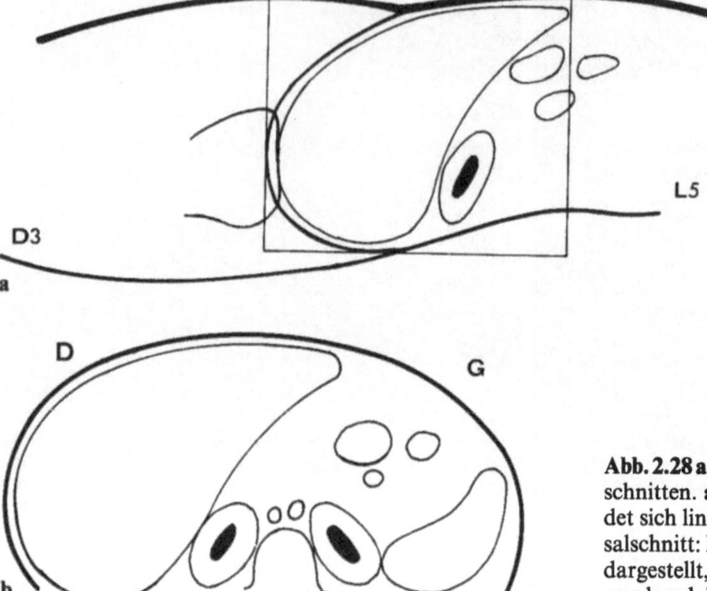

Abb. 2.28 a, b. Konventionelle Wiedergabe von Ultraschallschnitten. **a** Sagittalschnitt: Der Kopf des Patienten befindet sich links, die Füße rechts vom Betrachter. **b** Transversalschnitt: Die (rechts gelegene) Leber ist auf dem Bild links dargestellt, die Milz rechts (axialer anatomischer Schnitt von kaudal betrachtet)

Literatur

Bamber JC, Hill K (1981) Acoustic properties of normal and cancerous human liver. Ultrasound Med Biol 7:121–133, 135–144

Cosgrove DO, Arger PH (1982) Intravenous echoes due to laminar flow: Experimental observations. AJR 139:953–956

Filly RA (1982) Characterization of biological fluids (including bile) by ultrasound (communication): The leading edge in diagnostic ultrasound. Atlantic City, May 1982

Filly RA, Sommer FG, Minton AJ (1980) Characterization of biological fluids by ultrasound and computed tomography. Radiology 134:167–171

Glancy JJ, Goddard J, Pearson DE (1980) In vitro demonstration of cholesterol crystal's high echogenicity relative to protein particles. J Clin Ultrasound 8:27–29

Goldstein A, Madrazo BL (1981) Slice thickness artifacts in gray-scale ultrasound. J Clin Ultrasound 9:365–375

Hill CR, Nicholas D, Bamber JC (1976) Practical approaches to quantitative tissue characterization (Abstract No 1120). World Federation of ultrasound in medicine and biology, San Francisco 1976. American Institute for ultrasound in medicine, San Francisco

Kobayashi T (1978) Clinical ultrasound of the breast, vol 1. Pitman, Tunbridge Wells

Kort A, Kronzon I (1982) Microbubble formation, in vitro and in vivo observation. J Clin Ultrasound 10:117–120

Kossoff G (1983) Advances in tissue characterization. Recent advances in ultrasound (communication). Dubrovnik, Yougoslavie, May 1983

Kossoff G, Garrett WJ et al. (1976) Classification of soft tissues by grey scale echography. Ultrasound Med Biol 2:89–97

Kurtz AB, Dubbins PA, Rubin CS, Kurtz RJ, Cooper HS, Cole-Benglet C, Goldberg BB (1981) Echogenicity: Analysis, significance and masking. AJR 137:471–476

Laing FC, Kurtz AB (1982) The importance of side lobe artifact. Radiology 145:763–768

Lamarque JL, Bruel JM, Rodiere JJ, Attal J, Djoukhadar A (1983) Acoustic microscopy. A new tool for breast tissue characterization. Eur J Radiol 3:221

Levi S, Keuwez J (1977) An attempt to find a differential attenuation coefficient for ultrasonic diagnosis of pelvic tumors in vivo. In: White DN, Brown RE (eds) Ultrasound in medicine, vol 3 B. Plenum, New York

Mattrey RF, Scheible FW, Gosink BB, Leopold R, Long DM, Higgins CB (1982) Perfluoroctylbromide: A liver–spleen specific tissue and tumor imaging ultrasound contrast material. Radiology 145:759–762

Nicholas D (1979) Ultrasonic diffraction analysis in the investigation of liver disease. Br J Radiol 52:949–961

Nicholas D (1982) Evaluation of back scattering coefficients for excised human tissues: Results, interpretation and associate measurements. Ultrasound Med Biol 8:17–28

Nicholas D, Hill CR (1975) Acoustic diffraction from human tissues. Nature 257:305–306

Pourcelot L, Besse D, Rejot C, Planiol T (1979) Visualization of blood flow with ultrasound (Abstract No 12.1). 2nd meeting of World Federation of ultrasound in medicine and biology, Miasaki, Japan

Rettenmaier G (1973 a) Echographic diagnosis and differential diagnosis of diffuse liver diseases. Start of quantitative evaluation and results. Verh Dtsch Ges Inn Med 79:962–964

Rettenmaier G (1973 b) Quantitative criteria of intrahepatic echo patterns correlated with structural alteration. Ultrasonics in medicine. Second World Congress, Amsterdam 1973. Excerpta Medica, Amsterdam

Rose JL, Goldberg BB (1979) Basic physics in diagnostic ultrasound. Wiley, New York

Shawker FH, Maran B, Linzer M, Parks SI, James SP, Stromeyer FW, Barranger JA (1981) B scan echoamplitude measurement in patients with diffuse infiltrative liver disease. J Clin Ultrasound 9:293–301

Sommer FG, Filly AR, Minton MJ (1979) Acoustic shadowing due to refractive and reflective effects. AJR 132:973–977

Taylor KJW, Atkinson P, de Graaff CS, Dembner AG, Rosenfeld AT (1978) Clinical evaluation of a pulse-doppler device linked to gray scale B scan equipment. Radiology 129:745–749

Wagai T (1973) Advances in ultrasonography and its clinical evaluation. Proceedings of the World Federation of ultrasound in medicine and biology, Second Congress Amsterdam 1973. Excerpta Medica, Amsterdam

Weill F, Ricatte JP, Bonneville JF, Prevotat N (1970) Systématisation élémentaire de l'image tomo-échographique: Applications cliniques. J Radiol 5:389–398

Winsberg F (1983) Echoanatomie du diaphragme. Cours „Les Ultrasons de Besançon“ 11.IV.1983

Kapitel 3

Methodik

Die Lagerung der Patienten und das weitere Vorgehen werden im einzelnen anhand einiger Untersuchungsbeispiele beschrieben. Die Exploration des Oberbauches vollzieht sich jedoch – abgesehen von besonderen Situationen – immer in gleicher Weise.

Vorbereitung des Patienten

Auf die besonderen Probleme der Vorbereitung des Patienten kommen wir im Kap. 29 zu sprechen. In der täglichen Routine werden die Patienten nicht mehr nüchtern untersucht, sondern nach einer flüssigen „Mahlzeit“: Dadurch, daß gezuckerte Getränke erlaubt sind, vermeidet man das morgendliche Fasten, das für ältere Menschen sehr mühsam sein kann. Wichtig ist nur, daß vor der Ultraschalluntersuchung keine fetthaltigen Speisen aufgenommen werden. Das Vorhandensein von Flüssigkeit im Verdauungstrakt stellt einen Vorteil dar, auf den wir später zurückkommen werden (Kap. 18). Die Füllung der Harnblase ermöglicht die Untersuchung des Beckens.

Einstellung und Schnittebenen

Untersuchung im Real-time-Verfahren

Die Real-time-Untersuchung beginnt am auf dem Rücken liegenden Patienten. Der Applikator wird für einen *Longitudinalschnitt* (Sagittalschnitt) in der Medianlinie aufgesetzt, so daß die Aorta abdominalis zu erkennen ist. Dann fährt man mit dem Schallkopf zuerst nach rechts, von da nach links und dann noch einmal zurück. Dieser Abtastvorgang ermöglicht in wenigen Augenblicken eine ganze Serie von Longitudinalschnitten (Abb. 3.1).

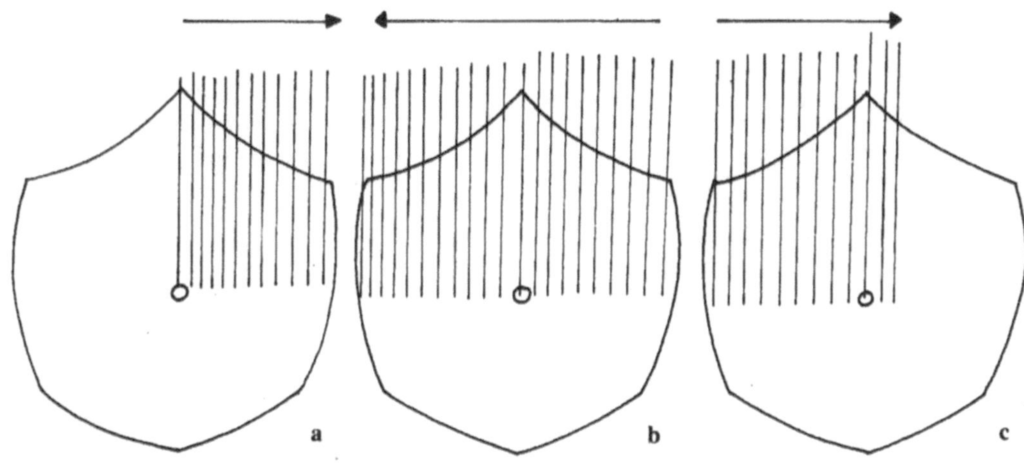

Abb. 3.1 a–c. Parallele Longitudinalschnitte durch das obere Abdomen im Real-time-Verfahren. Der Schallkopf ist in der Medianebene aufgesetzt: **a** Man gleitet zuerst nach links, **b** sodann zurück und weiter nach rechts – damit hat man bereits das gesamte obere Abdomen abgefahren –, **c** danach kehrt man zur Mittellinie zurück. Verfügt man über einen konvexen Real-time-Schallkopf, so läßt sich der Oberbauch bis zum Zwerchfell erfassen. Die gleichen Schnitte werden in Linksseitenlage durchgeführt

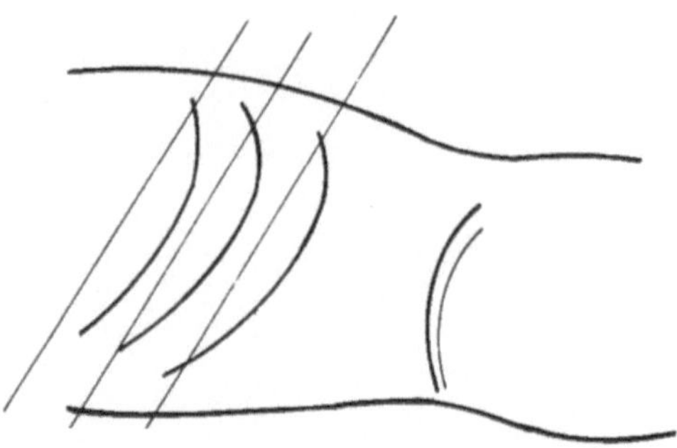

Abb. 3.2. Interkostalschnitte. Der Schallkopf wird entsprechend des Verlaufs der Zwischenrippenräume der Thoraxwand aufgesetzt, in etwa vom 7. bis zum 11. Interkostalraum

Die Untersuchung wird unter flacher Atmung durchgeführt. Einige Schnitte wird man bei tiefer Inspiration des Patienten durchführen, so daß die Leber und die Gallenblase unter dem Rippenbogen hervortreten. Die beiden folgenden Phasen werden in Rückenlage des Patienten unter normaler (flacher) Atmung durchgeführt: Es handelt sich um die interkostalen Untersuchungen von rechts und von links (Abb. 3.2).

Durch die interkostalen Schallfenster kann man rechts die Leber, die Gallengänge und die rechte Niere untersuchen, links die Milz, die linke Niere und den Pankreasschwanz.

Zusätzlich sollte man noch *frontale* Schnitte von der rechten und linken Flanke des Patienten aus anfertigen. Dabei muß der Patient zunächst tief eingeatmet haben und danach die Luft anhalten.

Abb. 3.3. Transversalschnitte des Oberbauches im Realtime-Verfahren. Der Schallkopf wird in Höhe des Xiphoids aufgesetzt. Danach fährt man kontinuierlich das gesamte Gebiet bis zum Nabel und zurück ab. In gleicher Weise verfährt man in Linksseitenlage und am aufrecht stehenden Patienten

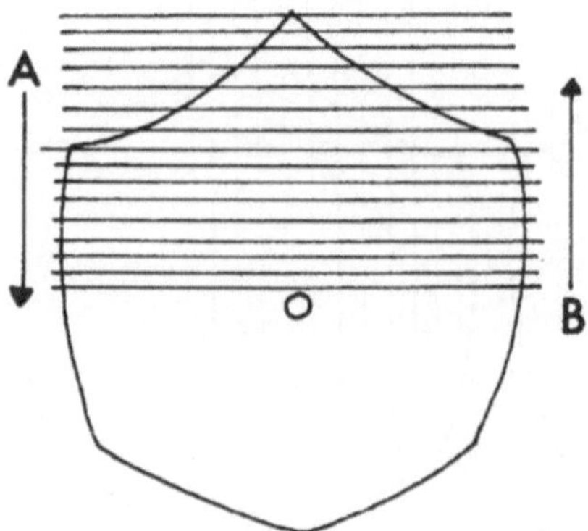

Sodann erfolgt eine Neuorientierung in der Transversalebene. Der Schallkopf wird dazu in Höhe des Xiphoids aufgesetzt und dann unter ständigem Hin- und Herbewegen nach kaudal verschoben. Hieraus resultiert eine Serie von *Transversalschnitten,* die sich bis in den Unterbauch, das Becken und die Fossae iliacae erstrekken soll. Diese Transversalschnitte werden unter permanenter tiefer Inspiration des Patienten angefertigt (Abb. 3.3).

Der nächste Schritt ist der *subkostale Schrägschnitt.* Dazu wird der Ultraschallkopf auf der Bauchwand etwa entlang dem Rippenbogen aufgesetzt. Durch zum Arcus costalis achsenparallele Angulationen des Transducers gewinnt man Schnittbilder vom subkostalen Raum des rechten Oberbauches (Abb. 3.4).

Der Patient wird anschließend auf die linke Seite gelagert. Man wiederholt die sagittalen, transversalen und schrägen Schnitte unter tiefer Inspiration. Danach wird der Patient in Rechtsseitenlage untersucht, um die Milz zu beurteilen. Zuletzt wird eine Untersuchung im Stehen durchgeführt, nachdem der Magen erneut mit Flüssigkeit angefüllt worden ist. Diese Untersuchung ist sehr wichtig, insbesondere zur Beurteilung des Pankreas und des linken Oberbauches (Milz, Niere, Pankreasschwanz).

Im Verlauf der einzelnen Stadien der Untersuchung können *ergänzende Schrägschnitte* nach Bedarf durchgeführt werden (Gallenblase, V. portae, Gallengang usw.) (Abb. 3.5).

Alle Schnittebenen- und Lagerungsänderungen sind so verkettet, daß die komplette abdominale Untersuchung in wenigen Minuten durchgeführt werden kann.

Ergänzende Techniken

Die Untersuchung kann ergänzt werden durch Anwendung eines Wasservorlaufs, durch Compoundschnitte oder durch eine optisch gesteuerte Doppler-Sonographie.

Reglereinstellungen

Man fertigt die verschiedenen Schnitte unter Verwendung einer Standardfrequenz an, die bei schlanken Patienten 3,5 MHz beträgt. Bei Kindern sollte man eine Frequenz von 3–7 MHz ver-

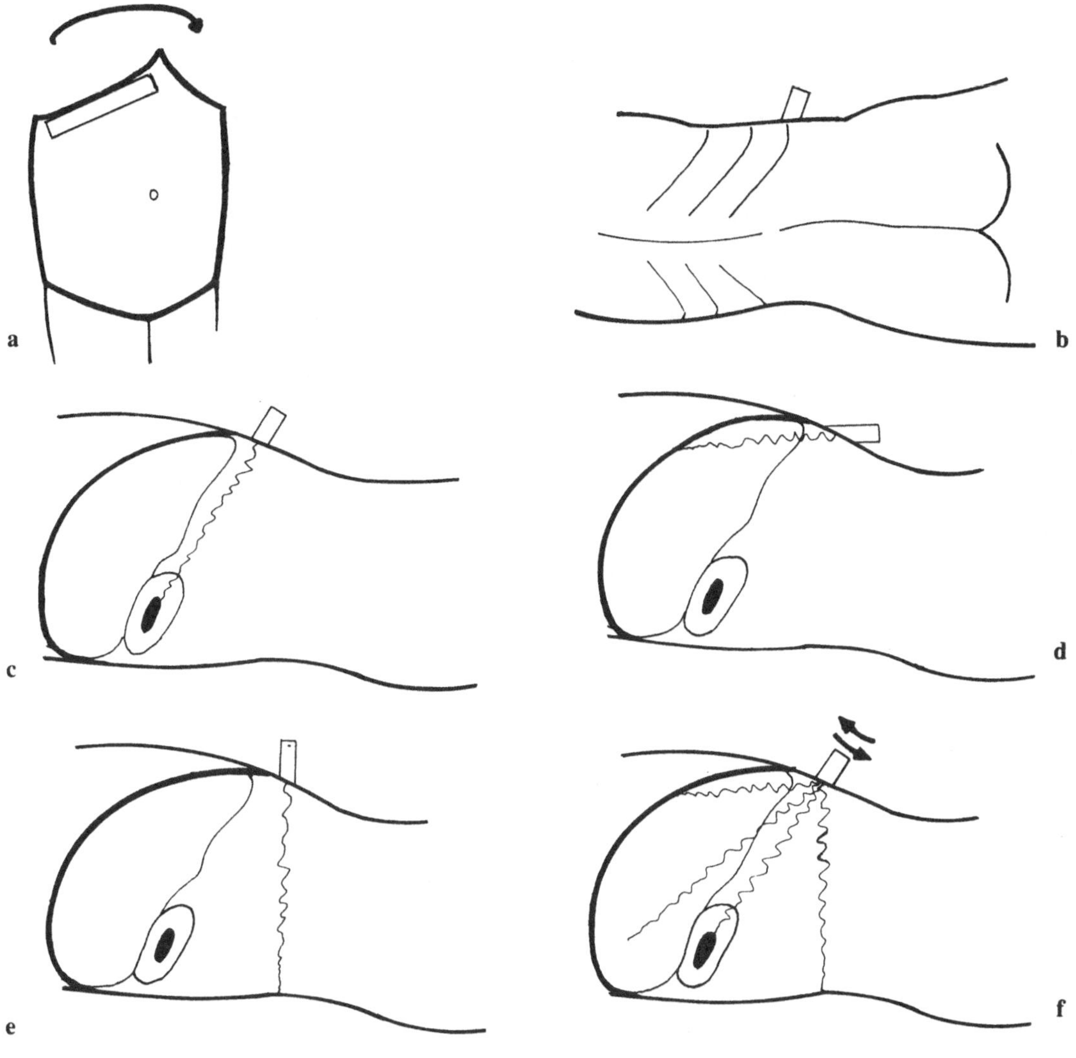

Abb. 3.4 a–f. Subkostaler Schrägschnitt. **a, b** Der Patient wird in angedeuteter Linksseitenlage untersucht. Der Schallkopf wird unter dem Rippenbogen aufgesetzt. **c–f** Der Schallkopf wird mit einer sektorförmigen Bewegung, die die Darstellung des gesamten Oberbauches bis zur Zwerchfellkuppel erlaubt, geführt

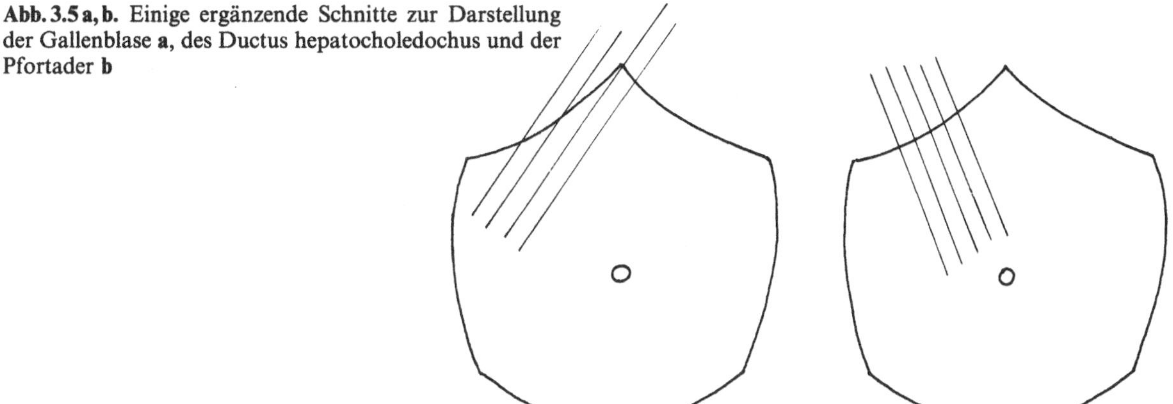

Abb. 3.5 a, b. Einige ergänzende Schnitte zur Darstellung der Gallenblase **a**, des Ductus hepatocholedochus und der Pfortader **b**

wenden, bei adipösen Patienten etwa 2,5 MHz. Verstärkung und Tiefenausgleich müssen ausgehend von einer Standardeinstellung je nach Bedarf variiert werden.

Ultraschallgezielte Biopsie und Drainage

Die Punktion kann sowohl im Compound- als auch im Real-time-Verfahren durchgeführt werden. Im Compoundbetrieb benötigt man dazu einen Spezialtransducer mit zentralem Führungskanal (Abb. 3.6) (Hancke et al. 1975). Der Untersucher konstruiert zunächst ein Bild der betreffenden pathologischen Veränderungen. Dann mißt er die Tiefe und legt die Führungsrichtung der ebenfalls auf dem Bildschirm erscheinenden Punktionsnadel fest (Abb. 3.7). Die Nadel wird dann entsprechend dieser Koordinaten eingeführt. Im Real-time-Betrieb (Holm et al. 1975) wird die Punktionsnadel mittels einer Zusatzvorrichtung auf die zu punktierende Stelle gelenkt (Abb. 3.8). Das Eindringen der Nadel kann auf dem Schirm direkt verfolgt werden.

Einige der Multielementgeräte haben eine zentrale Bohrung, die die Führung der Punktionskanüle erheblich erleichtert. Das Sterilitätsproblem ist dabei jedoch oft nicht ausreichend gelöst.

Nach dem Beispiel von Bret et al. (1982) benutzen wir zur Punktion einen Standardschallkopf und führen die Nadel in einer im Verhältnis zum Transducer etwas schrägen Ebene ein. Der Transducer, der in einen sterilen, dünnen Plastikbeutel gesteckt worden ist, wird mit sterilem Kontaktgel an die Haut angekoppelt.

Für Punktionen verwenden wir den Multielementtransducer lieber als den Sektorschallkopf, da wir mit diesem Gerät die Nadel während der Punktion besser erkennen können. Die sonographisch geführten Punktionen werden bei uns auf einem ferngesteuerten Röntgentisch durchgeführt. Falls erforderlich, kann die Punktion nach Kontrastmittelmarkierung des Verdauungstraktes röntgenologisch kontrolliert werden. Wenn im Anschluß an die Punktion eine Kontrastmittelinjektion notwendig ist (Cholegraphie, Wirsungographie), ist eine weitere Umlagerung des Patienten nicht mehr erforderlich.

◄ **Abb. 3.6.** Spezialschallkopf zur ultraschallgezielten Punktion: Die Biopsienadel wird durch einen zentralen Führungskanal geschoben

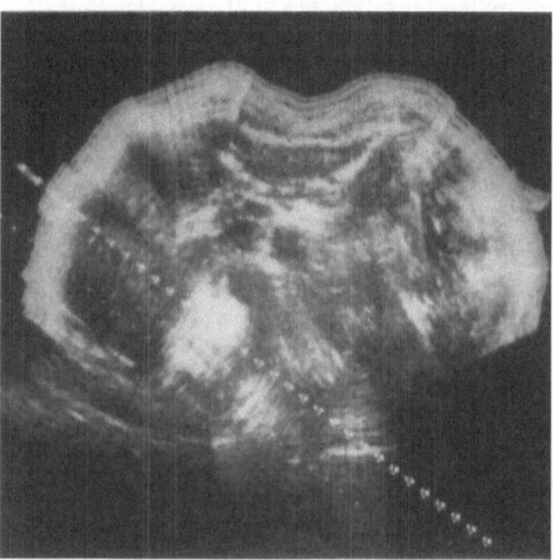

Abb. 3.7. Im Compoundverfahren ist die Richtung des Ultraschallstrahles und damit die Richtung der Punktionsnadel auf dem Bildschirm zu erkennen, so daß die zu punktierende Läsion exakt anvisiert werden kann

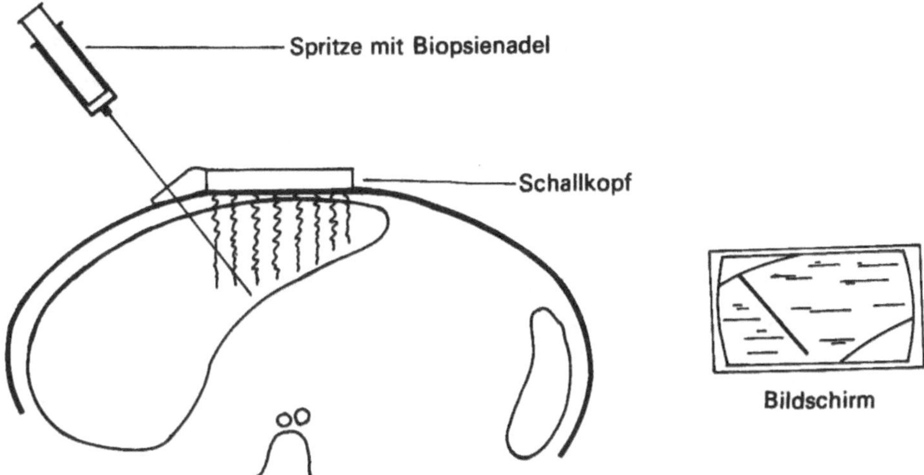

Abb. 3.8. Zusammenwirken von Real-time-Schallkopf (Multi-array-Element) und Punktionsnadel. Eine lateral am Schallkopf angebrachte Vorrichtung führt die Biopsienadel, deren Eindringen auf dem Bildschirm direkt verfolgt werden kann (HOLM 1975). Ähnliche Adapter existieren für Sektortransducer

Wir wissen jetzt, wie man Ultraschallschnittbilduntersuchungen macht. Zwei Fragen bleiben jedoch noch zu beantworten: mit welchem Gerät und durch wen?

Wahl des Gerätes

In größerer Ausführlichkeit werden wir auf dieses Problem in Kap. 30 eingehen. An erster Stelle sollte ein ausgezeichnetes Real-time-Gerät mit leicht zu bedienenden und vielseitig einsetzbarem Schallkopf stehen. Das Untersuchungsfeld sollte groß genug sein (mindestens 90 °) und das Auflösungsvermögen so gut, daß Ductus choledochus und Ductus pancreaticus identifizierbar sind.

Die dynamische Grauabstufung sollte ausreichend, aber nicht überzogen sein: Die Gallenblase und die Venenlumina müssen als Flüssigkeitsstrukturen zu erkennen sein und nicht als pseudosolide Gebilde. Die Leberstruktur soll – wie in Kap. 6 noch ausgeführt wird – mit feinen Gefäßreflexen übersät sein.

Das Bild auf dem Bildschirm soll nicht flimmern. Die Auflösung soll auch in der Tiefe gut sein. Ein „post-processing" muß eine nachträgliche Hervorhebung oder Unterdrückung einzelner Graustufen ermöglichen. Das „Einfrieren" der Bilder muß ohne Qualitätsverlust möglich sein, damit eine gute photographische Reproduktion zustande kommt. Schließlich müssen noch verschiedene Transducer mit unterschiedlicher Frequenz zur Verfügung stehen.

Dokumentation

Um Befunde zu einem anderen Zeitpunkt zum Vergleich heranziehen zu können (Kontrolluntersuchung) und um eine objektive Interpretation zu ermöglichen, muß bei jeder Untersuchung eine große Anzahl stereotyper, leicht identifizierbarer Schnittbilder (Aorta, V. cava, V. portae, porta hepatis usw.) dokumentiert werden. Das ist jedoch nur möglich, wenn man eine sog. Multiformatkamera hat. Die z. Z. (1985) besten Geräte verwenden Rollfilme, die nach der Entwicklung auseinandergeschnitten werden müssen. Aus finanziellen Gründen (und weil es bequemer ist) verwenden wir photographische Rollfilme lieber als Röntgenfilm. Polaroidbilder werden in Notfällen, am Krankenbett oder im Operationssaal verwendet.

Die Darstellung der Abbildungen (im Transversalschnitt nach dem Motto „betrachtet von den Füßen des Patienten aus" – also die rechts liegende Leber im Bild links – und im Sagittalschnitt „Kopf des Patienten links") ist so bekannt, daß der Leser sich vielleicht über die Wiederholung dieser Bemerkung wundert. Von Zeit zu Zeit sieht man jedoch immer noch falsche Darstellungen in bestimmten Publikationen, die zu erheblicher Verwirrung führen. Wir legen auf diese Vereinheitlichung, die allmählich die gesamte sonographische Literatur erfaßt hat, großen Wert.

Auf allen Abbildungen dieses Buches sind die Echos weiß auf schwarzem Grund dargestellt.

Damit besteht eine Analogie zum Röntgenbild und zum szintigraphischen Bild. Schematisch ausgedrückt: Voll wird weiß, leer schwarz abgebildet.

Wer soll mit der Durchführung von Ultraschalluntersuchungen betraut werden?

Die Schule von HILLEL meint, die Radiologen; die von SHAMMAI sagt, technisch geschultes Hilfspersonal (Abb. 3.9). Wir dagegen glauben, daß demjenigen, der es am besten kann und gute Bilder liefert sowie auf Anhieb richtige Diagnosen zu stellen in der Lage ist, der Vorzug zu geben ist. Er muß u. a. fähig sein, in vernünftigem Rahmen die Diagnostik weiterzuführen und auf andere Organsysteme auszudehnen, wenn die Sonographie nichts erbracht hat bzw. sich entsprechende Hinweise gefunden haben. Das ist ähnlich wie in der konventionellen Röntgendiagnostik des Magen-Darm-Traktes, bei der man in der Lage sein muß, einen Kolonkontrasteinlauf oder eine Zöliakographie ausführen zu können.

In den USA, wo das Compoundverfahren noch sehr verbreitet ist, werden die meisten Untersuchungen von technischen Assistenten (-innen) durchgeführt. Diese Arbeitsteilung ist in Europa kaum verbreitet, da hier das Real-time-Verfahren vorherrscht, das sich schon früh durchgesetzt hat. Jenseits des Atlantiks geht die Verbreitung des Real-time-Verfahrens sicher nicht zufällig so langsam vor sich. In unserer Abteilung wird die Ultraschalldiagnostik der Bauchorgane von eigens dafür geschulten Radiologen durchgeführt, technisches Hilfspersonal kann sicherlich für dieses spezielle Aufgabengebiet ausgewählt und ausgebildet werden. Eine enge Zusammenarbeit zwischen Fachpersonal und Radiologen ist dann auf jeden Fall geboten.

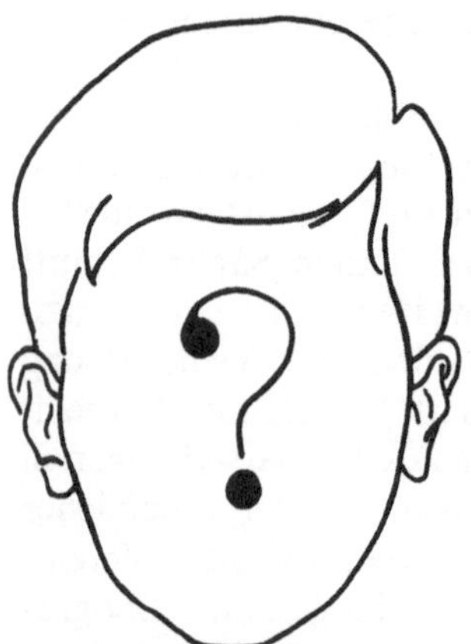

Abb. 3.9. Wen sollte man mit der Durchführung von Ultraschalluntersuchungen betrauen?

Literatur

Barnett E, Morley P (1974) Abdominal echography. Butterworth, Borough Green

Bret PM, Fond A, Bretagnolle M, Labadie M, Bret P, Buffard P (1982) Une technique simple de guidage des ponctions percutanées par l'échographie en temps réel. J Radiol 63:363–365

Cooperberg PL, Cohen MM, Graham M (1979) Ultrasonographically guided percutaneous pancreatography: Report of two cases. AJR 132:662–663

Goldberg BB, Kotler MN, Ziskin MC, Waxham RD (1975) Diagnostic uses of ultrasound. Grune & Stratton, New York

Hancke S, Holm HH, Koch F (1975) Ultrasonically guided percutaneous fine needle biopsy of the pancreas. Surg Gynecol Obstet 140:361–364

Hassani N (1976) Ultrasonography of the abdomen. Springer, Berlin Heidelberg New York

Holm HH, Pedersen JF, Kristensen JK, Rasmussen SN, Hancke S, Jensen F (1975) Ultrasonically guided percutaneous puncture. Radiol Clin North Am 13:493–503

Holm HH, Kristensen JK, Rasmussen SN, Pedersen JF, Hancke S (1980) Abdominal ultrasound, 2nd edn. Munksgaard, Copenhagen

Leopold GR, Asher WM (1975) Fundamentals of abdominal and pelvic ultrasonography. Saunders, Philadelphia

Makuuchi M, Bandai Y, Ito T, Watanabe G, Wada T, Abe H, Muroi T (1980) Ultrasonically guided percutaneous transhepatic bile drainage. Radiology 136:165–169

Matter D, Spinelli G, Stoeckel E, Diebolt F, Warter P (1982) Guidage échoscopique des ponctions et biopsies transcutanées. J Radiol 63/II:667–672

Nosher JL, Plafker J (1980) Fine needle aspiration of the liver with ultrasound guidance. Radiology 136:177–180

Ohto M, Karasawa E, Tsuchiya Y, Kimura K, Saisho H, Ono T, Okuda K (1980) Ultrasonically guided percutaneous contrast medium injection and aspiration biopsy using a real time puncture transducer. Radiology 136:171–176

Rasmussen SN, Holm HH, Kristensen JK, Barlebott (1972) Ultrasonically guided liver biopsy. Br Med J II:500–502

Smith EH, Bartrum RJ Jr, Chang YC (1974) Ultrasonically guided percutaneous aspiration biopsy of the pancreas. Radiology 112:737–738

Sommer FG, Filly RA, Minton MJ (1979) Acoustic shadowing due to refractive and reflective effects. AJR 132:973–978

Weill F, Becker JC, Kraehenbuhl JR, Heriot G, Walter JP (1973) Atlas clinique de radiologie ultrasonore. Masson, Paris

Wells PNT (1972) Ultrasonics in clinical diagnosis. Livingstone, Edinburgh

Kapitel 4

Ein anatomischer Führer zur Ultraschalluntersuchung des Oberbauches: die Echoangiographie

Die Aorta und ihre Äste

Die Aorta ist, wie im vorhergehenden Kapitel bereits angedeutet, bei der sonographischen Untersuchung des Oberbauches das erste Organ, das man aufsucht und einstellt. Mediane Längsschnitte am liegenden Patienten zeigen die Aorta als tubuläre Struktur (Abb. 4.1 und 4.2), deren Pulsationen sich im Real-time-Bild sehr schön verfolgen lassen. Sämtliche paraaortalen Gebilde, seien sie vaskulärer oder viszeraler Art, sieht man auf dem Bildschirm im Herzrhythmus auf- und abtanzen. Der Aortendurchmesser nimmt von der Eintrittsstelle in den Bauchraum bis zur Bifurkation, d. h. von BWK 12 bis LWK 4, gleichmäßig ab (Abb. 4.1). Es ist praktisch unmöglich, die Aortenhinterwand von der Wirbelsäule, auf der sie liegt, zu unterscheiden (Abb. 4.1 und 4.2).

Die Aorta liegt kaudal weiter ventral als kranial. Bei einem schlanken Patienten befindet sich die Bifurkation manchmal nur 2–3 cm unter der vorderen Bauchwand (Abb. 4.1 und 4.2). Bei der Palpation scheint sie direkt unter der Bauchdecke zu liegen. Eine atheromatös veränderte, elongierte, geschlängelt verlaufende und verhärtete Aorta kann sich zur Abdominalwand vorwölben. Das erklärt, warum man klinisch oft den Eindruck hat, es handele sich um ein Aortenaneurysma.

In ihrem oberen, unmittelbar subphrenischen Teil, wird die Aorta oft vom Schallschatten des Processus xiphoideus des Sternums verdeckt. Man kann jedoch auch diese Region sonographisch darstellen, indem man einen kleinen Sektorschallkopf kaudal des Processus xiphoideus plaziert und den Schallstrahl unter tiefer Inspiration nach kranial lenkt (Abb. 4.3). Unterhalb der Leber kann die Aorta durch Darmgasüberlagerungen, insbesondere bei Patienten mit hypoplastischem linkem Leberlappen, verdeckt sein. Dieses Handicap läßt sich auf zweierlei Arten umgehen: einerseits durch Untersuchung nach tiefer Inspiration und andererseits durch Variationen der Lagerung des Patienten. Am vorteilhaftesten ist zweifelsohne die Untersuchung im Stehen, wodurch die Leber nach kaudal verlagert wird und die Darmgase sich in den Kolonflexuren fangen. Den liegenden Patienten dreht man in die rechte

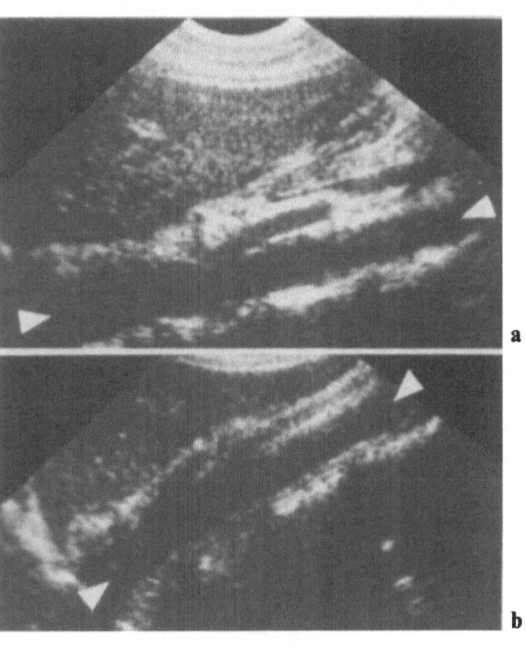

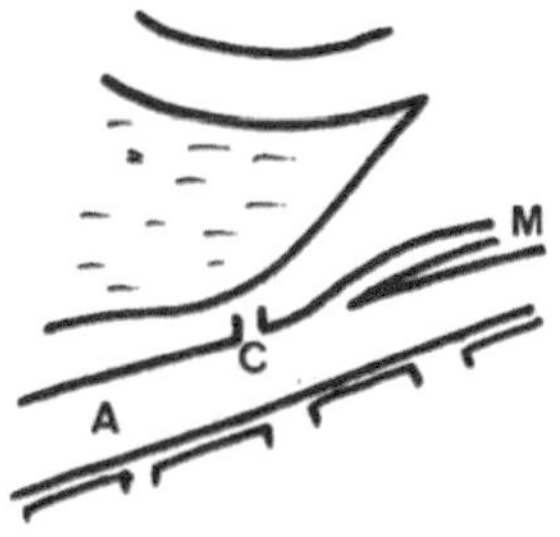

Abb. 4.1 a–c. Sagittalschnitte der Aorta (*A*) (*Pfeilspitzen*) mit dem Ursprung des Truncus coeliacus (*C*) und der A. mesenterica superior (*M*). Auf **b** ist zu erkennen, daß die Aorta sich kaudal dicht unter der vorderen Bauchwand befindet

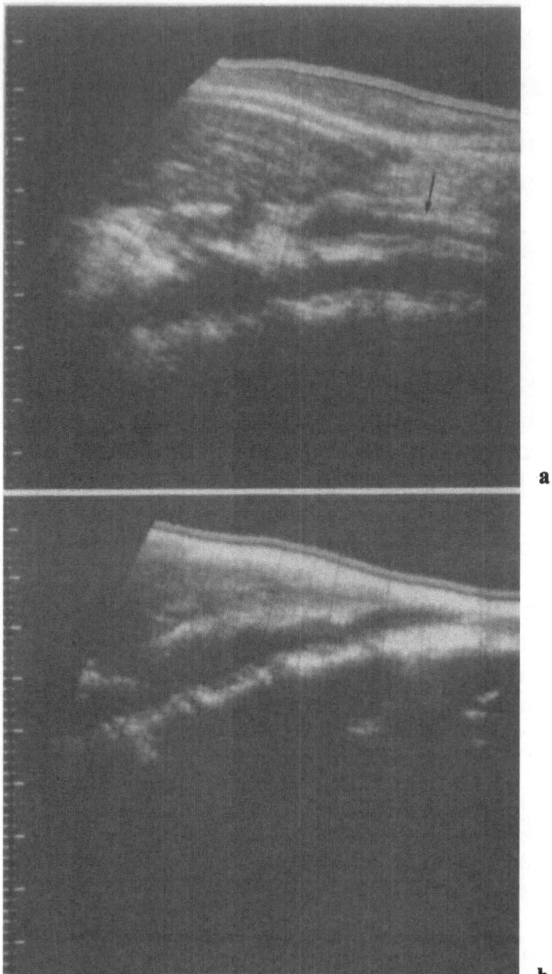

Abb. 4.2 a, b. Weitere Beispiele für Längsschnitte der Aorta. **a** Compoundschnitt, der auch die V. mesenterica superior zeigt (*Pfeil*). **b** Sagittalschnitt der Aorta bei einem sehr schlanken Patienten. Das Gefäß liegt außergewöhnlich oberflächlich in Höhe der Bifurkation. Die Vorderwand der Aorta befindet sich weniger als 2 cm unter der Haut

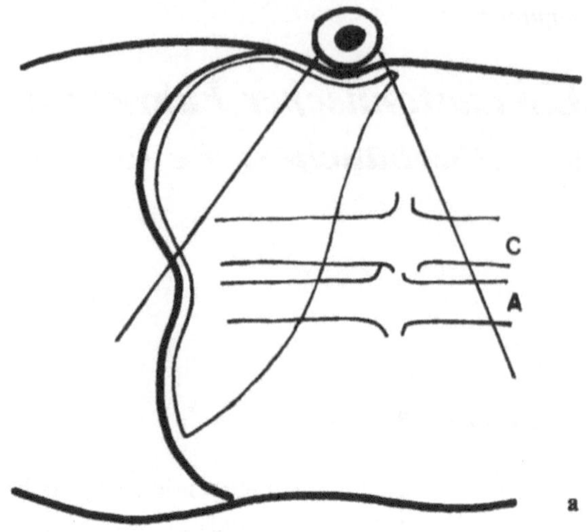

Abb. 4.4 a–c. Untersuchung der Aorta und der V. cava inferior von lateral. **a** Schematische Darstellung: Der Patient befindet sich in Linksseitenlage. Der Real-time-Schallkopf wird in Höhe der Axillarlinie oder etwas ventral davon auf

oder linke Halbseitenlage, was ebenfalls die Darmgase zum Wandern bringt. Es ist aber bei manchen Patienten auch möglich, die Untersuchung transhepatisch von rechts-lateral oder von links-lateral durch Milz und Niere hindurch vorzunehmen (Abb. 4.4). Aorta und V. cava erscheinen so im Frontalschnitt, in ähnlicher Weise wie auf einer herkömmlichen Angiographie. Bei Patienten in fortgeschrittenem Alter mit ausgeprägter Aortenelongation gelingt es manchmal nicht, die Aorta als Ganzes abzubilden (Abb. 4.5). Man wird mit dem Real-time-Schallkopf Abschnitt für Abschnitt den wechselnden Verlaufsrichtungen folgen müssen und versuchen, schrittweise den gesamten Gefäßverlauf zu rekonstruieren (Abb. 4.5 b).

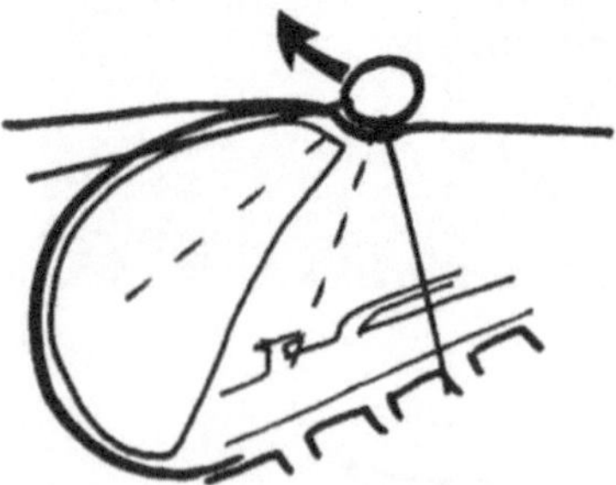

Abb. 4.3. Untersuchung des retrohepatisch verlaufenden Abschnittes der Aorta. Da dieses Gebiet vom Processus xiphoideus des Sternums verdeckt wird, kommt zu seiner bildlichen Wiedergabe nur die sektorielle Abtastung in Frage. Hierfür eignen sich v. a. kleine Real-time-Transducer

Abb. 4.5 a–c. Elongierte Aorta. **a** Auf diesem epigastrischen Sagittalschnitt erkennt man den oberen Anteil der Aorta sowie deren Bifurkation. Der Mittelteil tritt nicht in Erscheinung. Das nebenstehende Schema gibt eine Erklärung für diese unvollständige Abbildung. Aufgrund des gewundenen Verlaufs trifft die Schnittebene die Aorta nur im Anfangs- und Endabschnitt. Die Windung mit ihrem Scheitel liegt neben der gewählten Schnittebene. **b** Photomontage aus den Bildern der Schnittebenen 1 und 3 des Schemas. Die Schnittebene 2 ist in **a** dargestellt. **c** Transversalschnitte einer elongierten Aorta (*Pfeil*) in verschiedener Höhe. Die unterschiedliche Lokalisation der Aorta ist erkennbar. Zu beachten ist auf **c** die retroaortale Lage der V. cava

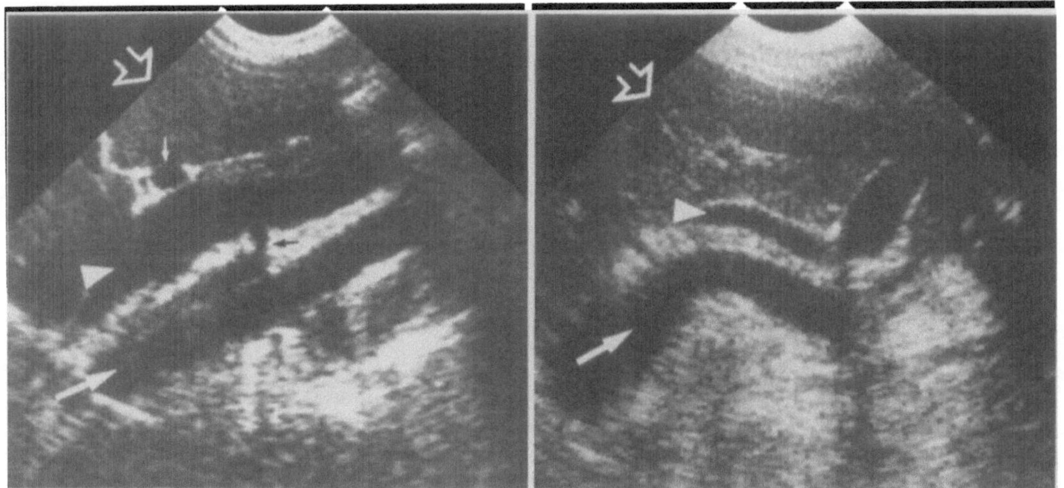

Abb. 4.4b, c

die rechtsseitliche Thoraxwand aufgesetzt. Die Untersuchung erfolgt mit angehaltener Atmung nach tiefer Inspiration (*C*: V. cava, *A*: Aorta). **b** Frontalschnitt der V. cava (*Pfeilspitze*) und der Aorta (*großer Pfeil*) durch die Leber (*offener Pfeil*). Auf diesem Schnitt ist auch die V. portae (*kleiner weißer Pfeil*) dargestellt, ebenso wie die rechte Nierenarterie (*kleiner schwarzer Pfeil*). **c** Ähnlicher Schnitt bei einem älteren Patienten mit elongierter Aorta

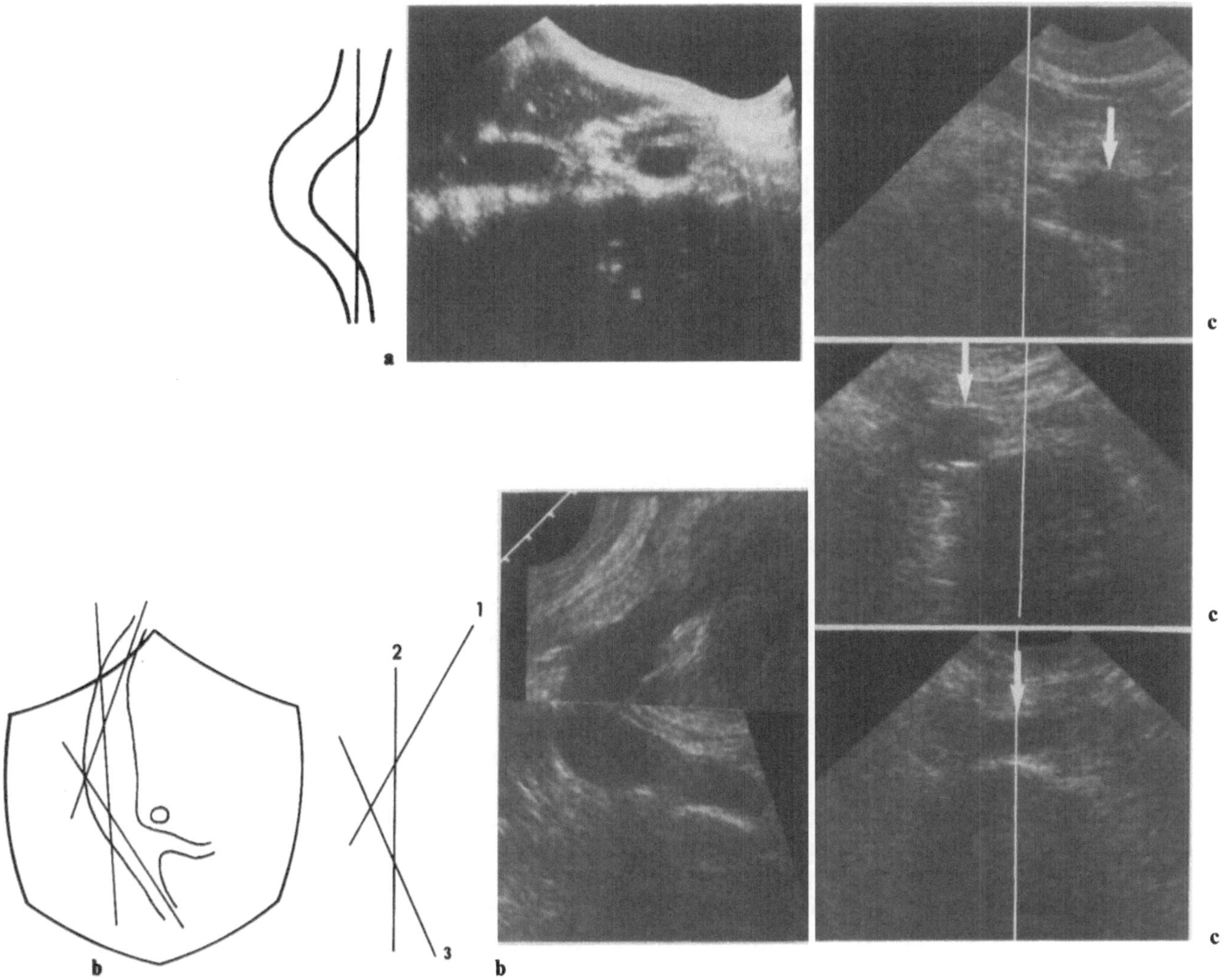

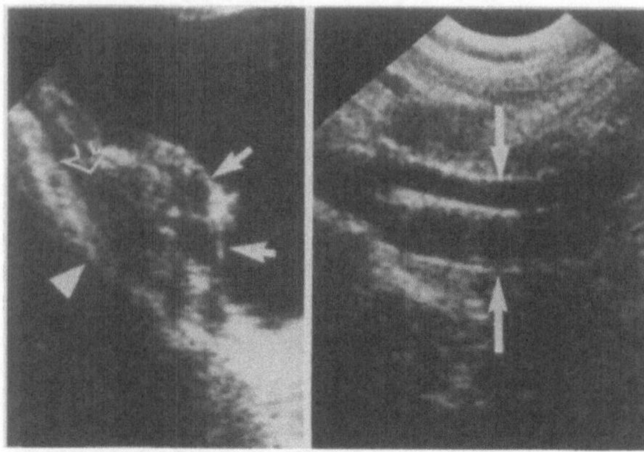

a, b

Abb. 4.6 a–d. Aortenbifurkation und Iliakalarterien. **a** Transversalschnitt des Becken bei gefüllter Harnblase: Die Iliakalarterien und -venen (*Pfeile*) sind auf dem M. iliacus (*offener Pfeil*) und dem Os ilium (*Pfeilspitze*) zu erkennen. **b** Axialschnitt der Iliakalgefäße. **c, d** Frontalschnitte der Aorta und der Aortenbifurkation (*Pfeile*). Die Untersuchung erfolgte durch eine ptotische Leber (*offener Pfeil*: V. cava). Entsprechende Abbildungen sind von links lateral möglich

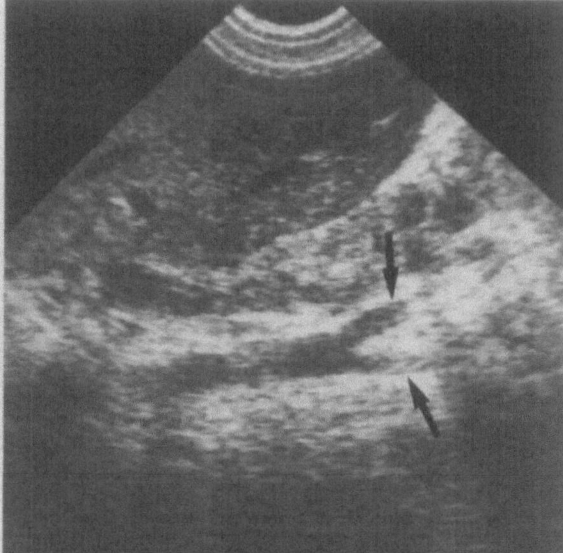

c

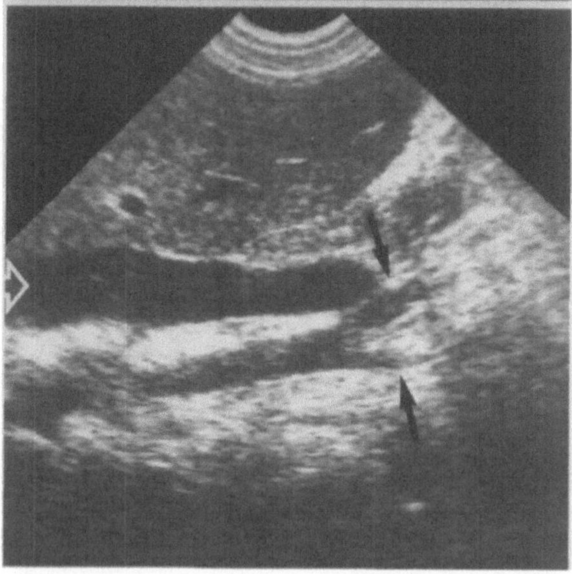

d

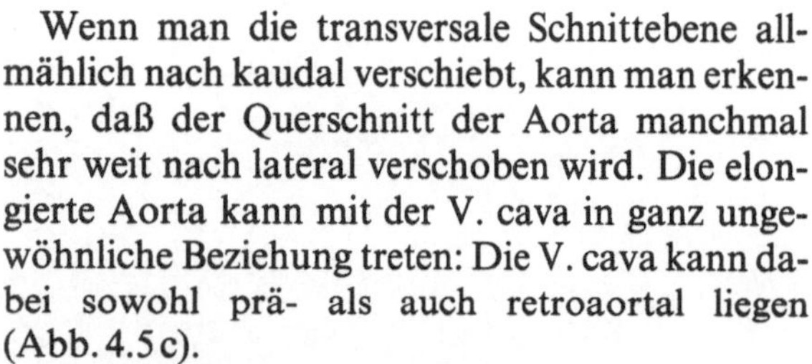

Wenn man die transversale Schnittebene allmählich nach kaudal verschiebt, kann man erkennen, daß der Querschnitt der Aorta manchmal sehr weit nach lateral verschoben wird. Die elongierte Aorta kann mit der V. cava in ganz ungewöhnliche Beziehung treten: Die V. cava kann dabei sowohl prä- als auch retroaortal liegen (Abb. 4.5 c).

Die Iliakalgefäße sind wegen der hier fast regelmäßig anzutreffenden Darmgase sehr viel schwerer zur Darstellung zu bringen (Abb. 4.6). Das Aufsuchen und Darstellen der viszeralen Aortenäste ist dagegen, wie wir weiter unten noch sehen werden, ein fester Bestandteil des Untersuchungsganges.

Im Transversalschnitt tritt die Aorta als vor der ventralen Wirbelkörperbegrenzung gelegenes, rundes oder leicht abgeflachtes Gebilde in Erscheinung. Die V. cava findet sich rechts davon, wobei der Abstand zwischen den beiden Gefäßen nach kaudal zu immer kleiner wird. Parallel aufeinanderfolgende Schnitte zeigen sie in ähnliche Abschnitte zerlegt wie die in Abb. 1.1 abgebildete Wurst (Abb. 4.7). Es ist sehr wichtig, die Aorta zunächst im Sagittalschnitt darzustellen. Hat man sich nämlich bei dieser ersten Einstellung keinen Überblick über den geraden oder gewundenen Verlauf des Gefäßes verschaffen können, verfällt man leicht in den Fehler, einen evtl. schräg getroffenen Windungsabschnitt für ein Aneurysma zu halten (Abb. 4.8).

Die Gefäßwände der Aorta und ihrer Äste sind wesentlich stärker als die der V. cava und ihrer Zuflüsse. Kalzifizierte Plaques können Schallschatten verursachen. Die beachtlichen Turbulenzen im schnelleren arteriellen Flux lassen außerdem im arteriellen Gefäßlumen einige Echos auftreten, während das Venenlumen typischerweise echofrei ist. Ohne Doppler-Sonographie ist es sehr schwierig, eine Thrombose zu bestätigen. Die Aortenaneurysmen betrachten wir später (Kap. 25 und 29).

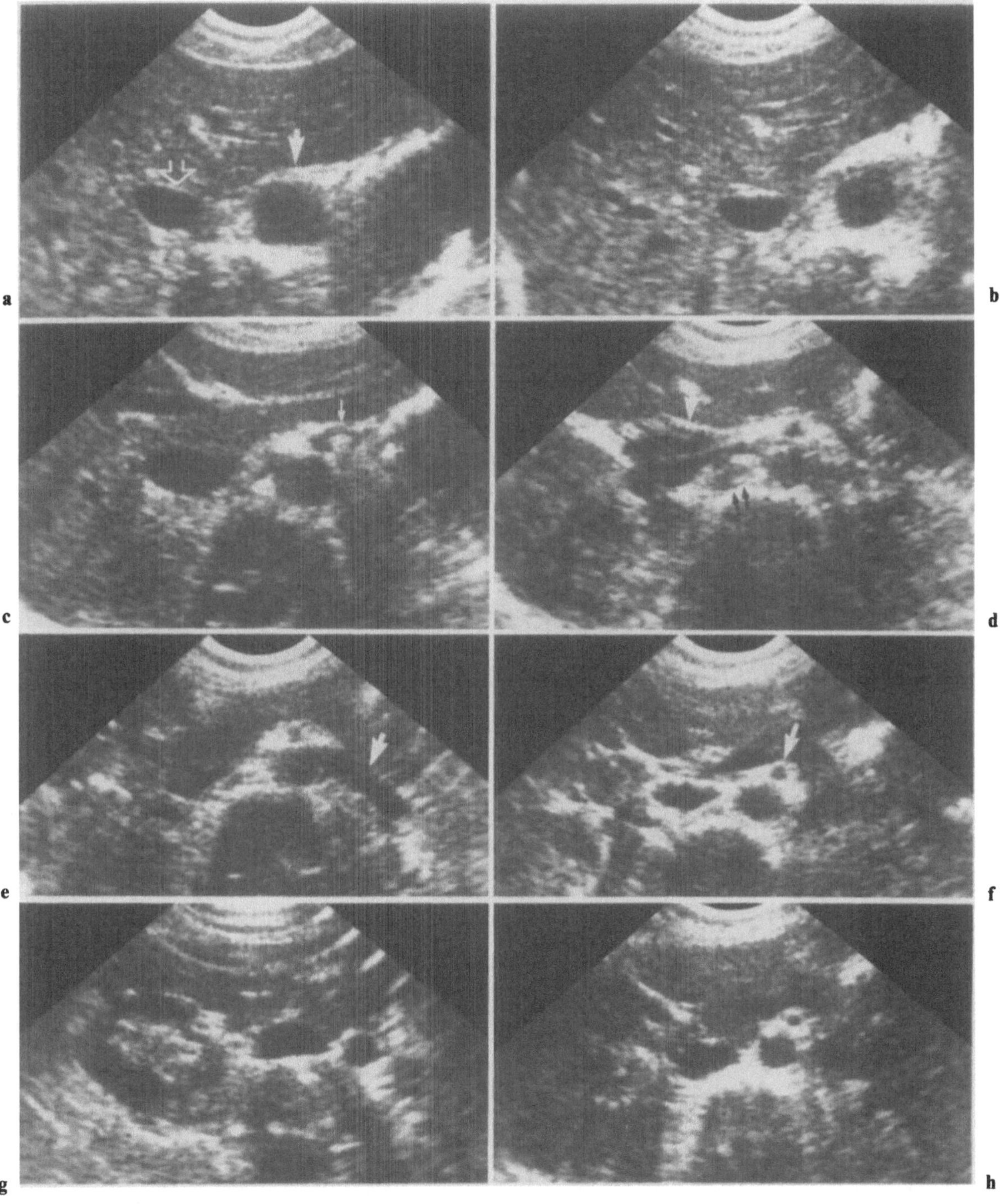

Abb. 4.7 a–h. Parallele Transversalschnitte der Aorta (*Pfeil*) und der V. cava (*offener Pfeil*) in unterschiedlichen Höhen. Zu beachten ist auf **c** die A. diaphragmatica superior sinistra (*Pfeil*) und auf **d** die V. portae (*Pfeil*) und ein normaler Lymphknoten (*doppelter schwarzer Pfeil*). Auf **e** ist die linke Nierenvene (*Pfeil*) zu sehen, auf **f** die A. mesenterica superior (*Pfeil*)

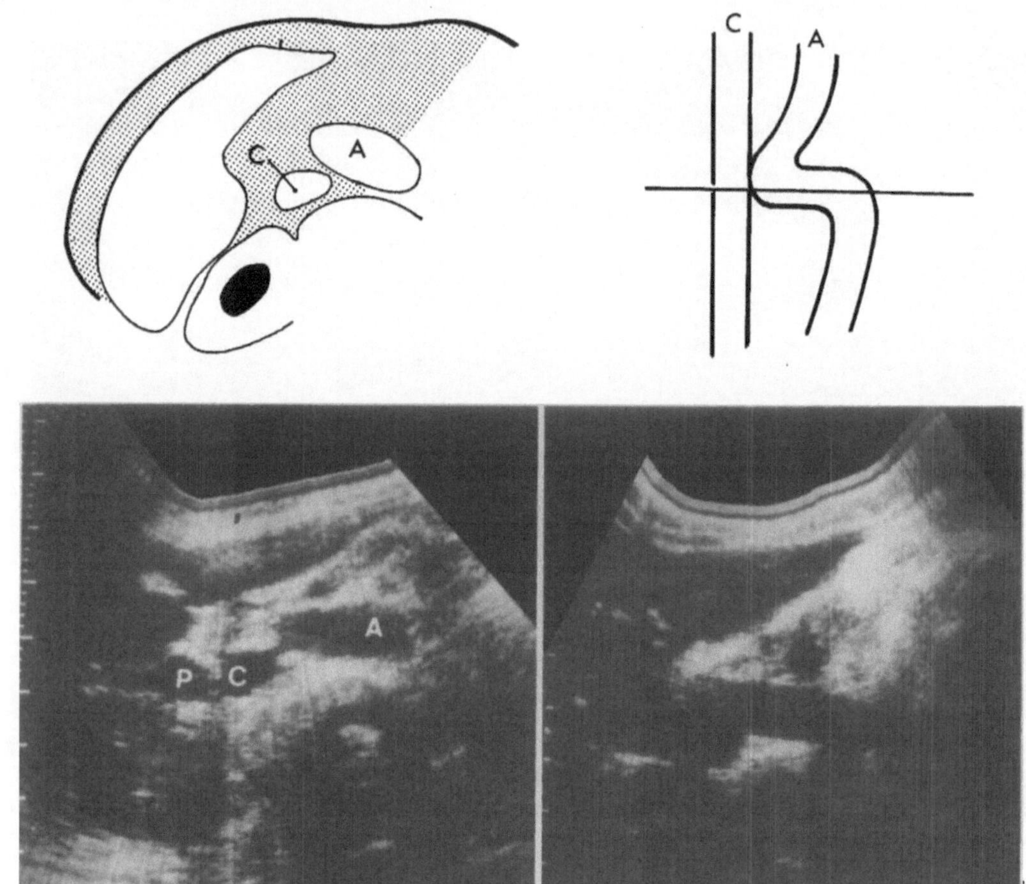

Abb. 4.8 a–c. Vorgetäuschtes Aneurysma der Aorta, das durch den geschlängelten Gefäßverlauf der elongierten Aorta bewirkt ist. **a** Schematische Darstellung eines Pseudoaneurysmas. Die Pseudoaussackung ist nichts anderes als eine transversal angeschnittene große Gefäßwindung. **b** Pseudoaneurysma (*A*: Aorta; *C*: V. cava; *P*: V. portae). **c** Auch hier eine horizontal getroffene Aortenwindung in der Regio epigastrica

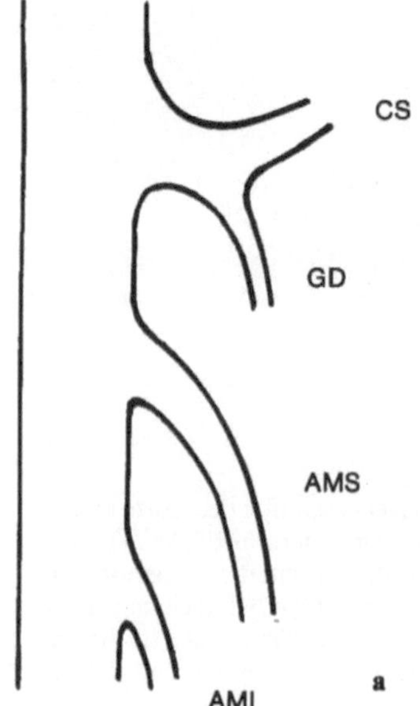

Abb. 4.9 a–d. Viszerale Aortenäste. Schematische Darstellung. **a, b** Sagittalschnitte. (*TC*: Truncus coeliacus, *CS*: A. gastrica sinistra, *GD*: A. gastro-duodenalis, *AMS*: A. mesenterica superior; *AMI*: A. mesenterica inferior). **c** Aufteilung des Truncus coeliacus (*TC*) in Milzarterie (*AS*) und Leberarterie (*AH*). **d** Ein Schnitt wie im Schema **c** zeigt die Aufteilung des Truncus coeliacus (*A*: Aorta; *AH*: A. hepatica; *AS*: A. lienalis)

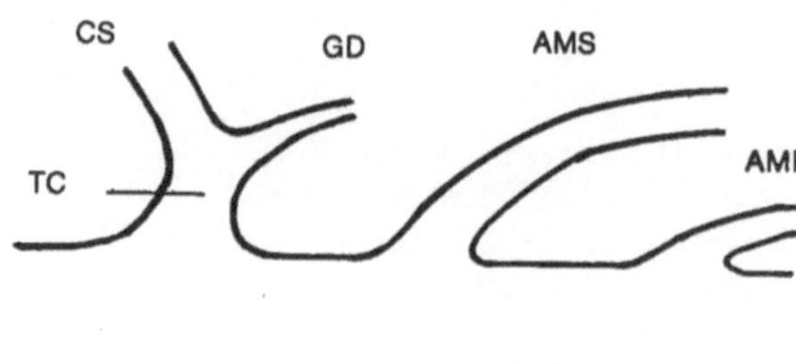

Aortenäste

Der mit größer Regelmäßigkeit im Sagittalschnitt nachgewiesene viszerale Ast ist die *A. mesenterica superior*, die sich oft als mehrere Zentimeter langes präaortales Gebilde darstellt (Abb. 4.1 und 4.10). Auch der *Truncus coeliacus* mit seinen Aufzweigungen kann im Längsschnitt gefunden werden (Abb. 4.9 und 4.10). Besser und regelmäßiger gelingt dies jedoch auf Transversalschnitten (Abb. 4.9c, d und 4.10). Stenosen können erkannt werden (Abb. 4.10h, i). Es ist im Real-time-Scan sogar möglich, die *A. hepatica* und die *A. lienalis* auf mehrere Zentimeter zu verfolgen (Abb. 4.10 und 4.11). Die *A. gastrica* sinistra ist schon schwerer zu identifizieren (Abb. 4.10, 4.12, 4.15).

Weiter unten werden wir uns die enge Beziehung zwischen Pfortader, Gallengang und Leberarterie ansehen. Häufige anatomische Variationen der A. hepatica lassen sich leicht darstellen: Wenn die A. hepatica aus der A. mesenterica superior entspringt, liegt sie dorsal der V. portae (Abb. 4.13 und 4.14).

Bei einigen Patienten können kleinere Arterienäste dargestellt werden (A. diaphragmatica inferior, A. gastrica, Pankreasarkaden) (Abb. 4.7c, 4.15 und 4.11 b). Die Abbildung dieser Gefäße gelingt jedoch zu inkonstant, als daß die Methode eine klinische Bedeutung hätte. Es ist jedoch möglich, an den großen Bauchorganarterien Stenosen und/oder poststenotische Dilatationen zu erkennen (Abb. 4.10h–i).

Die *A. mesenterica inferior* ist sehr dünn. Ihre Darstellung glückt deshalb nur gelegentlich (Abb. 4.9). Die beiden *Nierenarterien* nehmen einen schräg nach kaudal gerichteten Verlauf (Abb. 4.16). Im Real-time-Verfahren muß man zur sicheren Darstellung den Schallkopf mit der entsprechenden Neigung führen (Abb. 4.17). Es ist frappierend, die enge Beziehung zwischen der linken Nierenarterie und dem Pankreaskorpus und -schwanz zu beobachten (s. Kap. 19).

Die rechte Nierenarterie verläuft dorsal der V. cava. Sie darf keinesfalls mit dem rechten Zwerchfellpfeiler verwechselt werden (Abb. 4.18) (Callen et al. 1979). Auf Longitudinalschnitten ist die rechte Nierenarterie regelmäßig direkt dorsal der V. cava darzustellen (Abb. 4.19). An diese enge Beziehung sollte man denken, wenn zu entscheiden ist, ob ein Aortenaneurysma infra- oder suprarenal endet. Auch für die Lokalisation eines Cavaschirmes ist sie wertvoll. Ausnahmsweise stößt man auch auf eine rechte Nierenarterie, die vor und nicht hinter der V. cava entlangzieht.

Die linke Nierenvene, auf die wir etwas weiter unten näher eingehen, liegt in unmittelbarer Nachbarschaft der Aortenvorderwand und der linken Nierenarterie, mit der sie nicht verwechselt werden darf (Abb. 4.7e).

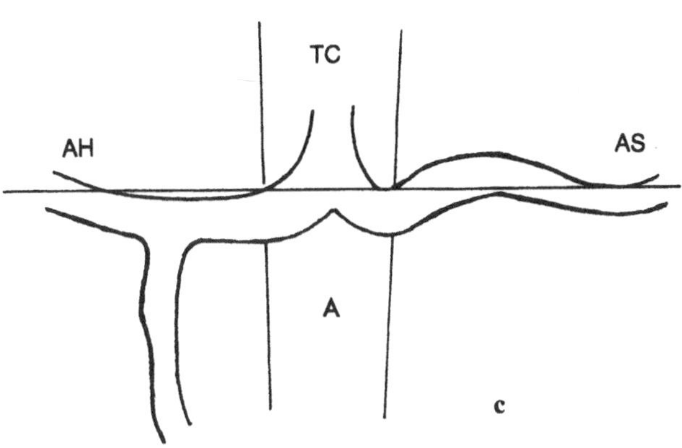

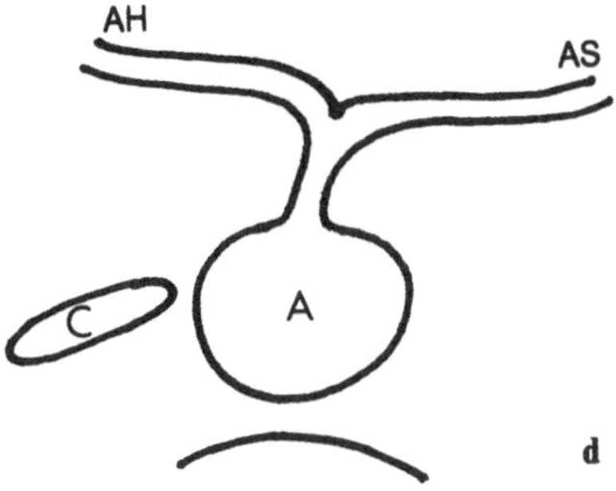

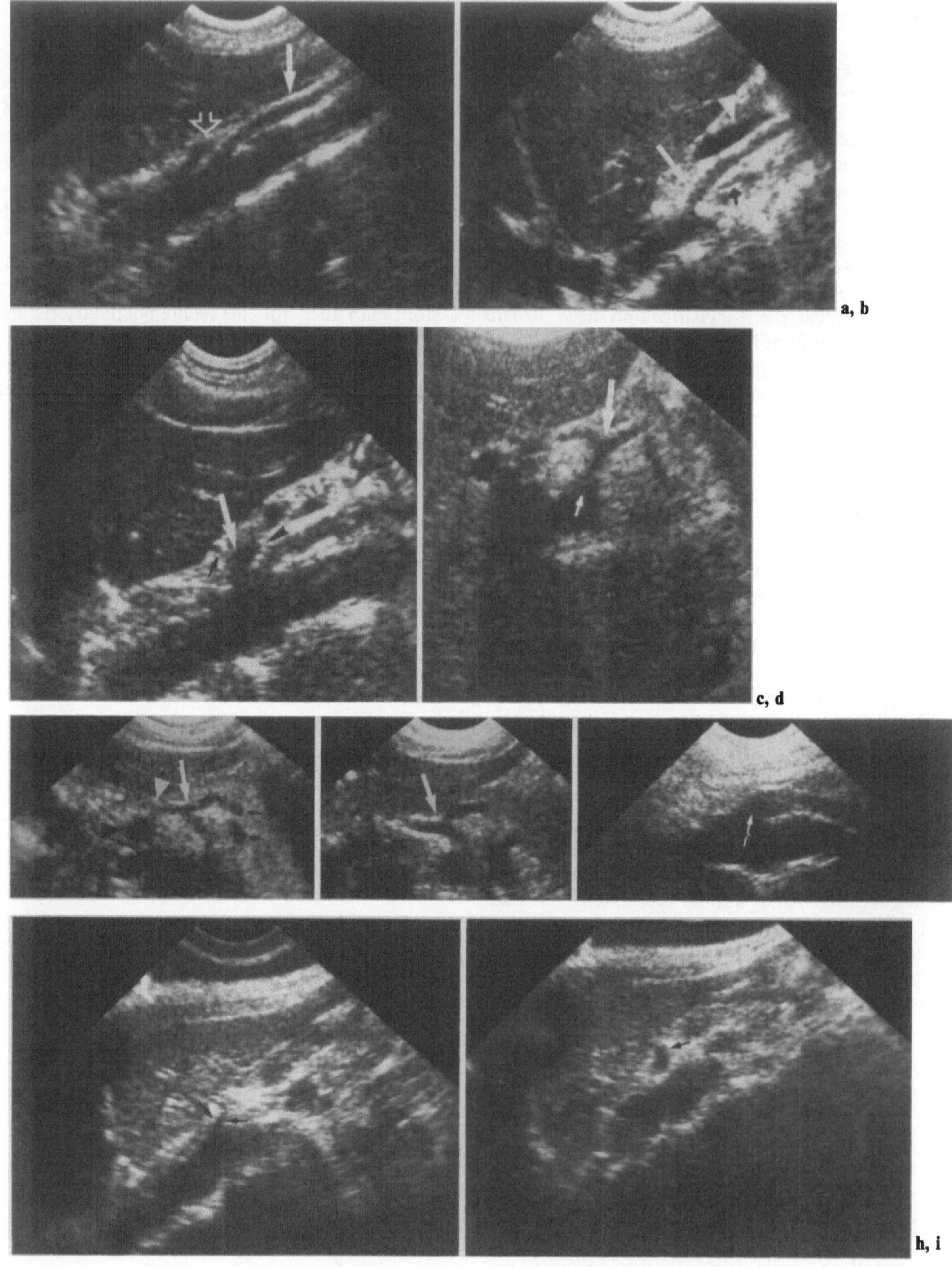
a, b
c, d
h, i

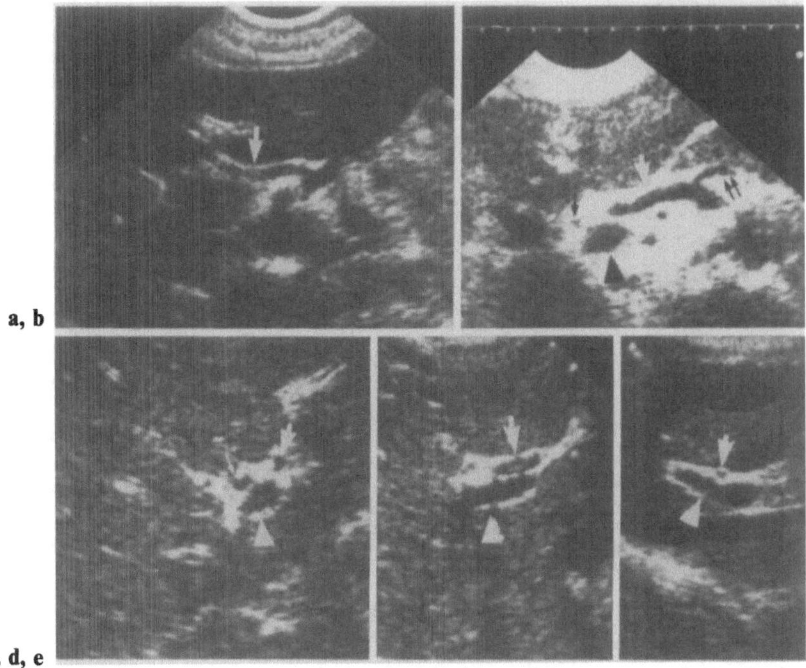

◀ **Abb. 4.10 a–i.** Viszerale Aortenäste. **a** Sagittalschnitt der Aorta mit Truncus coeliacus (*offener Pfeil*) und A. mesenterica superior (*Pfeil*). **b** Sagittalschnitt durch die V. mesenterica superior (*Pfeilspitze*), A. mesenterica superior (*weißer Pfeil*) und ein Segment der A. mesenterica inferior (*schwarzer Pfeil*). **c** Ein anderer Sagittalschnitt: Aus dem Truncus coeliacus gehen die A. gastrica sinistra (*kleiner schwarzer Pfeil*) und die A. gastroduodenalis (*Pfeilspitze*) hervor. **d** Transversalschnitt mit Truncus coeliacus (*kleiner Pfeil*) und seiner Aufteilung (*großer Pfeil*). **e** Ähnlicher Schnitt. Zu beachten ist die V. portae (*schwarze Pfeilspitze*) in der Nähe der A. hepatica (*weiße Pfeilspitze*). Die kleinen schwarzen Pfeile markieren A. und V. lienalis. **f** Ähnlicher Schnitt. **g** Dieses Bild könnte als A. mesenterica fehlgedeutet werden. Es handelt sich um eine Gefäßprothese. **h** Stenose des Truncus coeliacus (*Pfeile*) im Sagittalschnitt. **i** Ein angrenzender Schnitt zeigt die poststenotische Dilatation (*Pfeil*)

Abb. 4.11 a–e. Viszerale Aortenäste: A. hepatica. **a** Axialschnitt der A. hepatica (*Pfeil*). **b** Ein Schrägschnitt des rechten Oberbauches zeigt die A. hepatica communis, den Ursprung der A. gastroduodenalis (*schwarzer Doppelpfeil*), die A. hepatica propria (*Pfeil*) sowie die V. portae (*Pfeilspitze*) und den Ductus hepatocholedochus (*kleiner schwarzer Pfeil*). **c** Ein Transversalschnitt der V. portae (*Pfeilspitze*) stellt auch die Satelliten dieser Vene dar: Die A. hepatica (*Pfeil*) und den Ductus hepatocholedochus (*kleiner Pfeil*). **d** Schrägschnitt derselben Region. Das enge Verhältnis der A. hepatica (*Pfeil*) und der V. portae (*Pfeilspitze*) ist erkennbar. **e** Axialschnitt der V. portae: Auf der vorderen Begrenzung der V. portae ist der rechte Ast der A. hepatica erkennbar (*Pfeil*), der sich zwischen V. portae und Hauptgallengang (Ductus hepatocholedochus) entlangzieht

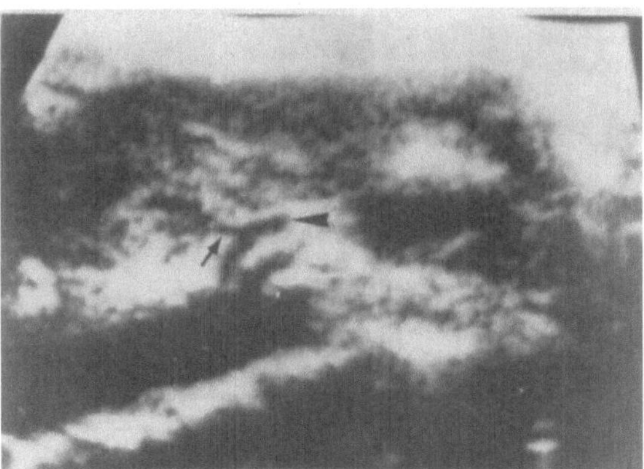

Abb. 4.12. Sagittalschnitt der Aorta mit Truncus coeliacus, A. gastrica sinistra (*Pfeil*) und Ursprung der A. gastroduodenalis (*Pfeilspitze*)

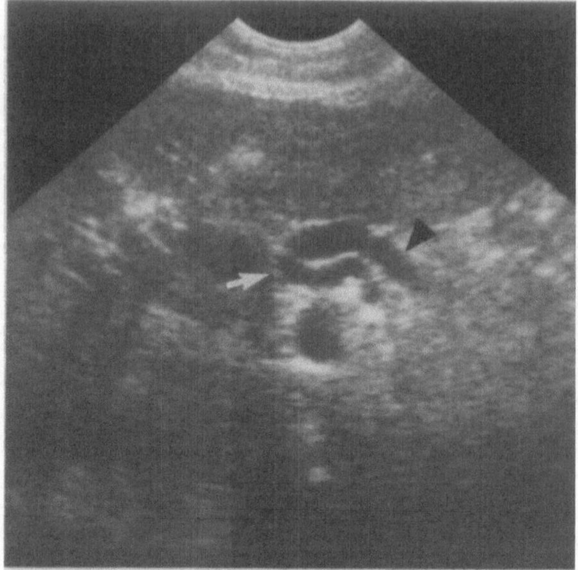

Abb. 4.13. Viszerale Aortenäste: Varianten. Die A. hepatica (*Pfeil*) verläuft diesmal hinter der Pfortader (*Pfeilspitze*: V. portae). Es handelt sich um einen Abgang der A. hepatica aus der A. mesenterica superior

Abb. 4.14 a, b. Viszerale Aortenäste. Varianten. **a** Anderes Beispiel einer Leberarterie (*Pfeil*), die hinter der Pfortader (*weiße Pfeilspitze*) verläuft. Der Ursprung der A. hepatica aus der A. mesenterica superior ist dargestellt (*schwarze Pfeilspitze*). **b** Arterielle Versorgung der Leber durch zwei Arterien (*Pfeile*). Eine dieser Arterien verläuft vor, die andere hinter der Pfortader. Bei diesem Patienten wird ein Teil der Leber arteriell aus dem Truncus coeliacus, ein anderer aus der A. mesenterica superior versorgt. Der arterielle Ast aus der A. mesenterica superior verläuft hinter der V. portae

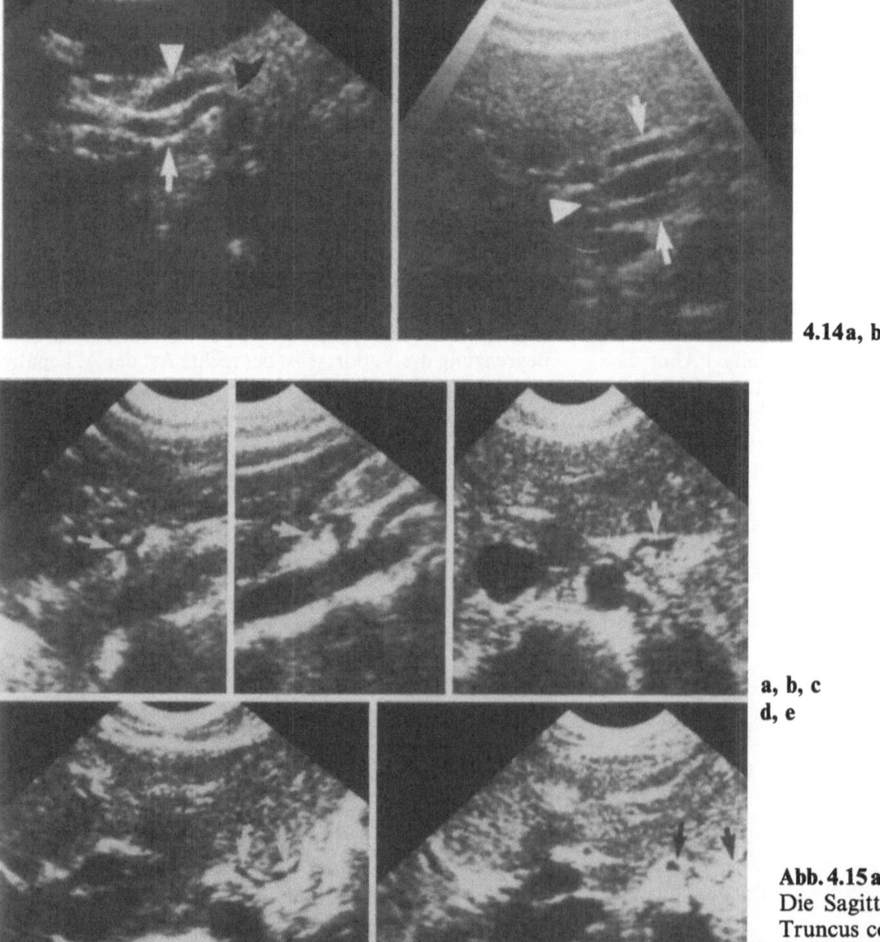

4.14 a, b

a, b, c
d, e

Abb. 4.15 a–e. Äste zweiter Ordnung. **a, b** Die Sagittalschnitte der Aorta und des Truncus coeliacus zeigen die A. gastrica sinistra (*Pfeil*). **c–e** Transversalschnitte oberhalb des Ursprung des Truncus coeliacus zeigen bei drei verschiedenen Patienten die Zwerchfellarterien (*Pfeile*)

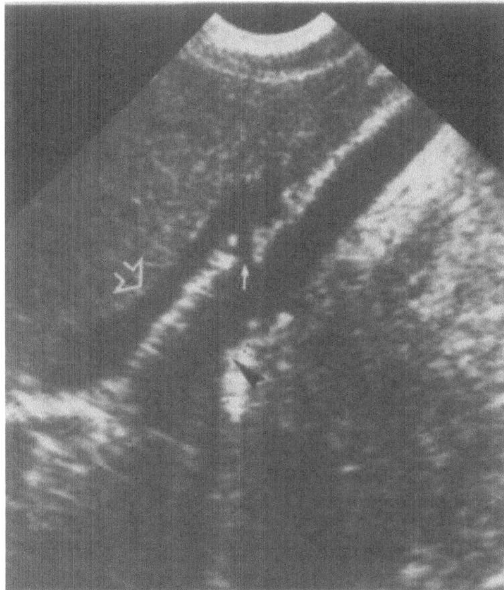

Abb. 4.16. Linke Nierenarterie (*Pfeil*) auf einem frontalen, transhepatischen Schnitt der Aorta (*Pfeilspitze*) und der V. cava (*offener Pfeil*)

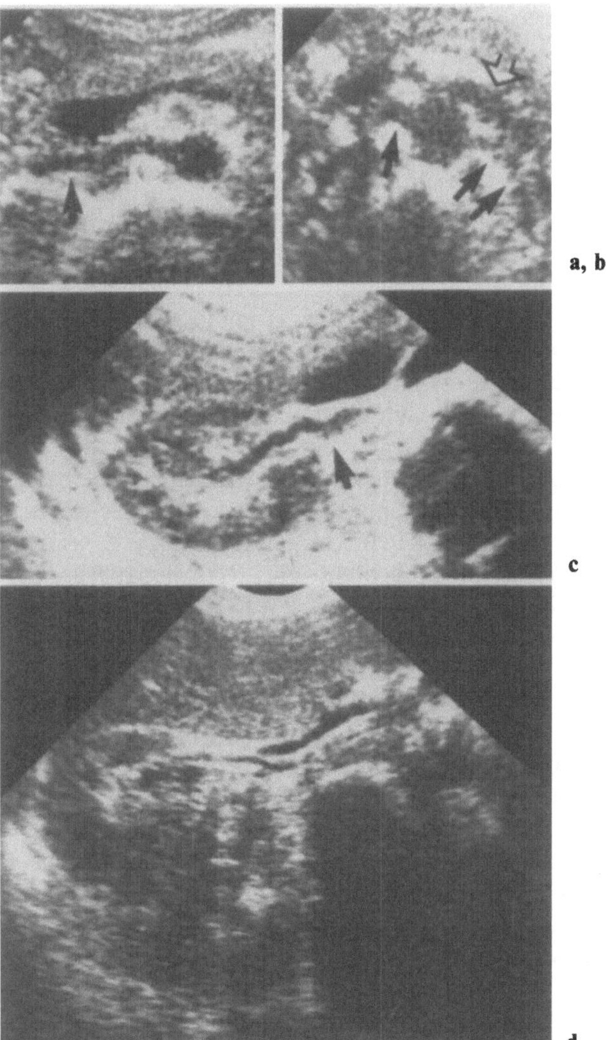

Abb. 4.17 a–d. Nierenarterien (transversale Schnitte des Oberbauches). **a** Rechte Nierenarterie (*Pfeil*), deren retrokavaler Verlauf gut zu erkennen ist. **b** Ursprung der rechten Nierenarterie (*Pfeil*) und der linken Nierenarterie (*Doppelpfeil*). Der offene Pfeil markiert die linke Nierenvene. **c, d** Terminales Segment der rechten Nierenarterie

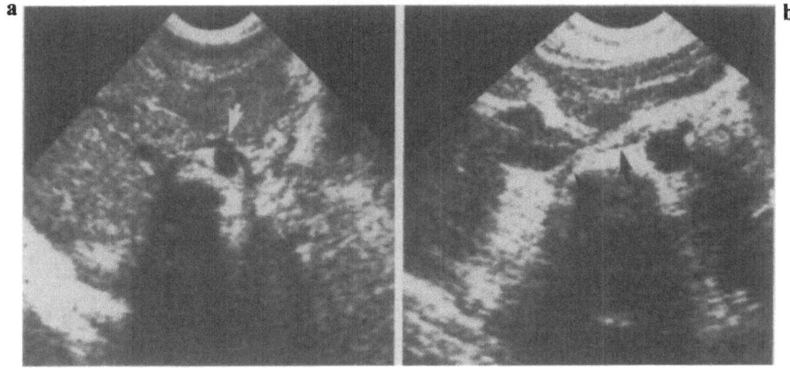

Abb. 4.18 a, b. Fehldeutungen bei der Untersuchung der Nierenarterien: Zwerchfellpfeiler (Transversalschnitte) **a** Präaortale Kreuzung der Zwerchfellpfeiler (*Pfeile*). **b** Rechter Zwerchfellpfeiler (*Pfeil*)

V. cava inferior

Die V. cava inferior ist auf rechts paramedianen Longitudinalschnitten zu erkennen. Ihr Bild ist vollkommen anders als das der Aorta. Sie liegt rechts anterolateral der Wirbelsäule, die Aorta dagegen prävertebral. Aus diesem Grunde bleibt die V. cava in ihrem Verlauf vom Ursprung bis hin zur Leber praktisch ständig auf gleicher Höhe (Abb. 4.19), wogegen die Aorta ja von BWK 12 bis LWK 4 einen mehr aszendierenden Verlauf hat. Die V. cava beschreibt hinter der Leber einen nach ventral leicht konkaven Bogen (Abb. 4.20). Bei einzelnen Individuen kann sie auch lateral der Wirbelsäule gelegen sein.

Auf Transversalschnitten erscheint die V. cava ovalär oder abgeplattet. Sie liegt rechts der Aorta, von der sie sich in ihrem Verlauf von LWK 4 nach LWK 2 allmählich entfernt. Retrohepatisch – in Höhe von LWK 1 und BWK 12 – ist sie weiter dorsal lokalisiert (Abb. 4.7).

Bei einigen Personen liegt das suphrenische Segment der V. cava weiter ventral, so daß die Vene völlig vom Lebergewebe umgeben ist (Abb. 4.21) und nicht mehr im Kontakt mit der paravertebralen Muskulatur steht.

Die V. cava kann mit einer elongierten, torquierten Aorta merkwürdige Beziehungen eingehen: Die Aorta kann sich hinter die V. cava schieben, die dann natürlich präaortal liegt (Abb. 4.22).

Der Querschnitt der V. cava ist deutlich flacher als der der Aorta. Ihr Durchmesser ist jedoch ständig Schwankungen unterworfen, wie Untersuchungen im Real-time-Scan gezeigt haben (Weill et al. 1973 a, b). Diese Kaliberschwankungen und insbesondere ihre inspiratorische Abplattung sind für jemanden, der dieses Gefäß nur aus angiographischer Sicht kennt, sehr erstaunlich. Die Kavographie wird ja in unphysiologisch tiefer Inspiration durchgeführt. Die V. cava erfährt einige Sekunden nach tiefer Inspiration und angehaltener Atmung eine Ausdehnung. Exspiratorisch flacht sie sich dann ab (Abb. 4.19). Allerdings tritt die Leber während der Inspiration nach kaudal und kippt etwas ab. Diese Bewegung maskiert die Verbreiterung des Gefäßes nach tiefer Inspiration (Abb. 4.23 b).

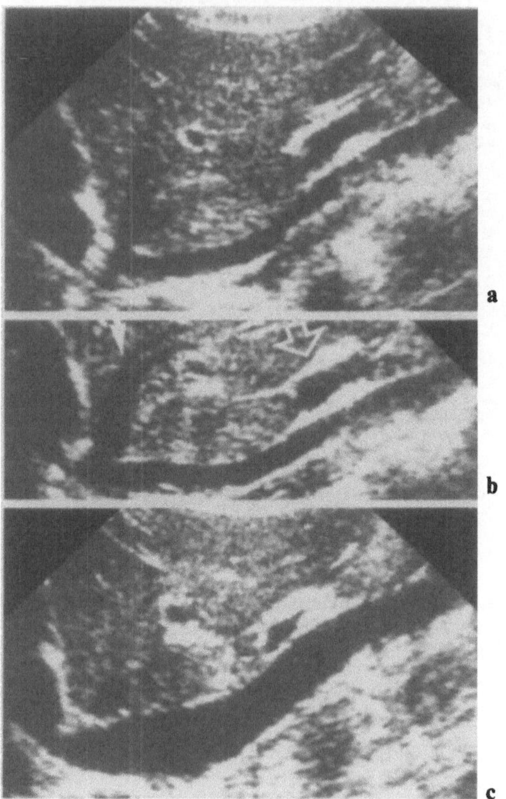

Abb. 4.20 a–c. Sagittalschnitte der V. cava. Auf **b** ist eine Lebervene (*Pfeil*) und die Pfortader (*offener Pfeil*) zu erkennen. Zwischen V. cava einerseits und V. portae andererseits liegt das Foramen Winslowi

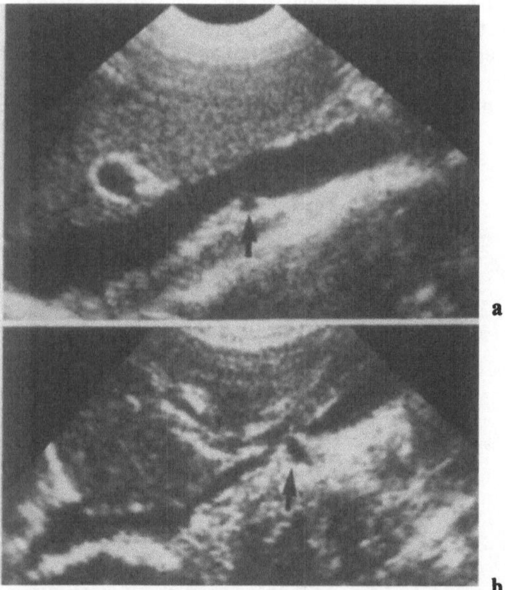

Abb. 4.19 a, b. Respiratorische Durchmesseränderungen der V. cava. Die Sagittalschnitte beim gleichen Patienten zeigen die respiratorischen Durchmesseränderungen der V. cava. Die rechte Nierenarterie (*Pfeil*) imprimiert die kollabierte V. cava von dorsal

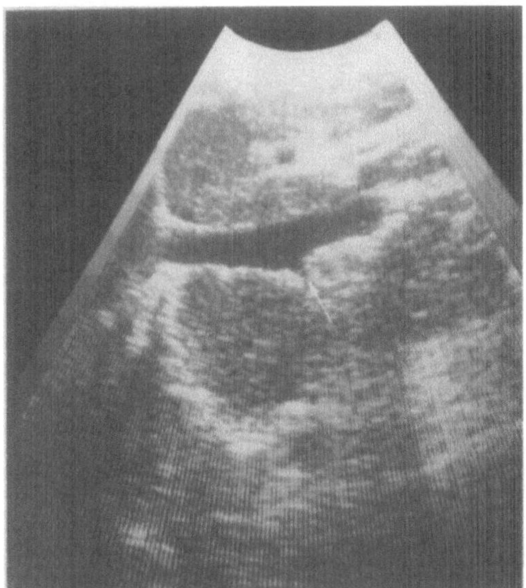

Abb. 4.21. Intrahepatischer Verlauf der V. cava. Eine akzessorische Lebervene ist zu erkennen (*Pfeil*)

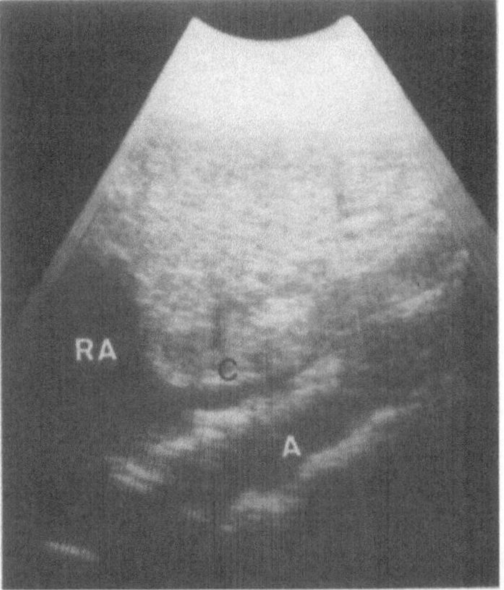

a

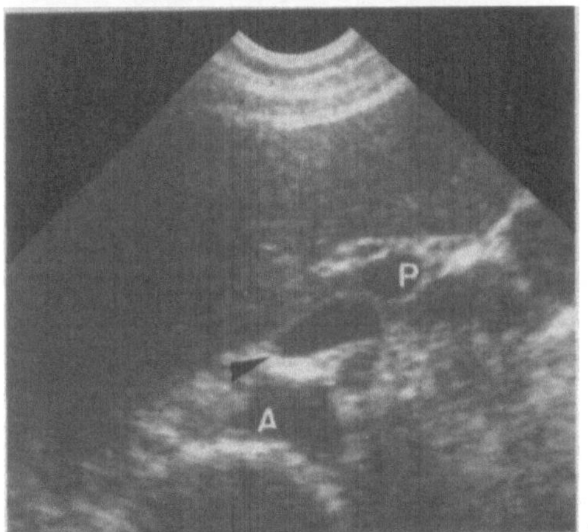

b

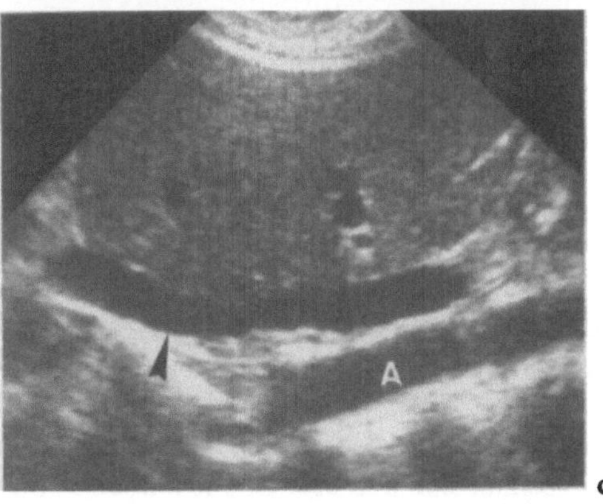

c

Abb. 4.22 a–c. Ungewöhnliche Beziehungen zwischen Aorta und V. cava. **a** Präaortale V. cava (*C*) (*A*: Aorta; *RA*: rechter Vorhof). **b, c** Mobile V. cava: In Linksseitenlage liegt die V. cava (*Pfeilspitze*) präaortal (*A*: Aorta; *P*: V. portae). **b** Transversalschnitt, **c** Sagittalschnitt

Wohl bei den meisten Menschen verändert sich der anterior-posteriore Durchmesser der V. cava während einer normalen Atemexkursion nur um ein paar Millimeter. Dagegen führt die tiefe Inspiration mit Atemanhalten in wenigen Sekunden zu einer Dilatation des Gefäßes. Im Compoundscan, wo nur mit angehaltenem Atem gearbeitet wird, erscheint das Gefäß mit seinem größtmöglichen Durchmesser (Abb. 4.23). Das war übrigens die einzige Möglichkeit, um im Compoundverfahren die Bildqualität nicht durch Bewegungsunschärfen zu beeinträchtigen. Überlagert werden diese respiratorischen Schwankungen weiterhin von kardial bedingten, insbesondere im retrohepatischen Venenverlauf (Abb. 4.23 a). Eine Übertragung dieser Pulsationen könnte mittels Leber oder Aorta erfolgen. Höchstwahrscheinlich handelt es sich sogar um direkt vom rechten Vorhof fortgeleitete Pulsationen. Die Pulsationen entsprechen denen des Jugularvenenpulses. Unter außergewöhnlich günstigen Umständen können sogar die typischen triphasischen Venenpulse direkt auf dem Bildschirm beobachtet werden (Winsberg 1977, persönliche Mitteilung).

Die atemabhängige Kaliberschwankung der V. cava ist ein wichtiges Kriterium für die normale Hämodynamik. Bei einigen Normalpersonen kann die V. cava inferior einen relativ großen Durchmesser mit nur geringer Schwankungsbreite aufweisen. Einige tiefe Atemzüge lassen dann aber beachtliche Kaliberunterschiede des retrohepatischen Segmentes erkennen. Der erreichte

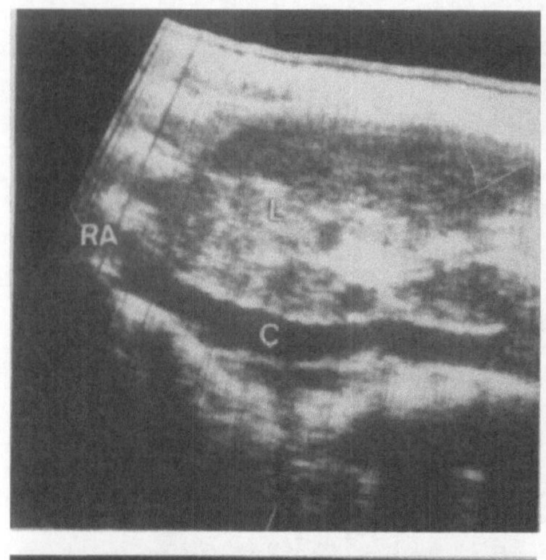

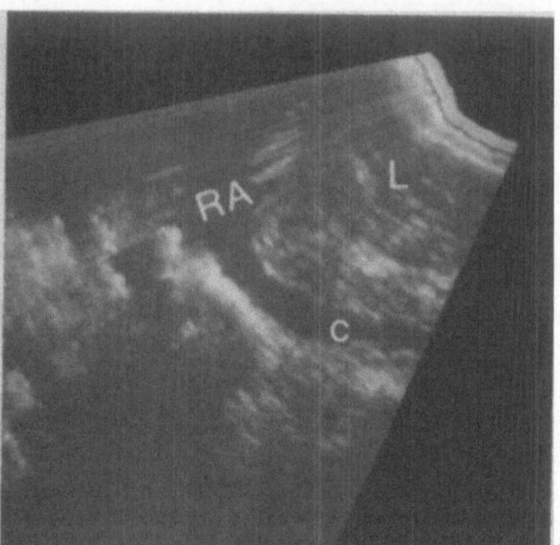

a, c

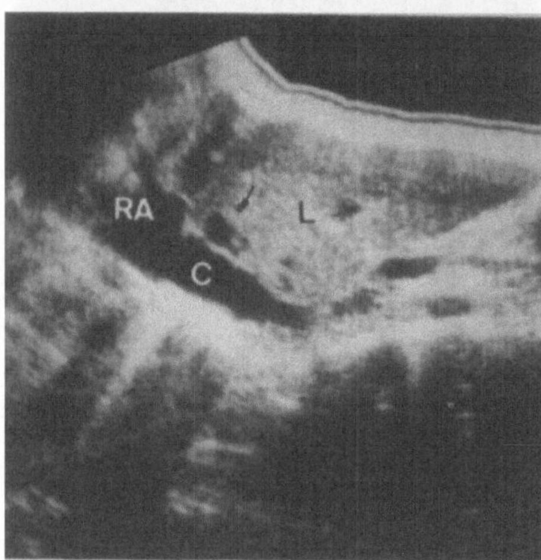

b

Abb. 4.23a–c. Longitudinalschnitte der V. cava. **a** Dieser Compoundschnitt wurde nach tiefer Inspiration mit angehaltener Atmung durchgeführt. Dargestellt ist die Mündung der V. cava inferior in den rechten Vorhof (*RA*). Die Vorhofwände stellen sich wegen der Bewegungsunschärfen nur undeutlich dar. Zu beachten ist der wellenförmige Aspekt, den die Vorderwand der V. cava bietet. Er rührt von atemunabhängigen systolisch-diastolischen Pulsationen her und wird bei langsamer Verschiebung des Schallkopfes beobachtet (*L*: Leber). **b** Ein ähnliches Schnittbild bei Rechtsherzinsuffizienz. An der V. cava inferior sind keine atemabhängigen Kaliberschwankungen mehr zu bemerken. Ein Pfeil markiert die V. portae (*C*: V. cava). Die Mündung der unteren Hohlvene in den dilatierten rechten Vorhof ist deutlich zu erkennen. **c** Auf diesem Compoundschnitt wird die Kinetik des rechten Vorhofes (*RA*) deutlich erkennbar

Durchmesser sollte sich nach tiefer Exspiration dann aber auf mindestens die Hälfte reduzieren. Bleibt trotz respiratorischer Einflüsse die untere Hohlvene erweitert, muß man auf eine zentralvenöse Druckerhöhung schließen (Abb. 4.23 b, c). In Kap. 7 werden wir auf diese Störung noch einmal zu sprechen kommen.

Wie die Aorta, so kann auch die V. cava transhepatisch von rechtslateral geschallt werden (Abb. 4.4 und 4.16). Das gewonnene Bild ähnelt sehr einer röntgenologischen Kavographie. Eine Kinetik zeichnet sich in dieser Ebene jedoch kaum ab.

Dieser laterale Zugang ist für die Untersuchung des infrarenalen Abschnittes der V. cava besonders wichtig, v. a. zum Nachweis der Durchgängigkeit nach Implantation eines Cavaschirmes. Diese Cavaschirme sind sehr echogen. Sie produzieren einen kräftigen Schallschatten, mit dessen Hilfe man gelegentlich ihre Lage auf Sagittal- oder Frontalschnitten kontrollieren kann (Abb. 4.24).

Die V. cava inferior liegt in unmittelbarer Nachbarschaft der V. portae (Abb. 4.19 und 4.20), von der sie durch das Foramen Winslowi getrennt ist. Darauf werden wir noch genauer eingehen.

Wie schon angedeutet, zeigen Sagittalschnitte der V. cava eine rundliche Struktur hinter der unteren Hohlvene. Es handelt sich um die retrokaval verlaufende rechte Nierenarterie, die nicht mit einem Lymphknoten verwechselt werden darf (Abb. 4.19).

Die Einmündung der V. cava in den rechten Vorhof läßt sich durch longitudinale und transversale retrokostal gerichtete Schnitte demonstrieren (Abb. 4.23). Mittels eines konvexen Transducers gelingt diese Art der sektoriellen Abtastung auch im Real-time-Scan. Die Mündungsstelle wird sogar noch deutlicher erkennbar (Abb. 4.20 c und 4.22). Außerdem kann man von hier nicht selten das ganze Herz beobachten.

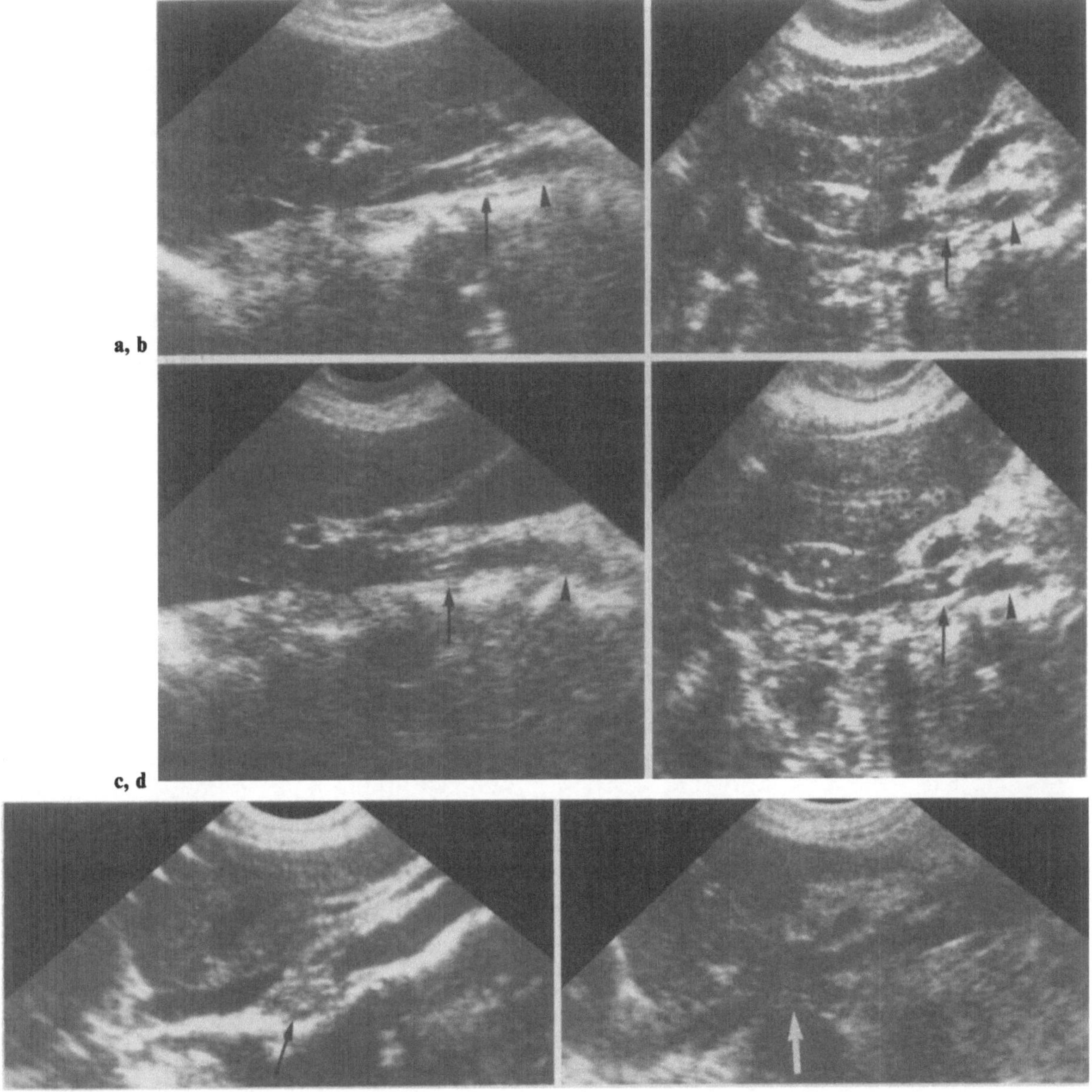

Abb. 4.24 a–f. Gefäßlumen. Fehldeutungen. **a, b** Greenfield-Filter (*Pfeil*). Vor dem Filter hat das Venenlumen die Transparenz und die Dynamik verloren. Das zeigt eine Thrombose an (*Pfeilspitze*). **c, d** Ähnliche Bilder bei einem anderen Patienten. **e** Pseudoverengung des Venenlumens (*Pfeil*). In Wirklichkeit handelt es sich um eine leicht schräge Schnittführung. Der Schnitt verläuft oberhalb dieser Pseudoverengung durch die V. cava inferior und unterhalb durch die Aorta. **f** Echte Verengung durch einen riesigen Osteophyten (*Pfeil*) mit akustischem Schatten

Bei Real-time-Geräten hoher Auflösung bemerkt man oft auch im vollkommen echofreien Venenlumen ein paar für strömendes Blut typische Turbulenzen (Abb. 4.25 a, b).

Die *Thrombose der V. cava* kann man an folgenden Zeichen erkennen (Abb. 4.24 a–d und 4.26):

- partieller oder völliger Verlust der Echofreiheit
- Verlust der respiratorischen Durchmesseränderungen
- Vorhandensein von Kollateralgefäßen. Die V. ovarica oder V. spermatica wird bei einer Cavathrombose sehr weit und kann in ihrem Verlauf parallel zur V. cava verfolgt werden (Abb. 4.25 f, g).

Tumorzapfen ragen bei Hypernephromen häufig bis in die V. cava hinein. Sie sind von (echo-

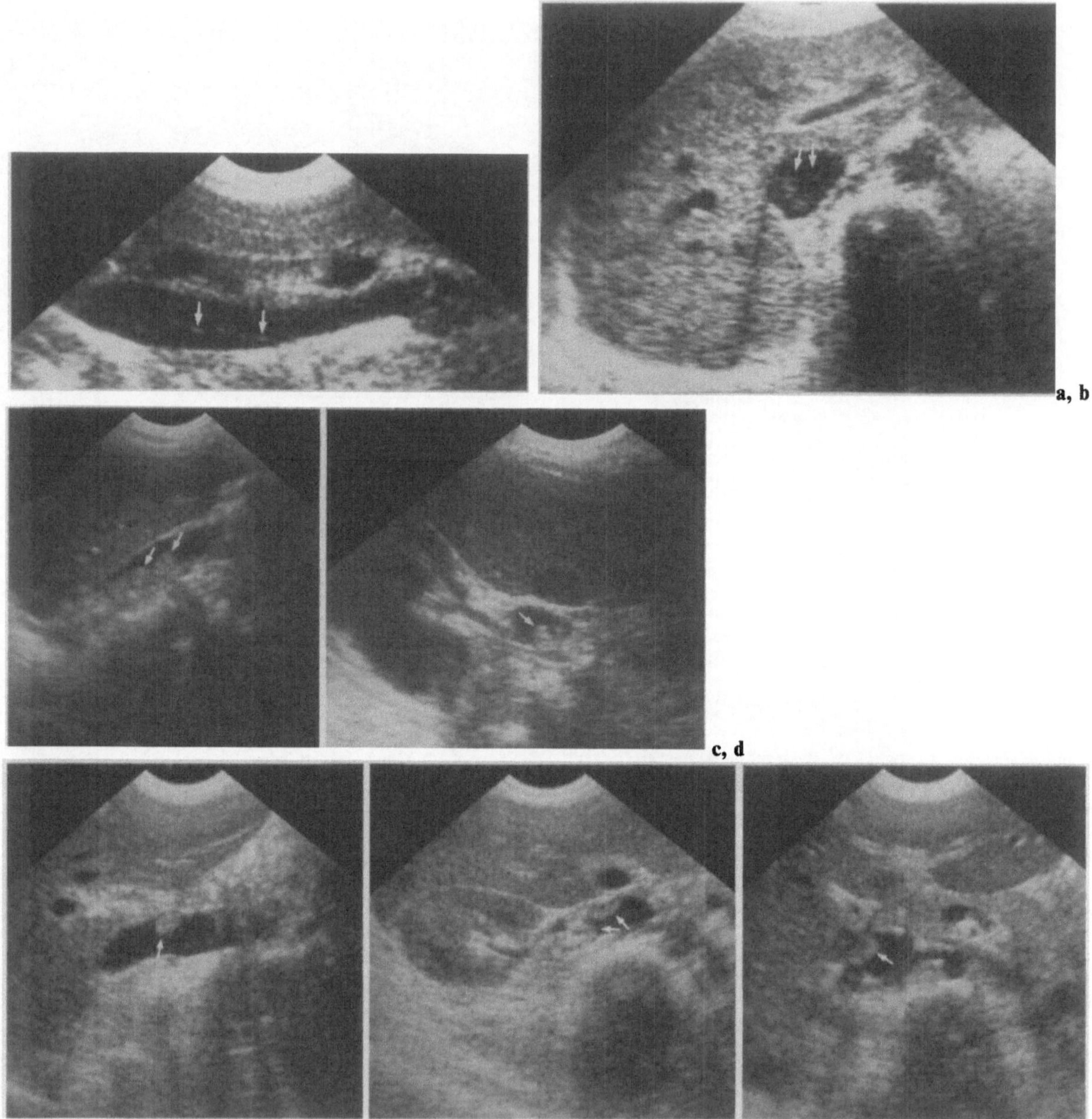

Abb. 4.25 a–g. Gefäßlumen. Turbulenzen (*Pfeile*) im Sagittalschnitt (**a**) und im Transversalschnitt (**b**). Tumorzapfen (*Pfeile*) im Sagittalschnitt (**c**) und im Transversalschnitt (**d**). Ein anderes Beispiel von Tumorzapfen (*Pfeile*): **e** Sagittalschnitt, **f, g** zwei parallele Transversalschnitte

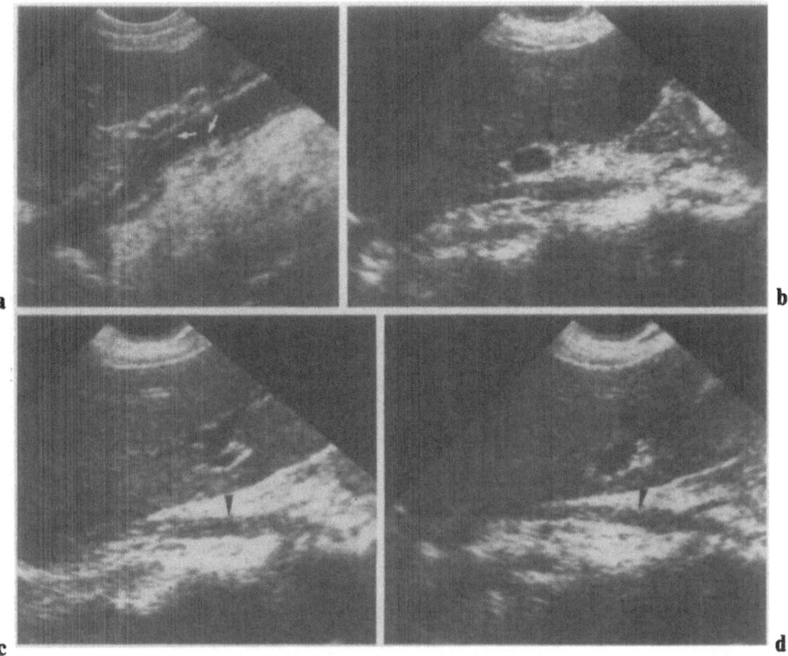

Abb. 4.26 a–d. Thrombose der V. cava inferior. **a** Ein Sagittalschnitt zeigt während einer Thrombose der unteren Extremitäten eine Schicht peripherer Thromben (*Pfeile*) mit progressiver Einengung des Venenlumens. **b–d** Mehrere Kontrolluntersuchungen vier Monate später zeigen eine komplette Thrombosierung

freiem) Blut umgeben. Ein Computertomogramm mit intravenöser Kontrastmittelinjektion erlaubt eine genaue Differenzierung der einfachen Thromben von Tumorzapfen. Letztere bewirken eine Gefäßwandverdickung, die den Kontrast aufnimmt. Intravasale Tumorzapfen haben wir auch bei anderen Tumoren angetroffen (malignes Phäochromozytom, malignes Melanom, Ovarialkarzinom, Chorionkarzinom).

Zuletzt wollen wir auf eine häufige Malformation hinweisen: die doppelte V. cava inferior. Die beiden unteren Hohlvenen verlaufen dabei parallel beidseits der Aorta (Abb. 4.27). Falls ein Ödem vorliegt, ist eine Phlebographie nützlich, um eine dilatierte V. ovarica oder V. spermatica von einer doppelten V. cava inferior abzugrenzen.

Abb. 4.27 a–d. Doppelte V. cava. **a** Transversalschnitt. Es existieren drei, nicht nur zwei Gefäßquerschnitte (*Pfeilspitzen*). **b** Schnitt der V. cava inferior. **c** Schnitt der Aorta, **d** Schnitt der akzessorischen V. cava inferior

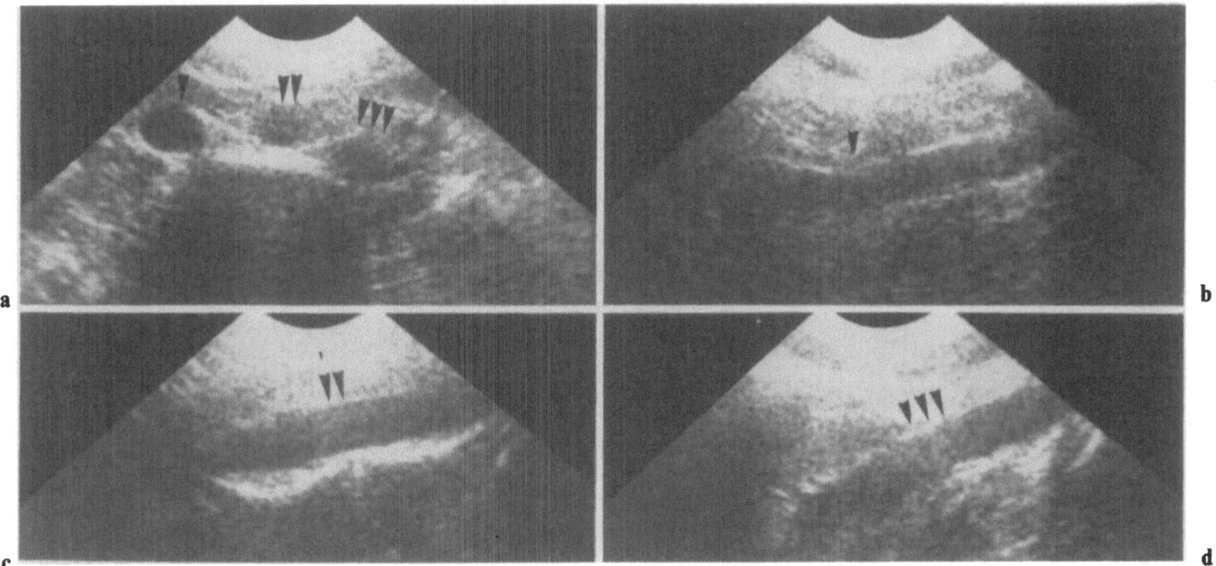

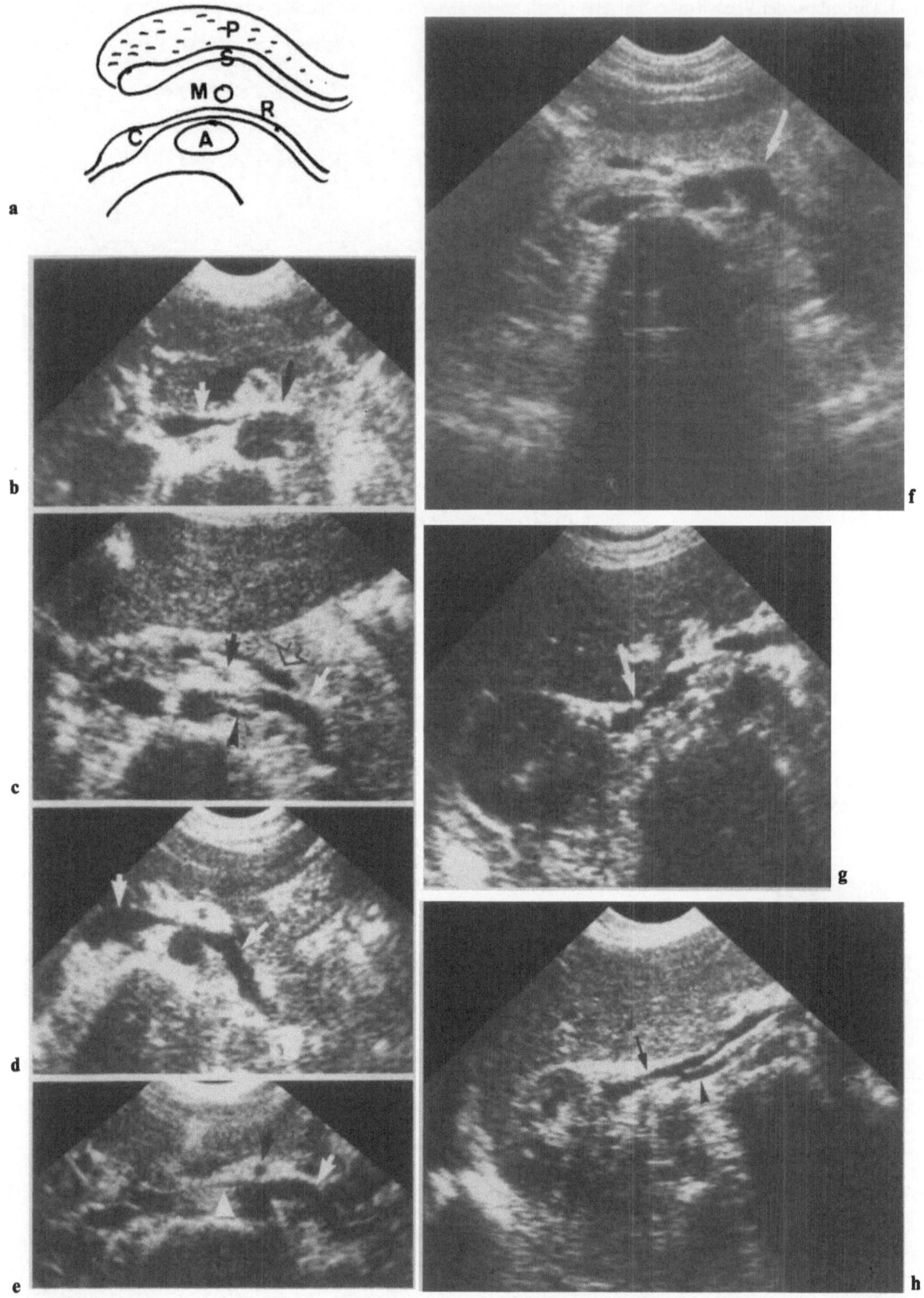

4.28

Zuflüsse der V. cava

Verschiedene Zuflüsse der V. cava inferior erscheinen regelmäßig auf Schnittbildern. Die *V. renalis sinistra* kann auf parallelen Transversalschnitten sehr gut abgebildet werden (LEOPOLD 1975; MEIRE 1976). Diese Vene kreuzt ventral die Aorta abdominalis und liegt dabei zwischen dieser und der über sie hinwegziehenden A. mesenterica superior (Abb. 4.28). Angiographisch läßt sich zudem zeigen, daß die Nierenvene gewöhnlich mehr horizontal liegt als die korrespondierende Arterie, was jedoch nicht bedeutet, daß ihr Verlauf streng horizontal ist. Wählt man die richtige Schnittebene, kann man im Real-time-Verfahren regelmäßig die linke Nierenvene, ihre Begleitarterie und die benachbarte Milzvene zeigen.

Tatsächlich verlaufen hier – mit der Milzarterie – 4 Gefäße parallel, die durch die perirenale Faszie (Gerota Faszie) voneinander getrennt sind (Milzgefäße auf der einen Seite, Nierengefäße auf der anderen). In der Nachbarschaft des Pankreaskorpus kann man übrigens auf Parasagittalschnitten links der Medianebene diese 4 Gefäße im Querschnitt erkennen (Abb. 4.29).

◄ **Abb. 4.28 a–h.** Nierenvenen (Transversalschnitte). **a** Schematische Darstellung (*P*: Pankreas; *S*: Milzvene; *M*: A. mesenterica superior; *C*: V. cava inferior; *R*: linke Nierenvene; *A*: Aorta). **b** Präaortaler Verlauf der linken Nierenvene (*schwarzer Pfeil*). Die linke Nierenvene kann bis zur Einmündung in die V. cava inferior (*weißer Pfeil*) verfolgt werden. **c** Linke Nierenvene (*weißer Pfeil*), Milzvene (*offener Pfeil*), A. mesenterica superior (*schwarzer Pfeil*), linke Nierenarterie (*Pfeilspitze*). **d** V. cava inferior und linke Nierenvene (*Pfeile*). Die linke Nierenvene ist proximal der Aorta erweitert. **e** Erweiterung der linken Nierenvene (*weißer Pfeil*) vor der aortomesenterialen Gabel (*schwarzer Pfeil*). Dahinter ist die linke Nierenvene viel schmaler (*Pfeilspitze*). **f** Ein anderes Beispiel einer Dilatation des präaortalen Segmentes der linken Nierenvene (*Pfeil*). **g** Rechte Nierenvene (*Pfeil*). **h** Rechte Nierenvene (*Pfeil*) auf einem Schrägschnitt. Die Pfeilspitze markiert die rechte Nierenarterie

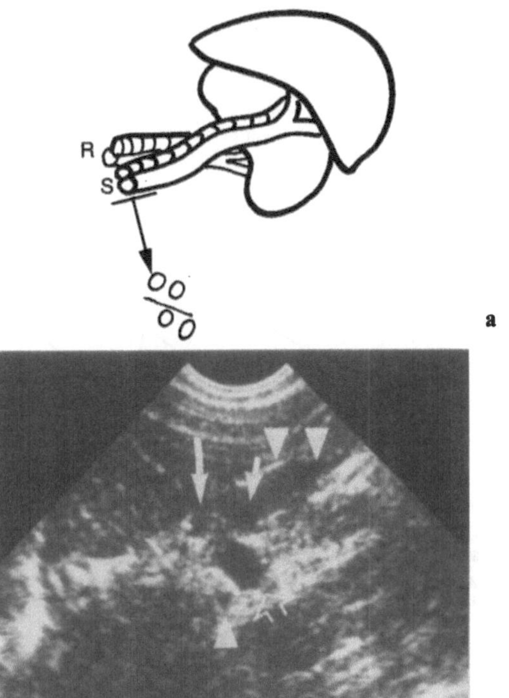

Abb. 4.29 a, b. Die engen Beziehungen zwischen Milz- und Nierengefäßen. **a** Schema der Milz- (*S*) und Nierengefäße (*R*). Ein Sagittalschnitt zeigt vier senkrecht getroffene Gefäße. Die Milzgefäße und die Nierengefäße werden durch die perirenale Faszie voneinander getrennt. **b** Sagittalschnitt des linken Oberbauches: A. und V. lienalis (*Pfeile*), A. und V. renalis sinistra (*Pfeilspitze und offener Pfeil*). Die *doppelte Pfeilspitze* markiert den Pankreasschwanz

Zwischen der Aorta und der A. mesenterica superior liegt die linke Nierenvene (Abb. 4.28 d–f), die proximal dieser Arteriengabel eine geringe Dilatation aufweisen kann. Sehr selten ist die linke

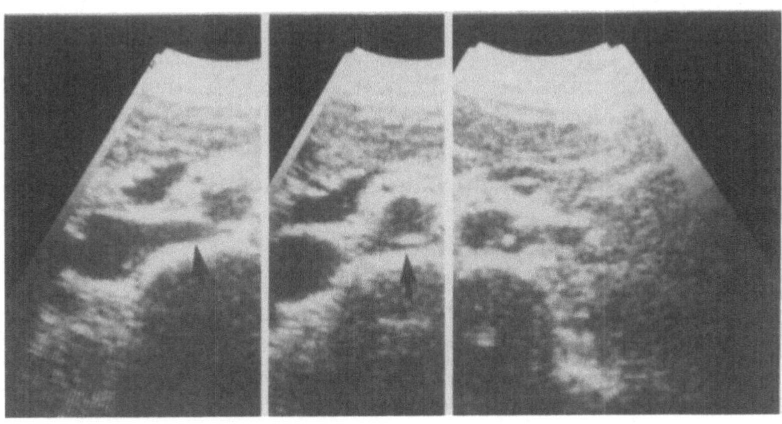

Abb. 4.30 a–c. Variante: retroaortale linke Nierenvene (*Pfeil*)

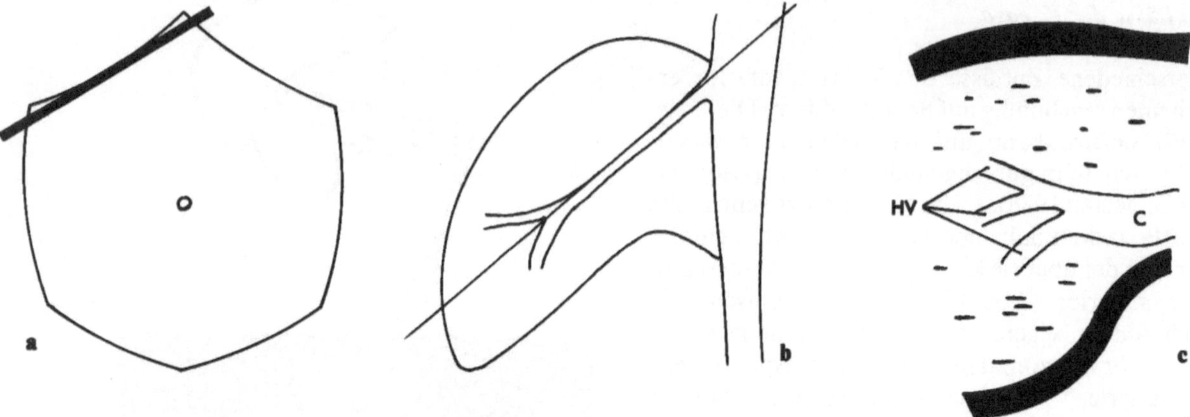

Abb. 4.31 a–c. Darstellung der Lebervenen. **a** Schematische Darstellung des subkostalen Schrägschnittes, **b** Verhältnis der Längsachsen von Lebervenen und V. cava inferior. **c** Schematische Darstellung der Lebervenen (*HV*) und der V. cava inferior (*C*). Der Schnitt **c** ist auf **b** markiert

Nierenvene dorsal der Aorta zu lokalisieren (Abb. 4.30). Diese Lage der linken Nierenvene geht jedoch oft mit einer Malformation der V. cava inferior einher.

Die *rechte Nierenvene*, die sehr kurz ist und schräg verläuft, kann im Real-time-Bild leicht dargestellt werden (Abb. 4.28).

Die *V. hepaticae* werden regelmäßig auf schrägen Subkostalschnitten sowohl im Compound- als auch im Real-time-Scan getroffen. Die leichte Handhabung der Real-time-Schallköpfe macht es einfach, die Schnittebene mit dem jeweiligen Venenverlauf in Übereinstimmung zu bringen (Abb. 4.31). Die drei V. hepaticae liegen auf einer Ebene, so daß sie sich gemeinsam abbilden lassen (Abb. 4.32). Sie laufen alle auf die V. cava zu (Weill et al. 1975 a, Weill u. Eisenscher 1976). Ihr Durchmesser beträgt im Abstand von 2 cm von Konfluens bei der Mehrzahl der Patienten nicht mehr als 5 mm. Manchmal sind sie noch dünner, und man kann während des subkostalen Real-time-Scans nur einen flüchtigen Eindruck von ihnen gewinnen (Abb. 4.33). Zusätzlich gibt es akzessorische Lebervenen (Abb. 4.21). Eine davon ist die V. hepatica inferior, die bei ungefähr 10% aller Patienten vorkommt (Abb. 4.34). Der Lobus caudatus hat eine autonome Gefäßversorgung.

Der Maximaldurchmesser der Lebervenen (im Abstand von 2 cm vom Konfluens) liegt für uns bei 1 cm. Es kann passieren, daß man im Terminalabschnitt auf atemabhängige Kaliberschwankungen stößt (Abb. 4.35). Das Bild dieser Venen, das sich vom homogenen Echomuster der Leber gut abhebt, ist sehr typisch. Die Venenwände selbst sind oft nur undeutlich auszumachen. Der Grund hierfür wurde schon in Kap. 2 bei der Bildwiedergabe tubulärer Strukturen besprochen. Wir wollen darauf in Kap. 6 noch einmal zurückkommen.

Der in Abb. 4.31 bis 4.35 angedeutete fächerförmige Aufbau dieses Venensystems erklärt auch, warum es sehr schwierig ist, ein längeres Segment davon im Longitudinalschnitt wiederzugeben. Dazu müßte es nämlich vom Anfang bis zur Einmündungsstelle in die V. cava gänzlich in der Sagittalebene liegen (Abb. 4.36). Da es dagegen schräg zur Sagittalebene verläuft, kann nur ein kurzes Stück davon dargestellt werden (Abb. 4.20 c). Um im Längsschnitt die Vv. hepaticae ausreichend beurteilen zu können, muß man einen kleinen Sektor-Schallkopf zu Hilfe nehmen. Die Real-time-Geräte der ersten Generation oder die modernen Multi-array-Scanner eignen sich nur schlecht zur longitudinalen Abtastung der Vv. hepaticae, da sich die Rippen und der Processus xiphoideus mit akustischen Schatten störend bemerkbar machen. Wie schon bei der V. cava finden sich auch hier fluxbedingte Turbulenzen in dem sonst typisch echofreien Venenlumen (Abb. 4.37).

Auf die Lebervenen kommen wir im Kap. 6 zurück, in dem die Lebersegmente besprochen werden. Die mediale Lebervene markiert die Grenzebene zwischen rechtem und linkem Leberlappen.

Abb. 4.32 a–d. Lebervenen. Sie laufen auf die V. cava inferior (*C*) zu. Zu beachten ist in **a** der Zusammenfluß von linker und medialer Lebervene. In **c, d** liegt kein Venenhauptstamm vor

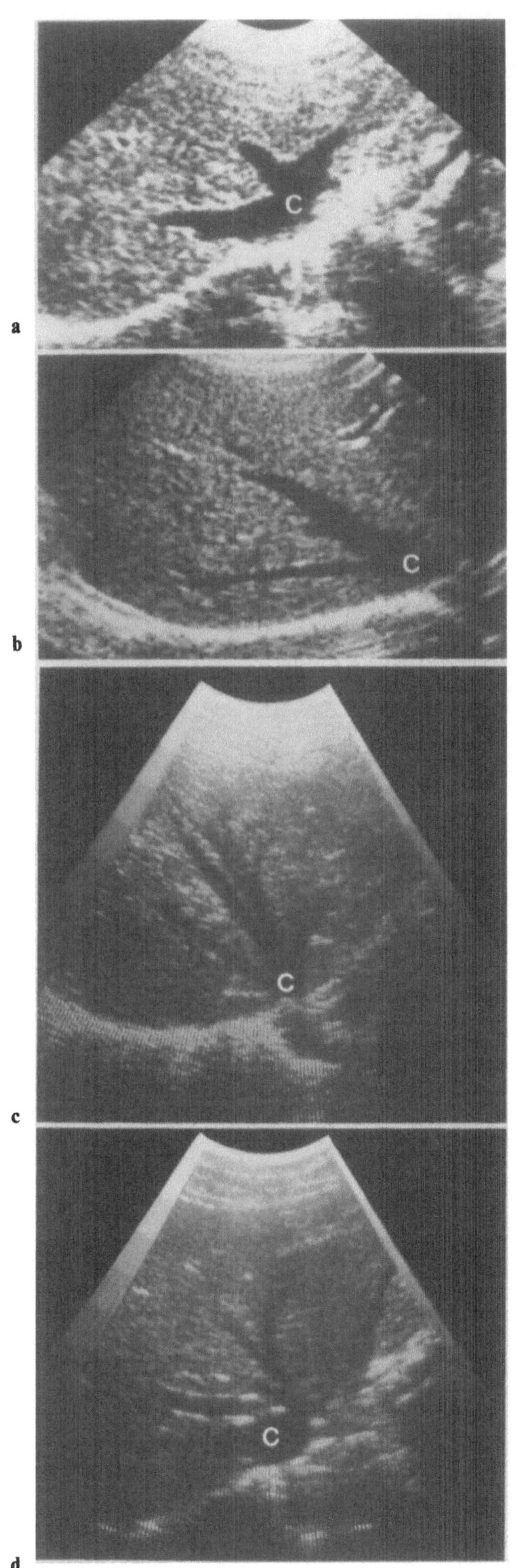

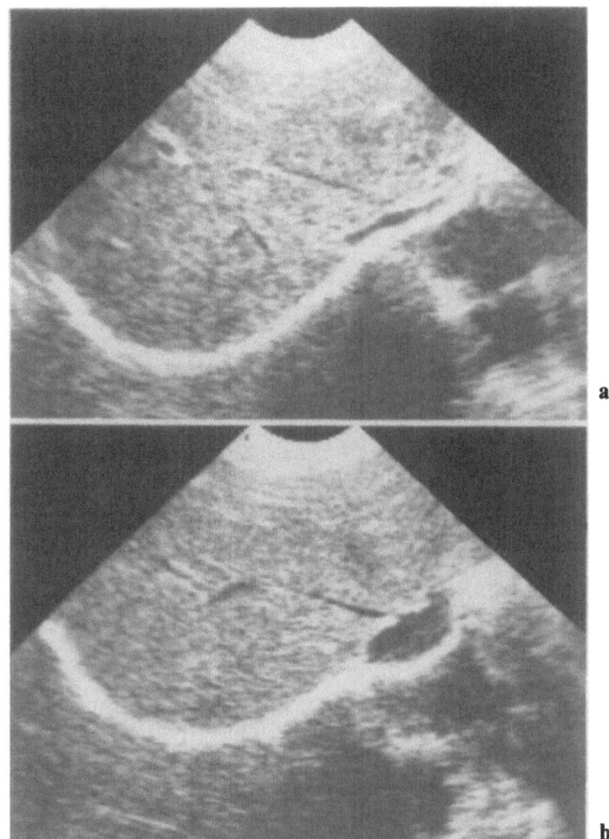

Abb. 4.33 a, b. Schmale Lebervenen

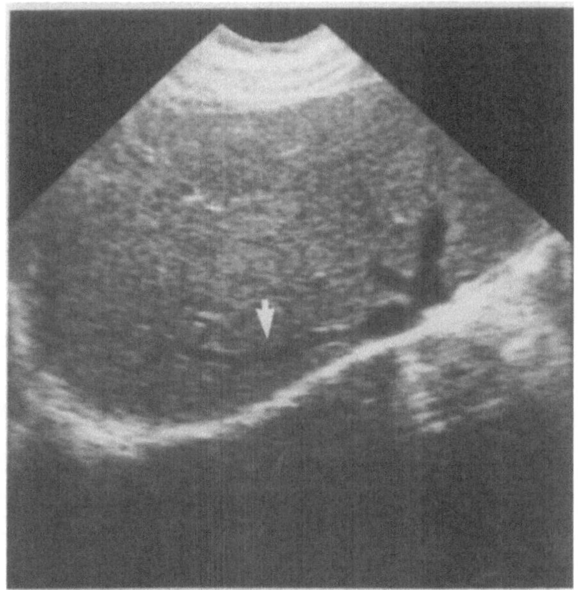

Abb. 4.34. Akzessorische V. hepatica inferior (*Pfeil*)

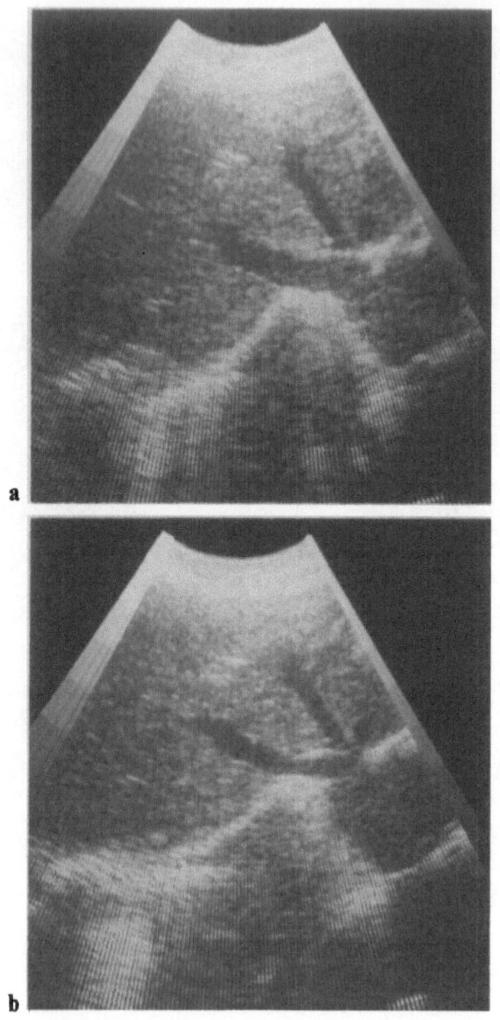

Abb. 4.35 a, b. Respiratorische Durchmesseränderungen der Lebervenen in Höhe der rechten Lebervene

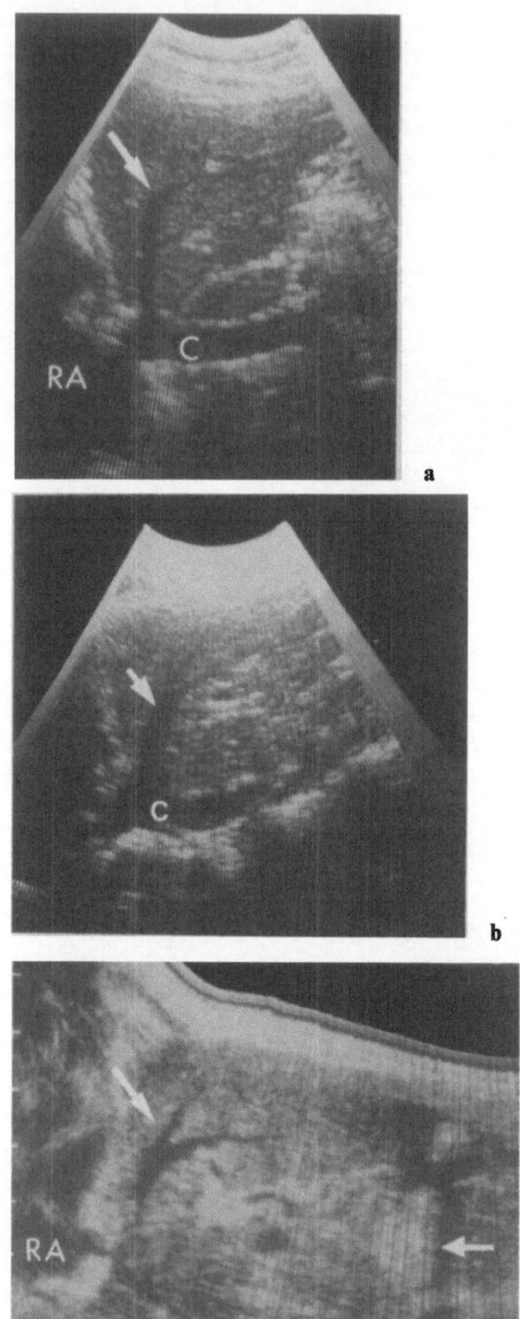

Abb. 4.36 a–c. Sagittalschnitte der Lebervenen (*Pfeile*). Auf diesem Schnitt ist die linke Lebervene am häufigsten erkennbar (*RA*: rechter Vorhof; *C*: V. cava). Zu beachten ist ein Gallenblasenkonkrement mit Schallschatten (*Pfeil*)

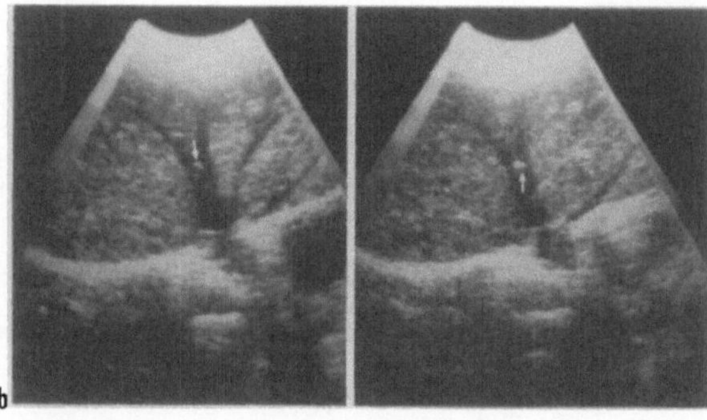

◂ **Abb. 4.37 a, b.** Kleine bewegliche Echos in den Lebervenen (*Pfeile*), die durch Turbulenzen der Blutströmung zustande kommen

Pfortadersystem

Die verschiedenen Teile des Pfortadersystems kommen ebenfalls ziemlich regelmäßig bei der sonographischen Untersuchung des Oberbauches zur Darstellung. Longitudinalschnitte der Aorta oder der paraaortalen Gebiete geben auch die *V. mesenterica superior* wieder (Abb. 4.38). Dieses Gefäß befindet sich gewöhnlich vor der rechten Seite der Aorta. Seltener liegt es ventral der V. cava; zuweilen findet es sich aber auch teilweise auf der linken Seite der Aorta. Die soeben beschriebenen topographischen Variationen haben wir vor einiger Zeit (WEILL et al. 1975 b; WEILL u. EISENSCHER 1976) in einer 82 angiographische Befunde umfassenden Studie gefunden (ROUX 1979). Ein Longitudinalschnitt des Oberbauches zeigt die Mesenterialvene als tubuläre Struktur. An ihrem parallelen Verlauf zu den großen Gefäßstämmen läßt sie sich leicht von der korrespondierenden Arterie unterscheiden, da diese ab ihrem aortalen Ursprung eine leicht schräge Richtung hat. Weiterhin kann bei richtiger Führung des Schallkopfes der Zusammenfluß (Konfluens) zur V. portae dargestellt und der Verlauf der Portomesenterialachse ventral der V. cava verfolgt werden (Abb. 4.38 und 4.39).

Im Transversalschnitt wird die V. mesenterica superior in der Regel rechts oder seltener ventral ihrer Begleitarterie angetroffen (Abb. 4.38). Die beiden so angeschnittenen, nebeneinander liegenden Gefäße sehen aus wie ein Binokel (Abb. 4.40 und 4.38 a). Die Arterienwand ist wiederum stärker als die der Vene, und zudem ist, wie weiter oben bereits ausgeführt, das Arterienlumen etwas weniger schalldurchlässig als das venöse. Die beiden Gefäße liegen genau an der Rückwand des Isthmus pancreaticus und geben für diesen Bereich, falls erforderlich, eine echoanatomische Orientierungshilfe.

Der Querschnitt der *V. mesenterica inferior* liegt als dritte vaskuläre Komponente links der A. mesenterica superior (Abb. 4.40).

Die *Pfortader* kreuzt die untere Hohlvene in einem Winkel von 45°. Auf Längsschnitten durch die V. cava inferior ist sie dennoch ziemlich langstreckig zu erkennen (Abb. 4.20 u. 4.39) (BURCHARTH u. RASMUSSEN 1984; LEOPOLD 1975; WEILL et al. 1973 b). Wenn man das sonographische Längsschnittbild der V. cava sieht und dabei das gleichzeitig sich abzeichnende Portalsegment betrachtet, könnte man glauben, daß die letztere parallel zur V. cava verläuft. Die Überprüfung von 82 Angiographien (ROUX 1979) hat jedoch die klassiche Vorstellung bestätigt: Im Durchschnitt beträgt der von der Pfortader mit der Horizontalen gebildete Winkel etwa 45°. Bei Normalpersonen nähert sie sich eher der Horizontalebene als der Sagittalebene. Wenn die Pfortader auf Longitudinalschnitten gelegentlich so lang anmutet, so liegt das zweifellos daran, daß ihr Durchmesser so groß ist. Wenn das Gefäß mehr in der Horizontalen liegt, erscheint es in Sagittalschnitten oft als runde oder ovale Struktur (Abb. 4.20 c).

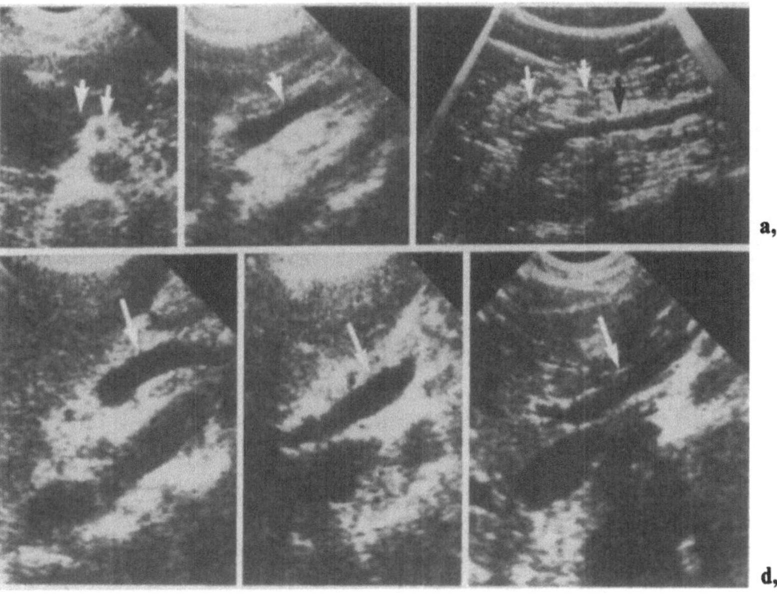

a, b, c

d, e, f

Abb. 4.38 a–f. V. mesenterica superior (VMS). **a** Transversalschnitt der A. mesenterica superior (AMS) und der VMS: Beide Gefäße (*Pfeil*) verursachen ein Binokelbild. Die größere Wandstärke der präaortal verlaufenden A. mesenterica ist deutlich erkennbar. **b** Sagittalschnitt einer VMS (*Pfeil*), die anterolateral der Aorta lokalisiert ist. Die Aorta ist schmal und schlecht abgegrenzt. **c** Ein anderer Sagittalschnitt der VMS, die von Fettgewebe in der Mesenterialwurzel umgeben ist. Die durch *weiße Pfeile* markierte transparente Struktur entspricht der Hinterwand des Magens. Die VMS (*Pfeil*) verläuft hier zwischen Aorta und V. cava, da weder die Aorta noch die V. cava auf diesem Schnitt erkennbar sind. **d** Präaortal verlaufende V. mesenterica superior (*Pfeil*). **e** Splenoportaler Konfluens (*Pfeil*) auf einem Schrägschnitt. **f** Ähnlicher Schnitt bei einem anderen Patienten

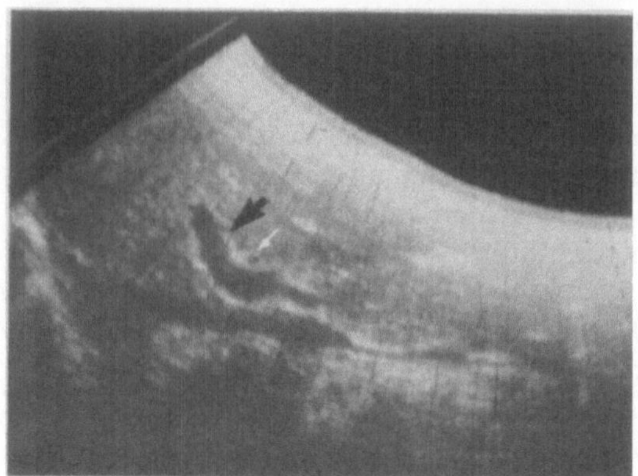

◂ **Abb. 4.39.** Sagittalschnitt der V. portae (*schwarzer Pfeil*). Die Nachbarschaft zur V. cava inferior ist gut erkennbar. Zu beachten ist die Lage der A. hepatica dextra vor der V. portae (*kleiner weißer Pfeil*)

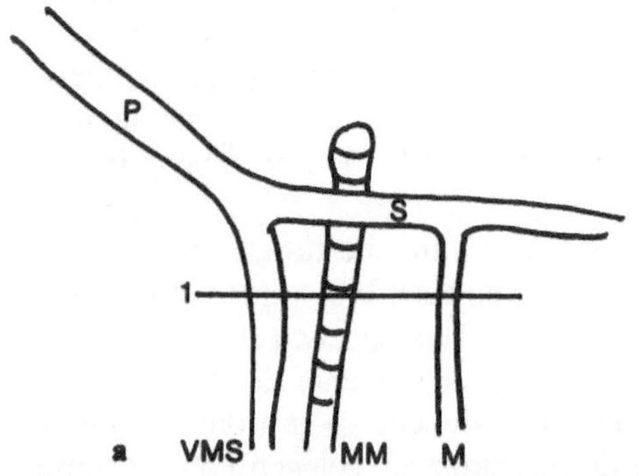

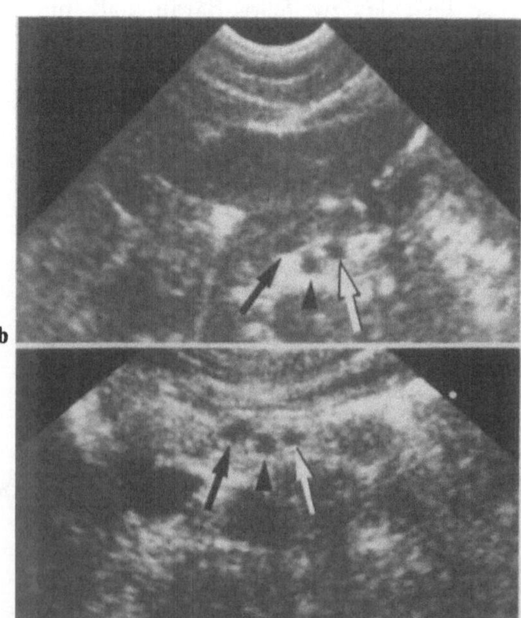

Abb. 4.40 a–c. Mesenterialgefäße. **a** Schematische Darstellung der V. mesenterica superior (VMS), der A. mesenterica superior (*MM*) und der V. mesenterica inferior (*M*) (*S*: Milzvene; *P*: Pfortader). **b** Transversalschnitt entsprechend der im Schema mit *1* markierten Ebene, auf dem die drei Gefäße (*Pfeile*) erkennbar sind. **c** Ähnlicher Schnitt bei einer anderen Person

Eine ausgezeichnete Möglichkeit, den Stamm der Pfortader mitsamt den Hilusaufzweigungen zu begutachten, ergibt sich bei Interkostalschnitten (Abb. 4.41). Den linken und insbesondere den rechten Zweig kann man auf diese Weise gut über mehrere Zentimeter verfolgen. Am besten stellt man den Pfortadertrunkus in Schrägschnitten des rechten Oberbauches dar. Stimmt die Richtung des Real-time-Schallkopfes mit der Gefäßachse überein, so wird das Gefäß vollständig von seinem Beginn am Konfluens von Mesenterial- und Milzvene bis zur Leberpforte hin abgebildet (Abb. 4.42). Obgleich die Pfortader nicht vollkommen horizontal liegt, kann man sie selbst wie auch ihren rechten Ast bis zu seiner Aufteilung auf Transversalschnitten sehr oft sehen (Abb. 4.43 a, b).

Der linke Ast mit seiner Aufzweigung tritt jedoch besser auf Sagittalschnitten hervor (Abb. 4.43 c). Wird die Pfortader in ihrer gesamten Länge abgebildet, stößt man auch auf den Hepatocholedochus (Abb. 4.42). In Kap. 15 werden wir hierauf noch einmal zurückkommen. Bedingt durch den schrägen Verlauf der V. portae erscheinen Aorta und V. cava auf Pfortaderlängsschnitten als ovale Strukturen (Abb. 4.41).

Der anteroposteriore Durchmesser der Pfortader schwankt zwischen 8 und etwa 13 mm (Weinrech et al. 1982). Das anteroposteriore Durchmessermaximum der V. portae ist kleiner als der röntgenologisch ermittelte Transversaldurchmesser dieses Gefäßes, da die Pfortader einen ovalen Querschnitt haben kann. Lange Zeit haben wir geglaubt, daß die V. portae zwar eine respiratorische Verlagerung, aber keine atemabhängige Änderung des Durchmesser erfährt. Bolondi et al. (1982) haben jedoch gezeigt, daß eine respiratorische Kinetik registriert werden kann, wenn man das Pfortaderlumen nicht kontinuierlich, sondern mehr statisch – in tiefer Inspiration, später in tiefer Exspiration – mißt. Auf diese Weise kann man normalerweise eine Änderung des Durchmessers von 30 bis 50% registrieren. Bei portaler Hypertension ist der Gefäßdurchmesser konstant und nicht mehr von der Atmung abhängig. Die Messung führt man am einfachsten auf Sagittalschnitten in Höhe des mesenterikosplenoportalen Konfluens aus (Abb. 4.44).

Transversalschnitte des rechten Oberbauches zeigen die V. portae als ovales Element, das von zwei Strukturen, der A. hepatica und dem Ductus choledochus, begleitet wird (Abb. 4.45). Diese drei Strukturen liegen im Lig. hepatoduodenale (s. Kap. 14).

Ein Transversalschnitt des Oberbauches wird selbstverständlich auch den mesenterikosplenoportalen Konfluens zur Darstellung bringen (Abb. 4.42 b) (Leopold 1975; Weill et al. 1973 b, 1975 a). Die ventral der großen Gefäßstämme gelegene *V. lienalis* verläuft gewöhnlich gestreckt hinter dem Pankreasisthmus und -korpus. Mehr geschlängelt ist sie im Pankreasschwanzbereich und in der Nähe des Milzhilus. Diese beiden verschiedenen Segmente der Milzvene treten normalerweise nicht gemeinsam in einem Schnittbild auf (Abb. 4.46). Ein gewundener Gefäßverlauf läßt auf Transversalschnitten nur jeweils kurze Teilabschnitte erkennen (Abb. 4.46 c, e). In ganz seltenen Ausnahmen kann man die Vene auch in ihrer Gesamtheit sehen (Abb. 4.46 d). Betrachtet man die verschiedenen Aspekte, die die Milzvene auf Transversalschnitten bietet, so merkt man bald, daß in der Mehrzahl der Fälle mit ihr auch gleichzeitig die A. mesenterica superior dargestellt wird (Abb. 4.46 a, b, d). Ein anderes Mal wiederum erscheinen sie nicht gemeinsam (Abb. 4.46 e). Schließlich kann bei einem solchen Schnitt auch die Abgangsstelle der Mesenterialarterie getroffen werden (Abb. 4.46 c). Das alles läßt auf beachtliche Variationen in der Höhe des Ursprungs der A. mesenterica superior einerseits und dem Verlauf der V. lienalis andererseits schließen. In klassischen anatomischen Darstellungen wird die V. lienalis immer sehr hoch über dem Ursprung der A. mesenterica superior beschrieben. Die Auswertung von 82 Angiographien (Roux 1979) hat uns jedoch von der topographischen Variationsbreite der beiden Gefäße überzeugt (Abb. 4.47). In 34% der Fälle verläuft die Milzvene kranial des Ursprungs der Mesenterialarterie (0–30 mm), in 7% der Fälle verläuft sie in gleicher Höhe mit ihr und in 59% der Fälle schließlich liegt sie unterhalb der Abgangsstelle (0–45 mm).

Sehr häufig auch findet sich die V. lienalis in gleicher Höhe mit der V. renalis sinistra. In einem Transversalschnitt werden also von dorsal nach ventral zunächst die Aorta, dann die V. renalis sinistra, die A. mesenterica superior und schließlich die V. lienalis dargestellt.

Der Ursprung der Milzvene kann mit einem interkostalen translienalen Zugang untersucht werden (s. Kap. 27).

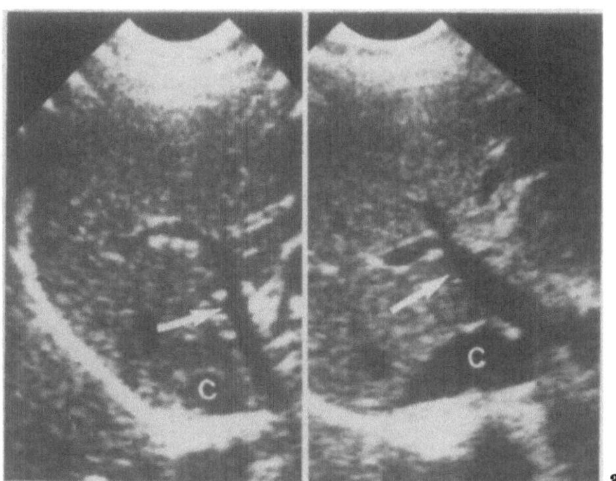

Abb. 4.41 a, b. V. portae (*Pfeil*) und ihre Gabelung auf einem Interkostalschnitt (*C*: V. cava inferior)

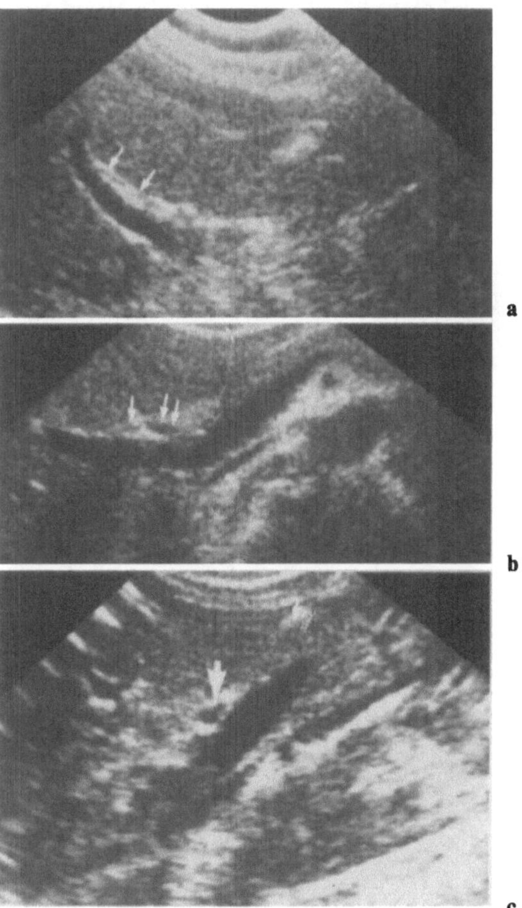

Abb. 4.42 a–c. V. portae und ihre begleitenden Strukturen. Der splenomesenterikoportale Konfluens. **a** Axialschnitt mit dem Hauptgallengang (*Pfeile*). **b** Splenoportaler Schnitt. Die Pfeile markieren den Gallengang und die Arterie. **c** Schnitt des mesenterikoportalen Konfluens und der A. hepatica (*Pfeil*)

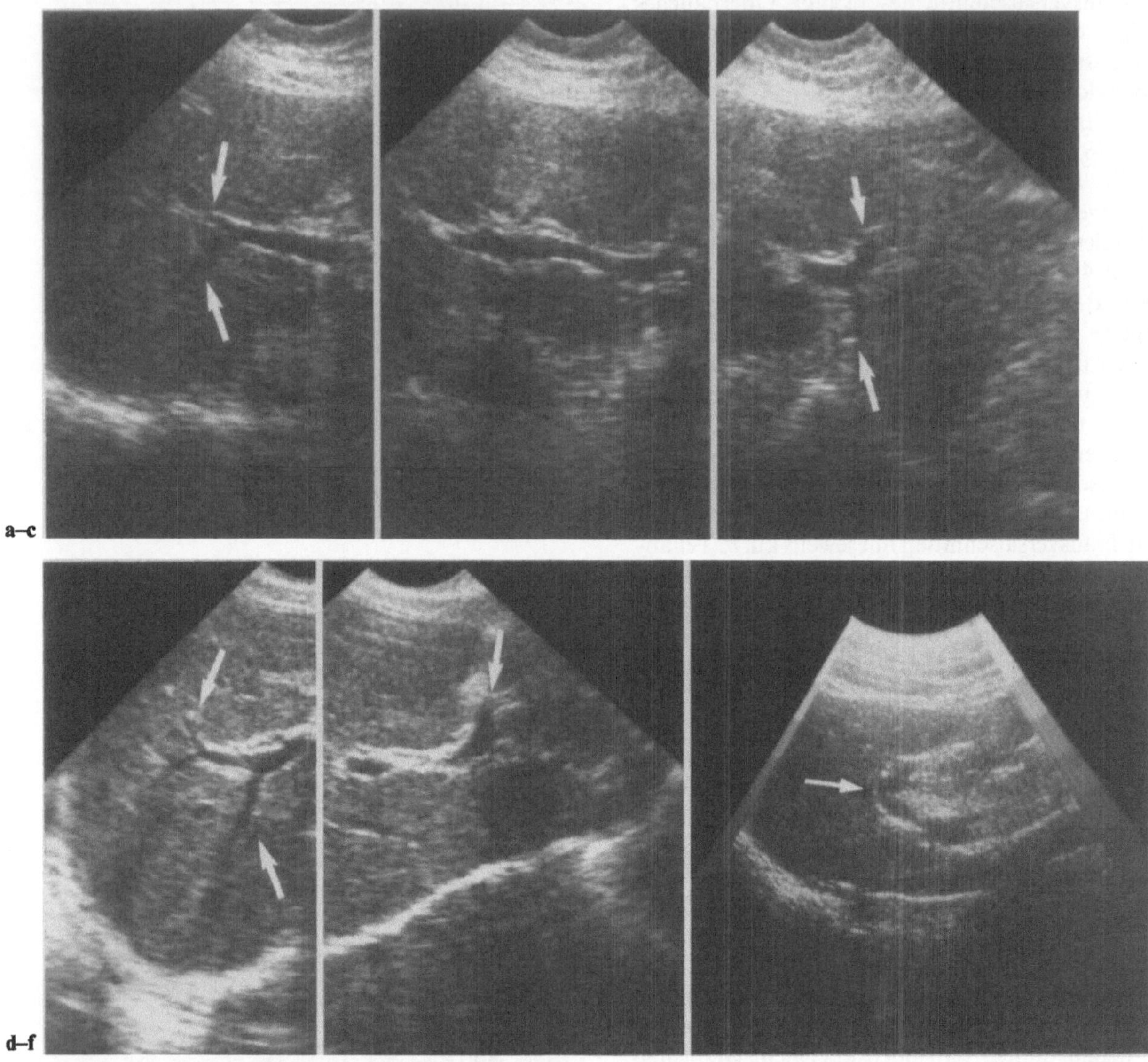

Abb. 4.43 a–f. Aufzweigungen der V. portae. Rechtsseitige Aufzweigungen und linksseitige Aufzweigungen der V. portae in Transversalschnitten. **f** Linksseitige Aufzweigung (Sagittalschnitt)

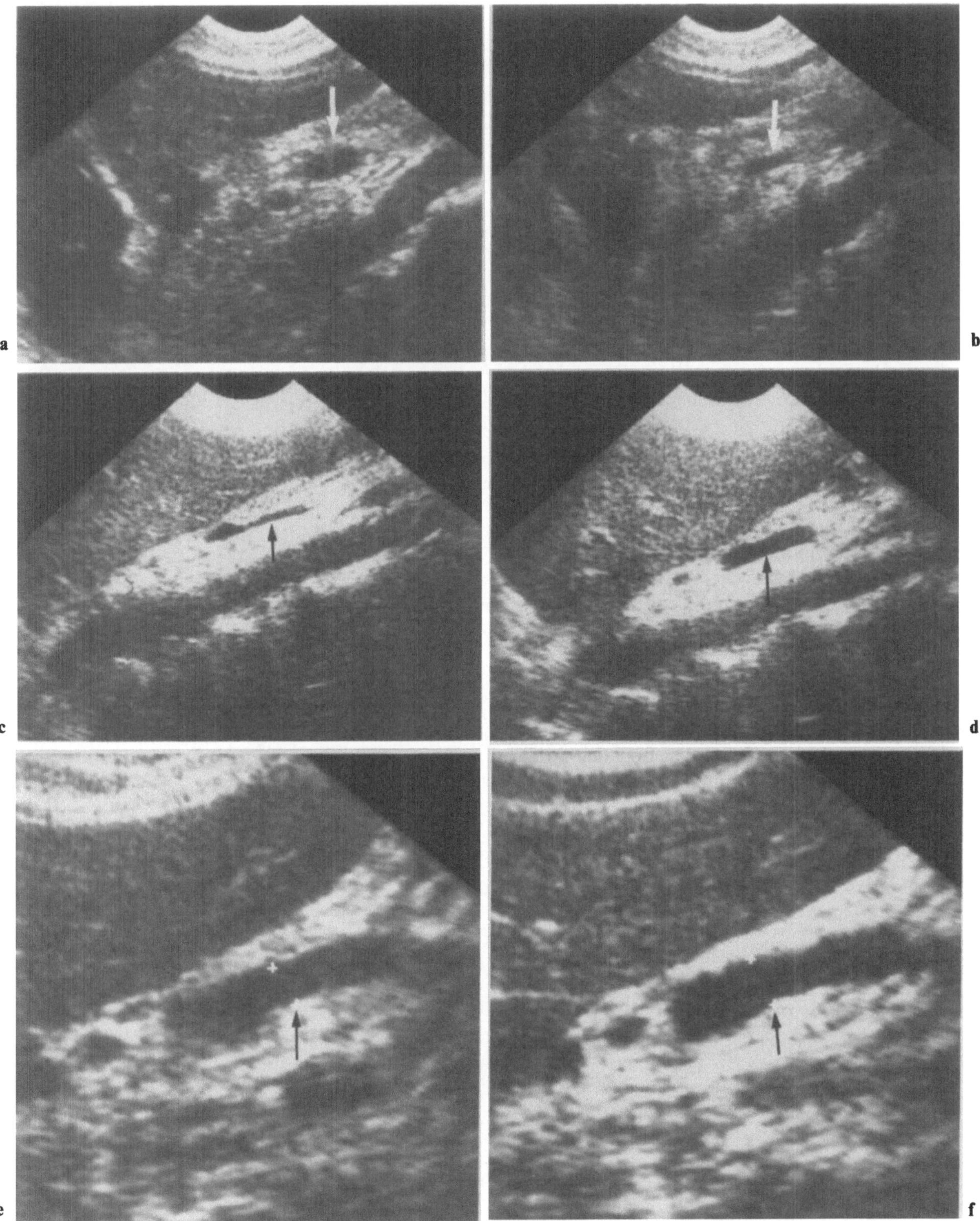

Abb. 4.44. a–d Respiratorische Durchmesseränderungen des mesenterikoportalen Konfluens (*Pfeil*). **e, f** Verminderte respiratorische Durchmesseränderungen bei einem Patienten mit Leberzirrhose

Die kleineren gastrointestinalen Venen (V. gastrica, Vv. pancreaticoduodenales) sind nur bei portaler Hypertension zu erkennen. Ihre sonographische Beschreibung hat klinisch keine Bedeutung.

Wir haben die verschiedenen Gefäße, auf die man in Ultraschallschnitten üblicherweise stößt, in einem Schema noch einmal zusammengestellt (Abb. 4.48). Wer sich die engen Beziehungen zwischen Mesenterialgefäßen, V. lienalis und Pankreas in Erinnerung ruft, wer auch die Beziehung zwischen Pfortader und Gallenwegen kennt, und wer um das Verhältnis der Aorta, der V. cava und ihrer jeweiligen Äste zu den verschiedenen Organen des Retroperitonealraumes weiß, dem wird diese echoangiographische Übersicht einleuchten. Wie an unseren Abbildungen zu sehen ist, ließen sich mit der Single-sweep-Compoundscanmethode sehr schöne Gefäßdarstellungen erzielen (Leopold 1975). Die Erfahrung hat jedoch gezeigt, daß nur die Untersuchung mit den beweglichen Real-time-Schallköpfen und die stets reproduzierbare dreidimensionale Darstellung auch der Zusammenflüsse, der Aufzweigungen und Gefäßwindungen die gründliche und lückenlose Beurteilung der Gefäße und ihrer Begleitstrukturen ermöglicht. Warum soll man sich die Mühe machen, im Compoundverfahren Schnitt für Schnitt oft unvollständige Gefäßdarstellungen aufzubauen, wenn die ganze anatomische Variationsbreite in wenigen Sekunden und mit großer Genauigkeit auf dem Bildschirm des Real-time-Gerätes erscheinen kann? Der Leser wird sicher schon bemerkt haben, daß der Autor Feinschmecker (Abb. 1.1 a–c) und sadistisch veranlagt ist (Abb. 1.4). Jetzt weiß er auch, daß er faul ist.

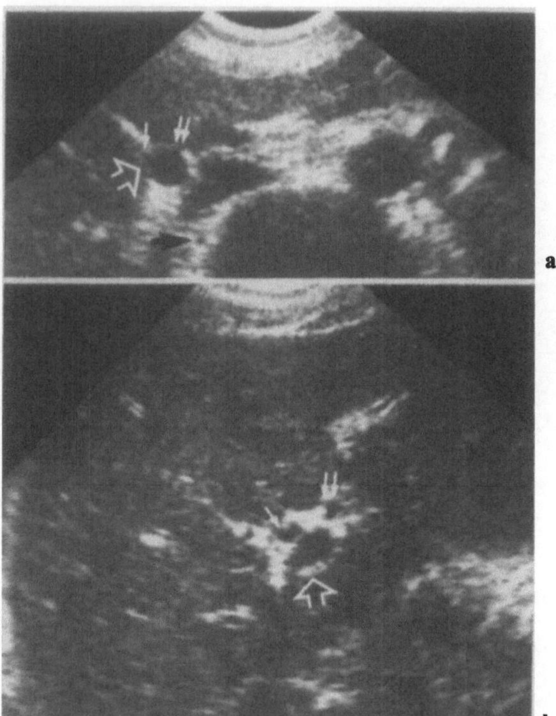

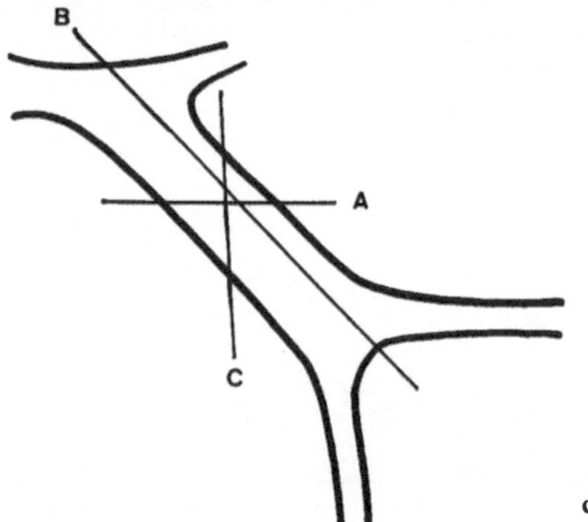

Abb. 4.45 a–c. Transversalschnitt der V. portae (*offener Pfeil*) und ihrer Begleitstrukturen: A. hepatica (*Doppelpfeil*) und Hauptgallengang (Ductus hepatocholedochus, *kleiner Pfeil*). **c** Schnittebenen der V. portae. Die Schnittebene A entspricht den Bildern **a** und **b**. Die Schnittebene B entspricht der Abb. 4.42 a. Die Schnittebene C entspricht der Abb. 4.39

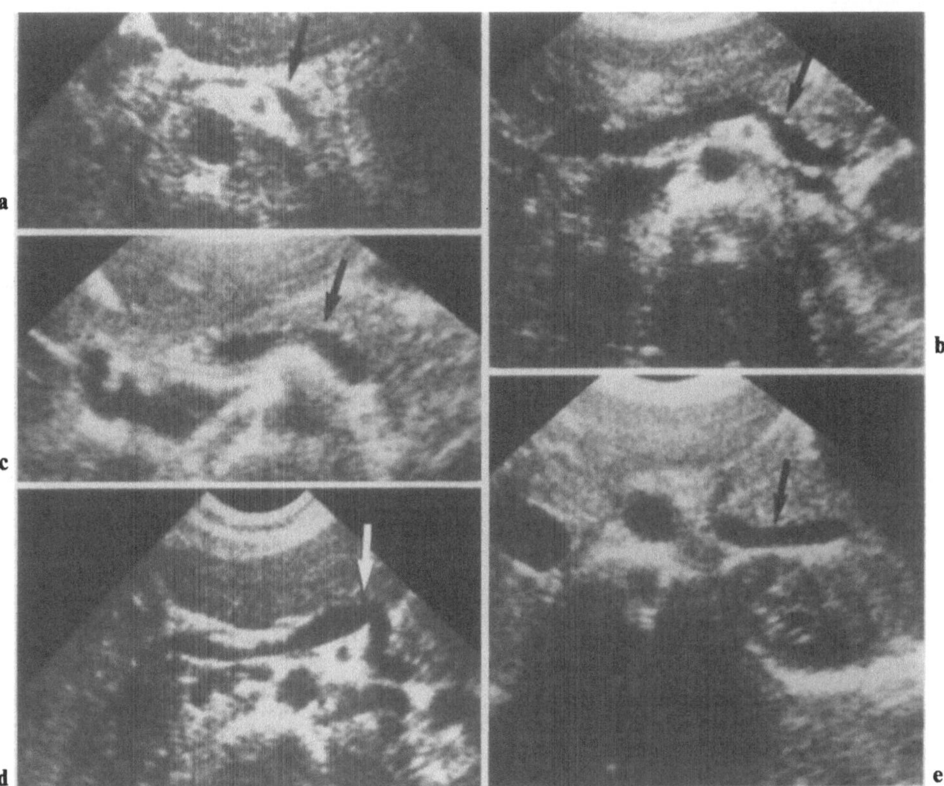

Abb. 4.46 a–e. Verschiedene Aspekte der Milzvene (*Pfeil*) auf epigastrischen Transversalschnitten. Die enge Beziehung zwischen Milzvene und Pankreas ist deutlich erkennbar. Die arteriellen Gefäßquerschnitte sind von Schnitt zu Schnitt sehr unterschiedlich: Die A. mesenterica superior ist auf **a, b** und **d** dargestellt. Auf **c** ist der Ursprung der A. mesenterica superior erkennbar. In **e** ist die A. mesenterica superior nicht abgebildet

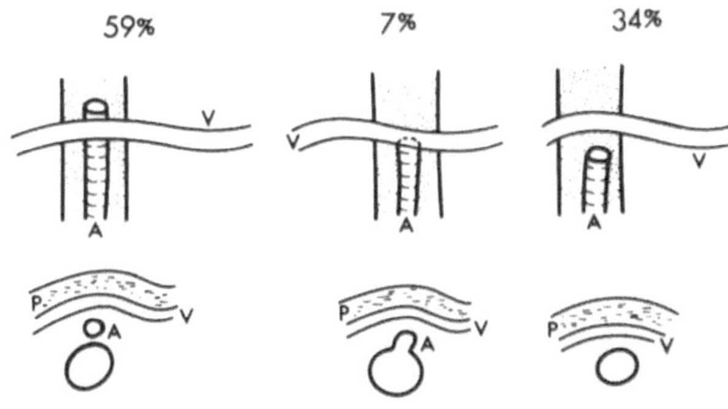

Abb. 4.47. Schematische Darstellung der variablen Lagebeziehung zwischen Milzvene (*V*) und A. mesenterica superior (*A*): Je nachdem, ob die A. mesenterica superior oberhalb, in gleicher Höhe oder unterhalb der Ebene der Milzvene aus der Aorta abgeht, ist in Höhe der Milzvene entweder die AMS dargestellt (59%) oder nicht (34%). Gelegentlich (7%) ist hier der Abgang der AMS zu erkennen

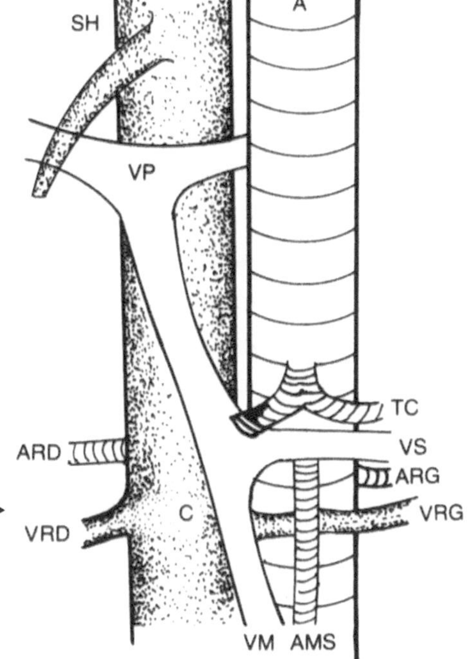

Abb. 4.48. Schematische Darstellung der verschiedenen in longitudinalen, transversalen und Schrägschnitten darstellbaren Gefäße des oberen Abdomens (*A*: Aorta; *TC*: Truncus coeliacus; *AMS*: A. mesenterica superior; *ARD*: A. renalis dextra; *ARG*: A. renalis sinistra; *C*: V. cava; *VM*: V. mesenterica; *VP*: V. portae; *SH*: Lebervenen; *VS*: V. lienalis) ▶

Literatur

Bihr E, Rohmer P, Weill F (1979) Petit atlas d'échoanatomie normale de l'étage supérieur de l'abdomen, vol 1. Doin, Paris

Bolondi L, Gandolfi L, Arienti V, Caletti GC, Corcioni E, Gasbarrini G, Lalo G (1982) Ultrasonography in the diagnosis of portal hypertension: Diminished response of portal vessels to respiration. Radiology 142:167–172

Burcharth F, Rasmussen SN (1974) Localization of the porta hepatis by ultrasonic scanning prior to percutaneous transhepatic portography. Br J Radiol 47:598–600

Callen PW, Filly RA, Sarti DA, Sample WF (1979) Ultrasonography of the diaphragmatic crura. Radiology 130:721–724

Goldberg BB, Ostrum BJ, Isard H (1966) Ultrasonic aortography. JAMA 124:119–124

Leopold GR (1975) Gray scale ultrasonic angiography of the upper abdomen. Radiology 117:665–671

Marchal G, Kint E, Nijssens M, Baert A (1981) Variability of the hepatic arterial anatomy: A sonographic demonstration. J Clin Ultrasound 9:377–381

Meire HB (1976) Upper abdominal vascular anatomy demonstrated by gray scale ultrasound (Abstract No 519). World Federation of ultrasound in medicine and biology, San Francisco

Rettenmaier G (1974) Ultrasonic angiography. Deutsche Arbeitsgemeinschaft für Ultraschall Diagnostik (DAUD), Hannover, Germany, May 16–18

Roux J (1979) Etude anatomique topographique angiographique, en vue de corrélations échotomographiques du tronc coeliaque, de l'artère mésentérique supérieur, de la veine splénique, de la veine mésentérique supérieur et de la veine porte, thesis. University of Besançon, Besançon

Saunders RC (1975) Correlation of the ultrasonic appearance of the portal vein with abdominal arteriography. J Clin Ultrasound 3:263–266

Weill F, Eisenscher A (1976) Echo-angiostructure hépatique: Étude écho-anatomique des structures canalaires intraparenchymateuses. J Radiol 57:311–319

Weill F, Becker JC, Kraehenbuhl JR, Heriot G, Walter JP (1973a) Atlas clinique de radiographie ultrasonore. Masson, Paris

Weill F, Kraehenbuhl JR, Aucant D, Maurat JP (1973b) Etude échotomographique des gros troncs veineux abdominaux. Coeur Méd Interne 12:431–439

Weill F, Aucant D, Bourgoin A, Eisenscher A, Gallinet D (1975a) Ultrasonic visualization of abdominal veins: Vena mesenterica, vena splenica, vena porta, hepatic veins, vena cava (Abstract No 103). Second European Congress, Munich 1975

Weill F, Eisenscher A, Aucant D, Bourgoin A, Gallinet D (1975b) Ultrasonic study of venous patterns in the right hypochondrium. J Clin Ultrasound 3:23–28

Weill F, Roux J, Bartoli J (1980) Etude topographique des rapports vasculaires ultra-sonores du pancréas. 1. Veine splénique, artère mésentérique supérieure, veine mésentérique supérieure, tronc coeliaque. J Radiol 61:79–87

Weinrech J, Kumari S, Philips G, Pochaczersky R (1982) Portal vein measurements by real time sonography. AJR 139:497–499

Teil II

Leber

Kapitel 5

Untersuchung der Leber

Auswahl des Gerätes: Real-time- oder Compoundscan

Wie auch die anderen Abdominalorgane wird die Leber sonographisch mit einem Real-time-Gerät untersucht. Als Transducer bevorzugen wir einen Sektorschallkopf mit großem Sektor. Das Compoundverfahren hat nur noch zwei Indikationen:

1. Darstellung ausgeprägter Hepatomegalien.
2. Demonstrationszwecke.

Die übersichtlichen Compoundschnittbilder ermöglichen es auch Chirurgen, präoperativ die topographische Situation zu erfassen. Diese Indikation wird man aber wohl mit zunehmender Sektorgröße der Real-time-Geräte streichen können.

Wir werden gleich die verschiedenen Schritte der Real-time-Untersuchung beschreiben. Man muß sich jedoch zuvor im klaren sein, daß die isolierte Darstellung der Schnittbilduntersuchung der Leber etwas Willkürliches und Artefizielles an sich hat. In Wirklichkeit ist jede Ultraschalluntersuchung der Leber eine Untersuchung des gesamten Abdomens, insbesondere der Organe des Oberbauches. Auf dem Monitor erscheinen neben der Leber Bilder von Gefäßen, den Gallenwegen, der Bauchspeicheldrüse sowie von Milz und Nieren. Sie sind die Bestandteile eines Ganzen. Wenn man sich auch mit der Leber im besonderen auseinandersetzen muß, so darf man doch die benachbarten Organe nicht außer acht lassen. Auf diesen allgemeinen Aspekt der Ultraschalluntersuchung werden wir bei der Besprechung der anderen Organe noch einmal zurückkommen.

Außerdem muß man sich über die Stellung der Sonographie unter den anderen radiologischen Verfahren im klaren sein. Es ist sicher erlaubt, vor, während oder nach der Untersuchung auch einen Blick auf eine Abdomenübersichtsaufnahme oder eine Magen-Darm-Passage zu werfen. Die Sonographie liefert ihren wichtigen, manchmal entscheidenden Beitrag zur Diagnose. Sie hilft, unter weiterführenden, evtl. sehr aufwendigen röntgenologischen Untersuchungsverfahren auszuwählen: Sie ist ein essentieller Pfeiler der radiologischen Abdominaldiagnostik.

Schnittführung und Lagerung des Patienten

Zunächst liegt der Patient auf dem Rücken. Der Schallkopf wird, wie in Kap. 3 bereits beschrieben, sagittal in der Regio epigastrica aufgesetzt. In longitudinaler und transversaler Richtung wird dann der gesamte Oberbauch in parallele Schnittbilder zerlegt (Abb. 5.1, 5.2, 5.6, 5.7). Dies geschieht bei normaler Atmung und nach tiefer Inspiration. Um die gesamte Leber vom Unterrand bis zum oberen Leberpol überblicken zu können, muß man während der Longitudinalschnitte den Schallkopf leicht kippen und nach kranial auf die Zwerchfellkuppel richten. Bei den Transversaleinstellungen muß man den Schallstrahl nach lateral und kranial neigen. Dies ist für die Untersuchung des linken Leberlappens besonders wichtig (Abb. 5.3).

Diese Untersuchungen werden bei normaler, flacher Atmung und in tiefer Inspiration durchgeführt.

Wir haben uns angewöhnt, die Untersuchung in Rückenlage durch interkostale Schnitte zu vervollständigen (Abb. 5.4). Die Applikation des Sektorschallkopfes wird am Verlauf der Rippen orientiert. Kleine Korrekturen der Schallkopflage ermöglichen es, den beurteilbaren Bildausschnitt beträchtlich zu vergrößern, insbesondere, wenn die Untersuchung während der Respiration fortgesetzt wird. Gewöhnlich kommt nur bei den letzten drei Interkostalräumen die Leber genügend zum Vorschein. Je weiter nach kranial man nämlich geht, desto eher wird der Ultraschallstrahl von lufthaltigem Lungengewebe unterbrochen. Die Untersuchung zwischen den Rippen hindurch ermöglicht einen ausgezeichneten Zugang zur

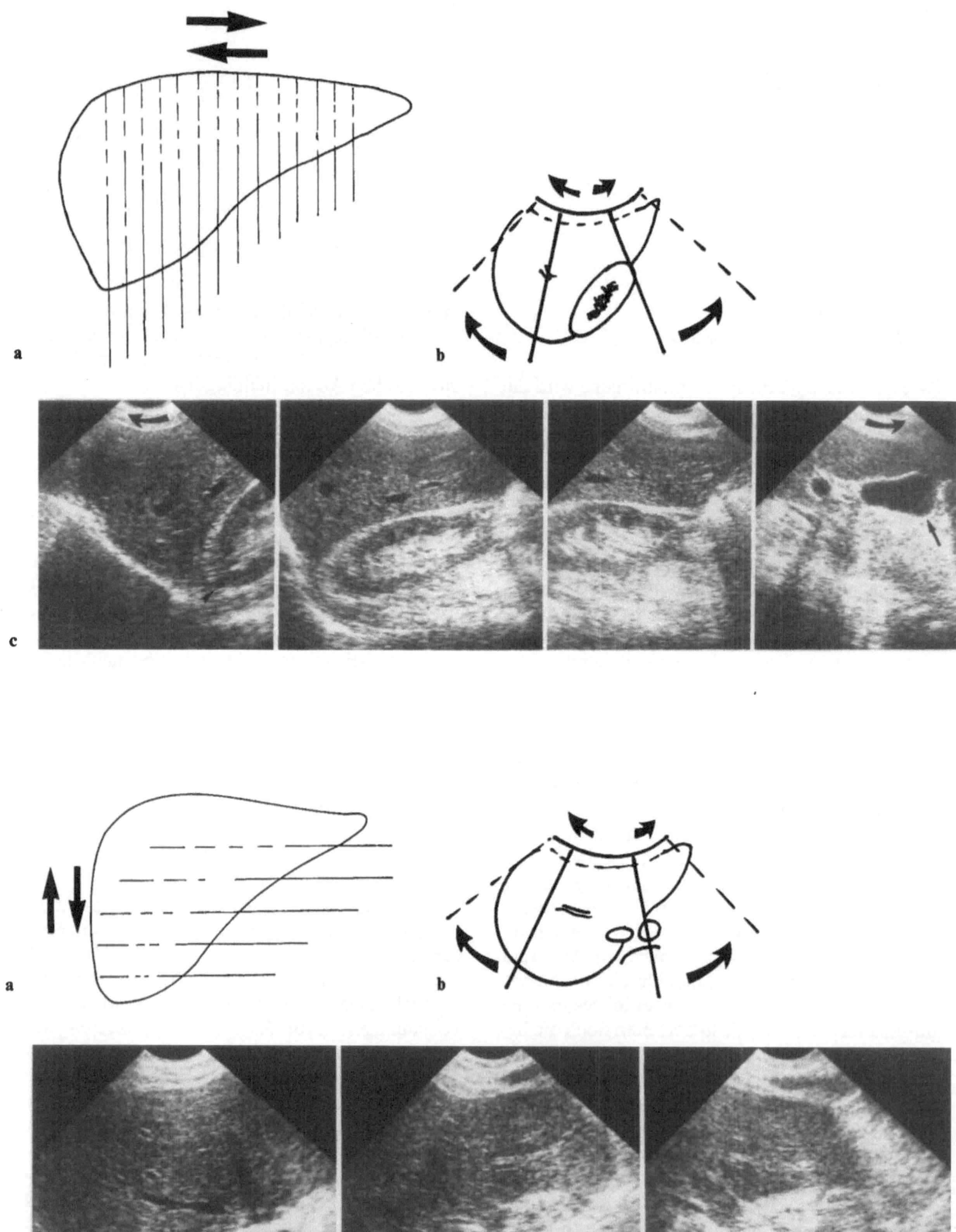
a
b
c
a
b
c

◀ **Abb. 5.1 a–c.** Longitudinalschnitte mit einem Real-time-Scanner. **a** Sagittalschnitte der Leber in verschiedener Höhe. Die kranialen Leberabschnitte bleiben auch nach tiefer Inspiration und in Linksseitenlage hinter den Rippen verborgen. Wenn man ein mechanisches Gerät mit Wasservorlaufstrecke oder einen Multi-array-Schallkopf verwendet, ist dies unvermeidlich. **b** Hat man dagegen einen kleineren Schallkopf, läßt sich der Schallstrahl sektorförmig unter den Rippenbogen richten. Die verschiedenen Anteile der Leber einschließlich des oberen Leberpols werden so erfaßt. **c** Ein Beispiel eines Real-time-Schnittbildes: Rechts werden der untere Teil der Leber, die Gallenblase (*Pfeil*) und die Niere abgebildet, links die Leberkuppel, das Zwerchfell und der obere Nierenpol (*Pfeilspitze*)

Pfortader und zu den Hauptgallenwegen. Wie auch der Longitudinalschnitt liefert sie ganz ausgezeichnete Bilder von der rechten Niere.[1]

Bei dieser Gelegenheit kann man manche ungeahnte Nierenveränderung entdecken und, worauf wir später noch kommen werden, Einblick in den Recessus subhepaticus dorsalis (in der angelsächsischen Literatur: Morrison's pouch) gewinnen, in der sich u. U. etwas intraperitoneale Flüssigkeit befindet. Bei Patienten mit kleiner Leber oder bei Patienten, bei denen sich die Leber aufgrund eines Zwerchfellhochstandes weit unter den rechten Rippenbogen zurückgezogen hat, ist das interkostale Vorgehen die einzige Möglichkeit, um zu ausreichenden Leberdarstellungen zu gelangen. Ist die Lunge atelektatisch, kann die scheinbar unsichtbare Leber mittels hochgelegener interkostaler Schnitte doch noch sichtbar gemacht werden, manchmal sogar in Höhe der Achselhöhle.

Die interkostale Untersuchung ist bei alten oder kritisch kranken Patienten sehr wertvoll, die bei der sonographischen Untersuchung nicht richtig mitarbeiten können (Atem anhalten). Durch frontale und subkostale Schnitte wird die Untersuchung vervollständigt.

Danach werden die gleichen Schnitte in Linksseitenlage des Patienten wiederholt. Zuletzt setzt

[1] Die Exploration des Pankreasschwanzes und der Milz zeigt notwendigerweise die linke Niere.

◀ **Abb. 5.2 a–c.** Transversalschnitte mit einem Real-time-Scanner. **a** Schematische Darstellung von Transversalschnitten der Leberregion. Die peripheren Leberbezirke bleiben jedoch wiederum hinter den Rippen versteckt. Das gilt insbesondere für Transducer mit Wasservorlaufstrecke und Multi-array-Elemente. **b** Kleinere Transducer erlauben die sektorförmige Abtastung des Epigastriums, wodurch die verschiedenen Leberanteile vom linken Leberlappen bis zur rechten Organbegrenzung einfach und sicher erfaßt werden. **c** Beispiel für ein sektorförmiges Schnittbild: Wiedergegeben ist links der rechte Leberlappen, rechts der linke Leberlappen

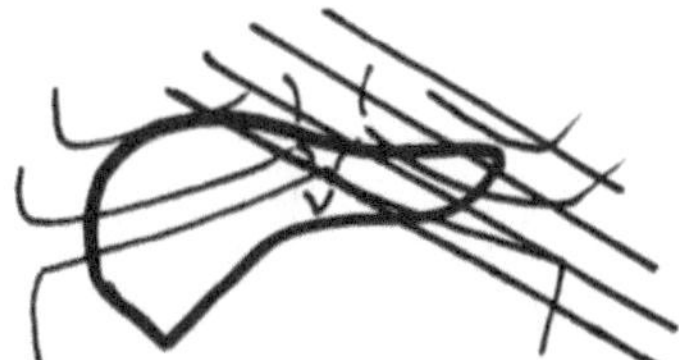
a

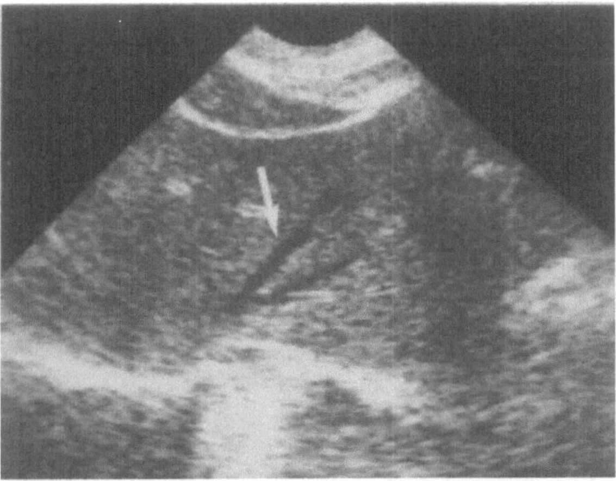
b

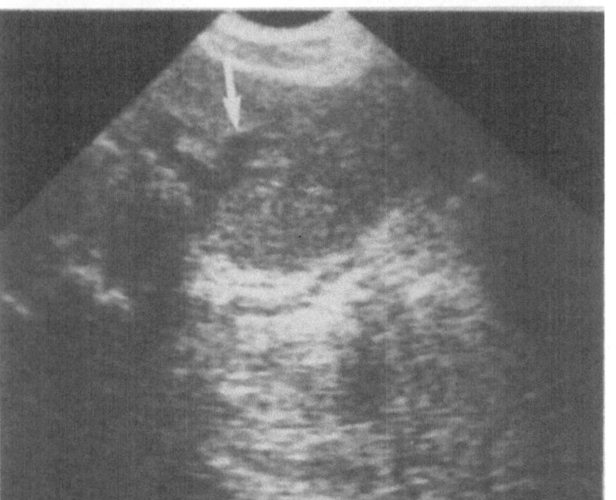
c

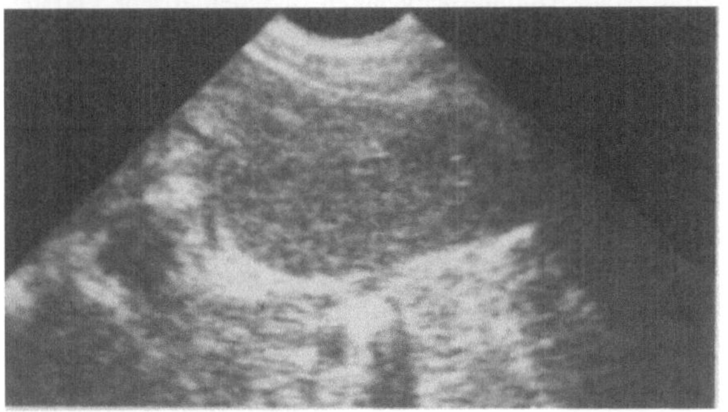
d

Abb. 5.3 a–d. Subkostaler Schrägschnitt des linken Leberlappens. **a** Schematische Darstellung: Der Ultraschallkopf wird unter dem Rippenbogen aufgesetzt. Anschließend wird er nach kranial anguliert, nachdem der Patient nach einer tiefen Inspiration den Atem angehalten hat. **b** Darstellung der Lebervenen (*Pfeil*). **c** Darstellung des linken Pfortaderastes (*Pfeil*). **d** Kaudaler Abschnitt des äußeren Sektors des linken Leberlappens mit einem Pfortaderast 2. Ordnung

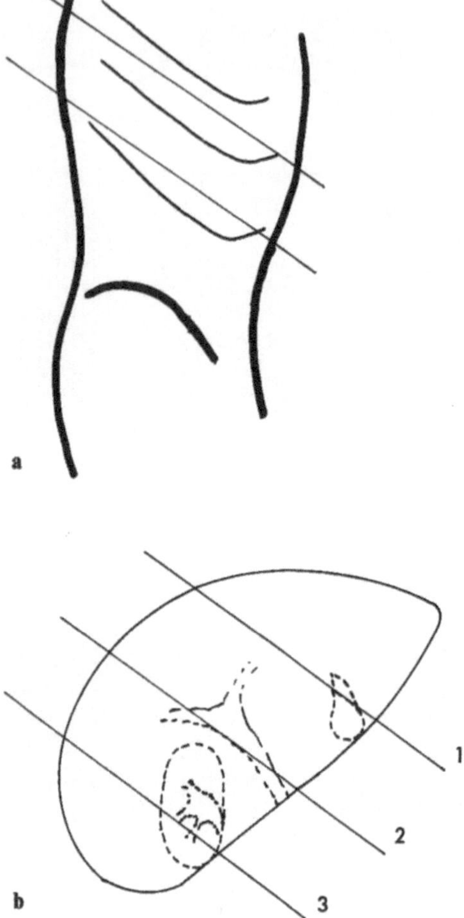

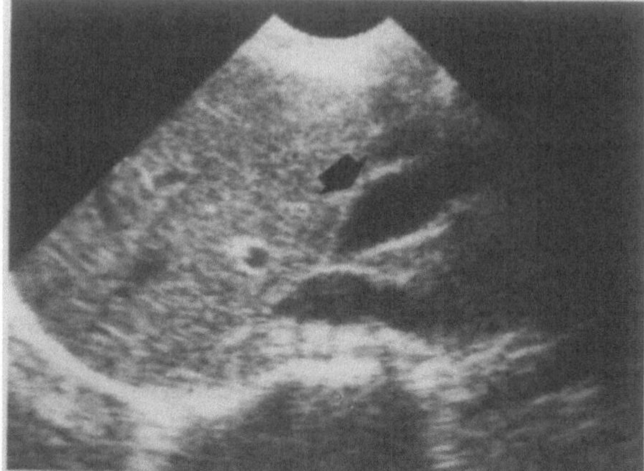

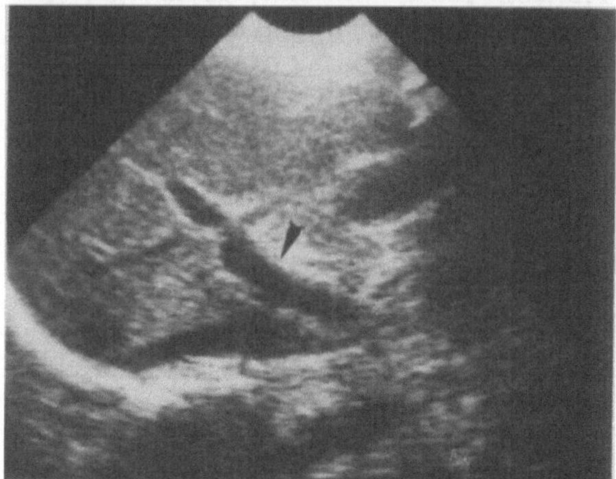

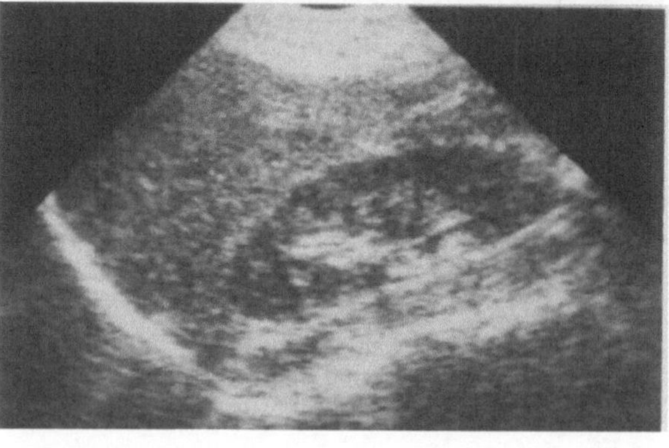

Abb. 5.4 a–e. Interkostalschnitte: Der Patient wird in Rükkenlage oder in Linksseitenlage untersucht. Zunächst wird eine flache Atmung beibehalten. **a** Schematische Darstellung der Interkostalschnitte. **b** Die verschiedenen bei dieser Schnittführung getroffenen anatomischen Regionen. **c** Schnitt in Ebene 1: Leber und Gallenblase (Pfeil), **d** Schnitt in Ebene 2: Leber und Pfortader (*Pfeilspitze*), **e** Schnitt in Ebene 3: Leber und rechte Niere

man den Schallkopf unter dem Rippenbogen auf, um subkostale Schrägschnitte (s. Kap. 3) anzufertigen. Für diese Untersuchung muß der Patient nach einer tiefen Inspiration den Atem anhalten. Der Transducer wird dabei mit sektorieller Bewegung von kaudal nach kranial und zurück anguliert. Auf diese Weise wird die gesamte Leber überblickt (Abb. 5.5). Zur Beurteilung des linken Leberlappens wird das oben beschriebene Verfahren spiegelbildlich vom linken Rippenbogen aus durchgeführt.

Transversale Schnitte im Oberbauch ermöglichen einen guten Überblick (Abb. 5.7).

In bestimmten Situationen wird die Leber von dorsal oder im Stehen untersucht.

Tabelle 5.1 faßt die verschiedenen Schritte der Real-time-Untersuchung der Leber zusammen.

Die Durchführung einer Ultraschalluntersuchung der Leber muß drei Zielen genügen:

1. Diagnose der Läsion,
2. Darstellung charakteristischer anatomischer

Tabelle 5.1. Schnittebenen

Bei normaler Atmung und nach tiefer Inspiration
Longitudinalschnitte (Sagittalschnitte)
Transversalschnitte
Subkostale Schrägschnitte rechts
Subkostale Schrägschnitte links
Interkostalschnitte
Frontalschnitte
Position (Lagerung)
Rückenlage
Linksseitenlage
Im Stehen

Orientierungspunkte, die einen späteren Vergleich ermöglichen, und durch die

3. eine exakte topographische Zuordnung der intrahepatischen Läsion möglich ist.

Dieses Vorhaben setzt eine große Anzahl von dokumentierten Referenzschnitten voraus (Abb. 5.6 und 5.7).

Die Beschreibung dieser vielen Einstellungen mag den Eindruck erwecken, als handele es sich um umständliche und langwierige Manöver. In Wirklichkeit benötigt man für all diese Untersuchungsschritte, die so viel an Information liefern können, weniger als drei Minuten.

Wie weiter oben bereits ausgeführt, sollte man, wenn irgend möglich, die Schallfrequenz 3,5 MHz verwenden. Sobald jedoch die tiefenabhängige Abschwächung sich durch Gegenregulation nicht mehr auffangen läßt, muß man davon natürlich Abstand nehmen. Zur Beurteilung oberflächlicher Areale wird eine sonotransparente Plastikfolie verwendet.

Bei Säuglingen benutzt man vorteilhaft eine Frequenz von 5–7 MHz.

Vorbereitung

Die sonographische Untersuchung der Leber setzt keinerlei Vorbereitung voraus. Soll jedoch der gesamte Oberbauch in die Untersuchung einbezogen werden, bitten wir den Patienten, nüchtern zu bleiben. Ein *strenges Fasten ist jedoch unnötig:* Der Patient darf Flüssigkeiten mit etwas Zucker trinken oder auch einige Stückchen Zukker oder Marmelade essen. Das macht die Wartezeit viel erträglicher. Insbesondere wenn die Untersuchung am Nachmittag stattfinden soll, wird es sehr geschätzt, wenn nach einem normalen Frühstück statt der Mittagsmahlzeit wenigstens kalorienreiche Getränke erlaubt sind.

Ultraschallgezielte Biopsie

Biopsien oder Punktionen zur zytologischen Materialgewinnung können den morphologischen Teil einer sonographischen Untersuchung vervollständigen. In Kap. 3 haben wir bereits die Methodik beschrieben. Patienten mit Leberleiden können jedoch Blutgerinnungsstörungen aufweisen. Der Enthusiasmus, den das mit einer Punktionsnadel bewaffnete Medizinerkorps an den Tag legt, darf nicht dazu führen, daß die Bestimmung der Thromboplastinzeit und anderer Gerinnungsfaktoren vor der Punktion vergessen wird. Und wenn auch nur der leiseste Verdacht auf einen Gefäßtumor (Hämangiom) besteht, so sollte man eine Angiographie lieber vor als nach der Punktion durchführen – nach der Punktion mit dem Ziel, die Blutung durch eine Embolisation zum Stehen zu bringen.

Die Punktion dieser hypervaskularisierten Tumoren würde uns vor zwei Probleme stellen:

1. Eine zytologische Beurteilung ist nicht möglich, da bei der Punktion des kapillären Hämangioms nur Blut gewonnen wird. Die Feinnadelpunktion birgt nur ein geringes Blutungsrisiko (Holm u. Kristensen 1980).
2. Eine Blutung ist eher zu fürchten bei großen Gefäßen, die die Hämangiome oberflächlich umgeben. Einige Autoren empfehlen eine Punktion oberflächlich gelegener Tumoren von lateral, damit die Nadel erst Lebergewebe durchquert, bevor sie auf den Tumor trifft. Eine elegante Lösung ist die transjuguläre Punktion.

Die intraoperative Sonographie der Leber wird erfolgreich zur Lokalisation nicht palpabler Tumoren verwendet (Sigel 1982).

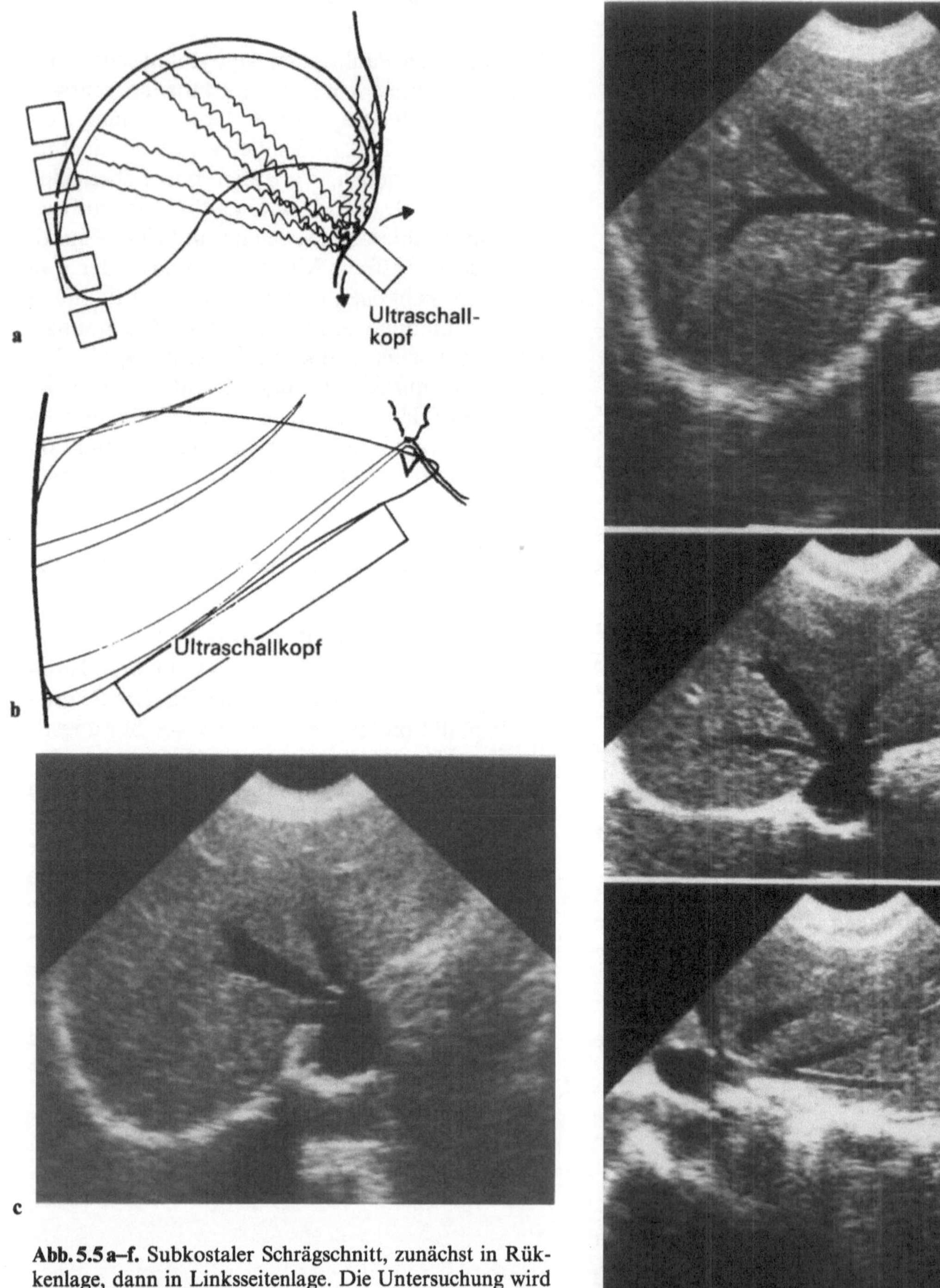

Abb. 5.5 a–f. Subkostaler Schrägschnitt, zunächst in Rükkenlage, dann in Linksseitenlage. Die Untersuchung wird nach tiefer Inspiration mit angehaltener Atmung durchgeführt. **a, b** Der Ultraschallkopf wird unter dem Rippenbogen aufgesetzt. Danach wird er von kranial nach kaudal und dann von kaudal nach kranial anguliert. Damit verbunden ist eine transversale Bewegung des Schallkopfes. Die Verbindung dieser beiden Bewegungen erlaubt es, die gesamte Leber von unten bis oben und von rechts bis links zu untersuchen. **c, d** Kraniokaudale Untersuchung: Die mediale und rechte Lebervene. Der rechte Leberlappen liegt rechts der medialen Lebervene. **e, f** Die mediale und linke Lebervene. Der linke Leberlappen liegt links der medialen Lebervene

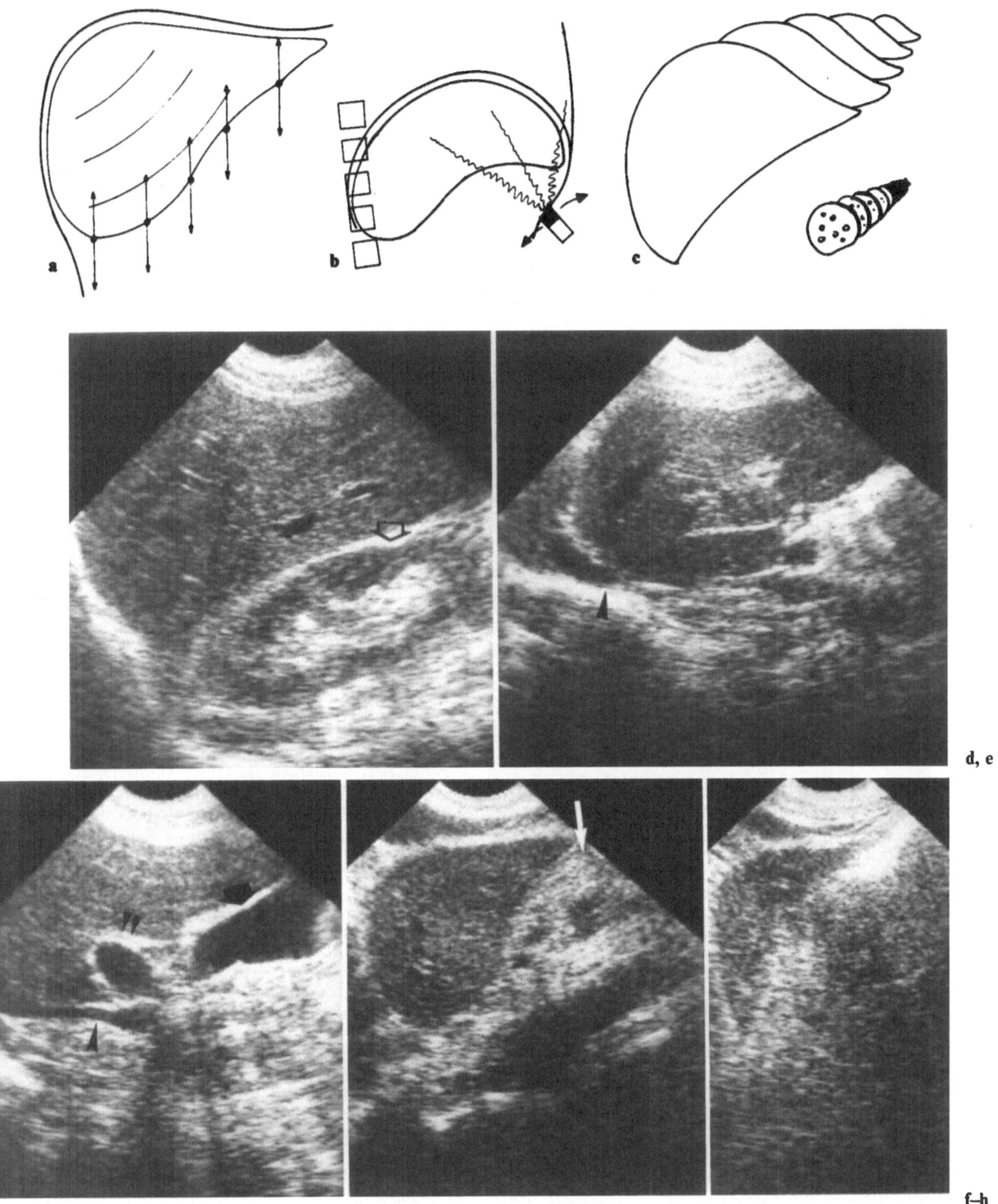

Abb. 5.6 a–h. Longitudinalschnitte im Compoundverfahren. **a** Der Transducer wird für jede Schnittebene unterhalb des Rippenbogens aufgesetzt. **b** Danach fordert man den Patienten auf, nach tiefer Inspiration die Luft anzuhalten. Der Transducer wird dann sektorförmig anguliert. **c** Schematische Darstellung dieses „Scheibchenverfahrens". **d–h** Parallelschnitte zeigen neben der Leber nacheinander die rechte Niere (*offener Pfeil*), die V. cava (*Pfeilspitze*) und die V. portae mit dem Ductus hepatocholedochus (*doppelte Pfeilspitze*), die Gallenblase (*großer Pfeil*) und das Pankreas (*weißer Pfeil*) mit der V. lienalis und der Aorta

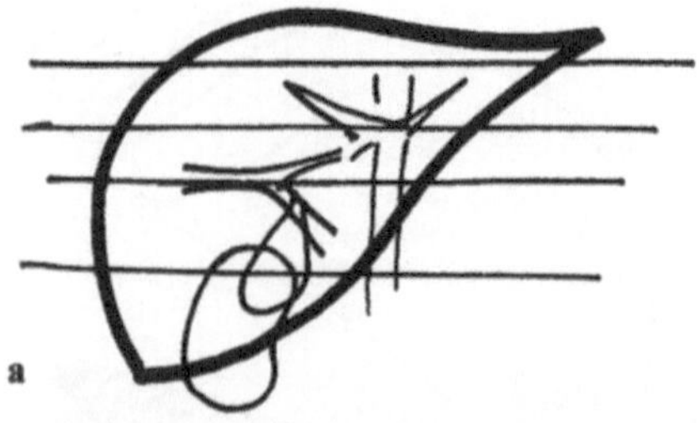
a

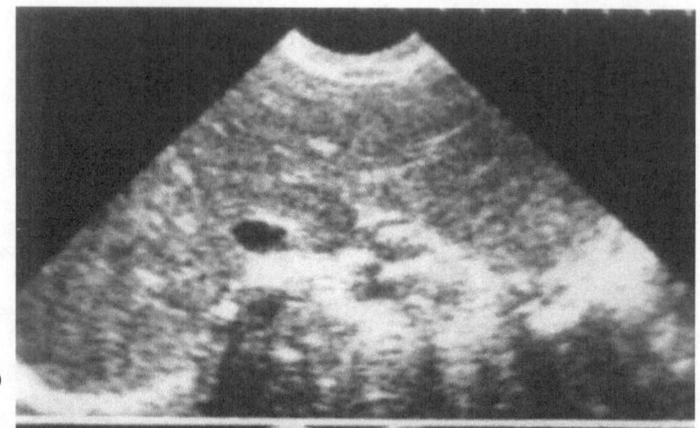
b

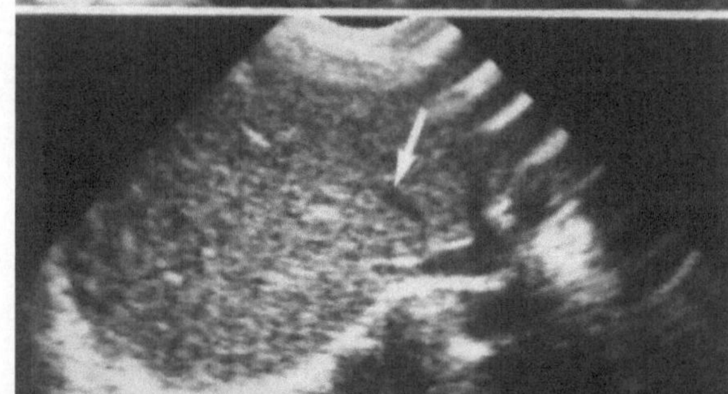
c

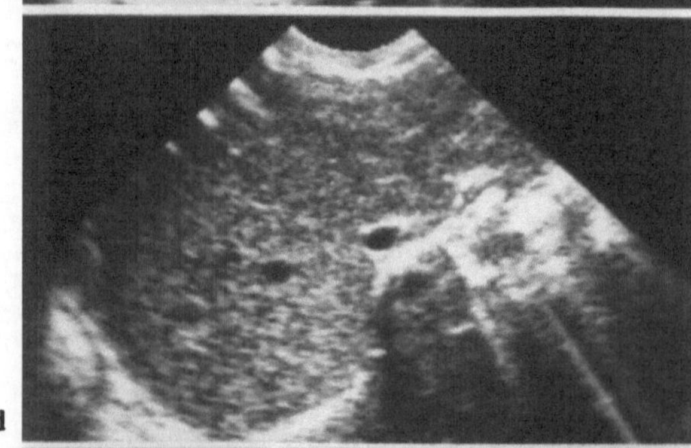
d

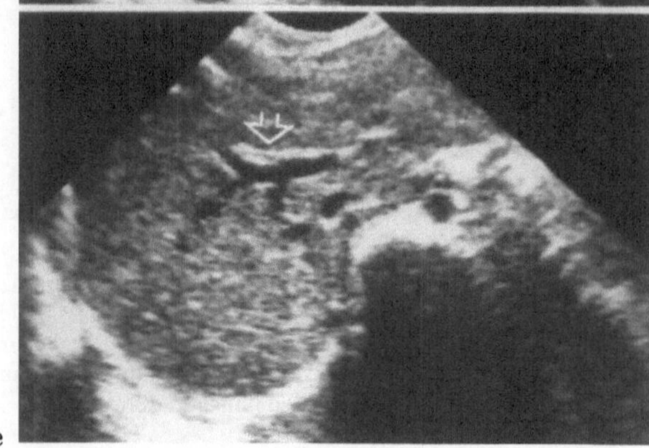
e

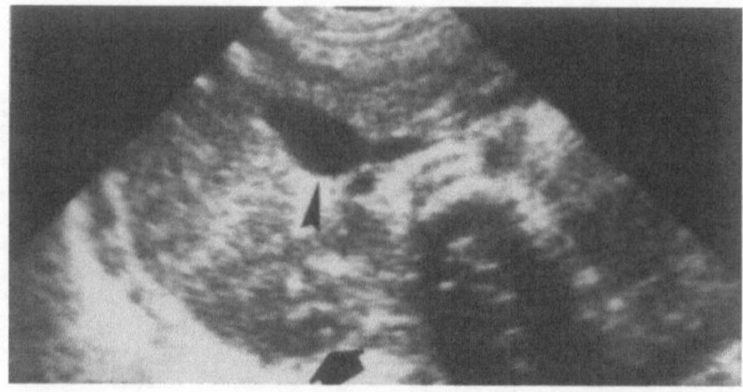

Abb. 5.7 a–f. Transversalschnitte der Leber. **a** Der Patient wird aufgefordert, tief einzuatmen und die Luft anzuhalten. Dann beginnt man die Untersuchung im epigastrischen Winkel. Die Untersuchung kann im Liegen und im Stehen ausgeführt werden. **b–f** Parallele Transversalschnitte zeigen nacheinander die Lebervenen (*weißer Pfeil*), die Leberpforte mit der Pfortaderaufzweigung und dem Gallenwegskonfluens (*offener Pfeil*), die Gallenblase (*Pfeilspitze*) und die rechte Niere (*großer Pfeil*)

Literatur

Barnett E, Morley P (1974) Abdominal echography. Butterworth, Borough Green

Goldberg BB, Kotler MN, Ziskin MC, Waxham RD (1975) Diagnostic uses of ultrasound. Grune & Stratton, New York

Hassani N (1976) Ultrasonography of the abdomen. Springer, Berlin Heidelberg New York

Holm HH, Kristensen JK (1980) Ultrasonically guided puncture technique. Munksgaard, Copenhagen

Holm HH, Kristensen JK, Rasmussen SN, Pedersen JF, Hancke S (1980) Abdominal ultrasound, 2nd edn. Munksgaard, Copenhagen

Hussey M (1975) Diagnostic ultrasound. Blackie, Glasgow

Leopold GR, Asher WM (1975) Fundamentals of abdominal and pelvic ultrasonography. Saunders, Philadelphia

Nosher JL, Plafker J (1980) Fine needle aspiration of the liver with ultrasound guidance. Radiology 136:177–180

Ohto M, Karasawa E, Tsuchiya Y, Kimura K, Saisho H, Ono T, Okuda K (1980) Ultrasonically guided percutaneous contrast medium injection and aspiration biopsy using a real time puncture transducer. Radiology 136:171–176

Rasmussen SN, Holm HH, Kristensen JK, Barlebott (1972) Ultrasonically guided liver biopsy. Br Med J II:500–502

Sigel B (1982) Operative ultrasonography. Lea & Febiger, Philadelphia

Taylor JW (1979) Diagnostic ultrasound in gastro-intestinal disease. Livingstone, Edinburgh

Weill F, Becker JC, Kraehenbuhl JR, Heriot G, Walter JP (1973) Atlas clinique de radiographie ultrasonore. Masson, Paris

Wells PNT (1972) Ultrasonics in clinical diagnosis. Livingstone, Edinburgh

Kapitel 6

Echoanatomie der Leber

Form und Größe

Form

Diejenigen, die ihre Frauen zum Metzger begleiten oder die sich in Sektionsräumen aufhalten, wissen, wie ein Schnitt durch die Leber aussieht: Saubere, glatte, regelmäßige Konturen und scharfe Ränder – also ganz allgemein ein harmonisches Bild. Diese Konfiguration weisen auch die bereits in Kap. 5 gezeigten sonographischen Schnittbilder auf (Abb. 5.6 und 5.7).

Die Leberumrisse lassen sich am besten im Compoundscan erkennen, etwa so wie auf der übersichtlichen, axialen Computertomographie (Abb. 6.1). Tatsächlich werden die Echos der Leberoberfläche durch initiale Reverberationsechos verdeckt. Im Real-time-Verfahren kann man sie besser darstellen, wenn man einen Wasservorlauf oder eine Plastikfolie verwendet: Dann ist sogar die Leberkapsel zu differenzieren (Abb. 6.1 b).

Die Computertomographie zeigt recht gut, daß die Leber aus zwei Lappen besteht: Eine große Fissur (Interlobärfissur) trennt den rechten vom linken Leberlappen (Abb. 6.2). Falls Aszites vorliegt, kann man sonographisch ein ähnliches Bild sehen (Abb. 6.3 und 6.4). Bei normalen Patienten ist die Fissur auf zwei Arten zu erkennen:

1. indirekt, indem man bei der Angulation des Transducers in der Longitudinalebene plötzlich das Leberparenchym verliert und es etwas weiter wiederfindet;
2. direkt, indem man einen Transversal- oder Schrägschnitt benutzt (Abb. 6.5 und 6.8 b).

Kranial der großen Fissur ist auf Transversalschnitten intrahepatisch ein Teil des Ligamentum falciforme zu erkennen, der von der Nabelvene begleitet wird. Die Nabelvene entspricht in obliteriertem Zustand dem Lig. teres. Bei portaler Hypertension kann die Nabelvene rekanalisiert werden (s. Kap. 10) und ist dann leicht zu erkennen (Abb. 6.4 a). Falls Aszites vorliegt, kann man sie sogar mit dem Lig. falciforme vor der Leber erkennen. Weiter kaudal bis zum Nabel ist sie hinter der Bauchwand zu verfolgen (Abb. 6.6).

Die große Fissur markiert die Trennungsebene von linkem und rechtem Leberlappen extrahepatisch. Weiter unten werden wir die Leberarchitektur und ihre Gefäßanatomie näher betrachten.

Die im Ultraschallbild erscheinenden Leberumrisse müssen genau differenziert werden: Je nach Richtung und Niveau der Schnittebene ergeben sich für den *linken Rand* ganz verschiedene Aspekte. Durch Transversalschnitte (oder auch näherungsweise transversale) läßt sich die Ausdehnung der Leber nach links feststellen. Diese Schnitte können sowohl in Höhe der Leberkuppel als auch in Höhe der Facies superior des linken Lappens, im Niveau des lateralen Randes des Lobus sinister oder schließlich in Höhe des Leberunterrandes gelegen sein. In den ersteren Fällen wird die linke Begrenzung abgerundet oder gedrungen erscheinen, in den letzteren Einstellungen dagegen scharfkantig. Das wird in den sukzessiven Schnitten der Abb. 6.1 verdeutlicht. Der Horizontalschnitt AA der Abb. 6.7 läuft durch die kranialen Abschnitte des linken Leberlappens. Die linke Begrenzung des Leberschnittes ist plump und gedrungen, während die die beiden Lappen trennende große Fissur in Erscheinung tritt. Dieser Schnitt ist computertomographisch sehr leicht darstellbar, wogegen die sonographische Ausführung durch die lufthaltigen basalen Lungensegmente i. allg. stark behindert wird, ausgenommen bei Pleuraergüssen. Eine rundliche Begrenzung dieser Art wird in den ersten beiden sehr weit kranial gelegten Schnitten (1 und 2) der Abb. 6.1 dargestellt. Auf einem durch die Ebene BB der Abb. 6.7 geführten Schnitt erscheint der linke Leberrand in mehr abgewinkelter Form – tatsächlich entspricht dies einem Schnitt durch den unteren Leberrand. Eine solche spitzwinkelige Begrenzung ist in den letzten Schnitten (6–8) der

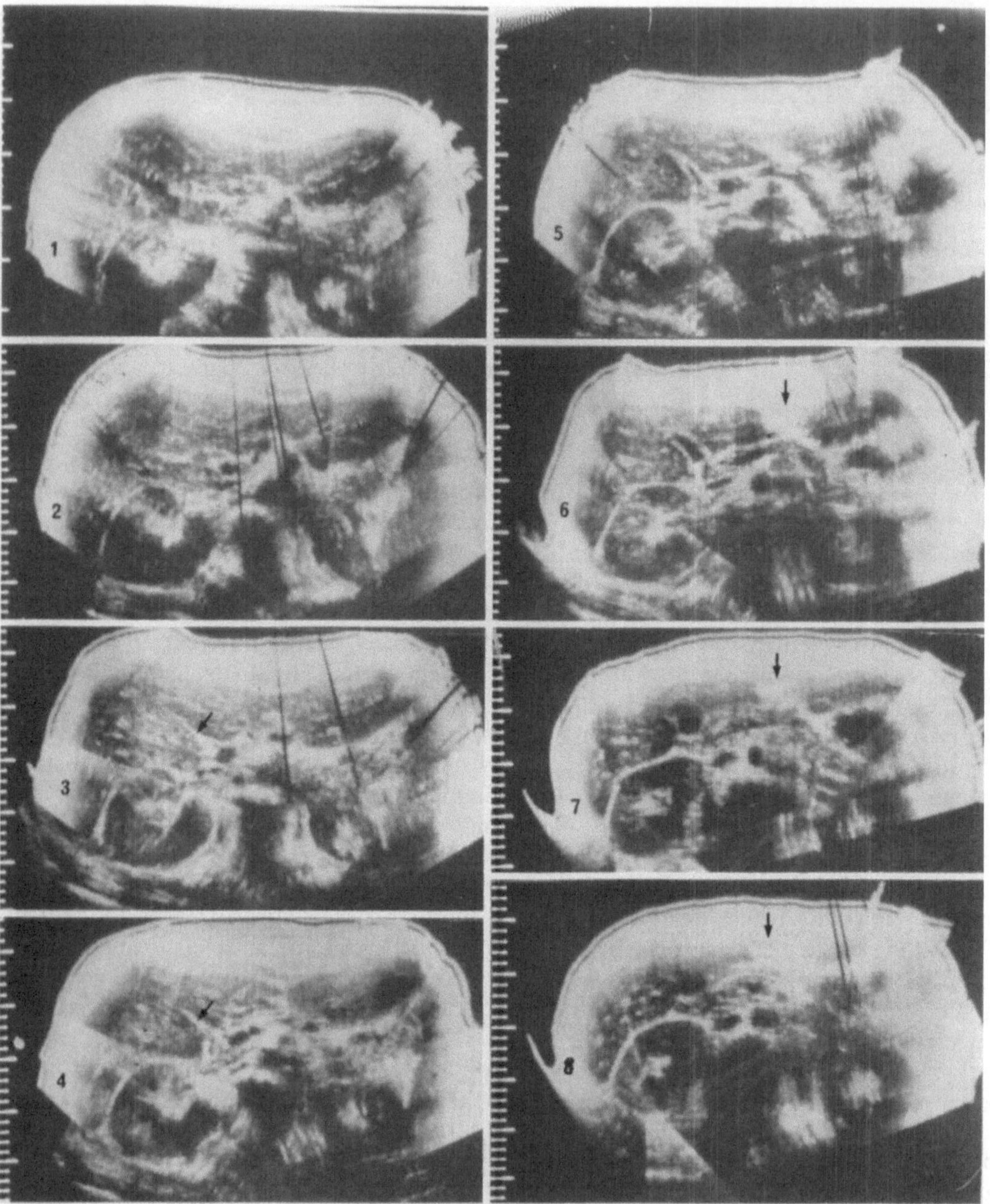

Abb. 6.1. a Acht parallele Transversalschnitte. Die Schnitte 1–4 gehen durch die äußere obere links-laterale Begrenzung des linken Leberlappens: Der linke Leberrand erscheint abgerundet. Die Schnitte 6–8 gehen auf der linken Seite durch den Leberunterrand: Die Kontur wird hier also spitzwinklig. Die Schnitte 6–8 stellen die Gebilde des Interlobärspaltes (große Fissur) als dichte Reflexionszonen ohne weitere Einzelheiten dar (*Pfeil*). Zu beachten sind auf sämtlichen Schnitten die engen Beziehungen zwischen Leber und rechter Niere, außerdem in den Schnitten 3 und 4 der Inhalt der Leberpforte (*Pfeil*). Auf den Schnitten 5–8 wird das Infundibulum der Gallenblase und dann die Gallenblase selbst erkennbar. **b** Darstellung der Leberkapsel (*Pfeile*) auf einem Sagittalschnitt

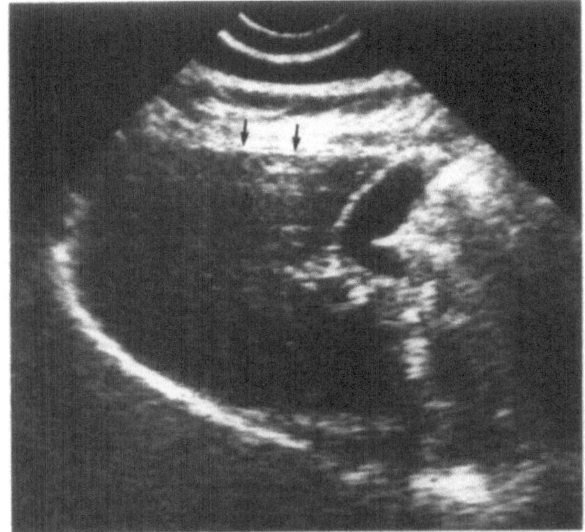

6.1b

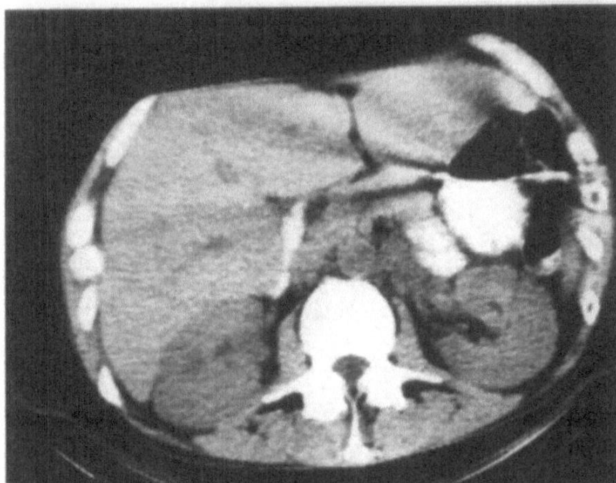

a

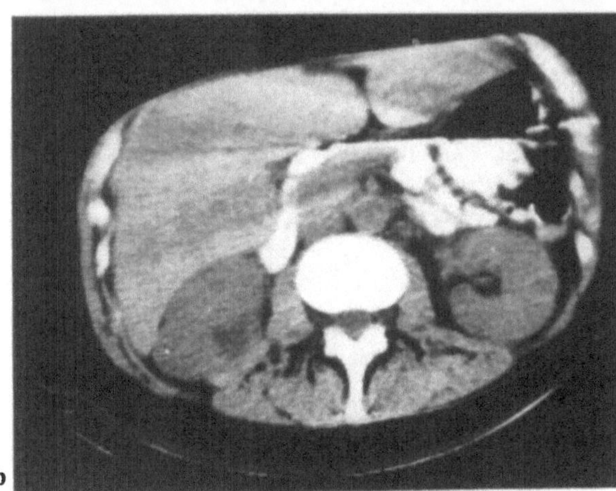

b

Abb. 6.2 a, b. Zwei computertomographische Schnittbilder, die den sonographischen Schnittbildern der Abb. 6.1 entsprechen. Während die Konturen der Leber deutlicher erkennbar sind, ist die Gewebestruktur schlechter zu beurteilen, insbesondere gilt dies für die Gefäßanschnitte. Aufgrund der besseren Darstellbarkeit der Leberkonturen erscheint auch der Interlobärspalt (große Fissur) besonders deutlich

Abb. 6.1 wiedergegeben. Schnitte durch CC oder DD können durch subkostale Schrägeinstellungen realisiert werden. Sie können zur Darstellung der Leberkuppel oder der ventralen Leberoberfläche von Interesse sein. Die linke Begrenzung weist also eine konvexe, gedrungene Konfiguration auf (Abb. 6.8). Man sollte die verschiedenen Erscheinungsbilder des linken Leberrandes in Abhängigkeit von der gewählten Schnittebene gut kennen, um die verschiedenen pathologischen Aspekte der Leberränder besser verstehen zu können.

Konturen. Die Umrisse der Leber sind regelmäßig. Sie haben normalerweise nur wenige Unebenheiten. Die Benutzung eines (Wasser- oder Plastik-) Vorlaufs erleichtert die Beurteilung der Leberoberfläche und ermöglicht die Abgrenzung der Leberkapsel (Abb. 6.1 b). So regelmäßige Konturen hat normalerweise nur ein Teil der Leberoberfläche.

Bei einigen dieser Unebenheiten handelt es sich um Einbuchtungen: Die große Fissur (Interlobärfissur) haben wir schon erwähnt. Eine andere Fissur ist stets gut zu erkennen, besonders durch ihren Gehalt an Fettgewebe. Es handelt sich um die Leberpfortenfissur, die das Lig. hepatoduodenale im Leberniveau verlängert. Die Leberpfortenfissur trennt den Lobus quadratus vom Lobus caudatus (Abb. 6.9). Sie enthält die Pfortader und ihre Begleitstrukturen, die A. hepatica und den Ductus hepatocholedochus, und führt zur Leberpforte. Obwohl das Fettgewebe der Leberpfortenfissur echogen ist, kann man in der Nähe der Leberpforte ein kleines schalltransparentes Fettkissen erkennen, das wir noch einmal weiter unten betrachten wollen.

Die Leberpfortenfissur verlängert sich lateral zwischen Lobus caudatus und dem Leberparenchym. Die echogene Linie, die hier zu erkennen ist, scheint ein Relikt des Ductus venosus zu sein (Abb. 6.11 a), der die embryonale Verbindung zwischen dem portalen und dem systemischen Venensystem darstellt.

Weitere Unebenheiten treten als Erhebung hervor. Die erste davon wird nur im Falle eines starken Aszites sichtbar. Sie entspricht dem extrahepatischen Anteil des Lig. falciforme (Abb. 6.4 und 6.6). Dies ist zwar leicht zu erkennen, es kommt ihm jedoch nur wenig Bedeutung zu. Die fünf restlichen Unebenheiten stellen mehr oder weniger deutliche anatomische Vorsprünge dar, deren Kenntnis von grundlegender Wichtigkeit bei der Diskussion oberflächlich gelegener Tumoren ist.

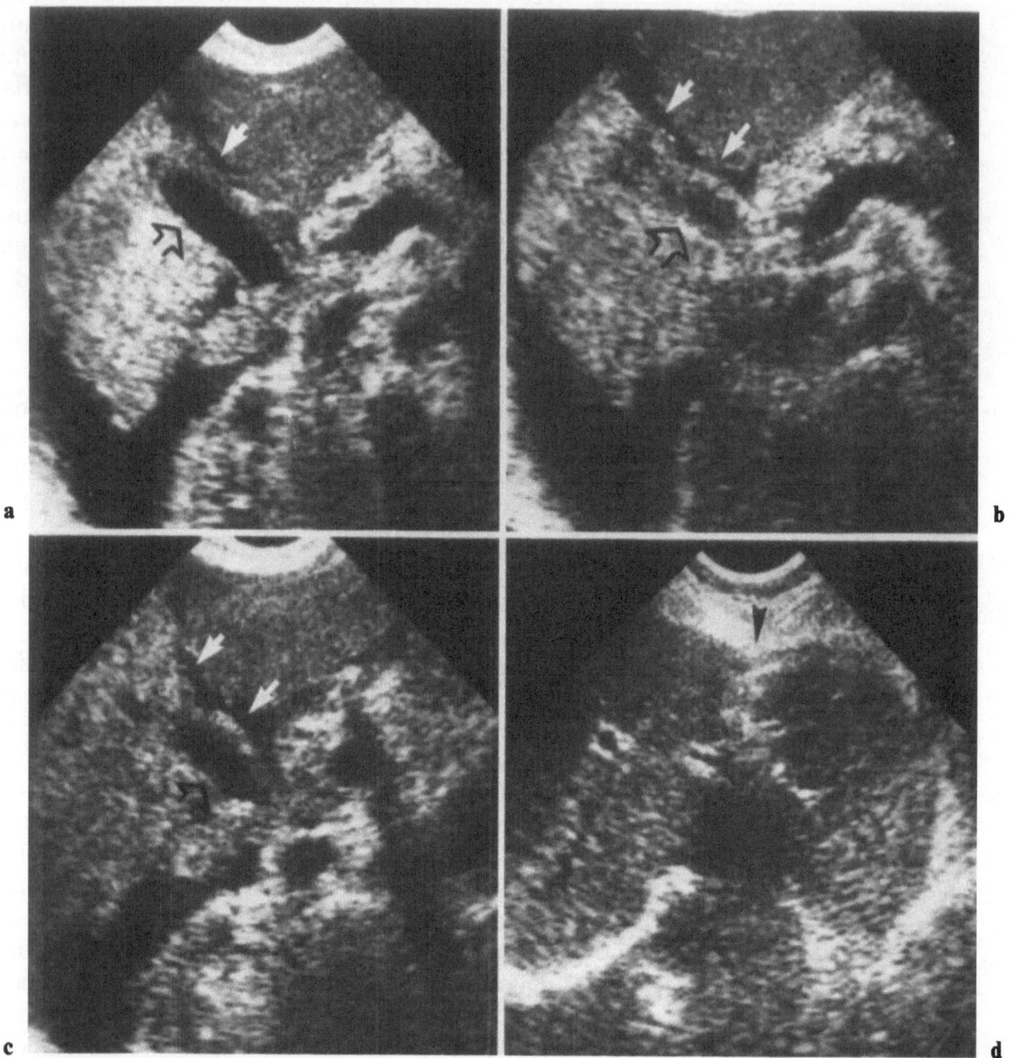

Abb. 6.3 a–d. Interlobärspalt (große Fissur): sonographische Darstellung bei einem Patienten mit Aszites. **a** Der untere Abschnitt des Interlobärspaltes (*Pfeil*) liegt in der Nähe der Gallenblase (*offener Pfeil*). **b, c** Der Interlobärspalt ist auch auf zwei etwas kranialeren Schnitten noch erkennbar (*Pfeile*). **d** Noch weiter kranial ist der Interlobärspalt durch das Lig. falciforme und das Lig. teres (*Pfeilspitze*) ersetzt

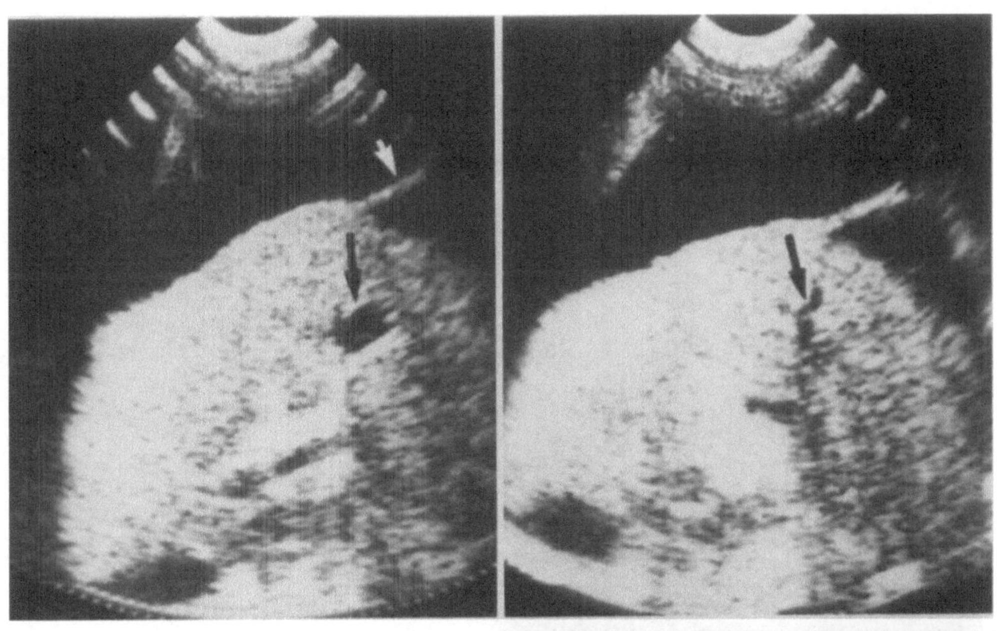

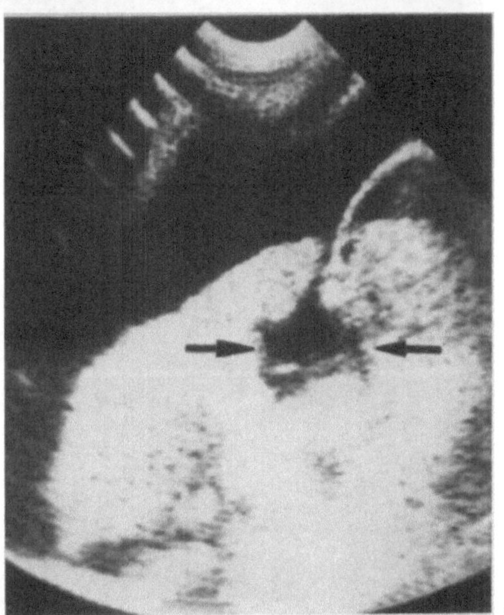

Abb. 6.4 a–c. Interlobärspalt, Lig. teres und Lig. falciforme. Parallelschnitte bei einem Patienten mit Aszites: **a** Ein sehr weit kranial lokalisierter Schnitt zeigt den extrahepatischen Abschnitt des Lig. falciforme und den intrahepatischen Abschnitt der V. umbilicalis (Lig. teres). **b, c** Diese beiden, etwas weiter kaudal lokalisierten Schnitte verlaufen durch den Interlobärspalt

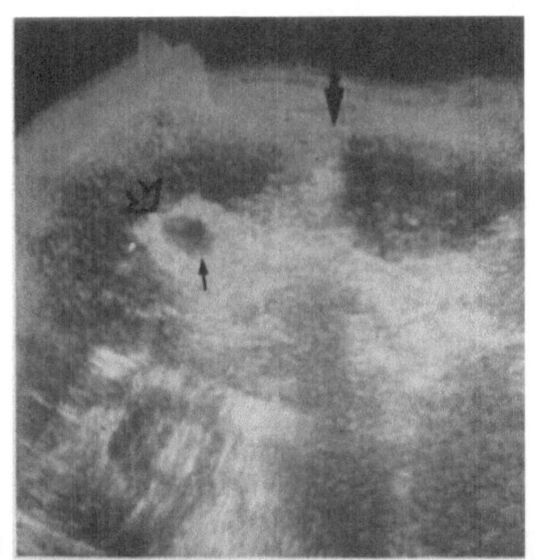

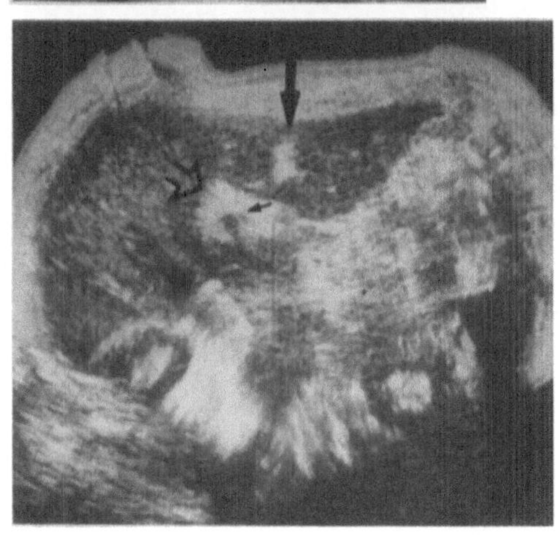

◄ **Abb. 6.5. a** Transversalschnitt der Leber mit dem Lig. falciforme (*Pfeil*). **b** Transversalschnitt der Leber mit dem Lig. falciforme (*schwarzer Pfeil*) und dem Bindegewebe der Fissura portalis (*offener Pfeil*). Auf **a** und **b** ist eine echogene Zone zu erkennen, die dem Fettgewebe der Fissura portalis entspricht. Sie umgibt die V. portae (*kleiner Pfeil*)

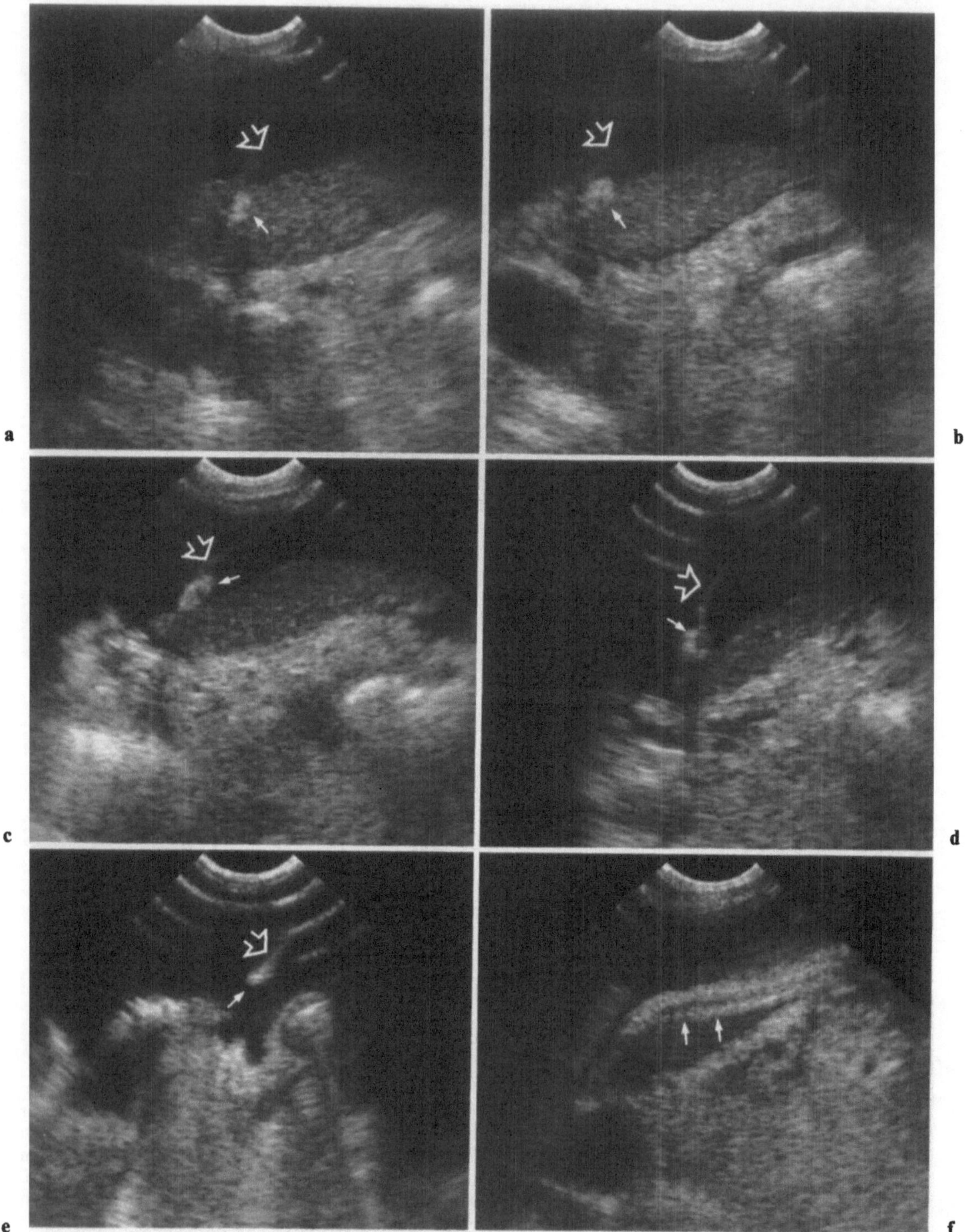

Abb. 6.6 a–f. Lig. teres und extrahepatischer Abschnitt des Lig. falciforme bei einem Patienten mit Aszites. **a–e** Parallele Transversalschnitte zeigen das Lig. teres (obliterierte V. umbilicalis) (*Pfeil*) und sein Verhältnis zum Lig. falciforme (*offener Pfeil*). **f** Sagittalschnitt der V. umbilicalis in der Nähe der vorderen Bauchwand (Manzoni, Besançon)

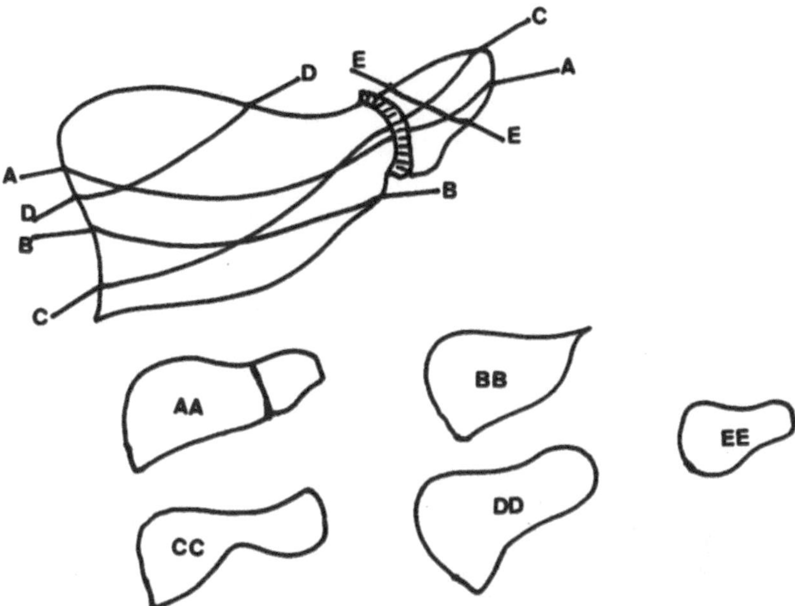

Abb. 6.7. Leberkonturen: Die Konturen des linken Leberlappens sind abhängig von der Lage der Schnittebene. Der Schnitt *AA* geht durch den linken Rand des linken Leberlappens, dessen Kontur auf diesem sehr weit kranial gelegten Schnitt konvex ist. Auf ein ganz ähnliches Bild trifft man häufig bei Computertomogrammen. Bei dieser Darstellungsweise kommt der Interlobärspalt sehr deutlich zur Darstellung. Ein Schnitt durch die Ebene *BB* erfaßt den Leberunterrand, der als linke Begrenzung hier einen spitzen Winkel bildet. Demgegenüber werden in den Schnitten *CC* und *DD* auf der linken Seite die Facies diaphragmatica oder die Leberkuppel dargestellt. Die linksseitige äußere Begrenzung liefert hier also einen mehr rundlichen Aspekt. Ein Schnitt durch die Ebene *EE* zeigt einen abgerundeten Leberunterrand (s. auch Abb. 5.5f)

Es sind dies:

1. An der Vorderseite die auf Transversalschnitten sich abzeichnende subkostale Vorwölbung, eine inkonstante Erscheinung, die sich dort, wo die Leber unter dem Rippenbogen hervortritt, ausbildet (Abb. 6.10).
2. An der Hinterseite, auf Longitudinal- und Transversalschnitten erkennbar, der *Lobus caudatus*. Dieser liegt der V. cava auf (Abb. 6.11). In bestimmten Fällen weist der Lobus caudatus eine etwas geringere Echogenität als das übrige Lebergewebe auf. Hierbei handelt es sich zweifellos um ein Abschwächungsphänomen, wobei sich ein deutlicher Reflexionsstreifen an seiner vorderen Umgrenzung bemerkbar machen kann. Seine Form ist sehr markant und variationsreich – zuweilen beinahe rechteckig oder auch im Gegenteil rundlich. Wenn er rundlich und groß ist, was auch ohne portale Hypertension vorkommt, kann er wie ein Pseudotumor oder auch wie ein suprapankreatischer Tumor imponieren (Abb. 6.12). Wir wollen uns erinnern, daß der Lobus caudatus das Dach des Foramen Winslowi bildet.
3. Ein weiterer Vorsprung vergleichbar mit dem des Lobus caudatus im Transversalschnitt zeichnet sich sehr häufig vor der Aorta abdominalis ab (Abb. 6.13). Er entspricht dem sehr augenfälligen *Lobus quadratus* (Abb. 6.9 b).
4. Schließlich ragt auf Longitudinalschnitten die Rückseite der Leber unterhalb des unteren Nierenpols vor (Abb. 6.14). Wir nennen das die *„infrarenale Vorwölbung"*.
5. Schließlich kann die Leberkuppel *diaphragmale Vorwölbungen* haben, die wie multiple Bukkel aussehen (Abb. 6.15). Die Leberkuppel paßt sich einer eventuellen Zwerchfellrelaxation an – sie bildet dann einen bedeutenden, nicht pathologischen Buckel (Abb. 6.15 c).

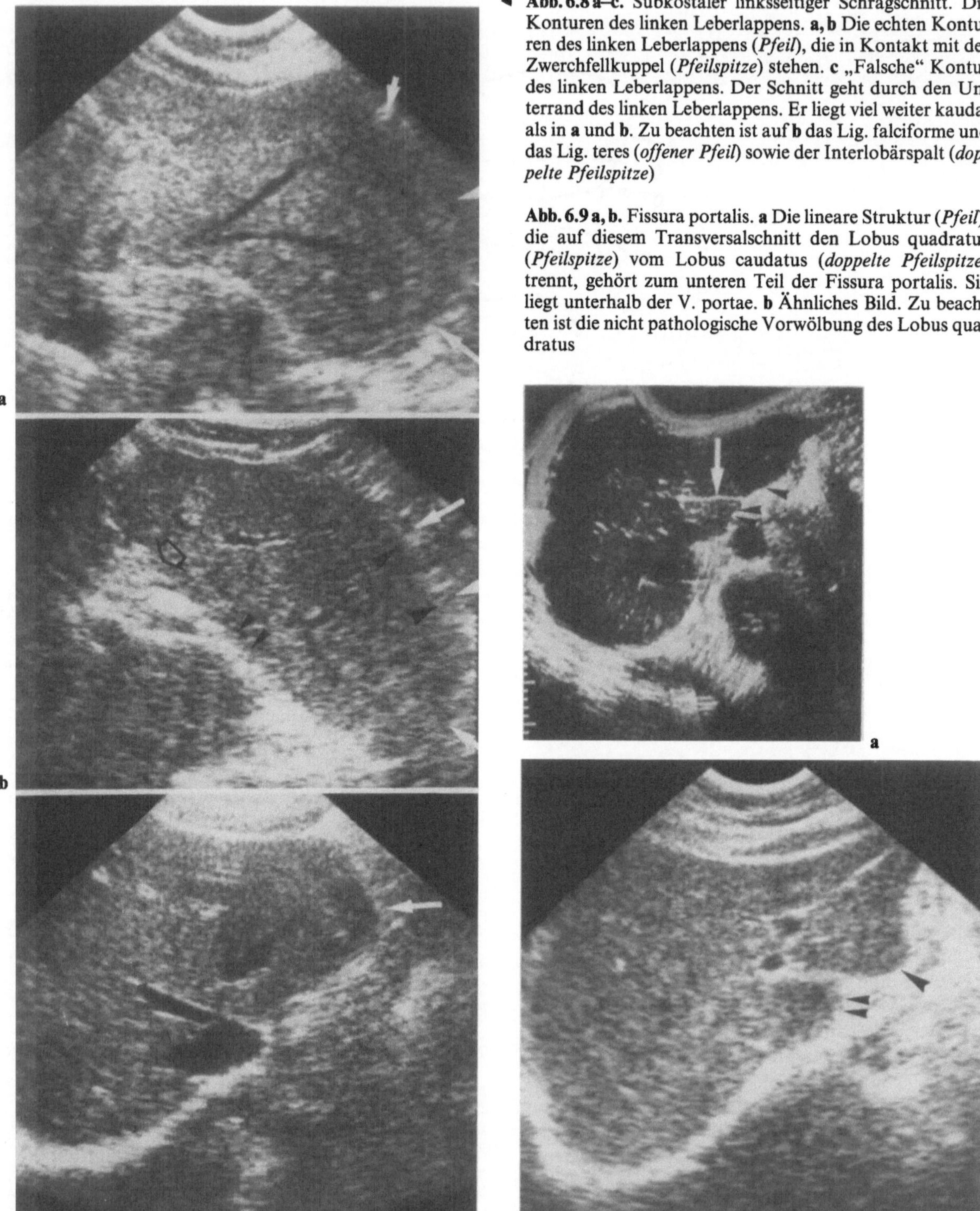

◀ **Abb. 6.8 a–c.** Subkostaler linksseitiger Schrägschnitt. Die Konturen des linken Leberlappens. **a, b** Die echten Konturen des linken Leberlappens (*Pfeil*), die in Kontakt mit der Zwerchfellkuppel (*Pfeilspitze*) stehen. **c** „Falsche" Kontur des linken Leberlappens. Der Schnitt geht durch den Unterrand des linken Leberlappens. Er liegt viel weiter kaudal als in **a** und **b**. Zu beachten ist auf **b** das Lig. falciforme und das Lig. teres (*offener Pfeil*) sowie der Interlobärspalt (*doppelte Pfeilspitze*)

Abb. 6.9 a, b. Fissura portalis. **a** Die lineare Struktur (*Pfeil*), die auf diesem Transversalschnitt den Lobus quadratus (*Pfeilspitze*) vom Lobus caudatus (*doppelte Pfeilspitze*) trennt, gehört zum unteren Teil der Fissura portalis. Sie liegt unterhalb der V. portae. **b** Ähnliches Bild. Zu beachten ist die nicht pathologische Vorwölbung des Lobus quadratus

Abb. 6.11 a–d. Lobus caudatus. **a** Ein Sagittalschnitt des Lobus caudatus, der zwischen dem obliterierten Ductus venosus (*weißer Pfeil*) und der V. cava (*schwarzer Pfeil*) liegt. Die Pfeilspitze markiert die Einmündung der V. cava in den rechten Vorhof. **b–d** Transversalschnitte des Lobus caudatus (*Pfeil*) dorsal der Fissura portalis (*Pfeilspitze*). Zu beachten ist die Vorwölbung des Lobus caudatus gegen die V. cava

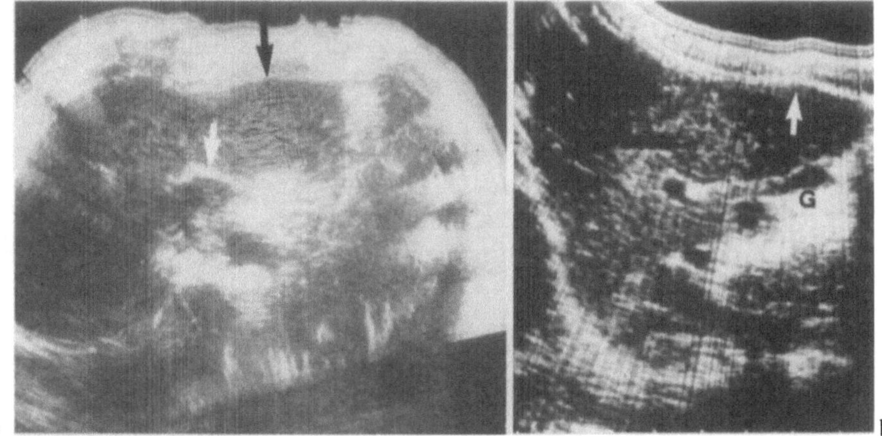

Abb. 6.10 a, b. Subkostale Vorwölbungen. **a** Transversalschnitt. Die Vorwölbung ist durch einen schwarzen Pfeil markiert (*weißer Pfeil*: Fissura portalis). **b** Subkostale Vorwölbung (*Pfeil*) im Sagittalschnitt (*G*: Gallenblase)

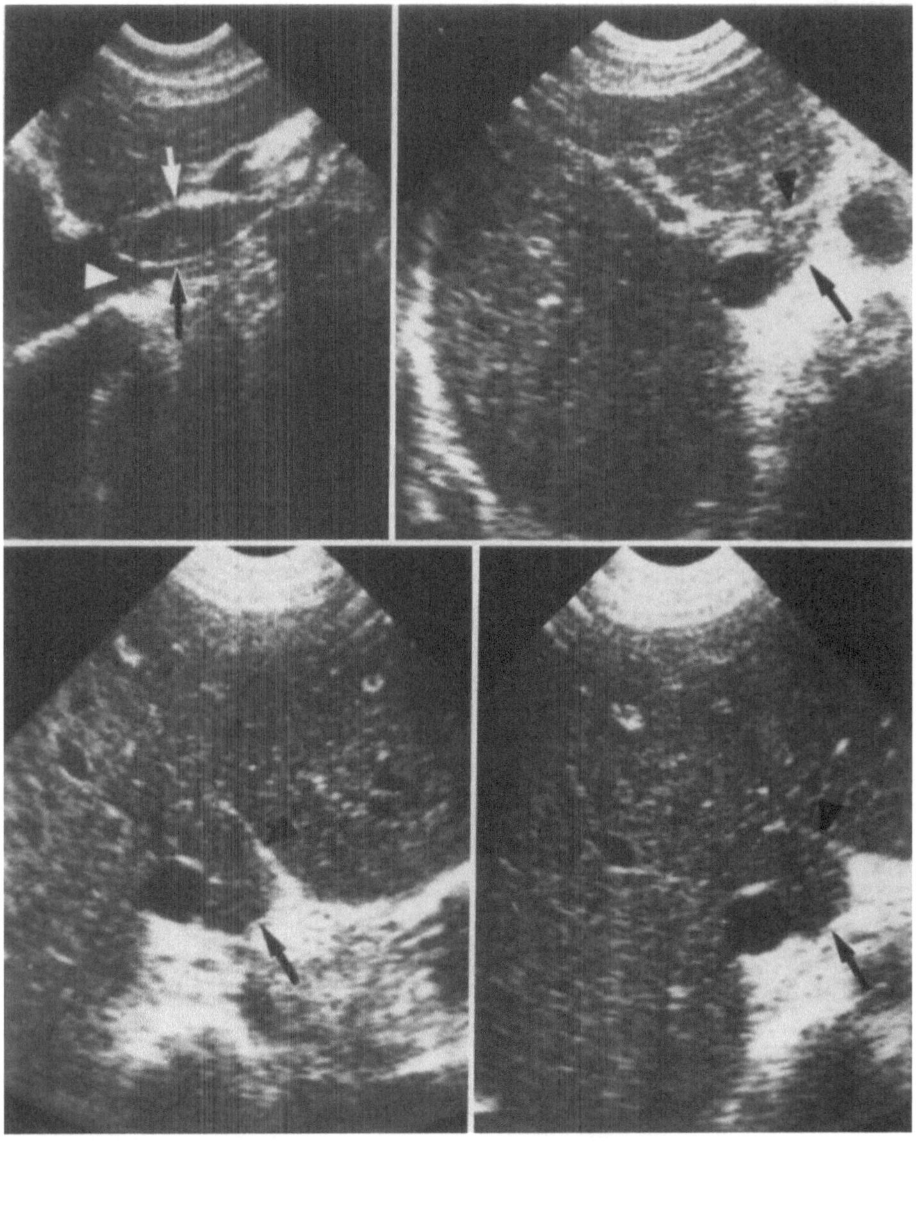

a
b
c
d

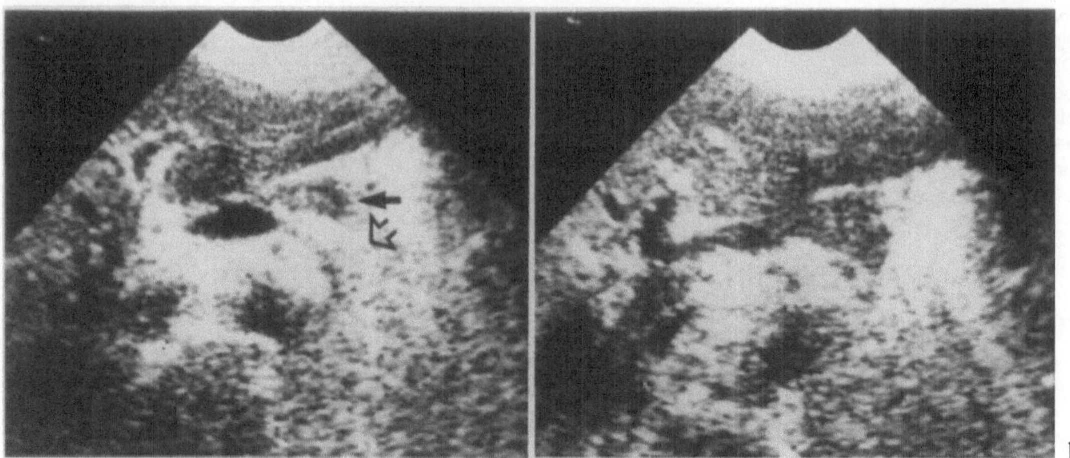

Abb. 6.12 a, b. Variationen des Lobus caudatus: **a** Dieser Transversalschnitt eines Lobus caudatus (*Pfeil*) suggeriert auf den ersten Blick einen Pankreastumor. Es handelt sich um eine umschriebene, echoarme Struktur neben dem Pankreas (*offener Pfeil*). **b** Auf einem weiter kranial gelegenen Parallelschnitt ist zu erkennen, daß es sich um den unteren Abschnitt eines großen Lobus caudatus handelt, da eine Gewebebrücke existiert

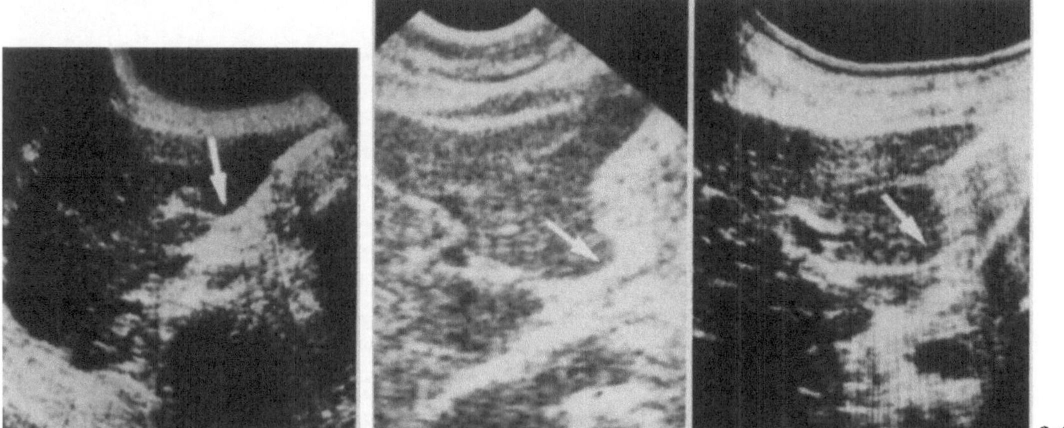

Abb. 6.13 a–c. Verschiedene Formen des Lobus quadratus

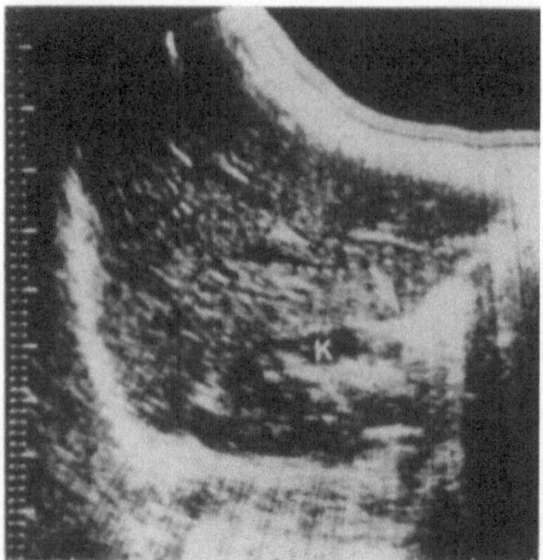

Abb. 6.14. Infrarenale Vorwölbung (*Pfeil*) (Sagittalschnitt des rechten Oberbauches) (*K*: rechte Niere)

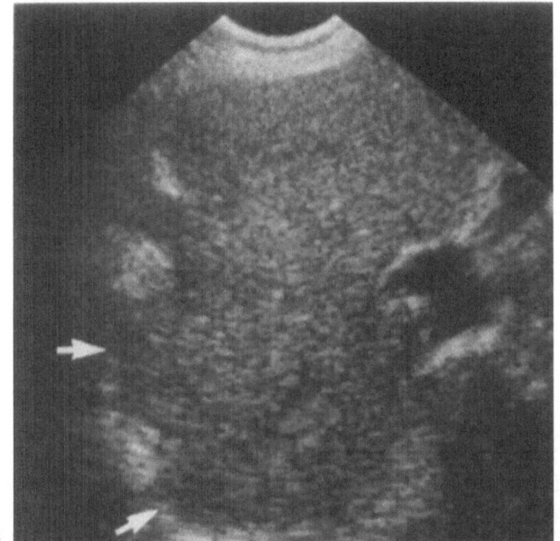

a

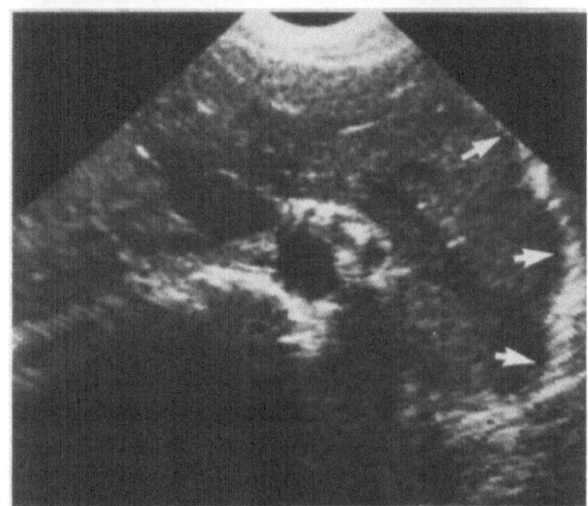

b

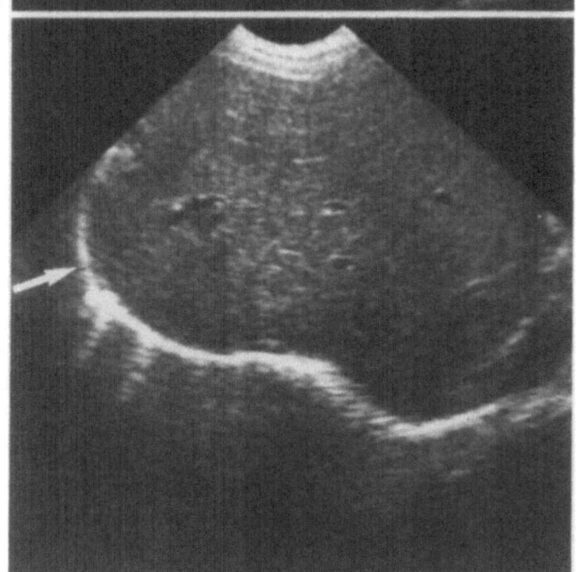

c

Abb. 6.15 a–c. Zwerchfellbuckel (*Pfeile*). **a** rechts, **b** links, **c** große Vorwölbung bei Zwerchfellrelaxation (*Pfeil*) (Sagittalschnitt der Leber)

Leberränder. Ein weiteres wichtiges Element bei der Analyse der Leberumrisse sind die Leberrandwinkel. Diese Randwinkel sind geometrisch spitzwinklig. Sie lassen sich ausmessen: Gemeint ist hier v. a. der linkslaterale Leberrand (wie wir oben gesehen haben, wird dieser in Wirklichkeit von dem horizontal getroffenen Margo inferior der Leber gebildet). Unter gewöhnlichen Bedingungen überschreitet der *linke Randwinkel* 45° nicht (Abb. 6.16). Ist der linke Leberlappen jedoch unterentwickelt, so kann dieser Wert größer werden (Abb. 6.17).

Was den unteren Leberrand anbelangt, so darf der Winkel an dem rechtsseitigen Margo inferior 75° betragen; auf der linken Seite ist er gewöhnlich nicht größer als 45° (Abb. 6.16).

Alle diese Zahlen stellen keine absoluten Werte dar. Einige Leberränder sind nicht als Winkel abgrenzbar. Einen davon kennen wir bereits, den linken Leberrand auf sehr weit kranial gelegenen Horizontalschnitten, die den Margo inferior der Leber nicht mehr berühren, wohl aber die äußere Zirkumferenz des linken Leberlappens oder die Facies diaphragmatica. Andere nicht winklige Leberränder sind auf Longitudinalschnitten zu erkennen: Der Leberunterrand kann an der Insertionsstelle des Lig. falciforme wie auch in seinen lateralen Abschnitten etwas abgerundet erscheinen (Abb. 6.18).

Größe

Der linksseitige Leberrand stellt sich auf subxiphoidalen Schnitten unterschiedlich dar: Er kann einerseits weit nach links ausladen und die linkslaterale Abdominalwand erreichen. Andererseits ist er manchmal nur schlecht abzugrenzen (Abb. 6.17). Wir haben uns angewöhnt, als Normalkriterium nicht die transversale Ausdehnung dieses Leberteiles zu werten, sondern seinen anteroposterioren Durchmesser. In Kap. 7 bei der Besprechung der Hepatomegalie werden wir auf diesen Punkt noch einmal eingehen. Unseres Erachtens darf der Lobus sinister, gemessen entlang einer an den linken Wirbelkörperrand angelegten Tangente nicht dicker als 5 cm werden (Tangentenzeichen) (Abb. 6.17 a).

Harbin (1980) und Seitz (1983) haben herausgefunden, daß zwischen dem Transversaldurchmesser des Lobus caudatus und dem Transversaldurchmesser des rechten Leberlappens ein ziemlich konstantes Verhältnis besteht, das normalerweise höchstens 0,32 beträgt. Dieses Verhältnis

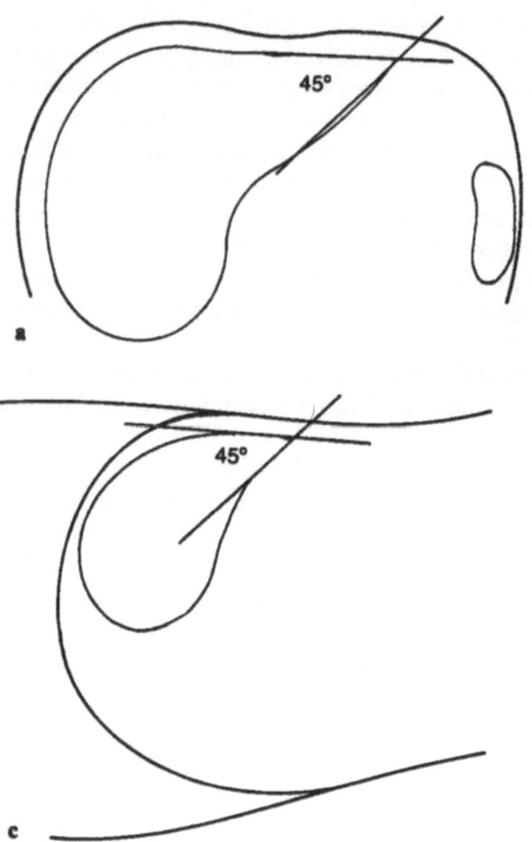

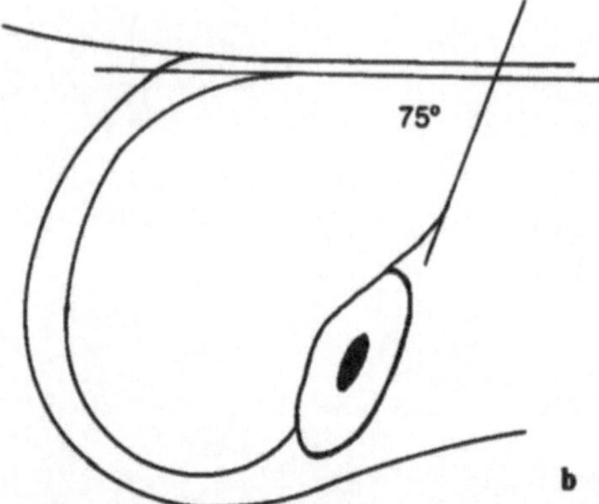

Abb. 6.16 a–c. Leberrandwinkel. **a** Linker Randwinkel (Transversalschnitt), **b** Winkel des Leberunterrandes rechts (Longitudinalschnitt), **c** Winkel des Leberunterrandes links (Longitudinalschnitt)

erlaubt die Objektivierung der Vergrößerung des Lobus caudatus bei Leberzirrhosen. Als Grenze zwischen rechtem Leberlappen und Lobus caudatus faßt man zur Ausmessung eine Sagittale durch den rechten Rand der Pfortader auf (Abb. 10.7).

Die *Form des rechten Leberlappens* ist geringeren Schwankungen unterworfen. Die Leber kann jedoch den rechten Rippenbogen lateral oder ventral beträchtlich überragen, ohne daß eine pathologische Veränderung vorliegt.

Ein Riedel-Lappen manifestiert sich in einem pseudotumoralen Gebilde, das unterhalb der rechten Niere zum Vorschein kommt und keinerlei parenchymatöse Veränderung aufweist (Abb. 6.19). Ein Situs inversus kann einen Augenblick verwirren.

Bei manchen älteren mageren Frauen kann der rechte Leberlappen im Längsschnitt dünn und ausgezogen erscheinen (Abb. 6.20). Der untere Leberrand überragt den unteren Rippenbogen gelegentlich und dehnt sich manchmal bis zum Nabel hin aus. Die Bestimmungen der Winkel und der Lebergröße zeigen dann aber, daß es sich nicht um eine echte Hepatomegalie handelt.

All diese morphologischen Variationen machen es illusorisch, die unterschiedlichen Formen der Leber einem einfachen Schema zu unterwerfen. Es wurden jedoch auch schon genaue Methoden zur Bestimmung der Lebergröße vorgeschlagen. Rasmussen (1972) berechnet das Lebervolumen elektronisch aufgrund von Serienschnitten. Carr et al. (1976) haben ein einfacheres geometrisches Verfahren entworfen, das aus der Bewertung der Randwinkel und der Dicke des linken Leberlappens schnell und zuverlässig auf die Lebergröße schließen läßt.

Der Winkel der Sektorschallköpfe ist meist nicht ausreichend, um ein vollständiges Schnittbild der gesamten Leber wiederzugeben, wenigstens gilt das für den rechten Leberlappen. Wenn die Ultraschallgeräte im Moment auch schon für eine Planimetrie eingerichtet sind, so ist diese Methode zur Lebervolumenbestimmung wegen der fehlenden Darstellungsmöglichkeit vollständiger Leberschnitte doch noch nicht ausgereift. Wenn man das Lebervolumen durch die Summation paralleler Einzelschnitte bestimmen will, muß man also auf die Computertomographie zurückgreifen. Wenn die Leber allerdings auf sonographischen Parallelschnitten vollständig abgebildet werden kann, läßt die Volumenbestimmung der Leber durch Ultraschall nichts an Genauigkeit vermissen. Meire u. Farrant (1982) haben eine bemerkenswerte Präzision bei der Lebervolumenbestimmung erreicht. Sie konnten gleichzeitig physiologische Volumenschwankungen von 10% registrieren: Das Lebervolumen ist morgens am geringsten, während eine deutliche Vergrößerung 90 min nach einer Mahlzeit zu messen ist.

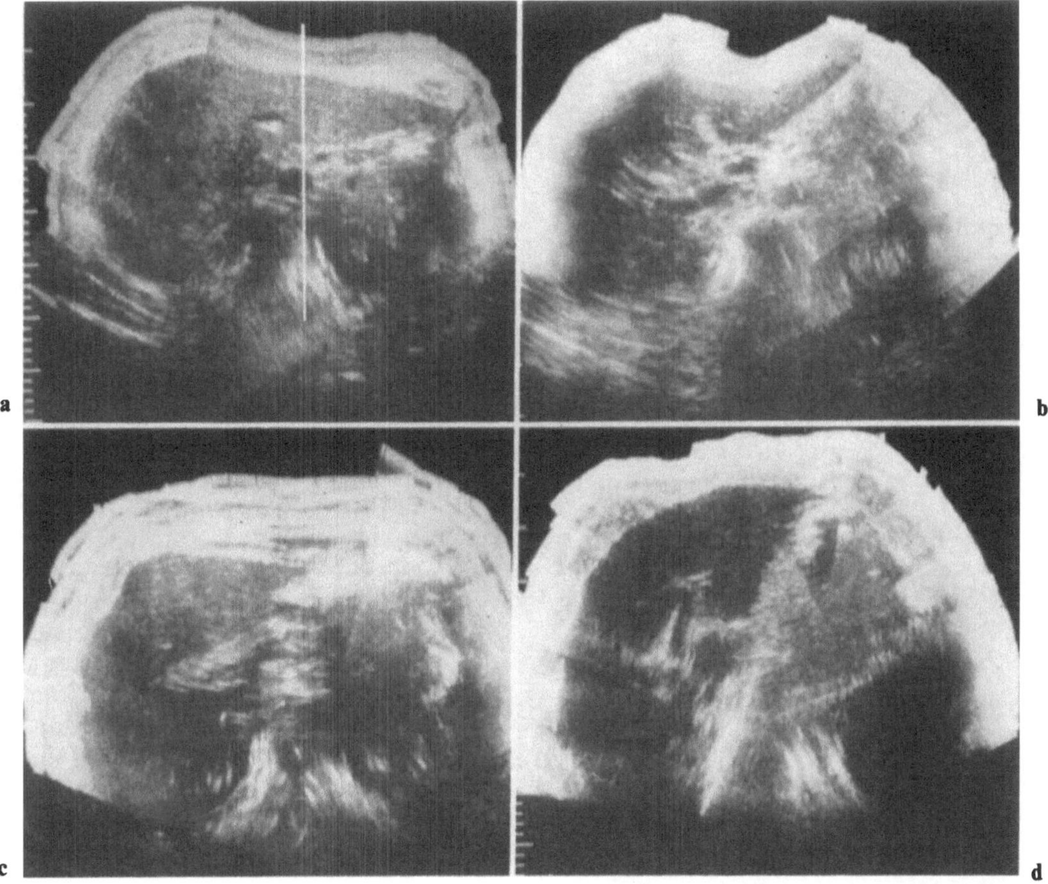

Abb. 6.17 a–d. Verschiedene Konturen des linken Leberlappens im Transversalschnitt. **a, b** Dünn ausgezogener und sich weit nach links erstreckender linker Leberlappen. **c, d** Hypoplastischer linker Leberlappen mit gedrungener Kontur. Die linksseitigen Leberumrisse von **a, b** können mit einem Randwinkel unter 45° einhergehen. Ein Randwinkel von mehr als 45° ist im Falle eines hypoplastischen linken Leberlappens – wie auf **c** und **d** – nicht pathologisch. Zu beachten ist in **a** die an den linken Wirbelkörperrand angelegte Tangente: Die Leber darf entlang dieser Linie gemessen die Dicke von 5 cm nicht überschreiten (Tangentenzeichen)

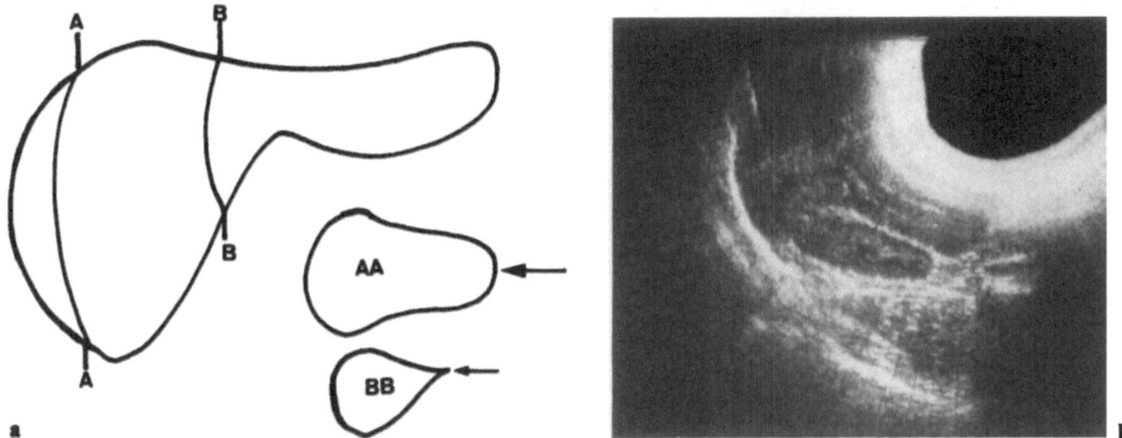

Abb. 6.18 a, b. Winkel des Leberunterrandes. **a** Der Schnitt BB läßt einen spitzwinkligen Leberunterrand erkennen. Der Schnitt AA geht durch die rechts-laterale, konvexe Leberoberfläche. Es ergibt sich hier also eine abgerundete Kontur. **b** Beispiel für einen solchen abgerundeten Leberunterrand, der nicht pathologisch zu werten ist

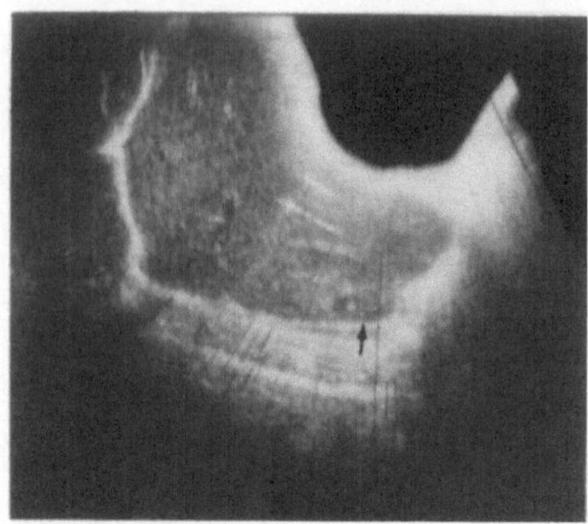

Abb. 6.19. Riedel-Lappen. Der *Pfeil* markiert die rechte Niere

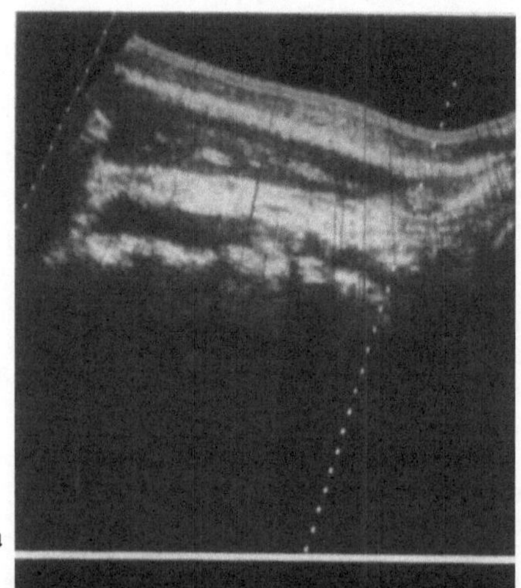

a

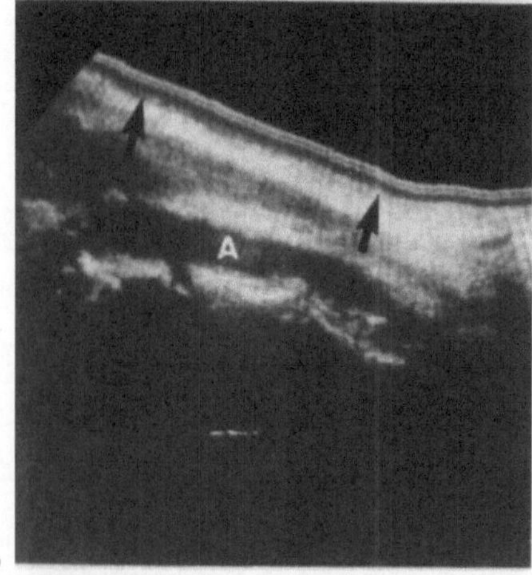

b

Abb. 6.20 a, b. Tiefstehende Leber bei einer alten Frau. **a** Medianer Sagittalschnitt: Die Markierungen bezeichnen das Xiphoid und den Nabel. Es ist zu beachten, wie dünn der linke Leberlappen ist. Der Winkel am Leberunterrand beträgt nur 15°. **b** In diesem Beispiel markieren die Pfeile wiederum das Xiphoid und den Nabel (*A*: Aorta). Der Winkel am Leberunterrand ist hier noch kleiner

Leberstruktur

In Kap. 4 und 5 sowie in den vorangegangenen Zeilen sind wir schon auf viele Beispiele von normaler Leberstruktur gestoßen: Die Echos sind gleichmäßig verteilt. Sie haben eine etwa gleiche Amplitude und vermitteln den allgemeinen Eindruck von Homogenität. Die einzelnen eingestreuten heterogenen Bildmerkmale gehören zu den vielen angeschnittenen Gefäßen. Bei Normalpersonen gewinnt man auch bei regulärem Tiefenausgleich und Standardverstärkung zufriedenstellende Bilder vom gesamten Parenchym, insbesondere bei subkostalen Schrägeinstellungen und Longitudinalschnitten. Die Dinge können sich jedoch trotz gleicher technischer Voraussetzungen ganz anders präsentieren (wobei die stark adipösen Individuen hier noch ausgeklammert bleiben sollen). Der Ultraschallstrahl kann tatsächlich dermaßen abgeschwächt werden, daß es fast unmöglich wird, ohne extreme Anhebung des Tiefenausgleiches und ohne Überstrahlung der oberflächlichen Schichten einen Eindruck von der Echostruktur zu gewinnen. Man sollte demnach auch dem diffus veränderten Lebergewebe Beachtung schenken (Rettenmaier 1973 a, b). Auf diese Schallabschwächungsanomalien werden wir in Kap. 10 noch einmal zurückkommen.

Tubuläre Strukturen

Die tubulären Strukturen der Leberpforte bedürfen einer eigenen systematischen Abhandlung. Mit den Ästen der Pfortader haben wir uns in Kap. 4 bereits beschäftigt. Durch behutsame Führung des Real-time-Schallkopfes lassen sich bestimmte Strukturen herausgreifen und bis in ihre Verästelungen hinein verfolgen (Abb. 6.21).

Die Wände der *Pfortaderäste,* besonders wenn diese vom Ultraschallstrahl tangential getroffen werden, und ihre Anordnung in einem mehrere Äste und Windungen umfassenden Schnitt projizieren ins retrohiläre Gebiet auffällige Schallschatten (Abb. 6.22). Diese retrohilären (oder umfassender ausgedrückt: retrovaskulären und intrahepatischen) Schatten sind extrem häufig, wenn man eine Schallfrequenz von 3,5 MHz benutzt. Für die Interpretation stellen sie kaum ein Problem dar, da sie sich mit der Bewegung des Schallkopfes ändern. Sie haben jedoch den allgemeinen Effekt, das Auge an eine Heterogenität dieser Region zu gewöhnen. Das kann dazu führen, daß echte pathologische Befunde übersehen

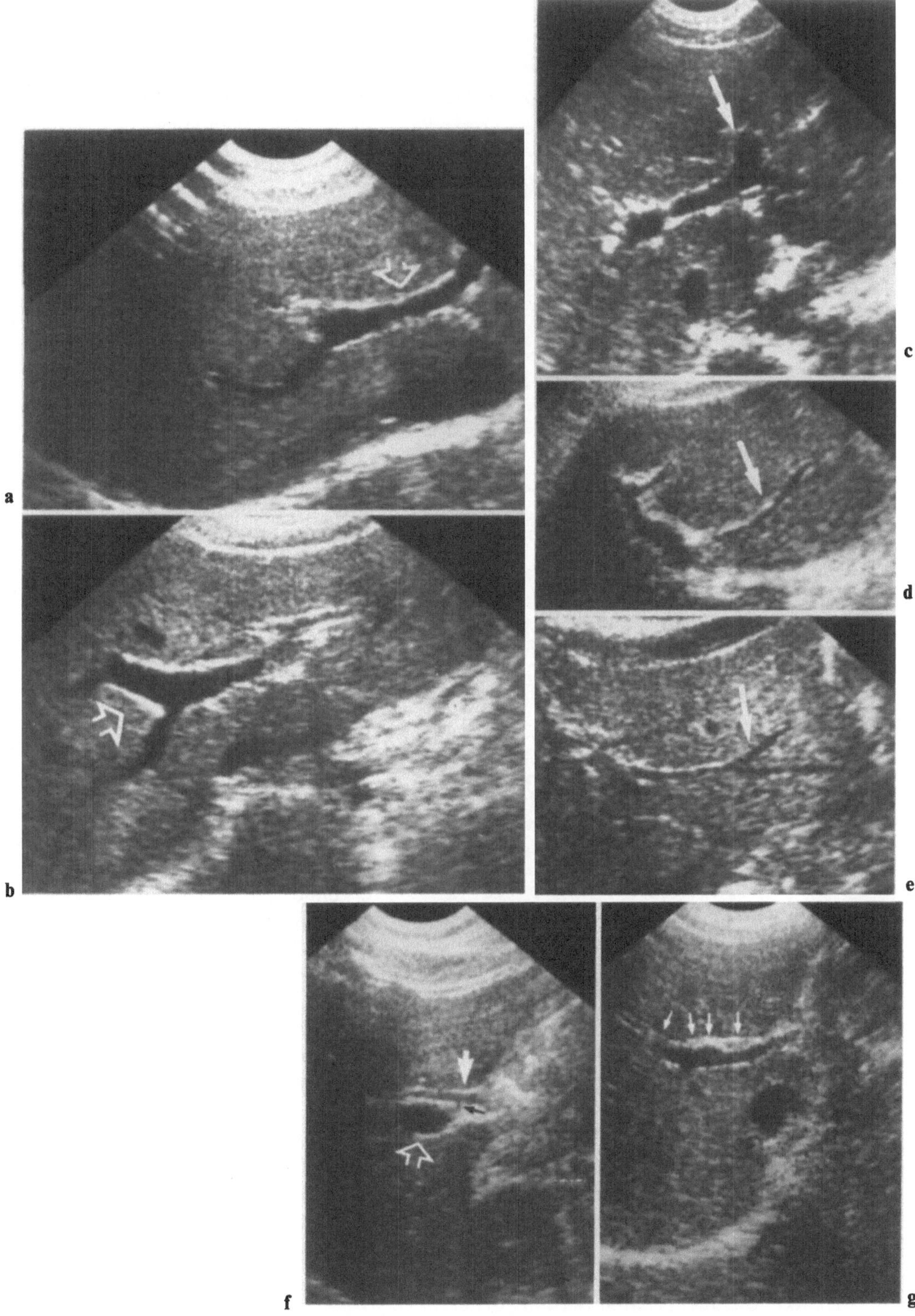

Abb. 6.21 a–g. Leberpforte. **a** Pfortaderaufzweigung (*offener Pfeil*), **b** Aufzweigung 2. Ordnung rechts (*offener Pfeil*), **c–e** Aufzweigungen 2. Ordnung links, **f** Sagittalschnitt unterhalb der Leberpforte: Ductus hepatocholedochus (*weißer Pfeil*), V. portae (*offener Pfeil*), A. hepatica (*kleiner schwarzer Pfeil*), **g** Transversalschnitt: Ventral der Pfortaderaufzweigung sind Gallenwegskonfluens und arterielle Gefäßäste zu erkennen (*Pfeile*)

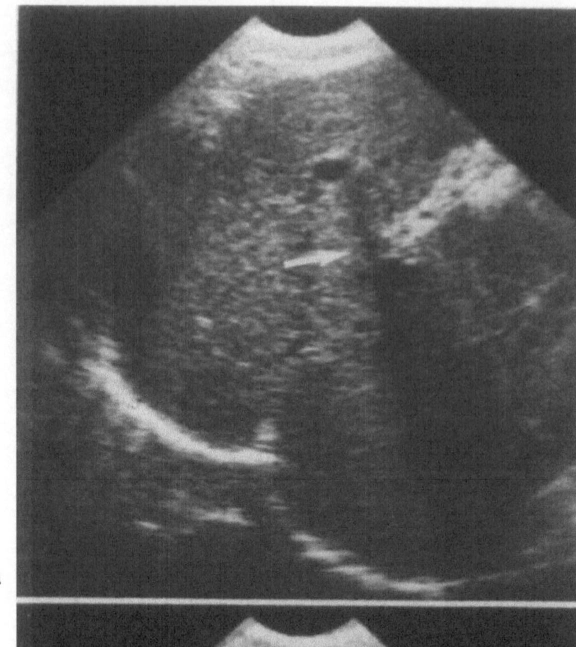

a

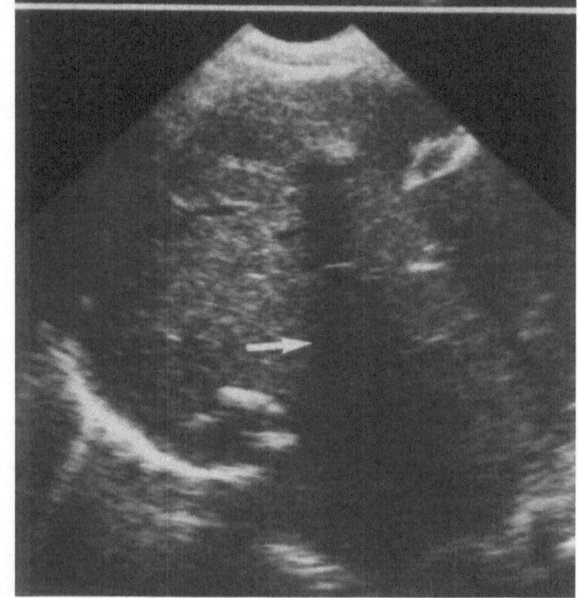

b

Abb. 6.22 a, b. Retrovaskuläre und retrohiläre Artefakte. Schallschatten (*Pfeil*) und Brechungsartefakte

werden. Ein besonders starker Schatten maskiert manchmal die Echostruktur des Lobus caudatus – der andererseits als pathologischen Befund eine besondere Echoarmut aufweisen kann. Die Darstellung in mehreren Schnittebenen ermöglicht es, den Artefakt von einem echten Befund abzugrenzen.

Das Lig. falciforme verursacht mit seinem intrahepatischen Abschnitt eine echogene Zone (Abb. 6.1: Pfeile in Schnitt 6–8 und Abb. 6.5) (Prando 1979; Hillman et al. 1979). Dieser echogene Bezirk kann sich in der großen Fissur nach kaudal und ventral fortsetzen. Das Lig. teres, das die obliterierte V. umbilicalis enthält, begleitet das Lig. falciforme. In dieser Region läßt sich auf Transversalschnitten bei portaler Hypertension eine rekanalisierte Nabelvene erkennen (Abb. 6.4 und 6.23). Wenn Aszites vorliegt (s. Kap. 14), kann man das Lig. falciforme oberhalb und unterhalb der Leber verfolgen (Abb. 6.4 u. 6.6).

Die Fissura portalis verlängert das Lig. hepatoduodenale in Richtung auf die Leberpforte. Das darin gelegene Fettgewebe bedingt eine sehr echogene Struktur (Abb. 6.9). Diese Fissur grenzt den Lobus caudatus von der übrigen Leber ab. In dieser Region befindet sich der obliterierte Rest des Ductus Arantius, der im Embryonalkreislauf die Verbindung zwischen portalem und systemischem Venensystem dargestellt hat (Abb. 6.11 a).

Der Konfluens der *Gallenwege* ist an der Leberpforte ventral der Pfortaderaufteilung zu erkennen (Abb. 6.21). Nur selten lassen sich die Gallenwege vom Hilus aus ins Parenchym zurückverfolgen (s. Abb. 15.30).

Ein sehr echoarmes Fettkissen – das durch computertomographische Dichtemessungen nachgewiesen werden kann – kann man bei adipösen Patienten unmittelbar vor dem Zusammenfluß der Ductus hepatici erkennen (Abb. 6.24, s. auch Kap. 12).

Die *Lebervenen* haben wir bereits in Kap. 4 beschrieben (Abb. 6.25). Die Schule von Shammai vertritt ja die Ansicht, daß diese Venen leicht zu erkennen sind, gleich in welcher Schnittführung und gleich, ob einzeln oder nur als kurzes Segment getroffen, da den Venen sämtliche Eigenwandreflexe fehlten. Das ist sicherlich oft der Fall. Aber wenn wir unsere Galerie von Lebervenen (1977) durchsehen (sie befindet sich in einem Geheimfach einer Bank auf den Galapagos-Inseln), so kann man feststellen, daß sich in der Tat in den meisten Fällen eine Gefäßwand, wenn auch nur für eine kurze Strecke, abzeichnet. Ob dieses Gefäß deutlich zu erkennen ist oder nicht, hängt von dem Winkel ab, unter dem der Ultraschallstrahl die Lebervene trifft (Abb. 5.3 und 6.25). Wir hoffen, daß diese Information von der Hillel-Schule aufgegriffen wird und sich eines Tages eine interessante Diskussion daraus entwickelt.[1]

[1] Inzwischen ist diese Beobachtung von Chafetz und Filly bestätigt worden.

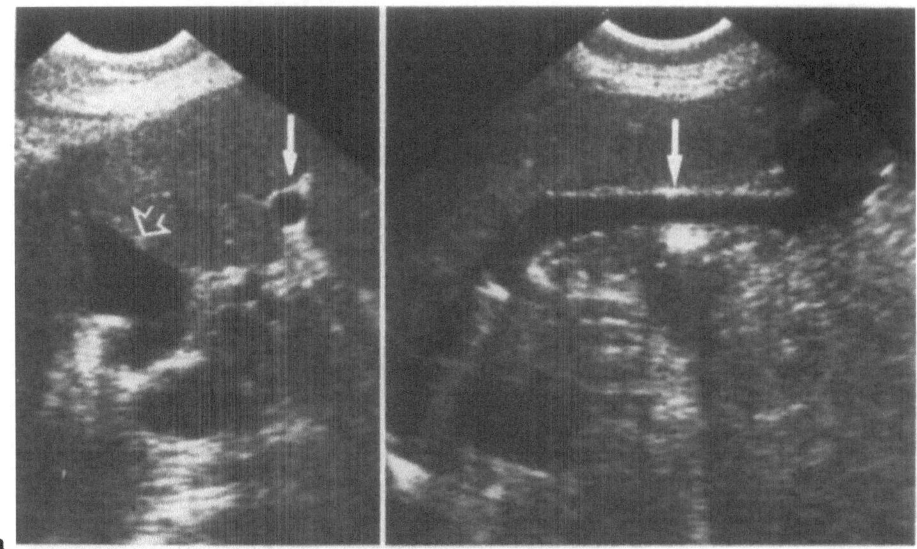

Abb. 6.23 a, b. V. umbilicalis (*Pfeil*). **a** Transversalschnitt (*offener Pfeil*: Gallenblase). **b** Sagittalschnitt: Der Konfluens zwischen V. umbilicalis und linkem Ast der Pfortader ist erkennbar. Es handelt sich um einen Patienten mit Leberzirrhose mit rekanalisierter Nabelvene

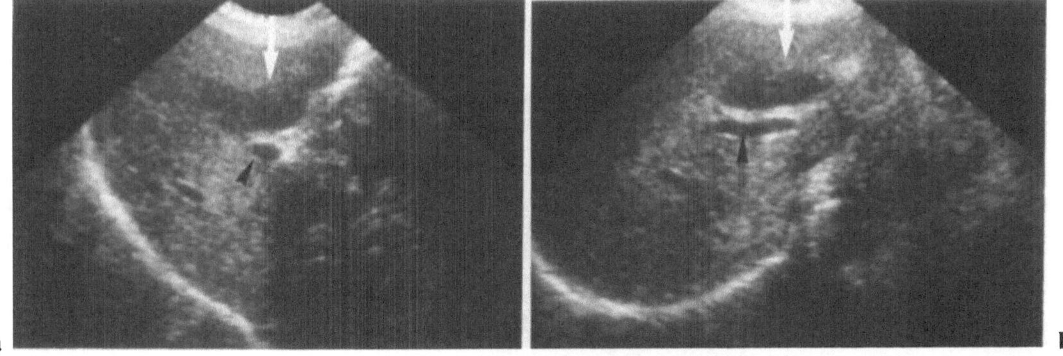

Abb. 6.24 a, b. Das Fettkissen an der Leberpforte (*weißer Pfeil*). **a** Sagittalschnitt. **b** Transversalschnitt. Die Nachbarschaft dieses echoarmen Fettkissens zu den tubulären Strukturen der Leberpforte (*Pfeilspitze*) ist charakteristisch

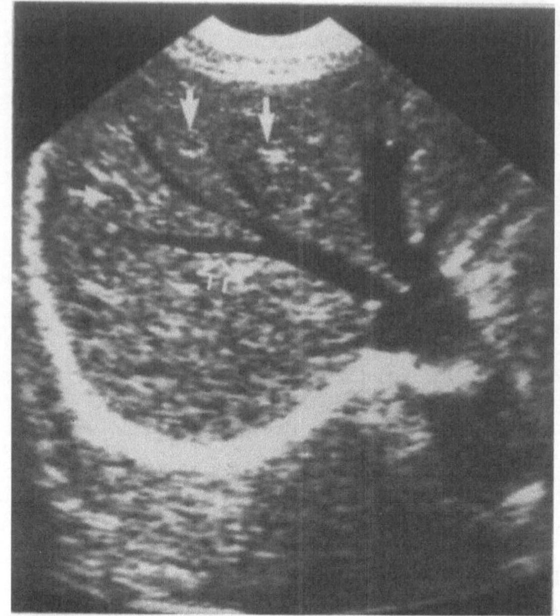
a

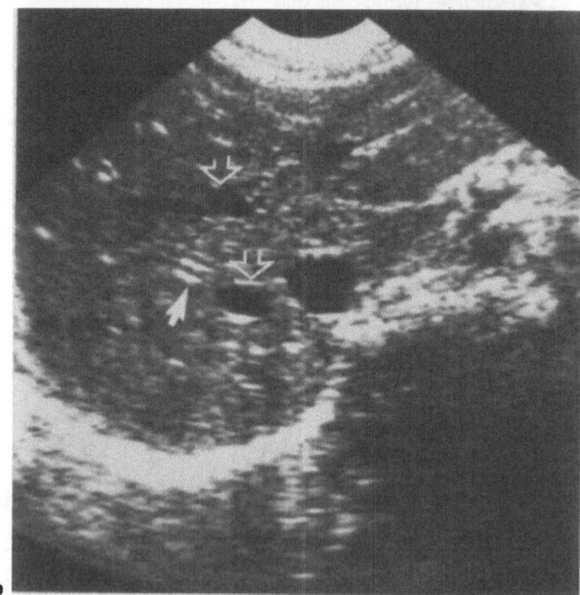
b

Abb. 6.25 a, b. Pfortader- und Lebervenensystem. Gefäßarchitektur der Leber. **a** Schnitt der Lebervenen. Die Wand der Lebervenen ist nur dann gut erkennbar, wenn der Schallstrahl die Venen senkrecht trifft (*offener Pfeil*). Die Venenwand ist weniger deutlich und v.a. schmaler als die der Pfortaderäste (*Pfeile*). Die intrasegmental verlaufenden Pfortaderäste liegen auf der Winkelhalbierenden des Winkels, der von zwei (intersegmentalen) Lebervenen gebildet wird. **b** Pfortaderast mit deutlich erkennbarer Wand (*Pfeil*). Dieser Pfortaderast liegt zwischen zwei angeschnittenen Lebervenen (*offene Pfeile*)

Intrahepatische Topographie

Wir folgen hier den einleuchtenden Prinzipien der Denver Schule (STARZL et al. 1975), wie sie unser Kollege und Freund JOHNSON (1981) darlegt:

1. Die Lebervenen liegen zwischen den Lebersegmenten, während sich die Pfortaderäste intrasegmental befinden. Man kann daher immer einen Pfortaderast im Winkel zwischen zwei Lebervenen erkennen (Abb. 6.25 und 6.26).
2. Nach der klassischen (anatomischen) Vorstellung unterscheidet man einen rechten und einen linken Leberlappen. Beide werden durch das Lig. falciforme voneinander getrennt. Diese topographische Einteilung entspricht nicht der chirurgischen Einteilung, die sich an den Gefäßen orientiert (KIDD 1979).
3. Die chirurgische Einteilung orientiert sich an folgenden Merkmalen:
   - Fossa vesicae felleae (Abb. 6.27)
   - imaginäre Ebene, die durch die V. cava und die Gallenblase verläuft
   - mittlere Lebervene (Abb. 6.28).
4. Der linke Leberlappen (links dieser Strukturen) besteht aus dem internen und dem externen Sektor. Beide Sektoren werden durch die Ebene, die die linke Lebervene und das Lig. falciforme bilden, voneinander getrennt.

Im rechten Leberlappen unterscheidet man einen anterioren und eine posterioren Sektor. Beide Sektoren werden durch die Ebene der rechten Lebervene voneinander getrennt.

Der Lobus caudatus hat eine autonome Gefäßversorgung und gehört keinem dieser Sektoren an (Segment 1).

Diese einfache Einteilung in Segmente beruht auf der Einteilung der Leberchirurgen, die bestimmte Segmente (interner Sektor des linken Leberlappens) früher für nicht resezierbar hielten.

Der Schritt von den Sektoren zu den Segmenten ist jetzt einfach: Der Lobus caudatus bildet das Segment 1. Die Segmente 2 und 3 stellen den externen Sektor des linken Leberlappens dar, während der interne Sektor des linken Leberlappens (Lobus quadratus) das Segment 4 bildet. Der anteriore Sektor des rechten Leberlappens besteht aus den Segmenten 5 und 8, der posteriore Sektor aus den Segmenten 6 und 7.

Wir haben jetzt so viel von den Lebervenen geredet, daß wir uns noch einmal an die Morphologie der Leberarterien erinnern müssen (Abb. 6.30).

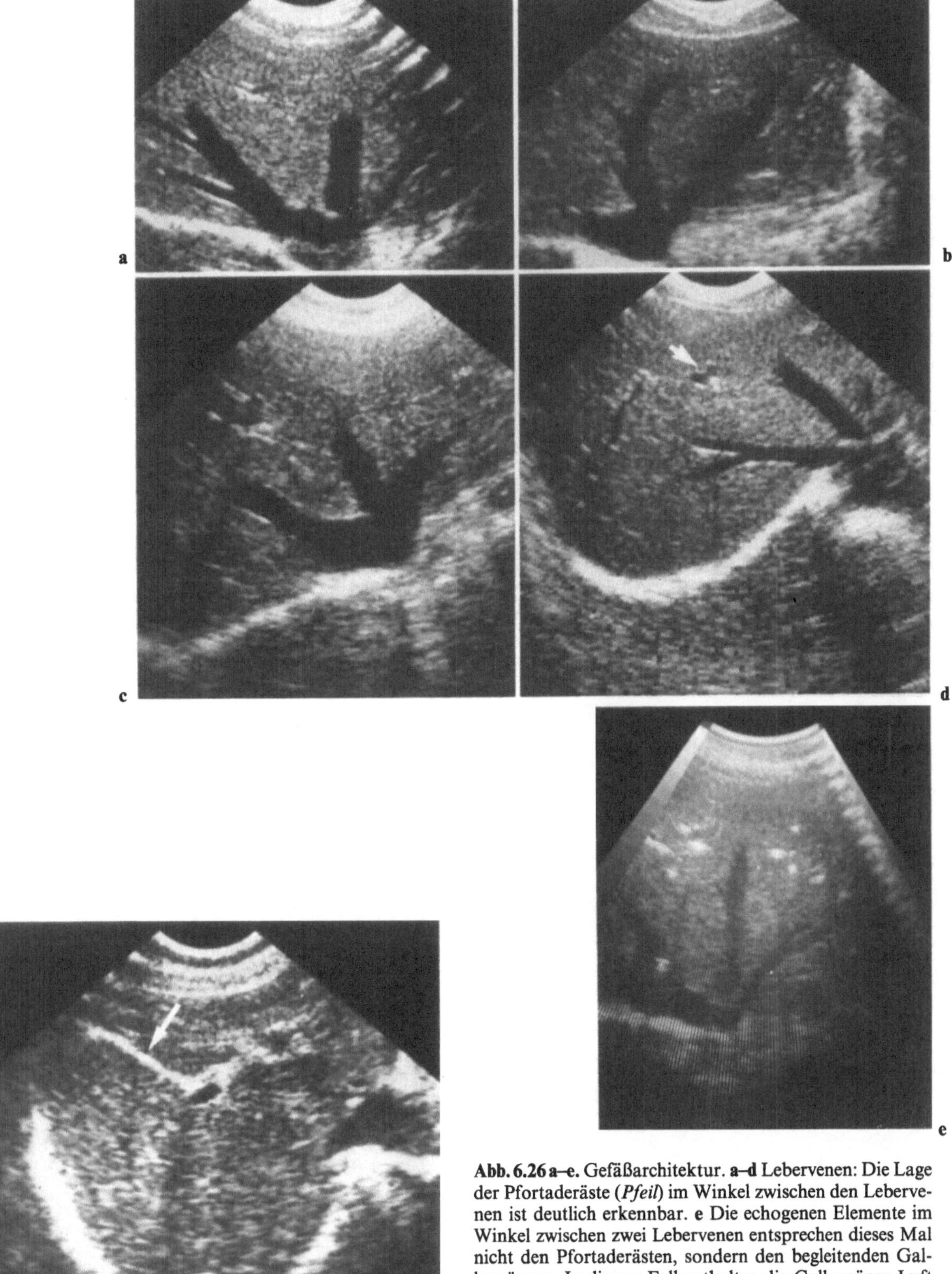

Abb. 6.26 a–e. Gefäßarchitektur. **a–d** Lebervenen: Die Lage der Pfortaderäste (*Pfeil*) im Winkel zwischen den Lebervenen ist deutlich erkennbar. **e** Die echogenen Elemente im Winkel zwischen zwei Lebervenen entsprechen dieses Mal nicht den Pfortaderästen, sondern den begleitenden Gallengängen. In diesem Fall enthalten die Gallengänge Luft (Aerobilie)

◄ **Abb. 6.27.** Fossa vesicae felleae (*Pfeil*)

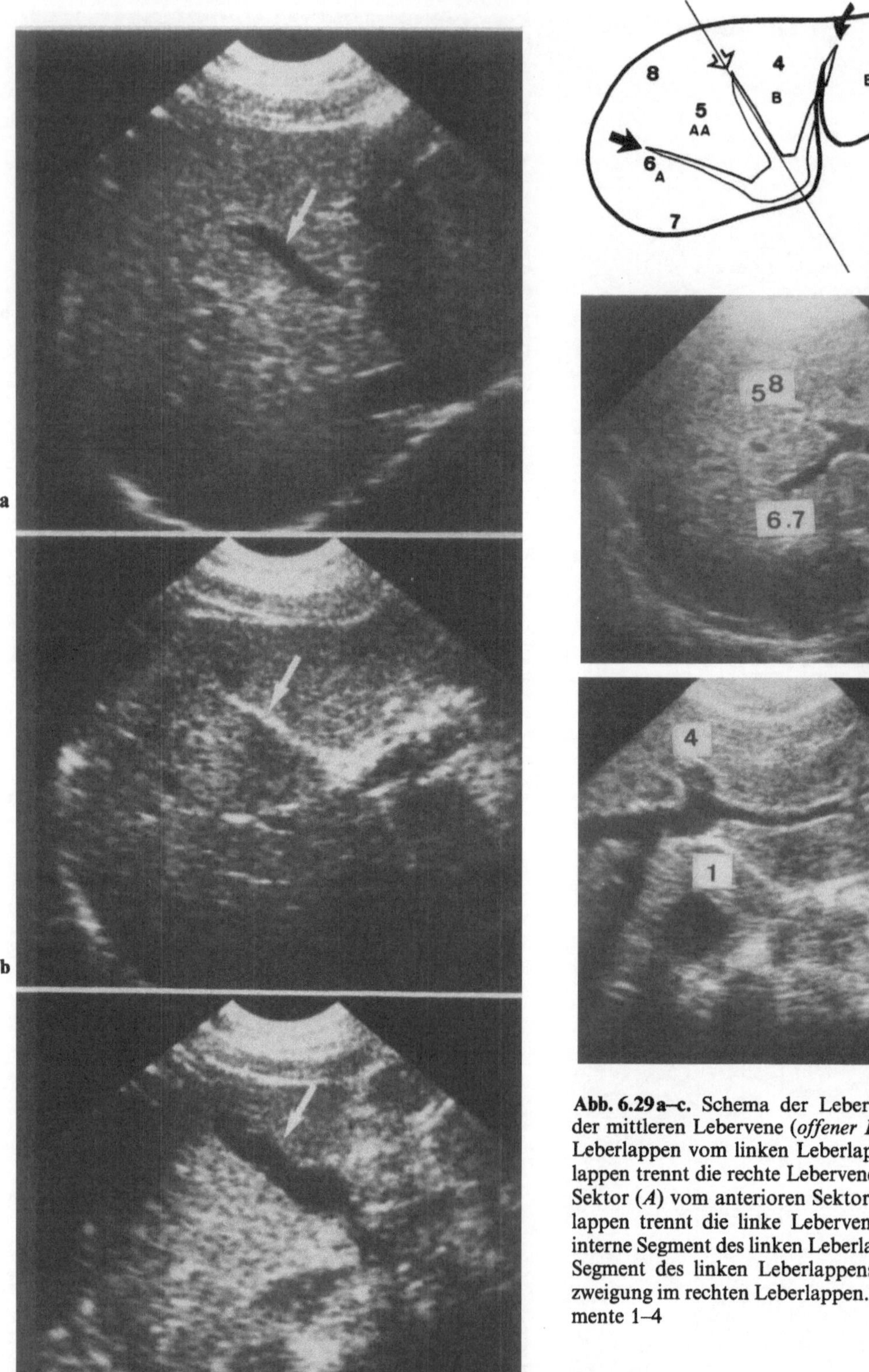

Abb. 6.29 a–c. Schema der Lebersegmente. **a** Die Ebene der mittleren Lebervene (*offener Pfeil*) trennt den rechten Leberlappen vom linken Leberlappen. Im rechten Leberlappen trennt die rechte Lebervene (*Pfeil*) den posterioren Sektor (*A*) vom anterioren Sektor (*AA*). Im linken Leberlappen trennt die linke Lebervene (*gebogener Pfeil*) das interne Segment des linken Leberlappens (*B*) vom externen Segment des linken Leberlappens (*BB*). **b** Pfortaderaufzweigung im rechten Leberlappen. **c** Pfortaderäste der Segmente 1–4

◀ **Abb. 6.28 a–c.** Fossa vesicae felleae und ihre Beziehungen (parallele Subkostalschnitte). **a** Mediale Lebervene (*Pfeil*) und V. cava. **b** Auf einem etwas kaudaleren Schnitt ist die Fossa vesicae felleae zu erkennen (*Pfeil*). **c** Noch weiter kaudal liegt die Gallenblase (*Pfeil*)

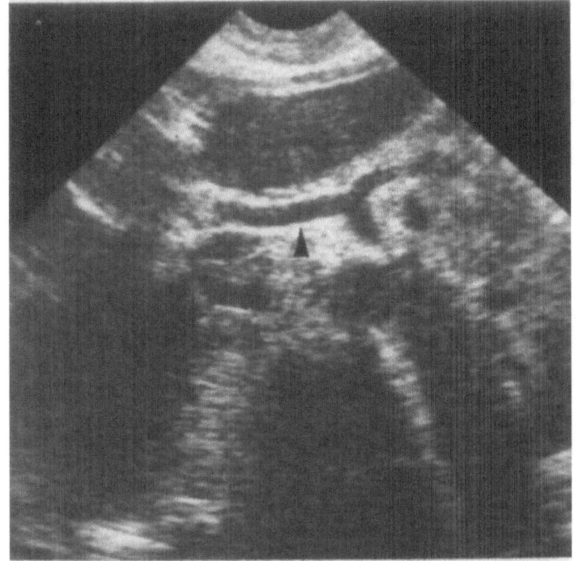

Abb. 6.30. A. hepatica. Der Ursprung der Leberarterie (*Pfeilspitze*) ist auf diesem Transversalschnitt gut zu erkennen

Echoanatomische Lagebeziehungen

Auf Schnitten durch die Leber sieht man außerdem:

1. Bei nüchternen Patienten die Gallenblase (Abb. 6.1, Schnitte 7 u. 8), worauf wir in Kap. 15 noch einmal zu sprechen kommen werden;
2. die V. cava inferior, die Aorta abdominalis, die V. portae, die V. lienalis, auf die wir ja schon mehrfach gestoßen sind;
3. die rechte Niere (Abb. 6.1, Schnitte 4 u. 5); die Bauchspeicheldrüse, der wir in Abb. 6.1 schon begegnet sind und die uns in Kap. 19 noch eingehend beschäftigen wird;
4. die Milz, mit der wir in Abb. 6.1, Schnitte 2 u. 3 schon Bekanntschaft gemacht haben und die wir in Kap. 27 und 28 genauer betrachten wollen;
5. die Zwerchfellkuppel. Normalerweise ist es unmöglich, die rechte Zwerchfellkuppel von der Pars superior der Leber abzugrenzen. Das Diaphragma kann sich nur im Falle einer subphrenischen Flüssigkeitsansammlung abheben (Abb. 14.9 und 14.10). Kranial der Zwerchfellkuppel kann man für gewöhnlich kein Bild vom Thoraxinhalt gewinnen, da der Schallstrahl von der intrapulmonalen Luft total reflektiert wird. Bilder von der hinteren Thoraxwand sowie vom Lungenhilus treten nur dann in Erscheinung, wenn sich eine Flüssigkeitsansammlung, die auch schon in Organisation übergegangen sein kann, oberhalb des Zwerchfelles ausgebildet hat (s. Kap. 7 und 14).

Die Darstellung des Zwerchfelles kann durch eine Koloninterposition verhindert werden.

Drei parallele Streifen zeichnen sich oft in der Zwerchfellkuppel ab (Abb. 6.31). Winsberg (1983) hat nachgewiesen, daß die der Leber benachbarte dünne Linie dem Diaphragma entspricht. Der kräftigste Streifen, den man gewöhnlich für das Zwerchfell hält, entspricht tatsächlich einer Reflexion an der Lungenoberfläche. Beim kranialsten – dritten – Streifen handelt es sich um einen Spiegelbildartefakt des Zwerchfelles.

Hier sind noch einmal alle essentiellen Kriterien, die einen normalen sonographischen Leberbefund ausmachen, zusammengefaßt:

- regelmäßige Konturen ohne nichtphysiologische Vorwölbungen (subkostaler Buckel, Lobus quadratus, Lobus caudatus, infrarenaler Buckel, Zwerchfellbuckel)
- normale Randwinkel
- Tiefe der Leber von weniger als 5 cm, gemessen auf einer Sagittalen tangential zum linken Wirbelsäulenrand
- homogene Binnenstruktur, keine vermehrte Schallabschwächung
- regelmäßige, nicht verlagerte oder erweiterte Lebervenen, Pfortaderäste oder Gallenwege.

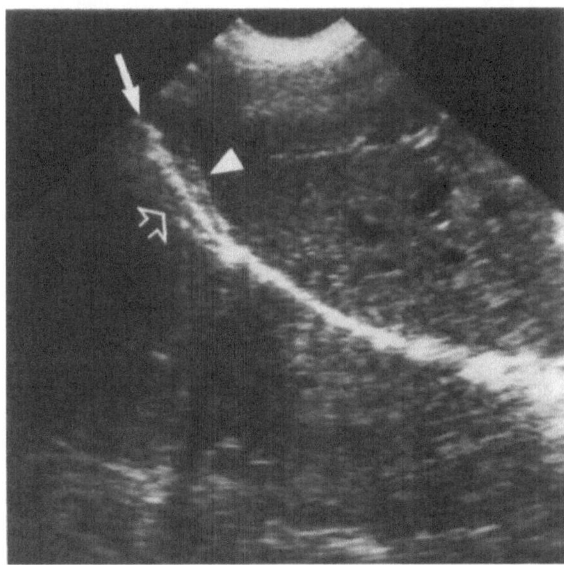

Abb. 6.31. Zwerchfell und seine Artefakte: Dieser Sagittalschnitt der Leber zeigt in der Gegend des Zwerchfelles drei parallele Linien. Die erste Linie (*Pfeilspitze*) entspricht dem Zwerchfell selbst. Die zweite Linie (*Pfeil*) ist durch eine pleurale Reflexion bedingt. Die dritte Linie (*offener Pfeil*) ist ein Spiegelbildartefakt der ersten

Das vollkommene Fehlen eines Leberbildes kann nur durch eine Dickdarminterposition bedingt sein. Es gibt aber auch noch andere Umstände, unter denen auf den ersten Blick die Leber nicht zu erkennen ist: Da ist zunächst die Zwerchfellähmung oder Zwerchfellruptur, sodann ein Hochstand des Zwerchfelles (und der Leber) im Zusammenhang mit schweren Atelektasen oder Pneumektomien. Man findet die Leber dann jedoch in sehr weit kranial angesetzten Interkostalschnitten, manchmal auch in der Achselhöhle. Es ist sicher nicht verboten, eine Röntgenübersichtsaufnahme des Thorax und des Abdomens zu Rate zu ziehen.

In Tabelle 6.1 haben wir die Ultraschallkriterien der normalen Leberverhältnisse noch einmal zusammengestellt.

Tabelle 6.1. Ultraschallkriterien der normalen Leber

Regelmäßige Umrisse
Subkostale Vorwölbung
Lobus caudatus
Lobus quadratus
Infrarenale Vorwölbung
Zwerchfellbuckel
Scharfrandige Begrenzungen
Linker Seitenrand 45°
Unterer Leberrand rechts 75°
Unterer Leberrand links 45° (Ausnahme: s. S. 95)
Anteroposteriorer Durchmesser des linken Leberlappens
Weniger als 5 cm, gemessen an einer Tangente, die am linken Wirbelkörperrand angelegt ist
Homogenes Parenchym mit leicht auszugleichender Schallabschwächung
Regelrecht angelegtes *Pfortadernetz*
Nichtdilatierte *Lebervenen*
Gallenwege, die erst ab den letzten paar Zentimetern vor ihrem Zusammenfluß sichtbar werden

Literatur

Barnett E, Morley P (1974) Abdominal echography. Butterworth, Borough Green

Carr D, Duncan JG, Railton R, Smith CB (1976) Liver volume determination by ultrasound: A feasible study. Br J Radiol 49:776–778

Chafetz N, Filly RA (1979) Portal and hepatic veins: accurary of margin echoes for distinguishing intrahepatic vessels. Radiology 130:725–728

Chaulieu C, Claudon M, Regent D, Treheux A (1982) Le lobe de Riedel. Aspect échotomographique. J Radiol 63:637–641

Chinn DH, Filly RA, Callen P (1982) Evaluation of ultrasonic fetal umbilical and hepatic vascular anatomy. Radiology 144:153–157

Goldberg BB, Kotler MN, Ziskin MC, Waxham RD (1975) Diagnostic uses of ultrasound. Grune & Stratton, New York

Haber K, Asher M, Freimanis AK (1975) Echographic evaluation of diaphragmatic motion in intra-abdominal diseases. Radiology 114:141–144

Hassani N (1976) Ultrasonography of the abdomen. Springer, Berlin Heidelberg New York

Hillman BJ, d'Orsi CJ, Smith EH, Bartrum RJ (1979) Ultrasonic appearance of the falciform ligament. AJR 132:205–206

Holm HH, Kristensen JK, Rasmussen SN, Pedersen JF, Hancke S (1980) Abdominal ultrasound, 2nd edn. Munksgaard, Copenhagen

Johnson M (1981) Ultrasound of the liver and biliary system (Abstract No 11). International Symposium, Turku, Finland, August 11

Kidd R (1979) Hepatic lobar anatomy (letter). AJR 133:355

Leopold GR, Asher WM (1975) Fundamentals of abdominal and pelvic ultrasonography. Saunders, Philadelphia

Meire HB, Farrant P (1982) Ultrasound monitoring of diurnal changes in human liver volume. WFUMB Congress, Brighton 1982 (Abstract No 380). Ultrasound Med Biol (Suppl 1) 8

Parulekar SG (1979) Ligaments and fissures of the liver: Sonographic anatomy. Radiology 130:409–411

Prando A, Goldstein HM, Bernardino ME, Green B (1979) Ultrasonic pseudolesions of the liver. Radiology 130:403–407

Rasmussen SN (1972) Liver volume by ultrasonic scanning. Br J Radiol 45:579–585

Rettenmaier G (1973a) Echographic diagnosis and differential diagnosis of diffuse liver diseases. Start of quantitative evaluation and results. Verh Dtsch Ges Inn Med 79:962–964

Rettenmaier G (1973b) Quantitative criteria of intrahepatic echo patterns correlated with structural alteration. Ultrasonics in medicine. Second World Congress, Amsterdam 1973. Excerpta Medica, Amsterdam

Starzl TD, Bell RH, Beart RW (1975) Hepatic trisegmentectomy and other liver resections. Surg Obstet Gynecol 141:429–437

Taylor KJ, Carpenter DA, McCready VR (1973) Grey scale echography in the diagnosis of intrahepatic disease. J Clin Ultrasound 1:284–287

Weill F, Becker JC, Kraehenbuhl JR, Heriot G, Walter JP (1973) Atlas clinique de radiographie ultrasonore. Masson, Paris

Winsberg (1983) Persönliche Mitteilung

Kapitel 7

Unspezifische Hepatomegalien. Diffuse Hepatopathien

Kriterien der Hepatomegalie

Wenn wir uns der in Kap. 6 beschriebenen Charakteristika der normalen Leber erinnern, so lassen sich davon ganz zwanglos die Merkmale einer Hepatomegalie ableiten. Man könnte nach der Zweckmäßigkeit fragen, gesonderte Ultraschallkriterien einer Leververgrößerung zu erstellen, die doch leicht zu ertasten ist. Schon bei adipösen Patienten stößt man jedoch bei der Palpation auf einige Schwierigkeiten. Daneben gibt es auch partielle Megalien, besonders linksseitig, die sich der palpatorischen Erfassung entziehen. Schließlich gibt es palpable Lebern, die nicht pathologisch sind.

Die Hepatomegalie ist eine der ganz wenigen Indikationen, die das Compoundverfahren noch hat, da bei dieser Technik ein Schnittbild der Leber in ihrer Gesamtheit zu gewinnen ist, während im Real-time-Verfahren immer nur Teile des gesamten Leberschnittes darzustellen sind.

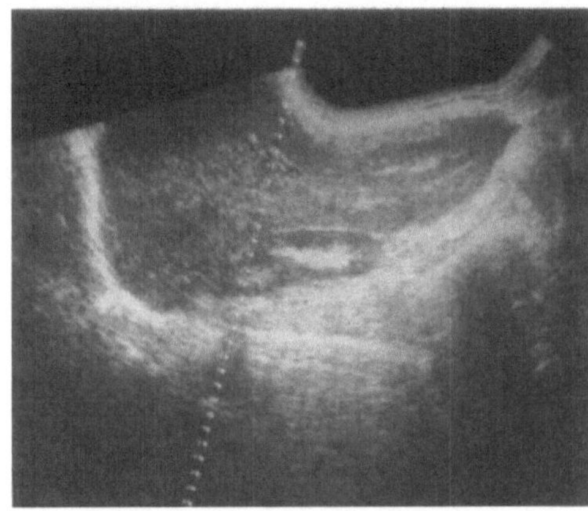

Abb. 7.1. Hepatomegalie: Ein Compoundscan ist notwendig, um die vergrößerte Leber insgesamt darzustellen. Dieser Sagittalschnitt zeigt, daß die Leber bis kaudal des unteren Pols der rechten Niere reicht. Die punktierte Linie markiert den Rippenbogen

Beziehung zwischen Leber und Rippenbogen; Tangenten- und Winkelzeichen

Leber und Rippenbogen. Bei einem hageren Individuum gilt es einerseits als vollkommen normal, wenn sich der Leberunterrand weit unterhalb des Processus xiphoideus befindet oder sogar innerhalb der Medioklavikularlinie den Rippenbogen deutlich überragt. Daneben gibt es auch die nach kaudal verlagerte, ptotische Leber der älteren Frau (Abb. 6.20). Gewöhnlich jedoch überschreitet beim liegenden Patienten und in Atemmittellage die Leber in der Axillarlinie nicht den Rippenbogen. Es handelt sich hierbei jedoch nicht um ein absolutes Normalitätskriterium. Sicher ist es dagegen pathologisch, wenn die Leber den unteren Pol der rechten Niere überragt (Abb. 7.1).

Tangentenzeichen. Nach unserer Definition ist eine Leber dann vergrößert, wenn ihr anteroposteriorer Durchmesser 5 cm überschreitet, gemessen an einer Tangente, die dem linken Wirbelkörperrand anliegt (Abb. 7.2 und 7.3).

Randwinkel. Daneben müssen auch die verschiedenen Randwinkel in Betracht gezogen werden. Die Ausbildung eines sehr stumpfen Winkels am rechtsseitigen Leberunterrand, der normalerweise weniger als 75° betragen sollte, ist sicher pathologisch (Abb. 7.4); desgleichen ein den 45°-Wert überschreitender Winkel am linken Leberunterrand (Winkelzeichen). Der links-laterale Randwinkel ist auf subkostalen Schnittbildern in seiner Aussagekraft wesentlich schwieriger zu bewerten. Erreicht die Leber auf der linken Seite die Abdominalwand, so ist ein Winkel größer als 45° nicht mehr als normal zu betrachten (Abb. 7.5). Ist das Organ nach links aber weniger stark entwickelt,

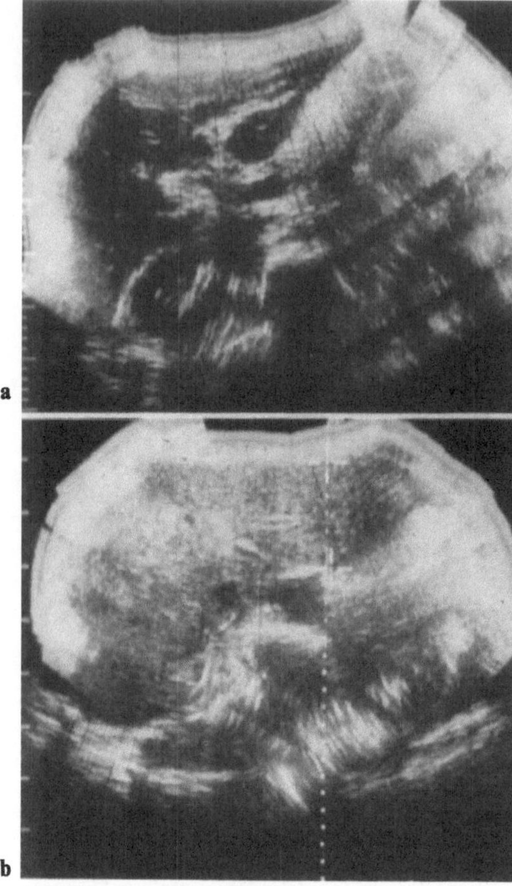

Abb. 7.2 a, b. Tangentenzeichen: **a** Normale Leber. **b** Die Dicke der Leber gemessen auf einer sagittalen, dem Wirbelkörper links anliegenden Tangente beträgt fast 7 cm. Transversalschnitt

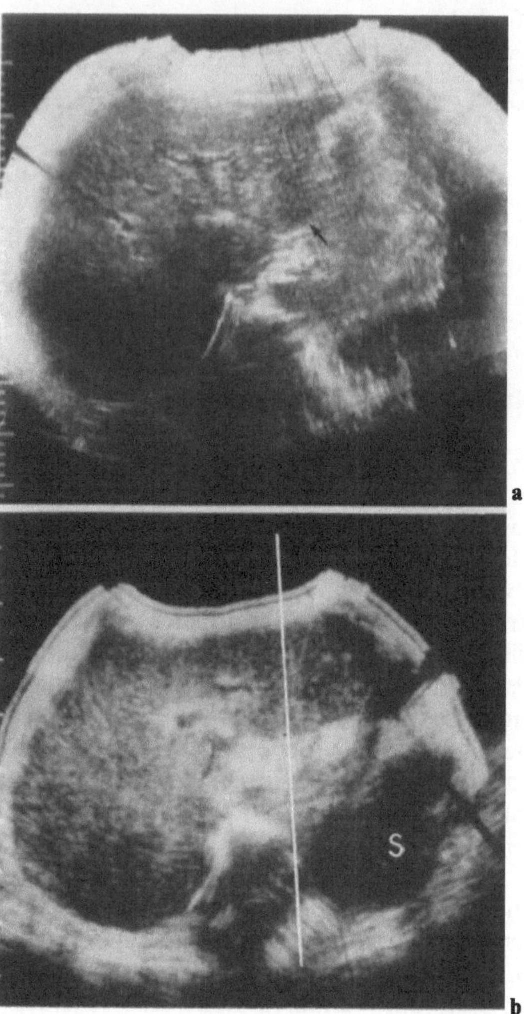

Abb. 7.3 a, b. Linker Randwinkel und Tangentenzeichen. **a** Dieser stumpfe Winkel des linken Leberrandes ist nicht anormal: Der linke Leberlappen ist nicht sehr groß. Die Vorwölbung des Lobus quadratus (*Pfeil*) trägt zu dem sehr stumpfen Winkel bei. **b** Dieser Winkel des linken Leberrandes ist anormal: Er ist stumpf, obwohl der linke Leberlappen sehr kräftig entwickelt ist und bis zur linken Bauchwand reicht. Das Tangentenzeichen ist positiv

so ist auch ein stumpferer Winkel noch normal, und dies um so mehr, als ja auch der Lobus quadratus die Konturen des links-lateralen Leberrandes mitbestimmen kann (Abb. 7.3 a).

Die Winkelzeichen haben für sich allein keine absolute Bedeutung.

Interkostale Vorwölbungen. Manche vergrößerte Lebern neigen dazu, sich in die Zwischenrippenräume hineinzudrängen und hier entsprechende Vorwölbungen zu bilden (Abb. 7.5 c).

Lebervolumen. Die Lebervolumetrie ist das einzige objektive Verfahren, um eine Hepatomegalie zu diagnostizieren (s. Kap. 6). Mit Hilfe des Compoundverfahrens kann man das Lebervolumen mit großer Genauigkeit bestimmen. Da in der Praxis meist nur ein Real-time-Gerät zur Verfügung steht, kann man die zur Volumetrie erforderlichen, globalen Parallelschnitte nicht realisieren. Eine ausgezeichnete Möglichkeit, das Lebervolumen durch Addition paralleler Elemente zu bestimmen, ist die Computertomographie.

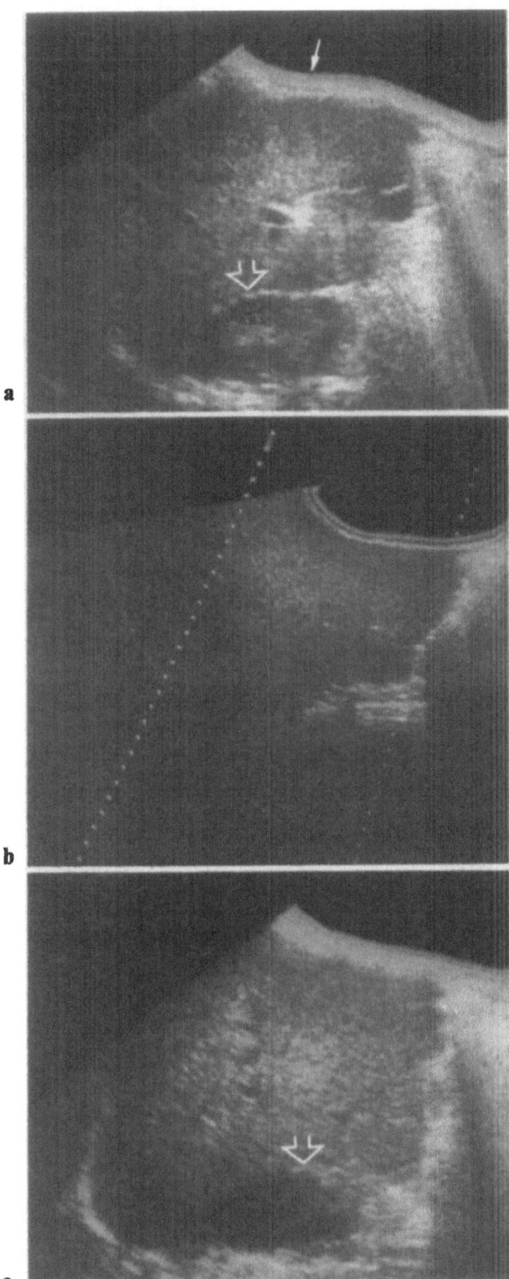

Abb. 7.4 a–c. Winkel des unteren Leberrandes: Der Rippenbogen ist auf **a** durch einen Pfeil, auf **b** durch eine punktierte Linie markiert. Es ist zu beachten, daß auf **a** und **c** die Leber den unteren Pol der rechten Niere (*offener Pfeil*) überragt

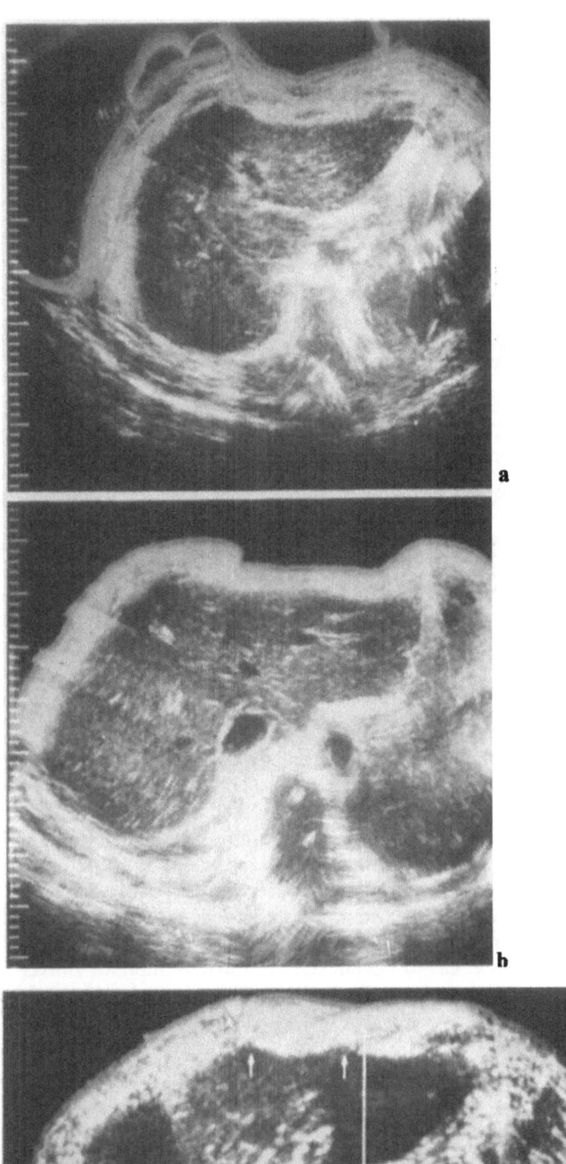

Abb. 7.5 a–c. Hepatomegalie: Winkelzeichen (Winkel des linken Leberrandes). **a** Normales Aussehen des linken Leberrandes. Der Randwinkel beträgt weniger als 45°. **b** Vergrößerter linker Leberlappen: Der Randwinkel ist größer als 45°. Dieses Zeichen ist als pathologisch anzusehen, wenn der linke Leberlappen – wie hier – kräftig entwickelt ist und bis zum Vorderrand der Milz reicht. **c** Tangentenzeichen und interkostale Vorwölbungen (*Pfeile*)

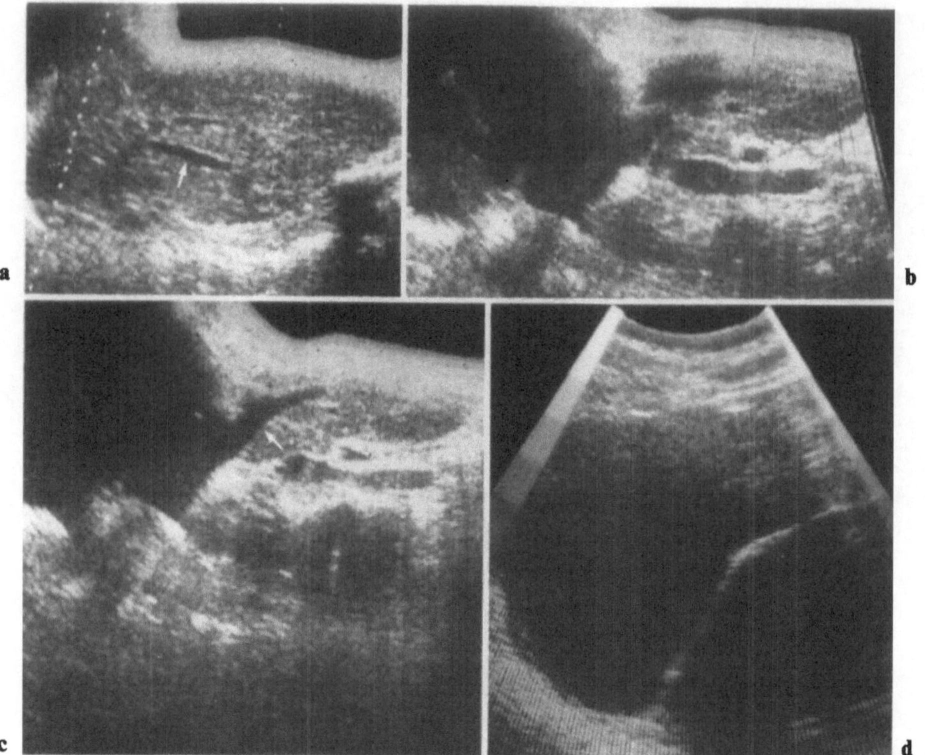

Abb. 7.6 a–d. Hepatomegalie durch eine Leberstauung. **a** Rechtsseitiger Sagittalschnitt. Unspezifische Hepatomegalie. Die punktierte Linie markiert den Rippenbogen. Die Darstellung einer erweiterten Lebervene (*Pfeil*) gibt einen ersten Hinweis für eine Stauungsleber. **b** Ein Sagittalschnitt durch die V. cava zeigt eine Dilatation der unteren Hohlvene und des rechten Vorhofes. **c** Ein paralleler Sagittalschnitt zeigt eine ausgeprägte Dilatation der linken Lebervene und des rechten Vorhofes. **d** Transversalschnitt des linken und rechten Vorhofes

Unspezifische Hepatomegalien

In einer Reihe von Fällen mit Hepatomegalie steht nicht die Veränderung der Echostruktur im Vordergrund, die nur sehr gering und unspezifisch sein kann, sondern die Hepatomegalie selbst ist das pathologische Element. Im folgenden wollen wir einige dieser sog. unspezifischen Hepatomegalieformen untersuchen.

Stauungsleber

Diese Lebervergrößerung, soweit sie nur stauungsbedingt ist, bietet keinerlei Alteration der Echostruktur. Der Ultraschallstrahl dringt leicht hindurch, da die Schallabschwächung aufgrund der Stauung geringer ist. Es gelingt außergewöhnlich leicht, die V. cava inferior zur Darstellung zu bringen, um so mehr, als diese Vene durch den erhöhten zentralvenösen Druck bei einer Rechtsherzinsuffizienz erweitert ist (Vena-cava-Zeichen) (Weill et al. 1973; Weill u. Maurat 1974) (Abb. 7.6–7.9, 7.11). Das Gefäß zeigt keine atemabhängigen Kaliberschwankungen mehr – auch dieses Zeichen ist bedeutsam. Die kardiale Genese dieser Lebervergrößerung läßt sich damit rasch erfassen. Das Wiederauftreten von atemabhängigen Schwankungen dagegen spiegelt die Effektivität der Therapie wider.

Der Verlust der Gefäßkinetik und die Dilatation fallen retrohepatisch besonders auf, da nämlich normalerweise das Gewicht der Leber im Liegen den exspiratorischen Gefäßkollaps verstärkt.

Auch die Lebervenen sind dilatiert (Abb. 7.6, 7.7, 7.9, 7.12, 7.13). Ihr terminaler Abschnitt zeigt keine atemabhängigen Durchmesseränderungen. Zwei Zentimeter vor der Einmündung in die V. cava soll der Lebervenendurchmesser höchstens 1 cm betragen.

Die systolisch-diastolischen Pulse der Blutsäule, die sich der Venenwand mitteilen, können im langsamen Compoundverfahren als anteriore Undulationen erfaßt werden (Abb. 7.8 b). Im Falle einer Trikuspidalinsuffizienz handelt es sich da-

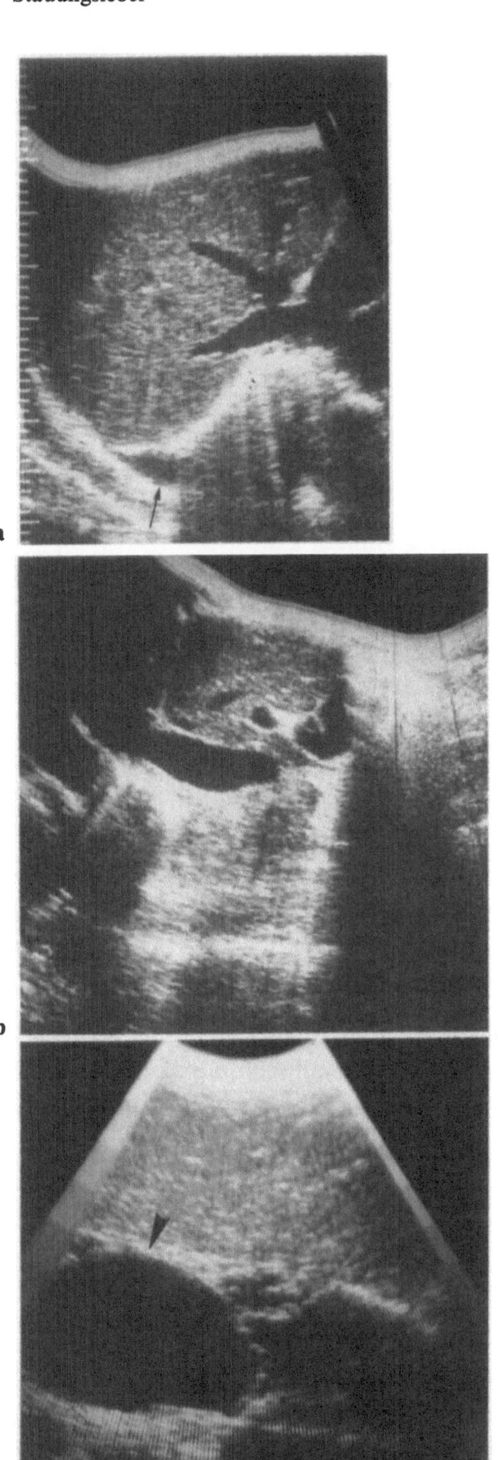

Abb. 7.7 a–c. Stauungsleber. **a** Ein subkostaler Schrägschnitt zeigt eine Dilatation der Lebervenen und einen rechtsseitigen Pleuraerguß (*Pfeil*). **b** Sagittalschnitt des rechten Vorhofes und der V. cava. Beide sind dilatiert. **c** Subkostale Darstellung des Herzens: Dilatation des rechten Vorhofes (*Pfeilspitze*)

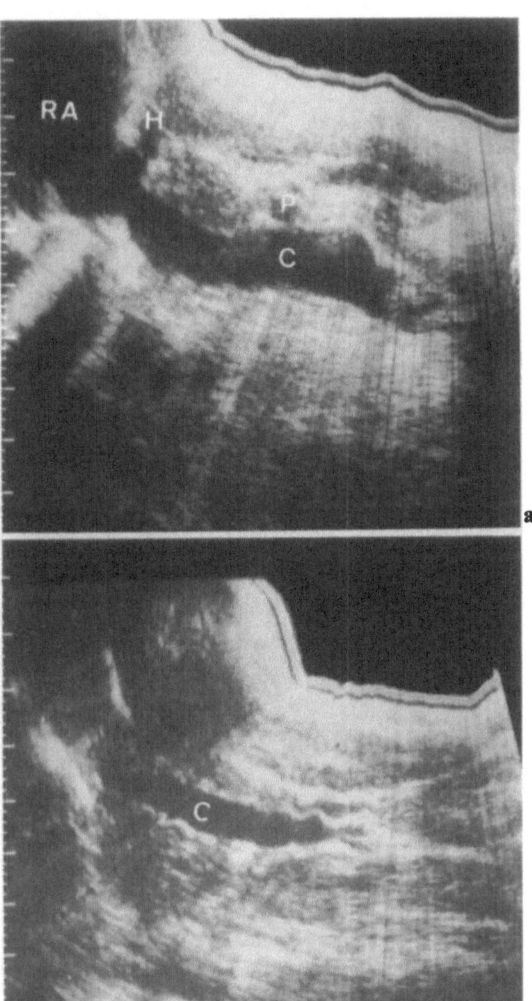

Abb. 7.8 a, b. Rechtsherzinsuffizienz: Vena-cava-Zeichen. **a** Die V. cava (*C*) ist in Exspiration erheblich dilatiert. Die Einmündung in den rechten Vorhof (*RA*) ist verbreitert, ebenso wie eine Lebervene (*H*) (*P*: Pfortader). **b** Noch ein Beispiel einer dilatierten unteren Hohlvene. Die Compoundabtastung war langsam genug, um systolisch-diastolische Undulationen der Gefäßwände sichtbar werden zu lassen. Ein ähnliches Bild beobachtet man gewöhnlich bei Normalpersonen, wenn auch nicht so deutlich

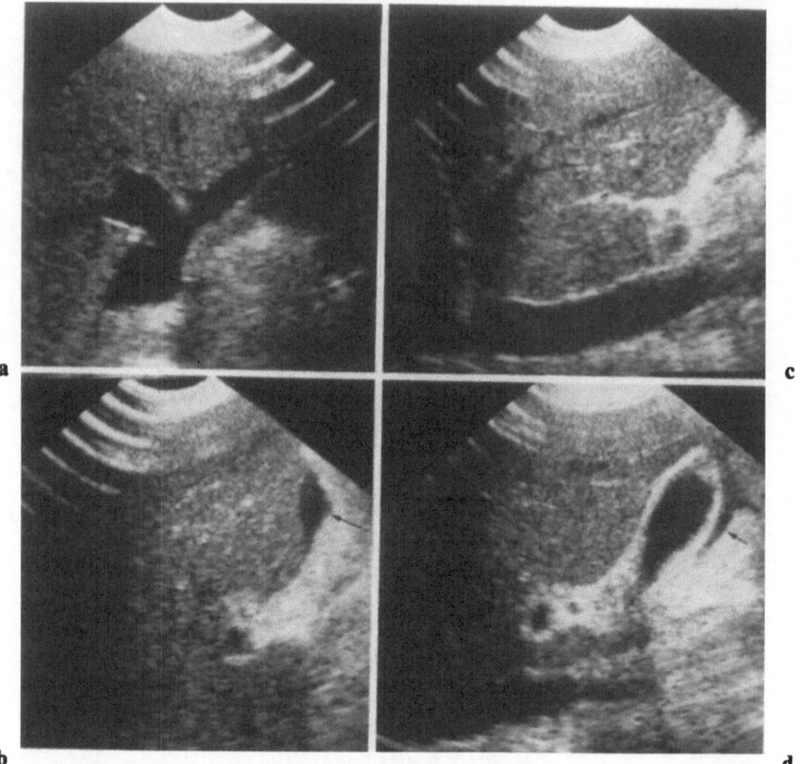

Abb. 7.9 a–d. Stauungsleber. **a** Dieser subkostale Schrägschnitt zeigt eine Erweiterung der Lebervenen und der V. cava inferior. **b** Deutlich erkennbare Dilatation der V. cava im Sagittalschnitt. **c** Auf einem rechtsseitigen Interkostalschnitt ist subhepatisch ein kleiner Aszitessaum erkennbar. **d** Parallelschnitt: Aszites in der Umgebung der Gallenblase, Verdickung der Gallenblasenwand

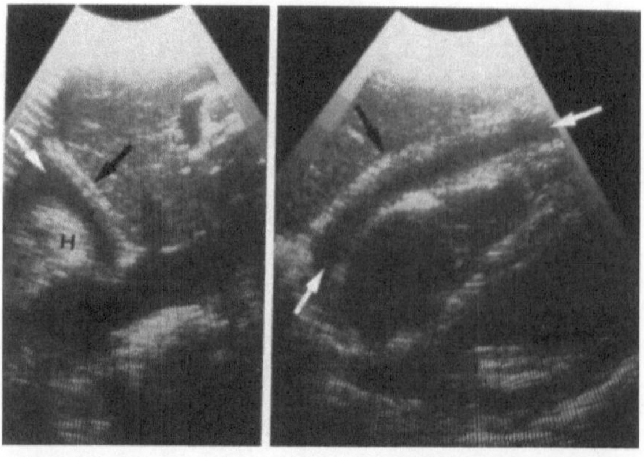

Abb. 7.10 a, b. Perikarderguß. **a** Sagittalschnitt des kranialen Abschnittes der V. cava inferior und ihrer Einmündung in den rechten Vorhof. Zwischen Myokard (*H*) und Zwerchfell ist ein breiter echofreier Streifen erkennbar (*weiße Pfeile*), der einem Perikarderguß entspricht. **b** Auch auf diesem transhepatischen, subxiphoidalen Schnitt des Herzens ist der Perikarderguß gut erkennbar (*Pfeile*)

bei um die Manifestation der Regurgitation (Winsberg 1977, persönliche Mitteilung). Die Analyse des kavalen Flow wäre sicherlich eine interessante Anwendung für das Doppler-Verfahren.

Das Vena-cava-Zeichen ist für die Rechtsinsuffizienz pathognomonisch – von einer Ausnahme abgesehen. Taylor et al. (1973) konnten zeigen, daß die untere Hohlvene ihre Kinetik auch im Falle einer Thrombosierung einbüßt. Diese müßte in die Diskussion miteinbezogen werden, da das klinische Bild ebenfalls von Ödemen der unteren Extremitäten geprägt ist. Jedoch ist hierbei auch das Venenlumen entsprechend verändert, und nicht selten sind Kollateralgefäße zu erkennen (V. spermatica, V. ovarica) (s. Kap. 4, Abb. 4.24 und 4.26).

Die Konstatierung des Vena-cava-Zeichens muß gleichzeitig Veranlassung sein, den Schallkopf auf das Herz zu richten. Oft fällt die Dilatation des rechten Vorhofes schon bei Betrachtung der V. cava auf (Abb. 7.6 d und 7.7 c). Weiterhin entdeckt man zuweilen einen latenten Perikarderguß (Abb. 7.10 und 7.11).

Die Diagnose eines ausgeprägten Perikardergusses ist einfach. In allen Schnittebenen, subkostal oder interkostal, ist ein Flüssigkeitssaum zu erkennen, der das Herz umgibt. Außerdem ist das

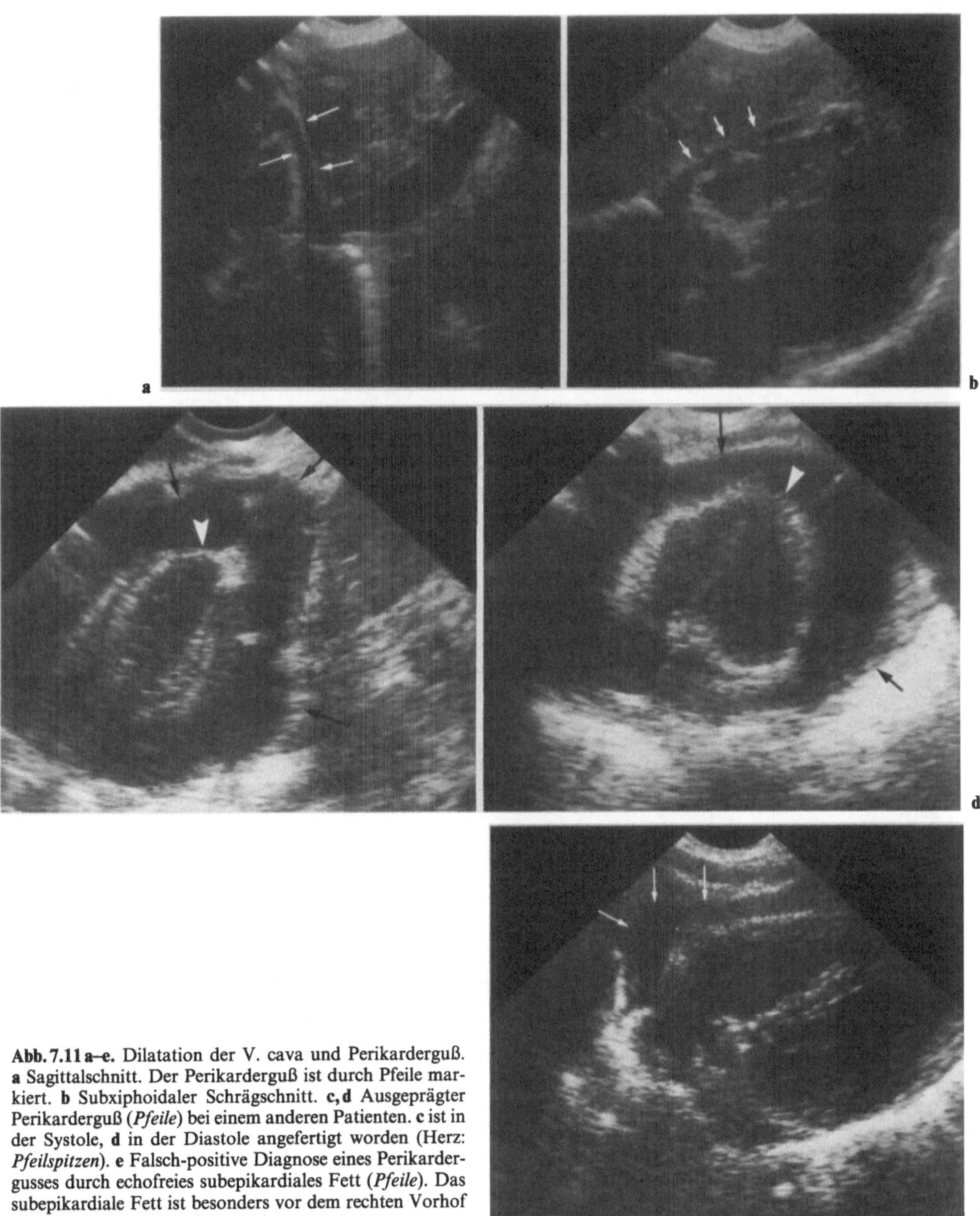

Abb. 7.11 a–e. Dilatation der V. cava und Perikarderguß. **a** Sagittalschnitt. Der Perikarderguß ist durch Pfeile markiert. **b** Subxiphoidaler Schrägschnitt. **c, d** Ausgeprägter Perikarderguß (*Pfeile*) bei einem anderen Patienten. **c** ist in der Systole, **d** in der Diastole angefertigt worden (Herz: *Pfeilspitzen*). **e** Falsch-positive Diagnose eines Perikardergusses durch echofreies subepikardiales Fett (*Pfeile*). Das subepikardiale Fett ist besonders vor dem rechten Vorhof und dem rechten Ventrikel zu erkennen

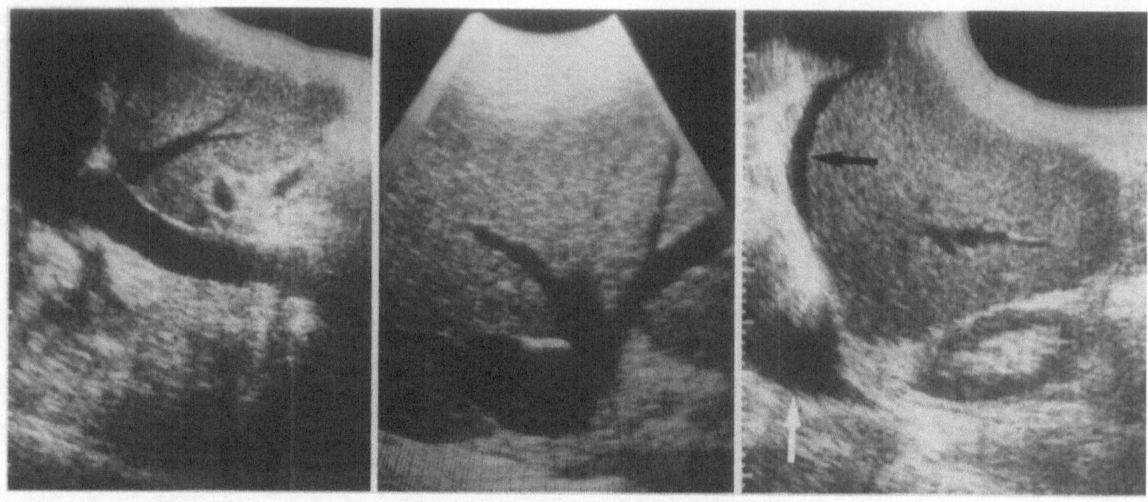

Abb. 7.12 a–c. Stauungsleber. **a, b** Auf dem Sagittal- und subkostalen Schrägschnitt sind die erweiterten Lebervenen und die V. cava inferior erkennbar. **c** Ein Sagittalschnitt des rechten Oberbauches zeigt einen Pleuraerguß (*weißer Pfeil*) und Aszites (*schwarzer Pfeil*)

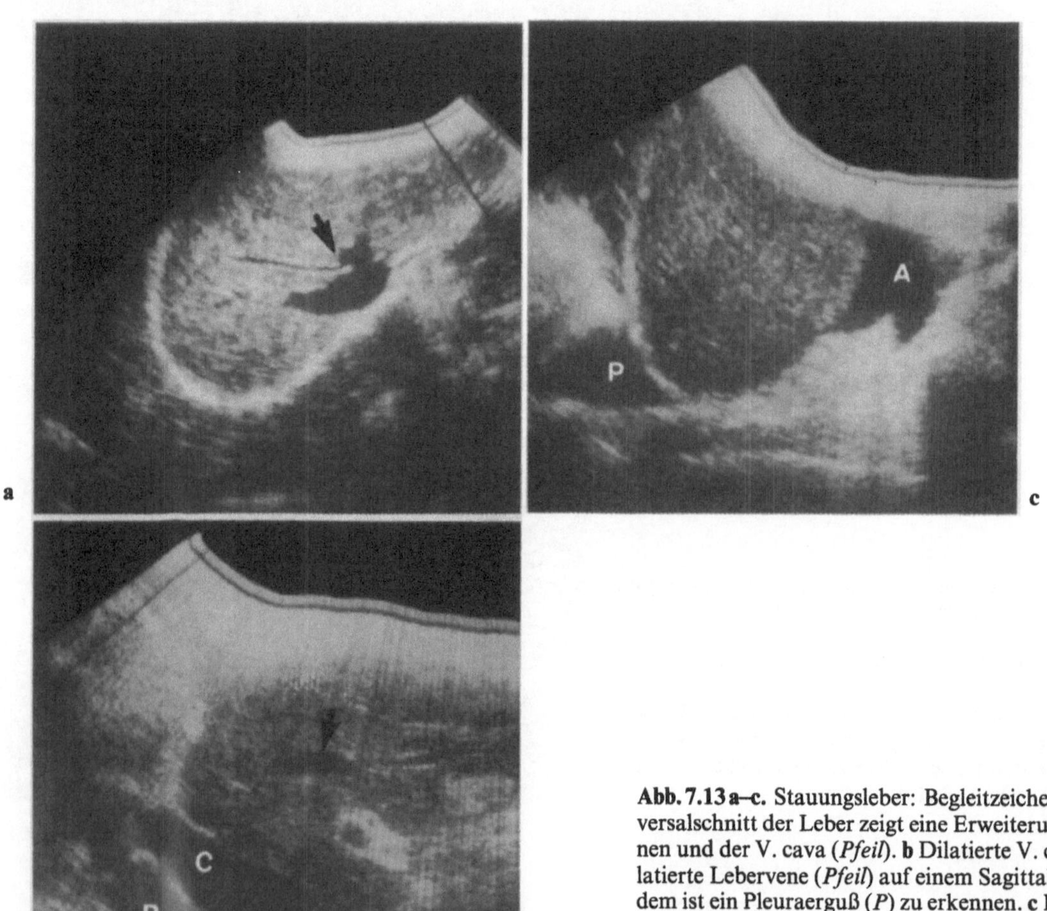

Abb. 7.13 a–c. Stauungsleber: Begleitzeichen. **a** Ein Transversalschnitt der Leber zeigt eine Erweiterung der Lebervenen und der V. cava (*Pfeil*). **b** Dilatierte V. cava (*C*) und dilatierte Lebervene (*Pfeil*) auf einem Sagittalschnitt. Außerdem ist ein Pleuraerguß (*P*) zu erkennen. **c** Ein lateraler Sagittalschnitt zeigt den Pleuraerguß (*P*) erneut. Ein echofreier Streifen ist auch zwischen dem Unterrand der Leber und den intestinalen Echos zu erkennen. Es handelt sich um Aszites (*A*)

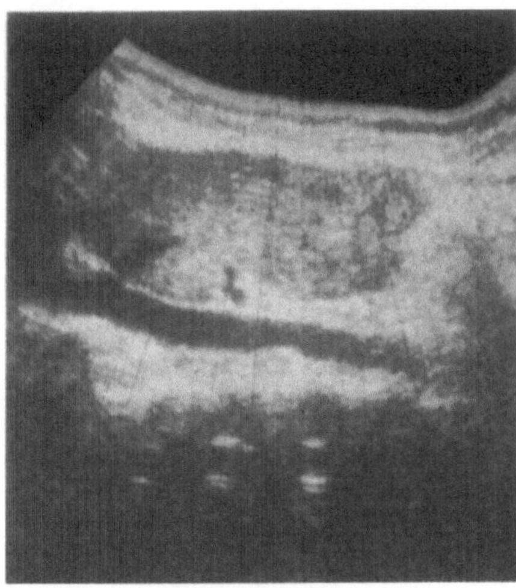

Abb. 7.14. Chronische Stauungsleber. Sagittalschnitt. Die V. cava und die mediale Lebervene sind dilatiert. Innerhalb der stark vergrößerten Leber sind diffuse Areale anormaler Reflexion zu erkennen

Bewegungsmuster des Herzens verändert. Ein geringer Perikarderguß ist schwieriger zu diagnostizieren, da man ihn mit subepikardialem Fettgewebe verwechseln kann. Dieses Fettgewebe ist ebenfalls echofrei. Man muß kaum darauf hinweisen, daß der Perikarderguß im Unterschied zum subepikardialen Fett bei Lageänderungen sein Aussehen verändert (Abb. 7.11 e).

Eine weitere Auffälligkeit, die eine kardiogene Lebervergrößerung begleiten kann, ist der Pleuraerguß. Dieser manifestiert sich durch ungewöhnliche epiphrenische Abbildungen. Normalerweise wird der Ultraschallstrahl oberhalb des Zwerchfelles total reflektiert (Kap. 6). In Gegenwart eines Pleuraergusses hingegen zeichnet sich nicht nur ein Flüssigkeitsbild ab, sondern auch die hintere Thoraxwand (Abb. 7.7 a, 7.12, 7.13) sowie die Lungenhilusstrukturen. Auf andere Aspekte eines Pleuraergusses werden wir in Kap. 14 noch zurückkommen.

In ausgeprägten Fällen von Rechtsherzinsuffizienz kommt bei Schnitten durch die Leber gleichzeitig ein Aszites zur Darstellung (Abb. 7.12 c und 7.13 c). Auf diese Anomalie kommen wir im Detail in Kap. 14 noch zu sprechen.

Bei chronischer Leberstauung zeigt sich eine heterogene noduläre oder feldförmige Echostruktur (Abb. 7.14).

In Tabelle 7.1 haben wir die verschiedenen direkten und indirekten Zeichen einer Stauungsleber noch einmal zusammengestellt.

Tabelle 7.1. Stauungsleber

Leberzeichen
Homogene Hepatomegalie (im Fall einer chronischen Leberstauung noduläre Struktur)
Extrahepatische Zeichen
Vena-cava-Zeichen
Dilatation der Lebervenen
Gegebenenfalls Pleuraerguß
Selten zusätzlich Aszites
Kardiale Zeichen
Dilatation der Herzhöhlen
Manchmal Perikarderguß, Klappenvitien, Kardiomyopathien, Rhythmusstörungen

Hepatitis

Bei der akuten Hepatitis ist oft kein besonderer sonographischer Befund zu erheben. Gelegentlich liegt eine Lebervergrößerung vor (Abb. 7.15). Die Schallabschwächung ist normal. KURTZ et al. (1980) haben indessen während der akuten Phase einer Hepatitis ein kontrastreiches Hervortreten der kleinen Pfortaderäste beschrieben (Abb. 7.15). Dieser Kontrast soll durch die Infiltration des periportalen Gewebes bedingt sein. Er stellt weder ein konstantes noch ein sehr spezifisches Zeichen dar. In einem späteren Stadium macht sich neben einer gesteigerten Schallabschwächung die Ausbildung von Mikronoduli bemerkbar (Abb. 7.16), alles Alterationen, denen

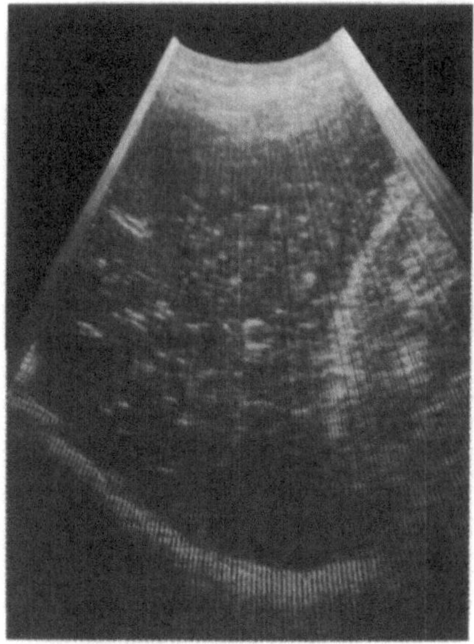

Abb. 7.15. Akute Hepatitis. Gelegentlich sind periportal multiple echogene Areale erkennbar

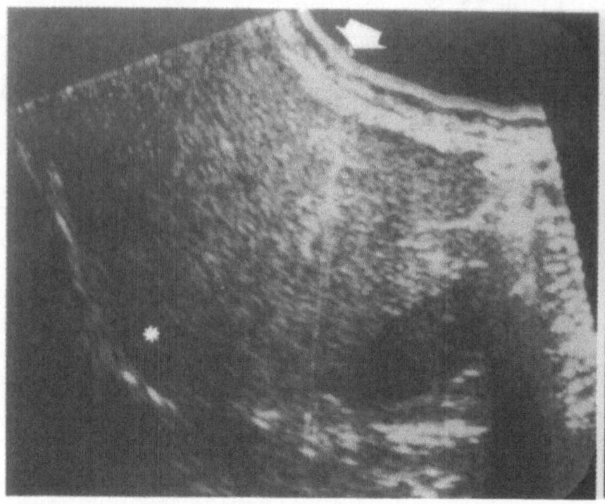

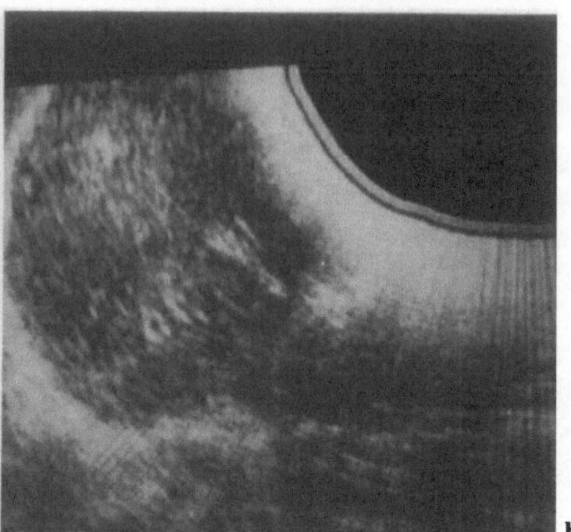

Abb. 7.16 a, b. Hepatitis. **a** Longitudinalschnitt durch den rechten Leberlappen und den Rand der rechten Niere bei einer seit Monaten bestehenden Hepatitis. Es existiert eine deutliche Lebervergrößerung, erkennbar an dem unteren stumpfen Randwinkel. In der Tiefe sieht man nur noch spärliche Echos, was auf eine verstärkte Schallabschwächung hindeutet, die sich nicht mehr ausgleichen läßt. Im allgemeinen ist dies ein Hinweis auf eine fortschreitende Fibrosierung. **b** Chronische aktive Hepatitis: unspezifische echogene Areale

wir im Zirrhosekapitel noch einmal begegnen werden.

Die chronische aktive Hepatitis hat ein heterogenes, schwer interpretierbares Aussehen (Abb. 7.16). Zur endgültigen Diagnose ist eine Biopsie daher unerläßlich.

Die Hepatitis werden wir im Ikterus-Kapitel (Kap. 26) wiederfinden sowie in dem Kapitel über die akute Pankreatitis (Kap. 20). Tatsächlich findet sich im Verlauf einer Hepatitis nicht selten auch eine Vergrößerung des Pankreas, ohne daß man natürlich gleich von einer Pankreatitis sprechen darf (zu deren Verifizierung wäre eine histologische Kontrolle notwendig). Diese Pankreasvergrößerung ist objektivierbar, da nämlich bei Rückbildung der Leberentzündung gleichzeitig ein Rückgang der Bauchspeicheldrüsenvergrößerung zu beobachten ist. Diese Tatsache ist auch von Rabsch u. Rettenmaier (1975) bestätigt worden. Daneben kann die akute Hepatits mit einer deutlichen Verdickung der Gallenblasenwand einhergehen.

Kongenitale Fibrosen

Kongenitale Fibrosen weisen über die ganze Leber verstreut periportal echogene Zonen auf (Abb. 7.17). Dieses markante heterogene Aussehen ist nicht spezifisch. Man findet es gelegentlich bei routinemäßigen Leberuntersuchungen wegen einer Tubulusektasie der Nieren.

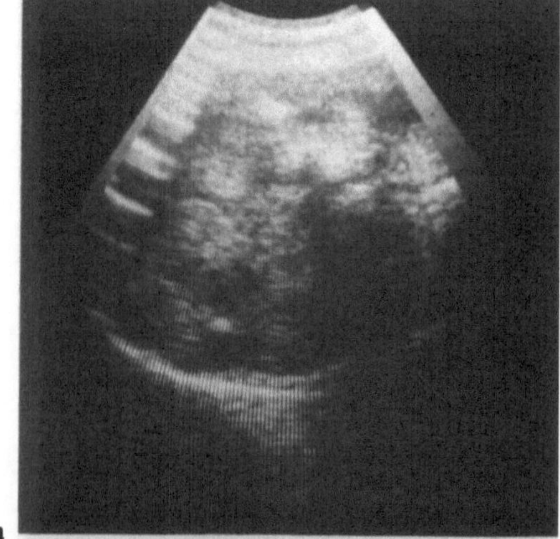

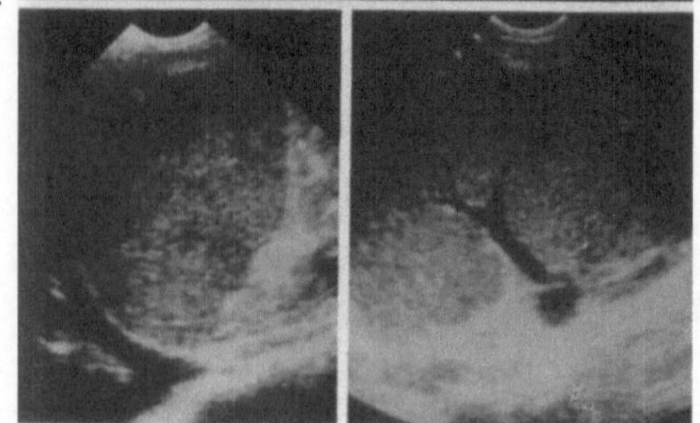

Abb. 7.17 a–c. Kongenitale Leberfibrose. **a** Multiple echogene Areale (Bild: A. Schraub, Besançon). **b** Der Sagittalschnitt bei einem anderen Patienten zeigt eine heterogene Echostruktur. Außerdem ist ein Pleuraerguß zu erkennen. **c** Der linksseitige Frontalschnitt zeigt eine ausgeprägte Milzvergrößerung

Andere unspezifische Hepatomegalien

Wir wollen nicht sämtliche Ursachen für eine Lebervergrößerung aufzählen: Ein guter Kliniker kennt sie auswendig. Wir begegnen der Hepatomegalie bei manchen malignen Lymphomen und Leukämien. Maligne Lymphome können jedoch auch eine heterogene Leberstruktur bewirken, die das Bild von Metastasen nachahmen. Wir werden gleich im nächsten Kapitel darauf zurückkommen.

Stoffwechselstörungen

Einige metabolische Störungen bewirken eine echoreiche Binnenstruktur mit geringer Schallabschwächung (Abb. 7.18), die besonders deutlich beim Vergleich mit der Nierenstruktur zu erkennen ist. Dieses Bild wird manchmal als „schillernde Leber" bezeichnet.

Bei Erwachsenen entspricht es gewöhnlich einer Fettleber, die man durch computertomographische Dichtemessung (geringe Elektronendichte) sichern kann. Wir werden übrigens in Kap. 12 sehen, daß es partielle Leberverfettungen gibt. Seltener handelt es sich bei der „schillernde Leber" um eine Hämosiderose. In diesem Fall ergibt die computertomographische Dichtemessung eine hohe Elektronendichte.

Bei Kindern (GROSSMAN et al. 1981; HENSCHKE et al. 1982) kommen verschiedene Stoffwechselstörungen als Ursache der „schillernden Leber" in Betracht: Fettleber, Hyperalimentation, Steroidbehandlung, Glykogenspeicherkrankheiten, Fruktoseintoleranz, Tyrosinämie usw. (Abb. 7.19).

Diese durch Serumanalysen oder computertomographische Dichtemessung nicht differenzierbaren Erkrankungen können nur durch Biopsie diagnostiziert werden.

Im Gegensatz zur „schillernden Leber" steht die von LIEBERMAN et al. (1981) beschriebene vermehrte Schalltransparenz bei septischem Schock.

Schwierige differentialdiagnostische Probleme entstehen bei den partiellen Leberverfettungen, die wir in Kap. 12 besprechen. Sie stellen sich unter dem Bild echogener Zonen dar (Abb. 12.7). Auf den ersten Blick kann ein solches Bild zur Diagnose anomaler, echoarmer Zonen führen, während diese echoarmen Zonen in Wirklichkeit dem normalen Lebergewebe entsprechen. Die korrekte Diagnose kann computertomographisch gestellt werden.

Wir haben in Kap. 2 die Anstrengungen beschrieben, die von verschiedenen Arbeitsgruppen unternommen wurden, um eine quantifizierbare Gewebeanalyse (Histogramm) zu erhalten. Für die diffusen Hepatopathien gibt es zuverlässige

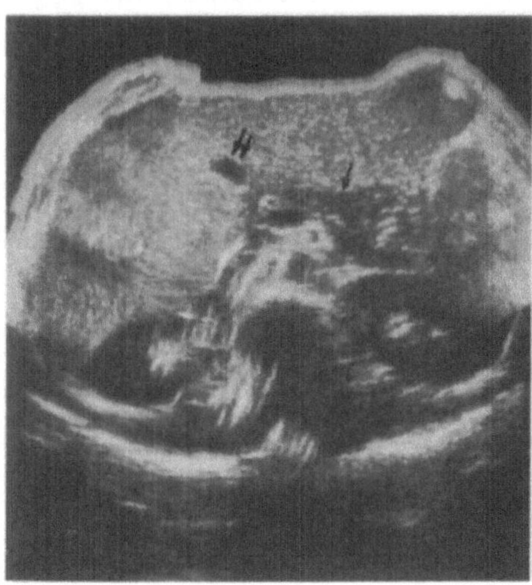

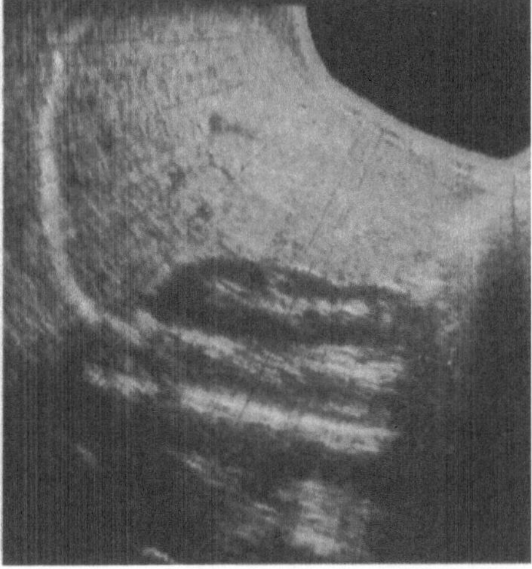

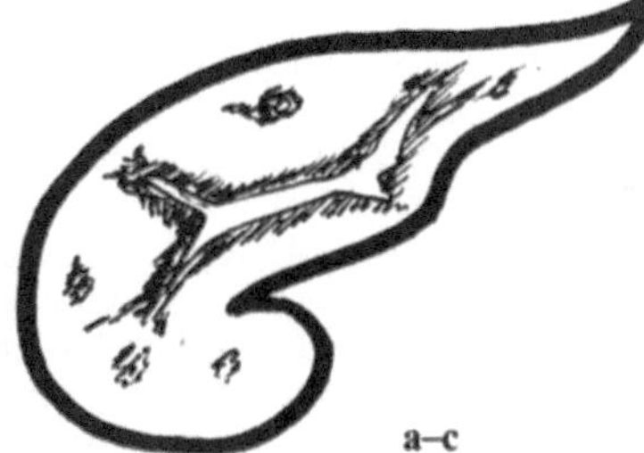

a–c

Abb. 7.18 a–c. „Schillernde" Leber. **a** Auf diesem Transversalschnitt fällt zunächst ein positives Tangentenzeichen auf. Außerdem ist das Lebergewebe deutlich echoreicher als das Pankreas (*Pfeil*). Normalerweise ist die Reflexivität des Pankreas gleich oder sogar höher als die des Leberparenchyms. Das echofreie Areal (*Doppelpfeil*) ist die Gallenblase, die hier in Höhe des Infundibulums getroffen ist. **b** Longitudinalschnitt: Diese vergrößerte Leber verdrängt die Niere förmlich. Der Unterschied der Reflexivität von Leber und Niere ist wesentlich größer als normal. Diesem Echotyp begegnet man gewöhnlich bei Stoffwechselstörungen (beispielsweise Glykogenosen oder Fettleber). **c** Sonographische Darstellung (schematisch) der periportalen – oder peribiliären – Fibrose; man findet sie bei kongenitaler Fibrose, Schistosomiasis, manchen toxisch (z. B. durch Vinylpolymere) bedingten Lebererkrankungen und bei einigen Formen der Cholangitis (in diesem Falle kommt es zur peribiliären Fibrose)

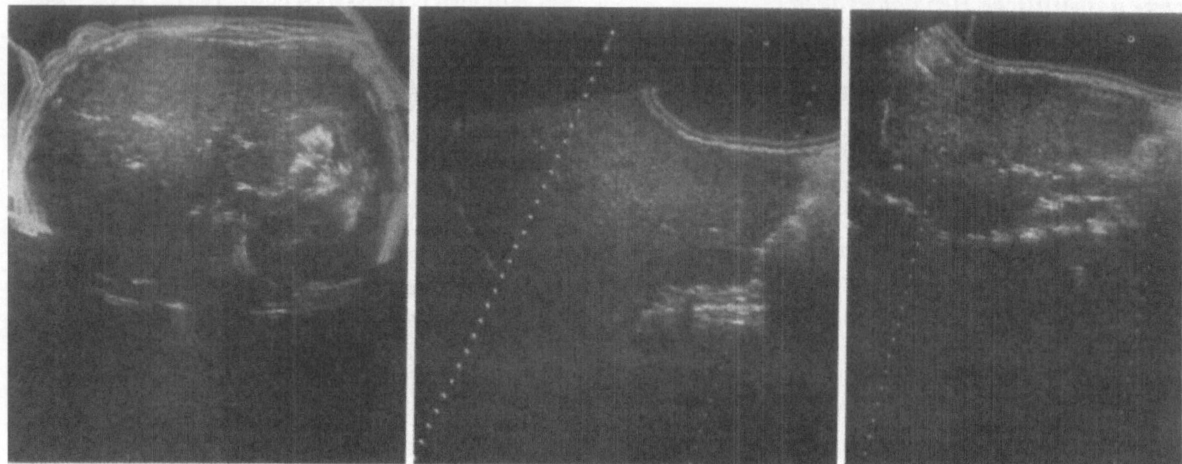

Abb. 7.19a–c. Leber bei Speicherkrankheiten: Glykogenose Typ von Gierke bei einem elfjährigen Kind. **a** Transversalschnitt. **b, c** Sagittalschnitte. Eine ausgeprägte Hepatomegalie ist erkennbar. Die Reflexivität ist gesteigert. Gleichzeitig ist die Schallabschwächung vermehrt

und reproduzierbare Ergebnisse. Im Zweifel bleibt die Biopsie jedoch unverzichtbar, da es für die Pathologen keine „unspezifische" Lebervergrößerung gibt.

Literatur

Barnett E, Morley P (1974) Abdominal echography. Butterworth, Borough Green

Bureau M, Cauquil P, Teyssou H, Castaing D, Tessier JP (1982) Apport de l'échotomographie dans l'étude du lobe de Riedel. Aspects normaux et pathologiques. Incidences thérapeutiques chirurgicales. J Radiol 63/11:629–636

Chaulieu C, Claudon M, Regent D, Treheux A (1982) Le lobe de Riedel. Aspect échotomographique. J Radiol 63/11:637–641

Gandolfi L, Solmi L, Bolondi L, Leo P, Casanova P, Miglio F, Gasbarrini G (1982) The value of ultrasonography in the diagnosis of hepatic steatosis. Ultrasound Med Biol [Suppl 1] 8:62

Goldberg BB, Kotler MN, Ziskin MC, Waxham RD (1975) Diagnostic uses of ultrasound. Grune & Stratton, New York

Grossman H, Ram PC, Coleman RA, Gates G, Rosenberg ER, Bowie JD, Wilkinson RH (1981) Hepatic ultrasonography in type I glycogen storage disease (von Gierke disease). Radiology 141:753–756

Hassani N (1976) Ultrasonography of the abdomen. Springer, Berlin Heidelberg New York

Henschke CI, Goldman H, Teele RL (1982) The hyperechogenic liver in children: Cause and sonographic appearance. AJR 138:841–846

Holm HH, Kristensen JK, Rasmussen SN, Pedersen JF, Hancke S (1980) Abdominal ultrasound, 2nd edn. Munksgaard, Copenhagen

Joseph AEA, Dewbury KL, McGuire PG (1979) Ultrasound in the detection of chronic liver disease (the "bright" liver). Br J Radiol 52:184–188

Kurtz AB, Rubin CS, Cooper HS, Nisenbaum HL, Cole-Beuglet C, Medoff J, Goldberg BB (1980) Ultrasound findings in hepatitis. Radiology 136:717–723

Leopold GR, Asher WM (1975) Fundamentals of abdominal and pelvic ultrasonography. Saunders, Philadelphia

Lieberman JM, Bryan PJ, Cohen AM (1981) Toxic shock syndrome: Sonographic appearance of the liver. AJR 137:606–607

Miller JH, Stanley P, Gates GF (1979) Radiography of glycogen storage diseases. AJR 132:379–387

Nicholas D, Nassiri DK, Bamber M, Bossi C, Garbutt P, Hinton J, Pussell S (1982) Classification of diffuse liver disorders by quantitative evaluation of conventional B-mode echograms. Ultrasound Med Biol [Suppl 1] 8:140

Rabsch U, Rettenmaier G (1975) Sonographically found asymptomatic enlargement of the pancreas in viral hepatitis and pneumonia (Abstract No 100). Second Congress of European ultrasonics in medicine, Munich

Rizzatto G et al. (1982) Standardized ultrasonic evaluation of diffuse liver diseases. Ultrasound Med Biol [Suppl 1] 8:163

Shawker TH, Moran B, Linzer M, Parks SI, James SP, Stromeyer FW, Barranger JA (1981) B-scan echoamplitude measurement in patients with diffuse infiltrative liver disease. J Clin Ultrasound 9:293–301

Taylor KJW (1979) Diagnostic ultrasound in gastrointestinal disease. Livingstone, Edinburgh

Taylor KJW, Carpenter DA, McCready VR (1973) Grey scale echography in the diagnosis of intrahepatic disease. J Clin Ultrasound 1:284–287

Taylor KJW, Gorelick FS, Rosenfield AT, Riely CA (1981) Ultrasonography of alcoholic liver disease with histological correlation. Radiology 141:157–161

Weill F, Maurat JP (1974) The sign of the vena cava: Echotomographic illustration of the right cardiac insufficiency. J Clin Ultrasound 2:27–32

Weill F, Becker JC, Kraehenbuhl JR, Heriot G, Walter JP (1973) Atlas clinique de radiographie ultrasonore. Masson, Paris

Winsberg F (1977) Persönliche Mitteilung

Kapitel 8

Lebermetastasen

Die Lebermetastasen sind gewöhnlich multipel angeordnet. Daneben kommen aber auch solitäre Metastasen vor. Die multiplen Läsionen können letztlich so klein sein, daß aus ihrer Überlagerung ein infiltratives Bild mit inhomogener Leberstruktur resultiert. Die sonographische Manifestation von Metastasen ist also sehr unterschiedlich. Ihre genaue Analyse erfordert zahlreiche Schnitte und Orientierungsebenen, was sich besonders gut mit dem Real-time-Scanner realisieren läßt. Das Erkennen von Metastasen beruht auf zwei pathognomonischen Zeichen: Entweder auf einer Veränderung der äußeren Form der Leber oder auf einer Alteration der Echostruktur.

Technische Voraussetzungen

Der Nachweis oder der Ausschluß von Metastasen verlangt eine sorgfältige Untersuchung der gesamten Leber einschließlich des linken Leberlappens. Alle in Kap. 5 beschriebenen Schnittebenen und Lagerungen des Patienten müssen verwendet werden. Ein Vorlaufmedium ermöglicht eine genauere Analyse oberflächlicher Leberstrukturen. Den Fehler eines „zu guten Bildes" muß man unbedingt vermeiden, indem die Grauwertskala eingeschränkt wird und indem der Kontrast durch Prä- und Postprocessing erhöht wird. Nur durch diese technischen Voraussetzungen sind kleine noduläre Strukturen und kleine Impedanzunterschiede sicher zu diagnostizieren.

Elementarzeichen

Konturunregelmäßigkeiten

Buckelzeichen. Oberflächlich gelegene Metastasen rufen kleine, umschriebene konvexe Vorwölbungen der Leberoberfläche hervor bzw. verändern in entsprechender Weise das Relief von Leberschnitten (Abb. 8.1). Diese Erscheinungen müssen als pathologisch gewertet werden, auch wenn sich gleichzeitig keine Parenchymveränderungen feststellen lassen. Stößt man auf irgendeine Vorwölbung, muß zunächst selbstverständlich eine anatomische Ausbuchtung ausgeschlossen werden (Abb. 8.20). Wir haben sie in den letzten beiden Kapiteln bereits kennengelernt (subkostale Vorwölbung, Lobus caudatus, infrarenale Vorwölbung, Lobus quadratus, Zwerchfellbuckel).

Leberrandzeichen. In Kap. 6 wurde im einzelnen die Konfiguration der Leberränder beschrieben und erörtert. Von einigen, weiter unten zu besprechenden Ausnahmen abgesehen, sind sie normalerweise scharfkantig. Bei einer metastatisch bedingten Hepatomegalie kann der Leberrand leicht abgerundet, konvex (Abb. 8.2) oder, wenn die Vorbuckelungen ineinander übergehen, sogar polyzyklisch erscheinen (Abb. 8.3). Diesen spezifischen Hinweisen auf fokale Läsionen sind die bereits in Kap. 7 beschriebenen unspezifischen Hepatomegaliezeichen hinzuzufügen: Winkel- und Tangentenzeichen.

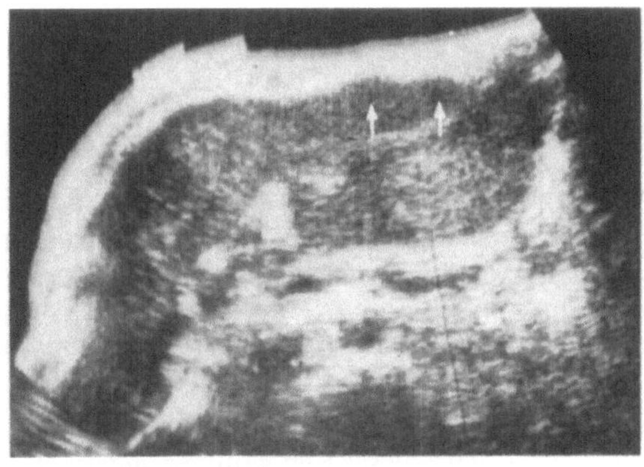

Abb. 8.1. Vorwölbungen der Vorderfläche der Leber (*Pfeile*). Gleichzeitig liegt ein Tangentenzeichen vor

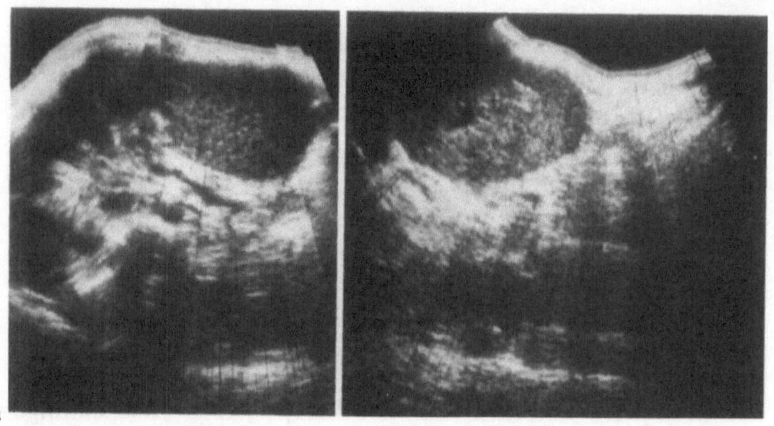

Abb. 8.2 a, b. Winkelzeichen. **a** Transversalschnitt, **b** Sagittalschnitt

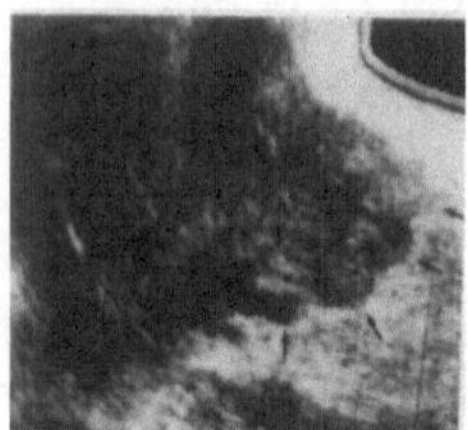

Abb. 8.3. Winkelzeichen und multiple Vorwölbungen der Leberkontur (*Pfeile*)

Veränderungen der Echostruktur

Umschriebene Läsionen

Echoarme Läsionen. Metastasen können sich durch rundliche, echoarme Areale zu erkennen geben, die die homogene echoreiche Struktur des normalen Lebergewebes scharf unterbrechen (Abb. 8.4). Wir pflegen multiple Läsionen dieser Art als „Siebbild" zu bezeichnen (Abb. 8.5). Durch die gute Auflösung der neueren Ultraschallgeräte wird dieses Bild häufiger angetroffen. Früher hat man derartige Läsionen nur selten gesehen. Einige dieser schalldurchlässigen Zonen können sogar einen richtigen Flüssigkeitscharakter annehmen, nämlich dann, wenn sich innerhalb der Metastase Nekrosen ausgebildet haben. Nekrotische Metastasen werden wir etwas weiter unten besprechen.

Echoreiche Läsionen. Sehr viel häufiger wird die metastatische Echostruktur von Läsionen bestimmt, bei denen die Reflexivität gesteigert ist (Abb. 8.6). Bei uns wird eine solche Gruppierung „Schneegestöber" genannt (Abb. 8.7). Diese Läsionen können eine regelmäßige Begrenzung haben (Abb. 8.8 a) oder eine mehr unregelmäßige (Abb. 8.8 b).

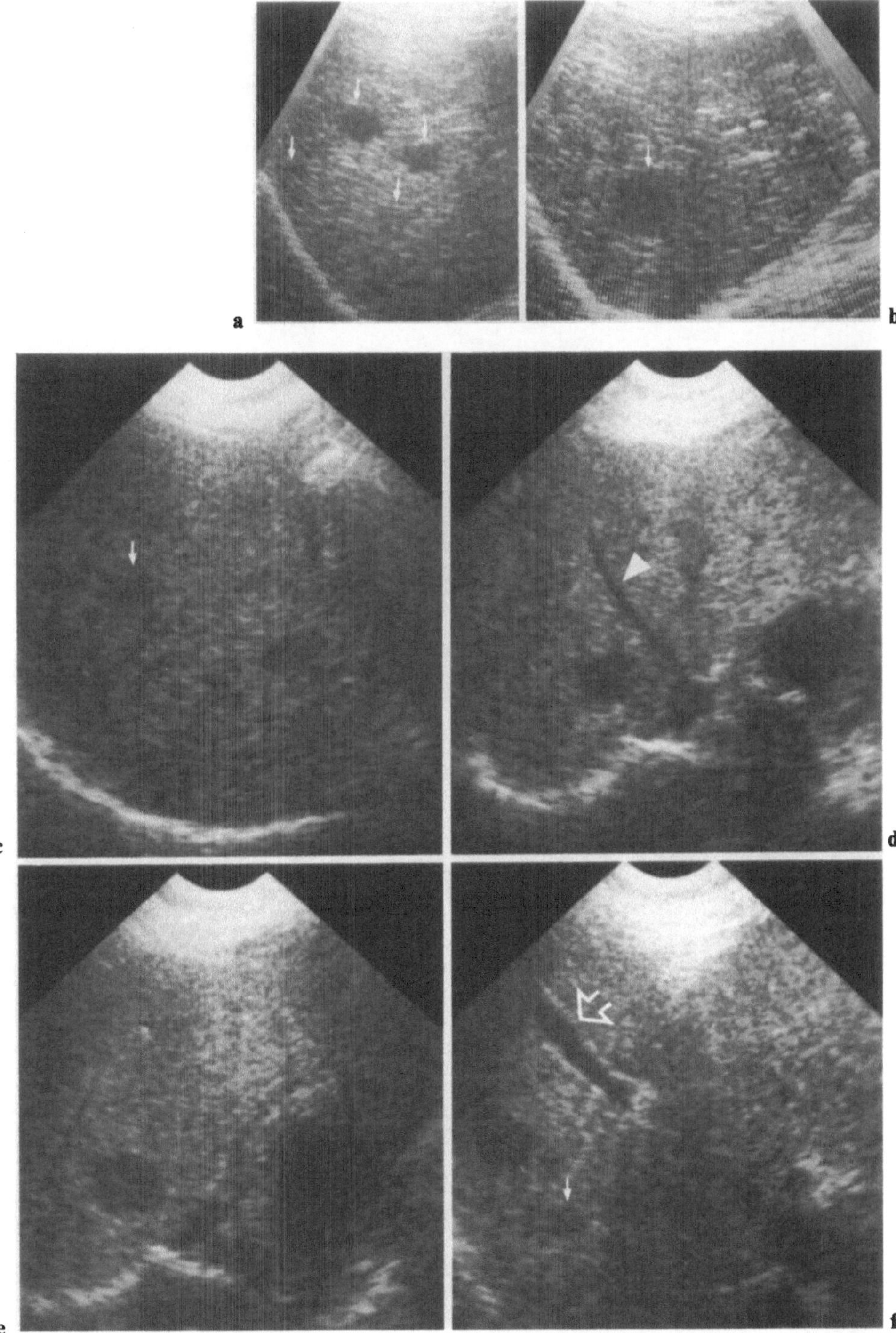

Abb. 8.4 a–f. Echoarme Läsionen. Die kleinsten dieser Knoten sind gerade eben erkennbar (*Pfeile*). Derartige Bilder sind nur von Bedeutung, wenn sie auf allen Schnitten reproduziert werden können. Lebervene (*Pfeilspitze*), Gallenblase (*offener Pfeil*)

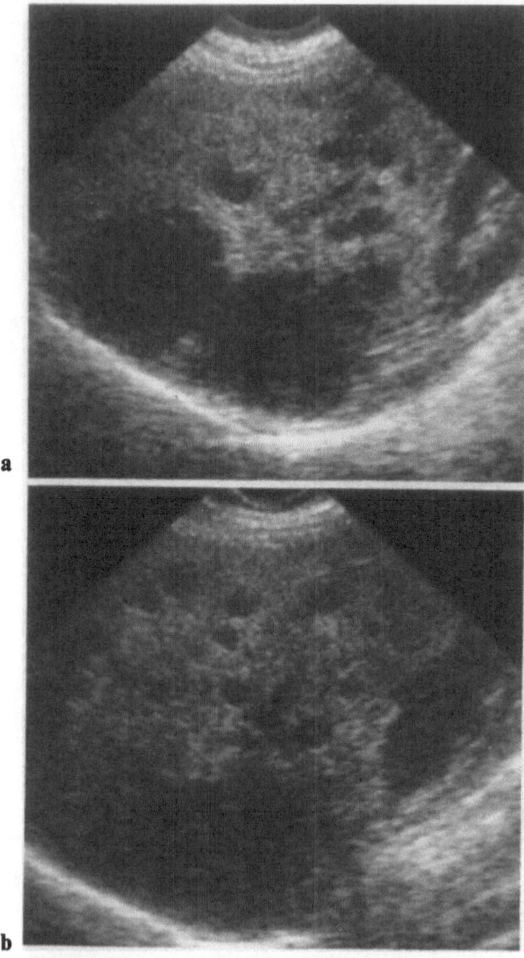

Abb. 8.5 a, b. Multiple echoarme Läsionen: „Siebbild" (Mammakarzinom). Zwei parallele Sagittalschnitte

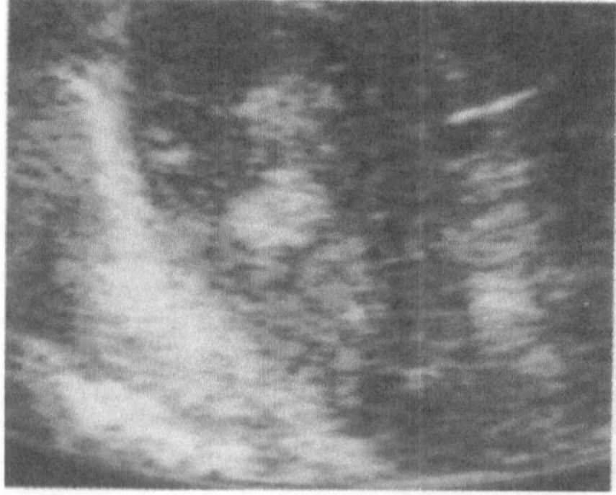

Abb. 8.6 Echoreiche Läsionen (Nierenkarzinom)

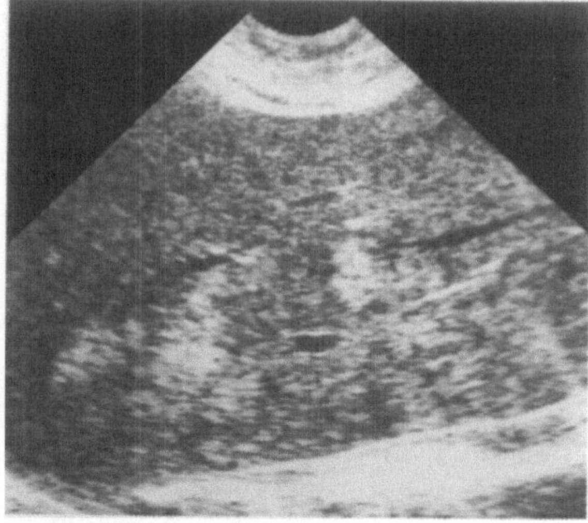

Abb. 8.7. Multiple echogene Läsionen: „Schneegestöber"-Bild (Nierenkarzinom)

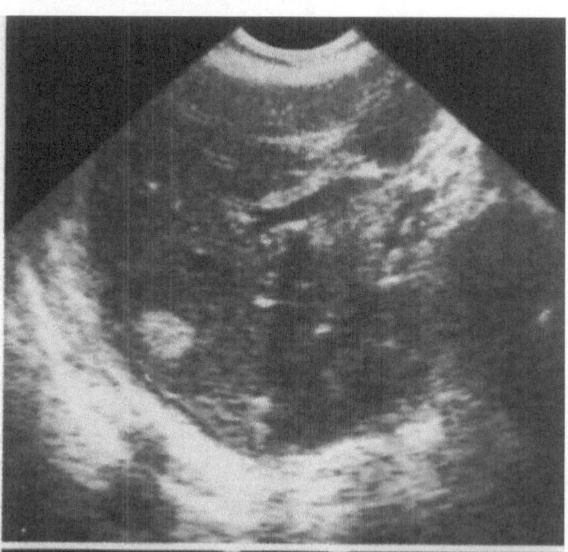

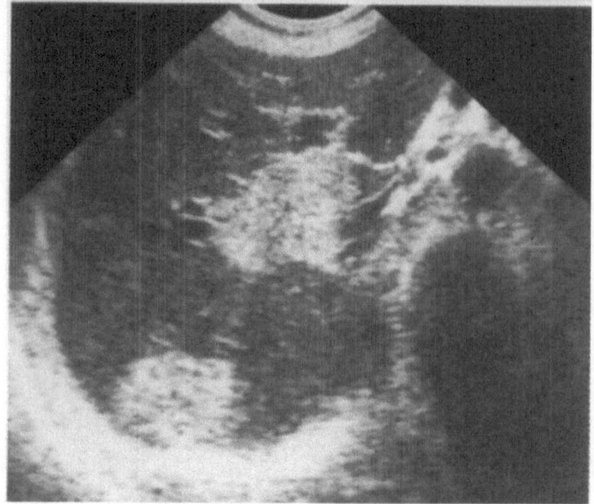

Abb. 8.8 a, b. Multiple echogene Läsionen (Metastasen eines Fibrosarkoms). Parallele Transversalschnitte. Zu beachten ist, daß einige der Läsionen völlig rund sind. Das umgebende Lebergewebe sieht völlig normal aus ▸

Kokardenförmige Läsionen. Oft findet man auch Noduli, die im Zentrum echoarm und in ihrer Peripherie echoreich sind und zuweilen noch von einer externen, wiederum schalldurchlässigen Korona umgeben werden (Abb. 8.9–8.11). VADROT (1982) hat diese konzentrische Anordnung, die z. T. auf einer Verdrängung des perifokalen Lebergewebes beruht, im Detail untersucht.

Nekrotische Metastasen
Nekrosen können in Metastasen mit einem Durchmesser von mehr als 6 cm spontan auftreten. Sie finden sich jedoch auch nach einer Chemo- oder Strahlentherapie bei kleineren Metastasen. Gewöhnlich ist die Begrenzung der Nekrosezone unregelmäßig, manchmal sogar in sehr ausgeprägtem Maße (Abb. 8.12). Die Nekrose kann direkt an das normale Lebergewebe grenzen, so daß sie das Aussehen einer Zyste annimmt (Abb. 8.13).

Meistens ist die Nekrose jedoch von intaktem metastatischem Gewebe umgeben (Abb. 8.12, 8.14, 8.15). Ausnahmsweise können nekrotische Partikel sedimentieren und zu einer „Spiegelbildung" führen. Nekrotische Metastasen eines Karzinoids haben ein besonderes Aussehen. Sowohl die Anzahl als auch die regelmäßige Begrenzung dieser Nekrosen ist bemerkenswert.

Feldförmige Muster
Manche Störungen der sonographischen Struktur deuten auf eine Infiltration hin. Dieser Typ ist schwer zu interpretieren, da die anormale Zone im Vergleich zum Normalgewebe nur einen geringen Reflexivitätsunterschied aufweist (Abb. 8.16). Die u. U. gleichzeitig vorhandenen Veränderungen der äußeren Form der Leber gewinnen dadurch eine besondere Bedeutung (Abb. 8.17). Sehr oft sind die echogenen Areale landkartenartig angeordnet (Abb. 8.18).

Außergewöhnliche Läsionen. Schließlich konnten wir ein einziges Mal unter insgesamt mehr als 500 Patienten mit Lebermetastasen ein multilokuläres Rosettenbild beobachten, das in Kap. 12 näher betrachtet werden soll (Abb. 12.6). Ein derartiges Bild hat auch BRUNETON (1981, persönliche Mitteilung) beschrieben. Dieser Autor weist auch auf die Möglichkeit einer Verkalkung von Metastasen hin (BRUNETON et al. 1982). Sie ist an einem kräftigen Schallschatten erkennbar (Abb. 8.19).

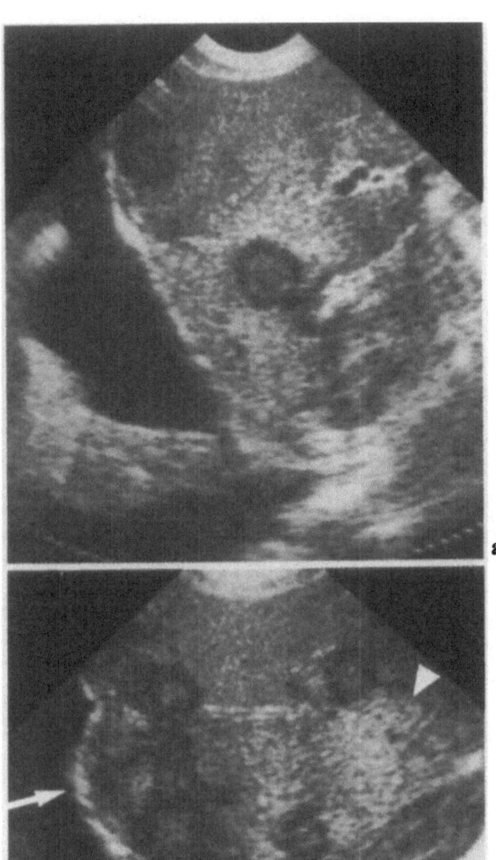

Abb. 8.9 a, b. Kokardenförmige Läsionen (Bronchialkarzinom). Parallele Sagittalschnitte. Zu beachten ist, daß gleichzeitig ein feldförmiges Muster (*Pfeilspitze*) vorhanden ist; zu beachten ist auch der pathologische Zwerchfellbuckel (*Pfeil*), der durch einen ausgeprägten Pleuraerguß betont wird

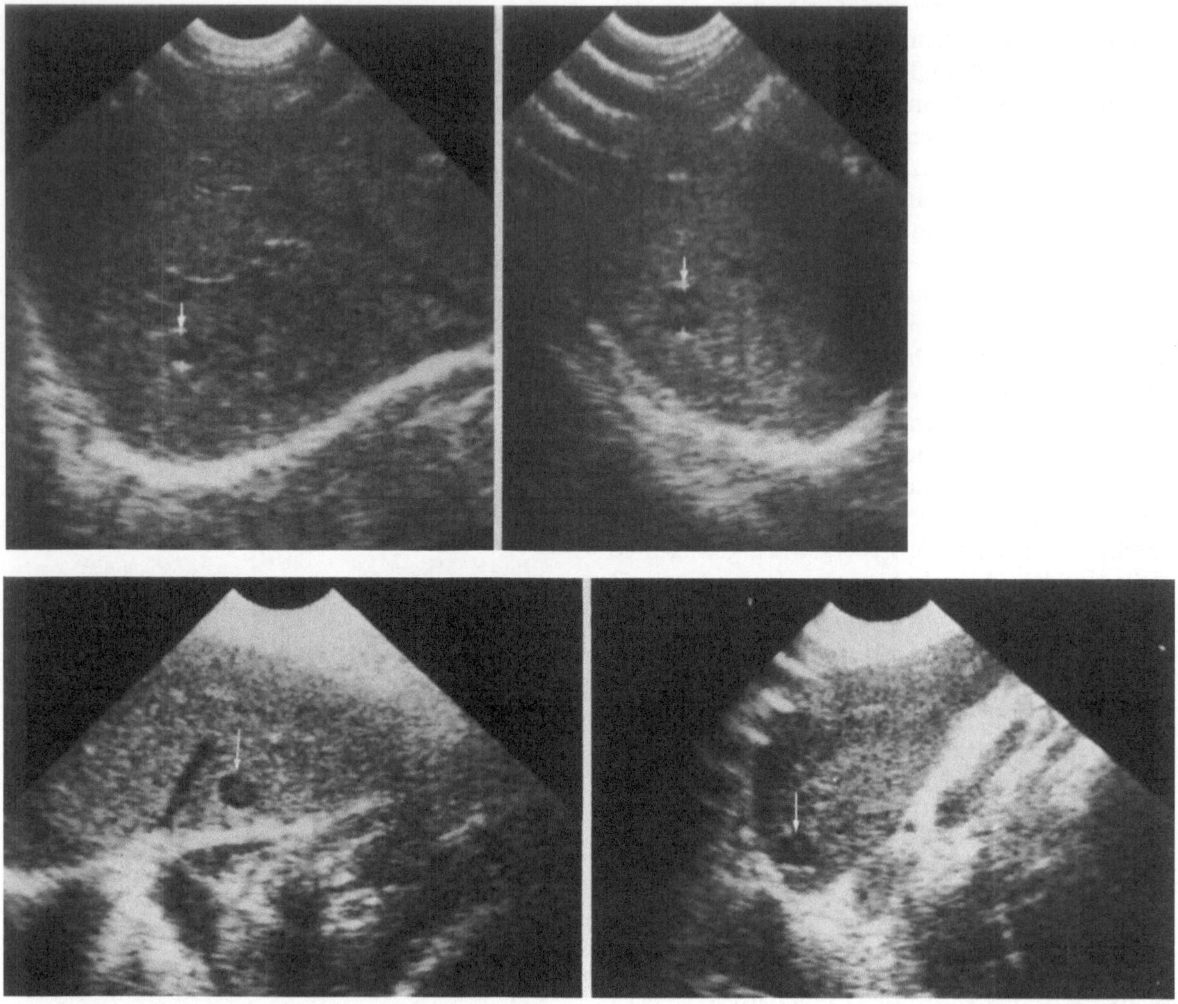

a

c

d

Abb. 8.10 a–d. Kleine kokardenartige Läsionen (*Pfeile*). **a, b** undifferenziertes Karzinom. **a** Subkostaler Schrägschnitt, **b** Sagittalschnitt. **c, d** Mammakarzinom. **c** Transversalschnitt, **d** Sagittalschnitt

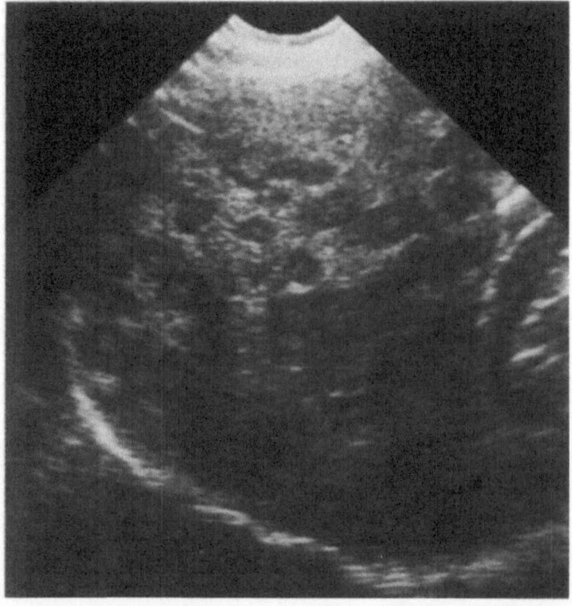

◄ **Abb. 8.11.** Multiple kokardenförmige Läsionen (Sagittalschnitt)

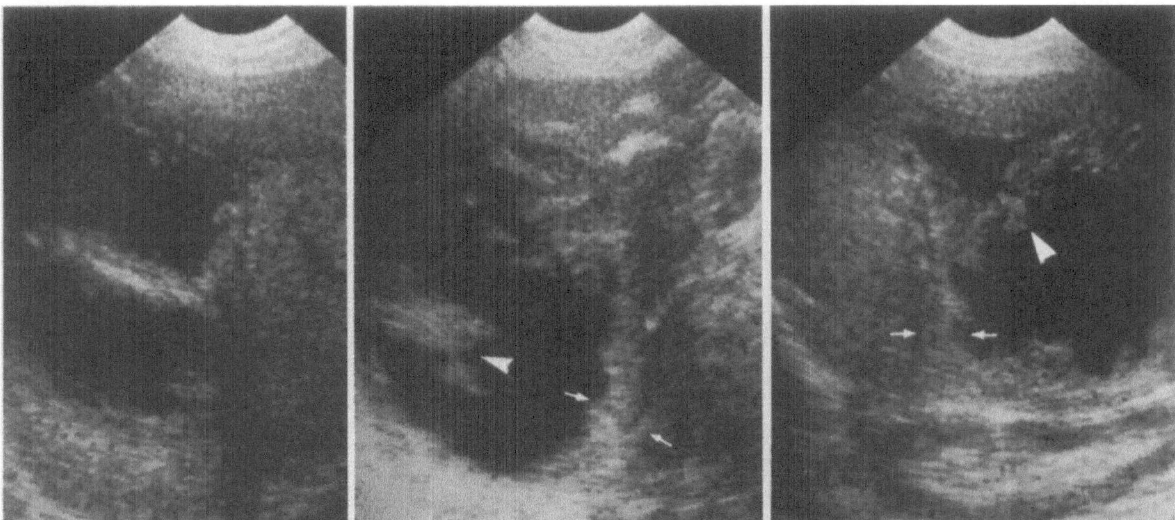
a–c

Abb. 8.12 a–c. Große nekrotisierte Metastasen (Hypopharynxkarzinom). Zu beachten ist die unregelmäßige Begrenzung, das benachbarte Gewebe (*Pfeile*) und der Detritus (*Pfeilspitzen*)

Abb. 8.13 a, b. Mehrere nekrotische Metastasen eines Prostatakarzinoms mit pseudozystischem Aussehen ▶

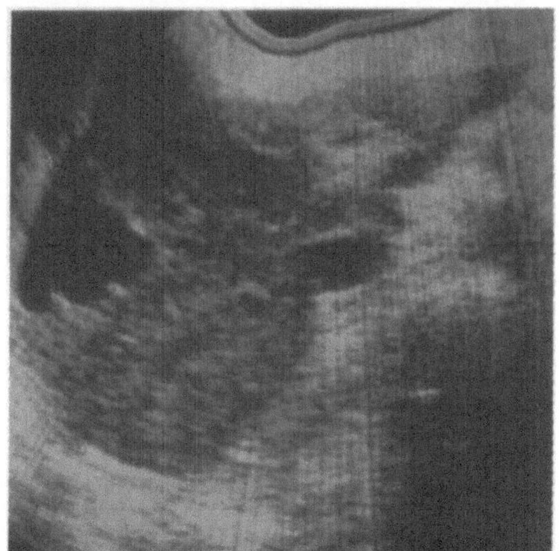
a

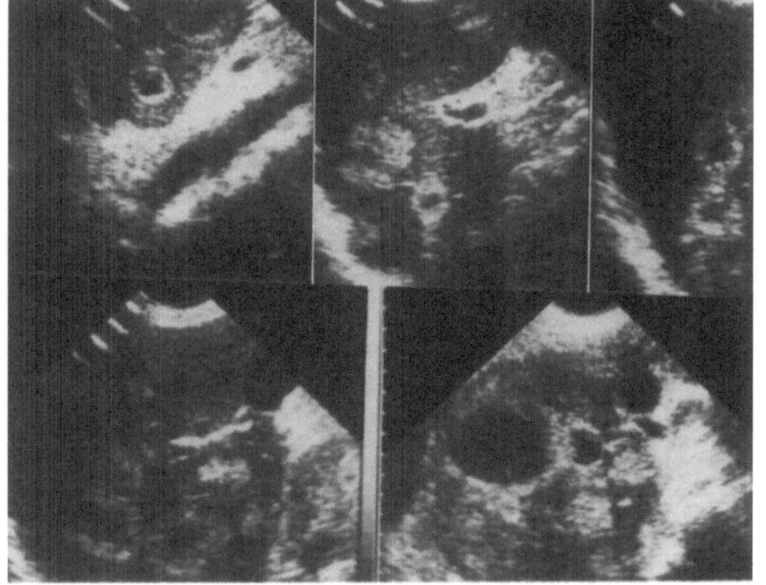
b

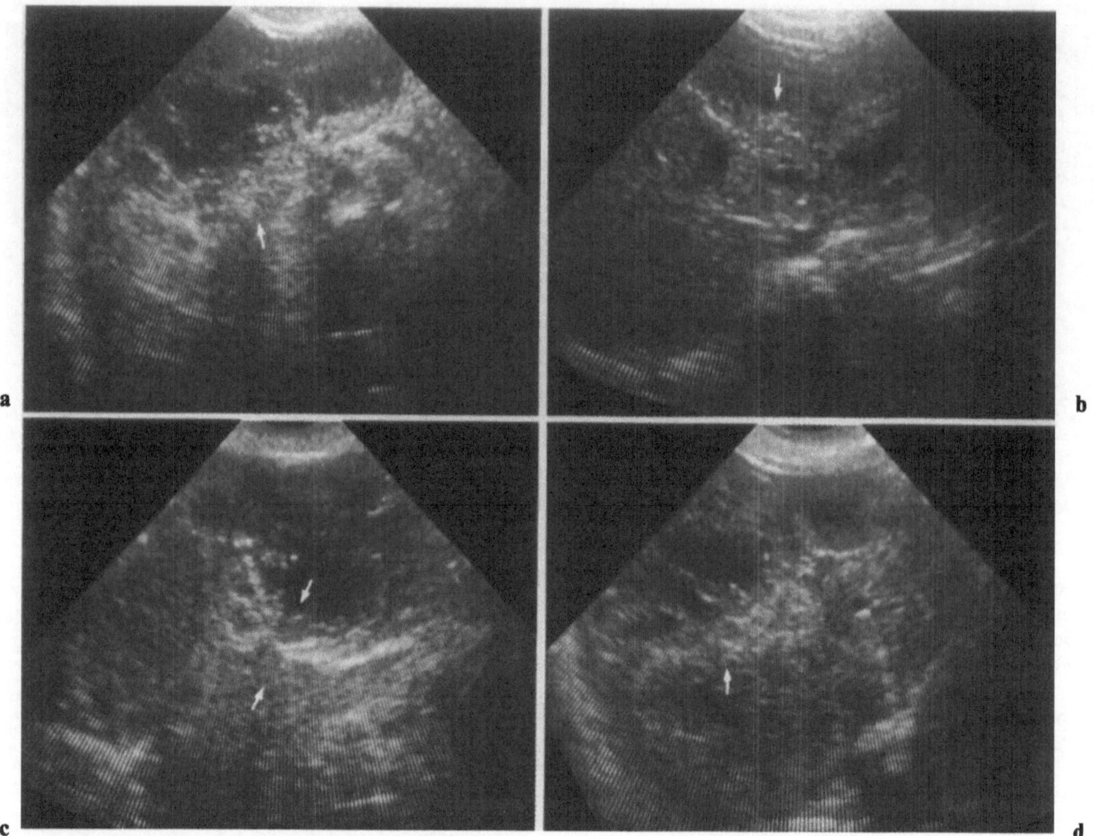

Abb. 8.14 a–d. Multiple nekrotisierte Metastasen und Läsionen vom Mischtyp. Zu beachten sind die unregelmäßigen Begrenzungen sowie die soliden Gewebsanteile in der Nachbarschaft der Nekrose (*Pfeile*) (Rektumkarzinom)

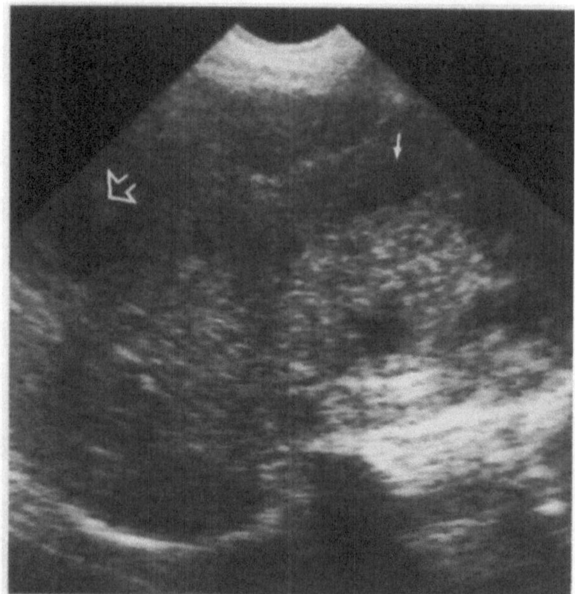

Abb. 8.15. Kleine Nekrosezone (*Pfeil*). Ein feldförmiges echogenes Muster und echoarme Läsionen (*offener Pfeil*). Transversalschnitt

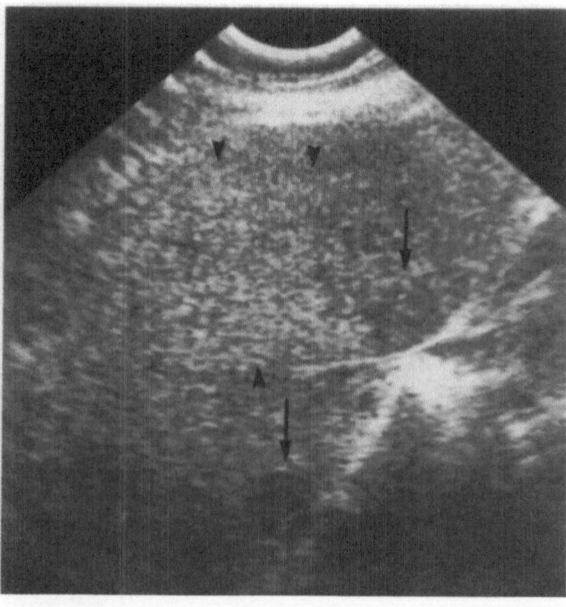

Abb. 8.16. Echogenes, infiltrierendes, feldförmiges Muster (*Pfeilspitzen*). Gleichzeitig umschriebene Läsionen (*Pfeil*). Transversalschnitt

Abb. 8.17. Echogenes feldförmiges Muster. Gleichzeitig liegen umschriebene Läsionen und Vorwölbungen der Leberoberfläche (*Pfeilspitze*) vor. Sagittalschnitt

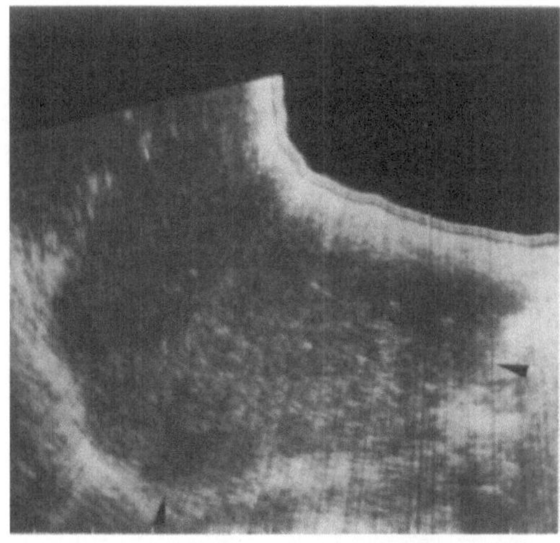

Abb. 8.18 a–d. Echogenes, landkartenartiges Muster. Zu beachten ist auf **b** eine kokardenförmige Läsion (*Pfeil*). **a–d** stammen von drei verschiedenen Patienten

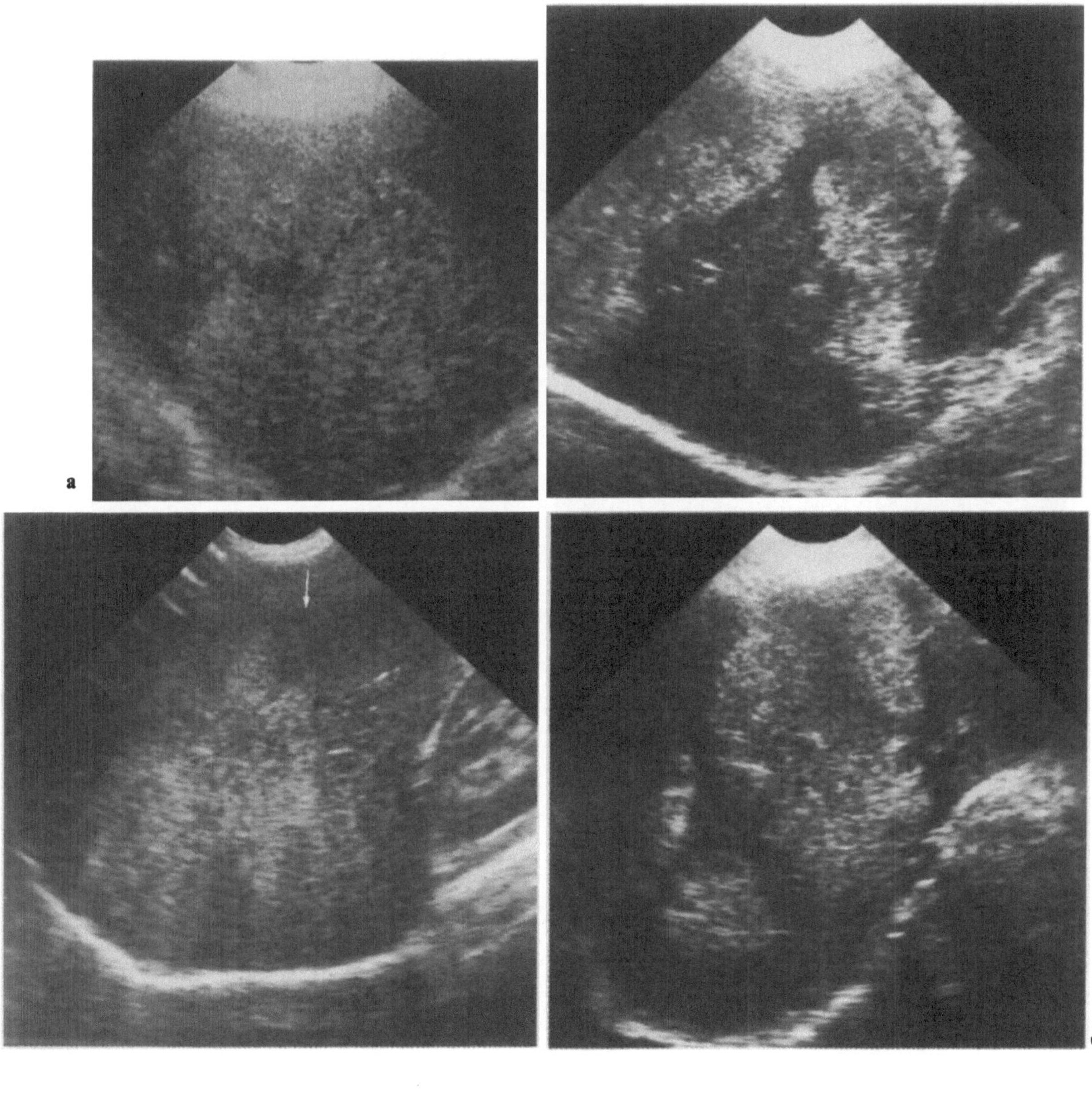

a **c**

b **d**

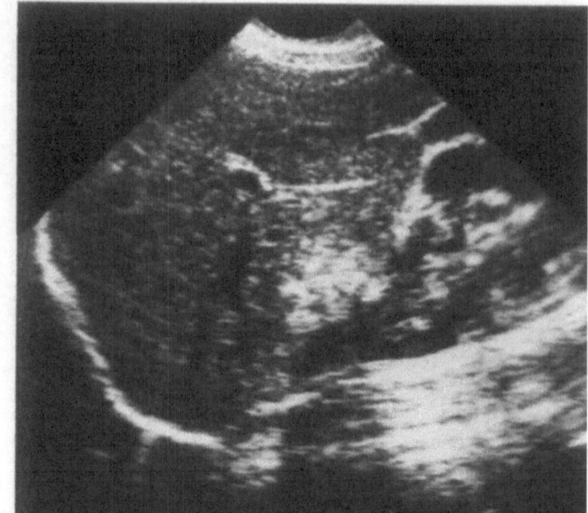
a

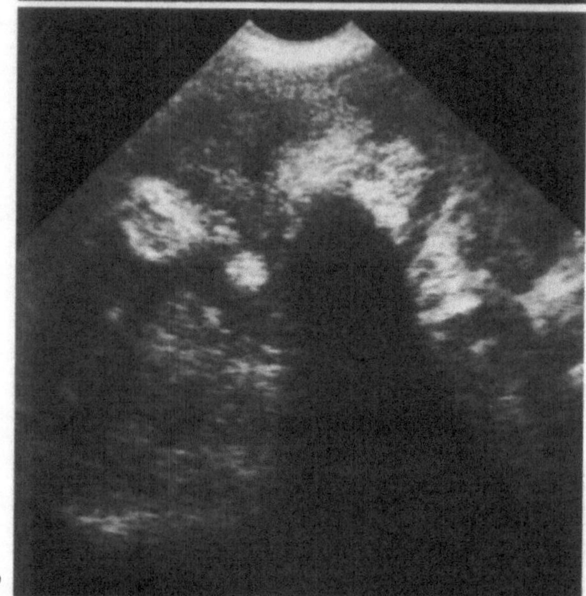
b

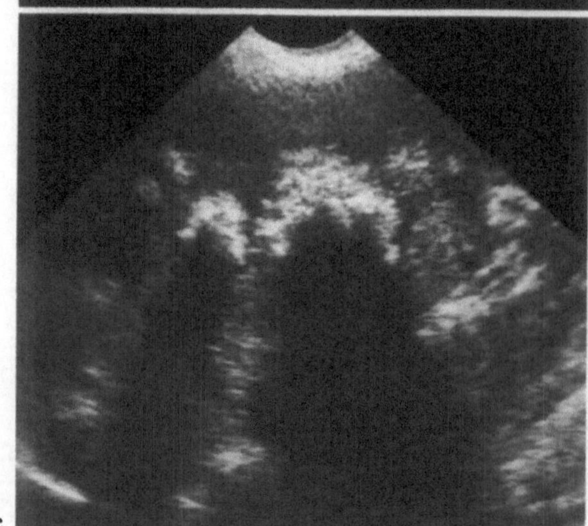
c

Abb. 8.19 a–c. Verkalkte Metastasen. **a** Metastase eines Ovarialkarzinoms. Sagittalschnitt. **b, c** Metastasen eines Bronchialkarzinoms. Parallele Transversalschnitte

Veränderungen der tubulären Strukturen

Wir werden in Kap. 26 die Dilatation der Gallenwege kennenlernen, die bei Lebermetastasen auftreten kann. Es kann sich um die Erweiterung einzelner Gallenwegssegmente handeln, je nach der Lokalisation der verantwortlichen Läsion. In anderen Fällen weisen Gallenwegsdilation und Metastasen auf einen extrahepatischen Prozeß hin (Abb. 8.21). Die Lebervenen können durch eine noduläre Läsion deformiert werden. Eine derartige Verdrängung ist besonders bei gutartigen Tumoren zu sehen. Lebervenen in der Nachbarschaft von Metastasen sind oft verengt, deformiert und unterbrochen (Abb. 8.22). Ausnahmsweise sind in den Venen Tumorzapfen zu erkennen (Abb. 8.22 e).

Diskussion der Elementarzeichen

Buckelzeichen. Auf die regulären anatomischen Vorwölbungen haben wir ja schon mehrfach hingewiesen: subkostale Vorwölbung, Lobus caudatus, Lobus quadratus, infrarenale Vorwölbung und diaphragmale Leberbuckel. Sehen Sie sich jetzt bitte die Abb. 8.20 an: Die Ausbuchtung, die sich ventral abzeichnet, ist sie normal oder pathologisch?

Leberrandzeichen. Auch der Leberrand verfügt über einige nichtpathologische Abrundungen. Auf die links-laterale Begrenzung des linken Leberlappens, auf das Insertionsgebiet des Lig. falciforme sowie auf den rechten Teil des Leberunterrandes haben wir ja bereits hingewiesen. Im allgemeinen haben die pathologischen Vorwölbungen einen kleinen Radius. Außerdem zerstören sie die Harmonie des Leberrandes.

Echoarme Areale. Bei bestimmten subkostalen Schrägschnitten kann die Gallenblase (s. Kap. 15), die ja wie ein rundliches echofreies Areal aussehen kann, den Eindruck erwecken, als läge sie mitten im Leberparenchym (Abb. 8.21 c). Hier stößt man auf eine anatomische Gegebenheit, die, wenn man sie kennt, kaum jemals mit einer pathologischen Veränderung zu verwechseln ist. Falls notwendig, kann ein Kontraktionsver-

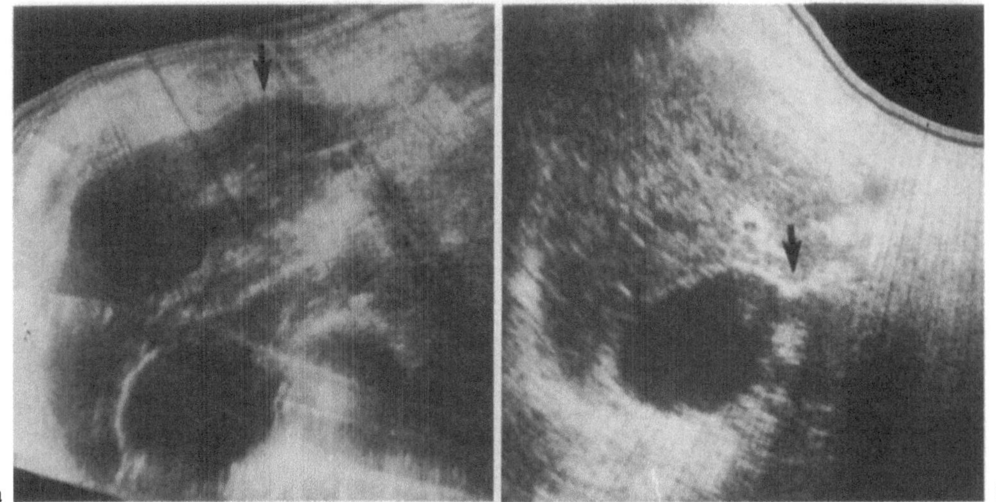

Abb. 8.20 a, b. Differentialdiagnose: nichtpathologische Vorwölbungen der Leber. **a** Transversalschnitt. Subkostale Vorwölbung (*Pfeil*). **b** Sagittalschnitt. Infrarenale Vorwölbung der Leber (*Pfeil*). Zu beachten ist, daß gleichzeitig eine Zyste am oberen Nierenpol vorliegt

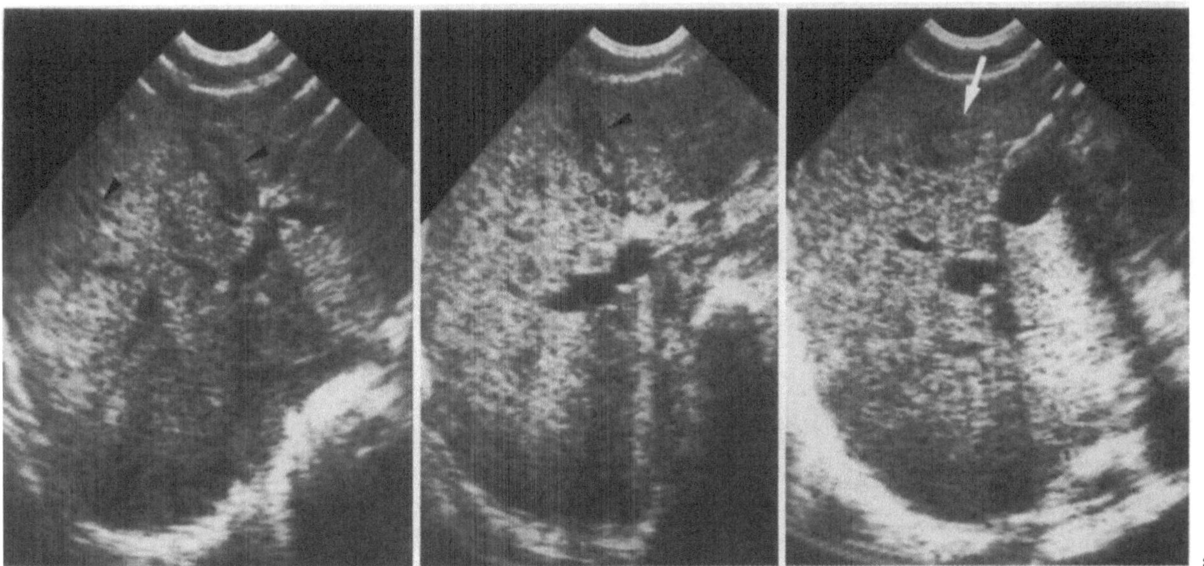

Abb. 8.21 a–c. Gleichzeitiges Vorhandensein von Lebermetastasen (*Pfeil*) und Gallenwegserweiterung (*Pfeilspitzen*). Zu beachten ist auf **c** die nicht erweiterte Gallenblase.

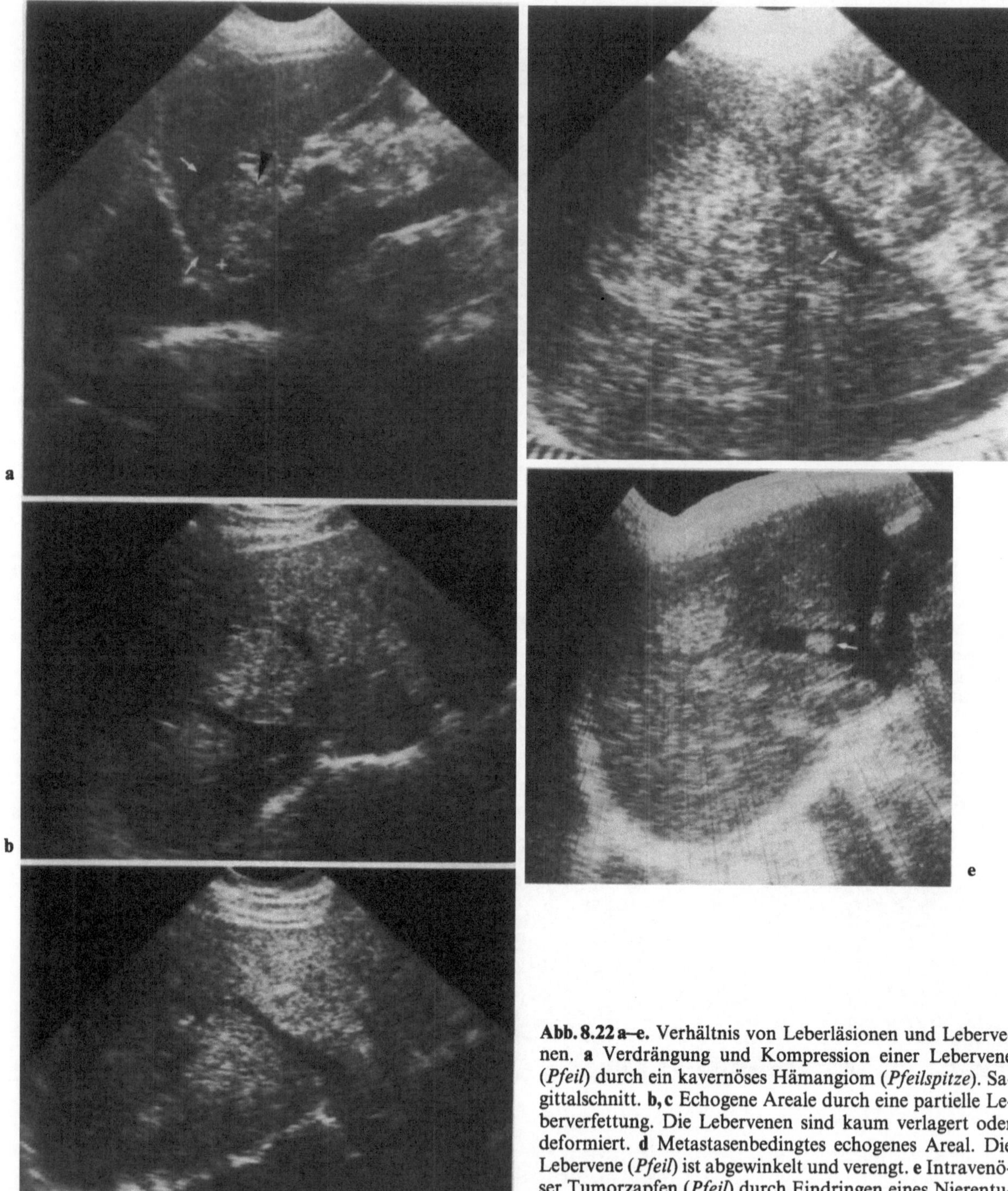

Abb. 8.22 a–e. Verhältnis von Leberläsionen und Lebervenen. **a** Verdrängung und Kompression einer Lebervene (*Pfeil*) durch ein kavernöses Hämangiom (*Pfeilspitze*). Sagittalschnitt. **b, c** Echogene Areale durch eine partielle Leberverfettung. Die Lebervenen sind kaum verlagert oder deformiert. **d** Metastasenbedingtes echogenes Areal. Die Lebervene (*Pfeil*) ist abgewinkelt und verengt. **e** Intravenöser Tumorzapfen (*Pfeil*) durch Eindringen eines Nierentumors in die V. cava

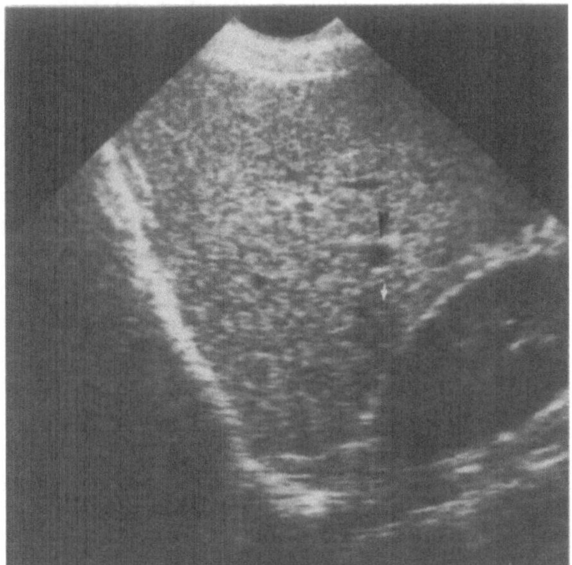

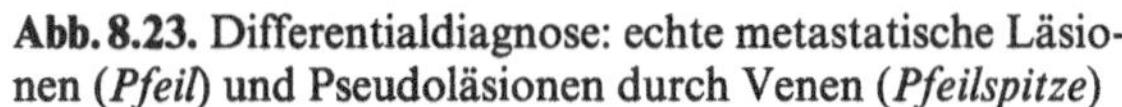

Abb. 8.23. Differentialdiagnose: echte metastatische Läsionen (*Pfeil*) und Pseudoläsionen durch Venen (*Pfeilspitze*)

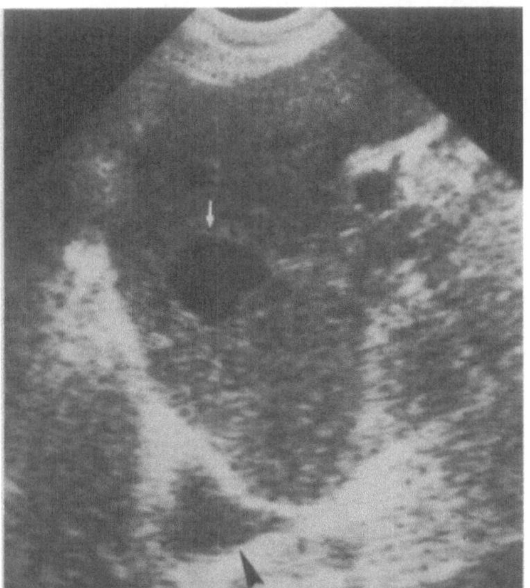

a

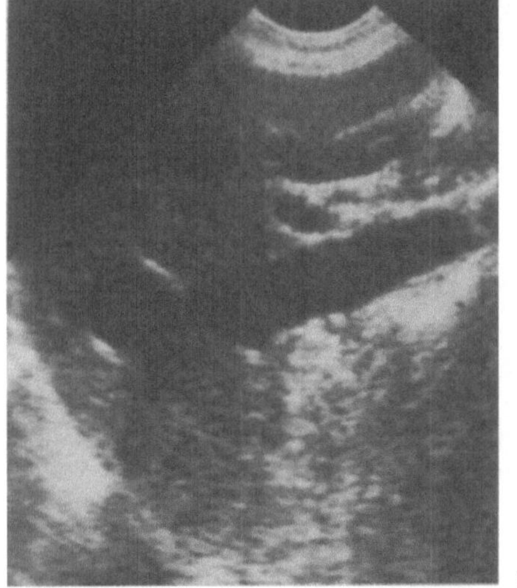

b

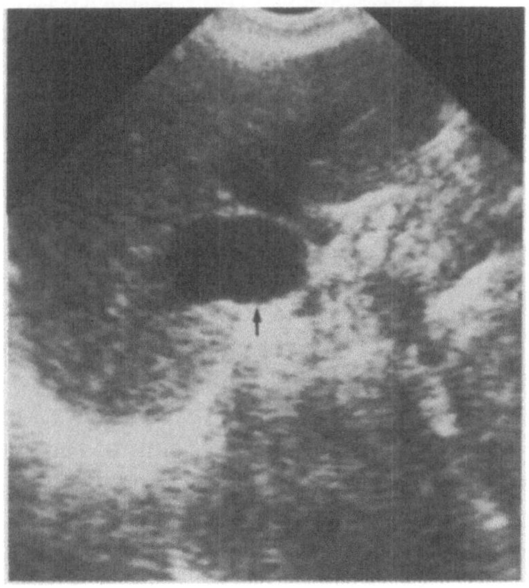

c

Abb. 8.24 a–c. Differentialdiagnose. Eine Lebervene kann ▶ im Schnittbild wie eine Zyste imponieren, wenn sie erweitert ist. **a** Dieser Sagittalschnitt zeigt eine intrahepatische zystische Struktur (*Pfeil*). Zu beachten ist der Pleuraerguß (*Pfeilspitze*). **b** Ein Sagittalschnitt zeigt die Verbindung dieser Struktur mit der V. cava. **c** Die Lebervenenektasie im subkostalen Schrägschnitt

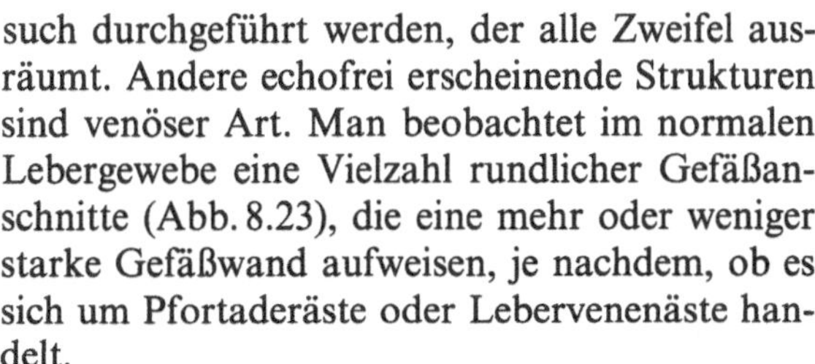

such durchgeführt werden, der alle Zweifel ausräumt. Andere echofrei erscheinende Strukturen sind venöser Art. Man beobachtet im normalen Lebergewebe eine Vielzahl rundlicher Gefäßanschnitte (Abb. 8.23), die eine mehr oder weniger starke Gefäßwand aufweisen, je nachdem, ob es sich um Pfortaderäste oder Lebervenenäste handelt.

Dilatierte Lebervenen, insbesondere der Konfluens der mittleren und der linken Lebervene können ein zystisches Aussehen annehmen (Abb. 8.24). Venöse Ektasien dieser Art können auch ohne Rechtsherzinsuffizienz vorkommen. Die Diagnose einer venösen Ektasie gründet sich auf den Nachweis einer Eigenwand und einer Verbindung zum venösen Gefäßbaum.

Es gibt noch einen anderen Fallstrick, den wir lange Zeit für sehr selten gehalten haben. Er tritt bei adipösen Patienten jedoch recht häufig auf. Das erste Mal haben wir ihn bei einem korpulenten, kurzstämmigen Patienten gesehen, dessen

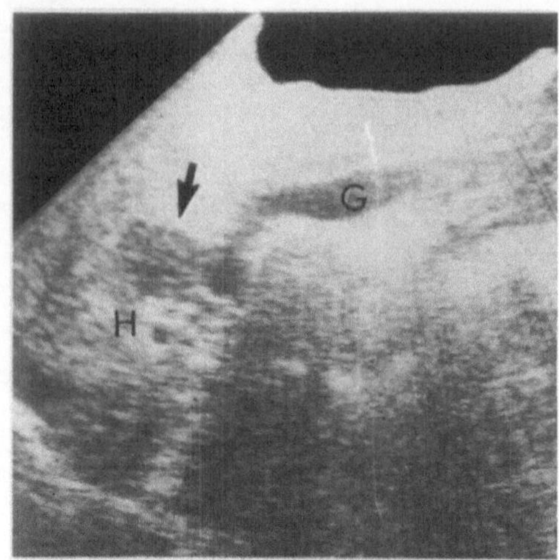

a

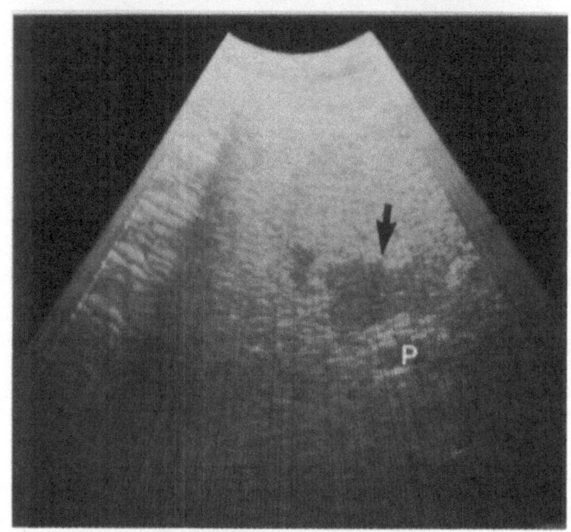

b

Abb. 8.25 a, b. Differentialdiagnose. Pseudotumor, der durch das an der Leberpforte liegende Fettgewebe bedingt ist. **a** Sagittalschnitt im Compoundverfahren bei stehendem Patienten: Der Pseudotumor (*Pfeil*) liegt in der Nähe des Gallenblaseninfundibulums (*G*). Dieses Gebilde liegt den tubulären Hilusstrukturen (*H*) auf. **b** Subkostaler Real-time-Schrägschnitt (*P*: Pfortadergabelung)

Leber in ausreichender Weise nur im Stehen und mittels interkostaler, longitudinaler und subkostaler Schnitte nach besonders tiefer Inspiration untersucht werden konnte. Die Schnitte zeigten konstant eine ovale, scheinbar intrahepatisch gelegene Formation mit scharf begrenzter, gegenüber dem umgebenden Lebergewebe deutlich niedrigerer Reflexivität (Abb. 8.26). Dieses scheinbare Tumorgebilde lag in der Nähe des Gallenblaseninfundibulums den tubulären Hilusstrukturen auf. Eine klinische Korrelation bestand nicht. Ein Schrägschnitt machte zudem deutlich, daß der untere Pol dieser Raumforderung in der Nähe des Magens lag; es konnte sich demnach auch um ein juxtahiläres Gebilde handeln. Eine Szintigraphie verlief unauffällig. Auf computertomographischen Schnitten sah man die Raumforderung nicht mehr, sondern nur ein Übermaß an Fettgewebe. Aus diesen Befunden mußte man den Schluß ziehen, daß Fettgewebe uns genarrt hatte, das in einem tief eingeschnittenen Leberhilus eingeschlossen war. Auf Longitudinalschnitten zeigte der Hilus eine konkave Konfiguration, während er auf transversalen Computertomographiebildern dreieckig aussah. Dieses Bild tritt bei adipösen Patienten sehr häufig auf (Abb. 8.26).

Das „Fettkissen an der Leberpforte" stellt sich stets echoarm und unmittelbar vor dem Gefäßstiel der Leber gelegen dar. Es ist bemerkenswert, daß dieses „Fettkissen" echoarm ist, während sich das benachbarte Fettgewebe der Fissura portalis sehr echoreich darstellt. Die Binnenstruktur von Fettgewebe ist sehr unterschiedlich. Ähnliche Unterschiede trifft man zwischen dem stets echoarmen subkutanen Fettgewebe und dem echoreichen perirenalen Fettgewebe an. Der sehr echogene Charakter dieses Gewebes verschwindet bei adipösen Patienten, was auf die Rolle des Verhältnisses Bindegewebe : Fettgewebe für die Echogenität hinweist.

Eine partielle Leberverfettung stellt sich unter dem Bild von Inseln normalen Lebergewebes dar, das von echogenem Fettgewebe umgeben ist. Man sollte nicht den Fehler machen, das normale, (relativ echoarme) Lebergewebe für pathologische, echoarme Struktur zu halten (Abb. 8.27 a, b). Durch eine computertomographische Dichtemessung kann man die Diagnose klären.

Die akustischen Schatten hinter Gefäßen (Abb. 8.27 c) haben wir oben erwähnt, ebenso wie den Schatten, der dem Lobus caudatus ein echoarmes Aussehen verleihen kann.

Echoreiche Areale. Im langsamen Bildaufbauverfahren können einige tubuläre Strukturen einen pseudonodulären Charakter annehmen: Im Realtime-Verfahren ist dieser Fehler eliminiert. Die ständig wiederholbare räumliche Deutung und Kontrolle schützt vor derartigen Fehlinterpretationen der Fissura portalis, des Interlobärspaltes, des Lig. falciforme und des Ligamentes des obliterierten Ductus Arantius (s. Kap. 6).

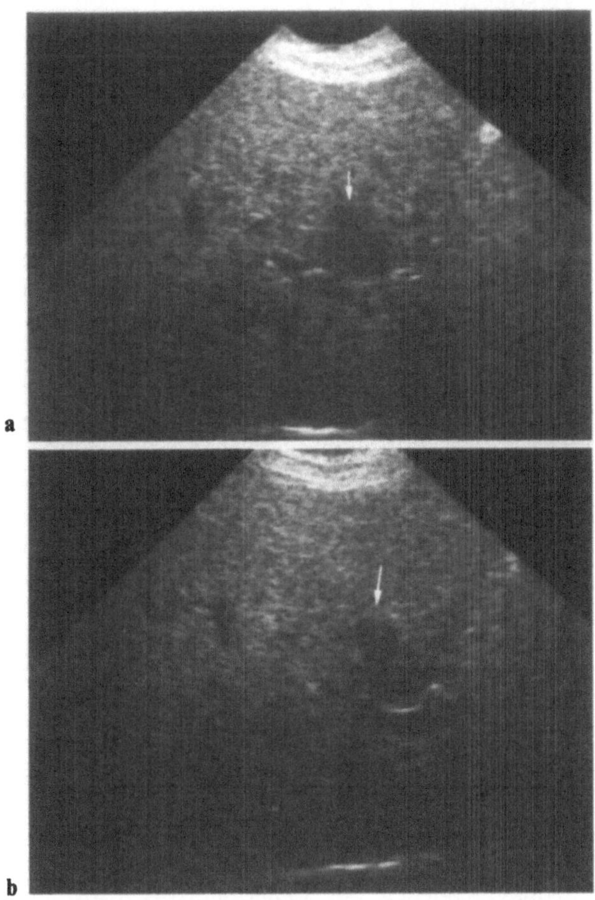

Abb. 8.26 a, b. Ein anderes Beispiel für das „Fettkissen am Leberhilus" (*Pfeil*). **a** Subkostaler Schrägschnitt, **b** Sagittalschnitt

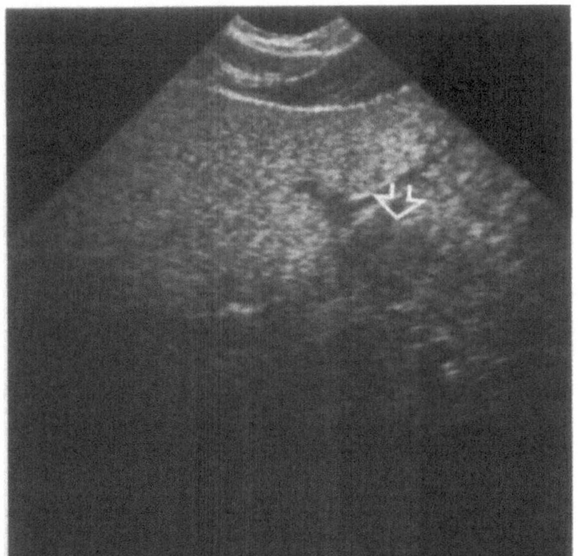

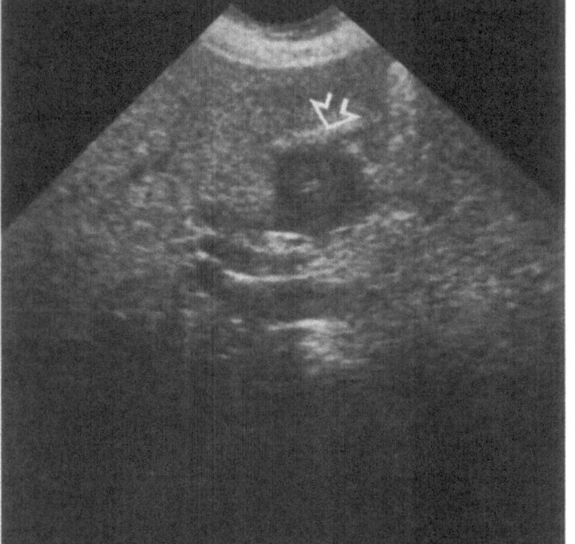

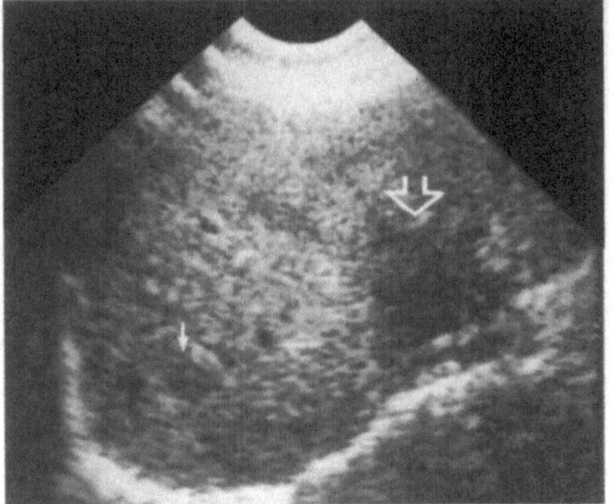

Abb. 8.27 a–c. Differentialdiagnose. **a** Transversalschnitt, **b** Schrägschnitt eines Patienten. Die Schnitte gehen durch den Leberhilus. Die dargestellte „Leberläsion" (*offener Pfeil*) entspricht... normalem Lebergewebe, das von einer partiellen Leberverfettung umgeben ist. Die Diagnose wird durch eine computertomographische Dichtemessung bestätigt. **c** Bei einem anderen Patienten ist eine Metastase zu erkennen (*Pfeil*). Die echoarme Zone (*offener Pfeil*) entspricht einem retrohilären Schallschatten

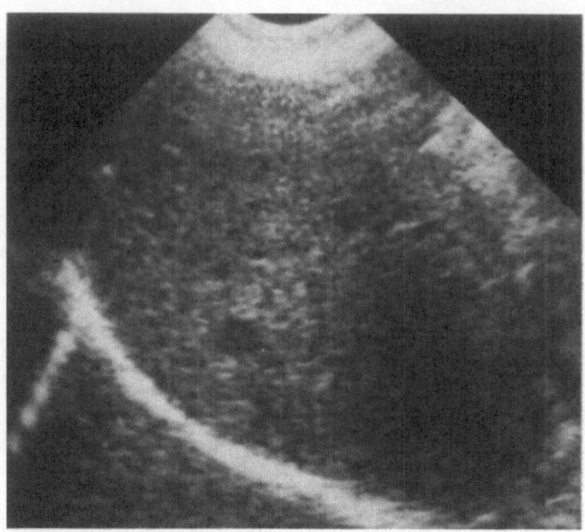

Abb. 8.28. Solitäre Metastase

a

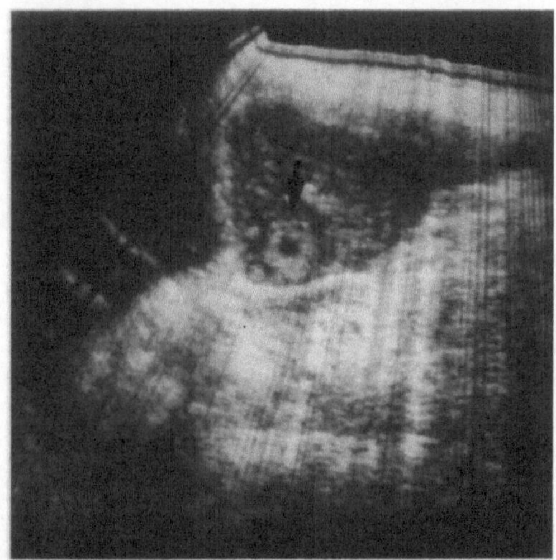

b

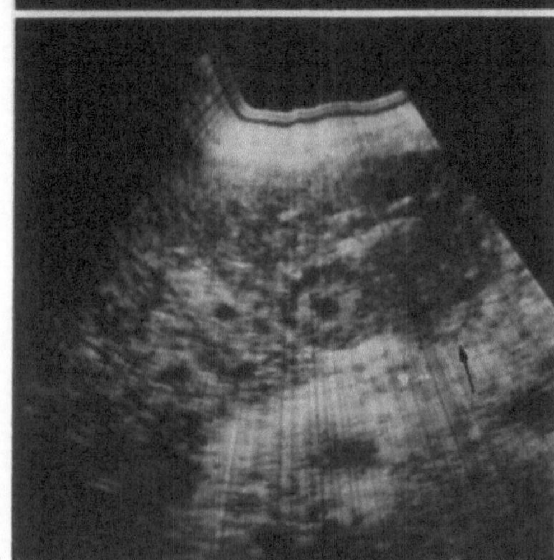

Abb. 8.29 a, b. Offensichtlich solitäre, kokardenförmige Läsion. **a** Sagittalschnitt. Kaudal ist zusätzlich eine Vorwölbung an der Leberhinterfläche zu erkennen. **b** Transversalschnitt. Die Vorwölbung (*Pfeil*) ist noch deutlicher zu erkennen

Verschiedene sonographische Verteilungsmuster von Lebermetastasen

Solitäre Läsionen. Die solitären Lebermetastasen gehen mit umschriebenen Veränderungen der Echostruktur einher: solitäres echoarmes Areal, solitäre echodichtere Zone und kokardenförmige Läsion (Abb. 8.28 u. 8.29). Sind diese Läsionen in der Nähe der Leberoberfläche gelegen, treten gleichzeitig diskrete Veränderungen der äußeren Form auf: umschriebene Vorwölbungen, umschriebenes Leberrandzeichen. Häufig ist eine Metastase nur scheinbar solitär. Es ist immer unbedingt erforderlich, multiple Schnitte durchzuführen und die Abbildungen genauestens auszuwerten. Man wird dann häufig neben der augenfälligen Läsion noch andere diskrete Veränderungen finden, die ebenfalls Metastasen entsprechen (Abb. 8.29).

Multiple Läsionen. Hier treten Vorwölbungen, Randveränderungen und multiple Alterationen der Echostruktur gemeinsam auf, u. U. in Verbindung mit einer Hepatomegalie (Abb. 8.31). Derartige Gruppierungen imponieren entweder als „Schneegestöber" (Abb. 8.30 und 8.31), als „Siebbild" (Abb. 8.5) oder als Mischbilder (Abb. 8.32–8.34). In Tabelle 8.1 und Abbildung 8.35 sind die Elementarzeichen der Lebermetastasen zusammengefaßt.

Tabelle 8.1. Sonographische Hinweise auf Lebermetastasen

Elementarzeichen
Äußere Form
  Buckelzeichen
  Leberrandzeichen
Echostruktur
  Umschriebene Läsion
    echoreich
    echoarm
    kokardenförmig
    nekrotisch
  Diffuse Strukturveränderung
Hepatomegalie (evtl.)

Verschiedene Anordnung der Metastasen
Solitäre Läsion
Multiple Läsionen
– Schneegestöberbild
– Siebbild
– Mischbild
Diffuse Infiltration

Abb. 8.32 a–c. Gemischtes Bild: kokardenförmige Läsionen, echoarme Läsionen, echoreiche Läsionen (Ovarialkarzinom)

Abb. 8.30 a, b. Gemischtes Bild. **a** Transversalschnitt, **b** Sagittalschnitt. Echogene und echoarme Läsionen (*Pfeile*) kommen gleichzeitig vor

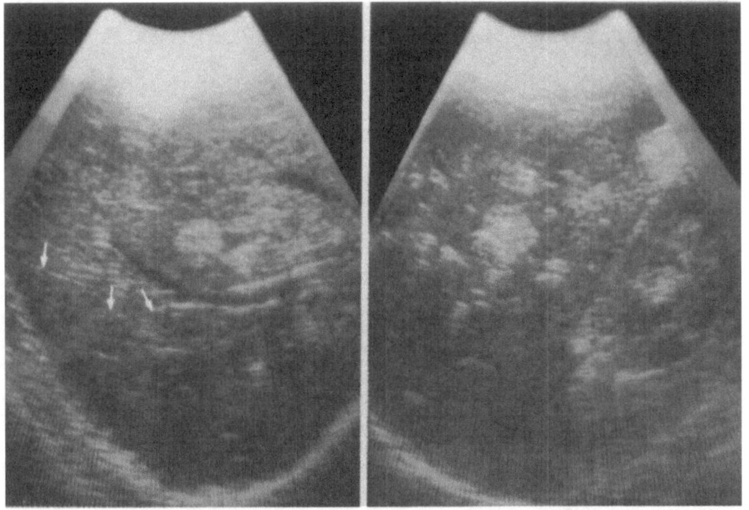

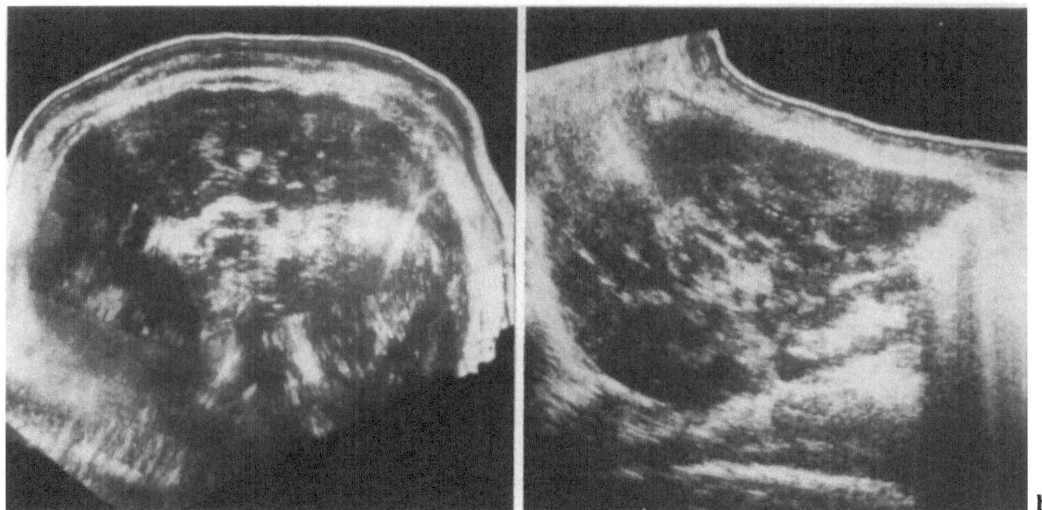

Abb. 8.31 a, b. Metastasen eines Mammakarzinoms, die eine Hepatomegalie verursachen, Konturvorwölbungen bewirken und zu einem „Schneegestöberbild" führen. **a** Transversalschnitt, **b** Sagittalschnitt

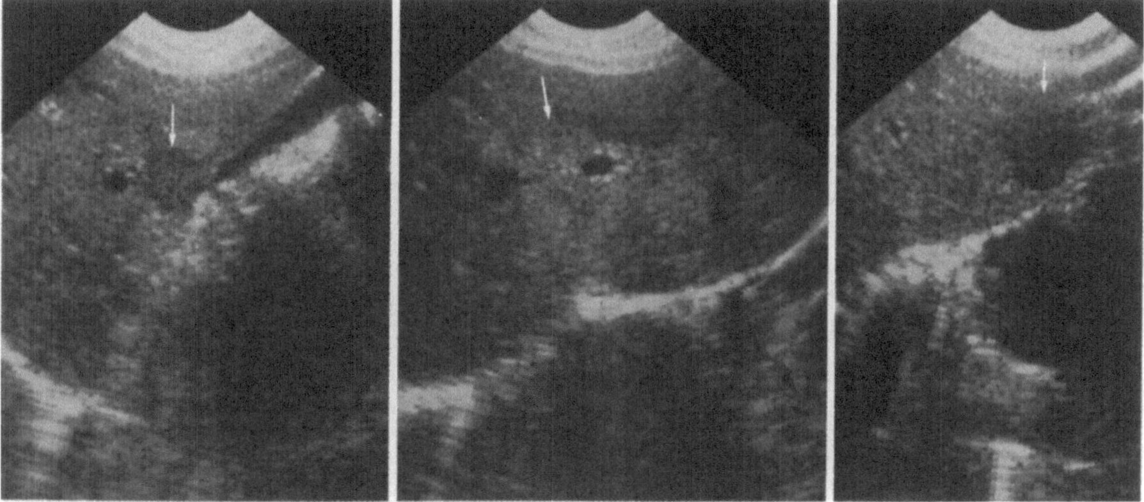

8.33

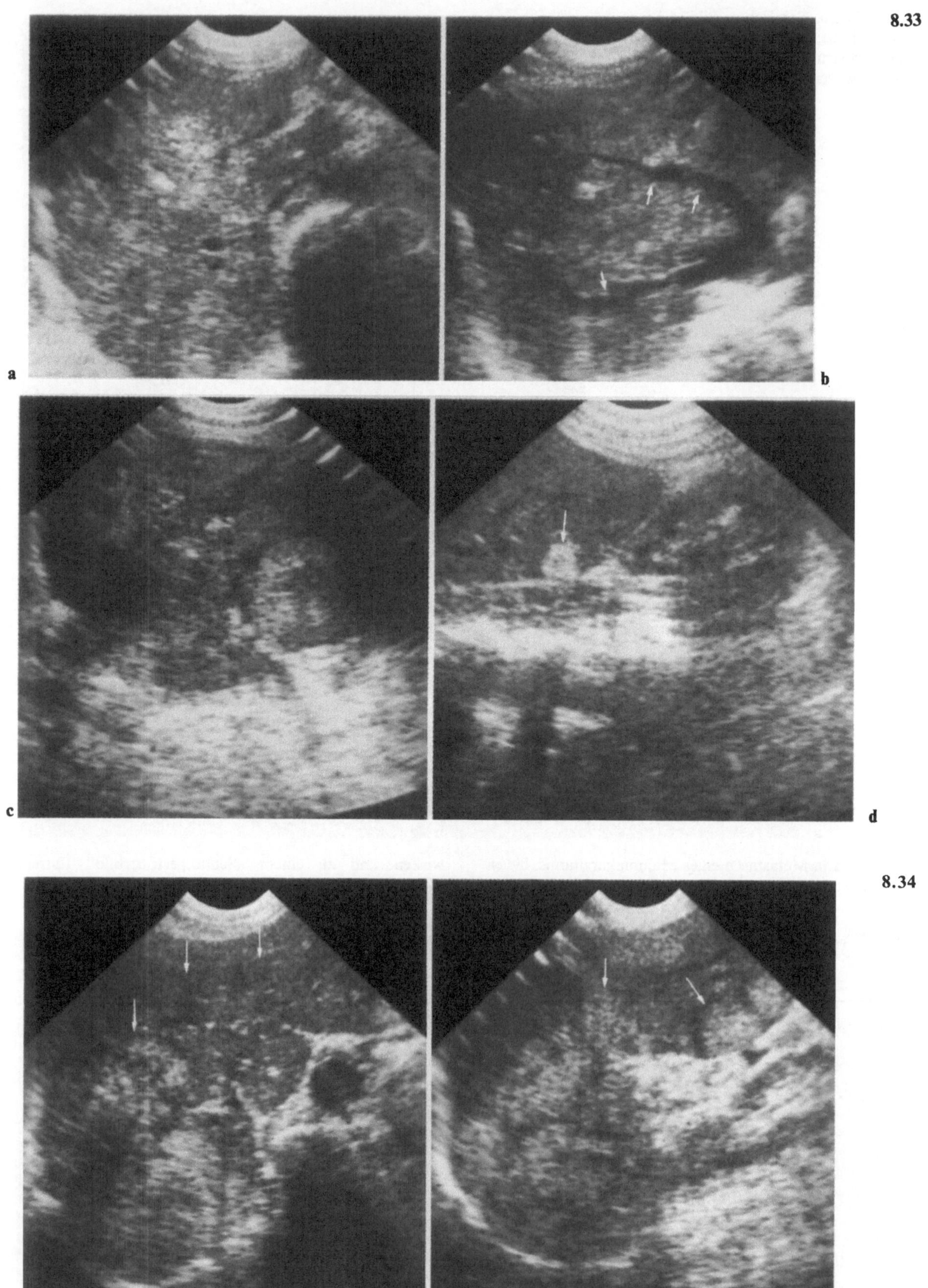

8.34

◂ **Abb. 8.33 a–d.** Gemischtes Bild. **a–c** Schnitte durch die Leber. Man erkennt echoreiche und echoarme Läsionen, eine Deformierung der medialen Lebervene (*Pfeile*) und der rechten Lebervene (*Pfeil*). **d** Interkostalschnitt von links: Milzmetastase (*Pfeil*)

◂ **Abb. 8.34 a, b.** Gemischtes Bild: echoarme, echoreiche und kokardenförmige (*Pfeile*) Läsionen. **a** Transversalschnitt, **b** Sagittalschnitt (Kolonkarzinom)

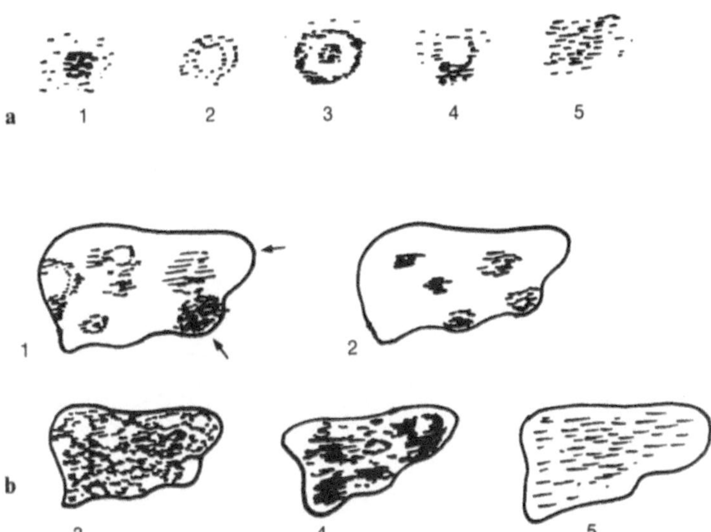

Abb. 8.35 a, b. Schematische Darstellung der verschiedenen Bilder von Lebermetastasen. **a** Zusammenfassung der verschiedenen Elementarformen: *1*: echoreiche Läsion, *2*: echoarme Läsion, *3*: kokardenförmige Läsion, *4*: nekrotisierte Metastase, *5*: diffuser Prozeß. **b** Schematische Darstellung von Alterationen der Leberumrisse und der Leberstruktur: *1*: Leberrandzeichen, Vorwölbungen, verschiedene Anordnung der Läsionen, *2*: die Leberrandzeichen, Vorwölbungen, Schneegestöberbild, *3*: Siebbild, *4*: Mischbild, *5*: diffuser Prozeß

Histologische Korrelation

Es ist illusorisch, aus dem sonographischen Nachweis von Lebermetastasen eine histologische Diagnose ableiten zu wollen. Nach unseren Erfahrungen ist das sonographische Bild der Metastasen viel zu gleichförmig, als daß sich hieraus auf den Sitz des Primärtumors schließen ließe. Wir können zu dieser Feststellung nur ein einziges Zugeständnis machen: Die Lebermetastasen der von uns beobachteten Melanosarkome erscheinen oft als „Siebbild".

Viele Autoren – wie Bruneton et al. (1982) – betonen den sehr echogenen Charakter der Metastasen von Tumoren des Gastrointestinaltraktes, besonders der Kolontumoren. Ohne Zweifel sehen diese Metastasen häufig so aus, aber wir haben den Eindruck, daß auch hier mit den besseren Abbildungsbedingungen der neueren Geräte das gleichartige Aussehen von Metastasen bestätigt wird.

Klarheit gewinnt man mit einer Biopsie (Abb. 8.36), sofern nicht, was gar nicht so selten ist, die Ultraschallexploration die Metastasen und den Primärtumor (Nierentumor, Pankreastumor) gleichzeitig aufzeigt (Abb. 8.37).

Die Ultraschalluntersuchung der Leber ist ja als Teil eines Ganzen aufzufassen. Man untersucht ja nicht die Leber allein, sondern das ganze obere Abdomen. Mitinbegriffen sind sowohl die Peritonealhöhle als auch der Retroperitonealraum, so daß sich die Primärtumoren selbst oder aber entsprechende Hinweiszeichen registrieren lassen. Dabei sind für die Erkennung von malignen Lymphomen die indirekten Zeichen von besonderer Bedeutung.

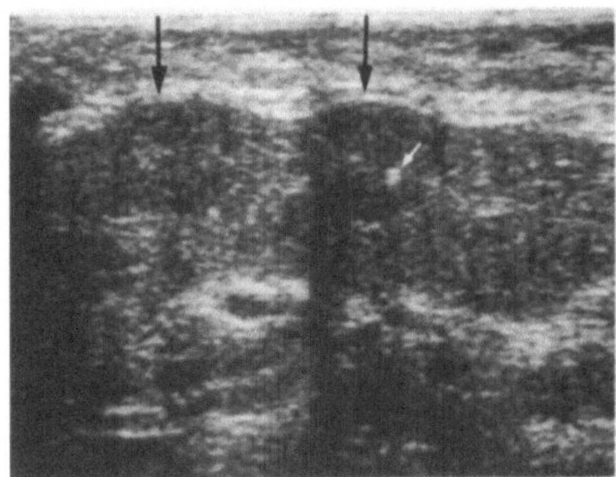

Abb. 8.36 a, b. Punktion einer oberflächlichen Metastase (*schwarzer Pfeil*) unter sonographischer Sicht. **a** Lokalisation der Metastase, **b** Echo der Nadelspitze (*weißer Pfeil*)

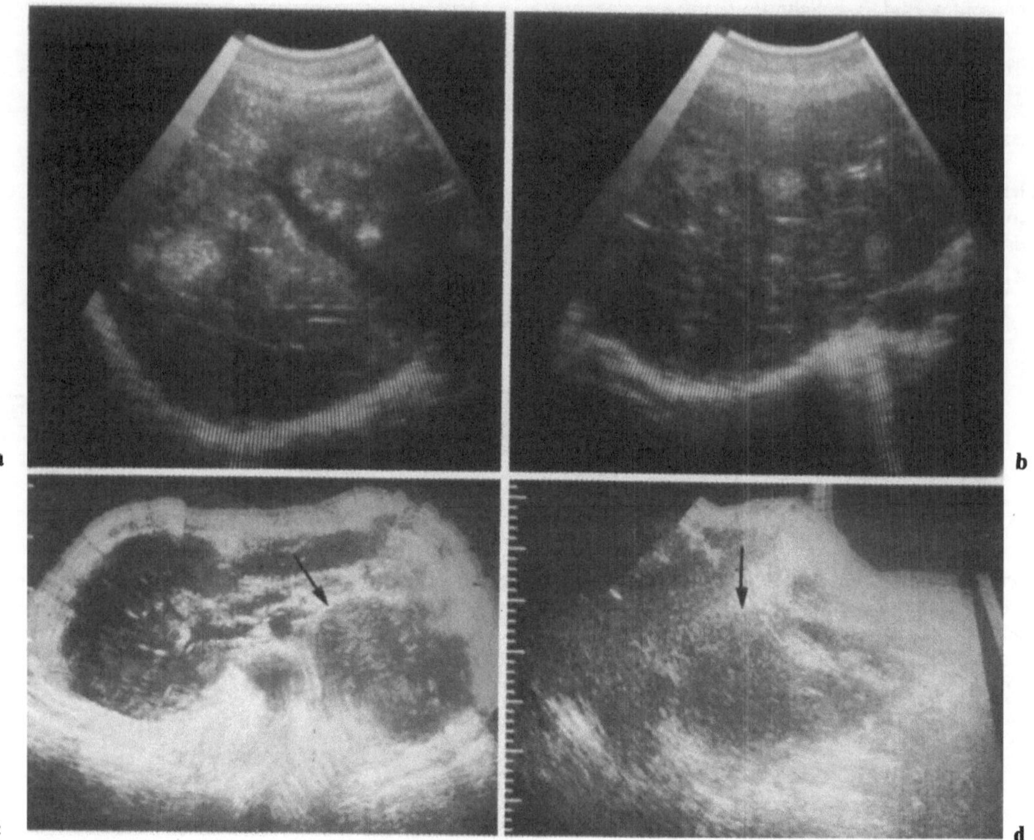

Abb. 8.37 a–d. Lebermetastasen und Primärtumor. Dieser Patient wurde untersucht, weil Knochenmetastasen entdeckt worden waren. **a, b** Schnitte durch die Leber zeigen metastatische Läsionen. **c** Ein Transversalschnitt stellt einen linksseitigen Nierentumor dar (*Pfeil*). **d** Sagittalschnitt des Tumors am oberen Nierenpol (*Pfeil*)

Maligne Lymphome

Zeichen von seiten der Leber. Bei einer Anzahl von Fällen besteht die hepatische Manifestation von malignen Lymphomen lediglich in einer unspezifischen Hepatomegalie (Abb. 8.38). Hierbei behalten die Leberränder normalerweise ihre reguläre Form. Kommt es jedoch zu infiltrativem Wachstum, so läßt sich auch hier, wie bei den Metastasen, ein Leberrandzeichen feststellen. Daneben treten auch Alterationen der Echostruktur mit fein- oder grobknotigen Formationen auf sowie feldförmige oder gemischte Bilder (Abb. 8.39–8.41). Unter einer Chemotherapie beobachtet man nicht selten eine rasche Nekrotisierung mit Ausbildung eines zystischen Echomusters (Abb. 8.42 und 8.43).

Begleitzeichen. Hier ist zunächst die Splenomegalie zu nennen (Abb. 8.38), die sowohl unter einem homogenen als auch einem heterogenen Bild erscheinen kann (s. Kap. 28). Weiterhin fallen hierunter retroperitoneale Lymphknotenvergrößerungen (s. Kap. 25) sowie schließlich diverse Flüssigkeitsansammlungen, insbesondere in Pleura- oder Perikardhöhle.

In Tabelle 8.2 haben wir die verschiedenen sonographischen Hinweise auf maligne Lymphome zusammengestellt.

Tabelle 8.2. Maligne Lymphome

Hepatische Zeichen
Unspezifische Hepatomegalie
Heterogen strukturierte Hepatomegalie
Umschriebene Läsionen
Feldförmige Infiltration
Schneegestöberbild
Siebbild
Mischbild
Begleitzeichen
Splenomegalie
Lymphknotenvergrößerungen
Pleuraergüsse
(Perikardergüsse)

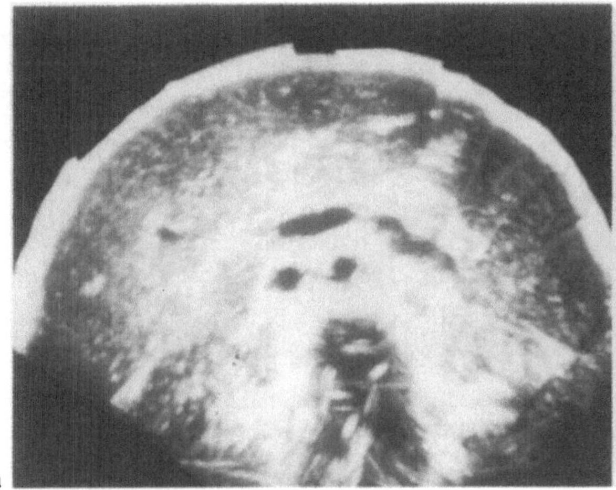

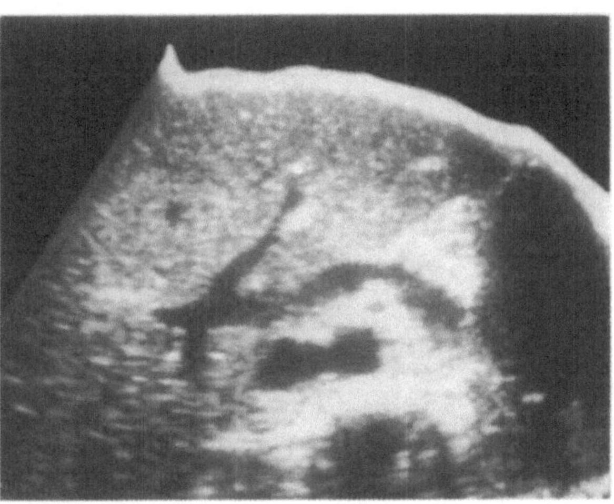

Abb. 8.38 a, b. Leberveränderungen auf dem Boden hämatologischer Erkrankungen. Beachtliche unspezifische Hepatomegalie bei myeloischer Splenomegalie. Mit der Milzvergrößerung geht ein entsprechend veränderter Durchmesser der Milzvene einher. Es handelt sich um Transversalschnitte (Bild: P. Rohmer, Besançon)

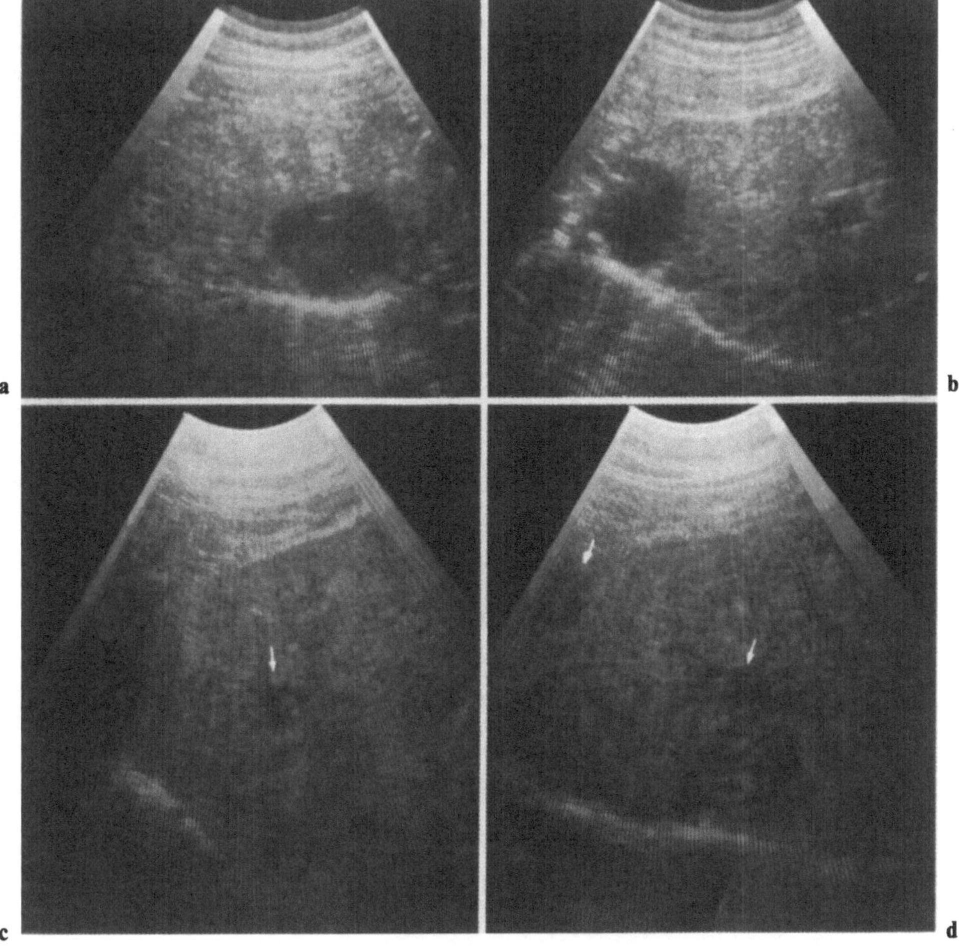

Abb. 8.39 a–d. Malignes Non-Hodgkin-Lymphom. Schnitte durch die Leber. **a, b** Leberzyste. **c, d** Auf anderen Schnitten ist die hepatische Manifestation erkennbar (*Pfeile*)

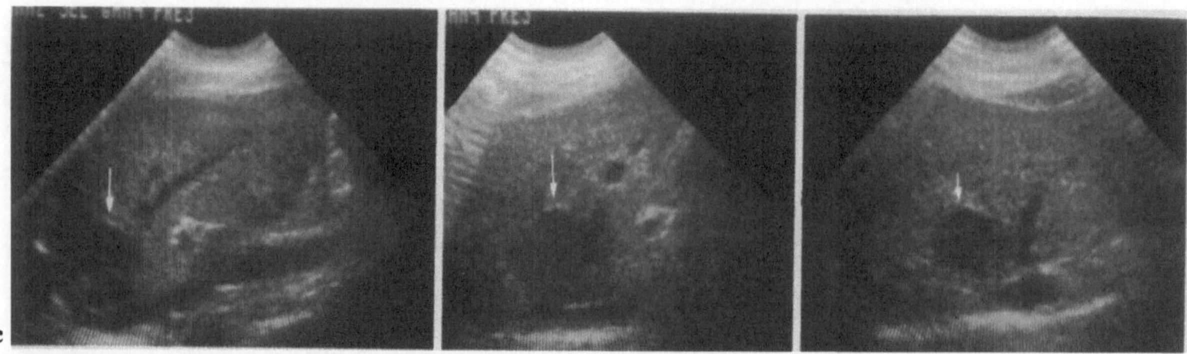

a–c

Abb. 8.40 a–c. Burkitt-Lymphom, Manifestation in der Leber (*Pfeil*). **a, b** Sagittalschnitte. **c** Subkostaler Schrägschnitt. Die Läsion liegt in unmittelbarer Nachbarschaft einer Lebervene

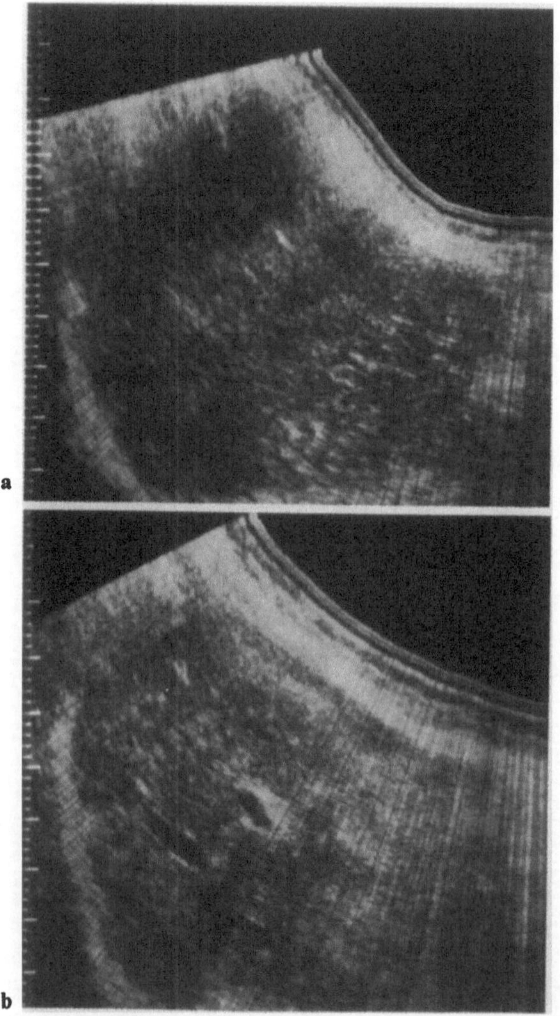

Abb. 8.41 a, b. Hodgkin-Lymphom. **a** Hepatomegalie mit Mischbild (Sagittalschnitt). **b** Noduläre und feldförmige Läsionen bei einem anderen Patienten

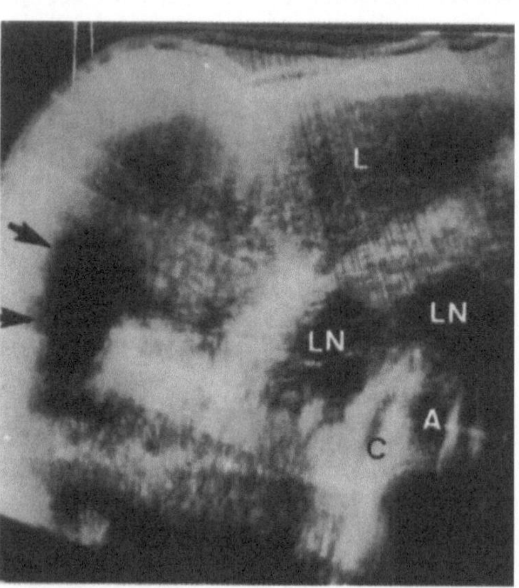

Abb. 8.42. Lymphosarkom. Unter der Chemotherapie trat eine Nekrose (*Pfeile*) einer Läsion auf. Zu beachten sind die retroperitonealen Lymphknoten (*LN*), (*A*: Aorta, *C*: V. cava)

Abb. 8.44. Interpretationsschwierigkeiten bei Raumforderungen in der Leberregion. Ein Sagittalschnitt zeigt eine solide Raumforderung (*T*), die sich als echoarme Läsion deutlich vom Leberparenchym abhebt. Trotzdem könnte es sich noch um einen innerhalb der Leber entstandenen Prozeß handeln. Tatsächlich lag hier jedoch ein retroperitoneales Mesenchymom vor. Ein ganz ähnliches pseudohepatisches Bild ergeben die Nebennierentumoren

Abb. 8.43 a, b. Retikulosarkom: Hepatomegalie. Unter Chemotherapie sind multiple nekrotisierte Läsionen (*Pfeile*) zu erkennen. **a** Transversalschnitt, **b** Sagittalschnitt

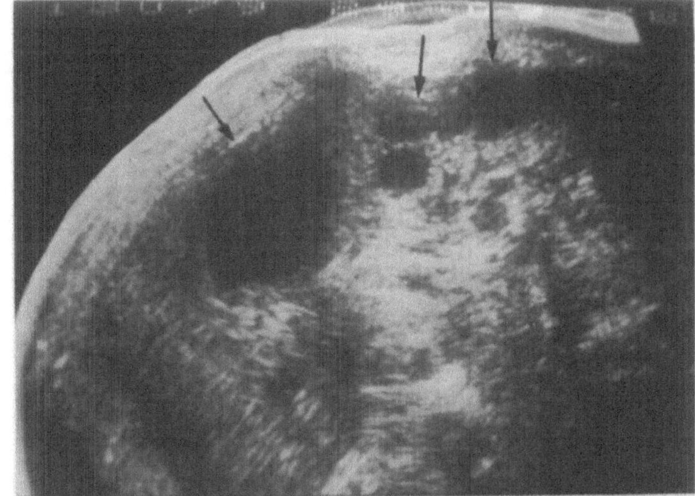

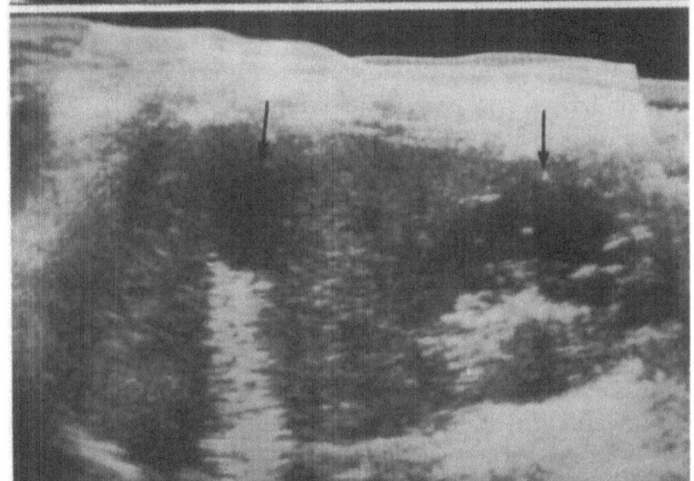

T

Differentialdiagnostik

Die sonographische Differentialdiagnostik der Leberveränderungen wird in zusammenfassender Form an anderer Stelle besprochen (Kap. 12). Bevor man überhaupt auf die verschiedenen Leberaffektionen im einzelnen eingeht, muß zunächst einmal sicher sein, daß die festgestellten Befunde auch wirklich der Leber zugeordnet werden können. Die Grenzfläche zwischen der Leber und bestimmten Tumoren, gleich ob retro- oder intraperitoneal, läßt sich nicht immer mit Sicherheit ausmachen (Abb. 8.44). Das gilt v. a. für die großen, oberhalb der rechten Niere gelegenen Tumoren. Hier kann sich die Computertomographie als nützlich erweisen.

Zuverlässigkeit der Ultraschalluntersuchung. Diagnostischer Stufenplan

In einer Arbeit, die sich mit 83 kontrollierten Metastasenfällen beschäftigte (JEANIN-MAGNIFICAT 1978) wurde die diagnostische Treffsicherheit der sonographischen Exploration mit 85% angegeben. Läsionen mit einem Durchmesser von weniger als 1 cm konnten korrekt identifiziert werden. Unter den günstigsten Bedingungen liegt das Auflösungsvermögen bei 0,5 cm. Die häufigsten falsch-negativen Diagnosen kommen bei den infiltrativen Prozessen vor. Szintigraphische Verfahren wiesen in der gleichen Studie eine Erfolgsquote von nur 61% auf. Die eben zitierte Arbeit belegt, daß sich durch die Verknüpfung der beiden Methoden keinerlei Steigerung der Genauigkeit bewirken läßt. Vielmehr ist die Sonographie in der Lage, noch zusätzliche, neue Informationen zu liefern, etwa eine Erweiterung der Gallenwege. Anderseits lag in einer Serie von 100 Normalpersonen die Anzahl der falsch-positiven Resultate bei der Sonographie höher als bei der Szintigraphie.

Die Szintigraphie ist aus dem diagnostischen Arsenal zur Suche nach Lebermetastasen allmählich verschwunden. Der Anteil der sonographisch falsch-negativen Diagnosen hat sich mit der Einführung neuer Gerätegenerationen um etwa 10% verringert: Wir haben unseren Vorbehalt schon geäußert gegenüber der manchmal unsinnig breiten Grauwertskala und gegenüber der Frequenzerhöhung der Standardtransducer mancher Apparate, wodurch einige Artefakte verstärkt werden, besonders die retrovaskulären Schallschatten. Dadurch gewöhnt man sich an ein gewisses Maß von Heterogenität und erhöht die Zahl der falsch-negativen Diagnosen.

Die Computertomographie ohne Kontrastmittelinjektion liefert nach unseren Erfahrungen (1985) keine besseren Ergebnisse als eine sorgfältige sonographische Untersuchung. Bessere Resultate erzielt man bei der Computertomographie mit Kontrastmittelinjektion, die besten mit der Bolusinjektion. Man kann jedoch nicht jede Schnittebene bei jedem Patienten auf diese Weise untersuchen. Wir verwenden daher diese Untersuchung nur ergänzend, wenn eine Diagnose bestätigt werden muß oder der Ausschluß oder Nachweis von Metastasen für die weitere Therapie absolut notwendig ist.

All diese Überlegungen könnten hinfällig werden: Die allerletzte Generation der Computertomographiegeräte erlaubt die Darstellung sehr kleiner Metastasen. Einige Hoffnungen richten sich auf die Kernspintomographie. Es würde auch genügen, ein Radionuklid zu finden, das (nach immunologischer Markierung) selektiv von neoplastischem Gewebe gebunden wird, damit die Szintigraphie wieder an Interesse gewinnt. Andererseits könnte die Einführung von sonographischem Kontrastmittel die Sensitivität und die Spezifität der sonographischen Metastasendiagnostik erheblich erhöhen.

Man muß die Erfahrung des Untersuchers und die Leistungsfähigkeit des Ultraschallgerätes nicht noch einmal als wichtige Faktoren der Zuverlässigkeit der Sonographie betonen. Die Leichtfertigkeit, Naivität und übertriebene Sicherheit einiger Kollegen überraschen. Dadurch wird die Sonographie in den besten Händen zu einem diagnostischen Abenteuer.

Man sollte jedoch bescheiden bleiben. Die intraoperative Sonographie zeigt die Grenzen der konventionellen Sonographie auf (Abb. 8.45). Die endoskopische und laparoskopische Sonographie befindet sich zur Zeit (1985) noch im Forschungsstadium.

Durchführung der Untersuchung. Differentialdiagnose

Wie schon in Kap. 5 gesagt, soll die Untersuchung nicht nur zur Diagnose, sondern auch zur topographischen Zuordnung führen: Eine zuverlässig kontrollierbare Untersuchung muß eine genaue Lokalisation einer Metastase anhand reproduzierbarer anatomischer Orientierungspunkte umfassen. Die Schlußdiagnose hängt nicht selten von einer sonographisch geführten Punktion ab.

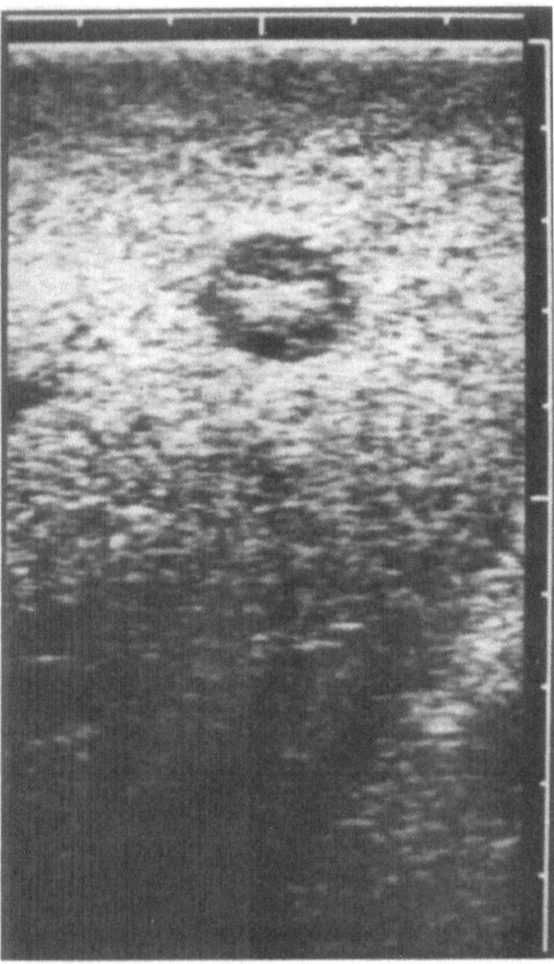

Abb. 8.45. Die intraoperative Sonographie zeigt eine kleine Metastase, während die präoperative Sonographie keinen pathologischen Befund erkennen ließ (5 MHz Multi-array) (Bild: Rohmer, Besançon)

Literatur

Ardle CR (1976) Ultrasonic diagnosis of liver metastases. J Clin Ultrasound 4:265–268

Barnett E, Morley P (1974) Abdominal echography. Butterworh, Bourough Green

Bolondi L, Gandolfi L, Labo G (1979) Ultrasuoni in gastroenterologia, Piccin, Padua

Bret PM, Fond A, Bretagnolle M, Barral F, Labadie M (1982) Percutaneous fine needle biopsy (PFNB) of intraabdominal lesions. Eur J Radiol 2:322–328

Bruneton JN, Verge M, Bourry J, Fenard D, Lapalus F (1980) Etude comparative de l'échographie et de la scintigraphie dans la détection de métastases hépatique. J Radiol 61:257–259

Bruneton JN, Ladree D, Caramella E, Mathieu D, Roux P (1982a) Ultrasonographic study of calcified hepatic metastases: A report of 13 cases. Gastrointest Radiol 7:61–63

Bruneton JN, Dageville X, Fenart D, Caramella E, Roux P, Occelli JP, Bourry J (1982b) Les masses hépatiques en échographie. A propos de 400 cas. J Radiol 63/3:181–187

Floyrac G, Planiol T, Mauléon F, Feil C (1976) Exploration ultrasonore du foie. Les tumeurs hépatiques. J Radiol 57:604–606

Goldberg BB, Kotler MN, Ziskin MC, Waxham RD (1975) Diagnostic uses of ultrasound. Grune & Stratton, New York

Hassani N (1976) Ultrasonography of the abdomen. Springer, Berlin Heidelberg New York

Holm HH, Kristensen JK, Rasmussen SN, Pedersen JF, Hancke S (1980) Abdominal ultrasound, 2nd edn. Munksgaard, Copenhagen

Holmes JH (1971) Uses of ultrasound for diagnostic study of the abdomen. Ultrasonographia medica, vol 3. Verlag der Wiener Medizinischen Akademie, Wien

Jeanin-Magnificat R (1978) Contribution au diagnostic des métastases hépatiques, de l'examen clinique, de la scintigraphie hépatique, de l'échotomographie et des dosages enzymatiques (étude rétrospective de 154 observations). Thesis. University of Besançon, Besançon

Laing FC, Effrey RB, Federle MP, Cello JP (1982) Noninvasive imaging of unusual regenerating nodules in the cirrhotic liver. Gastrointest Radiol 7:245–249

Laval-Jeantet M, Vadrot D (1981) Détection et classification des métastases hépatiques par les méthodes modernes de radiodiagnostic (échographie et scanner). 15th International Congress of Radiology, Brussels, June 1981

Leopold GR, Asher WM (1975) Fundamentals of abdominal and pelvic ultrasonography. Saunders, Philadelphia

Marmier A, Nguyen VT, Pasquier J (1982) Apport de l'échotomographie et de la scintigraphie au diagnostic des affections du parenchyme hépatique. Rev Méd Suisse Romande 102:873–884

Perriguey G (1980) Fiabilité de l'échotomographie dans le diagnostic des métastases hépatiques. Thesis. University of Besançon, Besançon

Pietri H, Sahel J, La Bella A, Aimino R, Maurin P, Serafino X (1979) Ultrasonography applied to study of hepatic metastases. AJR 133:972

Prando A, Goldstein HM, Bernardino ME, Green B (1979) Ultrasonic pseudolesions of the liver. Radiology 130:403–407

Pritchard JH, Winston MA, Berger HG, Blahd WH (1974) Diagnosis of focal hepatic lesions. Combined radioisotope and ultrasound techniques. JAMA 229:1463–1465

Rettenmaier G (1970) Ultrasound in the differential diagnosis of circumscribed hepatic processes and the occlusive syndrome. Therapiewoche 20:1827–1832

Rouhier D (1975) L'échotomographie du foie. Résultats et valeurs diagnostiques à propos de 201 observations. Thesis. Claude Bernard University, Lyon

Rubaltelli A et al. (1979) Hepatic metastases – experimental ultrasonic, microangiographic and histologic study of autopsied organs (Abstracts, p 114). 4th World Congress on ultrasonics, Myasaki, Japan, July 1979

Scott WW, Sanders RC, Siegelman SS (1980) Irregular fatty infiltration of the liver. Diagnostic dilemma. AJR 135:67–71

Sekiya T, Kelly MJ, Meller ST, Cosgrove DO, McCready VR (1982) Ultrasonographic evaluation of hepatic metastases in testicular tumour. Br J Radiol 55:338–341

Snow JH, Goldstein HM, Wallace S (1979) Comparison of scintigraphy, sonography and computed tomography in the evaluation of hepatic neoplasms. AJR 132:915–918

Taylor JW (1979) Diagnostic ultrasound in gastrointestinal disease. Livingstone, Edinburgh

Taylor KJ, McCready VR (1976) A clinical evaluation of grey-scale ultrasonography. Br J Radiol 49:244–252

Taylor KJ, Viscomi GN (1979) Spectrum of ultrasonic appearances of liver metastases – accuracy of the technique. AJR 133:972

Taylor KJ, Carpenter DA, McCready VR (1973) Grey scale echography in the diagnosis of intrahepatic disease. J Clin Ultrasound 1:284–287

Watter J, Brecht G, Franken T (1984) Die Wertigkeit der Ultraschalluntersuchung beim Screening von Lebermetastasen und von einer Leberbeteiligung bei malignen Systemerkrankungen. RöFo 140:162–167

Weill F, Zeltner F, Rohmer P, Bihr P, Tuetey JB (1979) Les images gastriques et intestinales en ultrasonographie abdominale – le signe du mouvement Brownien. J Radiol 60:579–590

Kapitel 9

Primäre Lebertumoren

Maligne Tumoren (hepatozelluläre Karzinome, Cholangiokarzinome)

Dieses Kapitel wird kurz und enttäuschend ausfallen. Primäre Lebertumoren unterscheiden sich sonographisch nämlich durch nichts von Metastasen anderer Malignome. Wir begegnen echoreichen Knoten, die manchmal kokardenartiges Aussehen annehmen (Abb. 9.1, 9.2, 9.5 a) sowie echoarmen (Abb. 9.3) oder komplex strukturierten Läsionen (Abb. 9.4). Die primären Tumoren können nekrotisch zerfallen (Abb. 9.2 b). Auf den ersten Blick scheint das in diagnostischer Hinsicht sehr vielversprechend zu sein – ganz ähnliche Bilder findet man jedoch auch bei den Metastasen. Zudem wachsen mehr als die Hälfte der malignen Lebertumoren multifokal. Man stößt wiederum auf Leberrandzeichen und entsprechende Parenchymveränderungen, auf sämtliche Verteilungsmuster, die schon anläßlich der Erörterung der sekundären Tumoren beschrieben worden sind (Abb. 9.6–9.9). Majima (1985) hat eine detaillierte Untersuchung der Sonomorphologie nodulärer Leberzellkarzinome vorgenommen. Er beschreibt typische Septierungen innerhalb der Tumoren. Dieses Bild ist allerdings bei den in Europa und Amerika vorkommenden Formen ungewöhnlich. Cholangiokarzinome können ein unspezifisches Aussehen haben (Abb. 9.10), gehen aber häufig mit der Ausbildung von echoarmen Läsionen einher (Abb. 9.10 und 9.11), was schon einen etwas spezifischeren Hinweis gibt. Zu bedenken wäre hier indessen eine alveoläre Echinokokkose (s. Kap. 11). Die weiterführende Diagnostik besteht aus Angiographie und Histologie.

Richtig kompliziert werden die Dinge erst, wenn sich ein Lebertumor auf eine heterogen strukturierte Leberzirrhose aufpfropft (Abb. 9.9) (s. Kap. 10).

Bei Verdacht auf einen primären Lebertumor müssen zur Abklärung weitere Untersuchungen durchgeführt werden. Es existiert dafür trotz anfänglicher Hoffnungen kaum ein spezifischer radioaktiver Tracer. Die ultraschallgezielte Biopsie ist ein verführerischer Ausweg. Man sollte jedoch vor einer Feinnadelpunktion nicht versäumen, einen Gefäßtumor auszuschließen: Es ist besser, die Angiographie vor der Punktion anzusetzen, als hinterher als Notfallmaßnahme zum Zwecke einer therapeutischen Embolisation.

Die beste weiterführende Untersuchung ist die Computertomographie mit Bolusinjektion von Kontrastmittel.

Die Feinnadelpunktion kapillärer Angiome scheint jedoch kein besonderes Risiko darzustellen. Ihr Nachteil ist, daß kein zytologisch verwertbares Material gewonnen wird, da das Aspirat hämorrhagisch ist. Die Punktion einiger Lebertumoren ist gefährlicher, da besonders in der Peripherie dieser Hepatome größere Gefäße verlaufen können. Es ist daher klug, eine Läsion nicht auf dem kürzesten Weg zu punktieren, sondern den Punktionskanal ein Stück durch gesundes Lebergewebe zu legen, damit es nicht durch eine Gefäßverletzung zu einer Blutung in die Bauchhöhle kommt. Auch eine transjuguläre Punktion könnte ins Auge gefaßt werden. Die äußerst reich vaskularisierten malignen Lebertumoren können sogar spontan bluten (Abb. 9.12). Die Angiographie bleibt also nach der Computertomographie – was die Lebertumoren betrifft – eine sehr nützliche Untersuchungsmethode, und das um so mehr, als ja präoperativ ohnehin ein arterieller Gefäßstatus unerläßlich ist.

Die exakte Untersuchung der Pfortader- und Lebervenenäste zum Ausschluß einer Tumorinvasion ist ein fundamentaler Bestandteil der präoperativen Diagnostik (Abb. 9.5).

Für die Diagnostik kleiner Leberzellkarzinome haben Takashima et al. (1982) die Sensitivität von Szintigraphie (39%), Sonographie (50%), Computertomographie (56%) und Arteriographie (94%) verglichen. Bei Tumoren über 3 cm

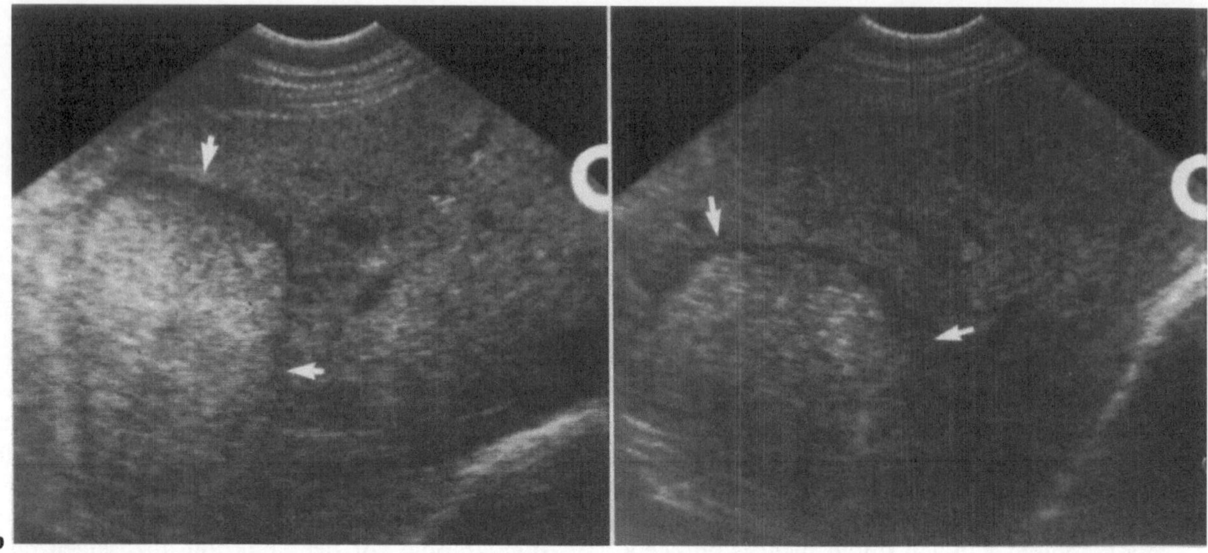

a, b

Abb. 9.1 a, b. Leberzellkarzinom (*Pfeile*). Subkostale Schrägschnitte. Diese Läsion wird von einer dünnen Schicht echoarmen Gewebes umgeben. Trotz seiner Größe konnte dieser Tumor im Computertomogramm selbst nach intravenöser Kontrastmittelgabe nicht dargestellt werden

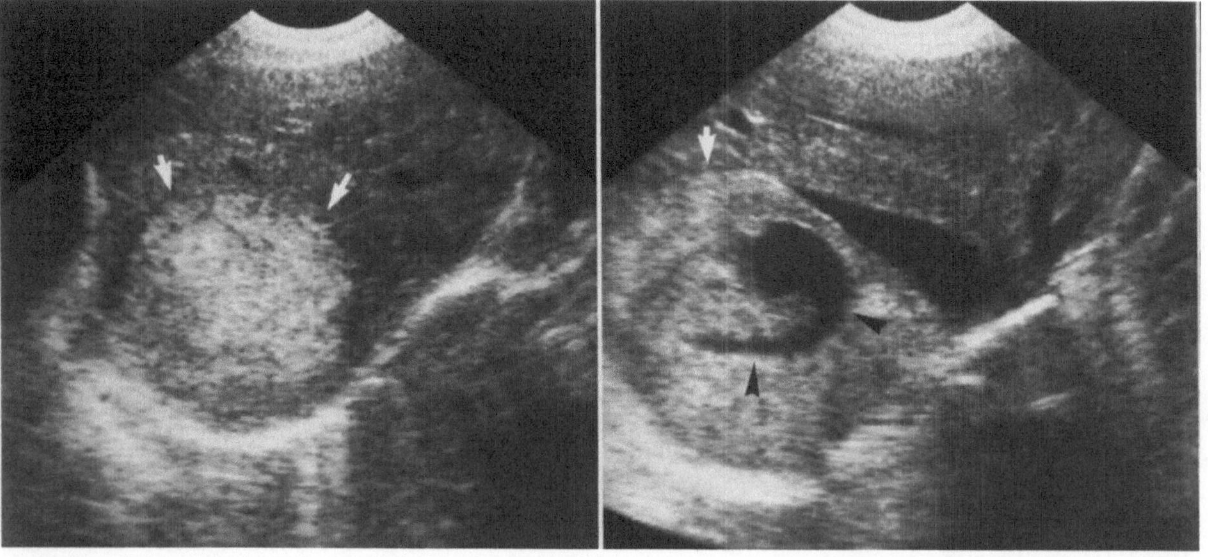

a, b

Abb. 9.2 a, b. Leberzellkarzinom. **a** Ein subkostaler Schrägschnitt zeigt eine gut begrenzte echoreiche Läsion (*Pfeile*). **b** Ein Parallelschnitt zeigt, daß die rechte Lebervene, die in der Nachbarschaft der Läsion liegt, intakt ist. Die Läsion ist z. T. nekrotisiert (*Pfeilspitzen*)

Durchmesser waren alle Methoden gut, bei kleineren Tumoren schnitt die Arteriographie am besten ab. Die Bewertung dieser vergleichenden statistischen Auswertung ist unglücklicherweise schwierig. Auch die technischen Möglichkeiten sind von Klinik zu Klinik verschieden.

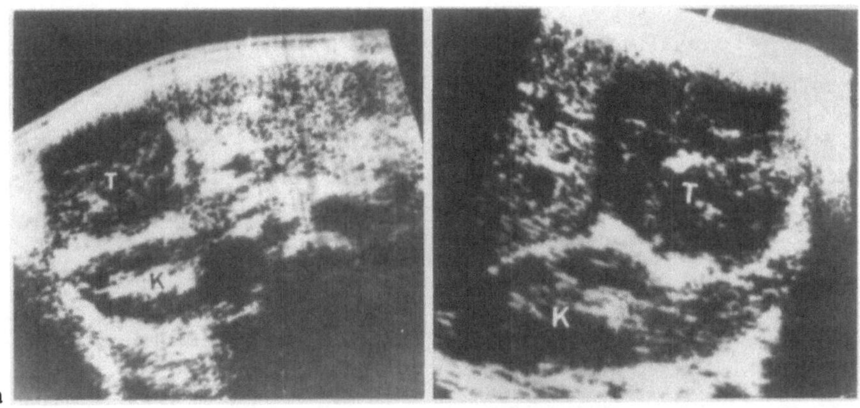

Abb. 9.3 a, b. Cholangiokarzinom. **a** Auf diesem subkostalen Schrägschnitt zeichnet sich ventral der rechten Niere (*K*) ein ausgedehnter Tumor (*T*) mit einigen heterogenen Binnenreflexen ab. **b** Im Longitudinalschnitt findet man den Tumor (*T*) in der Nähe des Leberrandes wieder. Deutlich erkennbar das Leberrandzeichen sowie verschiedene Vorwölbungen (Bild: T. Planiol, Tours)

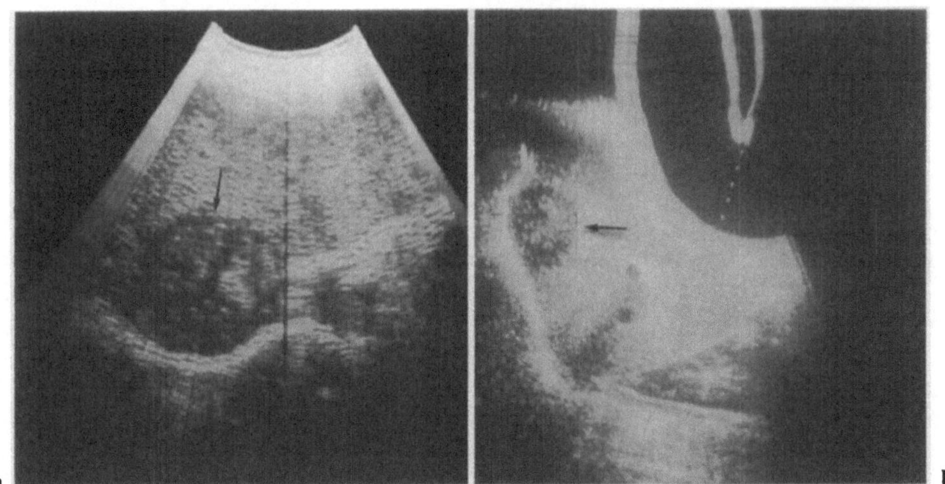

Abb. 9.4 a, b. Leberzellkarzinom bei posthepatitischer Leberzirrhose (*Pfeil*). **a** Subkostaler Schrägschnitt, **b** Sagittalschnitt

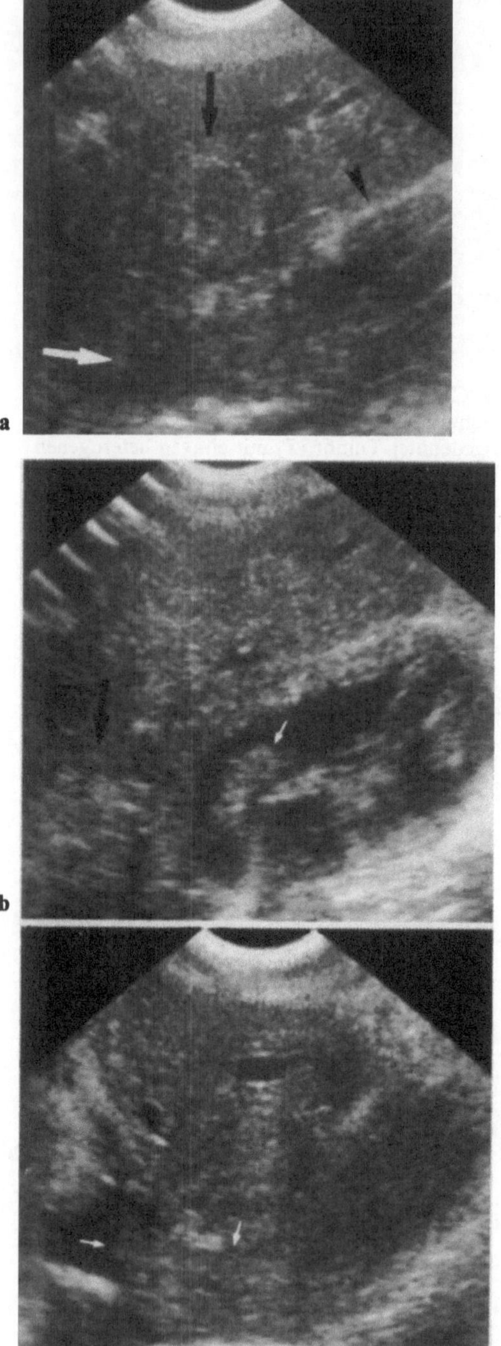

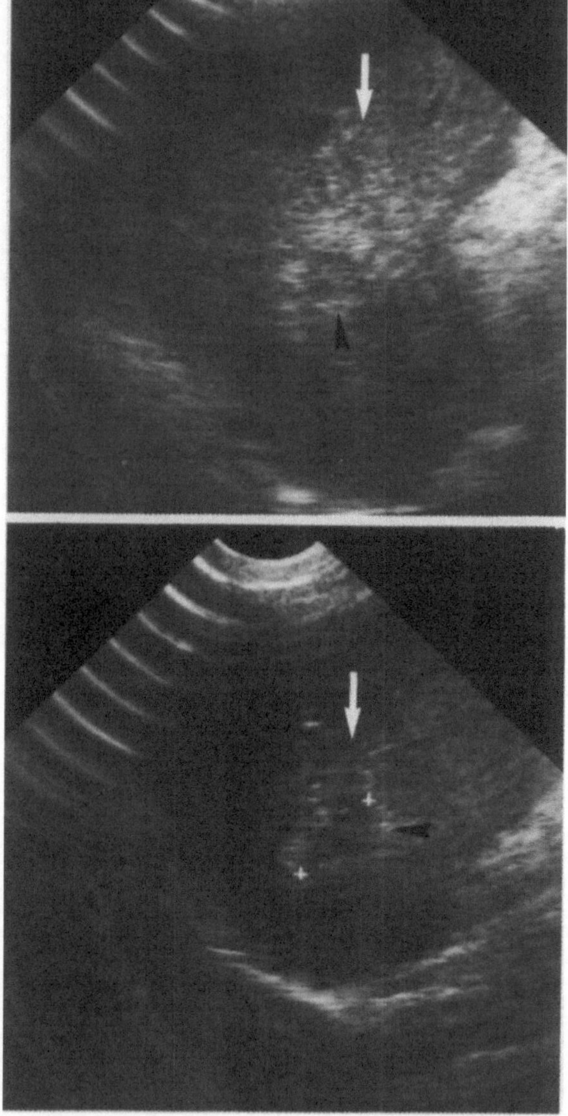

Abb. 9.6 a, b. Leberzellkarzinom: angedeutete feldförmige Muster und umschriebene Läsionen. Zwei Sagittalschnitte. **a** Echogenes Feld (*Pfeil*) und umschriebene Läsion (*Pfeilspitze*), **b** ein anderer Schnitt durch den Tumor

Abb. 9.5 a–c. Leberzellkarzinom. **a** Ein subkostaler Schrägschnitt zeigt am oberen Pol der Leber zahlreiche Läsionen (*Pfeile*). Die Pfeilspitze markiert das Zwerchfell und das Herz. **b** Ein weiter kranial gelegener Parallelschnitt zeigt den Tumor und eine intrakardiale tumorale Aussprossung (*kleiner weißer Pfeil*). **c** Ein Sagittalschnitt zeigt den bis in den rechten Vorhof reichenden Tumorzapfen (*kleine Pfeile*) in der V. cava noch einmal

Abb. 9.8 a, b. Zwei weitere Beispiele von multinodulären Leberzellkarzinomen. **a** Auf diesem Transversalschnitt werden multiple, echoreiche Läsionen, echoarme Läsionen und kokardenförmige Läsionen dargestellt: insgesamt also ein Mischbild. **b** Bei diesem anderen Patienten imponiert im Sagittalschnitt eine große echoreiche Läsion von 8 cm Durchmesser, die von einer Korona kleinerer reflexreicher Knötchen umgeben ist

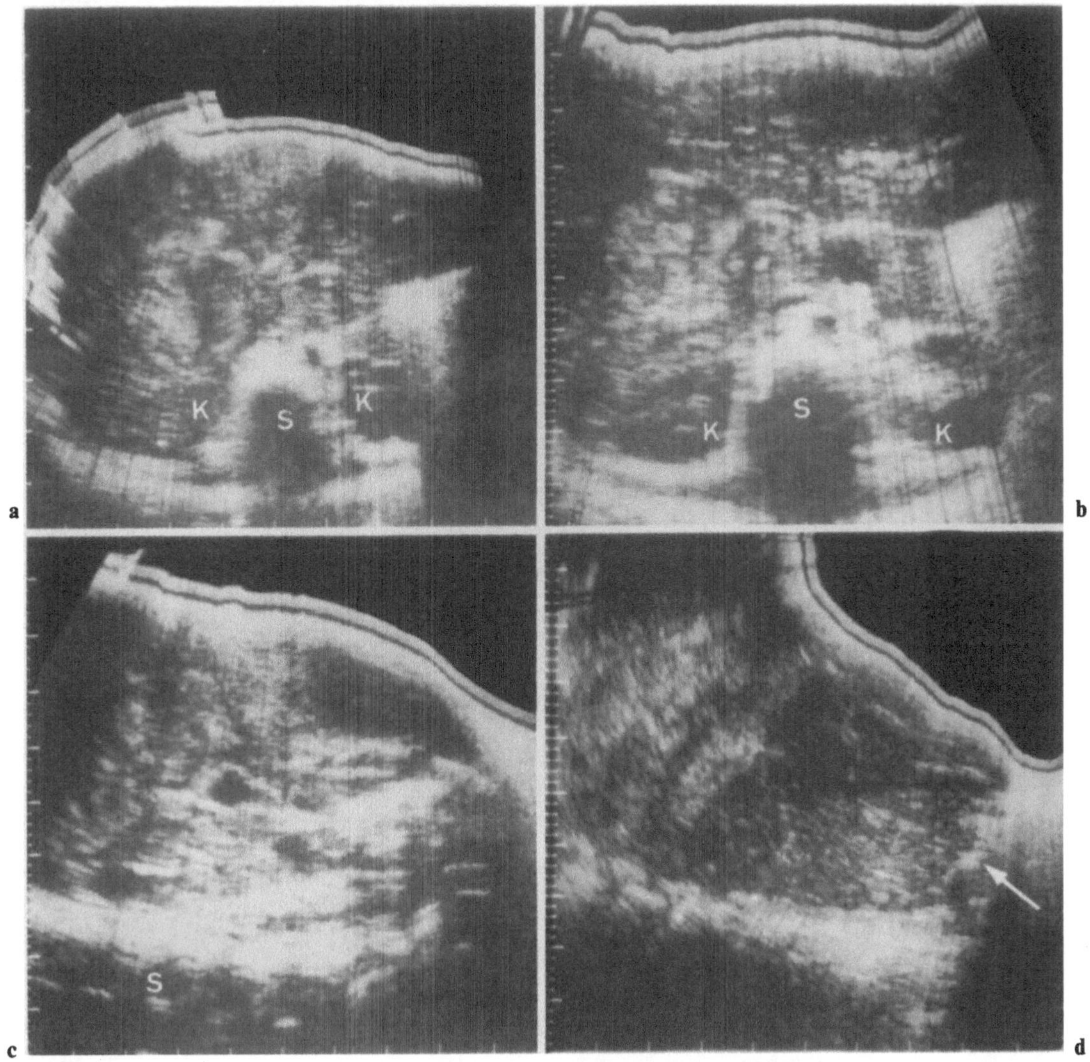

Abb. 9.7 a–d. Hepatoblastom bei einem fünfjährigen Kind. **a, b** Transversalschnitte (*K*: Niere; *S*: Wirbelsäule). **c, d** Longitudinalschnitte. Auffällig sind hier die multiplen echoreichen Läsionen, die infiltrierenden feldförmigen Läsionen, das Leberrandzeichen (*Pfeil*) und die Vorwölbungen

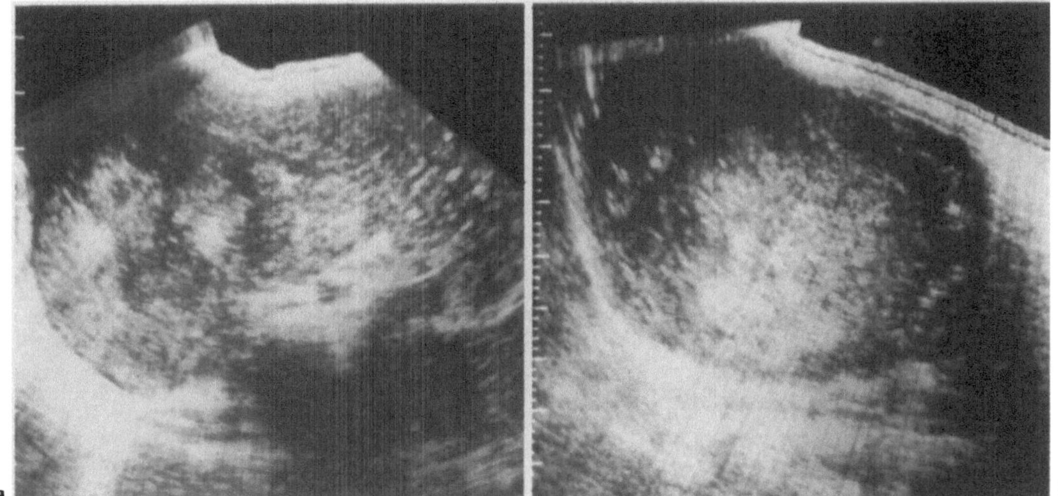

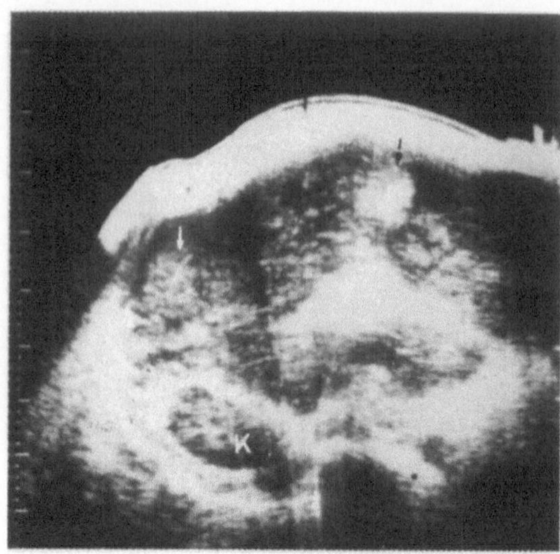

Abb. 9.9. Leberzellkarzinom bei Leberzirrhose. Es existieren verschiedene echoreiche Läsionen (*Pfeile*). Außerdem sind andere abnorme Reflexionszonen zu erkennen. Der linke Leberlappen ist stark vergrößert, ebenso der Lobus caudatus (*K*: rechte Niere)

Abb. 9.10 a–e. Cholangiokarzinom. **a, b** Transversalschnitte. Der Tumor besteht aus mehreren Läsionen (*Pfeile*). Auf **a** ist eine Vorwölbung der Leberkontur zu erkennen, außerdem ein echofreies Areal (*Pfeilspitze*). **c** Sagittalschnitt. **d** Transversalschnitt des linken Leberlappens: Hier ist eine zweite tumoröse Läsion (*Pfeil*) zu erkennen

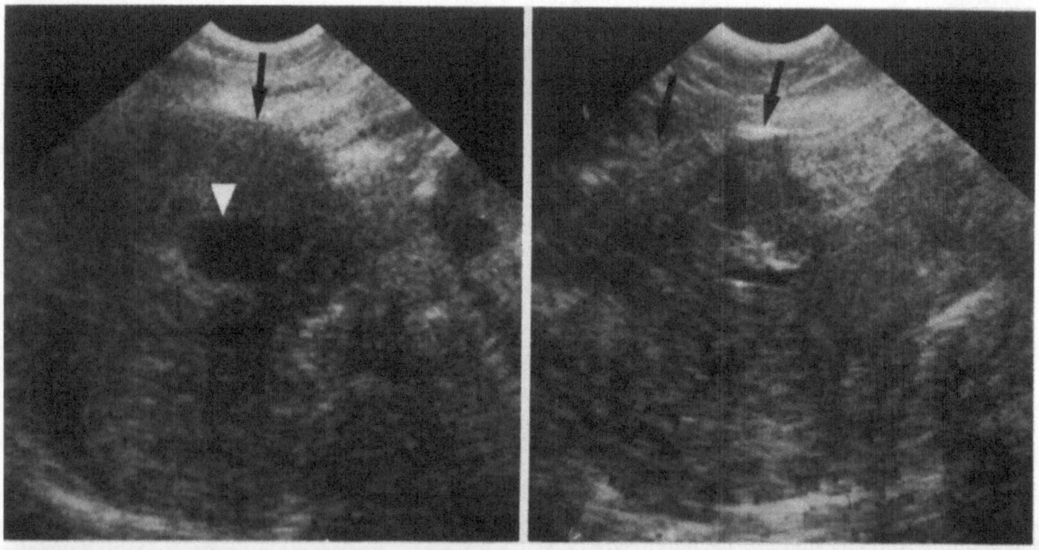

a, b

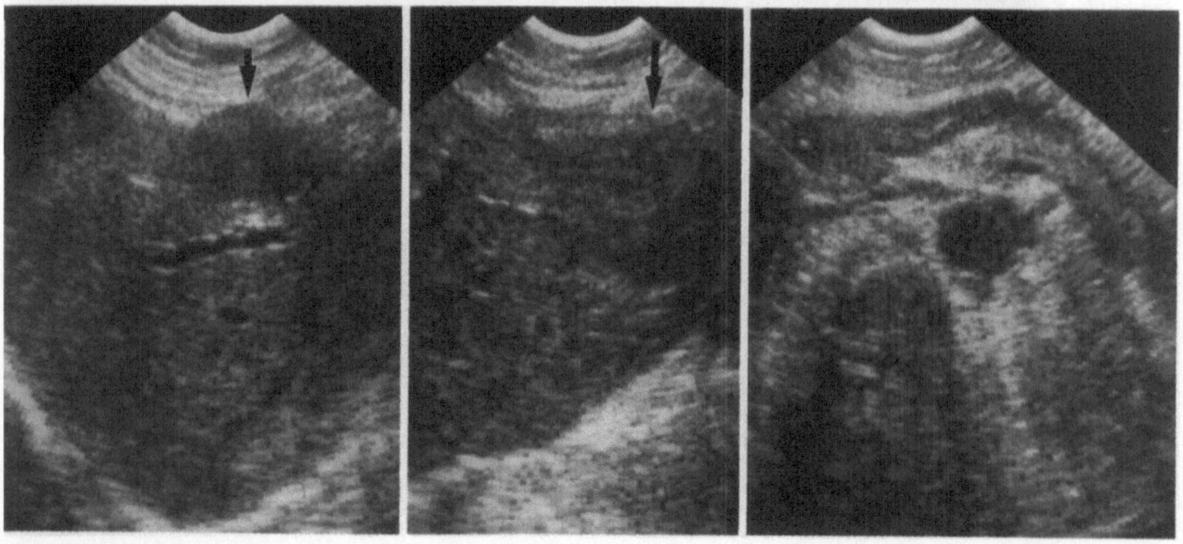

c–e

Abb. 9.11. Cholangiokarzinom: Dieser Transversalschnitt zeigt zwischen zahlreichen tumorösen Läsionen ein echofreies Areal (Bild: Curatti, Londres)

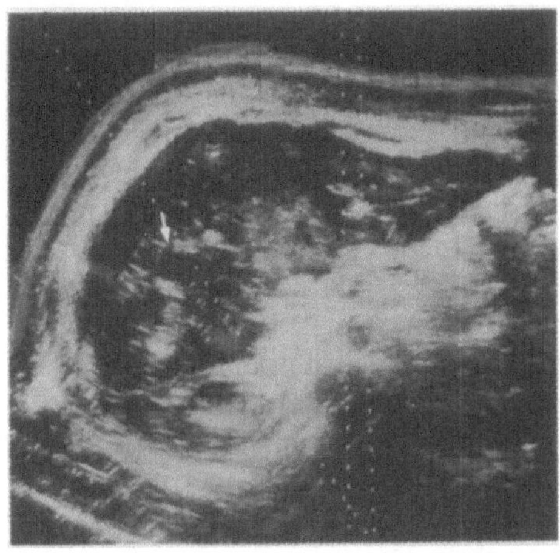

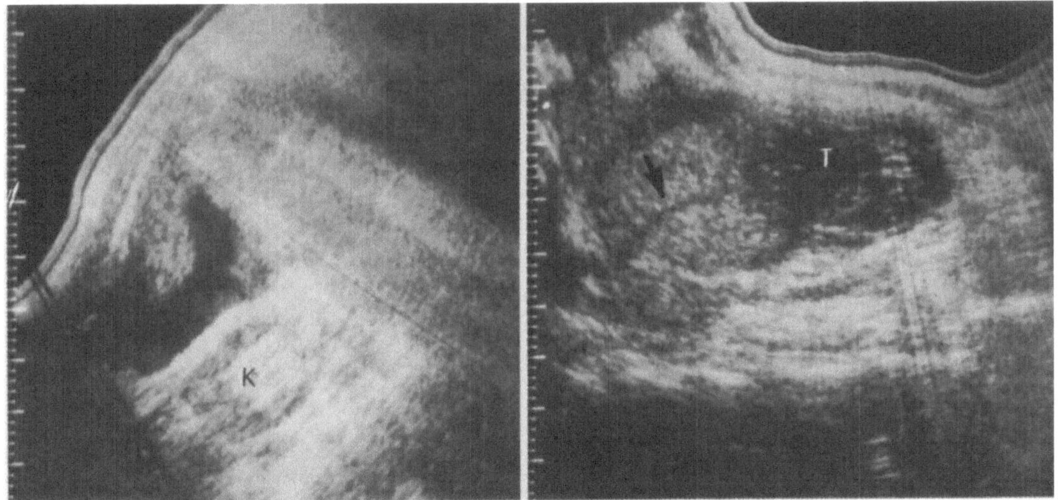

Abb. 9.12 a, b. Leberzellkarzinom. Dieser Patient kam im Schock zur Aufnahme. Bei der Palpation des Abdomens fand man eine tumorös veränderte Leber. **a** Auf dem Transversalschnitt durch den Leberunterrand fällt eine halbmondförmige echofreie Zone zwischen Leberunterrand und rechter Niere (*K*) auf. **b** Im Longitudinalschnitt imponiert ein ausgedehnter echoreicher Tumor (*T*), der den Leberunterrand deformiert hat. Der Pfeil markiert eine Lebervene. Es handelt sich hier um ein hypervaskularisiertes Leberzellkarzinom, das perforiert ist und in die Peritonealhöhle blutet. Die in **a** dargestellte echofreie Zone ist also Ausdruck eines Hämatoperitoneums (Bild: P. Rohmer)

Benigne Tumoren

Weder die Adenome noch die Hamartome produzieren spezifische sonographische Bilder.

Die *Adenome* und die *fokalnoduläre Hyperplasie* präsentieren sich unter dem Bild von runden, entweder echoarmen (Abb. 9.13) oder aber sehr echoreichen (Abb. 9.14) Formationen. Die Analyse der Echostruktur hat jedoch ihre Grenzen: Wir glaubten, aus dem schalldurchlässigen Aussehen des in Abb. 9.13 dargestellten Adenoms schließen zu dürfen, daß unmöglich eine Hypervaskularisation vorliegen könne, da Gefäße für gewöhnlich mit multiplen intraparenchymatösen Echos einhergehen. Die Angiographie offenbarte jedoch unwiderlegbar eine Hypervaskularisation. Das, was vorhin in bezug auf die Indikationen von Angiographie und Computertomographie mit Bolusinjektion von Kontrastmittel bei primären Lebermalignomen festgestellt wurde, gilt ebenso für die benignen Tumoren.

Bei ungefähr 50% aller Fälle gelingt mit der Szintigraphie eine Differenzierung der (normal speichernden) fokalnodulären Hyperplasie (FNH) von den (kaum speichernden) Adenomen.

Hamartome weisen nach unserer Erfahrung von fünf Fällen ein sehr wechselhaftes Bild auf. In einem Fall existierte eine echofreie solitäre Läsion; in einem anderen fanden sich daneben weitere, sehr echoreiche Knoten zusammen mit einem Leberrandzeichen. In drei Fällen schließlich konnten wir multiple („Schneegestöber") Läsionen in Verbindung mit vielen Leberranddeformitäten nachweisen – also wiederum keinerlei spezifisches Charakteristikum (Abb. 9.15 und 9.16). Ausnahmsweise können diese Tumoren auch zystische Anteile enthalten.

Zystadenome, die sonographisch manchmal ein völlig solides Aussehen haben, können ein oder mehrere zystische Areale enthalten (Abb. 9.17). Wenn die Zysten nebeneinander liegen, zeigen die Schnittbilder dünne Septen. Stets sind aber solide Anteile des Tumors zu erkennen.

a
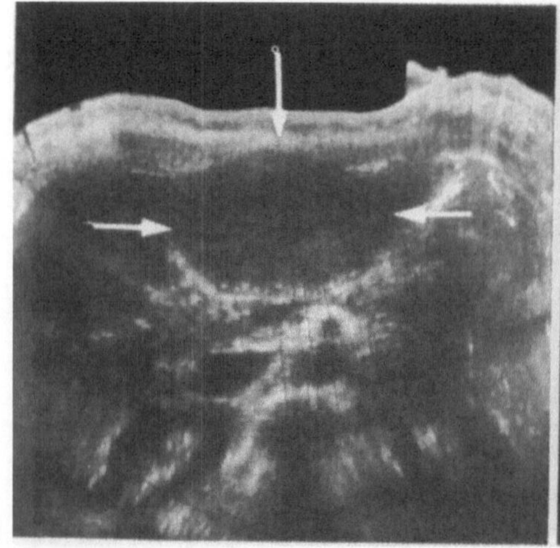
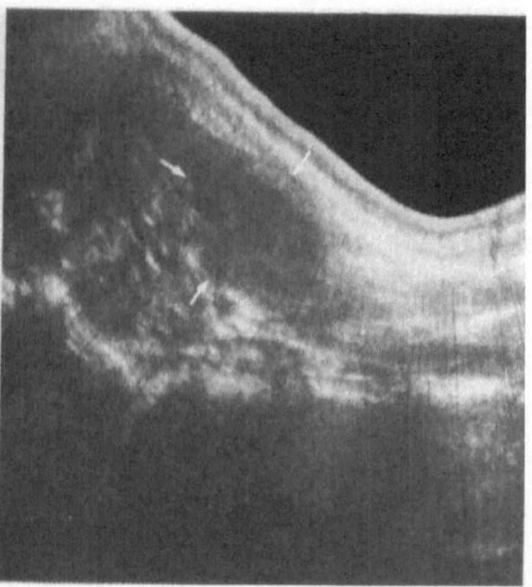
b

Abb. 9.13 a, b. Benigner Tumor: Adenom. Die hier vorgestellte 32 Jahre alte Patientin nahm seit 7 Jahren regelmäßig orale Kontrazeptiva ein. **a** Auf diesem Transversalschnitt erkennt man einen 8 cm großen Tumor, der die ventrale Leberoberfläche vorgewölbt hat (*Pfeile*). **b** Im Sagittalschnitt findet man diesen Tumor wieder. Hier verursacht er ein positives Leberrandzeichen. Da der Tumor sehr echoarm imponierte, glaubte man zunächst nicht an eine Hypervaskularisation. Multiple Gefäße produzieren nämlich normalerweise ein echogenes Bild. Wie sich später herausstellte, hatte der Vaskularisierungsgrad jedoch ein beachtliches Ausmaß

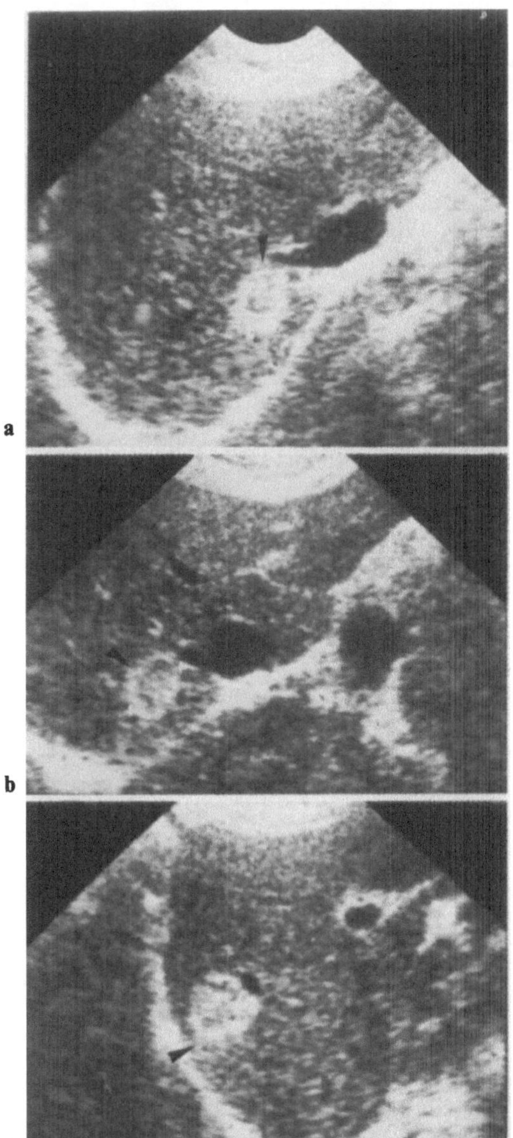

Abb. 9.14 a–c. Leberadenom (*Pfeilspitze*). **a** Subkostaler Schrägschnitt, **b** transversaler Schnitt, **c** Sagittalschnitt. Das Aussehen dieses Adenoms ist ganz anders als das des Tumors in Abb. 9.13

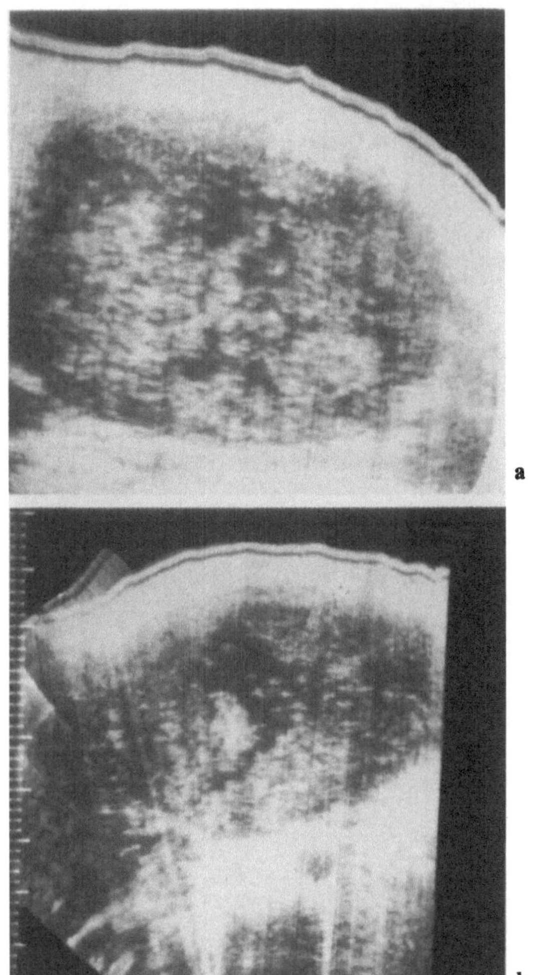

Abb. 9.15 a, b. Multiple Hamartome, die sich hier mit einem Echomuster vom Mischtyp präsentieren

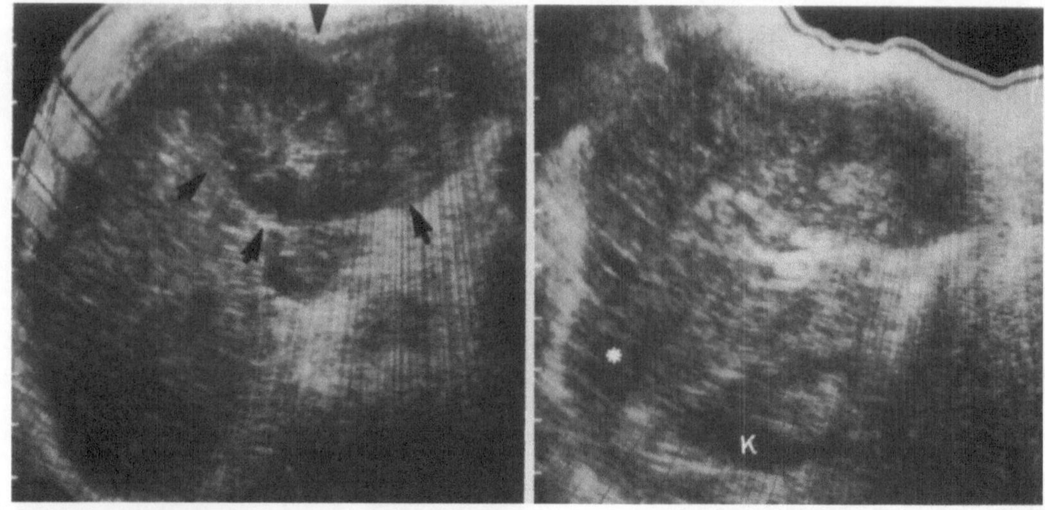

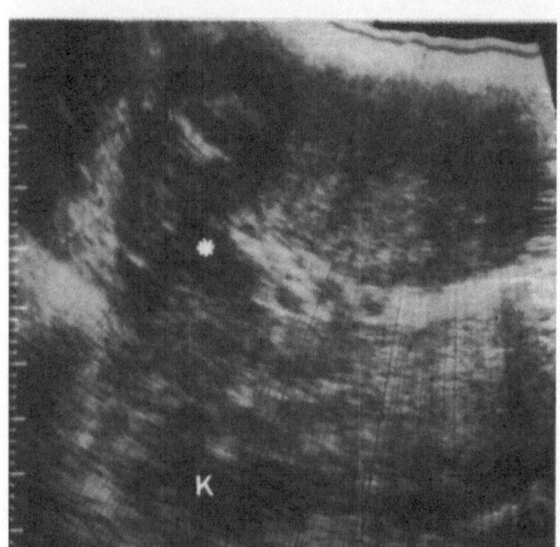

Abb. 9.16 a–c. Multiple Hamartome. **a** Auf diesem Transversalschnitt kommt eine ausgedehnte, heterogene, den linken Leberlappen ausfüllende Läsion (*Pfeile*) zur Darstellung. Zu beachten ist das Leberrandzeichen und das Tangentenzeichen. **b, c** Diese beiden parallelen Longitudinalschnitte lassen noch weitere noduläre Formationen (*) erkennen (*K*: rechte Niere)

Abb. 9.17 a–d. Biliäres Zystadenom. Parallele Sagittalschnitte. Der Tumor ist multizystisch. Er enthält dünne Septen und solide tumoröse Areale (*Pfeilspitzen*) (Bild: Curatti, Londres)

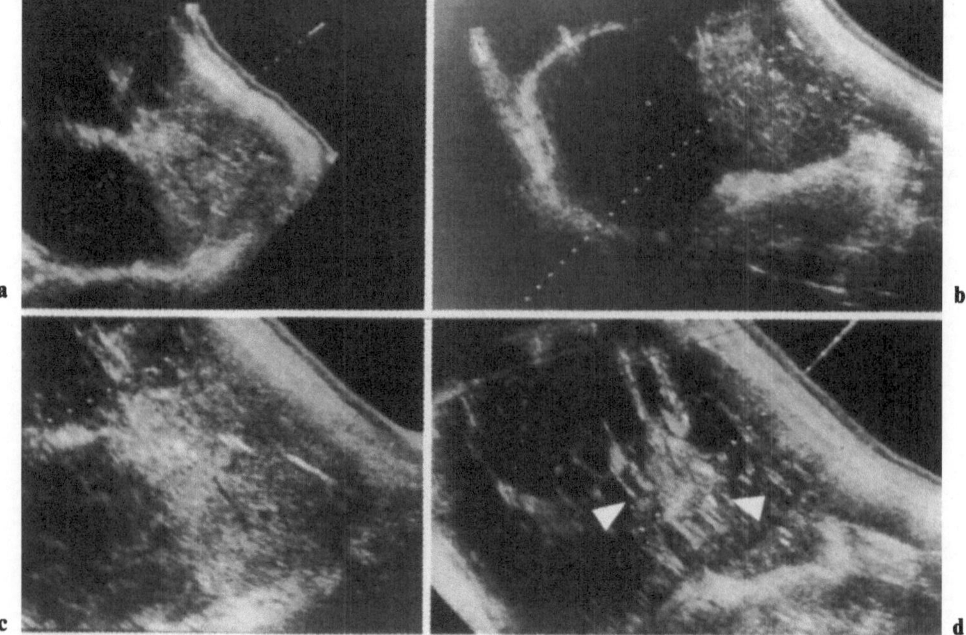

Hämangiome

Hämangiome sind die häufigsten Lebertumoren. Sie wurden in der präsonographischen Ära für selten vorkommend gehalten. Nur die Pathologen hatten ihre Häufigkeit aufgrund von Sektionsstatistiken mit 2–7% höher eingeschätzt. Durch die verbesserte Auflösung der neuen Geräte stellen die Hämangiome eine fast tägliche sonographische Diagnose dar.

Kapilläre Hämangiome erscheinen als echoreiche Läsionen („Wachsfleck"), die meist peripher liegen und solitär oder multipel auftreten (Abb. 9.18 und 9.19) (BREE et al. 1983; MARCHAL et al. 1983; MIRK et al. 1982; STELBOWER et al. 1982).

Kavernöse Hämangiome – die vielleicht Vorstadien in der Evolution kapillärer Hämangiome darstellen – enthalten echofreie Areale. Sie sind also heterogen strukturiert und besitzen unregelmäßige Form und Begrenzung (Abb. 9.20 und 9.21 a–c). Ausnahmsweise kann ein kavernöses Hämangiom auch völlig echofrei erscheinen. Bei der Punktion wird reines Blut aspiriert, eine zytologische Untersuchung bleibt negativ. Computertomographisch verhalten sich alle Hämangiome unabhängig von ihrem sonographischen Aussehen gleich. Nach der Bolusinjektion von Kontrastmittel persistiert der Kontrast in der Peripherie des Hämangioms länger (mehrere Minuten) als im normalen Lebergewebe (Abb. 9.21 d).

Diffuse *Angiomatosen* stellen sich als große echogene Areale dar, die nicht leicht von anderen tumorösen Prozessen oder einer partiellen Leberverfettung abzugrenzen sind (Abb. 9.22).

Abb. 9.18 a–d. Hämangiome. **a** Transversalschnitt. **b** Sagittalschnitt eines Patienten. Das kleine (9 mm) Hämangiom hat das typische Aussehen eines „Wachsfleckes" der kapillären Hämangiome. **c, d** Ein Hämangiom im Lobus caudatus bei einem anderen Patienten

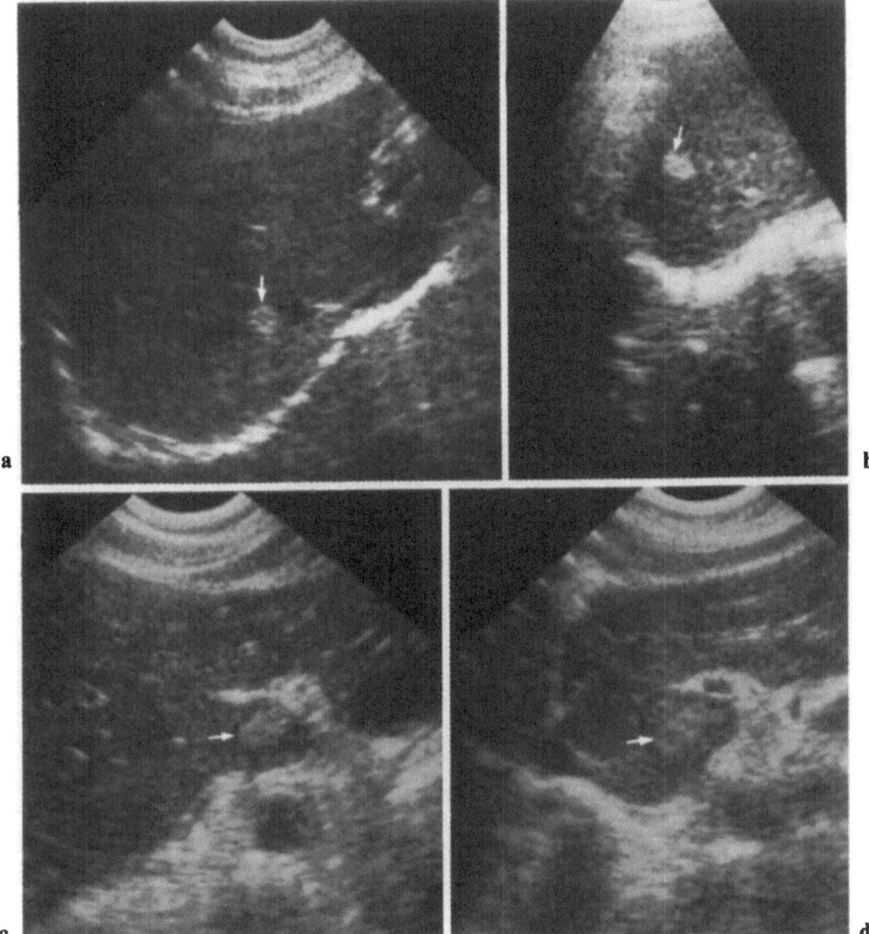

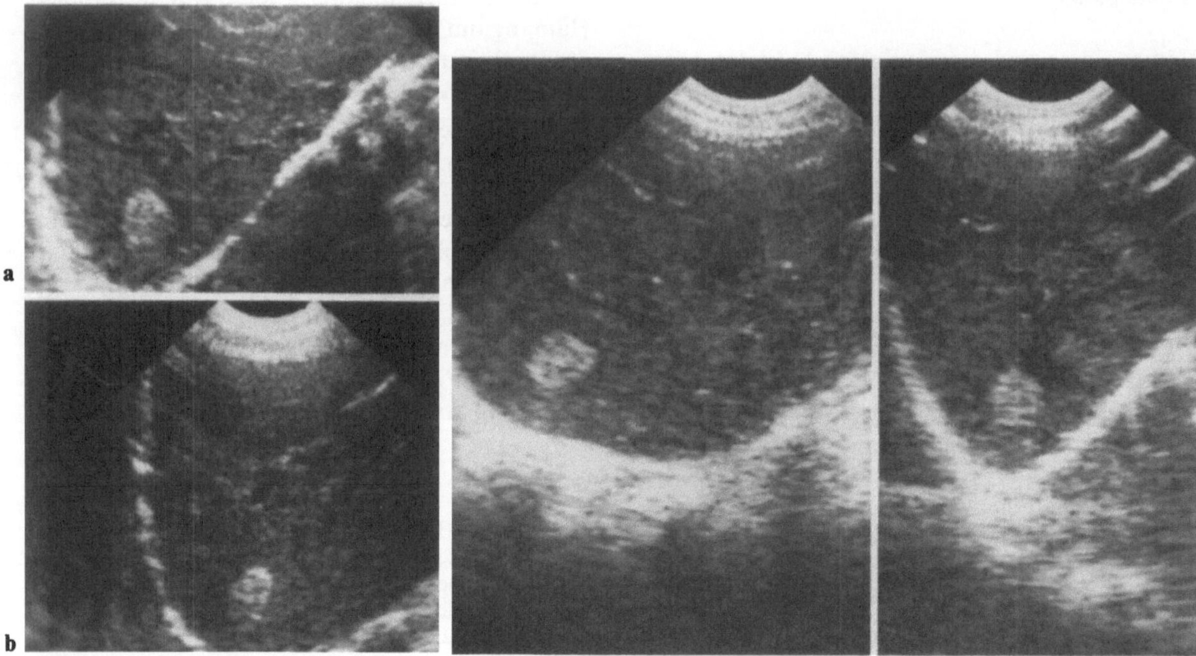

Abb. 9.19 a–d. Kapilläre Hämangiome bei einem Patienten

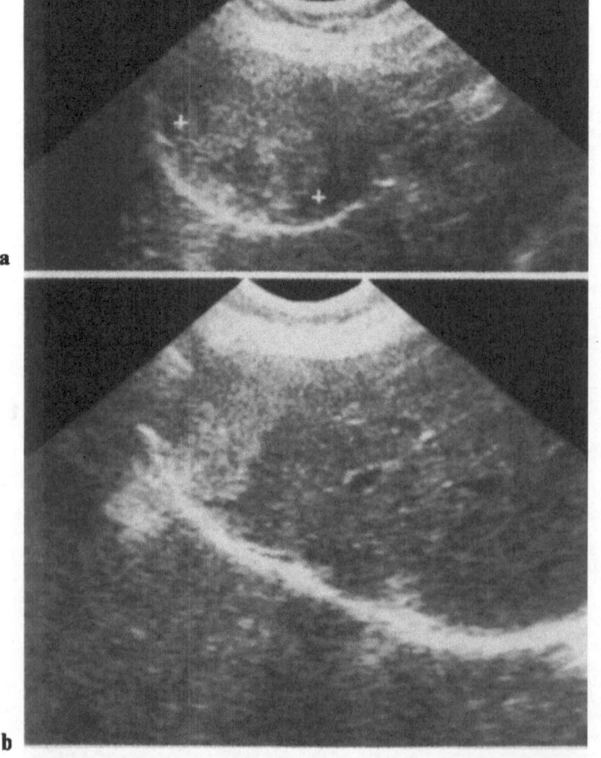

Abb. 9.20 a, b. Größere Hämangiome. a Ein Sagittalschnitt zeigt eine 5 cm große Läsion. Die Binnenstruktur ist weniger homogen. Das Vorhandensein eines echofreien Areals deutet auf ein kavernöses Hämangiom. b Parallelschnitt. Zu beachten ist der Spiegelbildartefakt

Computertomographisch lassen sich Angiomatose und partielle Fettleber voneinander abgrenzen: Die langsame und verlängerte Kontrastaufnahme nach Bolusinjektion spricht für eine Angiomatose, während niedrige Dichtewerte die partielle Fettleber beweisen.

Wir haben eine Serie von 19 Hämangiomen sonographisch und computertomographisch untersucht (BRUN et al. 1983). Zwei der Hämangiome, die kleiner als 3 cm waren und sonographisch sehr echoreich („Wachsfleck") erschienen, waren computertomographisch trotz Bolusinjektion von Kontrastmitteln nicht nachweisbar.

Während dieser vergleichenden Studie, bei der sonographische Befunde computertomographisch kontrolliert wurden, haben wir bei einer Patientin eine große Überraschung erlebt (Abb. 9.21). Diese 60jährige Frau wurde wegen wiederholter Oberbauchschmerzen untersucht, die mit den Gallenwegen nicht im Zusammenhang standen. Das echoreiche („Wachsfleck") Hämangiom konnte sonographisch und computertomographisch leicht dargestellt werden. Die Angiographie aber zeigte noch ein weiteres, 4 cm großes Hämangiom, das weder sonographisch noch bei wiederholten Computertomographien erkannt worden war.

Wie soll man nun bei den häufigen sonographischen Diagnosen „Hämangiom" weiter vorgehen?

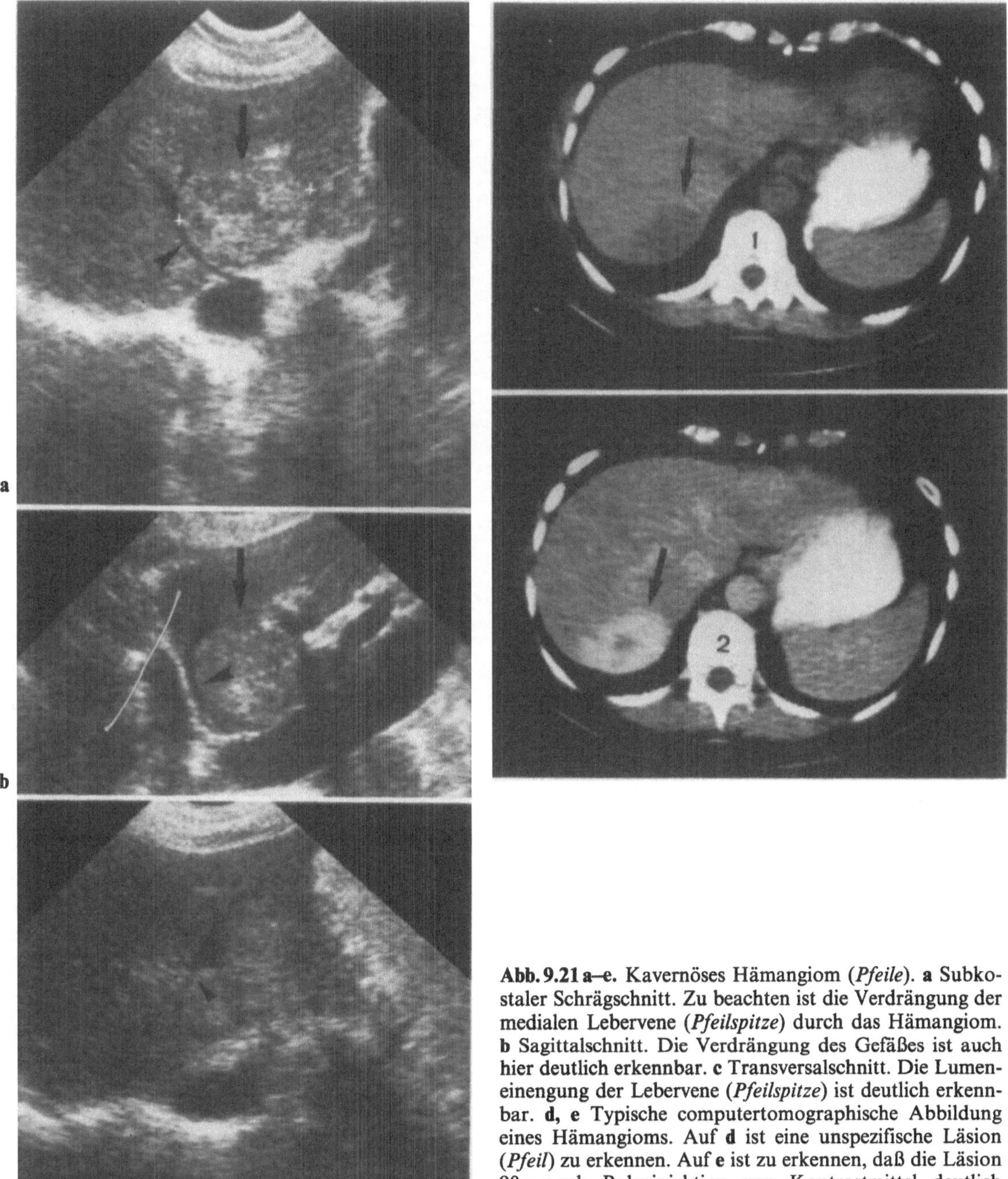

Abb. 9.21 a–e. Kavernöses Hämangiom (*Pfeile*). **a** Subkostaler Schrägschnitt. Zu beachten ist die Verdrängung der medialen Lebervene (*Pfeilspitze*) durch das Hämangiom. **b** Sagittalschnitt. Die Verdrängung des Gefäßes ist auch hier deutlich erkennbar. **c** Transversalschnitt. Die Lumeneinengung der Lebervene (*Pfeilspitze*) ist deutlich erkennbar. **d, e** Typische computertomographische Abbildung eines Hämangioms. Auf **d** ist eine unspezifische Läsion (*Pfeil*) zu erkennen. Auf **e** ist zu erkennen, daß die Läsion 90 s nach Bolusinjektion von Kontrastmittel deutlich hyperdens geworden (*Pfeil*) ist

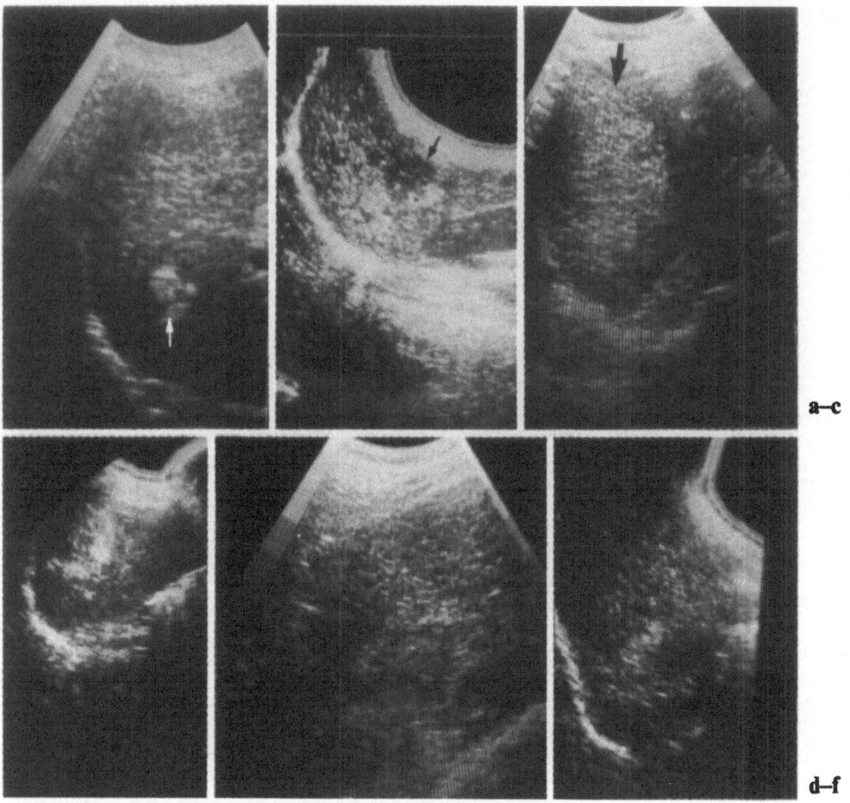

Abb. 9.22 a–f. Das verschiedene sonographische Aussehen der Hämangiome. **a** „Wachsfleck" bei kapillärem Hämangiom, **b** heterogene, echoarme Läsion bei kavernösem Hämangiom, **c–f** beide Elemente bei einem Patienten, was auf eine diffuse Angiomatose hinweist

Asymptomatische Patienten mit hämangiomtypischen sonographischen Befunden unter 4 cm Größe sollten noch zweimal im Abstand von 4 Monaten kontrolliert werden, um ein Wachstum auszuschließen. Falls der Patient symptomatisch wird oder sich die Läsion vergrößert, wird eine Computertomographie mit Bolusinjektion von Kontrastmittel durchgeführt. Wenn dadurch die Diagnose nicht gesichert werden kann, muß eine sonographisch gesteuerte Biopsie durchgeführt werden. Adenome (Abb. 9.14), fokale noduläre Hyperplasien (FNH), Hämatome, primäre oder sekundäre maligne Tumoren, alte Echinokokkuszysten können unter dem gleichen sonographischen Bild erscheinen (s. Kap. 12).

Wenn die hämangiomtypischen Befunde kleiner als 3 cm sind und eine ergänzende Untersuchung wirklich notwendig ist, sollte zunächst eine Computertomographie durchgeführt werden. Falls die Computertomographie negativ ausfällt, muß als weiteres eine Angiographie ins Auge gefaßt werden, bevor eine Punktion in Betracht kommt: Die beiden kleinen Hämangiome in unserer Serie, die weder sonographisch noch computertomographisch erfaßt wurden, waren angiographisch leicht zu erkennen.

Symptomatische Hämangiome mit einem Durchmesser von mehr als 4 cm sind computertomographisch auf Anhieb zu diagnostizieren.

Die Doppler-Sonographie der Hämangiome ist in den meisten Fällen enttäuschend (Goldberg, persönliche Mitteilung 1982).

Zuletzt sei daran erinnert, daß Patienten mit bekannten Hämangiomen oder vaskularisiertem Leberzellkarzinom mit den Zeichen einer inneren Blutung eingeliefert werden könnten. Der gleichzeitige Nachweis eines Hämangioms und freier intraperitonealer Flüssigkeit lenkt den Verdacht sofort auf ein rupturiertes Hämangiom mit intraperitonealer Blutung (Abb. 29.32 und 29.33).

Zuverlässigkeit. Diagnostischer Stufenplan

Wie wir soeben gesehen haben, gibt es bei den primären Lebertumoren kein spezifisches sonographisches Erkennungsmerkmal (Abb. 9.23). Der Nachweis von solitären Läsionen ist als simpler Warnhinweis zu werten. In Ermangelung eines spezifischen Tracers ist auch die Szintigraphie wenig nutzbringend. Eine Ausnahme stellt die fokal noduläre Hyperplasie (FNH) dar, die in etwa 50% normal speichert.

Zur histologischen Diagnose trägt v.a. die sonographisch geführte Punktion bei. Zuvor kann die Computertomographie mit Bolusinjektion von Kontrastmittel (manche Autoren empfehlen dazu die intraarterielle Injektion) in manchen Fällen die Diagnose einer solitären Metastase und damit die Operabilität sichern. Wie wir oben gesehen haben, ist die Computertomographie ebenfalls indiziert, um die Vaskularisation einer Läsion vor einer Punktion zu beurteilen.

Die Punktion ist letztlich unverzichtbar, wenn mit nichtinvasiven Methoden keine definitive Diagnose gestellt werden kann. Hämangiome werden computertomographisch diagnostiziert, fokal noduläre Hyperplasien (FNH) szintigraphisch. In beiden Fällen ist eine Punktion nicht indiziert. Das technische Procedere der Punktion gefäßreicher Lebertumoren wurde oben beschrieben. Die intraoperative Sonographie ist eine wichtige Ergänzung bei den primären Lebertumoren. Sie zeigt kleine Läsionen, genaue Lokalisation, Invasion von Gefäßen und erleichtert dadurch die Operation.

Und nun zu dem oben bereits angedeuteten Problemfall: Sehen Sie sich bitte Abb. 9.24 an. Wir haben die Raumforderung im linken Oberbauch für eine Splenomegalie gehalten, was jedoch szintigraphisch wiederlegt worden ist. Tatsächlich ist die Milz auf dem Schnitt in normaler Größe zu sehen (Pfeile). Kurz und gut, das ganze Gebilde gehört zur Leber; es handelt sich um ein großes Hepatom, das sich vom linken Lappen ausgehend nach dorsal entwickelt hat. Wir haben seither noch ähnliche Fälle registriert. Dieses Bild sollte man im Hinterkopf behalten.

In Tabelle 9.1 haben wir noch einmal die verschiedenen Ultraschallbilder der primären Lebertumoren, seien es benigne oder maligne, zusammengefaßt.

Tabelle 9.1. Primäre Lebertumoren

Solitäre Läsion
Echoreich
Echoarm
Kokardenförmig
Multiple Läsionen
„Schneegestöber"
Mischbilder
Diffuse Läsionen
Feldförmige Muster
Hepatom auf dem Boden einer Zirrhose
Sämtliche Typen und Muster plus Zeichen der Zirrhose

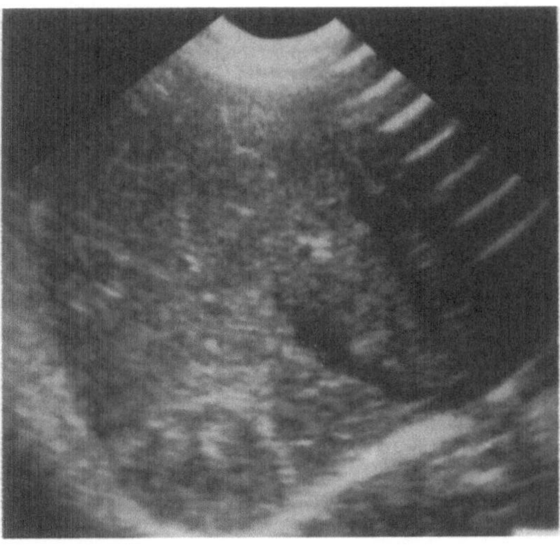

Abb. 9.23. Eine Fehldiagnose: Dieses Bild, das wie ein kavernöses Hämangiom aussieht, stellt in Wirklichkeit die Metastase eines Chorionkarzinoms dar

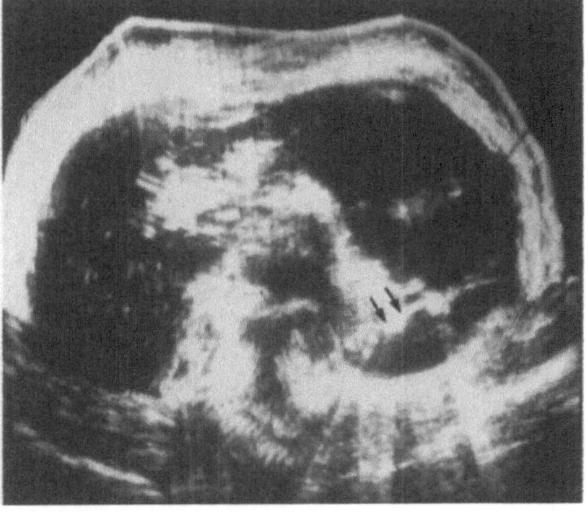

Abb. 9.24. Bei dieser Patientin mit palpablem Tumor im linken Oberbauch wurde zunächst eine Splenomegalie diagnostiziert. Tatsächlich ist die Milz aber normal groß (*Pfeile*). Das echofreie tumorale Gebilde ist der linke Leberlappen, der ein großes Leberzellkarzinom enthält

Literatur

Barnett E, Morely P (1974) Abdominal echography. Butterworth, Borough Green

Bolondi L, Gandolfi L, Labo G (1979) Ultrasuoni in gastroenterologia. Piccin, Padua

Bree RL, Schwab RE, Neiman HL (1983) Solitary echogenic spot in the liver: Is it diagnostic of a hemangioma? AJR 140:41–45

Brun P, Belloir A, Costaz R, Rohmer P, Weill F (1983) Etude comparative échographique et scanographique d'une série de 19 angiomes hépatiques. J Radiol 64/1:15–19

Floyrac G, Planiol T, Mauléon F, Feil C (1976) Exploration ultrasonore du foie. Les tumeurs hépatiques. J Radiol 57:604–606

Forrest EM, Cho KJ, Shields JJ, Wicke JD, Silver TM, MacCormick TL (1980) Biliary cystadenomas: Sonographic, angiographic, pathologic correlations. AJR 135:723–727

Freeny PC, Vimont TR, Barnett DC (1979) Cavernous hemangioma of the liver: Ultrasonography, arteriography, and computed tomography. Radiology 132:143–148

Gandolfi L, Solmi L, Bolondi L, Rossi A, Casanova P, Leo P (1983) The value of ultrasonography in the diagnosis of hepatic haemangiomas. Eur J Radiol 3:222–226

Goldberg BB, Kotler MN, Ziskin MC, Waxham RD (1975) Diagnostic uses of ultrasound. Grune & Stratton, New York

Hassani N (1976) Ultrasonography of the abdomen. Springer, Berlin Heidelberg New York

Holm HH, Kristensen JK, Rasmussen SN, Pedersen JF, Hancke S (1980) Abdominal ultrasound, 2nd edn. Munksgaard, Copenhagen

Hubener KH, Hippeli R (1980) Lipoma of the liver. ROFO 133/2:176–179

Kaude JV, Felman AH, Hawkins IF (1980) Ultrasonography in primary hepatic tumors in early childhood. Pediatr Radiol 9:77–83

Leopold GR, Asher WM (1975) Fundamentals of abdominal and pelvic ultrasonography. Saunders, Philadelphia

Majima Y, Sakai T, Sakemi T, Tanaka M, Fujimoto T, Toyonaga A, Tanikawa K (1985) Ultrasonographic findings in fifty small hepatocellular carcinomas less than 2 cm in diameter. World congress in ultrasound, Sydney, Proceedings S. 96

Marchal G, Baert AL, Fevery J et al. (1983) Ultrasonography of liver haemangioma. A report of 35 patients totalizing 53 lesions. Fortschr Röntgenstr 138/2:201–207

Mirk P, Rubaltelli L, Bazzocchi M et al. (1982) Ultrasonographic patterns in hepatic hemangiomas. J Clin Ultrasound 10:373–378

Rettenmaier G (1970) Ultrasound in the differential diagnosis of circumscribed hepatic processes and the occlusive syndrome. Therapiewoche 20:1827–1832

Rogers JV, Mack LA, Freeny PC, Johnson ML, Sones PJ (1981) Hepatic focal nodular hyperplasia: Angiography, CT, sonography and scintigraphy. AJR 137:983–990

Rouhier D (1975) L'échotomographie du foie. Résultats et valeur diagnostique à propos de 201 observations. Thesis. Claude Bernard University, Lyon

Stellamor VK, Rohrmoser M, Stelzer P, Hruby W (1982) Leberhämangiom – ein angiographischer Beitrag zur Differentialdiagnose sonographischer Läsionen. Fortschr Röntgenstr 136/6:685–688

Takashima T, Matsui O, Suzuki M, Ida M (1982) Diagnosis and screening of small hepatocellular carcinomas. Radiology 145:635–638

Taylor JW (1979) Diagnostic ultrasound in gastrointestinal disease. Livingstone, Edinburgh

Taylor KJ, Carpenter DA, McCready VR (1973) Grey scale echography in the diagnosis of intrahepatic disease. J Clin Ultrasound 1:284–287

Weill F, Becker JC, Kraehenbuhl JR, Heriot G, Walter JP (1973) Atlas clinique de radiographie ultrasonore. Masson, Paris

Kapitel 10

Leberzirrhose. Portale Hypertension

Dies ist ein Kapitel mit ziemlich nationalspezifischer Bedeutung. Etwa 30% der internistisch stationär Behandelten weisen eine mit Alkoholabusus im Zusammenhang stehende Symptomatologie auf bzw. hatten eine solche (diese liegen dann vorübergehend „stationär“ im Pathologischen Institut). Trotz vieler Jahre intensiver Forschung ist es uns noch nicht gelungen, sonographisch die Unterschiede zwischen Bier-, Wein- oder Schnapsabusus im einzelnen herauszuarbeiten. Die Schule von HILLEL glaubt, unterschiedliche Bilder bei den durch Bordeaux- oder durch Burgunderwein bedingten Zirrhosen gefunden zu haben. Die Shammai-Schule behauptet dagegen, dies sei unmöglich, da die Definition und Auswertung sonographischer Bilder gegenwärtig noch nicht in ausreichender Form möglich sei. Wir sind dagegen der Meinung, daß der bedauerliche Mangel an Spezifität der Tatsache zuzuschreiben ist, daß die an dem Fortschritt der Wissenschaft wenig interessierten Kranken die ursächlich verantwortlichen Agenzien in unkontrollierter Folge durcheinander trinken.

Sonomorphologie der Leber bei Leberzirrhose

Hepatomegalie

Eine der Manifestationen der Leberzirrhose kann die Hepatomegalie sein, auf deren Kriterien wir nicht noch einmal eingehen wollen. Bei einer zirrhotisch bedingten Lebervergrößerung ist zumindest im Anfangsstadium die Schalldurchlässigkeit ausgezeichnet (RETTENMAIER 1973). Die Abbildung auch tief gelegener Strukturen gelingt relativ leicht. Das Echomuster bleibt ziemlich homogen (Abb. 10.1 und 10.2). Diese Art der zirrhotischen Leber nennen wir *Typ I*.

Falls eine ausgeprägte Echogenität besteht, ist sonographisch eine „schillernde Leber“ zu erkennen (Kap. 7, Abb. 7.18), Dieses Bild läßt sofort eine diffuse Fettleber assoziieren, die durch eine computertomographische Dichtemessung

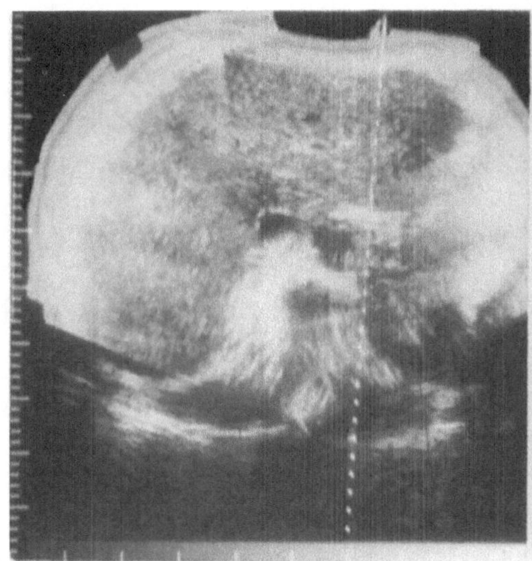

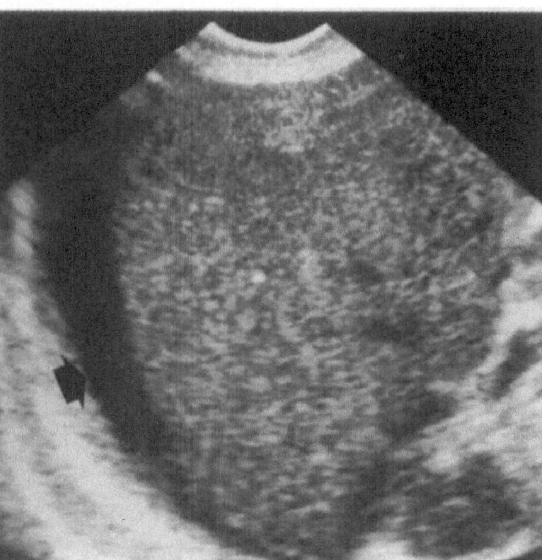

Abb. 10.1 a, b. Leberzirrhose. **a** Unspezifische Hepatomegalie (Transversalschnitt). **b** Als Begleitzeichen ist ein schmaler Aszitesstreifen (*Pfeil*) erkennbar

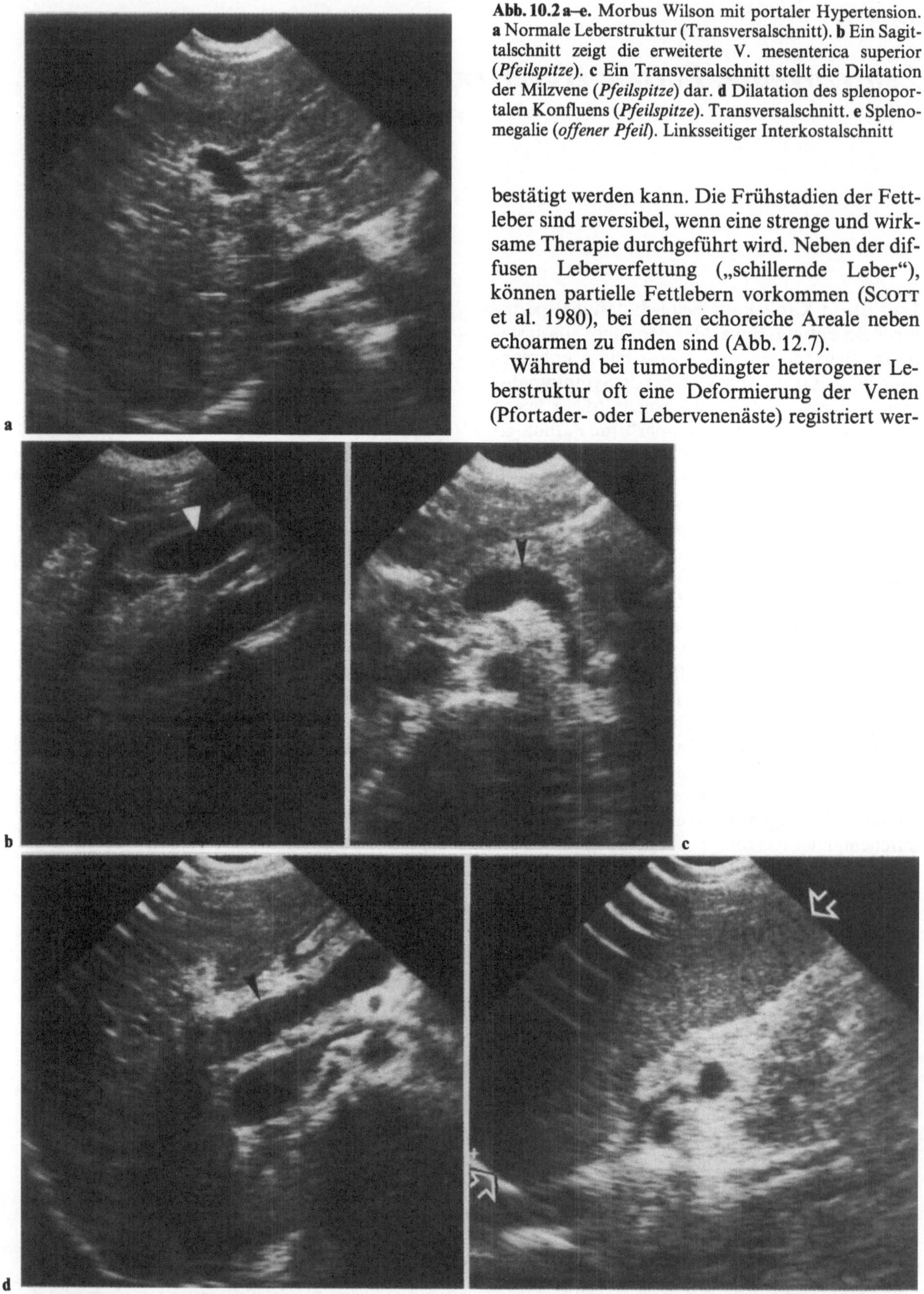

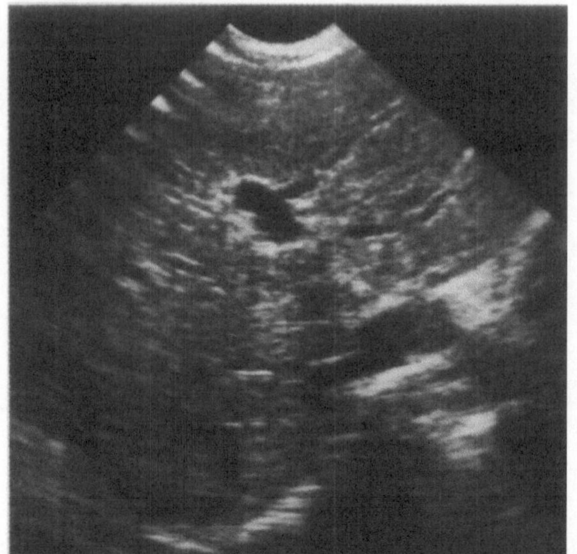

Abb. 10.2 a–e. Morbus Wilson mit portaler Hypertension. **a** Normale Leberstruktur (Transversalschnitt). **b** Ein Sagittalschnitt zeigt die erweiterte V. mesenterica superior (*Pfeilspitze*). **c** Ein Transversalschnitt stellt die Dilatation der Milzvene (*Pfeilspitze*) dar. **d** Dilatation des splenoportalen Konfluens (*Pfeilspitze*). Transversalschnitt. **e** Splenomegalie (*offener Pfeil*). Linksseitiger Interkostalschnitt

bestätigt werden kann. Die Frühstadien der Fettleber sind reversibel, wenn eine strenge und wirksame Therapie durchgeführt wird. Neben der diffusen Leberverfettung („schillernde Leber"), können partielle Fettlebern vorkommen (Scott et al. 1980), bei denen echoreiche Areale neben echoarmen zu finden sind (Abb. 12.7).

Während bei tumorbedingter heterogener Leberstruktur oft eine Deformierung der Venen (Pfortader- oder Lebervenenäste) registriert werden kann, ist das Venensystem bei heterogener Leberstruktur durch partielle Leberverfettung intakt (Abb. 8.22 b).

Bei Hämosiderose und hepatolentikulärer Degeneration (Morbus Wilson) ist die Leberstruktur homogen und wenig schallabschwächend (Abb. 10.2). Die computertomographische Dichtemessung liefert wertvolle Zusatzinformationen bei der Hämosiderose.

Wenn es um eine Leberzirrhose geht, wird normalerweise die Größe des Lobus caudatus gemessen. Dieses Lebersegment, das eine autonome Gefäßversorgung hat, zeigt bei einer Fibrose oder einer portalen Hypertension eine kompensatorische Vergrößerung. Diese Vergrößerung ist beim Budd-Chiari-Syndrom besonders ausgeprägt. HARBIN et al. (1980) und SEITZ et al. (1983) haben aufgrund sonographischer Messungen den Quotienten der Transversaldurchmesser des Lobus caudatus und des rechten Leberlappens berechnet. Dieser Quotient überschreitet normalerweise nicht 0,32. Ein Quotient über 0,6 ist ein sehr spezifisches Zeichen für eine Leberzirrhose (Abb. 10.7 b, c).

Zur Ausmessung wird als Grenze des Lobus caudatus eine Sagittale verwendet, die den rechten Rand der Pfortader tangiert. Üblicherweise sucht man dann nach Begleiterscheinungen der Leberzirrhose, auf die wir an anderer Stelle zu sprechen kommen: Splenomegalie, Aszites, Zeichen der portalen Hypertension (Abb. 10.2).

Abb. 10.3 a–d. Leberzirrhose. Fibrosierung. **a** Auf diesem Transversalschnitt erscheint der linke Leberlappen verdickt. Es gelingt nicht, das Echomuster tiefer gelegener Leberabschnitte zu beurteilen. Die Dämpfung ist also vermehrt (*A*). **b** Diese verstärkte tiefenabhängige Abschwächung wird auch auf dem Longitudinalschnitt deutlich (*A*). **c** Auf einem erneuten Transversalschnitt mit größerer Verstärkung erscheinen die oberflächennahen Felder gesättigt, aber es ist dennoch nicht möglich, die tiefenabhängige Abschwächung auszugleichen. **d** Das gleiche Phänomen beobachtet man auf dem entsprechenden Longitudinalschnitt. Die Bilder entsprechen einem Typ II der sonographisch faßbaren Leberveränderungen bei einer Leberzirrhose

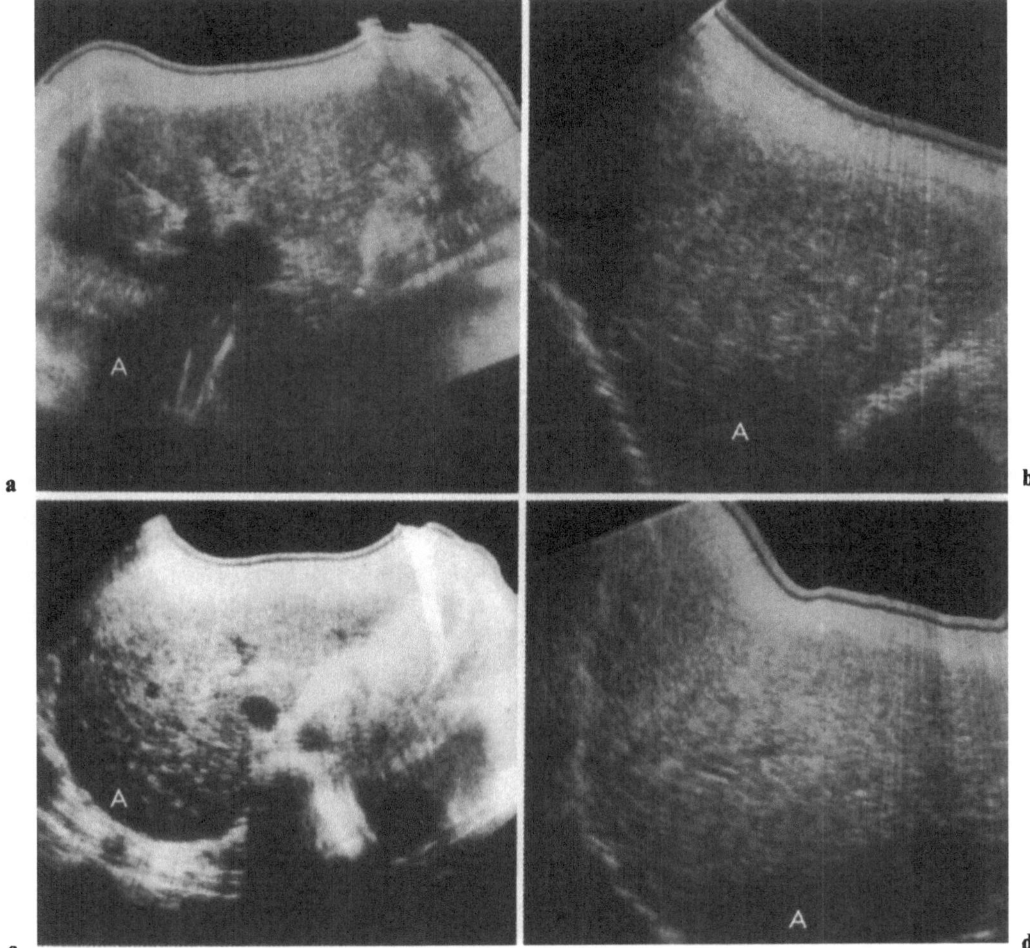

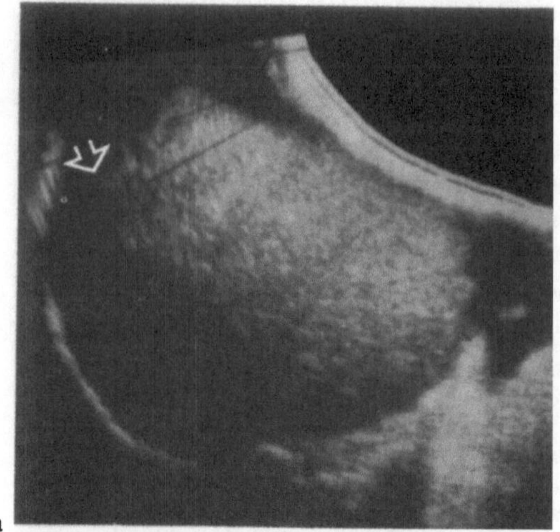

a

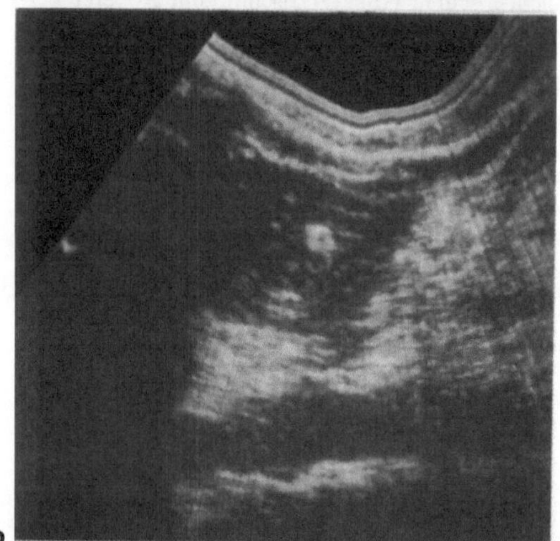

b

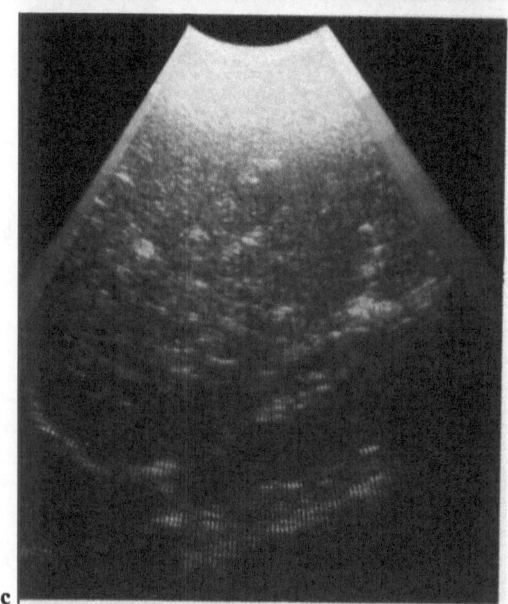

c

Abb. 10.4 a–c. Leberzirrhose. Verschiedene morphologische Veränderungen. **a** Dieser Sagittalschnitt zeigt in der von Aszites umgebenen Leber eine vermehrte Schallabschwächung (*offener Pfeil*). **b** Auf diesem Longitudinalschnitt durch die Aorta erkennt man im vergrößerten linken Leberlappen zwei noduläre Läsionen. Dies ist ein weiteres Zirrhosezeichen. **c** In diesem Fall geht das mikronoduläre Echomuster einher mit verstärkter tiefenabhängiger Dämpfung (Longitudinalschnitt). Die hier beschriebenen Veränderungen entsprechen unserem Typ III der sonographisch faßbaren Leberveränderungen

Fibrose

Das Fortschreiten des fibrotischen Umbaus führt zu einer Steigerung der tiefenabhängigen Schallabschwächung (RETTENMAIER 1973a, b) (Abb. 10.3 und 10.4a, c). Die Echostruktur bleibt dabei noch homogen. Wir nennen dieses Bild *Typ II* der Zirrhose.

Daneben treten Veränderungen der Echostruktur mit kleinen mikronodulären Reflexionsarealen auf (Abb. 10.4b, c). Dies umfaßt den *Typ IIIa* des zirrhotischen Leberumbaus.

Wenn derartige Veränderungen vorliegen, ist die Vergrößerung des Quotienten Lobus caudatus/Leber gewöhnlich unverkennbar, ebenso wie ein anderes Zeichen von HARBIN et al. (1980), die Vergrößerung der Fissura portalis, die eine Schrumpfung der Leber anzeigt. Der Durchmesser der Lebervenen wird paradoxerweise kleiner.

Fortgeschrittenes Fibrosestadium

Die Leber zeigt die Neigung, sich zu verkleinern, wobei Konturunregelmäßigkeiten auftauchen: Es sind oberflächliche Unebenheiten, die makroskopisch das feingranuläre Aussehen ausmachen (Abb. 10.5 und 10.7). Der Verkleinerungstendenz entsprechen auch die umschriebenen Einziehungen (Abb. 10.6). In diesem Stadium lassen sich im Gegensatz zu den vorhergehenden deutlichere Alterationen der Echostruktur erkennen. Es handelt sich um echodichte Läsionen, die jedoch noch regelmäßig verteilt sind und einen Durchmesser von weniger als 1 cm haben (*Typ IIIb*).

Diese rein noduläre Form der Leberzirrhose ist selten. Häufiger ist die heterogene Struktur, die durch Regeneratknoten, fibrosierte oder verfettete Zonen und starke Schallabschwächung gekennzeichnet ist.

Sobald sich die heterogen umgebaute Leber mit ihren unregelmäßig begrenzten Konturen weit hinter den Rippenbogen zurückgezogen hat, gehört sie dem *Typ IV* an (Abb. 10.7 und 10.8).

Seltener haben die kleinen, geschrumpften Lebern eine homogene Struktur. Eine solche Leber sonographisch abzuklären, ist schwer: Der anteriore Zugang ist oft wegen des hochgestiegenen Kolons nicht möglich, zumal die Zirrhotiker ohnehin unter einem vermehrten Darmgasgehalt leiden. So bleibt nur der interkostale Weg übrig. In diesem Krankheitsstadium haben die Patienten sehr viel an Gewicht verloren. Trotzdem ist bei diesen abgemagerten, ausgetrockneten Patienten die Ultraschalltransmission ungünstig. Auch die Schallabschwächung ist beträchtlich. Zum Nachteil für die Patienten, zum Glück für die Sonographie, gibt es indessen in diesem Krankheitsstadium andere Faktoren, die die Ultraschalldiagnostik erleichtern, insbesondere den Aszites, der ja wie ein Flüssigkeitsfenster wirkt.

Falls kein Aszites vorliegt, stellt ein Vorlauf (Wasservorlauf, sonotransparente Plastikfolie) eine beträchtliche Hilfe dar.

Man muß bedenken, daß die Begleitzeichen bei jedem sonomorphologischen Bild der Zirrhose angetroffen werden können. So kann ein Aszites auch dann bestehen, wenn nur eine unspezifische Hepatomegalie nachzuweisen ist (Abb. 10.9). Die eben beschriebenen sonographischen Bilder sind weniger als Stadien als vielmehr als Typen aufzufassen.

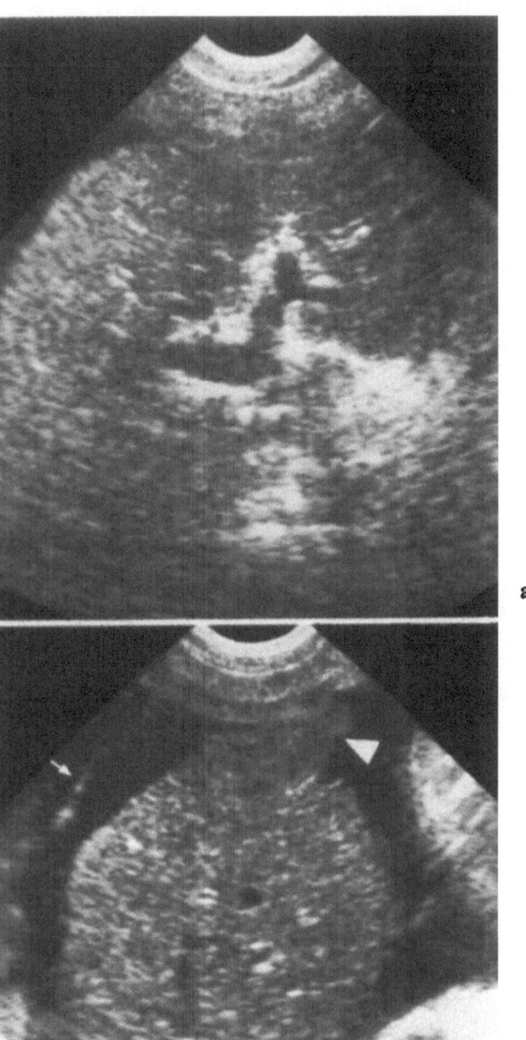

Abb. 10.5 a, b. Leberzirrhose. Kleine, von Aszites umgebene Leber. **a** Transversalschnitt. **b** Sagittalschnitt. Der aszitesbedingte Kontrast erlaubt die Abgrenzung des Lig. falciforme oberhalb der Leber (*Pfeil*) und des Lig. teres unterhalb der Leber (*Pfeilspitze*)

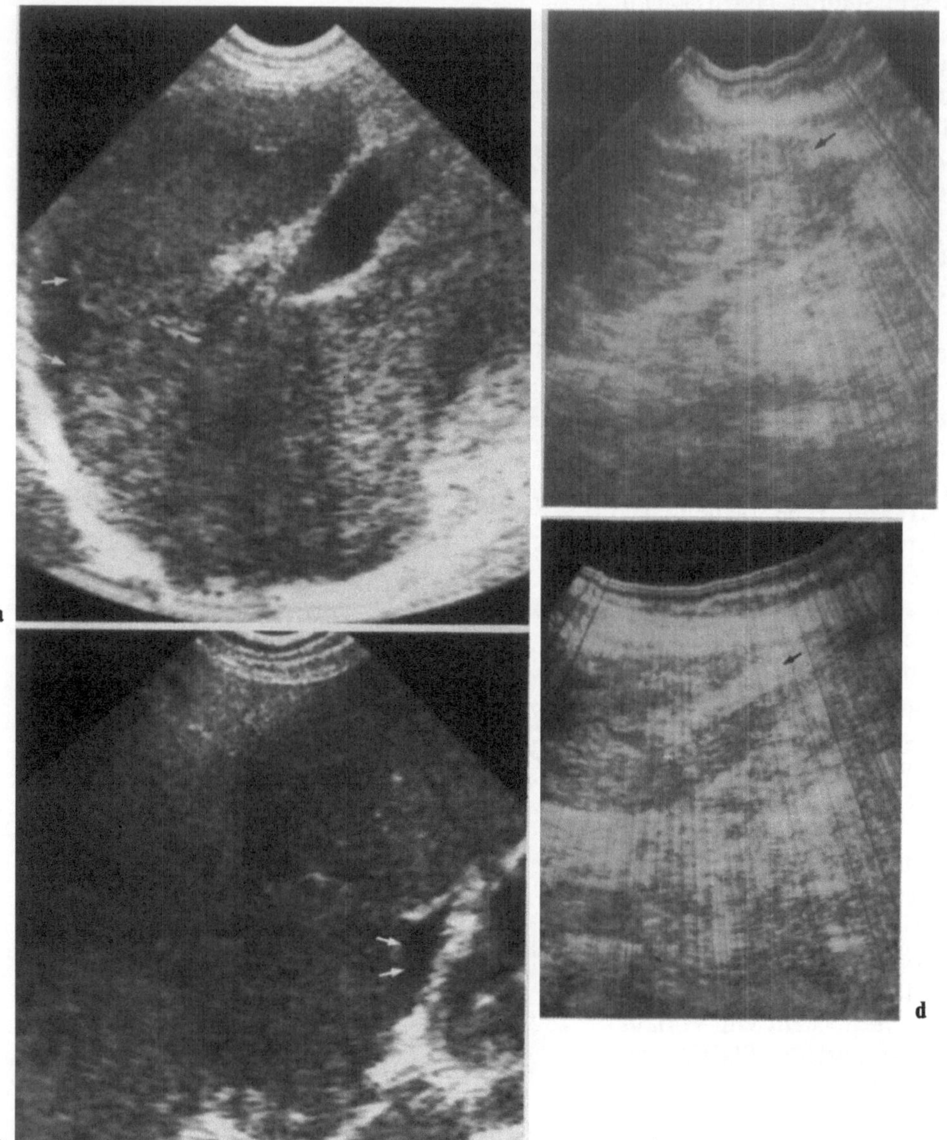

Abb. 10.6 a–d. Leberzirrhose. **a** Sagittalschnitt. Die Verkleinerung umfaßt auch die Leberkuppel (*Pfeile*). Der Befund wird durch einen schmalen Aszitesstreifen unterstrichen. **b** Auf einem Interkostalschnitt ist Aszites im Recessus subhepaticus dorsalis (Morrison's pouch) zu erkennen (*Pfeile*). **c, d** Bei einem anderen Patienten hat die Verkleinerung der Leber zu einer Verbreiterung der Interlobärfissur geführt (Sagittalschnitte)

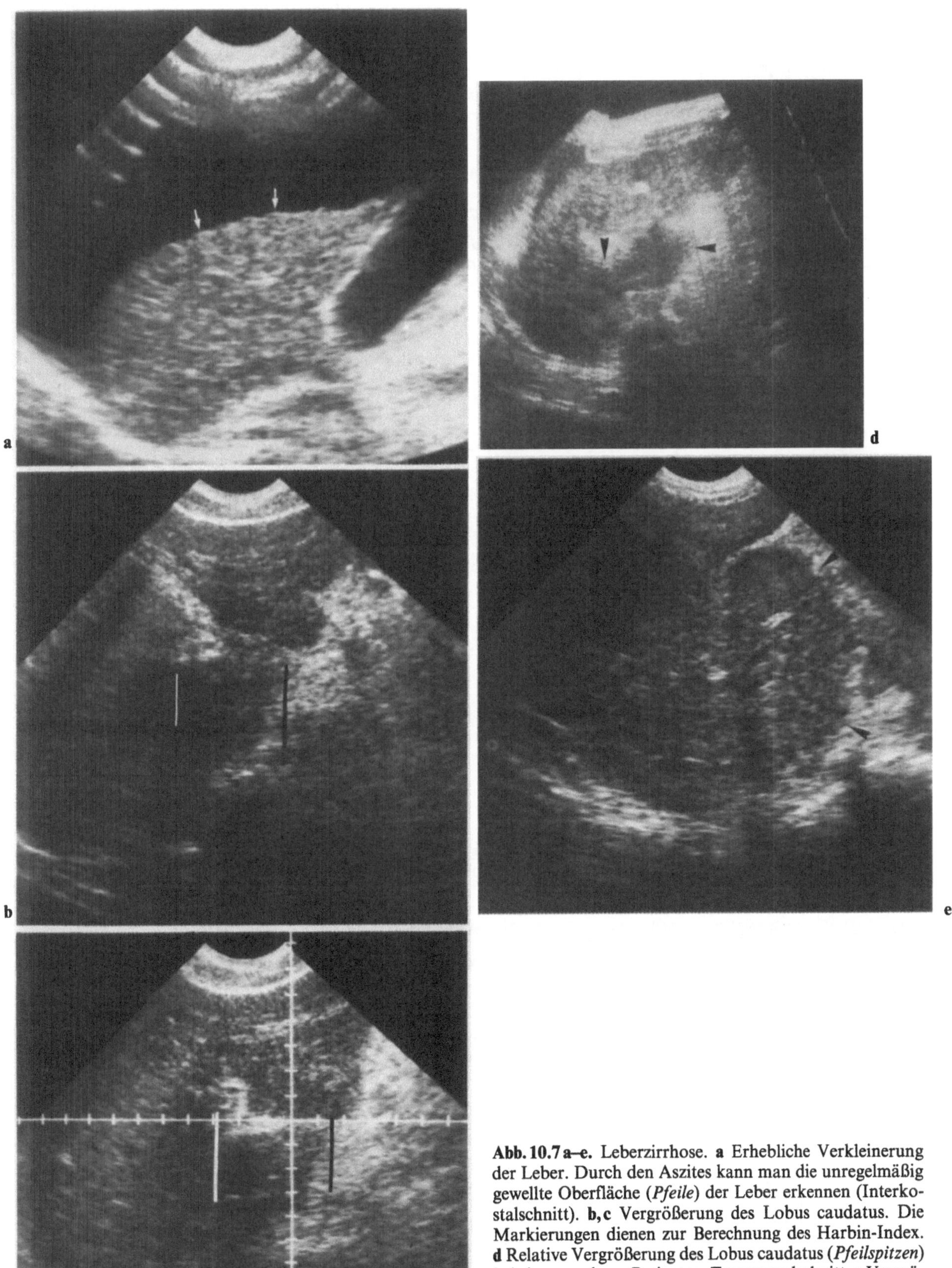

Abb. 10.7 a–e. Leberzirrhose. **a** Erhebliche Verkleinerung der Leber. Durch den Aszites kann man die unregelmäßig gewellte Oberfläche (*Pfeile*) der Leber erkennen (Interkostalschnitt). **b, c** Vergrößerung des Lobus caudatus. Die Markierungen dienen zur Berechnung des Harbin-Index. **d** Relative Vergrößerung des Lobus caudatus (*Pfeilspitzen*) bei einem anderen Patienten. Transversalschnitt. **e** Vergrößerung des Lobus caudatus (*Pfeilspitzen*). Sagittalschnitt

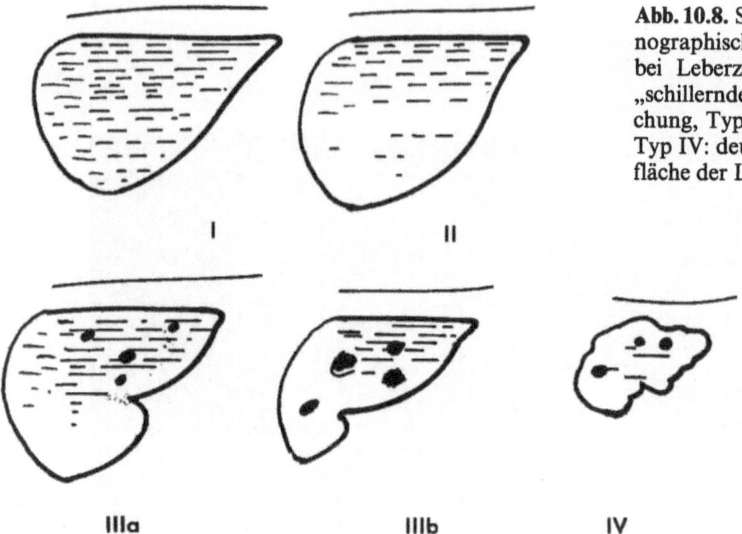

Abb. 10.8. Schematische Darstellung der verschiedenen sonographisch faßbaren morphologischen Veränderungen bei Leberzirrhose. Typ I: normale Leberstruktur oder „schillernde" Leber, Typ II: vermehrte Schallabschwächung, Typ IIIa: Mikronodulie, Typ IIIb: Makronodulie, Typ IV: deutliche Einziehungen und unregelmäßige Oberfläche der Leber

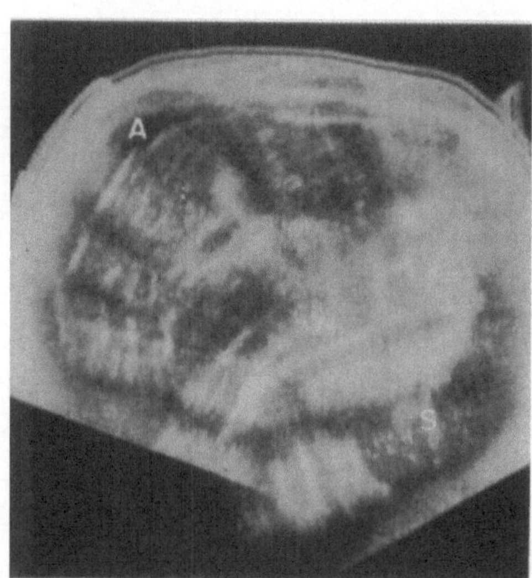

Abb. 10.9. Begleitzeichen: Während die Leber selbst nur geringe Veränderungen zeigt, ist Aszites (*A*) nachweisbar

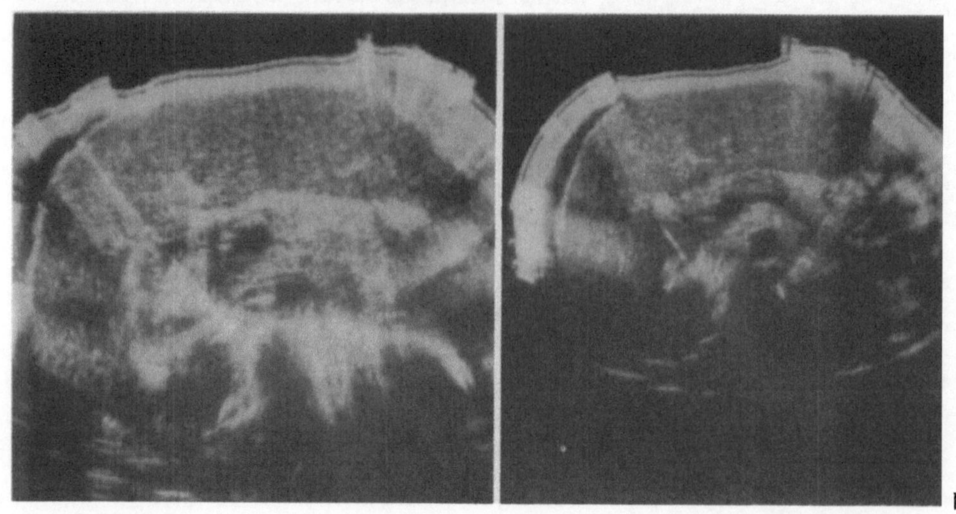

Abb. 10.10 a, b. Die beiden Transversalschnitte zeigen etwas Aszites

Begleiterscheinungen

Splenomegalie. Die Splenomegalie des Zirrhotikers kann beachtlich sein, wenn auch weniger stark ausgeprägt als bei malignen Lymphomen. Die Echostruktur der Milz ist dabei homogen (Abb. 10.2).

Aszites. Er kommt zunächst zwischen der Leber und der vorderen bzw. lateralen Bauchwand oder zwischen Leber und Zwerchfell zur Darstellung (Abb. 10.6, 10.9, 10.10), und zwar als schmale echofreie Lamelle, die sich daneben auch in den Flanken, im Recessus subhepaticus dorsalis und den übrigen peritonealen Rezessus nachweisen läßt (s. Kap. 14). Was noch wichtiger ist: Die Leber badet jetzt quasi im Aszites, so daß sie trotz Retraktion und Schalldämpfung sehr gut sichtbar wird (Abb. 10.5, 10.7, 10.11). RETTENMAIER (1975, persönl. Mitteilung) besteht auf der Bedeutung der gezielten Leberpalpation unter Ultraschallkontrolle. Es ist jedoch auch möglich, die Lebermobilität im Aszites nachzuweisen (Eisbergzeichen). Falls Zweifel bestehen, ob wirklich Aszites vorliegt oder nicht, empfehlen sich kombinierte Untersuchungen im Liegen und im Stehen (Kap. 14).

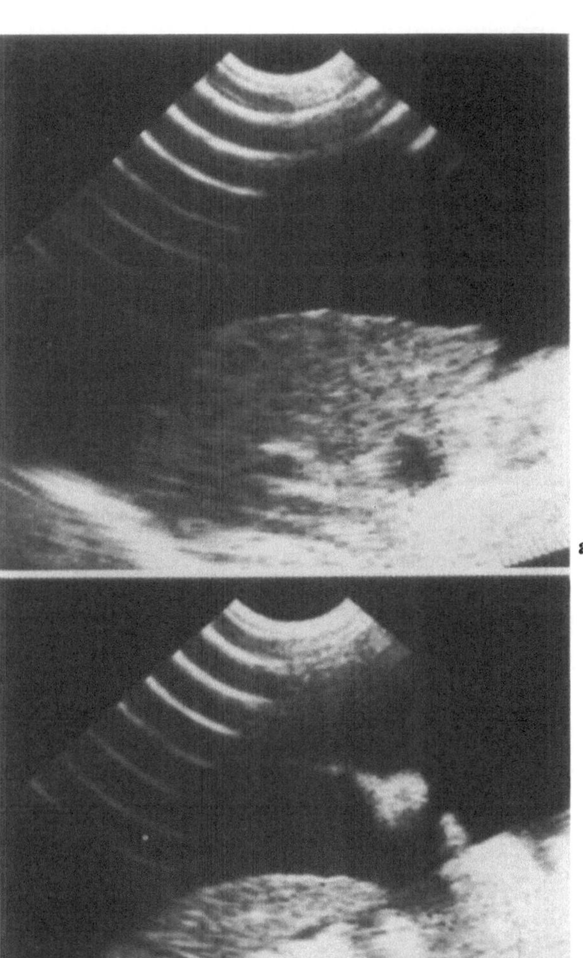

Abb. 10.11 a, b. Auf diesen beiden Interkostalschnitten ist ein ausgeprägter Aszites zu erkennen

Ikterus. Er wird im Falle der Zirrhose lediglich von negativen sonographischen Zeichen begleitet: keine Dilatation der extra- und intrahepatischen Gallenwege, keine Dilatation der Gallenblase. Der Ikterus als Symptom soll im einzelnen in Kap. 26 besprochen werden.

Regeneratknoten. Die heterogenen Strukturelemente der zirrhotisch umgebauten Leber sind gewöhnlich über das gesamte Organ verteilt. Das Auftreten größerer Areale mit anomaler Reflexion muß an ein Leberzellkarzinom denken lassen (Abb. 10.12a). Die Diagnose ist, da die Leber stark verkleinert ist, sehr schwierig. Man muß in solchen Fällen häufig zu anderen Untersuchungsverfahren greifen (Computertomographie mit Kontrastmittelinjektion; sonographisch geführte Punktion, falls die Gerinnung dies erlaubt; Arteriographie). Manche Regeneratknoten können tatsächlich schwere differentialdiagnostische Probleme aufwerfen. Sie sind jedoch, wie es scheint, weniger heterogen (Abb. 10.12b), und v. a. reichern sie bei der Szintigraphie das Radionuklid an.

Portale Hypertension. Sie wird im nächsten Abschnitt besprochen.

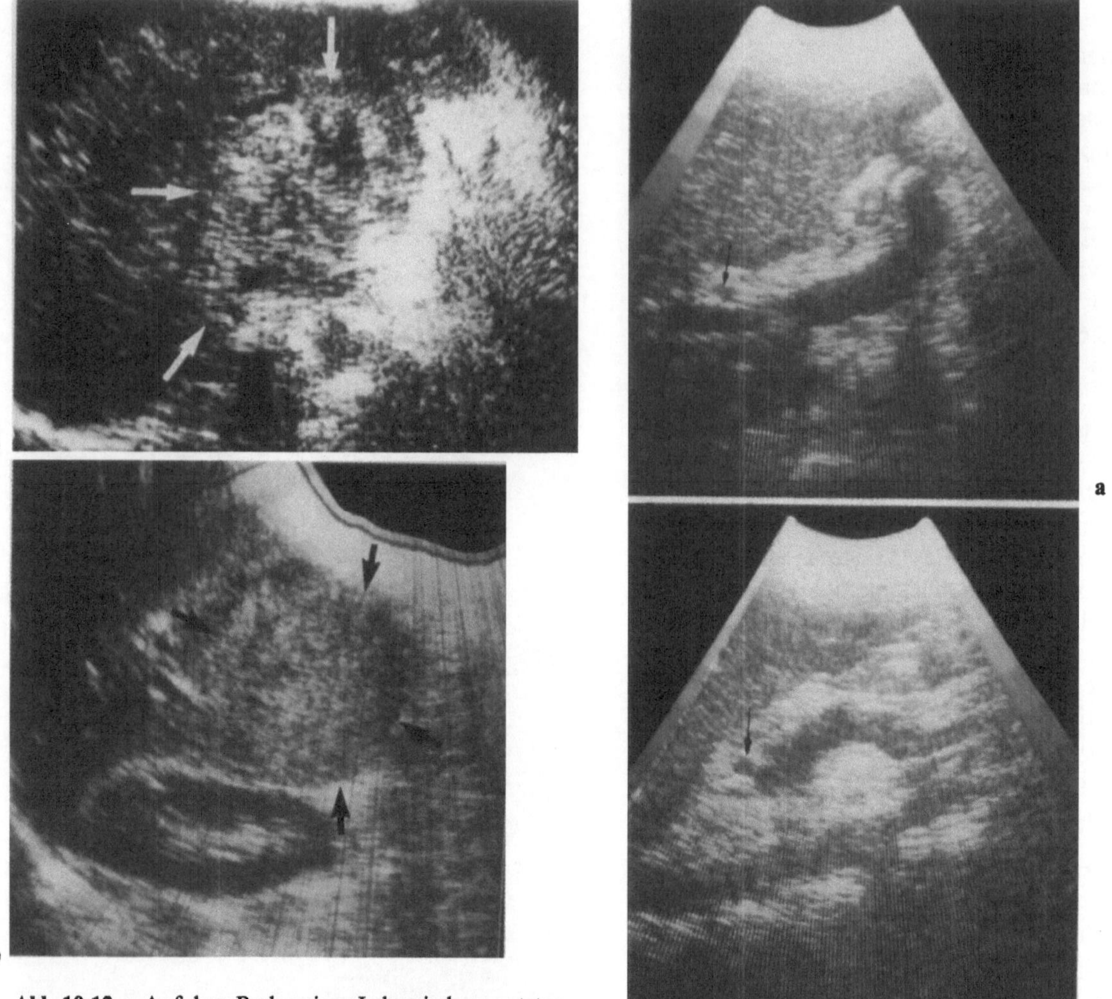

Abb. 10.12. a Auf dem Boden einer Leberzirrhose entstandenes Leberzellkarzinom. Auf diesem Transversalschnitt fällt zunächst eine vermehrte tiefenabhängige Dämpfung auf. Dorsal in der Leber imponiert eine Läsion mit heterogener Struktur (*Pfeile*), die lokal eine ungewöhnliche Ausbuchtung der Leberoberfläche verursacht. Ein solches heterogenes Gebilde innerhalb einer zirrhotisch umgebauten Leber ist ziemlich charakteristisch für ein Leberzellkarzinom (Bilder: G. Triller, Bern) **b** Differentialdiagnose. In diesem Fall existiert eine ausgedehnte Läsion (*Pfeile*), die den Leberunterrand aufgetrieben hat. Diese Läsion ist echoreicher als das umgebende Lebergewebe, aber ziemlich homogen. Es könnte ein Leberzellkarzinom sein, ist aber in Wirklichkeit ein großer Regeneratknoten. Zur Untermauerung der Diagnose sind Szintigraphie, Angiographie oder Punktionsbiopsie notwendig

Abb. 10.13. a Ein Transversalschnitt zeigt eine dilatierte Milzvene. Zu beachten ist der Querschnitt der A. hepatica (*Pfeil*). **b** Ein Sagittalschnitt läßt die Dilatation des mesenterikoportalen Konfluens erkennen. Zu beachten ist der Querschnitt der Milzarterie (*Pfeil*)

Abb. 10.14 a–f. Kongenitale Leberfibrose mit portaler Hypertension. **a** Sagittalschnitt der Leber. Außer diffusen heterogenen Arealen ist kein Befund zu erheben. Zu beachten ist der Pleuraerguß. **b, c** Auf diesen Schnitten sind neben einer Splenomegalie Varizen im Milzhilus (*Pfeilspitzen*) erkennbar. **d, e** Ein medianer Sagittalschnitt zeigt eine ausgeprägte Erweiterung der V. mesenterica superior (*Pfeilspitzen*), deren Durchmesser 25 mm übersteigt. **f** Linksseitiger Frontalschnitt. Man erkennt Aszites (*Pfeil*)

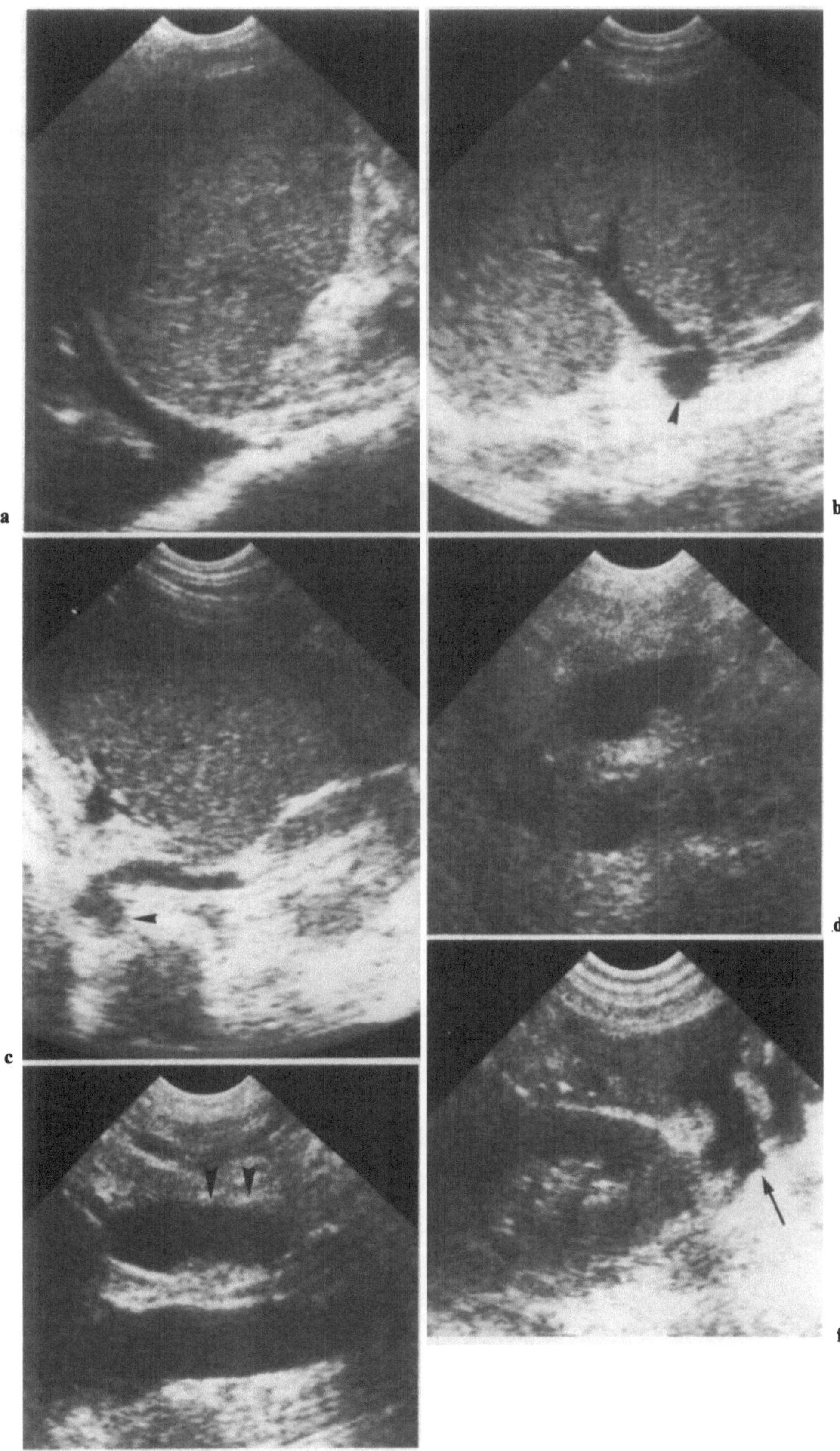
a
b
c
d
e
f

Portale Hypertension

In Kap. 4 haben wir das normale Aussehen des Pfortadersystems im Ultraschallbild erörtert. Die Erweiterung der Milzvene, die sich bei der portalen Hypertension regelmäßig findet, ist sehr leicht zu objektivieren (WEILL et al. 1973 b) (Abb. 10.2). Es ist wohlgemerkt eine jede Splenomegalie von einer Milzvenendilatation begleitet. Erreicht der Venendurchmesser jedoch 2 cm, so liegt mit großer Wahrscheinlichkeit ein Pfortaderhochdruck vor.

Die Erweiterung der V. mesenterica superior (Abb. 10.13 und 10.14) hängt andererseits nicht mit der Milzvergrößerung zusammen.

Im Milzhilus sind nicht selten Varizen zu entdecken (Abb. 10.2 e, 10.14 c, 10.15 d). Theoretisch ist auch ein Netz variköser Magenvenen zu erkennen (Abb. 10.16 und 10.17), nachdem der Magen mit Flüssigkeit angefüllt worden ist, oder auch bei der endoskopischen Sonographie. Ohne diese Hilfsmittel sind Varizen im Milzhilus schwierig von Varizen in der Magenwand oder im Lig. gastrolienale zu unterscheiden. Wie wir gleich sehen werden, können sich auch im kleinen Netz Kollateralen bilden. Einige Kollateralgefäße bilden

Abb. 10.15. a Portale Hypertension. Ein Schrägschnitt des rechten Oberbauches durch die splenoportale Achse (*P*). Kleinere Gefäßanschnitte zeichnen sich vor der Pfortader ab (*Pfeile*). Es handelt sich bei den kleineren Gefäßen um Elemente des Kollateralkreislaufs. **b** Ein Parallelschnitt zeigt die Milzvene (*SV*), den splenoportalen Konfluens und die Pfortader (*P*). Die Querschnitte der vaskulären Begleitstrukturen sind durch einen Pfeil markiert (*PA*: Pankreasisthmus). **c** Ein subkostaler Schrägschnitt der Milz zeigt neben der Splenomegalie varikös erweiterte Venen im Milzhilus (*schwarzer Pfeil*). Gleichzeitig existiert etwas Aszites, der an der Medialseite der Milz erkennbar wird (*weißer Pfeil*). **d** Frontalschnitt mit Milz (*S*) und oberem Nierenpol (*K*). Die Varizen im Milzhilus sind wiederum erkennbar (*Pfeil*)

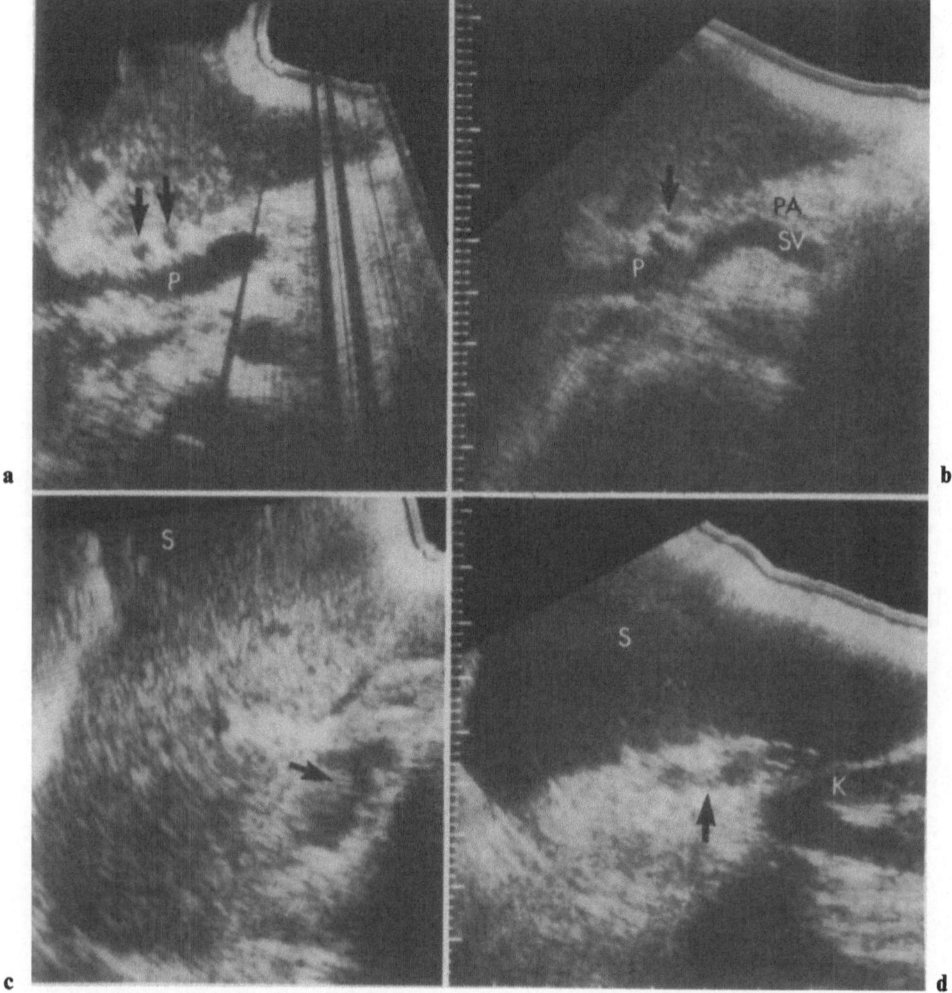

spontane spleno-renale Anastomosen (TAKAYASU et al. 1984). Die Pfortader selbst kann auch erweitert sein. Der Durchmesser dieses Gefäßes, der individuell erheblich schwankt, darf nicht mehr als 11 mm betragen (WEINREB et al. 1982). Die Zahlen, die wir früher angegeben haben, beruhten auf persönlichen angiographischen Messungen und galten für die Transversaldurchmesser, während die sonographischen Messungen immer in der Sagittalebene durchgeführt werden. Den mehr vertikalen Verlauf der Pfortader kann man ebenfalls als Hinweis auf eine portale Hypertension deuten.

BOLONDI et al. (1982a) haben gezeigt, daß das Pfortadersystem bei portaler Hypertension seine *respiratorische Kinetik* verliert. Der Durchmesser der V. portae (gemessen am mesenterikosplenoportalen Konfluens) oder der Durchmesser der V. mesenterica superior muß nach einigen Sekunden angehaltener Atmung nach tiefer Inspiration und nach einigen Sekunden angehaltener Atmung nach tiefer Exspiration gemessen werden. Die Messung ist auf Sagittalschnitten wohl am zuverlässigsten, da man dabei am ehesten identische Teile der Vene untersucht. Der Verlust der Durchmesseränderung der V. portae ist ein sehr spezifisches Zeichen der portalen Hypertension (Abb. 10.18, 10.19, 4.44).

Abb. 10.16 a, b. Magenvarizen (*Pfeilspitze*). **a** Transversalschnitt, **b** translienaler Frontalschnitt

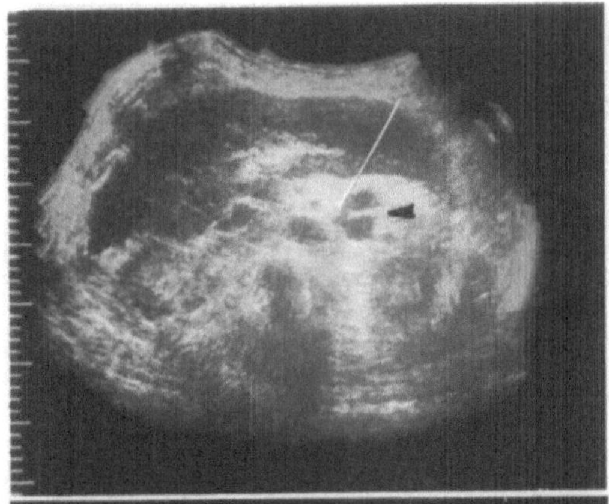

a

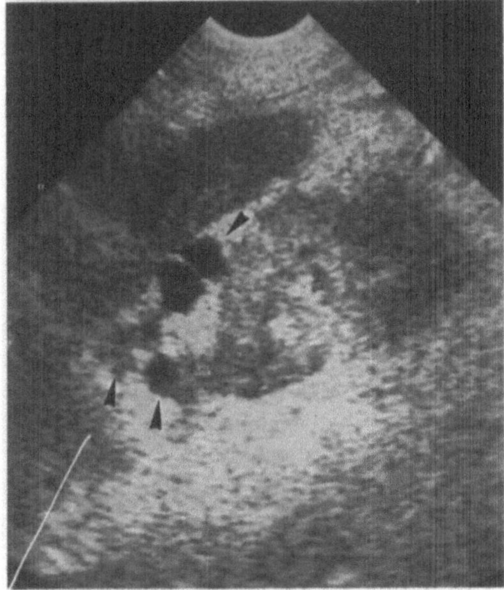

b

Manchmal ist es möglich, andere spezifische Zeichen der portalen Hypertension darzustellen. Dazu gehört die rekanalisierte Nabelvene (V. umbilicalis). Sie ist zunächst in Höhe des Lig. falciforme in der Leber auf Transversalschnitten zu erkennen (SCHABEL et al. 1980). Die V. umbilicalis kann man weiter nach kaudal verfolgen (WEILL 1976): Sie erscheint als tubuläre Struktur, die die Leberpforte mit der Bauchwand verbindet und an der Unterseite des rechten Leberlappens verläuft (Abb. 10.20 und 10.21). Wenn man ein Vorlaufmedium benutzt, kann man sie sogar bis zum Nabel verfolgen (Ab. 10.21 c). Die multiplen Gefäße am Leberhilus bei *kavernöser Pfortadertransformation* stellen sich als viele kleine Gefäßanschnitte unterschiedlicher Verlaufsrichtung dar (Abb. 10.15 und 10.22). Meist handelt es sich um Venen im kleinen Netz, aber auch um gastroduodenale Venen.

Die partiellen *Pfortaderthrombosen* sind als polypoide intravaskuläre echodichtere Strukturen zu erkennen (Abb. 10.23 a). Kontrolluntersuchungen zeigen manchmal eine Vergrößerung dieser Thromben (Abb. 10.23). Bei vollständigen Pfortaderthrombosen ist die Echostruktur der Pfortader solide (Abb. 10.24) (KUNSTLINGER et al. 1983). Gelegentlich finden sich bei gesunden Personen einzelne Echos im Pfortaderlumen, die sich mit der Strömung fortbewegen. Der Verlust der Kinetik dieser Echos deutet auf eine Pfortaderthrombose. Umgekehrt hat die Darstellung beweglicher Echos im Pfortaderlumen keinerlei Aussagekraft. Eine Strömungsumkehr in der Pfortader und eine Pfortaderthrombose sind dopplersonographisch erkennbar.

Die Durchgängigkeit *splenorenaler oder portokavaler Shunts* kann sonographisch kontrolliert werden: Man muß zunächst die Anastomose lokalisieren, was für die splenorenale Anastomose überraschenderweise leichter gelingt als für die portokavale. Danach muß man sich überzeugen, daß die Lumina sonotransparent sind (Abb. 10.25

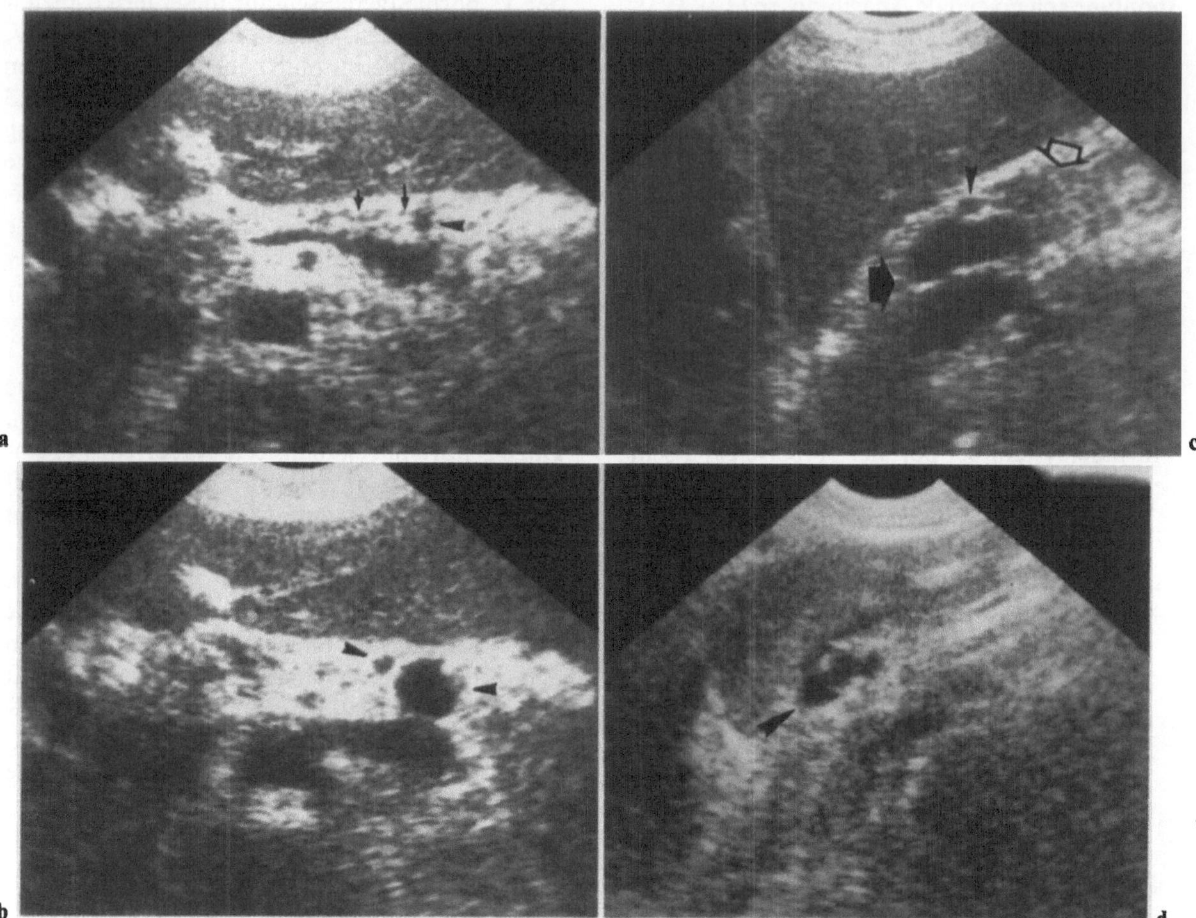

Abb. 10.17 a–d. Magenvarizen. **a** Ein Transversalschnitt zeigt ein venöses Gefäß (*Pfeilspitze*), das an die echoarme Struktur der Magenwand (*Pfeile*) angrenzt. **b** Parallelschnitt. **c** Sagittalschnitt. Die Varizen (*großer Pfeil*) zeichnen sich oberhalb des Pankreas (*offener Pfeil*) und hinter der angeschnittenen Milzarterie (*Pfeilspitze*) ab. **d** Fallstrick: Dieses pseudovenöse Bild (*Pfeilspitze*), das einer Varize ähnlich sieht, kommt in Wirklichkeit durch Aszites zustande

und 10.26) und daß einige Echos im Lumen flottieren (wenn man keine Möglichkeit hat, die viel genauere Doppler-sonographische Untersuchung durchzuführen). Das Fehlen, die Verkleinerung oder das erneute Auftreten eines Kollateralkreislaufs sind ergänzende Zeichen.

Goldberg (1976) hat die Durchgängigkeit portokavaler Anastomosen geprüft, indem er im Real-time-Verfahren nach einem Valsalva-Preßversuch unmittelbar im Anschluß an die Dilatation der V. cava auch eine Erweiterung der Pfortader beobachten konnte. Diese bleibt aus, wenn die Anastomose thrombosiert ist.

Ätiologische Faktoren

Die Darstellung einer Pankreasläsion kann manchmal zur Erklärung einer prähepatischen portalen Hypertension beitragen. Aneurysmen mit einem ausgedehnten Gefäßnetz lenken den Verdacht auf eine arterioportale Fistel. In einigen Ländern ist die häufigste Ursache der portalen Hypertension die Schistosomiasis, gelegentlich auch die Echinokokkose (Abdel-Latif et al. 1981). Die Schistosomiasis verursacht durch eine Leberfibrose echogene periportale Strukturveränderungen.

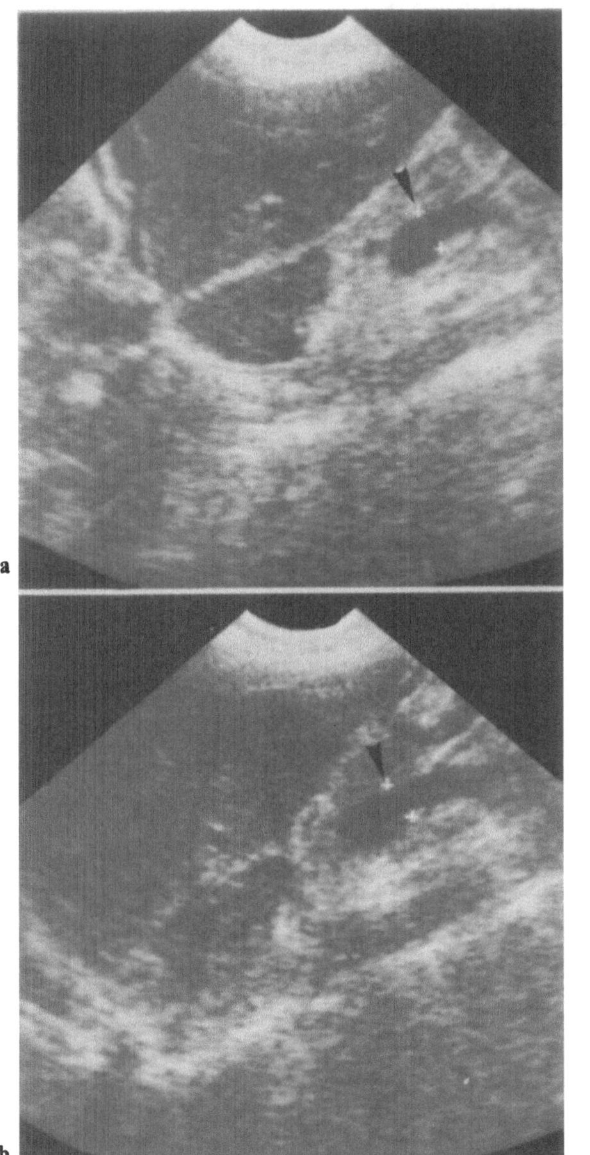

Abb. 10.18 a, b. Portale Hypertension. Die beiden Sagittalschnitte des mesenterikoportalen Konfluens, von denen der eine nach tiefer Inspiration, der andere nach tiefer Exspiration bei angehaltener Atmung ausgeführt wurde, zeigen die fehlende atemabhängige Durchmesseränderung dieses Gefäßes (Zeichen von Bolondi)

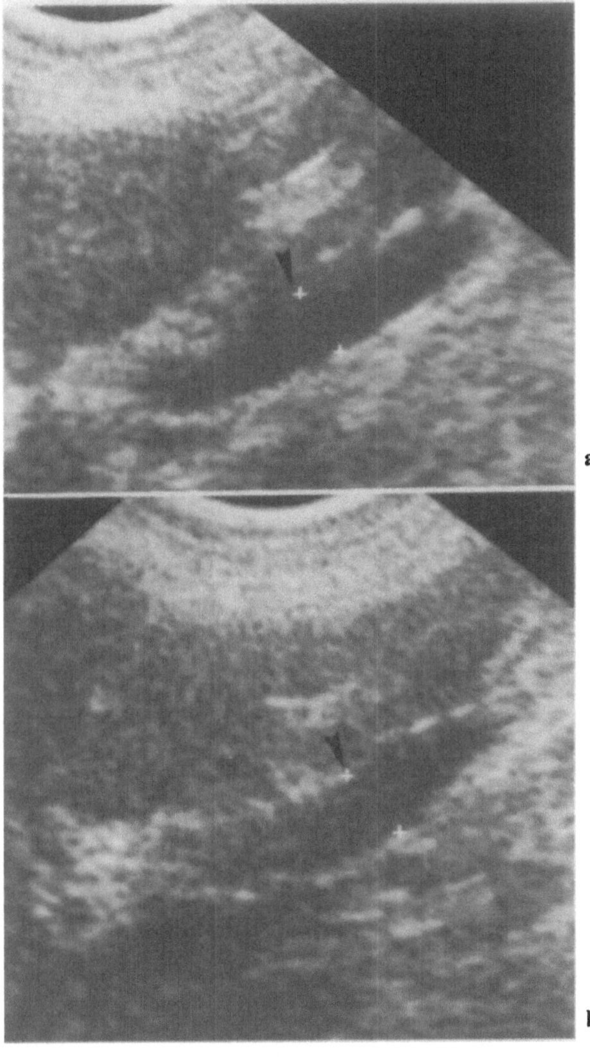

Abb. 10.19 a, b. Ein anderes Beispiel für das Zeichen von Bolondi

Isolierte Pfortadervarizen

Isolierte Pfortadervarizen können sonographisch dargestellt werden. Im Computertomogramm lassen sie sich nach Kontrastmittelgabe bestätigen (SCHILD et al. 1982).

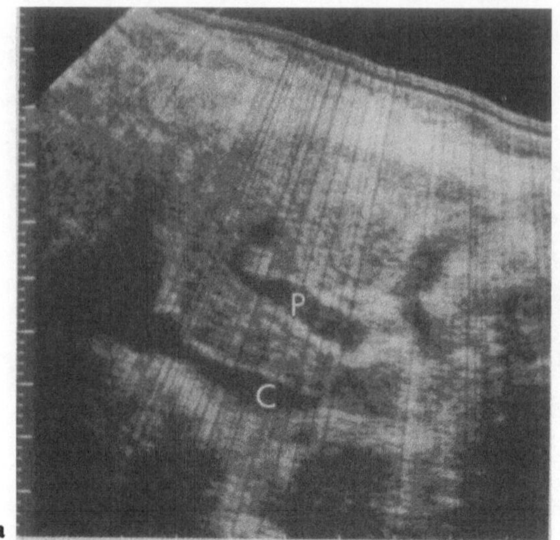

a

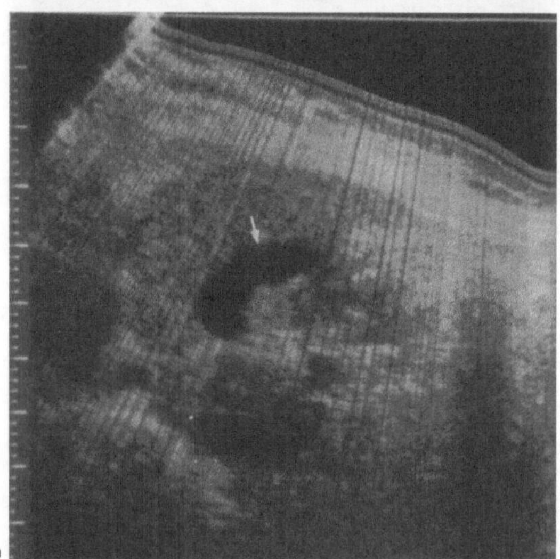

b

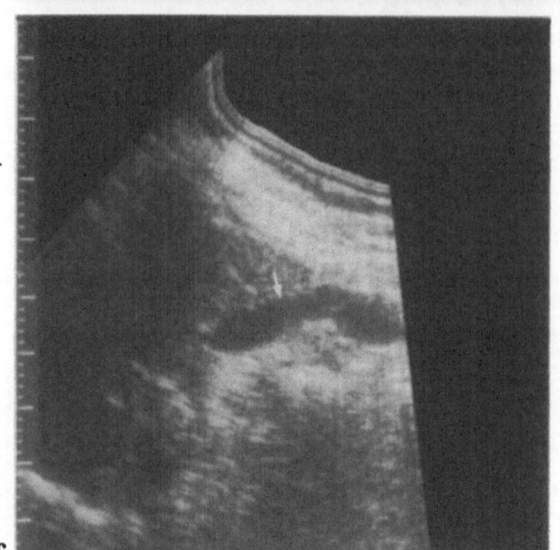

c

Abb. 10.20a–c. Rekanalisierte Nabelvene. Drei parallele Sagittalschnitte. Auf **a** ist der linke Abschnitt der Pfortadergabelung (*P*) angeschnitten (*C*: V. cava). Der etwas weiter links liegende Schnitt **b** zeigt den terminalen Abschnitt der V. umbilicalis (*Pfeil*) gerade vor ihrer Einmündung in den linken Pfortaderast. Das initiale Segment der Nabelvene ist auf **c** hinter der Bauchwand und der Leber (*Pfeil*) zu erkennen

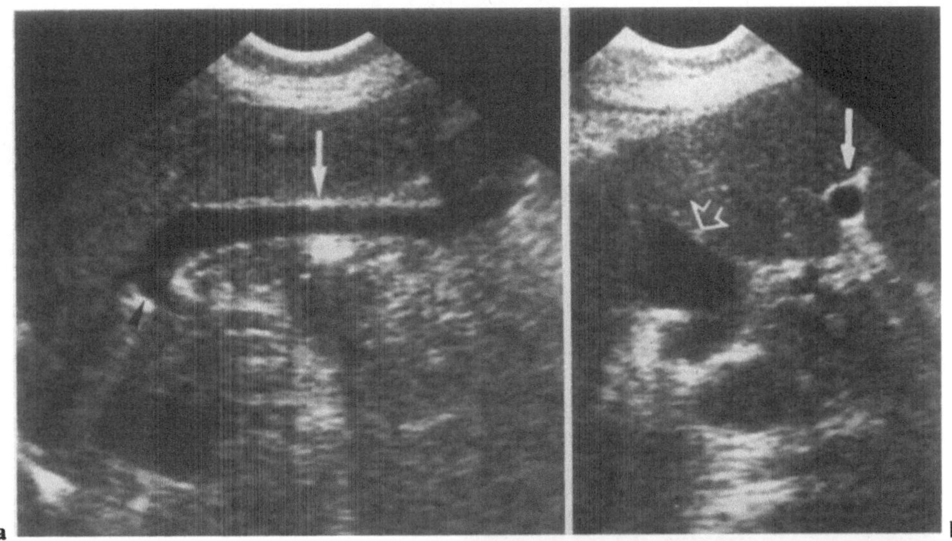

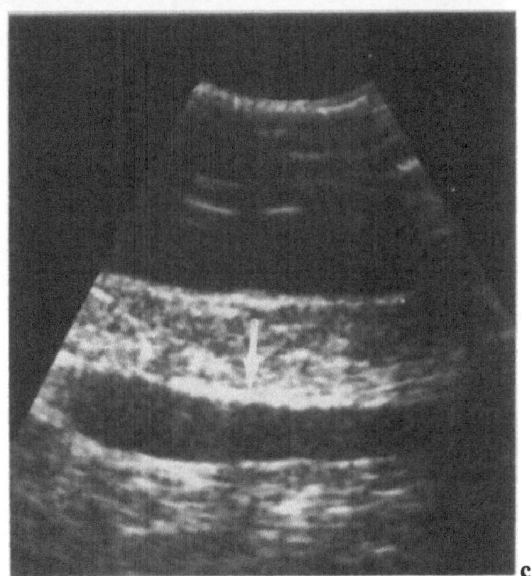

Abb. 10.21 a–c. Rekanalisierte Nabelvene. **a** Ein Sagittalschnitt zeigt das terminale Segment der Nabelvene (*Pfeil*) und ihren Konfluens mit der V. portae (*Pfeilspitze*). **b** Ein Transversalschnitt stellt die V. umbilicalis (*Pfeil*) in Höhe der Interlobärfissur dar. Der offene Pfeil markiert die Gallenblase. **c** Ein Sagittalschnitt der Bauchwand, der unter Verwendung eines Wasservorlaufs angefertigt wurde, läßt das initiale Segment der Nabelvene (*Pfeil*) erkennen (Bilder: Dr. Rohmer)

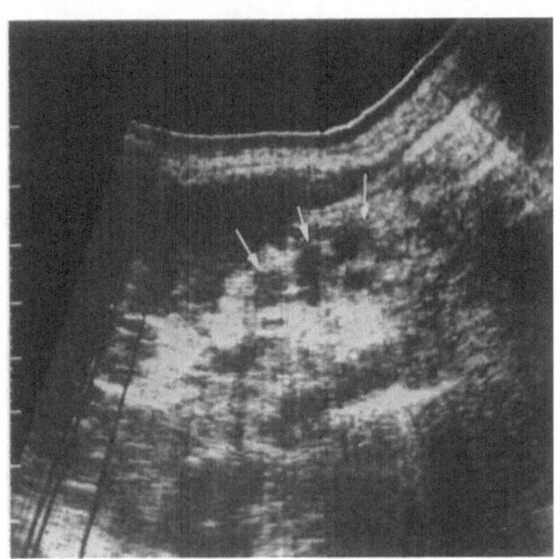

Abb. 10.22. Magen- und Netzvarizen (*Pfeile*) bei einem Patienten mit Pfortaderthrombose

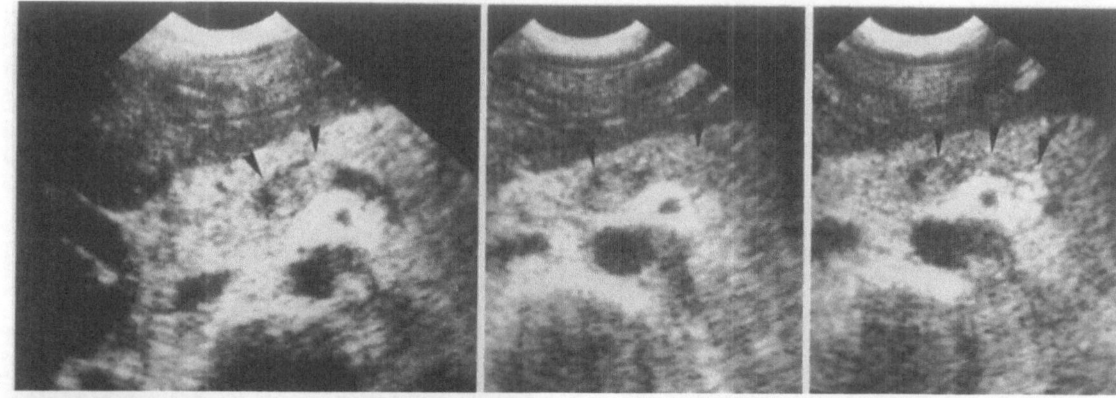

a–c

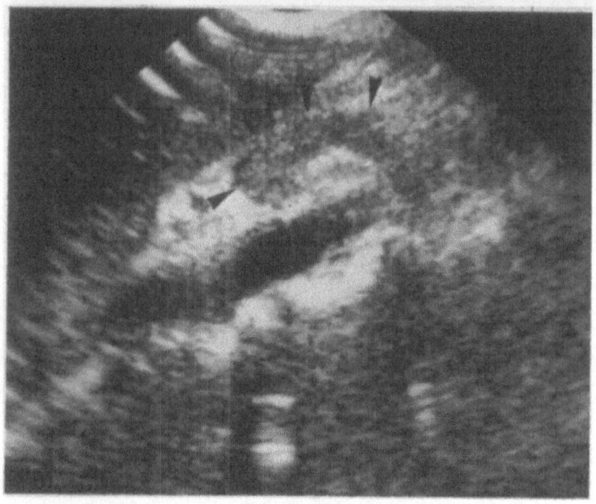

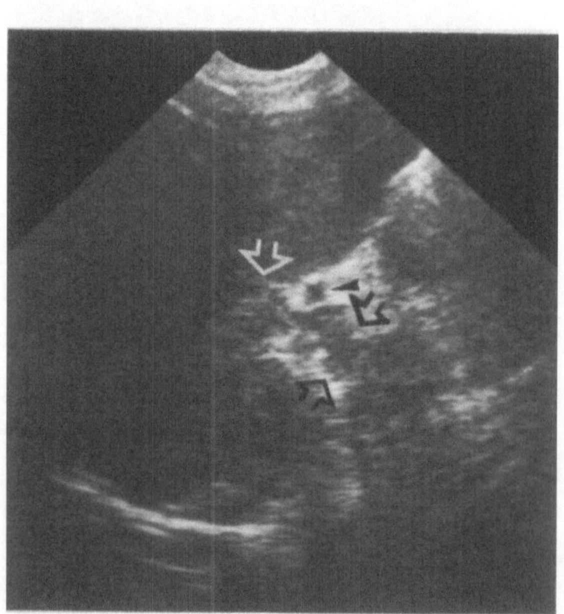

d

Abb. 10.23 a–d. Fortschreitende Pfortaderthrombose. **a** Ein Transversalschnitt demonstriert den Thrombus (*Pfeilspitzen*) im splenoportalen Konfluens. **b, c** Nahe beieinanderliegende Transversalschnitte zeigen 5 h später eine Ausdehnung der Thrombose bis in die V. lienalis (*Pfeilspitzen*). **d** Ein Sagittalschnitt deckt die Ausdehnung des Thrombus bis in die V. mesenterica superior (*Pfeilspitzen*) auf

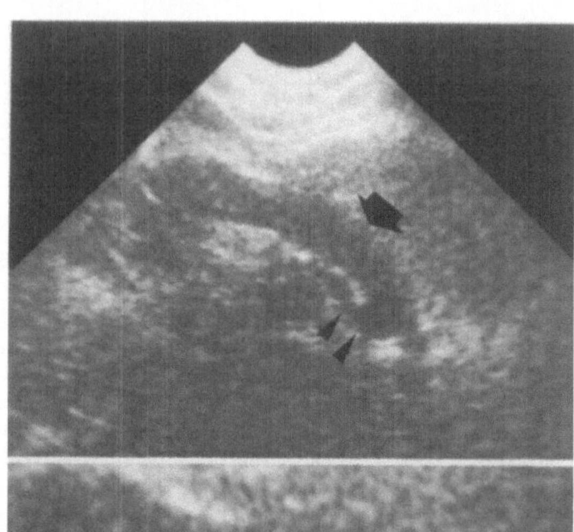

a

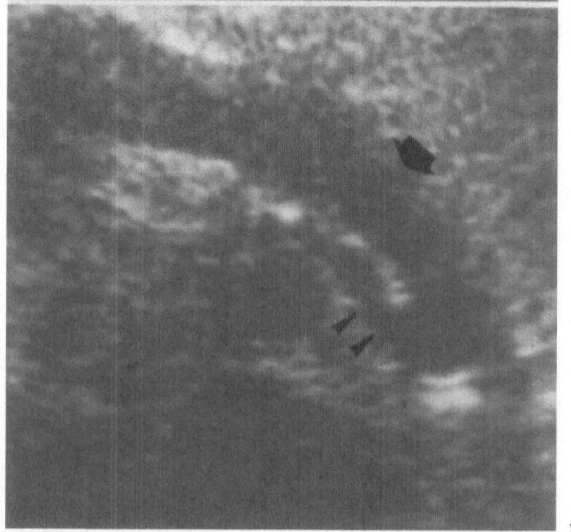

b

Abb. 10.24. Pfortaderthrombose: Ein Schrägschnitt des rechten Oberbauches zeigt, daß das Lumen der Pfortader (*offene Pfeile*) durch eine solide Echostruktur ersetzt ist. Durch die angeschnittene rechte Leberarterie (*Pfeilspitze*) ist die Pfortader zu identifizieren

Abb. 10.25 a, b. Splenorenaler Shunt. **a** Ein Transversalschnitt zeigt den durchgängigen Shunt zwischen Milzvene (*Pfeil*) und linker Nierenvene (*Pfeilspitze*). **b** Vergrößerung

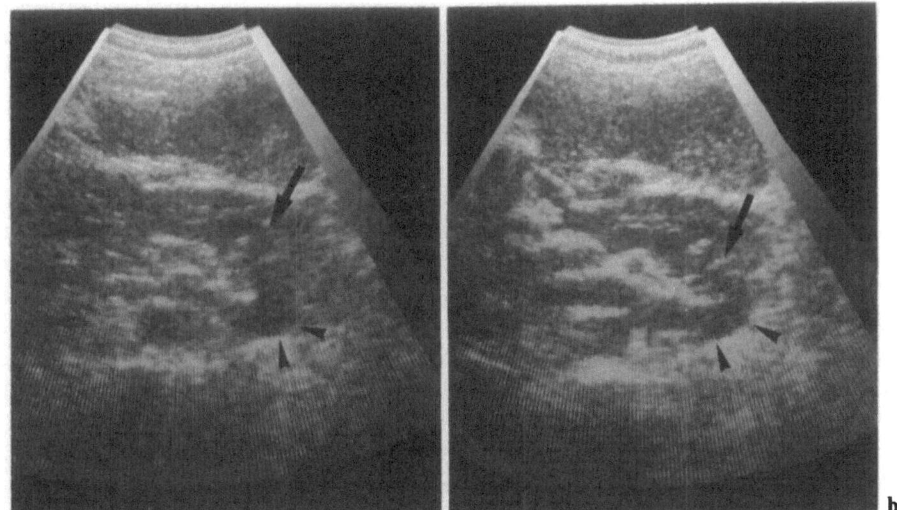

Abb. 10.26 a, b. Splenorenaler Shunt. Nahe beieinander gelegene Transversalschnitte zeigen die Verbindung zwischen Milzvene (*Pfeil*) und linker Nierenvene (*Pfeilspitzen*)

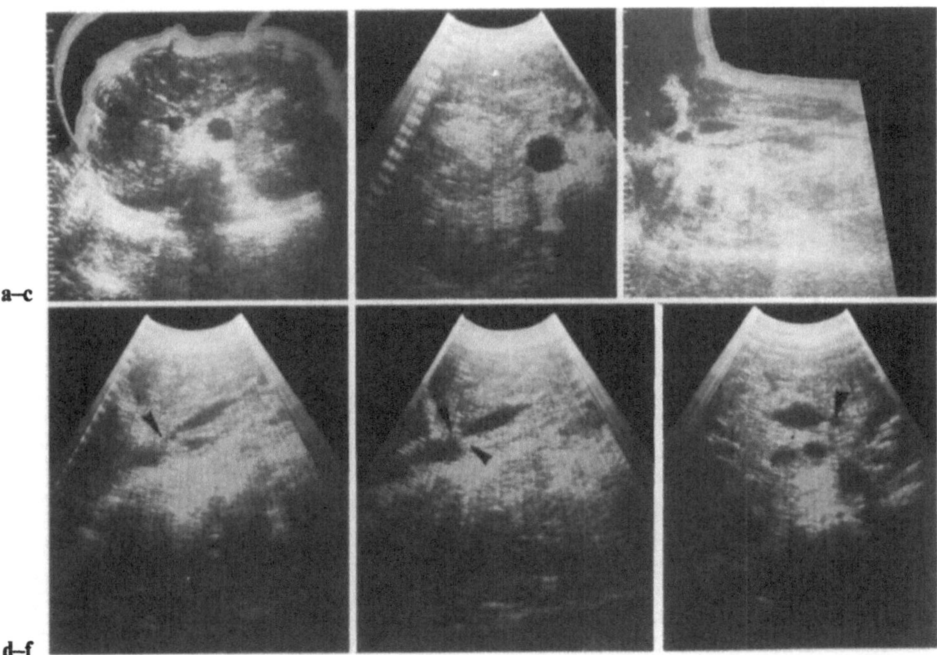

Abb. 10.27 a–f. Beginnendes Budd-Chiari-Syndrom. Bei dieser alten Dame wurde zwei Jahre zuvor eine Hemikolektomie links wegen eines Karzinoms durchgeführt. Die Patientin wurde zur Abklärung wegen einer kürzlich in Erscheinung getretenen Hepatomegalie zugewiesen. **a** Auf diesem Transversalschnitt sieht man eine heterogen strukturierte Leber. **b** Auf diesem Schrägschnitt findet sich die unregelmäßige Struktur wieder. **c** Dieser Longitudinalschnitt läßt die normale V. cava erkennen. Die mittlere Lebervene ist hingegen oberhalb einer Stenose dilatiert. **d, e** Die Stenose (*Pfeilspitze*) wird durch parallele Realtime-Schnitte bestätigt. **f** Auf diesem Schrägschnitt erkennt man eine ähnliche Stenose an der rechten Lebervene, die ebenfalls oberhalb davon stark dilatiert ist. Insgesamt sprechen diese Bilder mehr für eine vaskulär bedingte Hepatomegalie als für eine tumoröse Lebervergrößerung

Budd-Chiari-Syndrom

Nach unseren Beobachtungen präsentiert sich das Budd-Chiari-Syndrom unter zwei verschiedenen Bildern:

a) Prästenotische Erweiterung einer oder mehrerer Lebervenen vor einer metastasenbedingten Einengung der Venen (Abb. 10.27).

b) Verschwinden des Lumens einer oder mehrerer Lebervenen. Dieses Phänomen kommt durch eine Thrombosierung zustande (Abb. 10.28). Die klassische Hypertrophie des Lobus caudatus kann zunächst bei akuter Entstehung des Budd-Chiari-Syndroms fehlen. Beim Budd-Chiari Syndrom haben MAKUUCHI und Mitarbeiter (1985) sowohl Anastomosen zwischen den Lebervenen gefunden als auch eine Strömungsumkehr des Blutes.

Differentialdiagnostik

Wenn eine homogen strukturierte vergrößerte Leber ohne Hypertrophie des Lobus caudatus und mit physiologischer respiratorischer Durchmesseränderung des Mesenterikoportalsystems vorliegt, kann nur durch eventuelle Begleitzeichen auf eine bestimmte Diagnose geschlossen werden.

In dem Moment, in dem noduläre Strukturen auffallen, stellt sich immer die Frage, ob es sich um Metastasen handelt oder nicht. Prinzipiell gibt es vier Punkte, die eine Differenzierung gestatten:

1. Die Schallabschwächung (Dämpfung), die bei Metastasen nicht vorhanden ist.
2. Zeichen der portalen Hypertension.
3. Vergrößerung des Lobus caudatus.
4. Schließlich werden die zirrhotisch bedingten Läsionen i. allg. nicht größer als 1 cm im Durchmesser. Sie ähneln sich untereinander sehr, so daß das Bild einen relativ homogenen Gesamtaspekt behält, von einigen oben erwähnten Ausnahmen abgesehen, wie z. B. großen Regeneratknoten.

Jedes Mal, wenn die Sonographie auf Interpretationsschwierigkeiten stößt, müssen zusätzliche Untersuchungen in Betracht gezogen werden. Nützlich kann die Szintigraphie sein, da große Regeneratknoten den Tracer binden. Wenn bei Gerinnungsstörungen keine Biopsie durchgeführt werden kann, ist die Computertomographie mit Kontrastmittelgabe eine wertvolle Hilfe.

In Tabelle 10.1 sind die sonographischen Zeichen der Leberzirrhose noch einmal zusammengestellt.

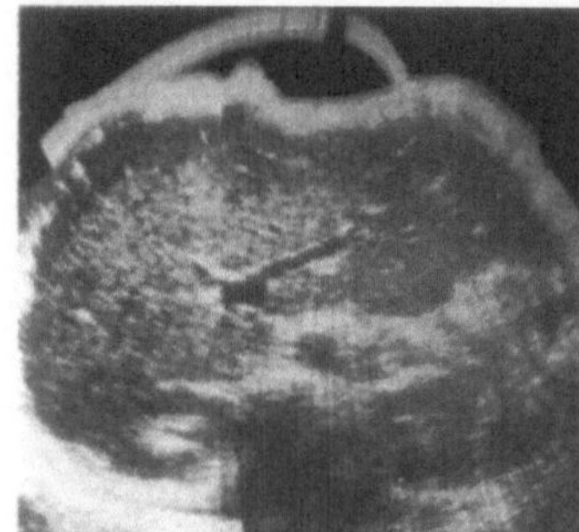
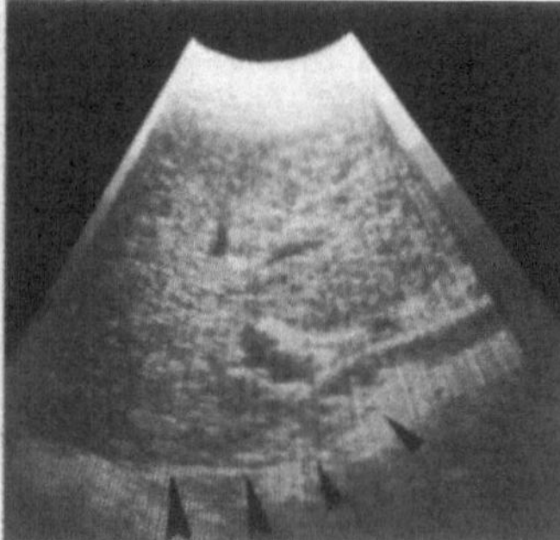

a, b

Abb. 10.28 a, b. Akutes Budd-Chiari-Syndrom. Bei diesem 48jährigen Patienten war ein von der rechten Niere ausgehendes Karzinom gefunden worden. Die weiterführende sonographische Abklärung des Lebergewebes, der Lebervenen und der V. cava zeigen zum Zeitpunkt der Untersuchung keinerlei Veränderungen. 48 h später tritt ganz unerwartet eine schmerzhafte Hepatomegalie auf. **a** Auf diesem Transversalschnitt erkennt man eine homogene Lebervergrößerung. Lediglich die linke Lebervene ist sichtbar. Es gelingt nicht, die anderen Lebervenen zur Darstellung zu bringen. Das Lumen der V. cava hebt sich nicht vom umgebenden Lebergewebe ab, ebensowenig das der rechten und mittleren Lebervene. **b** Ein Longitudinalschnitt der V. cava inferior bestätigt ihre Thrombosierung ab der Kreuzungsstelle mit der V. portae (*Pfeilspitzen*). Es sind somit die V. cava und die rechte und mittlere Lebervene thrombosiert

Tabelle 10.1. Sonographische Zeichen der Leberzirrhose und der portalen Hypertension

Größe der Leber
Hepatomegalie
Leberschrumpfung (Vergrößerung der Fissura portalis)
Relative Vergrößerung des Lobus caudatus
Kontur der Leber
Regelmäßig oder mit ganz feinen Unebenheiten
Struktur der Leber
Echogene Struktur („schillernde Leber") mit geringer Schallabschwächung oder
Ausgeprägte Schallabschwächung
Heterogene Struktur, Knoten
Schmale Lebervenen
Begleitzeichen
Aszites
Splenomegalie
Zeichen der portalen Hypertension (Rekanalisierte V. umbilicalis, Erweiterung des Pfortadersystems, Verlust der physiologischen atemabhängigen Durchmesseränderungen des mesenterikoportalen Systems, Varizen)

Literatur

Abdel-Latif Z, Abdel-Wahab F, El-Kady NM (1981) Evaluation of portal hypertension in cases of hepatosplenic schistosomiasis using ultrasound. J Clin Ultrasound 9:409–412

Babcock DS (1979) Ultrasound diagnosis of portal vein thrombosis as a complication of appendicitis. AJR 133:317–319

Barnett E, Morley P (1974) Abdominal echography. Butterworth, Borough Green

Bolondi L, Gandolfi L, Labo G (1979) Ultrasuoni in gastroenterologia. Piccin, Padua

Bolondi L, Gandolfi L, Arienti V, Caletti GC, Corcioni E, Gasbarrini G, Labo G (1982a) Ultrasonography in the diagnosis of portal hypertension: Diminished response of portal vessels to respiration. Radiology 142:167–172

Bolondi L, Caletti GC, Ferrentino M, Brocchi E, Arienti V, Casanova P, Labo G (1982b) Ultrasonographic findings in portal hypertension: Correlation with the presence and the size of oesophageal varices. Ultrasound Med Biol [Suppl 1] 8:20

Dach JL, Hill MC, Pelaez JC, Lepage JR, Russell E (1981) Sonography of hypertensive portal venous system: Correlation with arterial portography. AJR 137:511–517

Dewbury KC, Clark B (1979) The accuracy of ultrasound in the detection of cirrhosis of the liver. Br J Radiol 52:945–948

Forsberg L, Alwmark A, Holmin T (1982) Ultrasonic features of portocaval and interposition mesocaval shunts. Ultrasound Med Biol [Suppl 1] 8:58

Glazer GM, Laing FC, Brown TW, Gooding GAW (1980) Sonographic demonstration of portal hypertension: The patent umbilical vein. Radiology 136:161–163

Goldberg BB (1976) Ultrasonic evaluation of portal-caval shunts (Abstract No 558). World Federation of ultrasonics in medicine and biology, San Francisco

Goldberg BB, Kotler MN, Ziskin MC, Waxham RD (1975) Diagnostic uses of ultrasound. Grune & Stratton, New York

Harbin WP, Robert NJ, Ferrucci JT (1980) Diagnosis of cirrhosis based on regional changes in hepatic morphology. Radiology 135:273–283

Hassani N (1976) Ultrasonography of the abdomen. Springer, Berlin Heidelberg New York

Hill MC, Druy EM, Dach JL, Steinberg WM (1982) The abnormal portal venous system. Ultrasound Med Biol [Suppl 1] 8:77

Holm HH, Kristensen JK, Rasmussen SN, Pedersen JF, Hancke S (1980) Abdominal ultrasound, 2nd edn. Munksgaard, Copenhagen

Koischwitz D von, Paquet KJ, Koster O, Kronung G (1982) Sonographische Beurteilung des portalen Gefäßsystems bei der portalen Hypertension. Fortschr Röntgenstr 137:509–517

Kunstlinger F, Ghemard O, Bokobsa J (1983) Etude échographique des thromboses du système porte de l'adulte. Gastroenterol Clin Biol 7:124–129

Laing FC, Brooke JR, Federle MP, Cello JP (1982) Noninvasive imaging of unusual regenerating nodules in the cirrhotic liver. Gastrointest Radiol 7:245–249

Leopold GR, Asher WM (1975) Fundamentals of abdominal and pelvic ultrasonography. Saunders, Philadelphia

Makuuchi M, Hasegawa H, Yammazaki S, Moriyama N, Takayasu K (1985) World Congress in Ultrasound Sydney. Proceedings, S. 111

Mendonca LK, Pricola TI, Oliveira Filho JB, Matsuoka A (1979) Ultrasound evaluation of schistosomiasis: Early detection of portal hypertension (Abstract, p 118). Meeting of World Federation of ultrasound in medicine and biology, Miazaki, Japan, July 1979

Nicholas D (1979) Ultrasonic diffraction analysis in the investigation of liver diseases. Br J Radiol 52:949–961

Pirschel J von (1982) Sonographische Befunde beim Cruveilhier-Von Baumgarten Syndrom. Fortschr Röntgenstr 137:22–25

Rettenmaier G (1973a) Echographic diagnosis and differential diagnosis if diffuse liver disease. Start of quantitative evaluation and results. Verh Dtsch Ges Inn Med 79:962–964

Rettenmaier G (1973b) Quantitative criteria of intrahepatic echo patterns correlated with structural alteration. Ultrasonics in medicine, Second World Congress, Amsterdam 1973. Excerpta Medica, Amsterdam, pp 199–206

Saddekni S, Hutchinson DE, Cooperberg PL (1982) The sonographically patent umbilical vein in portal hypertension. Radiology 145:441–443

Schabel SI, Rittenberg GM, Javid LH, Cunningham J, Ross P (1980) The "bull's-eye" falciform ligament: A sonographic finding of portal hypertension. Radiology 136:157–159

Schild H, Schweden F, Braun B, Lang H (1982) Aneurysm of the superior mesenteric vein. Radiology 145:641–642

Schulze PJ, Vogel HM (1982) Sonographic demonstration of Cruveilhier-Baumgarten (CB) syndrome. Eur J Radiol 2:1–98

Scott WW, Sanders RC, Siegelmann SS (1980) Irregular fatty infiltration of the liver: Diagnostic dilemmas. AJR 135:67–71

Seitz JF, Boustiere C, Maurin P et al. (1983) Evaluation de l'ultrasonographie dans le diagnostic des cirrhoses. Gastroentérol Clin Biol 7:734–739

Subramanyam BR, Balthazar EJ, Madamba MR, Raghavendra RB, Horii SC, Lefleur RS (1983) Sonography of portosystemic venous collaterals in portal hypertension. Radiology 146:161–166

Takayasu K, Moriyaman, Shima J, Yamada T, Kobayashi C, Musha H, Okuda K (1984) Sonographic detection of large spontaneous splenorenal shunt and its clinical significance. Brit J Radiol 141:157–161

Taylor KJW (1979) Diagnostic ultrasound in gastrointestinal disease. Livingstone, Edinburgh

Taylor KJW, Gorelick FS, Rosenfield AT, Riely CA (1981) Ultrasonography of alcoholic liver disease with histological correlation. Radiology 141:157–161

Vine HS, Sequira JC, Widrich WC, Sacks BA (1979) Portal vein aneurysm. AJR 132:557–560

Vogel HM, Grimm H, Friedrich K (1982) The recanalisation of the teres ligament. Cruveilhier-Von Baumgarten syndrome: The most effective sign in portal hypertension. Ultrasound Med Biol [Suppl 1] 8:201

Weill F (1976) Ultrasonic visualization of an umbilical vein. Radiology 120:159–160

Weill F, Eisenscher A (1976) Echo-angiostructure hépatique: Étude écho-anatomique des structures canalaires intraparenchymateuses. J Radiol 57:311–319

Weill F, Becker JC, Kraehenbuhl JR, Heriot G, Walter JP (1973a) Atlas clinique de radiographie ultrasonore. Masson, Paris

Weill F, Kraehenbuhl JR, Aucant D, Maurat JP (1973b) Etude échotomographique des gros troncs veineux abdominaux. Coeur Méd Interne 12:431–439

Weill F, Aucant D, Bourgoin A, Eisenscher A, Gallinet D (1975a) Ultrasonic visualization of abdominal veins: Vena mesenterica, vena splenica, vena portae, hepatic veins, vena cava (Abstract No 103). Second European Congress, Munich 1975

Weill F, Eisenscher A, Aucant D, Bourgoin A, Gallinet D (1975b) Ultrasonic study of venous patterns in the right hypochondrium. J Clin Ultrasound 3:23–28

Weill F, Le Mouel A, Bihr E, Rohmer P, Zeltner F, Perrigucy G (1981) Ultrasonic patterns of acquired Budd Chiari's syndrome. Eur J Radiol 1:236–237

Weinreb J, Kumari S, Philips G, Pochaczevsky R (1982) Portal vein measurements by real-time sonography. AJR 139:497–499

Kapitel 11

Abszesse. Zysten. Parasitosen

Bakterieller Leberabszeß

Der noch nicht ausgereifte Abszeß weist eine semisolide Echostruktur auf, die sich im Laufe der Zeit in eine heterogene Struktur verwandelt (Abb. 11.1). Sobald der Abszeß voll ausgereift ist, nimmt er eine liquide Struktur (Abb. 11.2) an. Flottierende nekrotische Partikel verursachen gröbere Echos (Abb. 11.3 und 11.6). Der Detritus kann sich am Boden des Abszesses absetzen. Echos im oberen Abschnitt des Abszesses (Abb. 11.4) werden manchmal – wie computertomographisch leicht nachzuweisen ist – durch Gasblasen verursacht. Die Abszeßwände sind gut erkennbar; zu Beginn der Nekrotisierungsphase sind sie noch unregelmäßig (Abb. 11.3), erst später werden sie regelmäßig und glatt (Abb. 11.2). Die Hinterwand des Abszesses zeigt nicht immer die für Flüssigkeitskompartimente charakteristische Verstärkungszone; wahrscheinlich wegen der relativ schlechten Schalleitungseigenschaften des Abszeßinhaltes. Pseudozystische Bilder mit distaler Schallverstärkung sind trotzdem sehr wohl möglich.

Ein echogener Randwall kann den Abszeß umgeben. Er entspricht dem hypervaskularisierten Saum in der Parenchymphase der Arteriographie (Abb. 11.4, 11.6b, 11.7). Die Leber zeigt über das eigentliche Gebiet des Abszesses und der perifokalen Entzündung hinaus keine Veränderungen. Dieses Areal ist natürlich sehr viel größer als der Abszeß selbst (Abb. 11.5).

In einem Abszeß können einerseits mehrere Nekrosehöhlen (Abb. 11.1 und 11.5) entstehen, andererseits können Abszesse auch multipel (Abb. 11.1 und 11.5) auftreten und konfluieren.

Die Untersuchung muß sehr gründlich durchgeführt werden und sämtliche Leberpartien einbeziehen, auch wenn eine Einzelläsion auf Anhieb

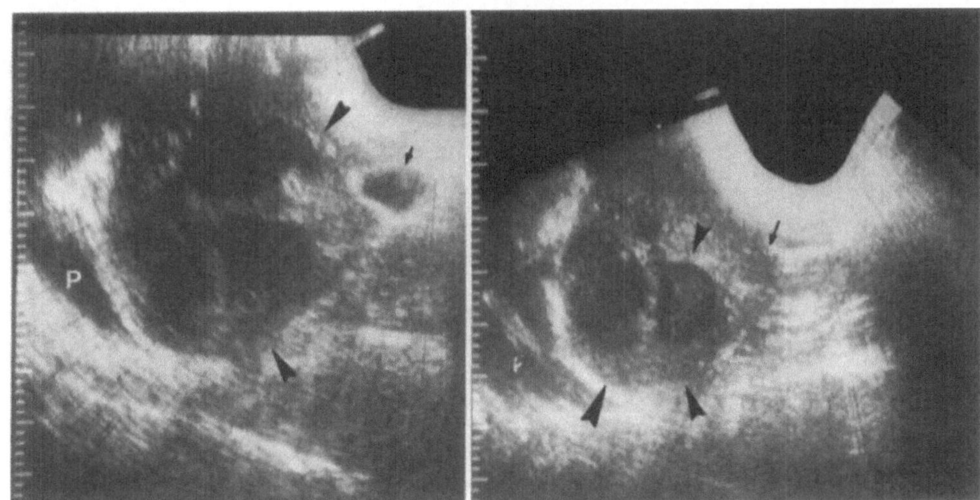

Abb. 11.1 a, b. Multiple bakterielle Leberabszesse. **a** Ein Vertikalschnitt dieser febrilen und ikterischen Patientin zeigt mehrere echoarme, schlecht abgegrenzte Areale (*Pfeilspitzen*) (*Pfeil*: Gallenblase; *P*: Pleuraerguß). **b** Ähnlicher Schnitt vier Wochen später: Die Abszesse sind „gereift". Ihre Begrenzung ist klar zu erkennen. Im Inneren ist nekrotischer Detritus zu sehen. Die Patientin wurde nach sonographisch geführter Punktion operiert

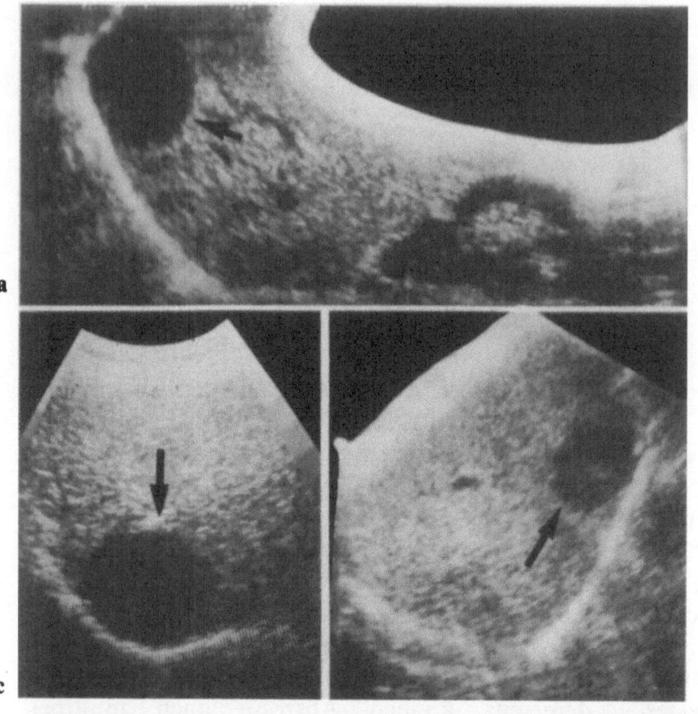

Abb. 11.2a–c. Bakterieller Leberabszeß (*Pfeile*). **a** Sagittalschnitt, **b** subkostaler Schrägschnitt im Real-time-Verfahren, **c** Interkostalschnitt. Zu beachten ist die schwache dorsale Schallverstärkung, die durch die charakteristischen Schalleigenschaften des Eiters bedingt ist. Innerhalb der Läsion sind auf **c** einige Echos zu erkennen

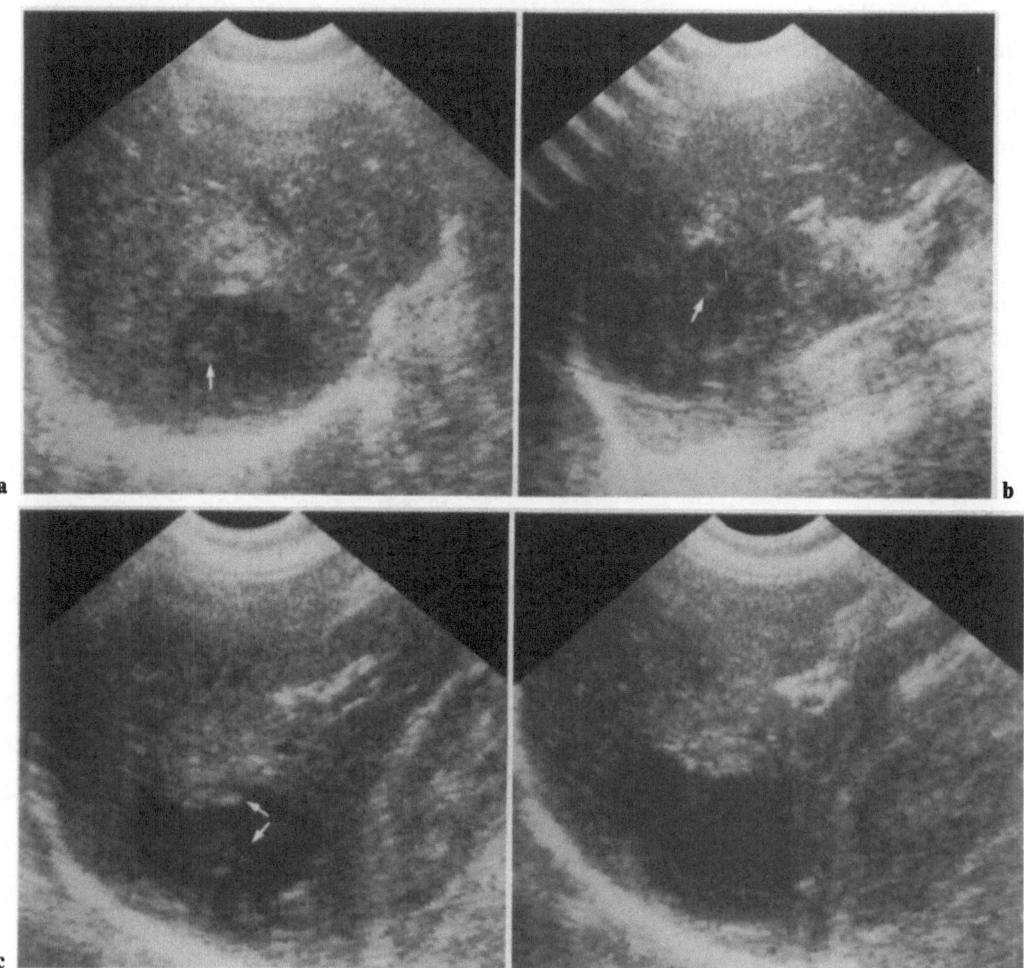

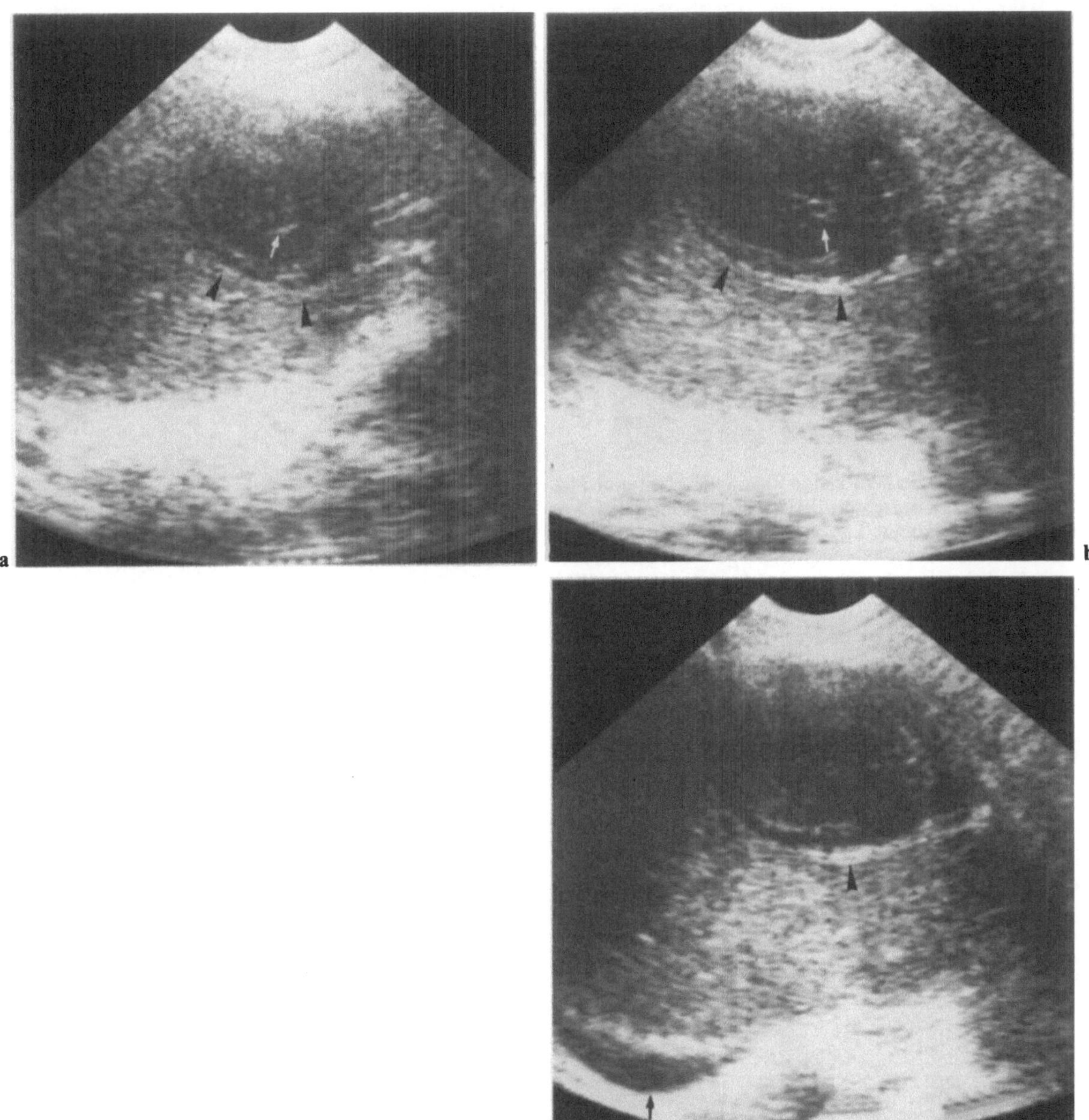

◀ **Abb. 11.3 a–d.** Bakterieller Leberabszeß. **a** Subkostaler Schrägschnitt, **b** Interkostalschnitt, **c, d** Sagittalschnitte. Die Begrenzung des Abszesses ist schlecht erkennbar und unregelmäßig. Innerhalb des Abszesses sind gruppierte Reflexionen zu erkennen, die z. T. durch Detritus, z. T. aber auch durch Gasblasen zustande kommen (*Pfeile*). Zu beachten ist das Fehlen der dorsalen Schallverstärkung

Abb. 11.4 a–c. Bakterieller Leberabszeß. **a** Sagittalschnitt, **b** Interkostalschnitt, **c** subkostaler Schrägschnitt. Um die Abszeßhöhle herum ist eine dichte Korona (*Pfeilspitzen*) zu erkennen. Die Abszeßhöhle enthält einige Echos, die einerseits durch sedimentierten Detritus, andererseits durch Gasblasen zustande kommen. Zu beachten ist auf **c** der kleine begleitende Pleuraerguß (*schwarzer Pfeil*)

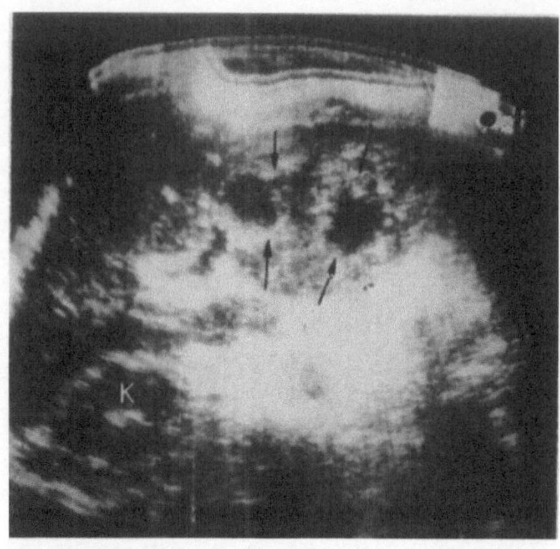

Abb. 11.5. Dieser Patient klagte über Schmerzen und Fieber. Ein Transversalschnitt der Leber zeigt im linken Leberlappen eine größere Läsion mit zwei benachbarten Abszeßhöhlen (*Pfeile*). Die weiter rechts gelegene Läsion läßt eine deutliche dorsale Schallverstärkung erkennen. Eine Eigenwand existiert nicht. Es handelte sich um einen bakteriellen Leberabszeß (*K*: rechte Niere)

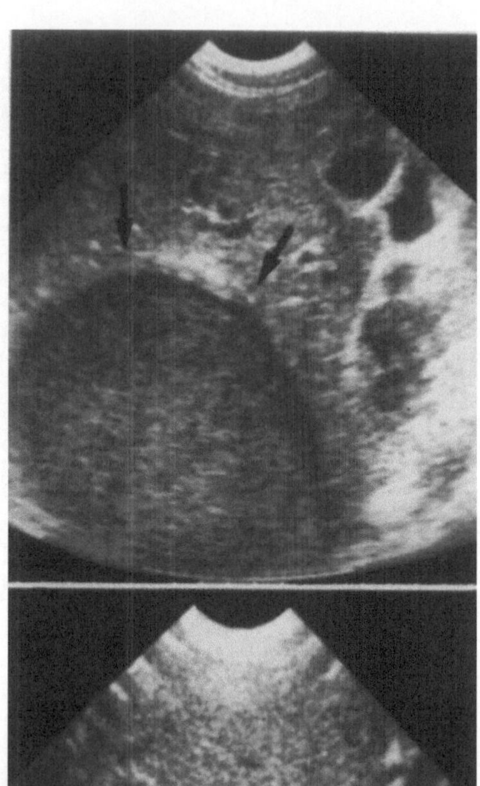

a

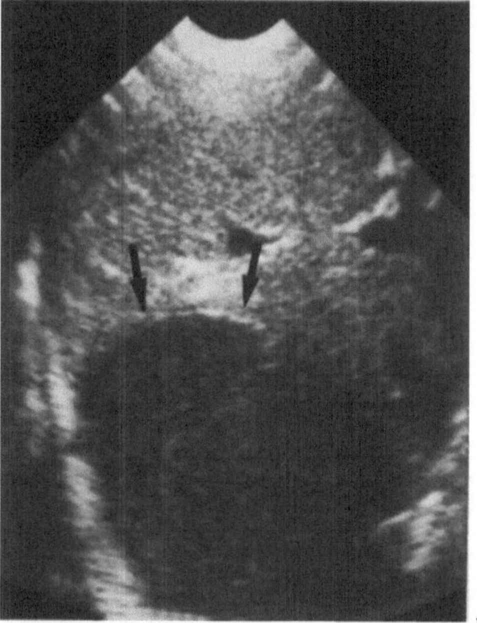

b

Abb. 11.7 a, b. Amöbenabszeß der Leber. **a** Subkostaler Schrägschnitt, **b** Sagittalschnitt. Hier ist ein umgebender Randsaum zu erkennen (*Pfeile*). Die Binnenstruktur des Abszesses ist echoreich, pseudosolide. Computertomographisch waren jedoch keine Gasblasen zu erkennen. Dieses Aussehen findet sich bei großen Amöbenleberabszessen häufig

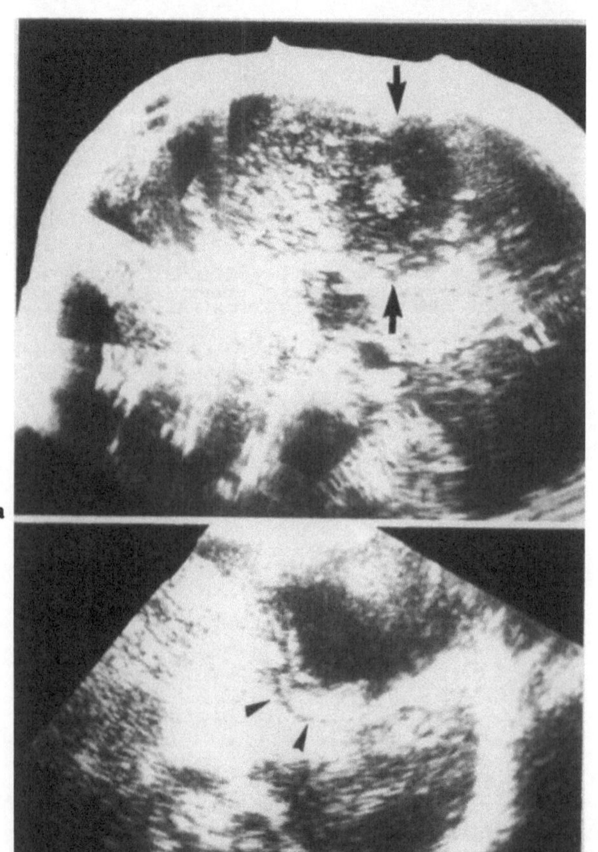

a

b

◄ **Abb. 11.6 a, b.** Bakterieller Leberabszeß. **a** Im Zentrum des Abszesses (*Pfeile*) ist ein echogenes Areal zu erkennen, das durch Gasblasen zustande kommt. **b** Bei einem anderen Patienten zeigt der Sagittalschnitt einen Abszeß mit umgebendem Randsaum (*Pfeilspitzen*) entdeckt worden ist, denn daneben können noch weitere Abszesse existieren. In einigen Fällen können sich kleinere Abszesse nach entsprechender Behandlung wieder zurückbilden, um schließlich ganz zu verschwinden.

Keines dieser Bilder ist wirklich spezifisch. Vergleicht man Abb. 11.6 mit 11.44, so sind in beiden Fällen nekrotische Läsionen mit zentralen Echos zu finden. Das erste aber stellt einen Abszeß, das zweite eine alveoläre Echinokokkose dar. Das bedeutet also, daß ein nekrotisierender Leberprozeß unabhängig von seiner Ätiologie ein einheitliches Bild hervorruft. Deshalb muß man neben den sonographischen Zeichen nach klinischen Symptomen eines Abszesses fahnden: Schmerz, Druckdolenz und Fieber.

Eine gezielte Punktion kann zur Identifizierung des Erregers und zur Resistenzbestimmung in Erwägung gezogen werden. Ein begleitender Pleuraerguß stellt ein ergänzendes Zeichen dar (Abb. 11.1 und 11.4c).

Ganz charakteristische Schnittbilder liefert ein Abszeß, der winzige Gasbläschen enthält. Die hier reflektierten Echos sind intensiv. Ein derartiger Abszeß vermittelt also den Eindruck einer echoreichen und nicht einer echofreien Läsion (Kressel u. Filly 1978; Kuligowska et al. 1982; Subramanyam et al. 1983) (Abb. 11.6a).

Man sollte die Punktion unter sonographischer Führung nicht zu lange hinauszögern: Mit dieser Punktion kann das Vorhandensein von eitrigem Material direkt nachgewiesen werden. Außerdem kann man bakteriologische Untersuchungen einschließlich Resistenztestung durchführen. Die Nadelaspiration zur Entleerung des Abszesses ist aber auch eine therapeutische Möglichkeit. Ihr Erfolg ist allerdings nicht so sicher wie der der sonographisch geführten Katheterdrainage (Holm 1980; Kuligowska et al. 1982; Bret 1982, persönl. Mitteilung). Die Dauerdrainage erlaubt eine kontinuierliche Aspiration und eine Spülung der Abszeßhöhle. Die Indikation zum Einlegen eines Katheters muß sorgfältig gestellt werden. Vor allem muß der Zugang zum Abszeß sorgfältig ausgewählt werden. Während die einfache Punktion einer Darmschlinge harmlos ist, stellt das transintestinale Einlegen eines Katheters einen schweren Fehler dar.

Nach der Katheterdrainage oder der chirurgischen Drainage wird der Abszeßrest langsam resorbiert (Abb. 11.8) (s. Kap. 13). Zuletzt ist nur noch echogenes Narbengewebe zu erkennen. Manchmal treten auch Kalzifizierungen auf (Abb. 11.9).

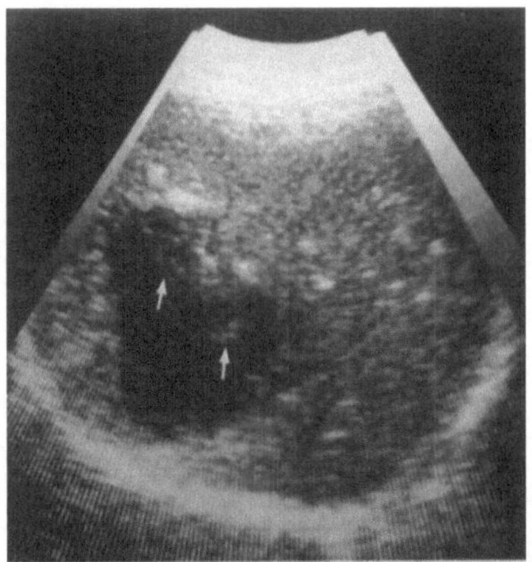

a

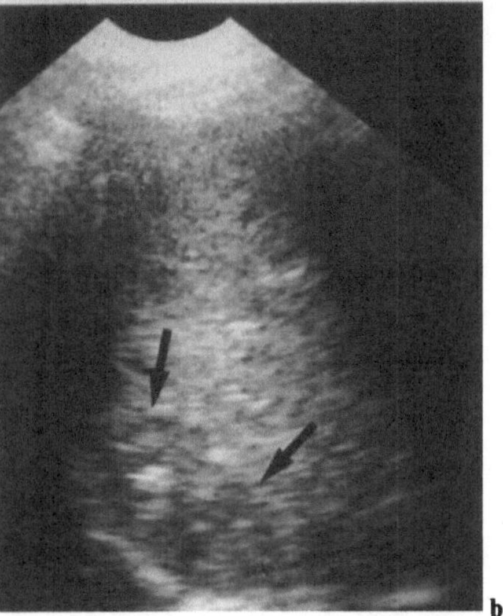

b

Abb. 11.8a, b. Entwicklung eines bakteriellen Leberabszesses. **a** Ein subkostaler Schrägschnitt zeigt eine Abszeßhöhle mit unregelmäßiger Begrenzung und einigen Echos (*Pfeile*) in ihrem oberen Abschnitt. **b** Kontrolle nach Drainage: Außer einer etwas veränderten Gewebestrukur ist kein pathologischer Befund zu erkennen (*schwarze Pfeile*)

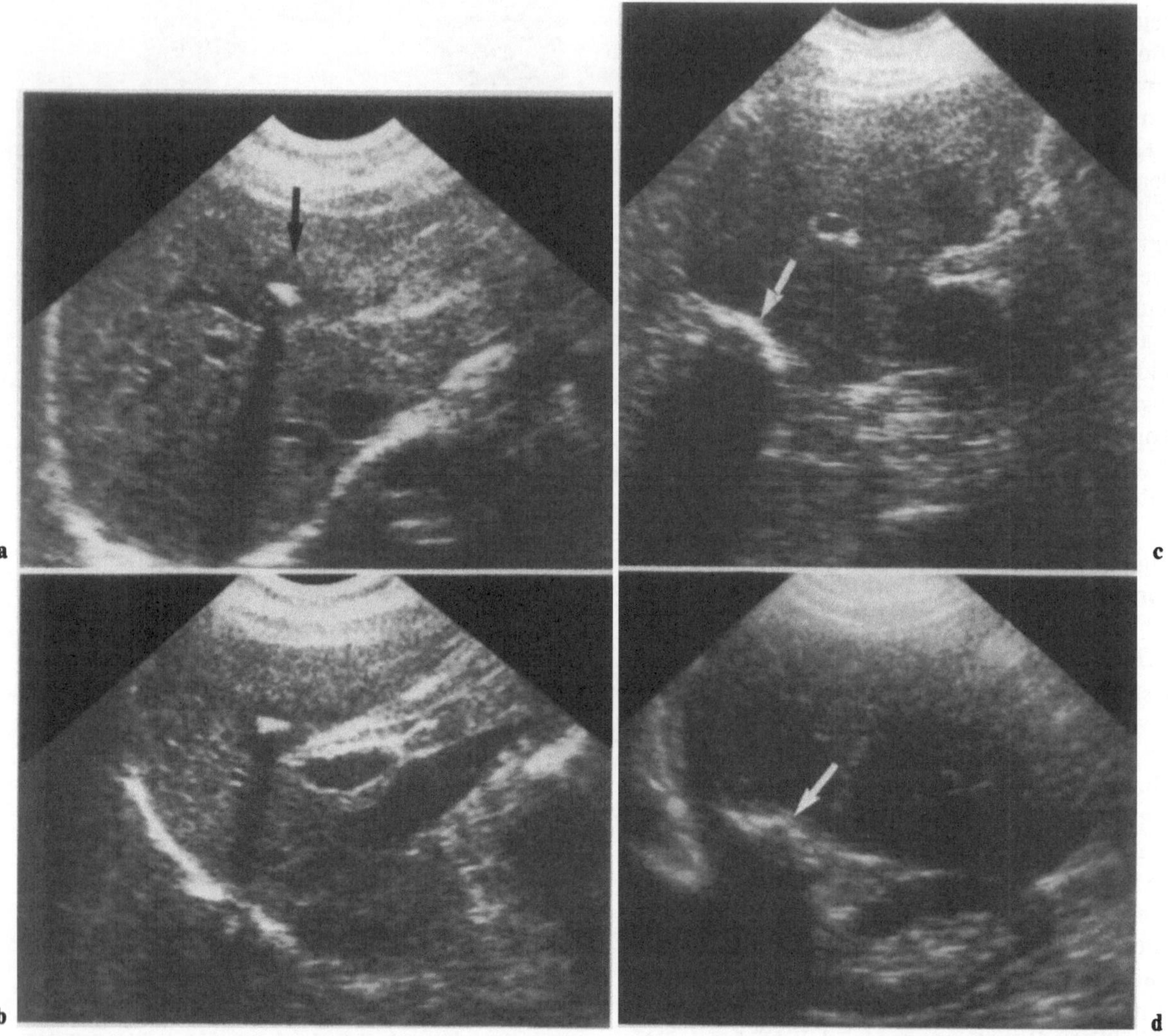

Abb. 11.9a–c. Folgezustand nach bakteriellem Anaerobierabszeß: **a** Transversalschnitt, **b** Sagittalschnitt. Der Abszeß ist vernarbt. Man erkennt lediglich eine Verkalkung mit akustischem Schatten. **c, d** „Meermuschelzeichen" durch einen verkalkten, ausgeheilten Amöbenleberabszeß. **c** Sagittalschnitt, **d** Interkostalschnitt

Abb. 11.11a–c. Amöbenleberabszeß. Verlauf. **a** Initialer Transversalschnitt: unspezifische, heterogene, solide Läsion (*Pfeile*). **b** Einen Monat später stellt sich der Abszeß trotz Metronidazoltherapie charakteristisch dar. **c** Nachdem sich die konservative Therapie als ungenügend erwiesen hatte, wurde der Patient operiert: Transversalschnitte sechs Monate nach der Operation. Man erkennt Regenerationsgewebe (*Pfeil*)

Amöbenleberabszeß

Die Amöbenleberabszesse sind meistens peripher lokalisiert und echoarm strukturiert. Beide Charakteristika treffen jedoch nicht immer zu (Weill 1978; Ralls 1982; Hess et al. 1982) (Abb. 11.10). Oft finden sich in der Frühphase des Abszesses eine insgesamt echogene Struktur oder wenigstens echogene Areale (Abb. 11.7 und 11.11). Diese Abszesse werden unter der Therapie mit Metronidazol rasch resorbiert (Abb. 11.11). Die Resorption sehr großer Abszesse ist jedoch oft unvollständig unter konservativer Therapie, so daß eine Nadelaspiration notwendig sein kann. Die Ausheilung des Amöbenabszesses erfolgt rasch. Meistens sind schon nach wenigen Wochen keine Residuen mehr erkennbar. Bei einigen Patienten können jedoch lakunäre Bilder über längere Zeit persistieren (Gooding 1981). Dieses Phänomen finden wir nach der Resektion von Echinokokkuszysten oder Tumoren wieder (s. Kap. 13).

Schließlich haben wir auch eine lepröse Leber (Morbus Hansen) mit entsprechender Hepatomegalie beobachten können. Die multiplen Granulome verhielten sich wie gemischte mikronoduläre Formationen (Abb. 11.12).

Die perihepatischen und insbesondere die subphrenischen Abszesse werden gesondert in Kap. 24 behandelt. In Kap. 12 (Tabelle 12.1) soll auf die Differentialdiagnostik der verschiedenen echofreien Läsionen der Leber eingegangen werden. An gleicher Stelle wollen wir auch einige Bemerkungen über das Verhältnis der Sonographie zu anderen Untersuchungstechniken machen.

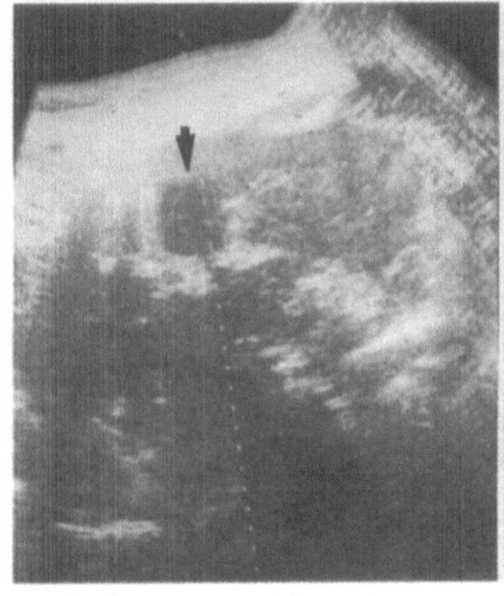
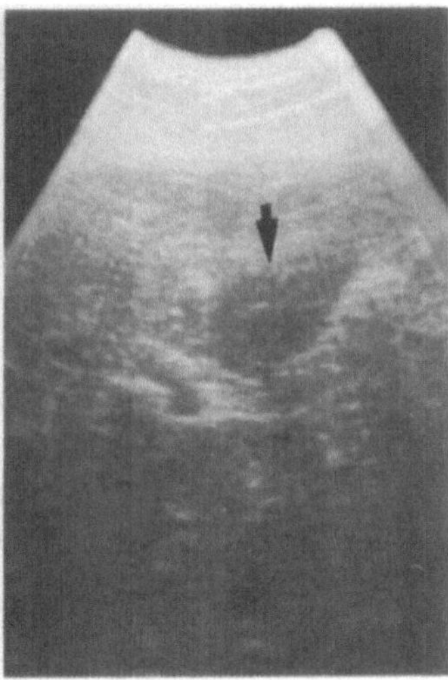

a, b

Abb. 11.10 a, b. Amöbenleberabszeß (*Pfeile*). **a** Transversalschnitt, **b** Sagittalschnitt. Amöbenleberabszesse sind häufig peripher lokalisiert und sonotransparent. Gewöhnlich heilen Amöbenleberabszesse nach konservativer Therapie aus

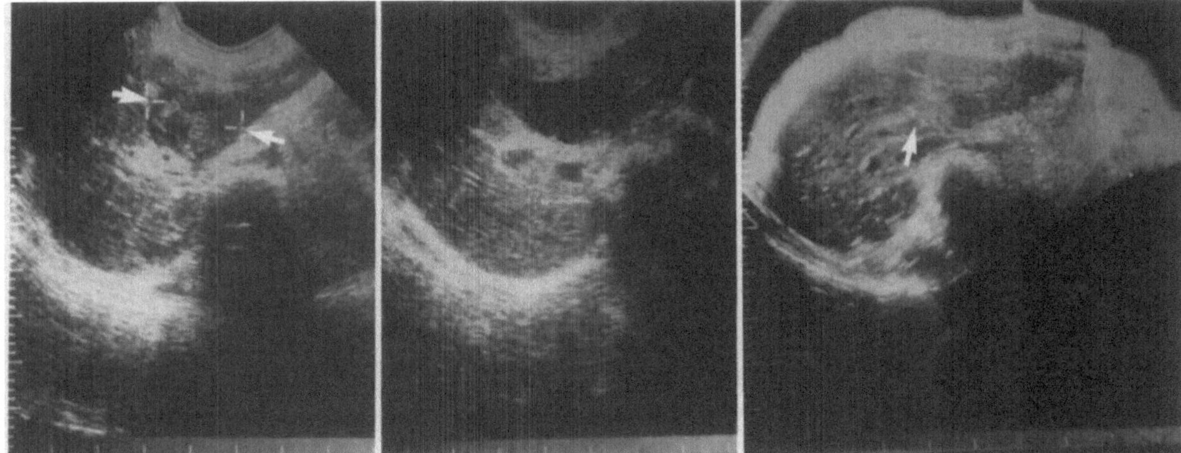

a–c

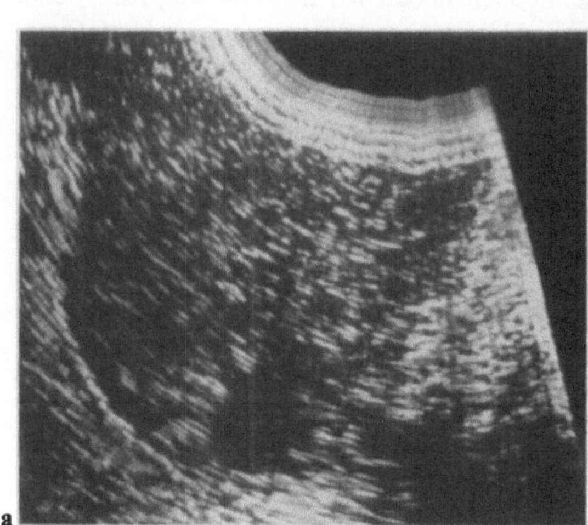
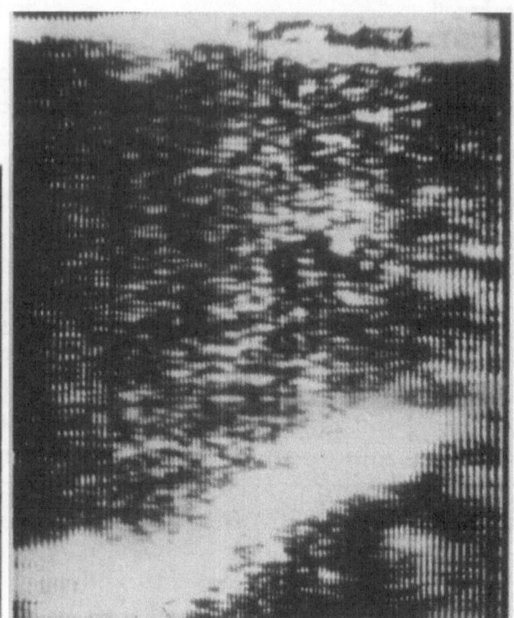

Abb. 11.12 a, b. Leber bei Morbus Hansen (Lepra). **a** Longitudinalschnitt mit mikronodulären Strukturen. **b** Dieser subkostale Schrägschnitt im Real-time-Verfahren läßt ebenfalls mehrere noduläre Läsionen erkennen

Solitäre Leberzysten Polyzystisches Syndrom (Polyzystische Nierendegeneration)

Viele dieser Zysten sind Teil eines polyzystischen Syndroms (polycystic disease). Die polyzystische Lebererkrankung kann bei der primären Abklärung einer Hepatomegalie aufgedeckt werden, aber zumeist wird sie erst sekundär nach Objektivierung von Zystennieren diagnostiziert. 20% der Patienten mit polyzystischem Syndrom weisen einen Befall sowohl der Leber als auch der Nieren auf. Die Zysten entsprechen sonographisch genau dem Bild von multiplen Flüssigkeitskompartimenten: Vollkommen echofreie Zonen mit regelmäßiger Begrenzung, die vom Typ einer Eigen- oder Scheidewand sein kann, und eine charakteristische dorsale Schallverstärkungszone aufweist (Abb. 11.13–11.15). Das Leberparenchym ist daneben nicht weiter verändert. Peripher gelegene Zysten können selbstverständlich Vorwölbungen und Randveränderungen nach sich ziehen. Letztere können durch Zysten des Lig. falciforme bedingt sein (ENTERLINE 1984). Manchmal ist es schwierig zu entscheiden, ob eine Zyste dem kaudalen Abschnitt der Leber oder dem oberen Nierenpol zuzuordnen ist (Abb. 11.15). Die Gegenüberstellung und der Vergleich von verschiedenen Leber- und Nierenschnitten erlaubt i. allg. eine Differenzierung, die im übrigen beim polyzystischen Syndrom nicht von fundamentaler Bedeutung ist.[1]

Wie Echinokokkuszysten kann das polyzystische Syndrom unter dem Bild multipler, riesiger Tochterzysten erscheinen.

Die sonographisch in der Leber entdeckten Zysten sind meistens harmlose, solitäre Zysten. Viel seltener handelt es sich um Gallengangszysten. All diese Zysten haben sonographisch ein typisches Aussehen mit regelmäßiger, dünner Wand, echofreiem Lumen und dorsaler Schallverstärkung. Ihre Größe ist variabel. Sie liegt zwischen wenigen Millimetern und über 20 cm (Abb. 11.16–11.18). Einige Zysten sind septiert (Abb. 11.19 und 11.20), wobei das Septum unvollständig sein kann (Abb. 11.21 und 11.22). Manchmal liegen multiple Solitärzysten auch sehr eng nebeneinander (Abb. 11.23). Mitten in der Leber sind Zysten leicht zu erkennen (Abb. 11.16). Die Leberzugehörigkeit wird hingegen dann etwas unsicher, wenn die Zyste mehr marginal entwikkelt ist, da ja hier das perifokale Lebergewebe zu

[1] Bliebe noch zu erwähnen, daß im Falle eines kindlichen polyzystischen Syndroms der Niere die intrahepatischen Gallenwege auch aufgrund einer angeborenen Gallengangsatresie dilatiert sein können.

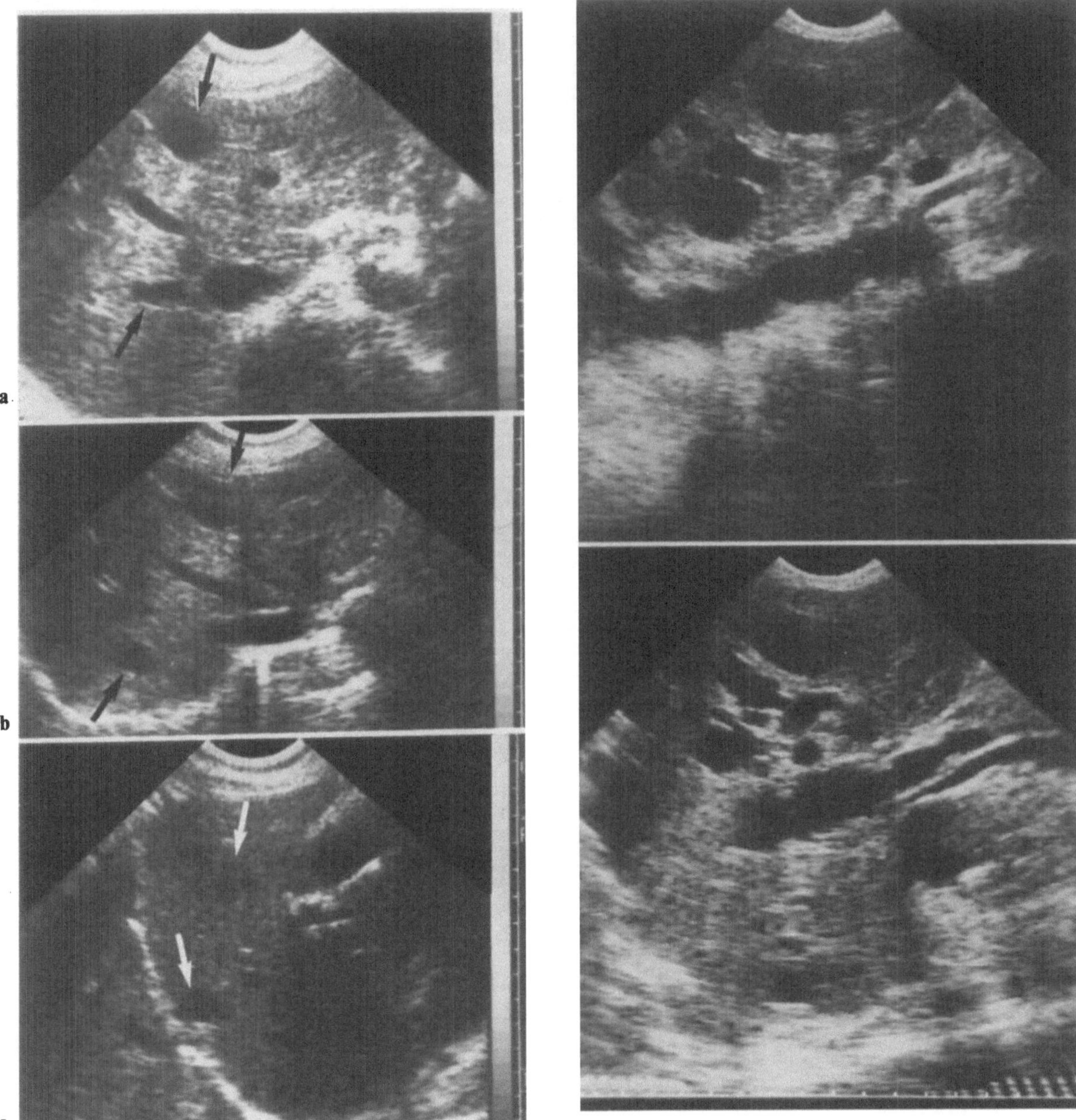

Abb. 11.13 a–c. Leberzysten. **a** Transversalschnitt. Die Zysten (*Pfeile*) besitzen eine regelmäßige Begrenzung und ein echofreies Lumen. Dorsal der Zysten ist eine Schallverstärkung zu erkennen. **b** Subkostaler Schrägschnitt, **c** Sagittalschnitt

Abb. 11.14 a, b. Polyzystisches Syndrom. Sagittalschnitte. Zu beachten sind die Septen zwischen den Zysten

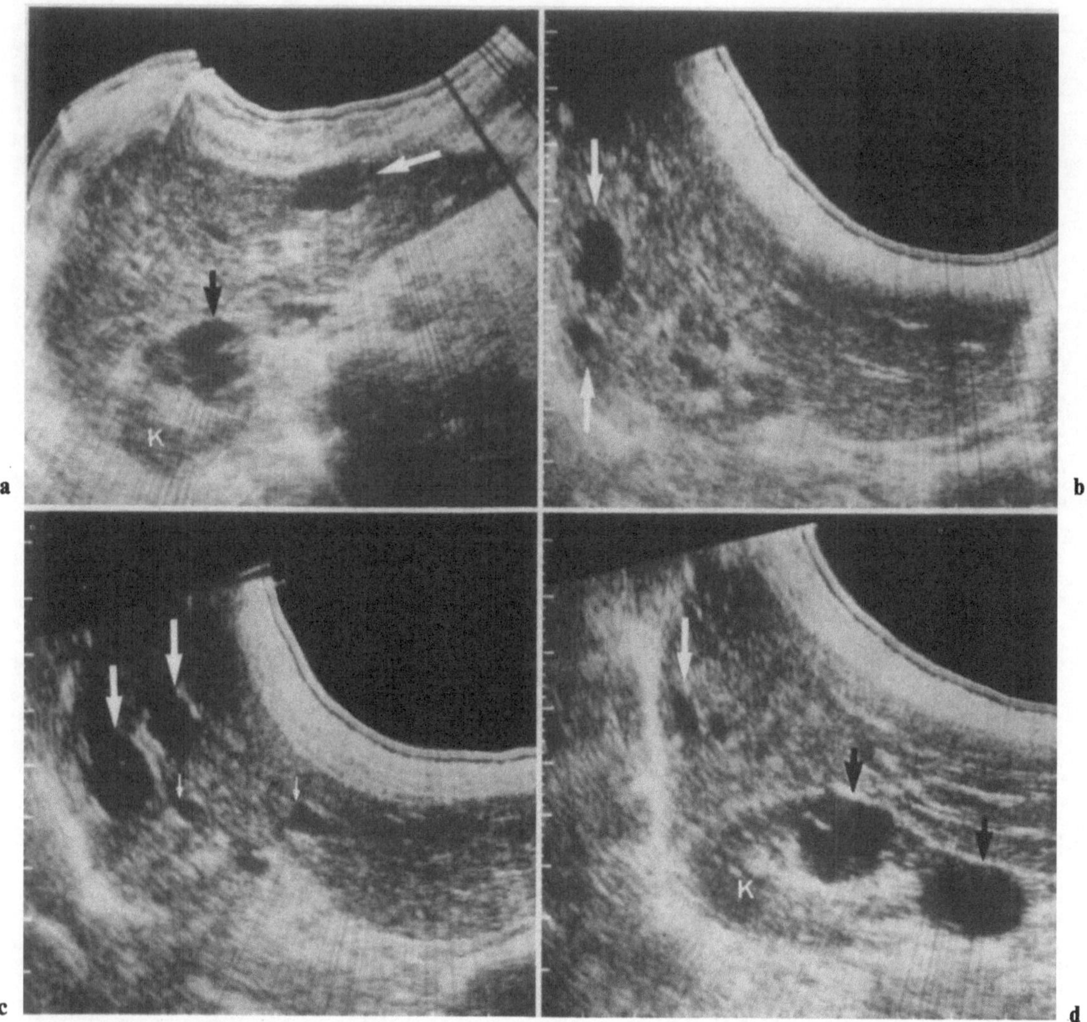

Abb. 11.15 a–d. Polyzystisches Syndrom. **a** Transversalschnitt, **b–d** parallele Longitudinalschnitte. Es existieren mehrere intrahepatische Zysten (*weiße Pfeile*) und mehrere Nierenzysten (*schwarze Pfeile*). Die Eigenwand ist bei mehreren der Zysten deutlich erkennbar

einer dünnen Membran ausgezogen wird. Sehr nützlich ist dann die Untersuchung in verschiedenen Positionen: Die Zyste verlagert sich mit der Leber (Abb. 11.24).

Die Zysten sind so häufig, daß ihre Entdeckung nicht zu weiterführenden Untersuchungen Anlaß sein sollte, wenn die Patienten nicht symptomatisch sind. Das gilt vor allem, wenn es sich um kleine Zysten handelt. Wenn allerdings Schmerzen im rechten Oberbauch auftreten oder die Zyste größer als 4 cm ist, sollte die Malignität der Läsion ausgeschlossen werden. Die einfachste und genaueste Methode dafür ist die sonographisch gezielte Punktion, mit der man bei der se-

einer dünnen Membran ausgezogen wird. Sehr bei der Gallengangszyste dunklere Flüssigkeit. Die Zystenverödung mit Alkohol wurde vorgeschlagen.

In Endemiegebieten stellt sich allerdings das Problem der Echinokokkuszysten. Das klinische Bild kann in die Irre führen, da auch kongenitale Zysten sich vergrößern können und dann Schmerzen hervorrufen – ganz wie Echinokokkuszysten.

In einem Gebiet mit endemischer Echinokokkose oder bei exponierten Personen sind deshalb ergänzende Laboruntersuchungen unerläßlich. Diese Tests können allerdings falsch negativ ausfallen: Einer unserer engsten Mitarbeiter, der besonders erfahren war, hat dennoch bei einer Patientin, die ihr Dorf nie verlassen hatte und die seronegativ war, eine Echinokokkuszyste punktiert. Bei der Punktion muß man auf einen allergischen Schock gefaßt sein.

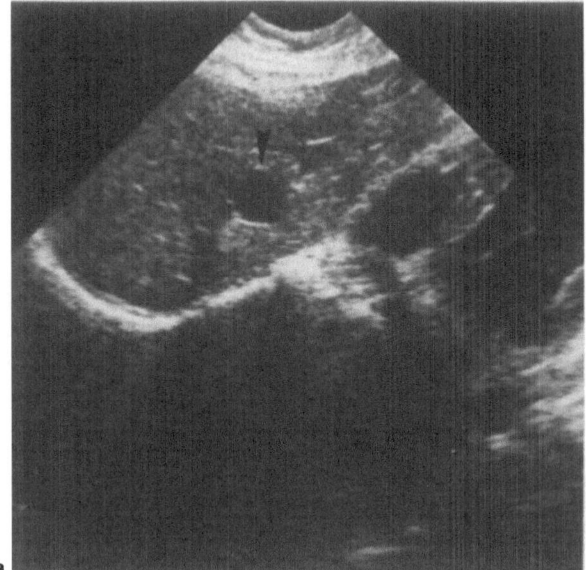
a

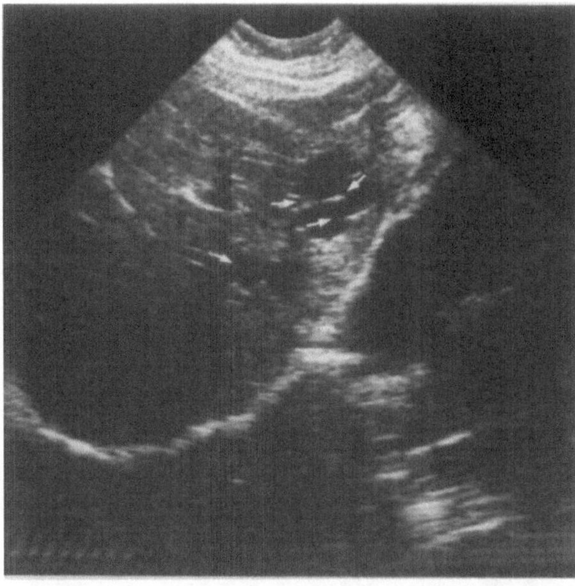
b

Abb. 11.16 a, b. Multiple Leberzysten. **a** Leberzyste, Transversalschnitt (*Pfeilspitze*), **b** multilokuläre Zysten mit Septen (*Pfeil*), subkostaler Schrägschnitt

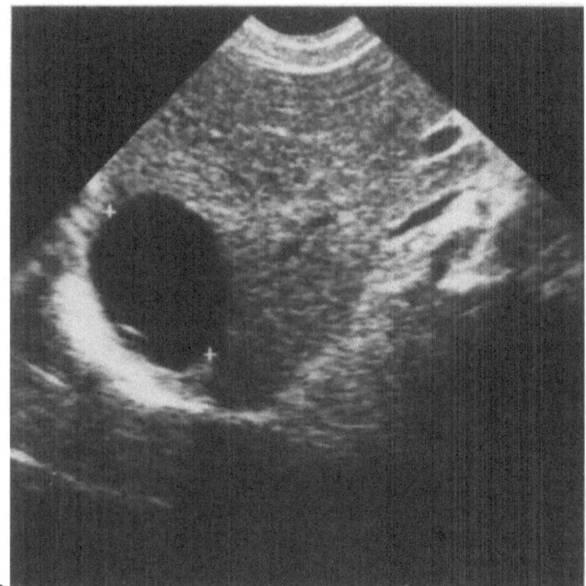
a

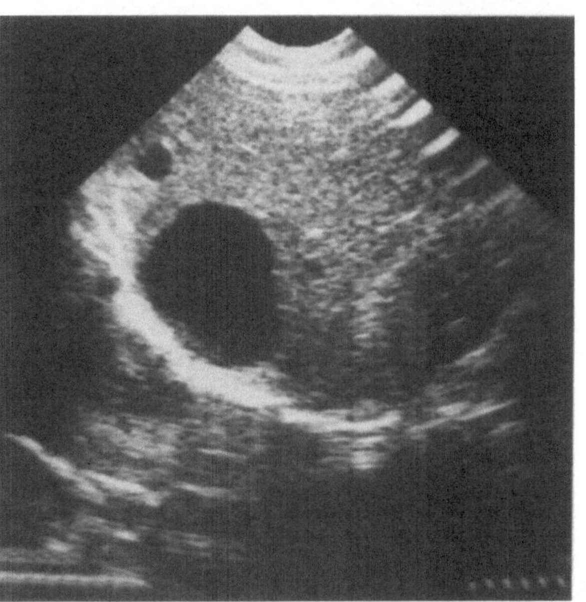
b

Abb. 11.17 a, b. Große Leberzyste. **a** Subkostaler Schrägschnitt, **b** Sagittalschnitt. Der Durchmesser der Zyste beträgt 6 cm. Der Sagittalschnitt zeigt eine zweite, kleinere Zyste

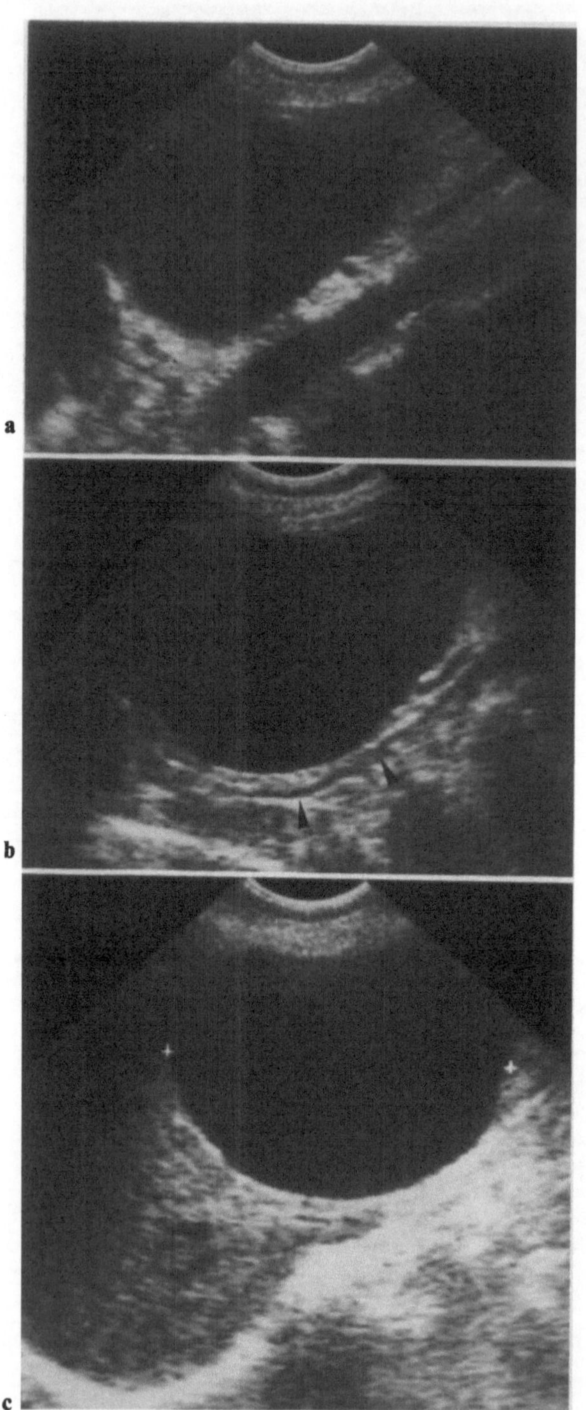

Abb. 11.18 a–c. Große Leberzyste. **a, b** Sagittalschnitte, **c** subkostaler Schrägschnitt. Der Durchmesser der Zyste beträgt fast 11 cm. Zu beachten ist auf **b** die Kompression der V. cava (*Pfeilspitzen*)

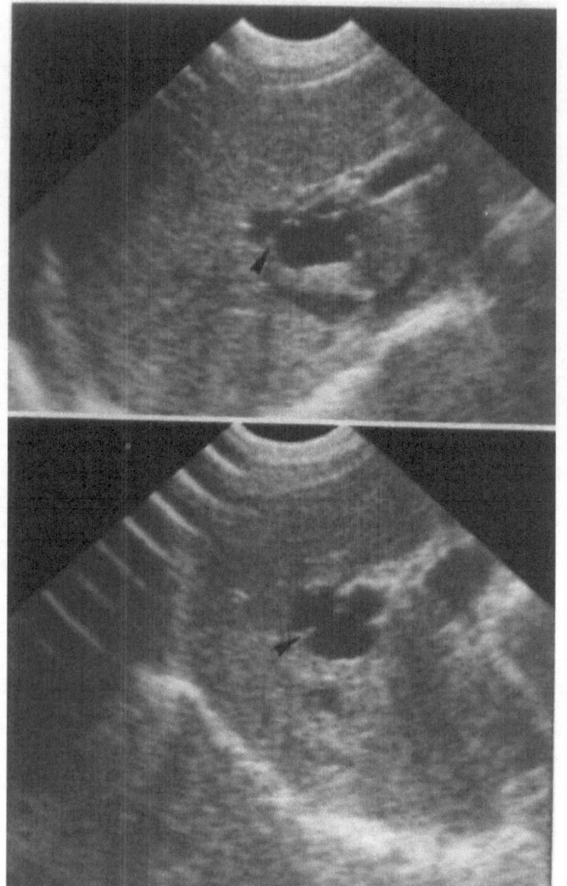

Abb. 11.19 a, b. Multilokuläre Zyste mit multiplen Septen (*Pfeilspitzen*). **a** Transversalschnitt, **b** Sagittalschnitt

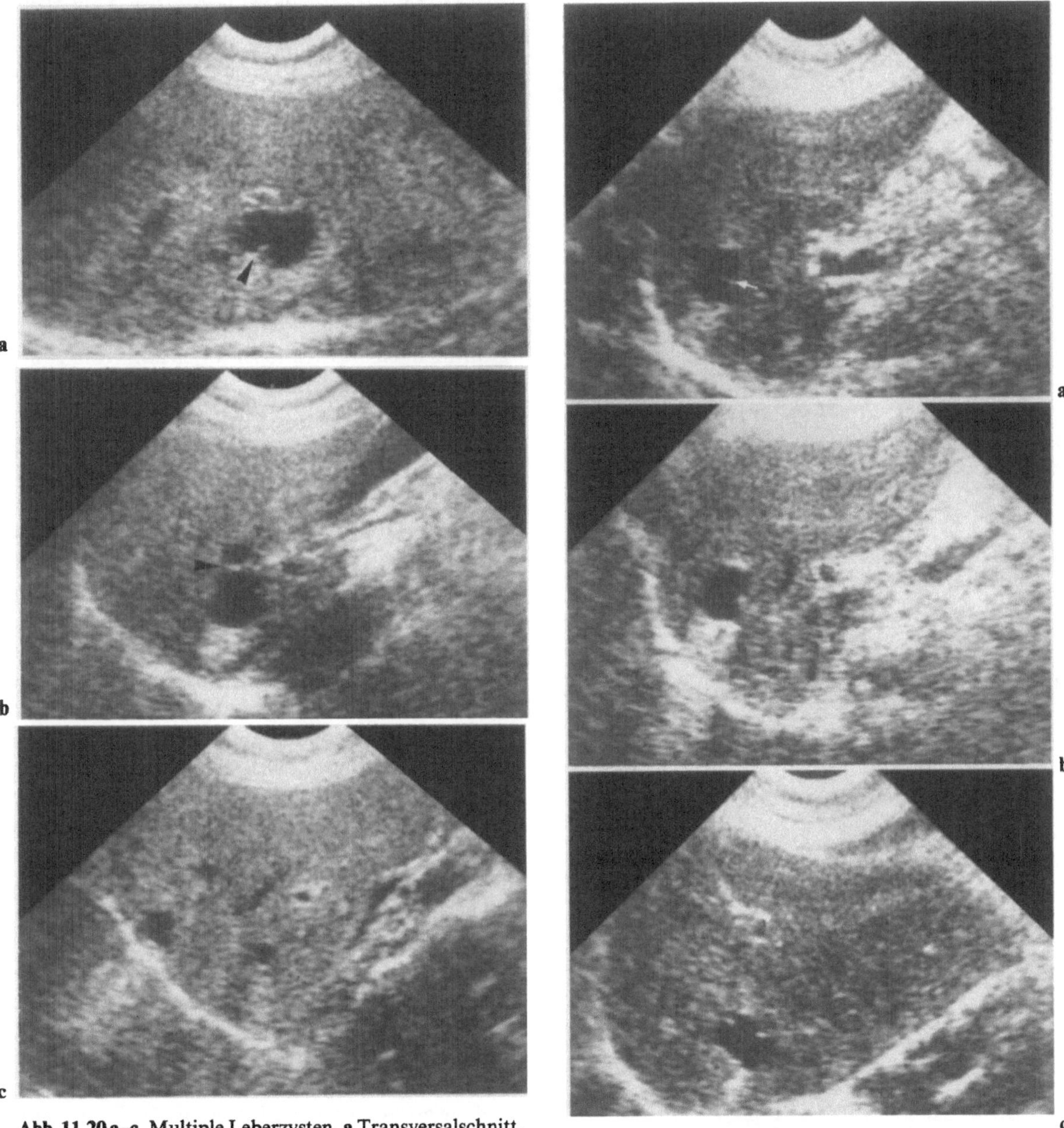

Abb. 11.20 a–c. Multiple Leberzysten. **a** Transversalschnitt, **b, c** Sagittalschnitte. Zu beachten sind die z. T. nur angedeuteten Septen (*Pfeilspitzen*), die nicht mit intrazystischen Tumoren verwechselt werden dürfen

Abb. 11.21 a–c. Leberzyste mit angedeuteter Septierung. **a, b** Sagittalschnitte, **c** subkostaler Schrägschnitt

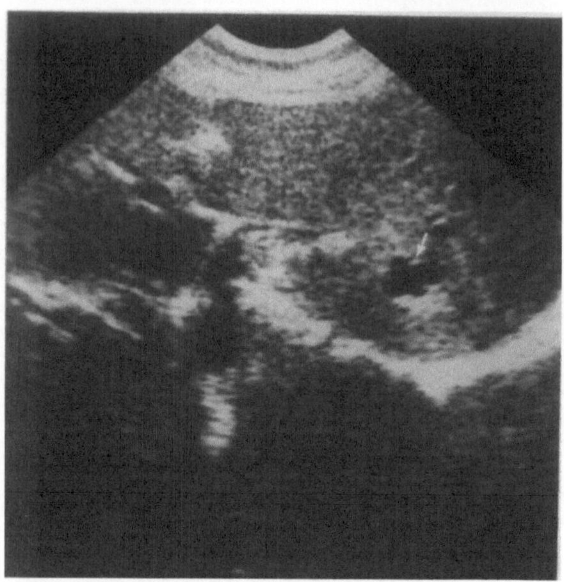

Abb. 11.22. Zyste des linken Leberlappens mit angedeuteter Septierung (*Pfeil*)

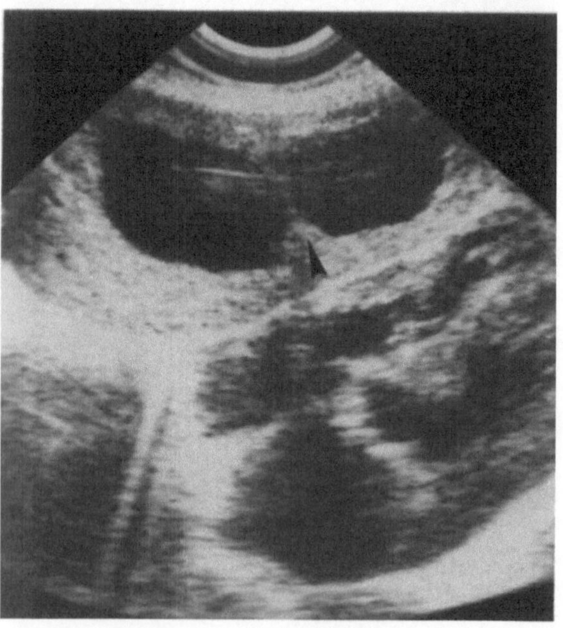

Abb. 11.23. Große Doppelzyste mit dazwischenliegendem Septum (*Pfeilspitze*)

Abb. 11.24 a–d. Diagnostik der Leberzysten. **a** Ein Sagittalschnitt der Gallenblase (*offener Pfeil*) zeigt eine zystische Struktur (*Pfeil*), bei der es sich um Gallenblasendivertikel oder eine Choledochuszyste handeln könnte. **b** Transversalschnitt. **c, d** Sagittalschnitte im Stehen: Die Gallenblase und die zystische Struktur sind klar voneinander abgegrenzt. Es handelt sich um eine subkapsulär lokalisierte Leberzyste

Gallengangzysten zeigen im Computertomogramm nach intravenöser Injektion von gallengängigem Kontrastmittel eine Dichteanhebung. Einerseits ist dieses Zeichen jedoch zu unsicher, andererseits sind Gallenwegszysten zu selten, als daß man vor jeder Leberzystenpunktion eine Computertomographie empfehlen könnte.

Ein anderes Problem kann im Fall von ventral gelegenen, mit Flüssigkeit angefüllten Zysten auftreten, und zwar die Verwechslung mit einer hochsitzenden, in die Facies posterior eingebetteten Gallenblase. In einem solchen Fall muß man nachsehen, ob die echofreie Läsion solitär ist oder ob noch eine weitere vesikuläre Struktur vorhanden ist. Ist das Problem auf diese Weise nicht ausreichend zu klären, wird ein Kontraktionstest durchgeführt: Die Gallenblase reagiert, jedoch nicht die Zyste (Abb. 11.25). Rascher läßt sich die Unterscheidung treffen, indem man die Untersuchung im Stehen wiederholt (Abb. 11.24). Die Zyste verhält sich anders als die Gallenblase.

Ein noch anderes Problem ergibt sich, wenn eine kongenitale Zyste mit anderen pathologischen Veränderungen zusammentrifft. Die kongenitalen Zysten bleiben zumeist asymptomatisch oder zumindest oligosymptomatisch, und im Vordergrund stehen die anderen Läsionen.

Kommt es zu einer Blutung in die Zyste, kann das Ultraschallbild ebenfalls unklar werden. Das Blut manifestiert sich entweder in Form von intraläsionalen Echos oder multiformen Ablagerungen (Abb. 11.26) mit deutlicher Lageabhängigkeit bei Untersuchungen im Liegen und im Stehen.

Abb. 11.25 a, b. Diagnostik der Zysten. **a** Ein subkostaler Schrägschnitt zeigt zwei zystische Läsionen, von denen wahrscheinlich eine der Gallenblase entspricht. **b** Der Kontraktionsversuch bestätigt diesen Verdacht (*Pfeil*: Gallenblase) ▸

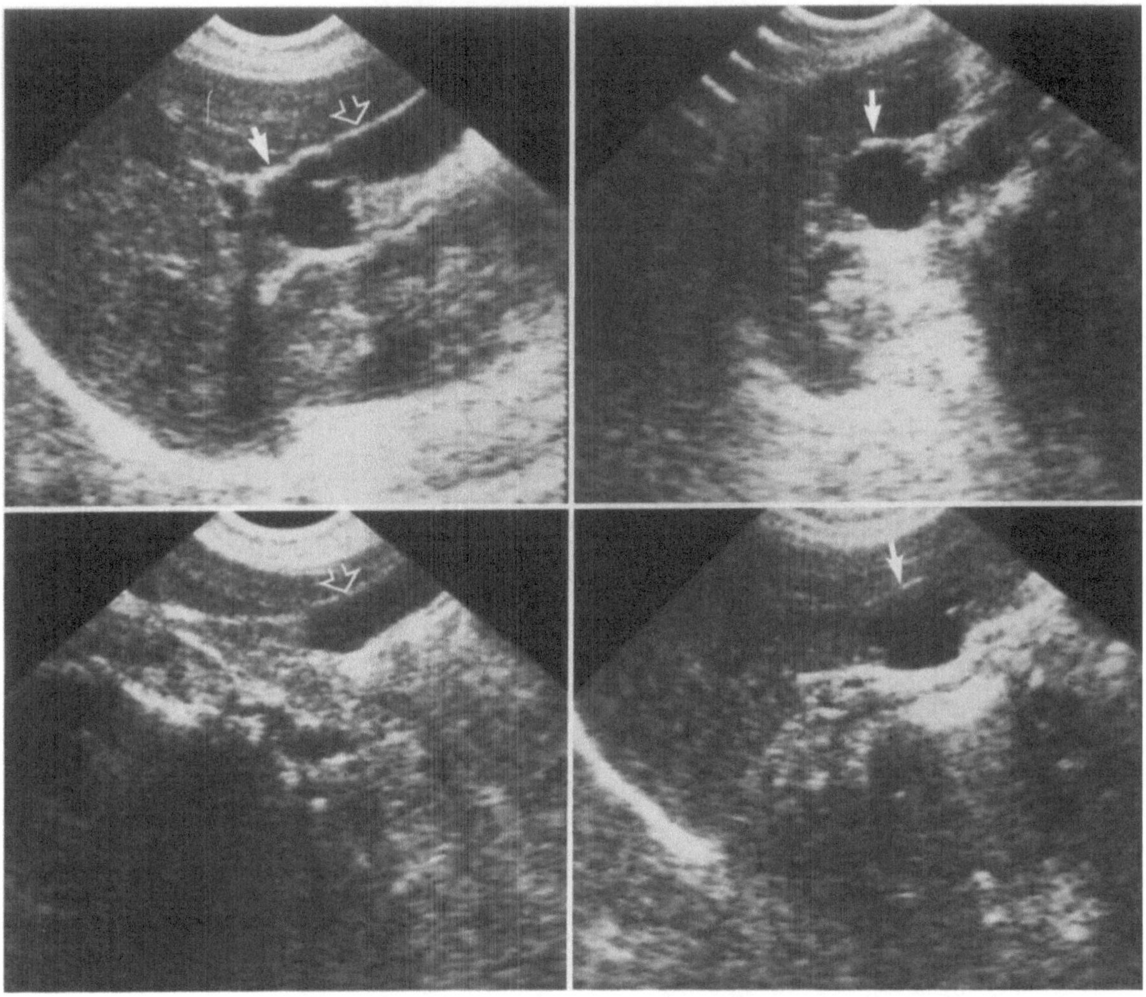

a b

c d

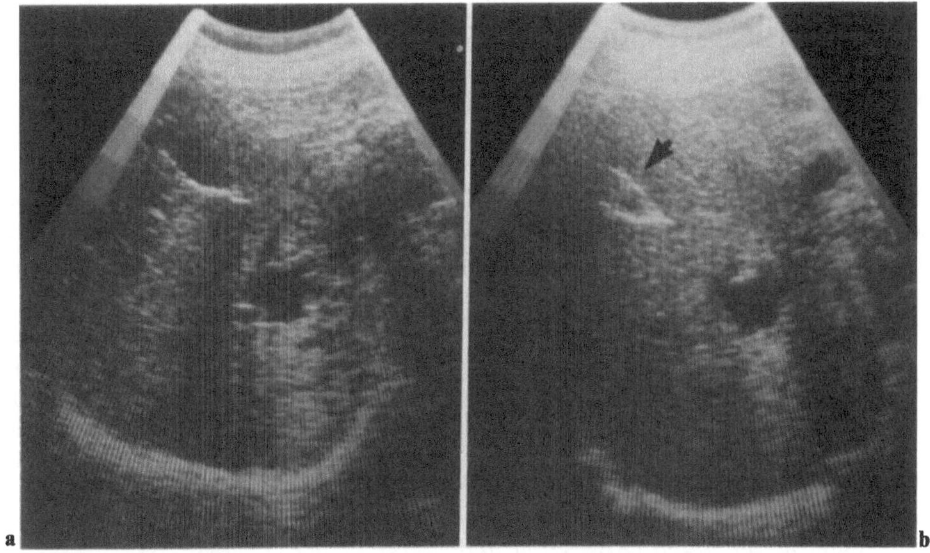

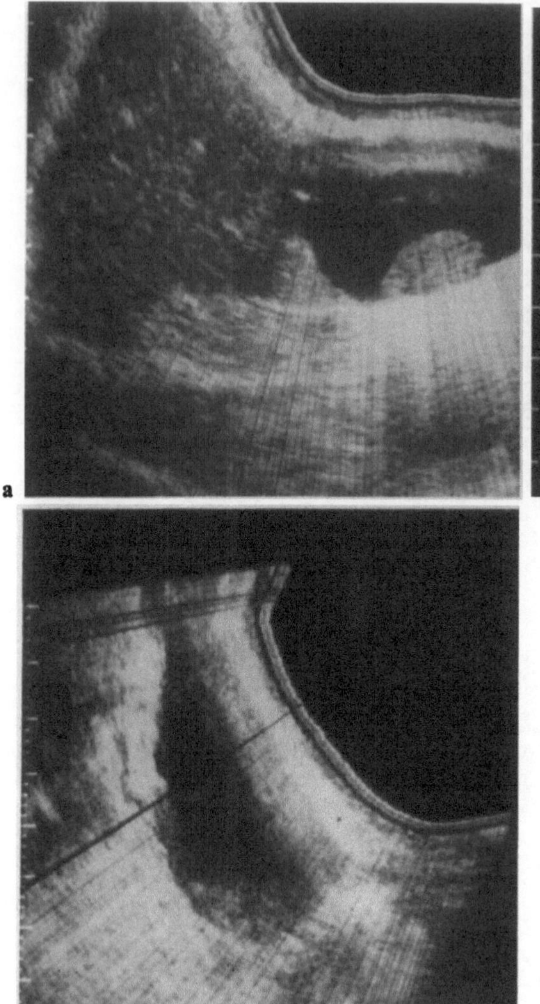

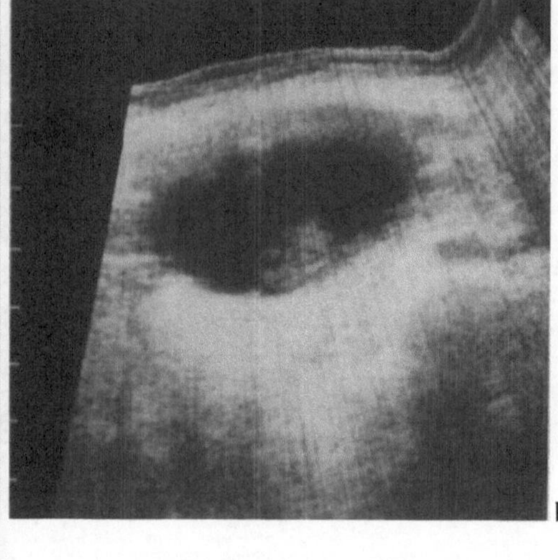

Abb. 11.26 a–c. Intrazystische Blutung. **a** Intrazystische Vorbuckelung auf einem Sagittalschnitt. **b** Transversalschnitt. **c** In Linksseitenlage ist das Bild modifiziert. Der „solide" Zysteninhalt sedimentiert und bildet ein Niveau aus. Dieses Bild kommt durch eine ältere spontane Einblutung in die Zyste zustande

Parasitäre Zysten

Der weitaus größte Teil dieser Zysten gehört zur klassischen unilokulären, zystischen Echinokokkose (Echinococcus granulosus sive cysticus). Wir wollen uns aber auch mit dem verwandten Krankheitsbild beschäftigen, das in Mitteleuropa häufig, in den Vereinigten Staaten dagegen sehr selten ist, mit der multilokulären, alveolären Echinokokkose (Echinococcus alveolaris).

Zystische Echinokokkose

In noch jugendlichem Stadium bietet sie ähnlich wie die kongenitalen Zysten das typische Bild einer regelmäßig begrenzten echofreien Struktur mit abgrenzbarer Wand (Abb. 11.27 und 11.28).

Ein mehr oberflächlicher Sitz wird eine Deformierung der Leberkonturen bewirken, was relativ häufig im Bereich der Leberkuppel, einem bevorzugten Sitz von Echinokokkuszysten der Fall ist (Abb. 11.27 und 11.28).

Die hier lokalisierten Zysten sind am besten auf Longitudinalschnitten darzustellen. Die intrahepatische Lokalisation dorsal gelegener Echinokokkuszysten kann durch die Beziehung zur Leberkapsel und zum perirenalen Fettgewebe gesichert werden (Abb. 11.29).

Echinokokkuszysten können auch multipel auftreten (Abb. 11.30 und 11.31). Das wird natürlich differentialdiagnostische Schwierigkeiten gegenüber einem polyzystischen Syndrom aufwerfen, besonders wenn gleichzeitig Echinokokkuszysten in der Niere existieren (Abb. 11.31). In der Praxis wird sich dieses Problem jedoch kaum stellen. Diese Art von Zysten ruft gewöhnlich

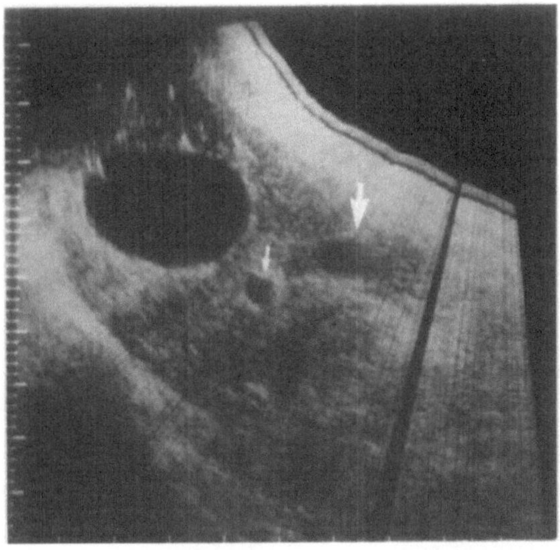

Abb. 11.27. Echinokokkuszyste. Typisches Bild einer zystischen Echinokokkose. Die Pfeile markieren die Pfortaderaufzweigung (*kleiner Pfeil*) und die Gallenblase (*großer Pfeil*). Zu beachten ist die gut abgrenzbare Wand der Echinokokkuszyste

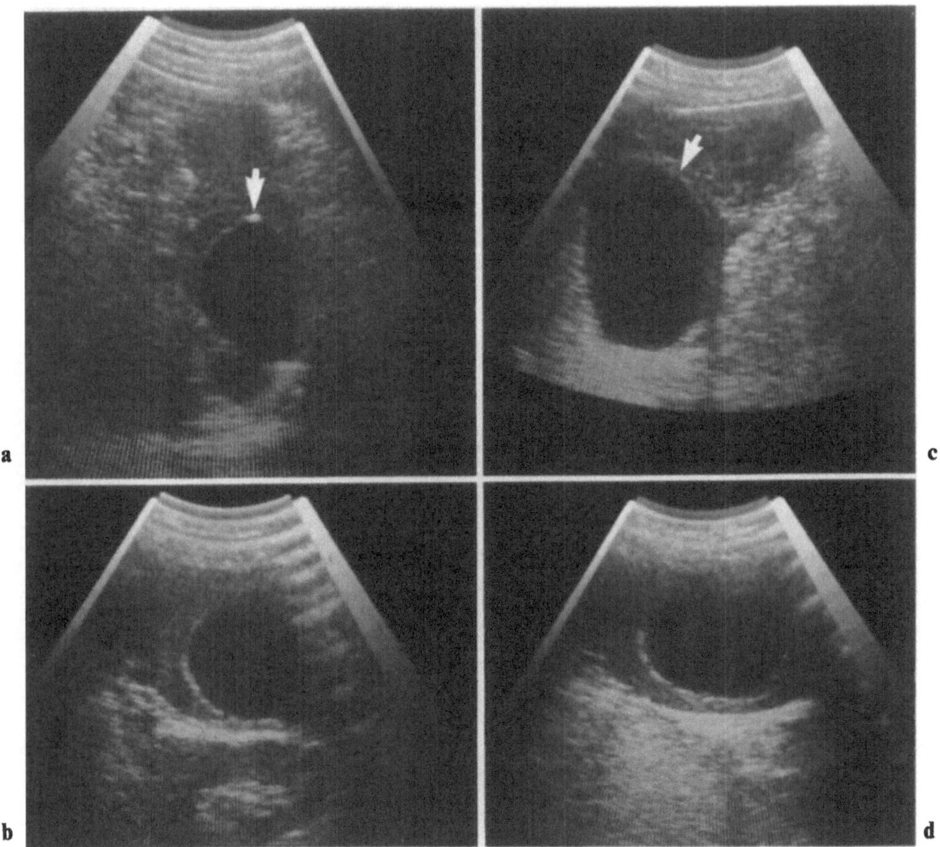

Abb. 11.28 a–d. Echinokokkuszysten. **a** Subkostaler Schrägschnitt, **b** Sagittalschnitt einer intrahepatischen Echinokokkuszyste, **c, d** bei demselben Patienten findet sich auch eine Milzzyste (Interkostalschnitte). Zu beachten ist das regelmäßige Aussehen der Zystenwand

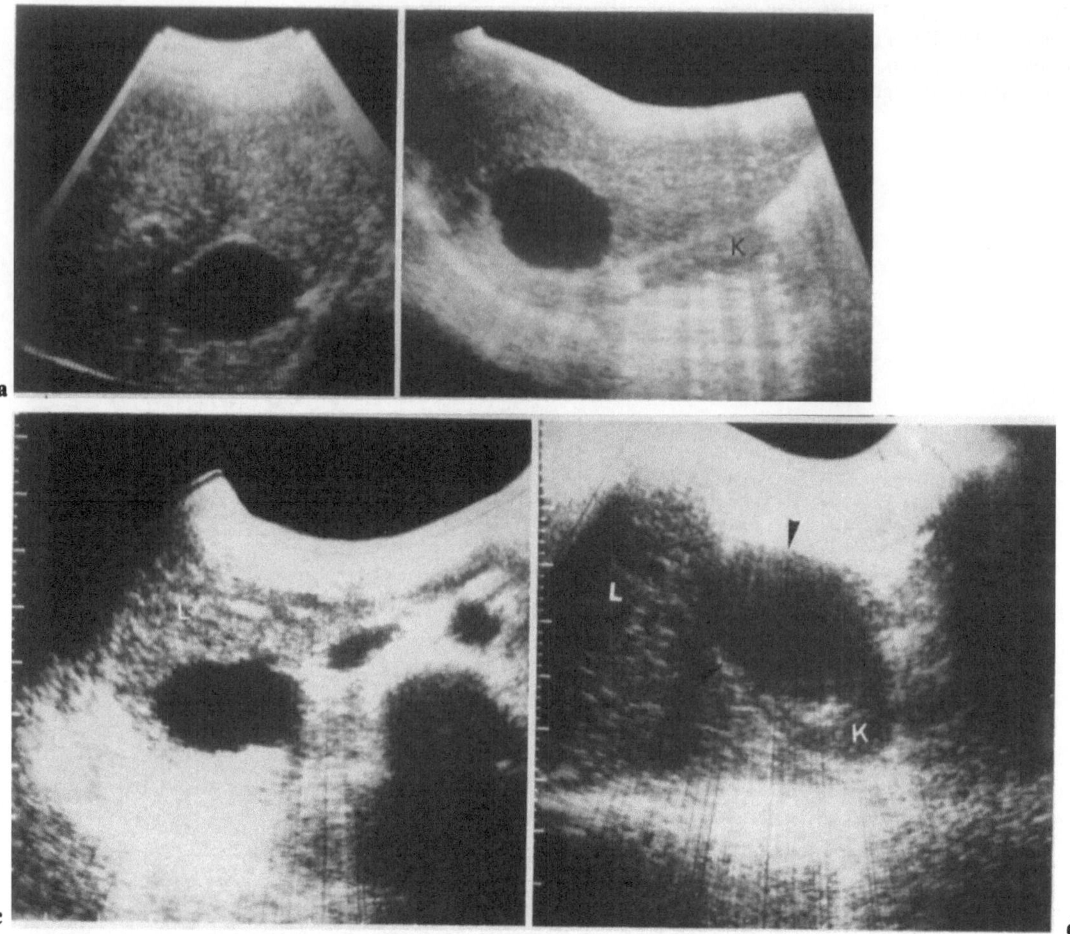

Abb. 11.29 a–d. Differenzierung zwischen Nieren- und Leberzysten. **a** Ein subkostaler Schrägschnitt im Real-time-Verfahren zeigt eine zystische Formation kranial-dorsal im rechten Leberlappen. **b** Ein Vertikalschnitt bestätigt die intrahepatische Lokalisation der Zyste. Der obere Pol der Niere (*K*) ist gut von der Zyste abzugrenzen. **c** Dieser Transversalschnitt zeigt das Bild einer Zyste, das in etwa dem von **a** entspricht. **d** Ein Longitudinalschnitt in Bauchlage zeigt im Unterschied zu **b**, daß es sich um eine Zyste am oberen Pol der rechten Niere (*K*) handelt (*L*: Leber)

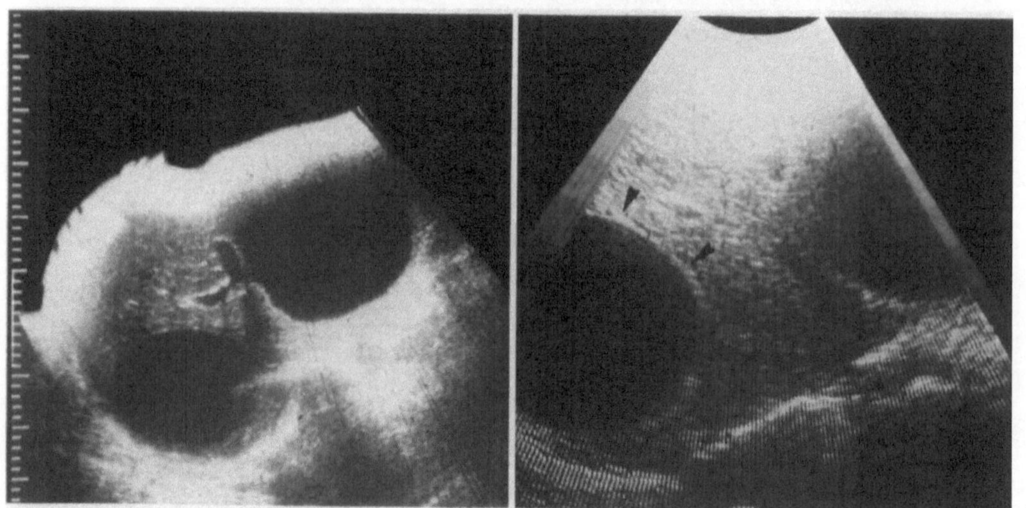

Abb. 11.30 a, b. Multiple Echinokokkuszysten. Es handelte sich um eine junge Maghrebinerin, die über Schmerzen im rechten Oberbauch klagte, **a, b** Subkostale Schrägschnitte. Zu beachten ist auf **b** die Darstellung der Zystenwand (*Pfeilspitzen*)

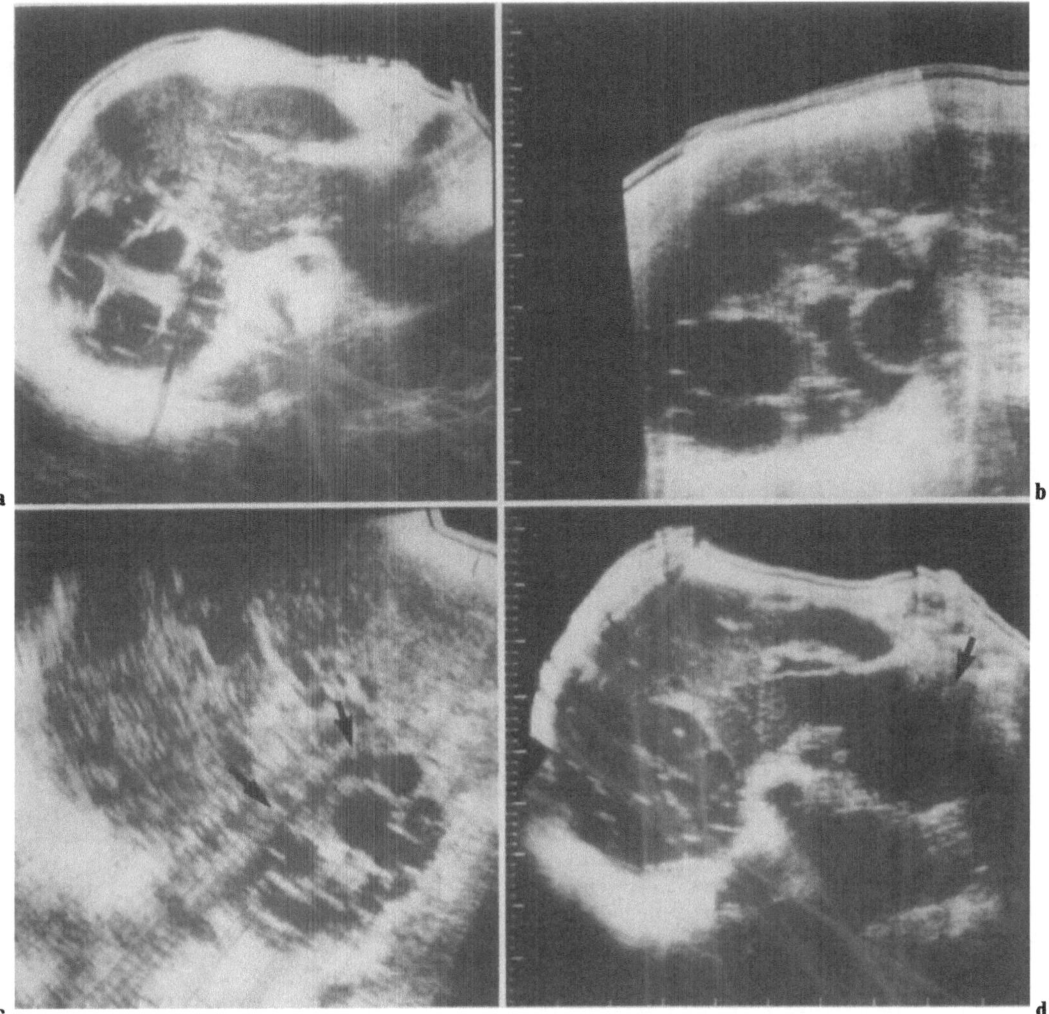

Abb. 11.31 a–d. Multiple Echinokokkuszysten und Tochterzysten. **a** Auf diesem Transversalschnitt durch den rechten Oberbauch erkennt man in Höhe der Niere eine polyzystische Läsion. Zu beachten ist der hypertrophe Lobus caudatus. **b** Diese Ausschnittsvergrößerung zeigt eine polyzystisch umgewandelte Niere. **c** Auf diesem Longitudinalschnitt kommen einerseits multiple intrahepatische Zysten mit Zystenwand zur Darstellung, andererseits die bereits in **a, b** entdeckten multiplen Nierenzysten (*Pfeil*). **d** Horizontaler Ganzkörperschnitt: Man findet die multiplen Zysten in der rechten Niere wieder. Daneben imponiert eine große, dorsal gelegene zystische Formation (*Pfeil*). Hier wurde eine Echinokokkuszyste des Pankreas bei gleichzeitig vorhandenen Echinokokkuszysten in Leber und Niere abgebildet

schwerwiegendere Symptome hervor als die kongenitalen. Laboruntersuchungen können dann oft die endgültige Diagnose sichern.

Sehr spezifisch ist das rosettenartige Aussehen von *Tochterzysten* (Abb. 11.31 c u. 11.32 a). Ausnahmsweise können Metastasen maligner Mesenchymome ähnlich aussehen (s. Kap. 12, Abb. 12.6). Es sei daran erinnert, daß Echinokokkuszysten in fast allen Organen lokalisiert sein können (Abb. 11.28, 11.31, 11.33, 11.34).

Als Folge der Ablösung der Zystenmembran (Endozyst) beobachtet man eine Deformierung mit gleichzeitigem Auftreten einer Doppelkontur (Abb. 11.35).

Die in Abb. 11.27–11.34 vorgestellten Bilder können zu der Annahme verleiten, daß die Diagnose einer Echinokokkose sehr leicht sei. Weit gefehlt. Wie wir im Jahre 1973 gezeigt haben, und was auch King (1973) bestätigt hat, läßt das Auftreten von Tochterzysten die liquide Echostruktur zugunsten einer soliden verschwinden.

Die Bilder sind damit sehr viel schwieriger zu interpretieren (Abb. 11.36 u. 11.37). Das sonographische Echomuster kann dann sogar Ähnlich-

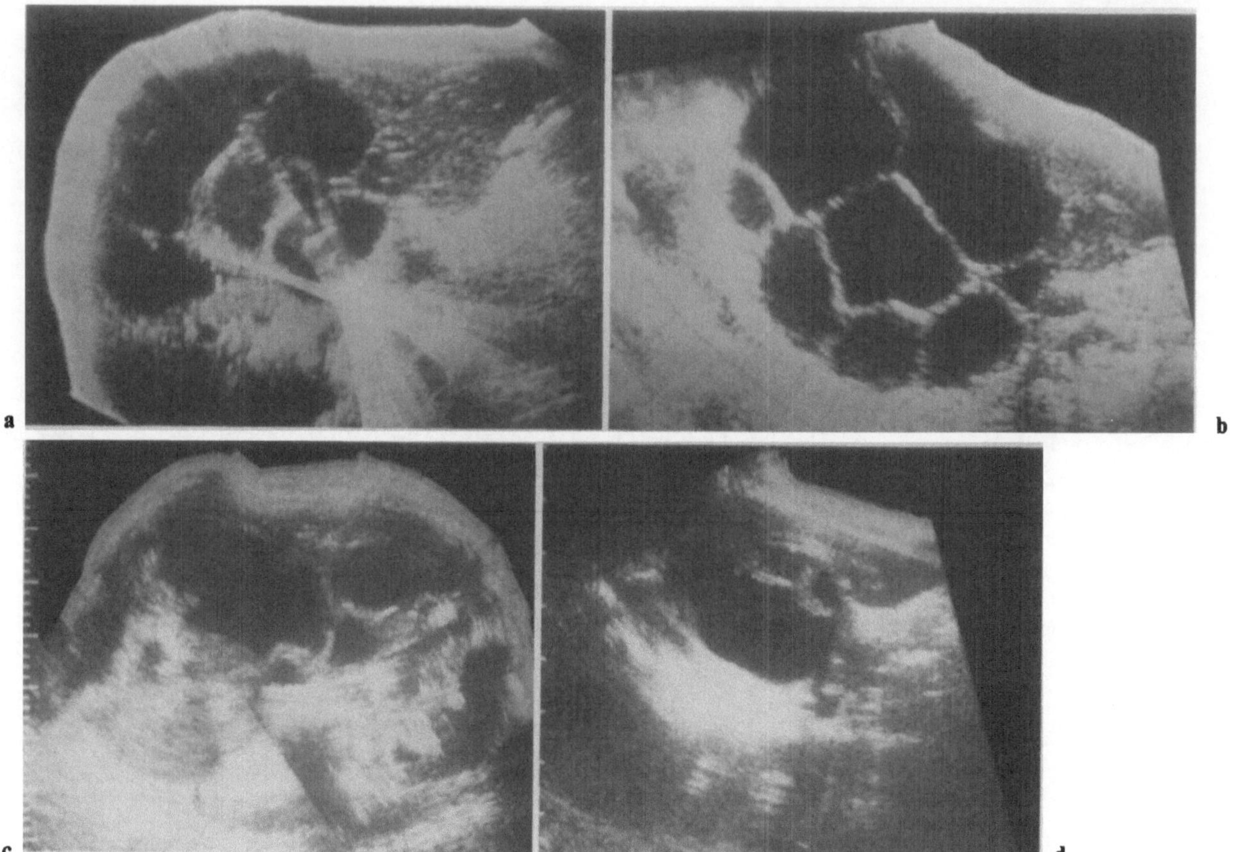

Abb. 11.32 a–d. Tochterzysten bei zystischer Echinokokkose. **a, b** Rosettenförmiges Bild von aneinandergelagerten Tochterzysten in einer sehr großen Echinokokkuszyste. **a** Transversalschnitt, **b** Sagittalschnitt, **c, d** Tochterzysten in einer noch größeren Echinokokkuszyste bei einem anderen Patienten, **c** Transversalschnitt, **d** Sagittalschnitt

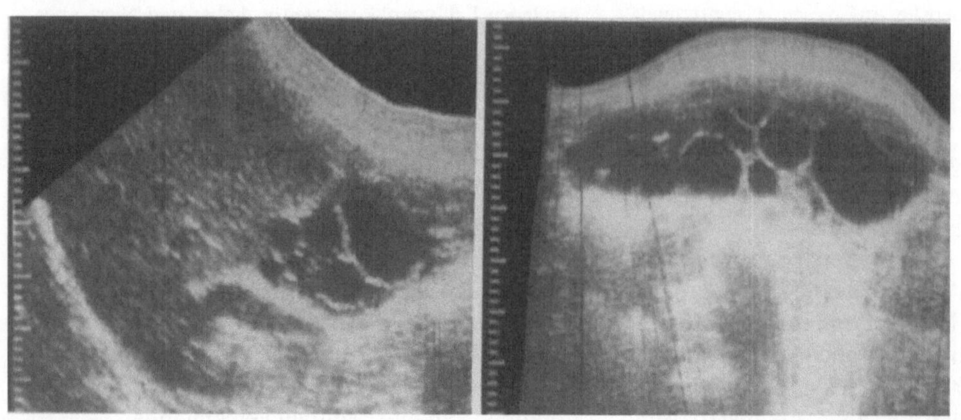

Abb. 11.33. Zystische Echinokokkose mit peritonealer Aussaat. **a** Der Sagittalschnitt zeigt mehrere Zysten. Die größte dieser Zysten enthält Tochterzysten. **b** Der Transversalschnitt in Höhe des Nabels deckt die Tochterzysten einer oder mehrerer Echinokokkuszysten auf, die intraperitoneal lokalisiert sind

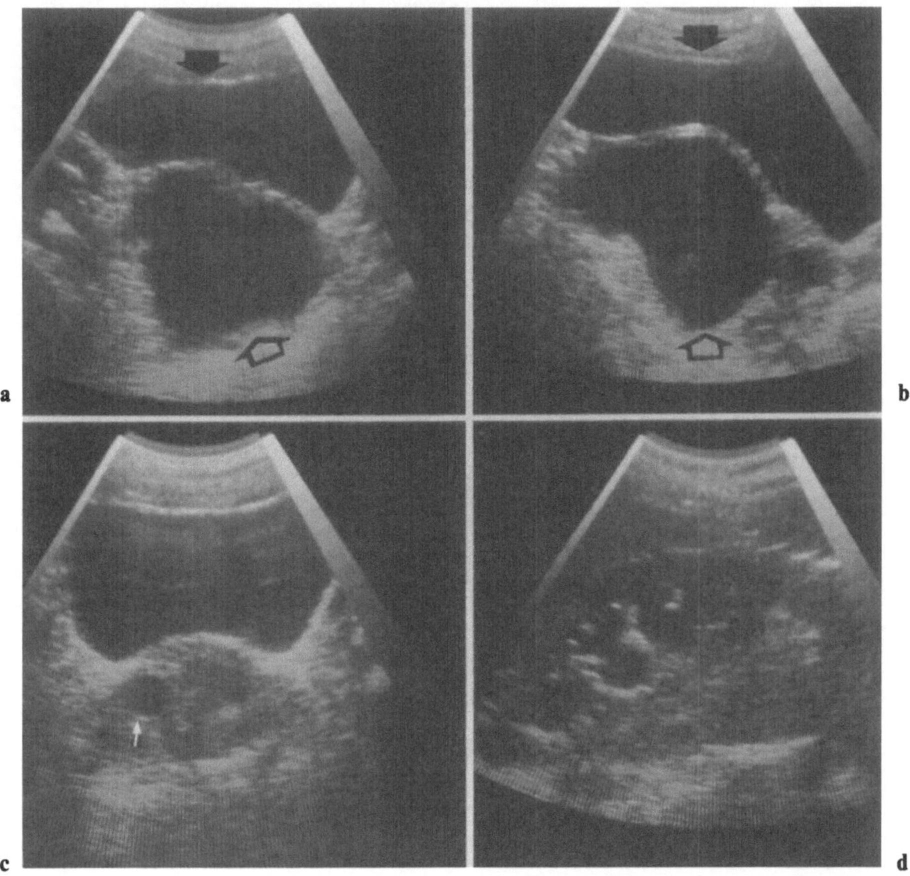

Abb. 11.34 a–d. Disseminierte Echinokokkose. **a** Ein suprapubischer Transversalschnitt zeigt eine Zyste (*offener Pfeil*) hinter der Harnblase (*Pfeil*). **b** Sagittalschnitt. **c** Ein Transversalschnitt etwas kaudal des Schnittes **a** läßt eine kleine Ovarialzyste rechts (*Pfeil*) erkennen. **d** Interkostalschnitt links. Das Nierenhohlsystem ist dilatiert, d. h. die Echinokokkuszysten im Becken komprimieren den linken Ureter

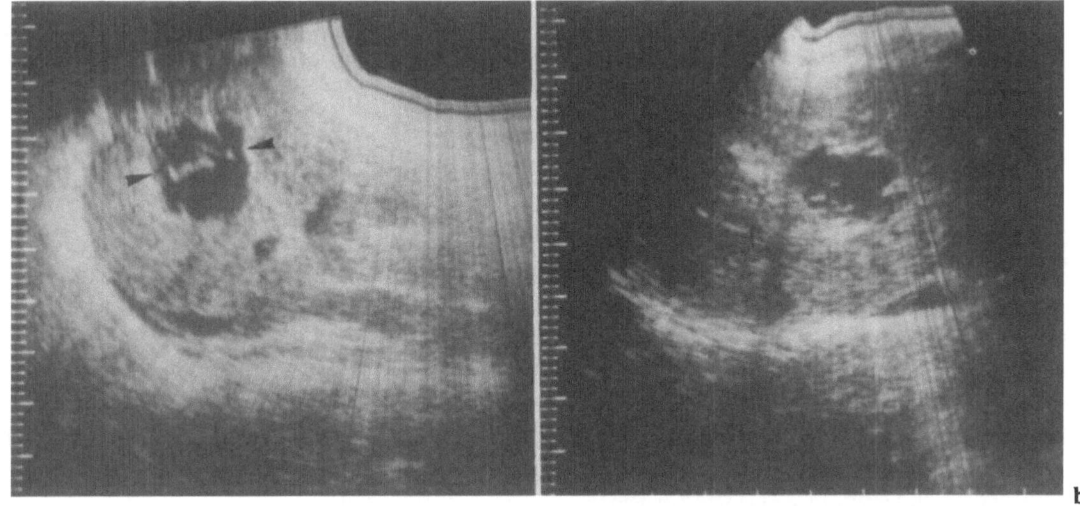

Abb. 11.35. Ablösung der Endozyste („Membran"). Sagittalschnitt. Die Endozyste (*Pfeilspitzen*) hat sich abgelöst und flottiert

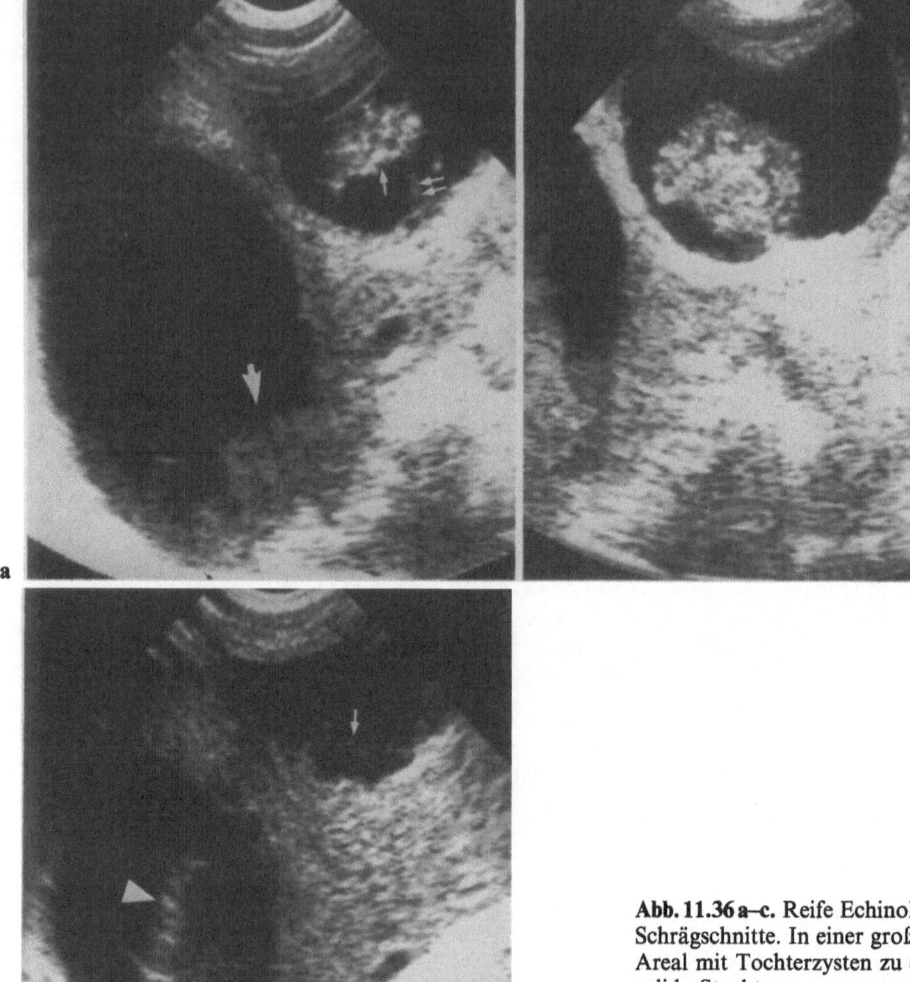

Abb. 11.36 a–c. Reife Echinokokkuszysten. a, b Subkostale Schrägschnitte. In einer großen Echinokokkuszyste ist ein Areal mit Tochterzysten zu erkennen, das schon fast eine solide Struktur angenommen hat (*Pfeil*). Eine Membran zwischen den Zysten erscheint durch einen Artefakt verdickt (*Pfeilspitze*). In einer kleineren Zyste ist eine Anhäufung von Tochterzysten (*kleiner Pfeil*) zu erkennen. Gleichzeitig findet sich hier eine deutlich erkennbare Membran (*Doppelpfeil*). c Transversalschnitt: Die Anhäufung der Tochterzysten, die solide erscheint, ist deutlich erkennbar

keit mit tumorösen Läsionen annehmen (Abb. 11.38). Ein wertvolles Unterscheidungsmerkmal ist der sonographische oder röntgenologische Nachweis von Verkalkungen in der Zystenwand (Abb. 11.40). Die Computertomographie vermag Kalzifizierungen sichtbar zu machen, die auf einfachen Röntgenaufnahmen noch nicht zu erkennen sind. Nach dem Absterben der Zyste können *Tochterzysten* in der Mutterzyste sedimentieren (Abb. 11.39) (GHARBI 1981).

Die verkalkten Zysten treten sonographisch als „Meermuschelzeichen" mit stark reflektierender, kalzifizierter Wand und dahinter gelegenem Schallschatten in Erscheinung. Die Struktur der Läsion läßt sich dabei natürlich nicht mehr beurteilen. In anderen Fällen wiederum ist die Kalzifizierung über die gesamte Zirkumferenz ausgebildet (Abb. 11.40). Was die Verkalkungen angeht, ist die Sonographie sensibler als die Abdomenübersichtsaufnahme. Computertomographisch lassen sich dagegen noch Mikroverkalkungen nachweisen, die mit keiner anderen Methode erfaßbar sind.

In Kap. 13 besprechen wir die sonographisch erkennbaren Veränderungen nach Echinokokkuszystenoperation.

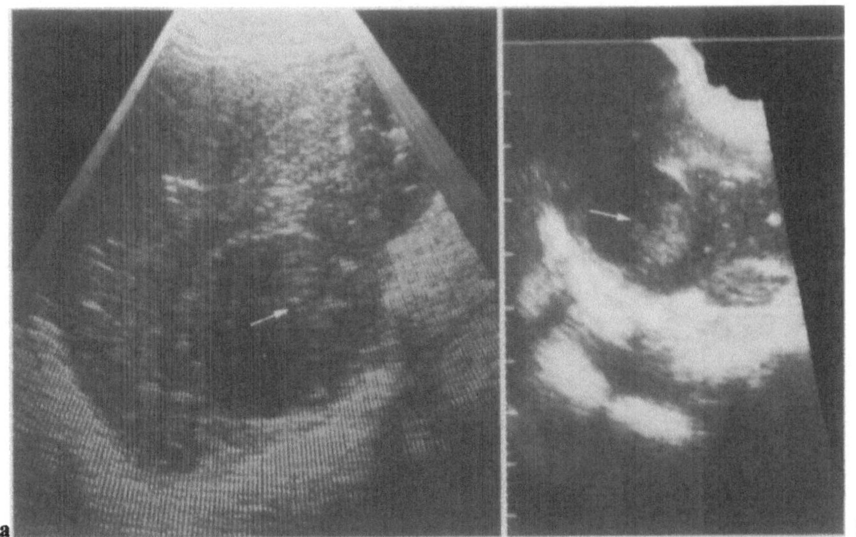

Abb. 11.37 a, b. Reife Echinokokkuszyste. **a** Interkostalschnitt, **b** Sagittalschnitt. Man erkennt eine zystische Läsion mit gut abgegrenzter Wand. Die zystische Läsion ist z. T. durch eine solide Zone (*Pfeile*) ersetzt, die kleinen Tochterzysten entspricht

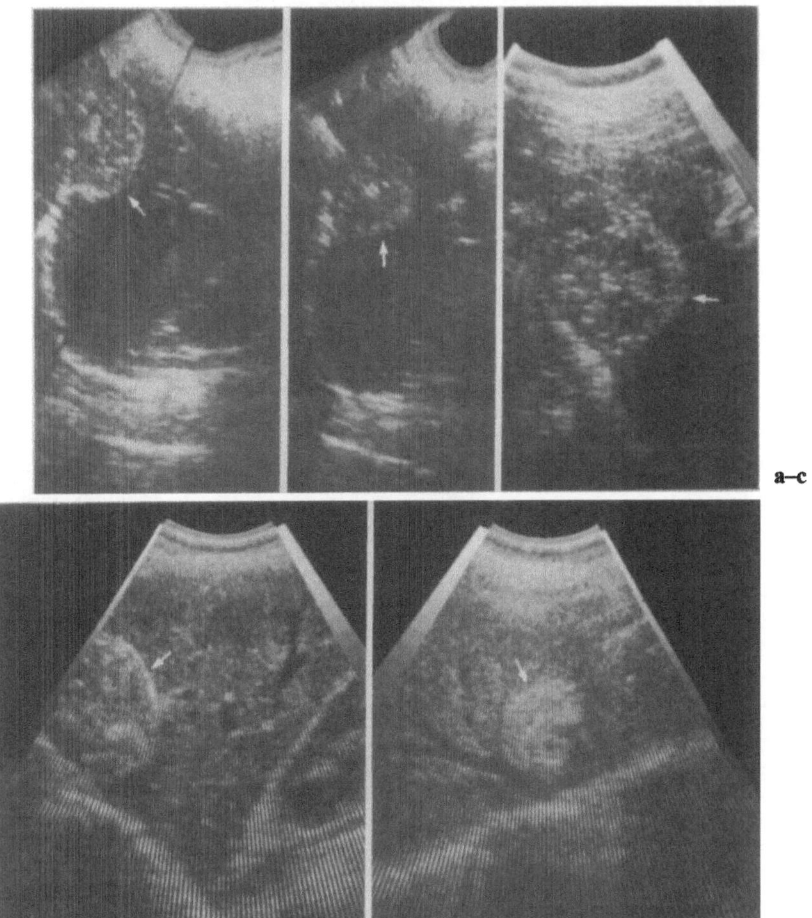

Abb. 11.8. a–c Reife Echinokokkuszyste, die einer echogenen Läsion ähnelt (*Pfeil*). Man erkennt jedoch eine Eigenwand, besonders auf **a**, die sich bei tumorösen Läsionen niemals findet. **a** Sagittalschnitt, **b** Parallelschnitt, **c** Schrägschnitt. **d, e** Ein anderes Beispiel einer reifen Echinokokkuszyste, die als echogene Läsion (*Pfeil*) imponiert. **d** Sagittalschnitt, **e** subkostaler Schrägschnitt

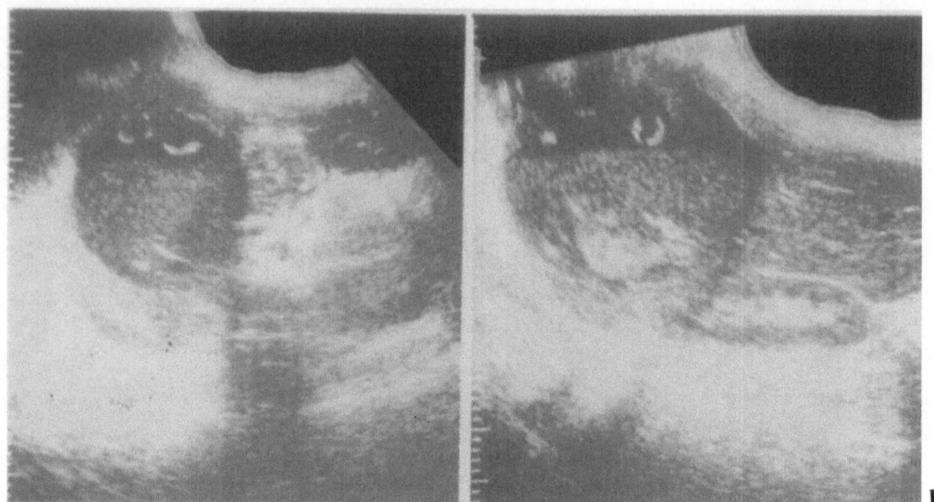

Abb. 11.39 a, b. Reife Echinokokkuszyste. Die Tochterzysten haben sich abgelöst und sind am Boden der Zyste sedimentiert. Sie bilden einen „Spiegel". Zwei größere Tochterzysten sind noch im oberen Anteil der Zyste zu erkennen. Die Zystenmembran (Endozyste) ist abgelöst (Bild: E. Bihr)

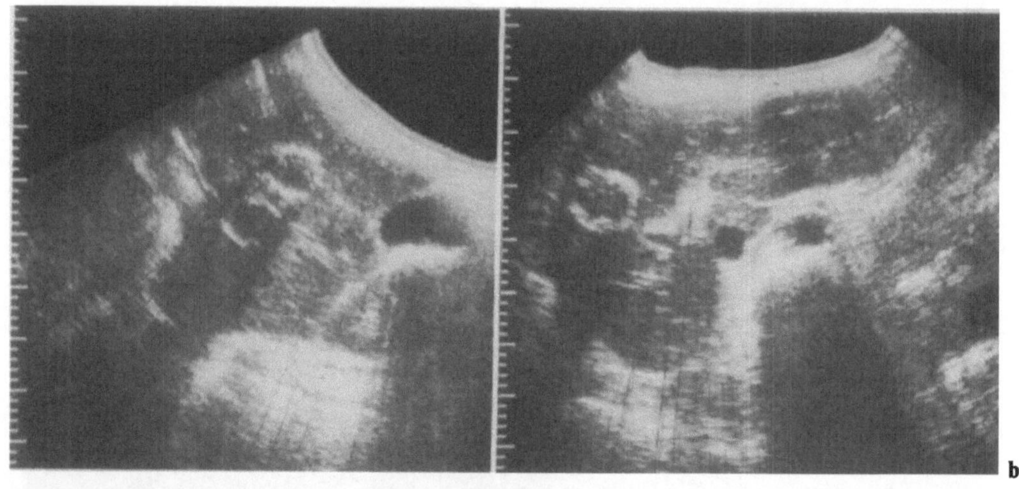

Abb. 11.40 a, b. Verkalkte Echinokokkuszysten. **a** Dieser Longitudinalschnitt durch die Gallenblase und die rechte Niere gibt das Bild einer doppelten Zyste mit verdickten Wänden und Schallschatten wieder. Wie im vorhergehenden Fall lassen die Wandverdickung und der Schallschatten an einen Verkalkungsprozeß denken, was sich auch in der Abdomenübersichtsaufnahme bestätigt. **b** Transversalschnitt mit Zyste und Schallschatten

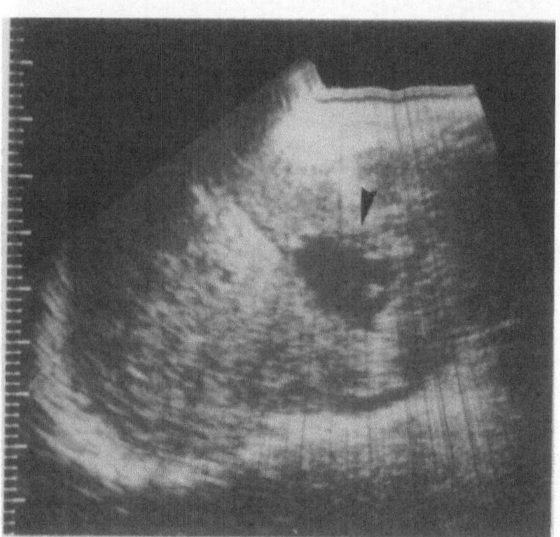

◄ **Abb. 11.41.** Zystenrezidiv (*Pfeilspitze*) (subkostaler Schrägschnitt). Die Probleme der Pseudorezidive sind in Kap. 13 diskutiert

Abb. 11.42 a, b. Alveoläre Echinokokkose. **a** Rechtsseitiger Frontalschnitt, **b** Sagittalschnitt. Typisches Bild einer riesigen Nekrose mit unregelmäßiger Begrenzung und veränderter Parenchymstruktur in der Nachbarschaft (*Pfeilspitzen* oder *Pfeile*). Der schwarze Pfeil markiert die Gallenblase

Alveoläre Echinokokkose

Während die zystische Echinokokkose dem Echinococcus granulosus zuzuschreiben ist, muß man die alveoläre Echinokokkose auf den Echinococcus multilocularis zurückführen, der im Darm des Fuchses leben und der auf bestimmte Weise die Leber des Menschen befällt. Sonographisch hat die alveoläre Echinokokkose ein solides, tumorähnliches Aussehen. Bei 30% der Fälle zersetzen sich die Läsionen nekrotisch, und es bilden sich zystische Formationen aus. Auch wenn die Nekrosen sonographisch reinen Flüssigkeitscharakter besitzen (Abb. 11.42 u. 11.43) können sie noch nekrotisches Material enthalten. Dadurch ist ein eher heterogener Aspekt bedingt, der sich deutlich von dem der Zyste des E. cysticus unterscheidet (Abb. 11.44). Außerdem sind diese echofreien Areale häufiger unregelmäßig konturiert als die Zysten des E. cysticus (Abb. 11.43). Auch zeigen sie keine Eigenwand. Diese Nekrosen können mitten im Lebergewebe sitzen oder auch die Leberoberfläche deformieren. Die Begrenzung dieser Nekrosen ist oft „wie zerfressen" (Abb. 11.42 und 11.43).

Bei der alveolären Echinokokkose gibt es immer *begleitende Parenchymveränderungen* von beachtlichen Ausmaßen (Abb. 11.45 und 11.46). Sie erinnern an ein Schneegestöberbild oder an die gemischten Bilder bei Metastasen. Einige echogene Areale kommen durch Verkalkungen zustande (Abb. 11.47–11.49), von denen die kleinsten sich computertomographisch leichter darstellen lassen. Wenn zerfallende Nekrosen bei alveolärer Echinokokkose fehlen, ist die heterogene Leberstruktur nur schwer von der Struktur der Metastasen zu differenzieren. Noch schwieriger wird es, wenn man bedenkt, daß auch Metastasen nekrotisch zerfallen können. Sehr spezifisch ist dagegen die Arteriographie. Sie zeigt arterielle Gefäßstenosen und -verschlüsse. Tatsächlich handelt es sich bei der alveolären Echinokokkose um einen infiltrativen Prozeß. Oft sind auch segmentäre Gallenwegserweiterungen zu erkennen (Abb. 11.43e und 11.50) und Pfortadereinengungen (Abb. 11.48 und 11.49). Häufige Komplikationen sind Ikterus und portale Hypertension.

Die alveoläre Echinokokkose kann zur Infiltration in die V. cava führen (Abb. 11.51) und bis in den rechten Vorhof vorwachsen. Von hier können ausnahmsweise Absiedelungen in die Lunge ausgehen. Andere Lokalisationen des Echinococcus multilocularis (alveolaris) sind außerordentlich selten.

Als weiterführende diagnostische Verfahren kommen nach der Computertomographie die Arteriographie, die perkutane transhepatische Cholangiographie (PTC), die Kavographie und die Pfortaderdarstellung in Frage. In Endemiegebieten sind Screeninguntersuchungen sehr wünschenswert.

In Tabelle 11.1 haben wir die wesentlichen Zeichen der alveolären Echinokokkose zusammengestellt.

Tabelle 11.1. Zeichen der alveolären Echinokokkose

Hepatomegalie
Echogene Areale
Verkalkungen
Zystisch imponierende Nekrosen mit unregelmäßiger Begrenzung
Gallenwegserweiterungen
Verlagerung und Einengung von Lebervenen und Pfortader

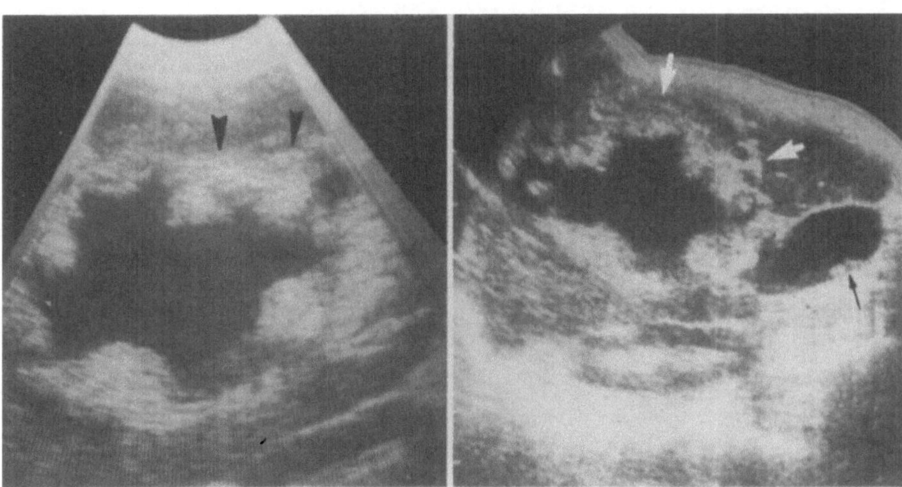

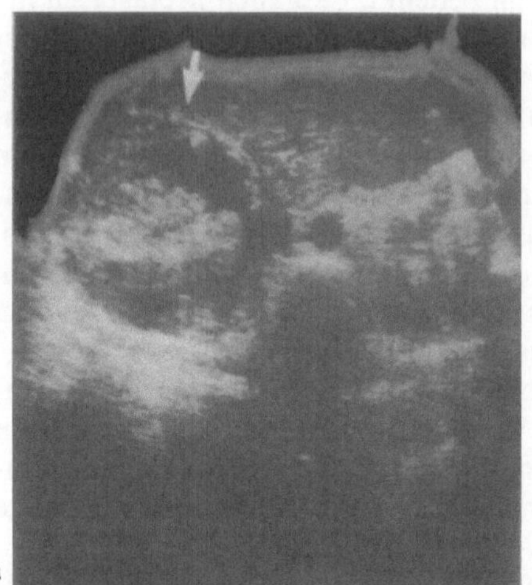

Abb. 11.43 a–e. Alveoläre Echinokokkose. **a** Ein Transversalschnitt zeigt eine große rechtsseitige, teilweise nekrotisierte Läsion (*Pfeil*). **b** Subkostaler Schrägschnitt. **c** Ein Sagittalschnitt zeigt die Komplexität der Läsionen in der Leberkuppel. **d** Ein anderer subkostaler Schrägschnitt. **e** Sagittalschnitt des linken Leberlappens. Man erkennt eine diskrete Erweiterung der Gallenwege (*Pfeile*)

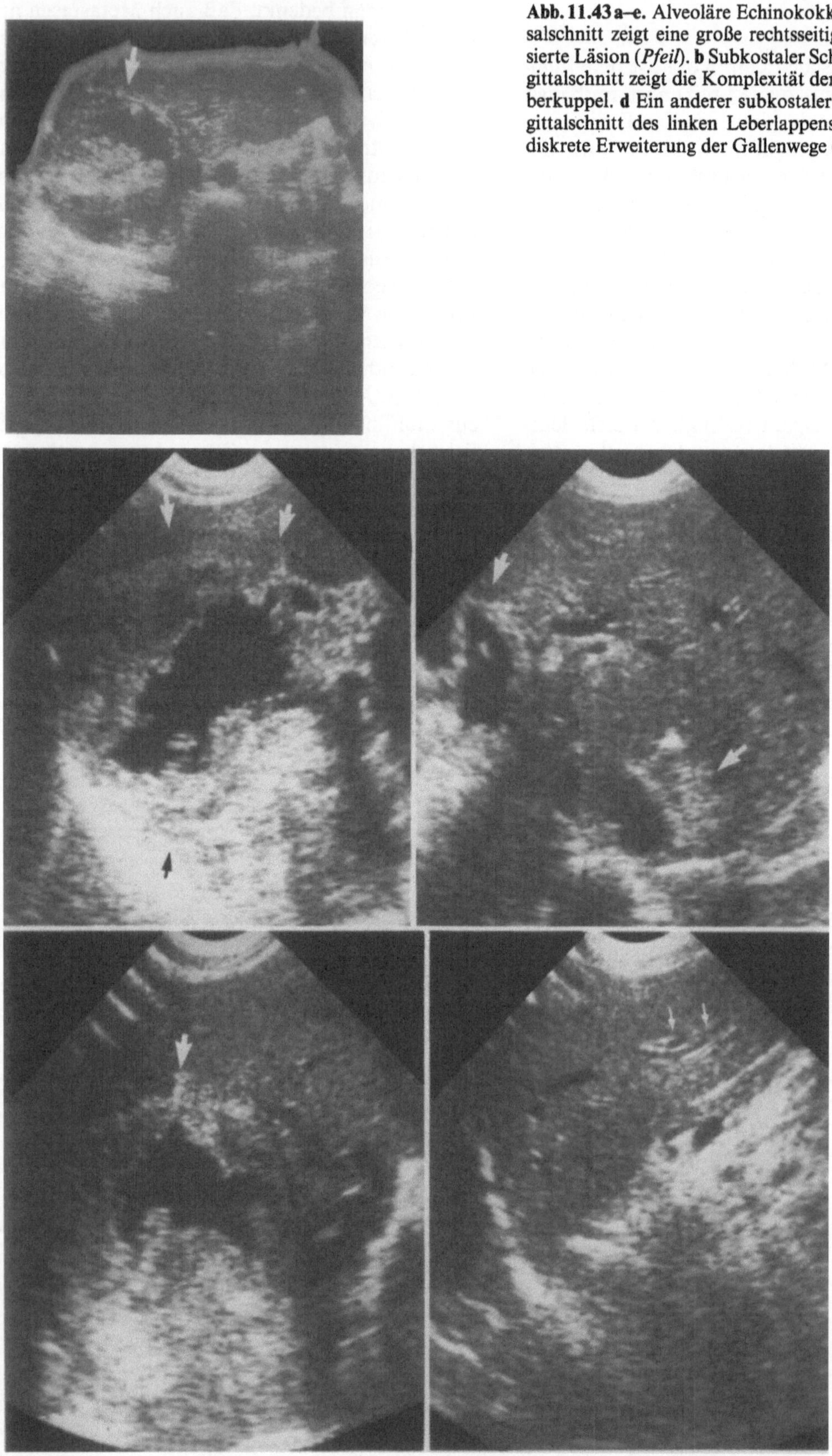

Abb. 11.44. Alveoläre Echinokokkose. Dieser Transversalschnitt der Leber eines fünfjährigen Kindes zeigt eine zystische Läsion mit zentraler Nekrose. Eine derartige Läsion ist bei einem Kind ganz außergewöhnlich, da der Echinococcus alveolaris normalerweise sehr langsam wächst ▶

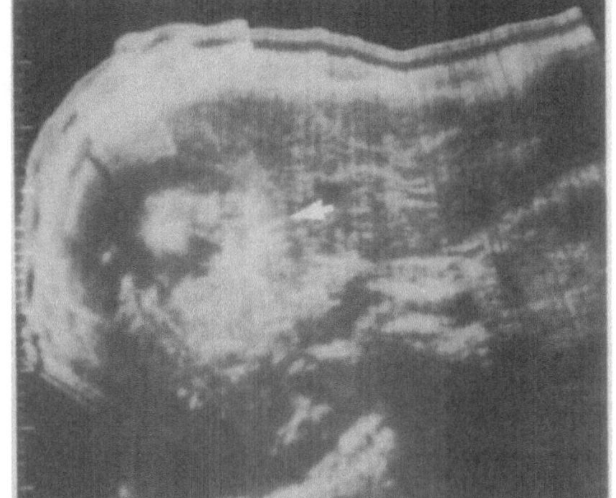

Abb. 11.45 a, b. Alveoläre Echinokokkose. Sagittalschnitte. Man erkennt nichtnekrotisierte Läsionen (*Pfeil*)

Abb. 11.46 a, b. Alveoläre Echinokokkose. **a** Ein Transversalschnitt zeigt eine noduläre, echogene Läsion (*großer Pfeil*) und eine Nekrosezone (*kleiner Pfeil*). **b** Sagittalschnitt

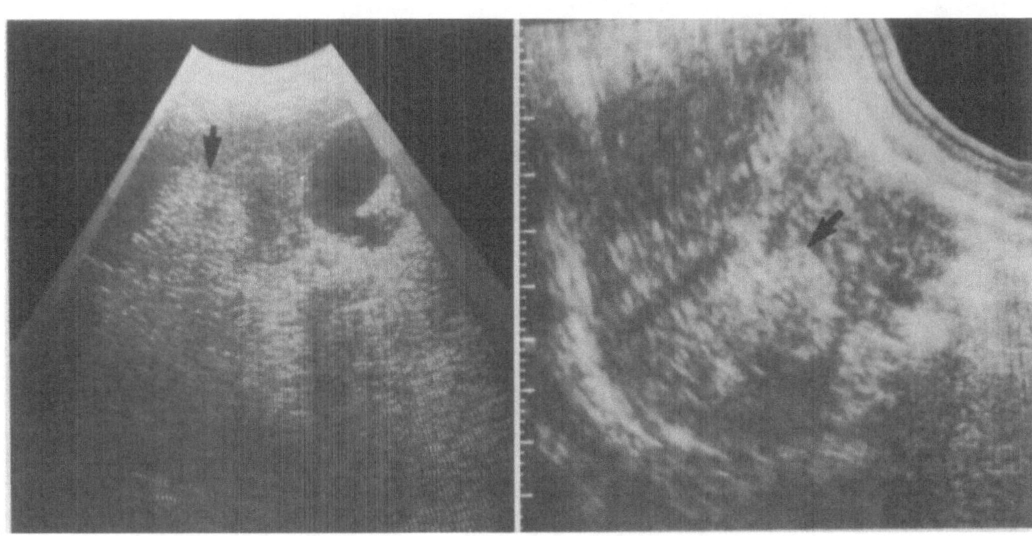

11.45 a, b

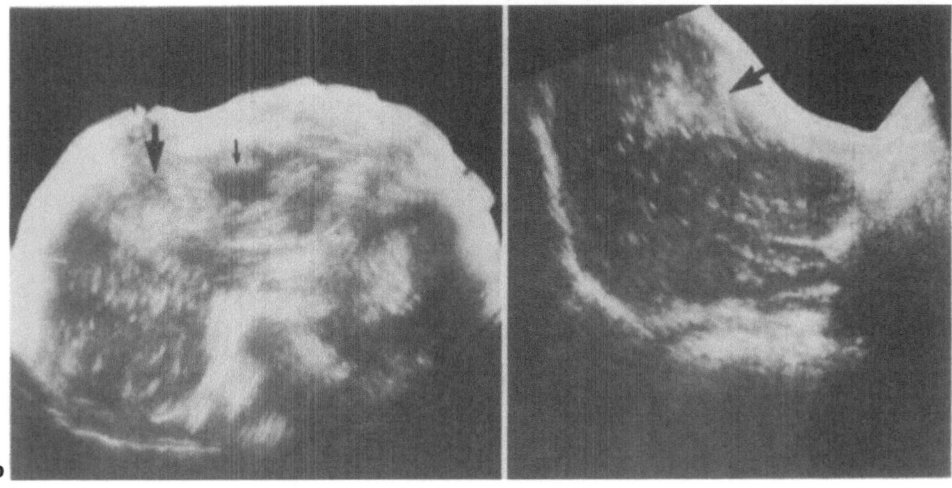

11.46 a, b

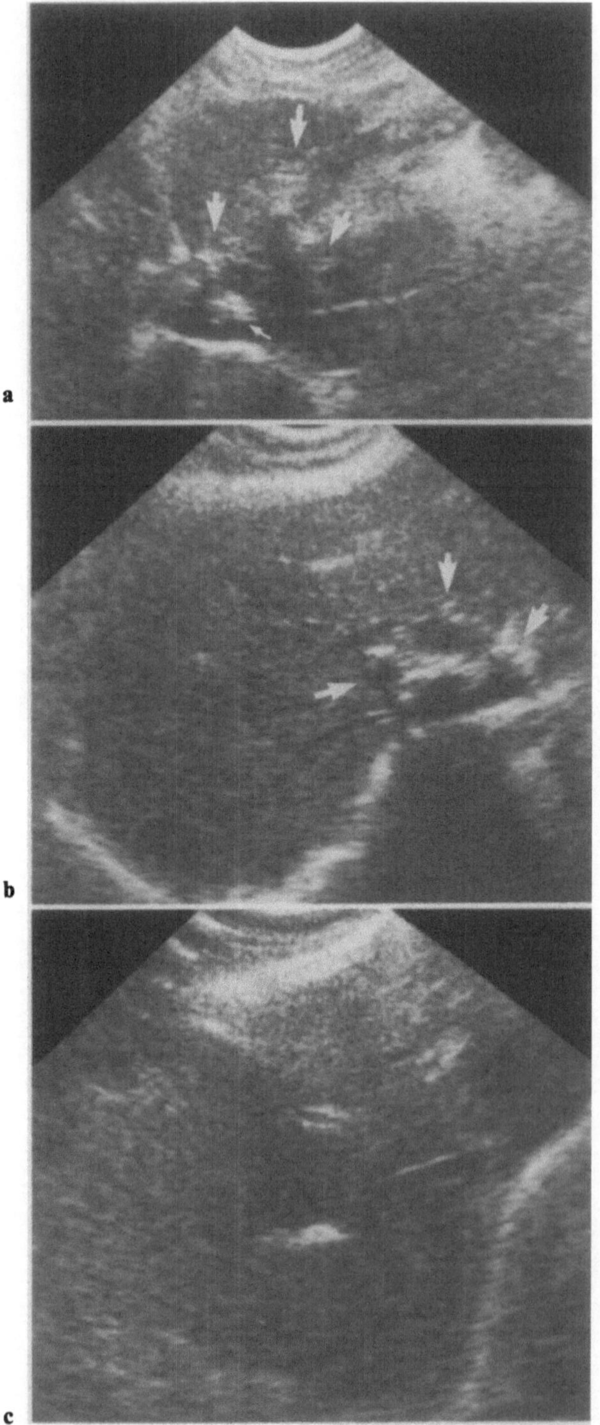

Abb. 11.47 a–c. Alveoläre Echinokokkose. **a** Sagittalschnitt. Heterogene, solide Läsionen (*Pfeile*), die sich bis an die V. cava erstrecken (*kleiner Pfeil*). Zu beachten ist eine Verkalkung mit dorsalem Schallschatten. **b** Der Transversalschnitt zeigt die enge Nachbarschaft der Läsion zur V. cava und den Lebervenen. **c** Parallelschnitt mit mehreren verkalkten Arealen

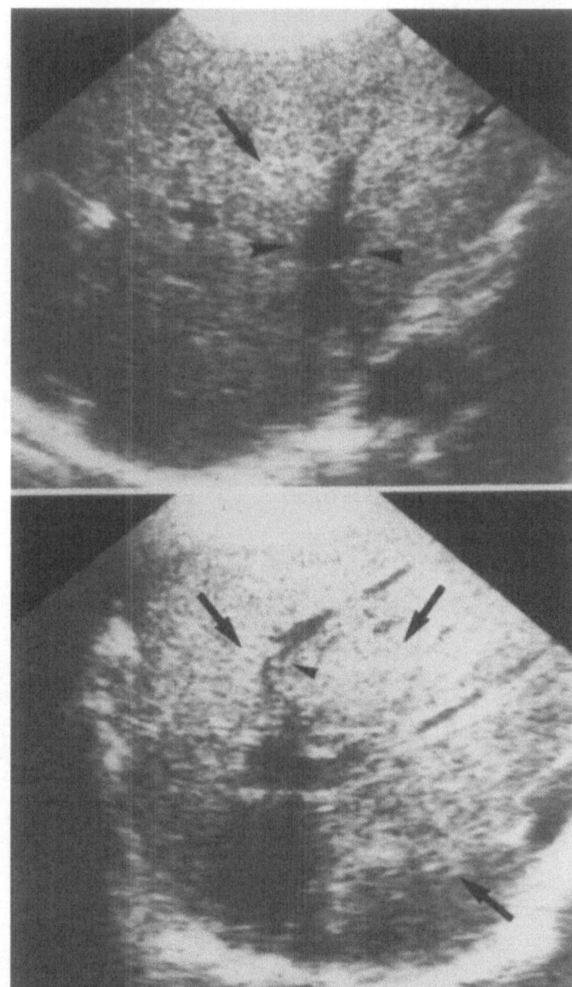

Abb. 11.48 a, b. Alveoläre Echinokokkose. **a** Subkostaler Schrägschnitt, **b** Sagittalschnitt. Die infiltrierenden Läsionen (*Pfeile*) werden von ausgeprägten Kaliberunregelmäßigkeiten der Pfortadergabelung (*Pfeilspitzen*) und der Pfortaderäste begleitet

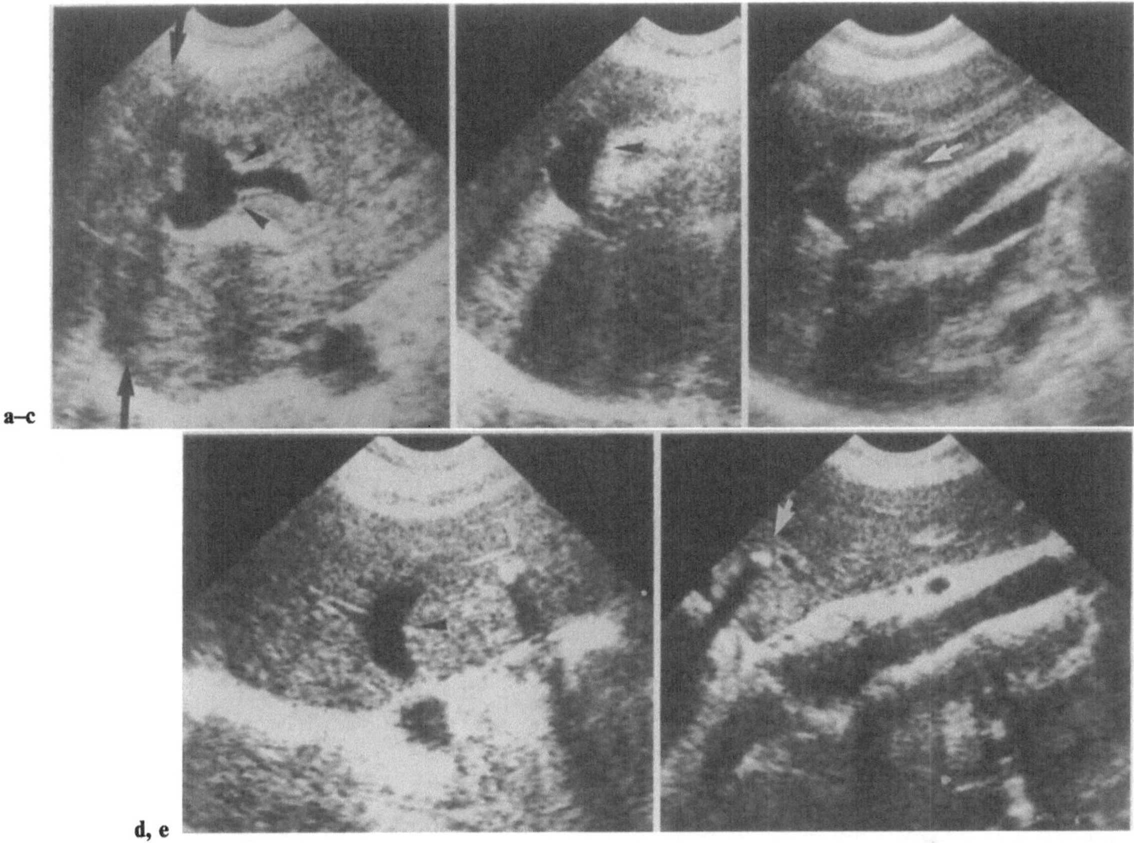

Abb. 11.49 a–e. Alveoläre Echinokokkose. Die infiltrierenden Läsionen (*Pfeile*) werden von Kaliberunregelmäßigkeiten der Pfortaderäste begleitet. **a** Subkostaler Schrägschnitt, **b, c** Sagittalschnitte, **d** Transversalschnitt des linken Leberlappens, **e** Sagittalschnitt des linken Leberlappens. Man erkennt auf **d, e** eine Kalzifizierung (*Pfeil*) mit Schallschatten

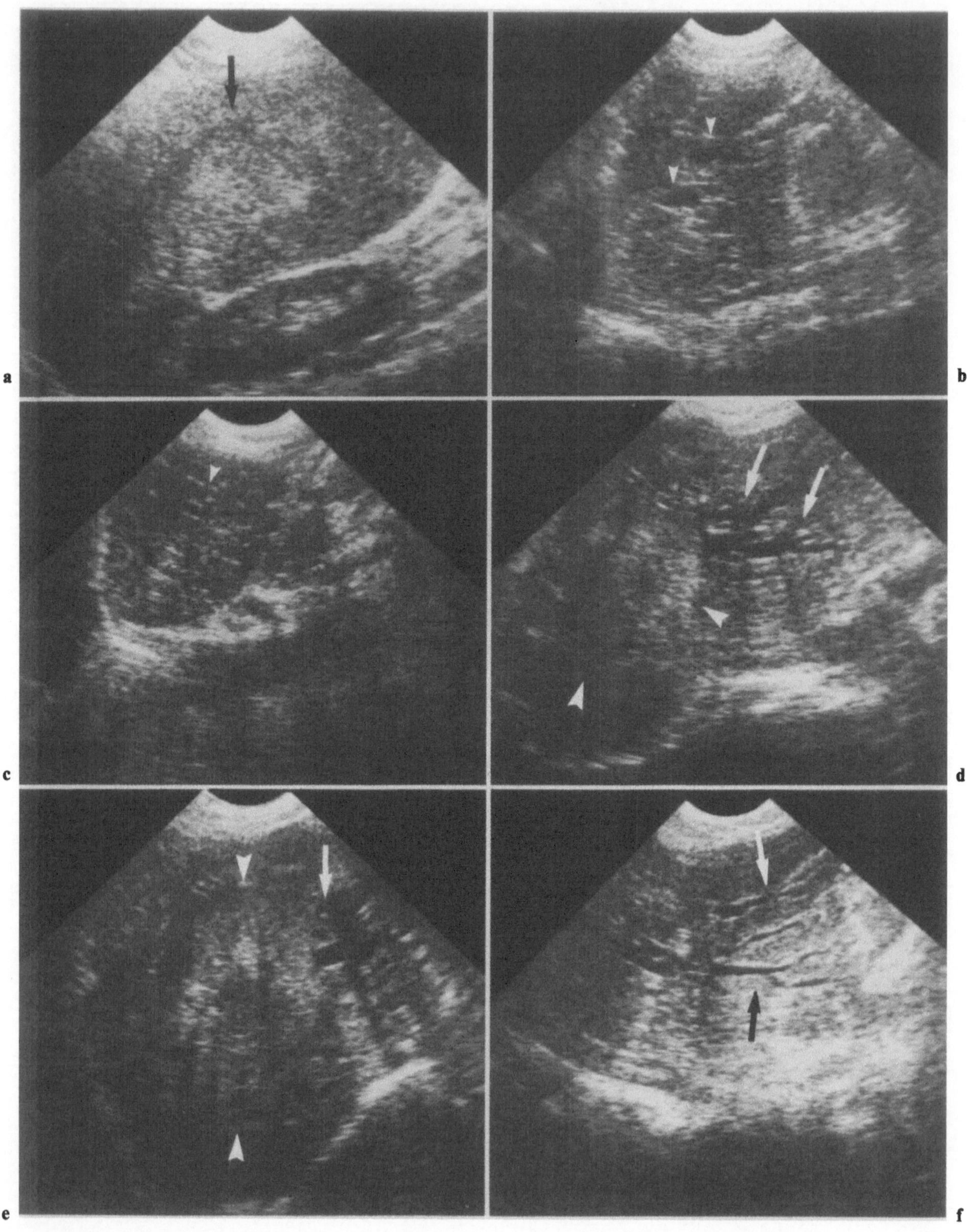

Abb. 11.50 a–f. Alveoläre Echinokokkose. **a–c** Sagittalschnitte: Die Läsion (*Pfeil*) ist auf **a** zu erkennen. Die Schnitte **b, c** zeigen die Dilatation der Gallenwege im linken Leberlappen (*Pfeilspitzen*). **d–f** Die Erweiterung der linksseitigen Gallenwege (*Pfeile*) können bis zu den Läsionen selbst verfolgt werden (*Pfeilspitzen*). Der Gallenwegskonfluens ist infiltriert

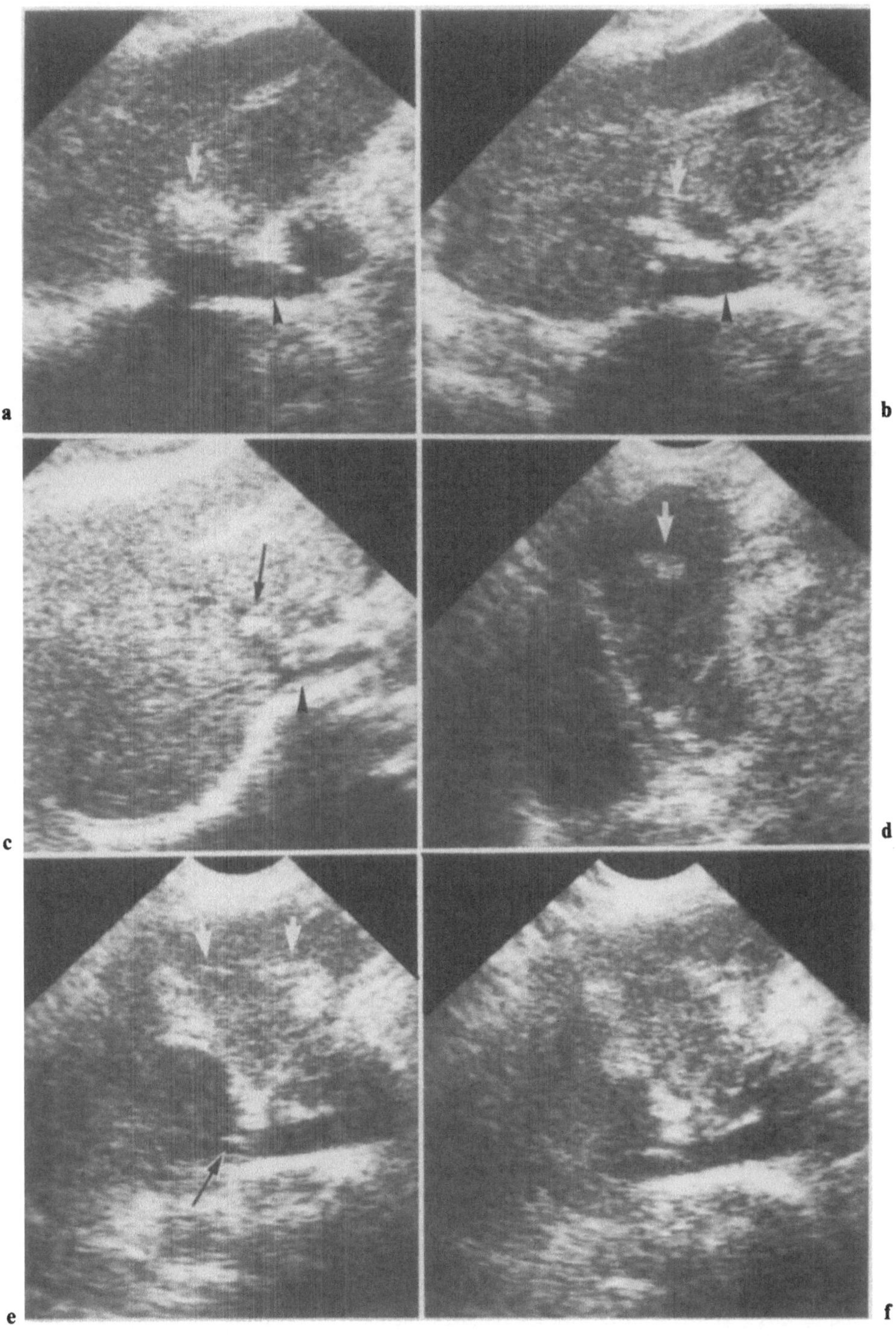

Abb. 11.51 a–f. Alveoläre Echinokokkose. Infiltration der V. cava. **a** Subkostaler Schrägschnitt. Ein echogenes Areal (*Pfeil*) liegt neben der V. cava (*Pfeilspitze*). **b** Parallelschnitt, **c** Transversalschnitt, **d–f** Sagittalschnitte. Man erkennt zahlreiche Läsionen (*Pfeile*). Die Wand der V. cava (*schwarzer Pfeil*) ist infiltriert. Die Infiltration der V. cava inferior und des rechten Vorhofes war verantwortlich für pulmonale Absiedelungen der alveolären Echinokokkose

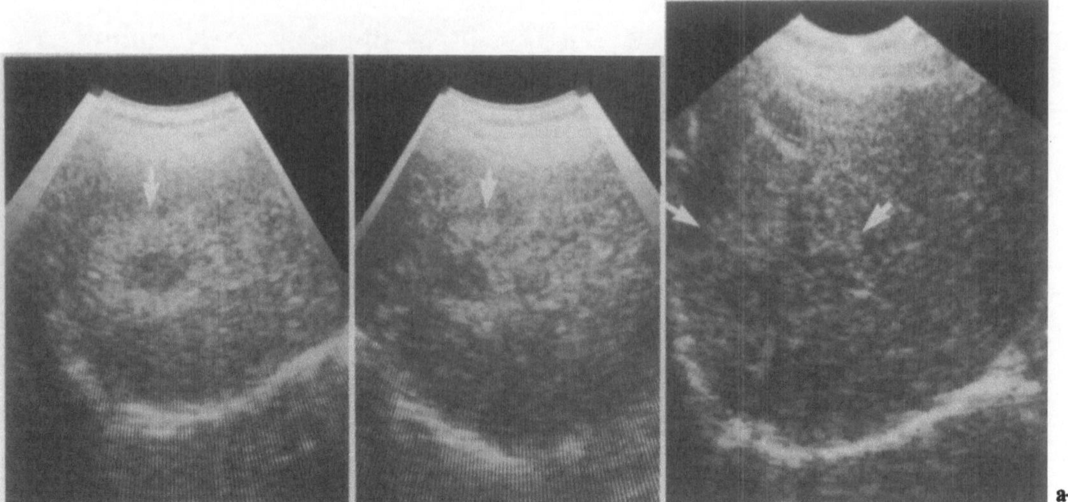

Abb. 11.52 a–c. Faszioliasis (*Pfeile*). **a** Subkostaler Schrägschnitt, **b** Sagittalschnitt, **c** Verlauf und Kontrolle nach einem Jahr (subkostaler Schrägschnitt)

Andere Parasitosen

In Abb. 11.52 demonstrieren wir den einzigen von uns beobachteten Fall einer Faszioliasis.

Literatur

Aimino R, Fourcade A, Ayme Y (1982) Aspect échographique particulier d'un kyste hydatique pelvien. J Radiol 63:197–199

Barnett E, Morley P (1974) Abdominal echography. Butterworth, Borough Green

Bolondi L, Gandolfi L, Labo G (1979) Ultrasuoni in gastroenterologia. Piccin, Padua

Enterline DS, Ranch ER, Silverman PM, Koralikin M, Akuvari OE (1984) Cyst of the falciform ligament of the liver. AJR 142:327–328

Gharbi HA, Hassine W, Brauner MW, Dupuch K (1981) Ultrasound examination of the hydatic liver. Radiology 139:459–463

Goldberg BB, Kotler MN, Ziskin MC, Waxham RD (1975) Diagnostic uses of ultrasound. Grune & Stratton, New York

Gooding GAW (1981) Amebic abscess: Sonographic follow-up of persistent hepatic defects in two patients one year after successful treatment for amebiasis of the liver. J Clin Ultrasound 9:451–452

Hadidi A (1982) Sonography of hepatic echinococcal cysts. Gastrointest Radiol 7:349–354

Hassani N (1976) Ultrasonography of the abdomen. Springer, Berlin Heidelberg New York

Hess B, Binswanger RO, Otto R (1982) Einsatz von Ultraschall: Ultraschallgezielte Feinnadelpunktion und -aspiration bei Amöbenabszess der Leber. Schweiz Med Wochenschr 112:1669–1674

Holm HH, Kristensen JK (1980) Ultrasonically guided puncture technique. Munksgaard, Copenhagen

Holm HH, Kristensen JK, Rasmussen SN, Pedersen JF, Hancke S (1980) Abdominal ultrasound, 2nd edn. Munksgaard, Copenhagen

Jonas P (1975) L'échographie. Sa place dans l'exploration des collections liquidiennes du foie. Thesis. Claude Bernard University, Lyon

King DL (1973) Ultrasonography of echinococcal cysts. J Clin Ultrasound 1:64–67

Kressel HY, Filly RA (1978) Ultrasonographic appearance of gas-containing abscesses in the abdomen. AJR 130:71–73

Kuligowska E, Connors SK, Shapiro JH (1982) Liver abscess: Sonography in diagnosis and treatment. AJR 138:253–257

Landay MJ, Setiawan H, Hirsch G, Christensen EE, Conrad MR (1980) Hepatic and thoracic amebiasis. AJR 135:449–454

Lassegue A, Deschamps JP, Vuitton D et al. (1982) Apport de la tomodensitométrie au diagnostic et à la surveillance de l'échinococcose alvéolaire hépatique. Gastroenterol Clin Biol 6:901–909

Leopold GR, Asher WM (1975) Fundamentals of abdominal and pelvic ultrasonography. Saunders, Philadelphia

Madrazo BL, Hricak H, Sandler MA, Eyler WR (1981) Sonographic findings in complicated peptic ulcer. Radiology 140:457–461

Miguet JP (1973) L'échinococcose alvéolaire en Franche-Comté. Thesis. University of Besançon, Besançon

Naidich DP (1983) Ultrasound analysis of solidappearing abscesses. Radiology 146:487–491

Newlin N, Silver TM, Stuck KJ, Sandler MA (1981) Ultrasonic features of pyogenic liver abscesses. Radiology 139:155–159

Ralls PW, Meyers HI, Lapin SA, Rogers W, Boswell WD, Halls J (1979) Gray-scale ultrasonography of hepatic amoebic abscesses. Radiology 132:125–129

Roemer CE, Ferrucci JT, Mueller PR, Simeone JF, Van Sonnenberg E, Wittenberg J (1981) Hepatic cysts, diagnosis and therapy by sonographic needle aspiration. AJR 136:1065–1070

Sansot M, Burger G, Jouve P (1981) Aspect échotomographique inhabituel d'un cas d'hydatidose hépatosplénique. JEMU 2:153–155

Solomon A, Rubinstein Z, Morag B (1982) Hydatosis of the abdominal cavity. Gastrointest Radiol 7:355–356

Subramanyam BR, Balthazar EJ, Raghavendra BN, Horii SC, Hilton S, Naidich DP (1983) Ultrasound analysis of solid-appearing abscesses. Radiology 146:487–491

Sukov RJ, Cohen LJ, Sample WF (1980) Sonography of hepatic amoebic abscesses. AJR 134:911–915

Taylor JW (1979) Diagnostic ultrasound in gastrointestinal disease. Livingstone, Edinburgh

Weill F (1978) Ultrasonography of digestive disease. Mosby, St. Louis

Weill F, Becker JC, Kraehenbuhl JR, Heriot G, Walter JP (1973a) Atlas clinique de radiographie ultrasonore. Masson, Paris

Weill F, Kraehenbuhl JR, Aucant D, Ricatte JP, Miguet JP, Gillet M (1973b) Le diagnostic échotomographique des kystes hydatiques. Evidences et pièges. J Radiol 54:345–400

Weill F, Kraehenbuhl JR, Bourgoin A, Miguet JP, Gillet M (1975) Aspects échotomographiques de l'échinococcose alvéolaire. Méd Chir Dig 4:35–37

Weill F, Le Mouel A, Rohmer P, Bihr E (1981) Pseudocystic patterns after removal of hydatid cysts involving the liver. Eur J Radiol 1:189–260

Kapitel 12

Differentialdiagnostik

Die sonographische Differentialdiagnostik der Leberveränderungen verläuft in drei Schritten: Zuerst werden störende und verwirrende extrahepatische Strukturen aussortiert. Dann trennt man die nichtpathologischen intrahepatischen Bilder ab. Zum Schluß bleibt dann die Deutung der eigentlichen Leberaffektion.

Dieser letzte Schritt ist häufig nicht eindeutig, so daß eine ergänzende Computertomographie oder eine sonographisch geführte Punktion notwendig wird.

Fehldeutungen perihepatischer Strukturen

Echofreie Areale. Das erste Problem ergibt sich aus der Abbildung der Gallenblase: In Kap. 15 werden wir ihre Morphologie im einzelnen kennenlernen. Mit den engen Beziehungen zwischen Gallenblase und Leber und den hieraus erwachsenden differentialdiagnostischen Schwierigkeiten haben wir schon mehrfach Bekanntschaft gemacht. Oft wird erst ein Kontraktionsversuch mit Sicherheit ein perihepatisches Flüssigkeitskompartiment als Gallenblase identifizieren können. In Kap. 11 wurde ja schon die Schwierigkeit angedeutet, die eine am oberen Pol in der Nierenrinde gelegene zystische Struktur aufwirft. In Kap. 14 werden wir noch auf andere derartige perihepatische Gebilde stoßen.

Die Differentialdiagnostik zwischen subkapsulärer Flüssigkeitsansammlung der Leber und Pleuraerguß oder Aszites werden wir weiter unten diskutieren (Kap. 14 und 29).

Echoreiche Areale. In Kap. 8 haben wir bereits gesehen, daß einige retroperitoneale, insbesondere suprarenal gelegene Tumoren sich nur schwer

Abb. 12.1 a, b. Trugbilder durch perirenales Fettgewebe. **a** Ein Sagittalschnitt zeigt bei diesem Patienten mit ausgeprägtem Aszites (*A*) das perirenale Fettgewebe als intensives Reflexband (*Pfeile*) (*K*: rechte Niere) **b** Transversalschnitt entlang der in **a** angedeuteten Schnittebene. Die dorsal sich darstellende Reflexionszone (*Pfeile*) könnte leicht für einen pathologischen Prozeß der Leber gehalten werden. In Wirklichkeit handelt es sich hierbei um die Strukturen der Nebennierenloge

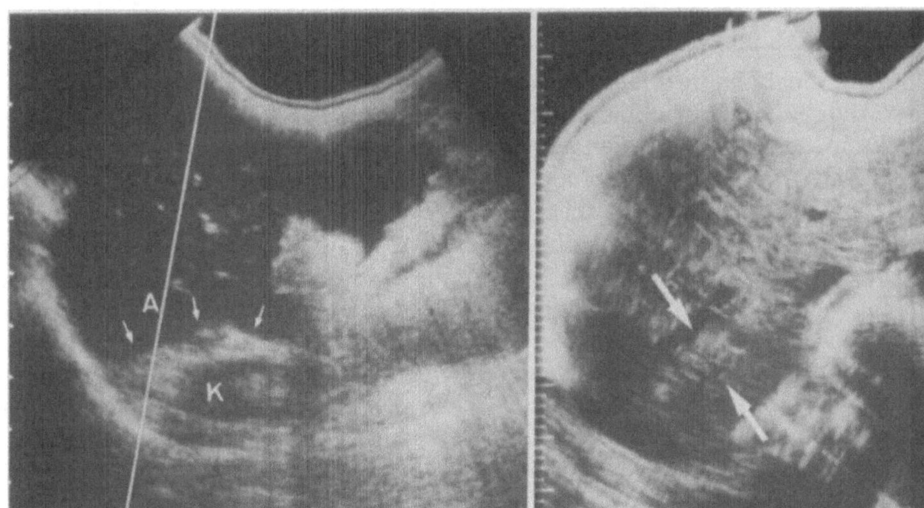

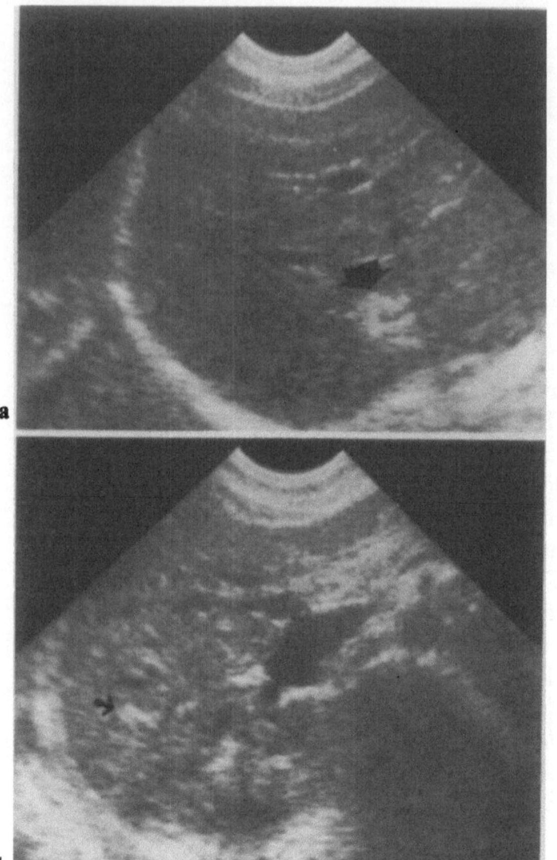

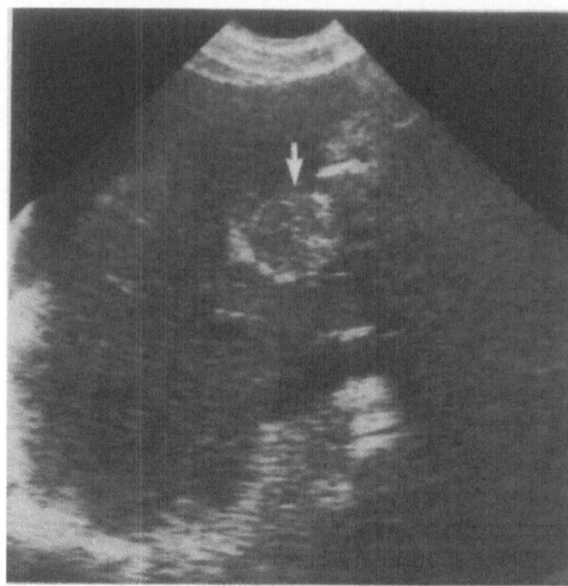

Abb. 12.3. Dieser Transversalschnitt der Leber scheint einen Tumor zu zeigen (*Pfeil*). Tatsächlich jedoch handelt es sich um das flüssigkeitsgefüllte Duodenum. Zu beachten ist Aszites neben der Leber

◀ **Abb. 12.2 a, b.** Ein anderes Beispiel einer Pseudoläsion, die durch juxtahepatisches Fettgewebe (*Pfeile*) hervorgerufen wird. **a** Sagittalschnitt, **b** subkostaler Schrägschnitt

von entsprechenden Leberveränderungen unterscheiden lassen, wenn sich das trennende Gewebselement zwischen beiden nur unscharf abbildet. In Schräg- oder Transversalschnitten findet man gewöhnlich – wie in der ersten Ausgabe dieses Buches (1978) beschrieben – dorsal oberhalb des Nierenpols eine Zone starker Reflexionen. Es handelt sich hierbei um einen Schnitt durch den kranialen Anteil des perirenalen Fettgewebes, das wegen zahlreicher kollagener Fasern viele Echos produziert. Longitudinalschnitte dieser Region im Real-time-Verfahren zeigen, daß diese Reflexionszone direkt in das perirenale Fettgewebe übergeht (Abb. 12.1 und 12.2). Mit den von Gallenblasentumoren gelieferten sonographischen Bildern werden wir uns in Kap. 17 beschäftigen. Tumoren des Magens oder des rechten Kolons können kaum mit entsprechenden Leberveränderungen verwechselt werden.

Die Pars horizontalis superior des Duodenums kann wie ein echoreicher oberflächlicher intrahepatischer Prozeß aussehen (Abb. 12.3). Die Differenzierung gelingt nach peroraler Flüssigkeitszufuhr (s. Kap. 25).

Fehldeutungen intrahepatischer Strukturen

Echofreie Areale. Venöse Gefäße oder dilatierte Gallenwege (s. Kap. 26) können auf isolierten Darstellungen umschriebenen Läsionen ähneln. Mit Hilfe des Real-time-Verfahrens ist es jedoch immer möglich, eine Verbindung mit dem entsprechenden tubulären System zu finden. In Kap. 8 haben wir bereits die pseudozystischen Bilder erörtert, die durch Ektasien der Lebervenen oder des letzten Segmentes der V. cava verursacht werden (Abb. 8.24 und 12.4). Diese Ektasien kommen angeboren, jedoch auch bei erhöhtem zentralvenösen Druck vor. Die Darstellung einer eigenen Wand und die Verbindung zum Venensystem erlauben die Identifizierung. Erinnert sei auch an die Schallschatten der venösen Gefäße der Leberpforte (Abb. 6.22) und an den Schatten des Lobus caudatus.

Schließlich muß man hier auch das Fettkissen an der Leberpforte erwähnen, das bei adipösen Patienten vorkommt und eine runde, echoarme Zone unmittelbar vor dem Konfluens der Gallenwege bewirkt (Abb. 8.25 und 8.26).

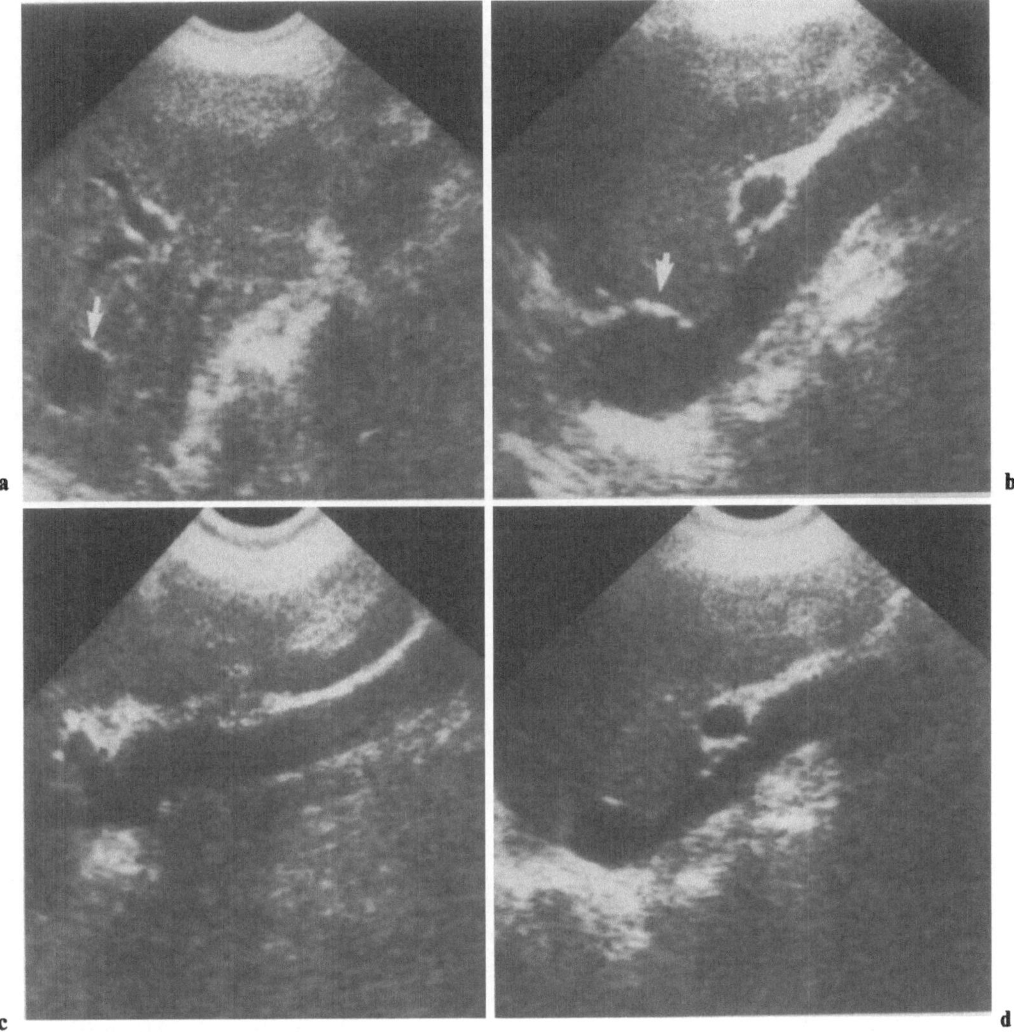

Abb. 12.4 a–d. Zystische Struktur. **a** Die zystische Formation (*Pfeil*) ist auf einem subkostalen Schrägschnitt zu erkennen. **b–d** Diese Sagittalschnitte erlauben die Zuordnung dieser zystischen Formation zum venösen Gefäßsystem. Es handelt sich um eine aneurysmale Erweiterung einer Lebervene

Echoreiche Areale. Hierbei sind v. a. Reflexionen gemeint, die von Gefäßverzweigungen ausgehen und bei ungünstigen technischen Voraussetzungen pseudonoduläre Bilder ergeben.

Weiterhin gehören auch die bereits in Kap. 6 beschriebenen Reflexionen dazu, die durch den Interlobärspalt, das Lig. teres, das Lig. falciforme (Abb. 6.5) (Prando et al. 1979) und die Fissura portalis zustande kommen. Ein ganz besonderes Trugbild kommt durch peritoneale Metastasen in der Nachbarschaft der Leber zustande. Vor allem spielen hier die Peritonealmetastasen am Zwerchfell eine Rolle, die weniger nach kranial als mehr auf die Leber zu wachsen und sie schließlich invadieren. Ihre breite Verbindung mit dem Zwerchfell ermöglicht die Differentialdiagnose (Abb. 12.5 a).

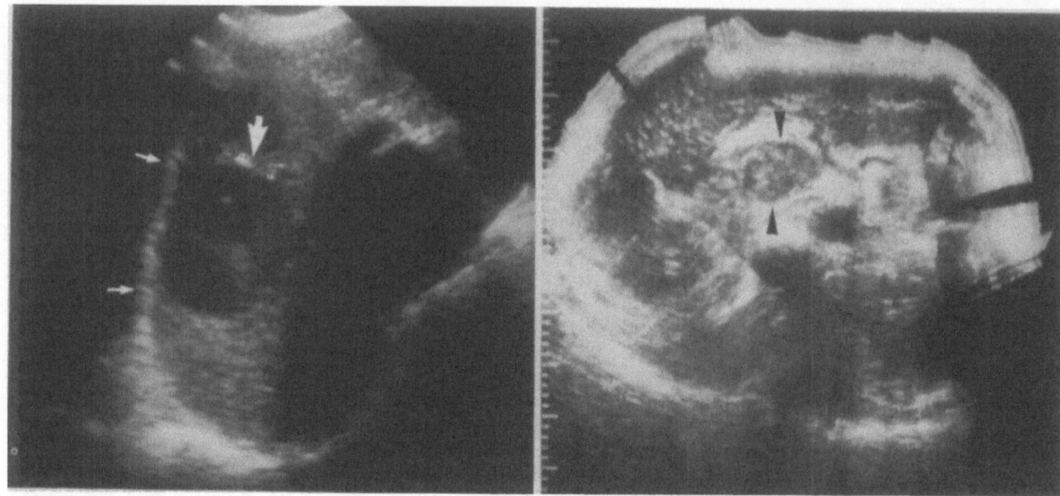

Abb. 12.5 a, b. Pseudotumoren. **a** Peritonealmetastase eines riesigen Kolonkarzinoms (*großer Pfeil*). Zu beachten ist die breite Verbindung der Läsion mit dem Zwerchfell (*kleine Pfeile*). **b** Hypertrophie des Lobus caudatus (*Pfeilspitzen*)

Fehldeutungen der Leberkonturen

Es sei daran erinnert, daß einige Leberkonturen (linker Leberlappen, Interlobärspalt, Unterrand des rechten Leberlappens) physiologisch abgerundet sind. Vorsicht auch beim pseudotumorösen Aussehen des Lobus caudatus (Abb. 12.5 b, s. auch Abb. 6.12).

Diagnose der verschiedenen Lebererkrankungen

In den Tabellen 12.1 bis 12.3 haben wir die verschiedenen sonographischen Unterscheidungsmerkmale nach verschiedenen Gesichtspunkten geordnet.

Diesen Tabellen hinzuzufügen ist noch der in Kap. 8 erwähnte Problemfall. Es handelte sich hierbei um ein polyzystisches Gebilde, umgeben von einer gut abgrenzbaren Membran. Auf den ersten Blick schien das ganz charakteristisch für multiple Echinokokkuszysten (Abb. 12.6). Wir haben die Weiterentwicklung dieses Bildes, das einer nekrotisierenden Metastase entsprach, über einige Wochen verfolgen können. Identifiziert wurde es als Tochterabsiedlung eines Myxoidsarkoms. Die neoplastischen Höhlen waren mit einer hämorrhagischen Flüssigkeit angefüllt.

Nachfolgend sind die wesentlichen Differentialdiagnosen multipler echogener intrahepatischer Areale aufgezählt (Abb. 12.7–12.9).

- partielle Leberverfettung
- diffuse Angiomatose
- infiltrierende Metastasen
- alveoläre Echinokokkose
- chronisch aktive Hepatitis

Bei derartigen Bildern ist den Pfortaderästen und den Lebervenen besondere Aufmerksamkeit zu widmen: Während tumoröse Prozesse eine Verdrängung dieser Gefäße bewirken, ist der Gefäßverlauf bei diffusen Lebererkrankungen normal (Abb. 8.22). Bei der chronischen aktiven Hepatitis ist eine Gefäßverdrängung möglich (Abb. 12.9).

Mit Ausnahme der wirklich typischen Bilder, die zuweilen durch klinische (Abszeß) oder laborchemische (Echinokokkose) Befunde unterstrichen werden, ist eine histologische Diagnose aufgrund sonographischer Bilder nicht möglich.

Eine Hilfe bietet die Computertomographie (Abgrenzung der Fettleber von der Hämochromatose durch Dichtemessung), die Computertomographie mit Kontrastmittelbolusinjektion (Gefäßtumoren oder hypervaskularisierte Tumoren), die Arteriographie (Echinokokkose) und v. a. die sonographisch gezielte Punktion.

Tabelle 12.1. Umschriebene Läsionen der Leber

	Einzelläsion	Multiple Läsionen	Vorwölbungen	Leberrandzeichen	Echoreiche Struktur	Semisolide Echostruktur	Kokarde	Echofreie Struktur	Perifokales Gewebe	
									normal	anormal
Primärer Lebertumor	+	+	+	±	+	+	+	Sehr selten[a]	+	±
Metastasen	+	+	+	+	+	+	+	Sehr selten[b]	±	±
Abszeß, unreif	+	+ (Selten)	−	−	−	+	−	−	+	−
Abszeß, reif	+	+ (Selten)	−	−	+	+	± (Sehr selten)	+	+	−
Leberzyste	+	+	+	+	−	−	−	+	+	−
Echinokokkuszyste, jung	+	+	+	+	−	−	−	+	+	−
Echinokokkuszyste, alt	+	+	+	+	+	−	−	−	+	−
Alveoläre Echinokokkose	+	+	+	+	+	+	± (Sehr selten)	+	−	+

[a] Bei zystischen Cholangiokarzinomen, biliären Zystadenomen und zystischen Hamartomen
[b] Bei Nekrosen

Tabelle 12.2. Multiple echofreie Läsionen

	Möglichkeit eng benachbarter Zysten	Perifokales Gewebe		Nierenbeteiligung	Solide Komponente
		normal	anormal		
Polyzystisches Syndrom	+	+	−	+	−
Zystische Echinokokkose	+	+	−	±	+
Alveoläre Echinokokkose	−	−	+	−	+
Zystische Tumoren (Cholangiokarzinom, Zystadenom, Hamartom, Mesenchymommetastasen)	+	±	±	−	+

Tabelle 12.3. Echoreiche Läsionen

	Solitärläsion	Multiple Läsionen	Vorwölbung	Leberrandzeichen	Infiltrate	Normales perifokales Gewebe	Anormales perifokales Gewebe	Erhöhte Dämpfung (Schallabschwächung)
Primärer Lebertumor	+	+	+	+	+	+	−	−
Metastasen	+	+	+	+	+	+	±	−
Maligne Lymphome	+	+	±	±	+	±	±	−
Leberzirrhose	−	+	−	−	−	−	+	++
Ältere zystische Echinokokkose	+	+	Selten	Selten	−	+	+	−
Alveoläre Echinokokkose	−	+	+	+	+	−	+	−
Chronisch aktive Hepatitis	±	+	−	−	+	±	±	±

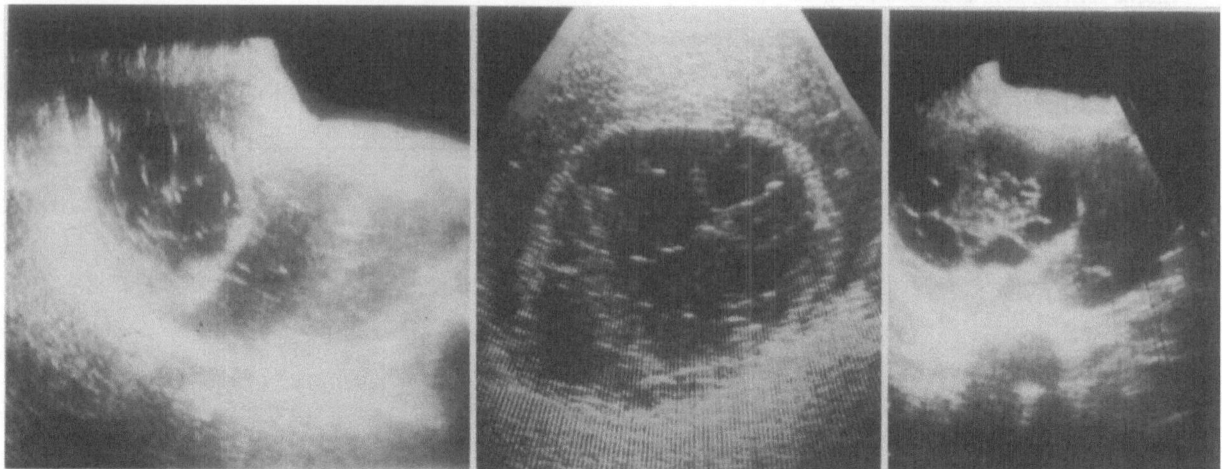

Abb. 12.6 a–c. Liegt hier eine Echinokokkuszyste mit Tochterzysten vor? Es handelt sich in Wirklichkeit um eine Metastase eines malignen Mesenchymoms. **a** Sagittalschnitt, **b** subkostaler Schrägschnitt, **c** Interkostalschnitt

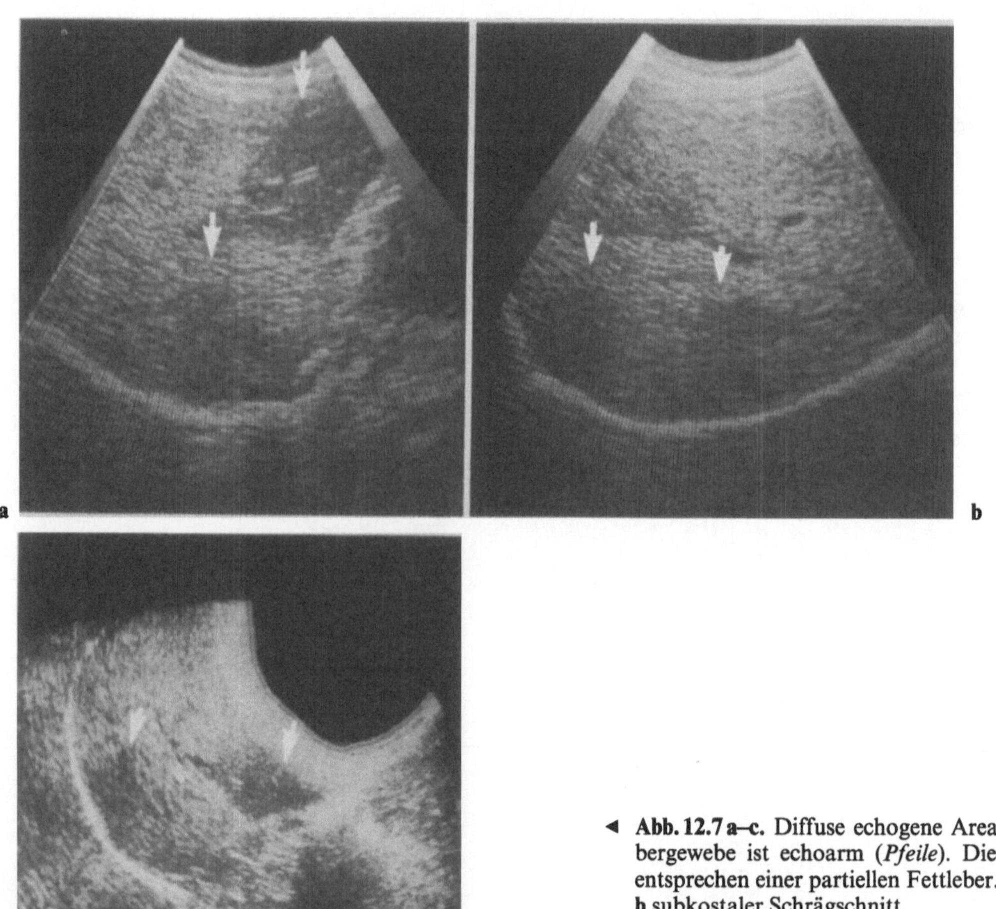

◄ **Abb. 12.7 a–c.** Diffuse echogene Areale. Das normale Lebergewebe ist echoarm (*Pfeile*). Die echoreichen Areale entsprechen einer partiellen Fettleber. **a, c** Sagittalschnitte, **b** subkostaler Schrägschnitt

Abb. 12.9 a–e. Diffuse echogene Areale. **a** Transversalschnitt, **b–e** Sagittalschnitte. Es handelt sich nicht um Metastasen, sondern um eine chronisch-aktive Hepatitis

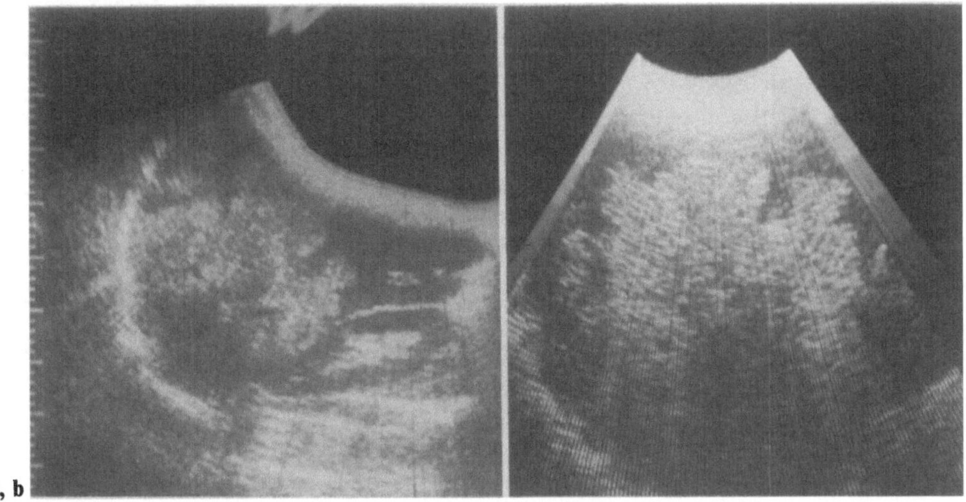

Abb. 12.8 a, b. Diffuse echogene Areale. Sagittalschnitte. Hier stellen die echogenen Areale den pathologischen Befund dar. Es handelt sich um Metastasen eines Kolonkarzinoms

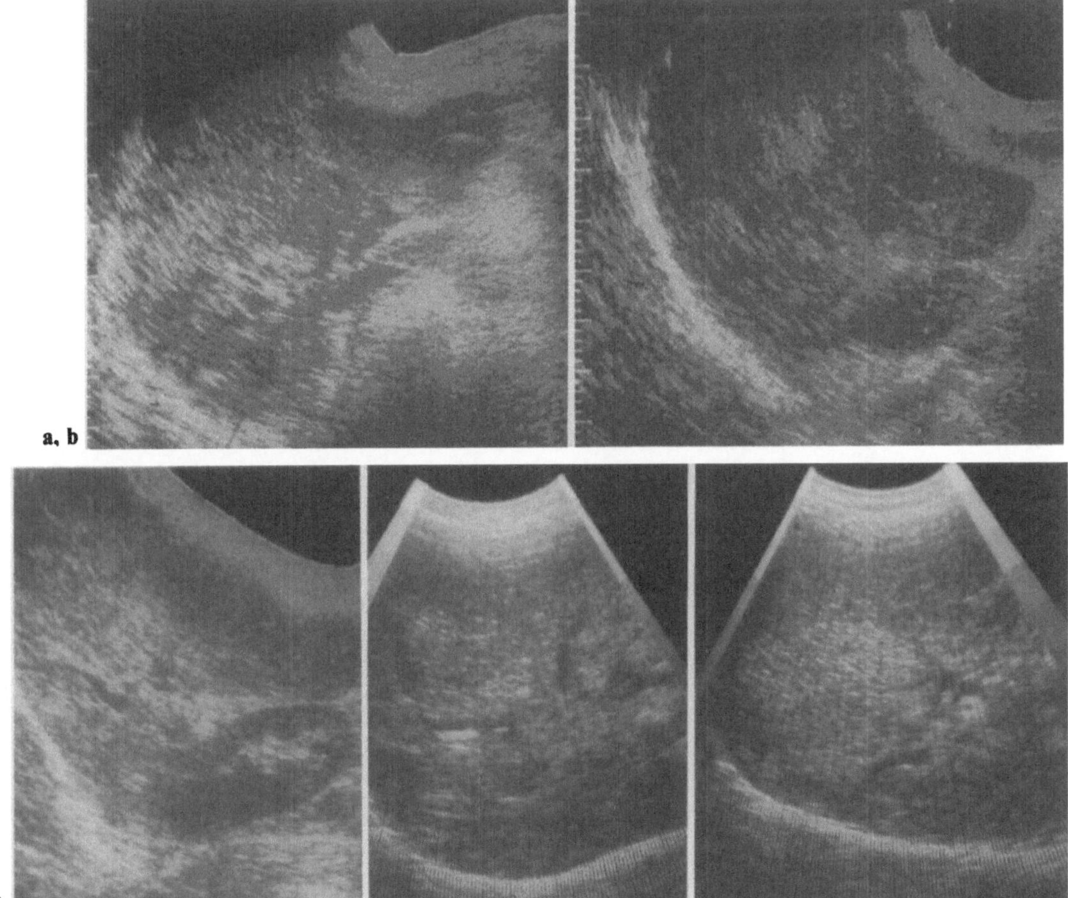

Literatur

Barnett E, Morley P (1974) Abdominal echography. Butterworth, Borough Green

Goldberg BB, Kotler MN, Ziskin MC, Waxham RD (1975) Diagnostic uses of ultrasound. Grune & Stratton, New York

Harbin WP, Wittenberg J, Ferrucci JT, Mueller PR, Ottinger LW (1980) Fiability of exploratory laparotomy in detection of hepatic and retroperitoneal masses. AJR 135:115–121

Hassani N (1976) Ultrasonography of the abdomen. Springer, Berlin Heidelberg New York

Holm HH, Kristensen JK, Rasmussen SN, Pedersen JF, Hancke S (1980) Abdominal ultrasound, 2nd edn. Munksgaard, Copenhagen

Leopold GR, Asher WM (1975) Fundamentals of abdominal and pelvic ultrasonography. Saunders, Philadelphia

Nosher JL, Plafker J (1980) Fine needle aspiration of the liver with ultrasound guidance. Radiology 136:177–180

Ohto M, Karasawa E, Tsuchiaya Y, Kimura K, Saisho H, Ono T, Okuda K (1980) Ultrasonically guided percutaneous contrast medium injection and aspiration biopsy using a real time puncture transducer. Radiology 136:171–176

Prando A, Goldstein H, Bernardino ME, Green B (1979) Ultrasonic pseudolesions of the liver. Radiology 130:403–407

Scott WW, Sanders RC, Segelman SS (1980) Irregular fatty infiltration of the liver, diagnostic dilemmas. AJR 135:67–71

Weill F, Becker JC, Kraehenbuhl JR, Heriot G, Walter JP (1973) Atlas clinique de radiographie ultrasonore. Masson, Paris

Whalen JP (1979) Radiology of the abdomen: Impact of new imaging methods. AJR 133:585–618

Kapitel 13

Leberchirurgie

Nach partieller Hepatektomie ist die Leber kleiner (Abb. 13.1). Das Ausmaß der kompensatorischen Hypertrophie der Restleber ist unterschiedlich. Subkapsuläre Hämatome oder Galleansammlungen können sich bilden.

Überraschenderweise bleibt nach unserer Erfahrung auch noch Monate nach der Resektion eines Tumors oder einer Zyste eine in sonographischen Schnittbildern nachweisbare Resthöhle zurück (WEILL 1978, 1981). Man glaubt beinahe an ein Rezidiv (Abb. 13.2–13.6, 13.10). Nachfolgende Kontrollen zeigen, daß der Defekt sehr langsam (6–12 Monate) verschwindet. Die sonographischen Bilder im Verlauf einer Leberregeneration nach Teilhepatektomie sind verwirrend (Abb. 13.6). In späteren Nachuntersuchungen fallen dann echodichte Areale auf, die entweder Regeneratknoten entsprechen oder aber durch Narbengewebe bedingt sind (Abb. 13.7–13.9). Amöbenleberabszesse können nach Therapie trotz Ausheilung noch lange Residuen zeigen.

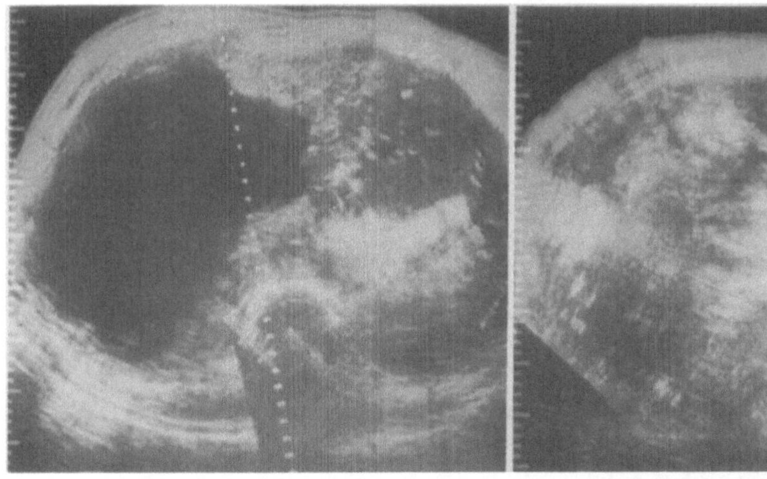

a, b

Abb. 13.1 a, b. Rechtsseitige Hepatomie. **a** Große zystische Nekrose des rechten Leberlappens durch eine alveoläre Echinokokkose. Kompensatorische Hypertrophie des linken Leberlappens. **b** Kontrolle nach rechtsseitiger Hemihepatektomie. Das Exzisionsgebiet wird von Darmechos ausgefüllt

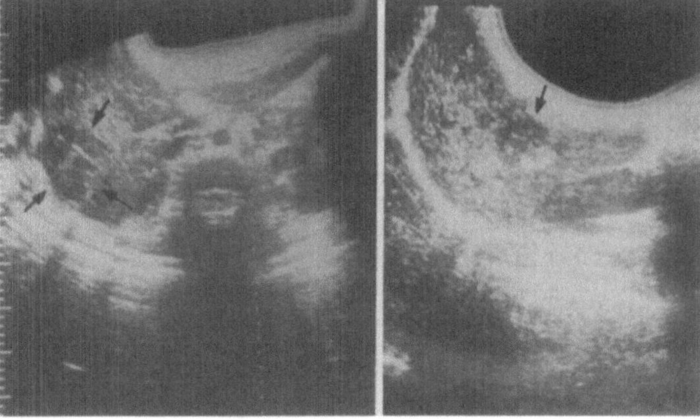

a, b

Abb. 13.2 a, b. Resektion eines kavernösen Hämangioms. Präoperativer Befund. Hämangiom (*Pfeile*) **a** Transversalschnitt, **b** Sagittalschnitt

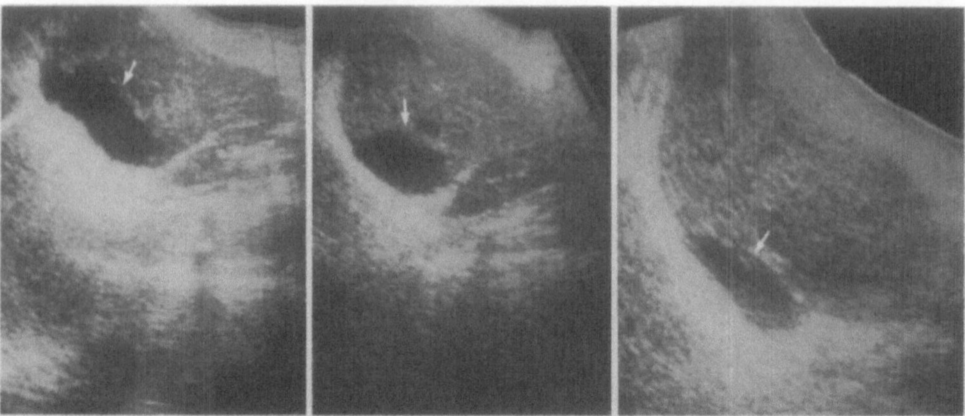

Abb. 13.3 a–c. Zehn Tage nach der Operation ist eine subkapsuläre Flüssigkeitsansammlung (*Pfeil*) zu erkennen. Die diagnostische (Hämatom? Bilom?) und therapeutische Punktion wird abgelehnt. **b** Kontrolle vier Wochen später. **c** Kontrolle nach weiteren drei Monaten (Sagittalschnitte)

Abb. 13.5 a, b. Postoperative Kontrolle des Patienten von Abb. 11.29. Vier Wochen nach Laparotomie ist immer noch dieses pseudozystische Bild zu beobachten. Es handelt sich hierbei jedoch nur um die Resthöhle im Leberparenchym

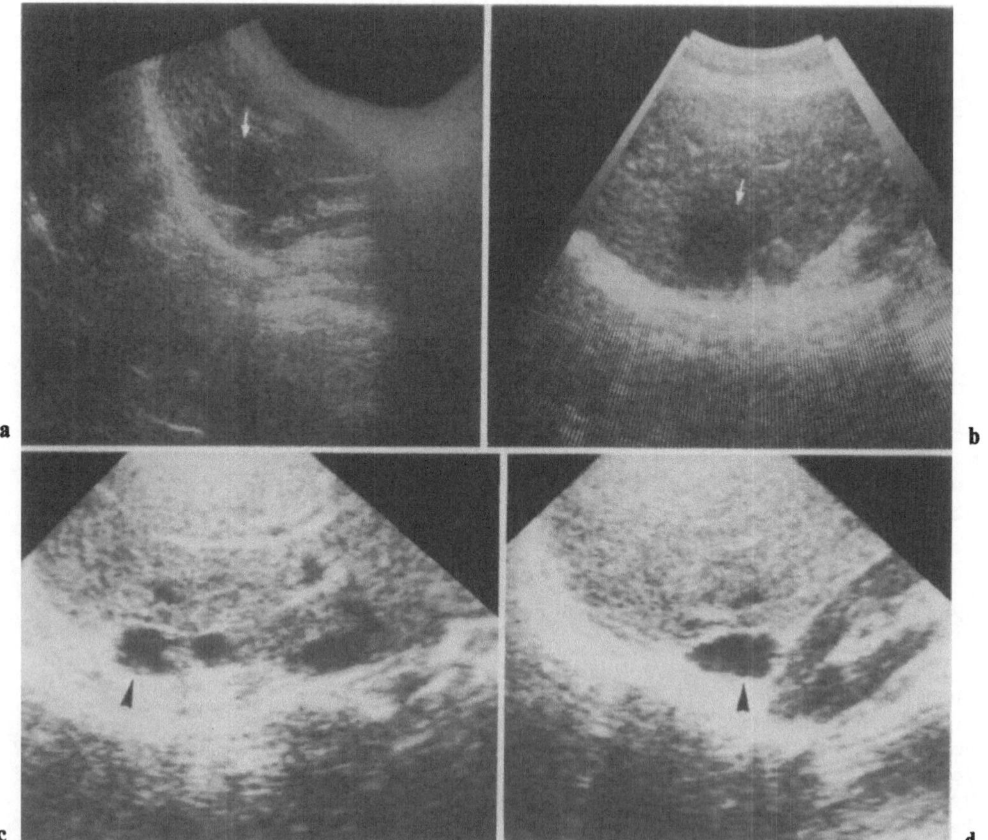

Abb. 13.4 a–c. Sechs Monate später wird die gleiche Patientin erneut untersucht. **a** Sagittalschnitt. Man erkennt eine noduläre Struktur (*Pfeil*), die weiter zentral liegt als die subkapsuläre Läsion in Abb. 13.3. **b** Subkostaler Sagittalschnitt. Die ergänzenden Untersuchungen werden abgelehnt. **c, d** Kontrolle zwei Jahre später. Man erkennt eine kleine subkapsuläre Flüssigkeitsansammlung (*Pfeile*). Das Ausbleiben der Organisation spricht eher für ein Bilom als für ein Hämatom

Abb. 13.6 a–d. Rezidiv einer Echinokokkuszyste? Diese Patientin wurde wegen mehrerer Echinokokkuszysten operiert. Sechs Monate später war sie asymptomatisch. **a** Ein subkostaler Schrägschnitt zeigt eine zystische Struktur mit solider Komponente, die sofort an eine neue Echinokokkuszyste denken läßt. **b** Parallelschnitt, **c, d** Sagittalschnitte. Die Computertomographie war nicht eindeutig, die Serologie negativ. Kontrollen 18 Monate später zeigen das spontane Verschwinden der Läsion

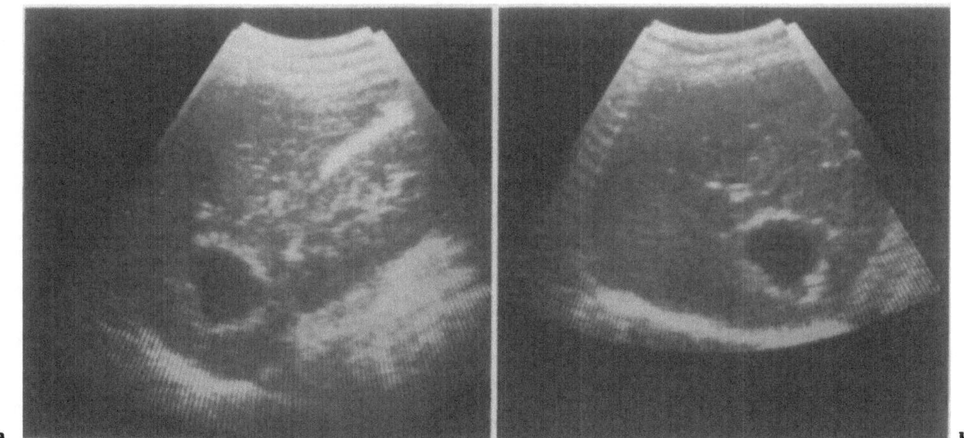

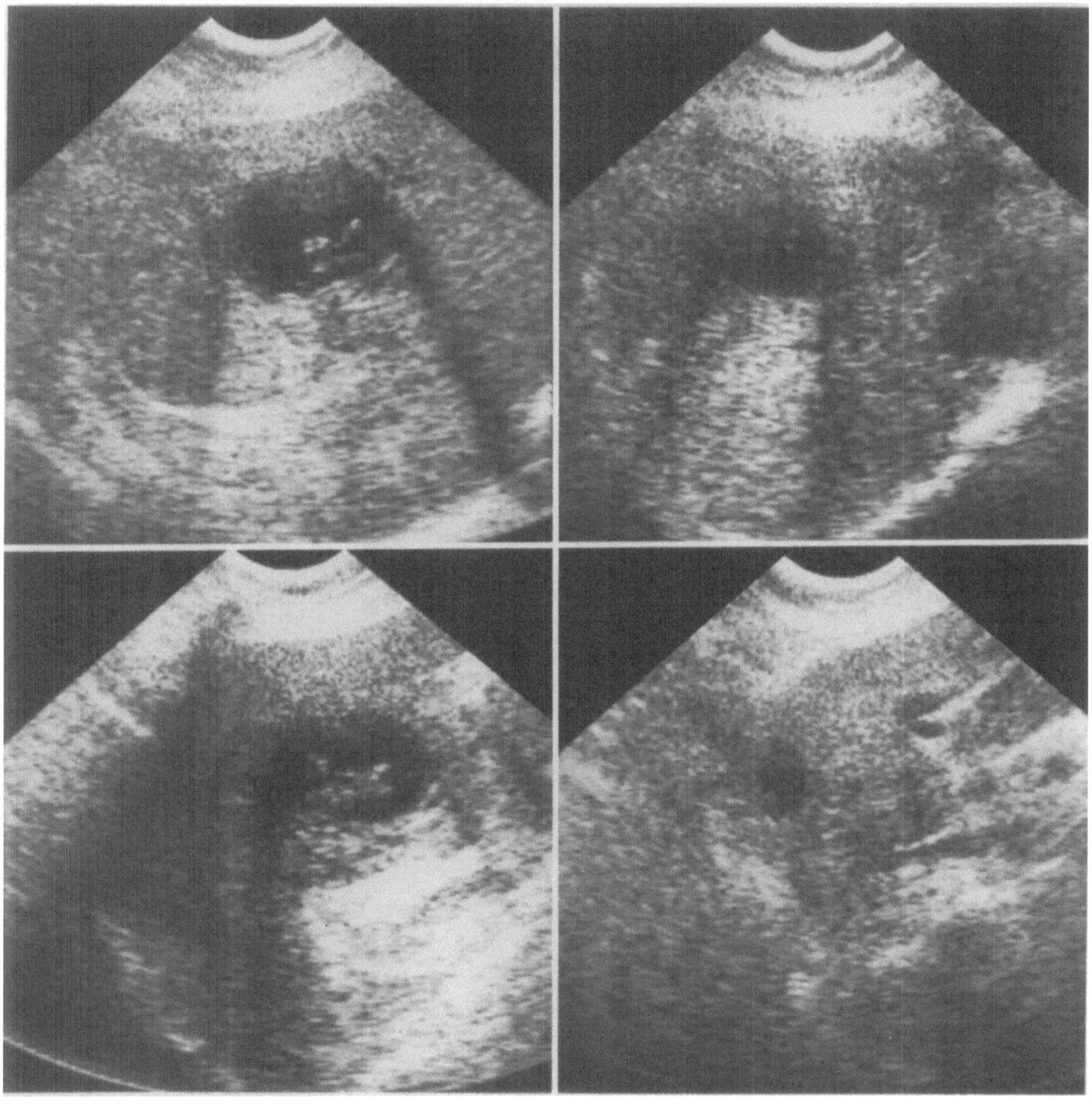

a b

c d

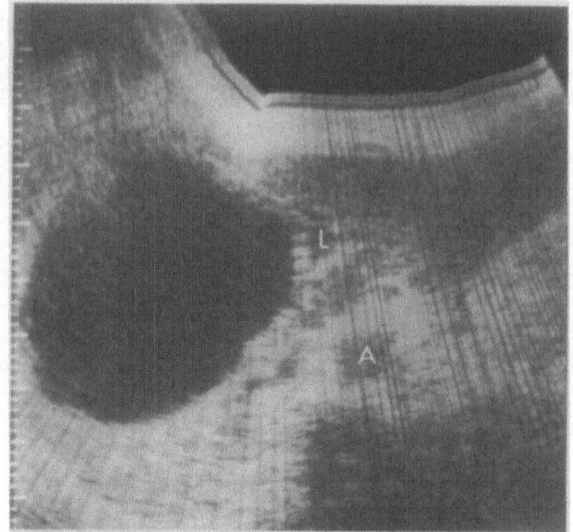

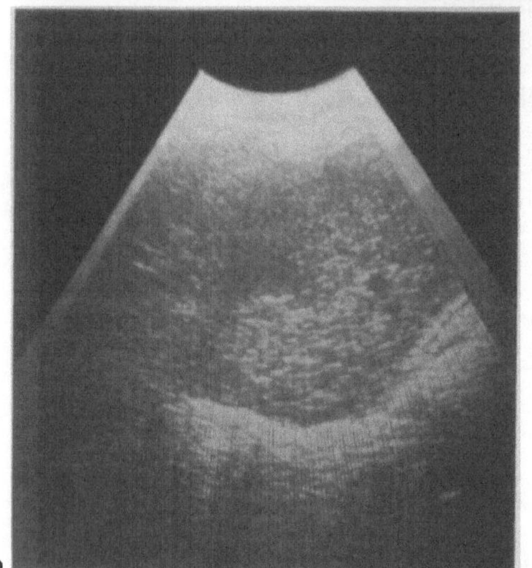

Abb. 13.7. a Auf diesem Transversalschnitt der Leber (*L*) ist eine ausgedehnte zystische Formation im rechten Leberlappen zu erkennen. Bei der Operation wurde eine kongenitale Leberzyste festgestellt (*A*: Aorta). **b** Bei der Kontrolluntersuchung ein Jahr später fällt im subkostalen Schrägschnitt im Real-time-Scan ein Areal mit gesteigerter Echodichte auf, was aller Wahrscheinlichkeit nach auf Regenerationsgewebe zurückzuführen sein dürfte

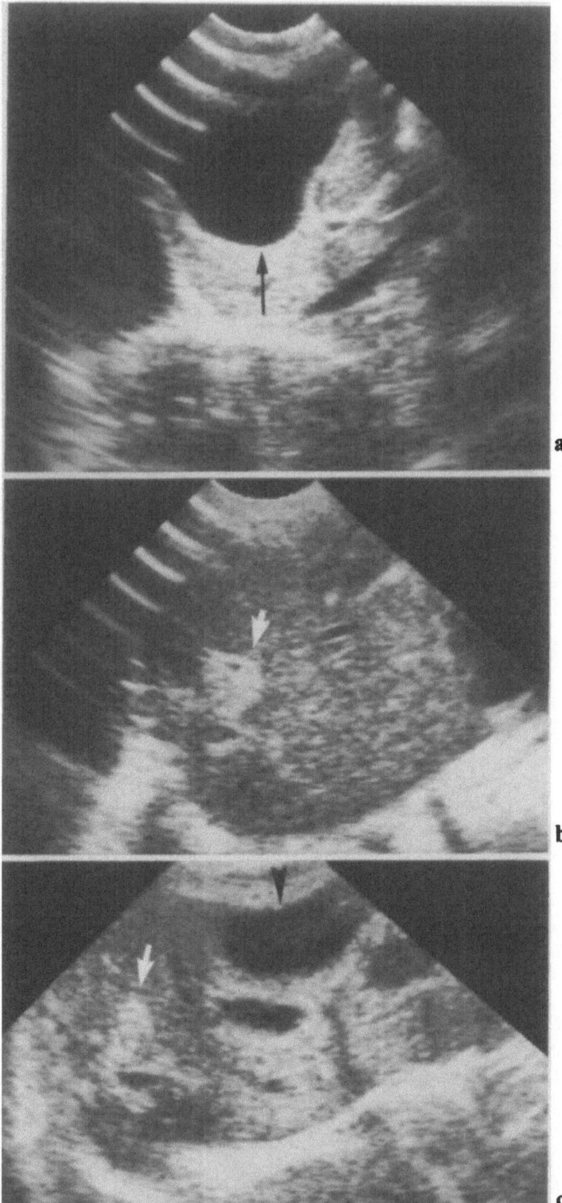

Abb. 13.8a–c. Postoperativer Verlauf bei multiplen Echinokokkuszysten. **a** Ein Sagittalschnitt zeigt einen auf ein Echinokokkusrezidiv verdächtigen Befund (*Pfeil*). **b** Ein Parallelschnitt zeigt Narbengewebe nach Entfernung einer anderen Zyste an anderer Stelle (*Pfeil*). **c** Ein subkostaler Schrägschnitt zeigt das vernarbte Areal (*Pfeil*) und die rezidivverdächtige Zone (*Pfeilspitze*)

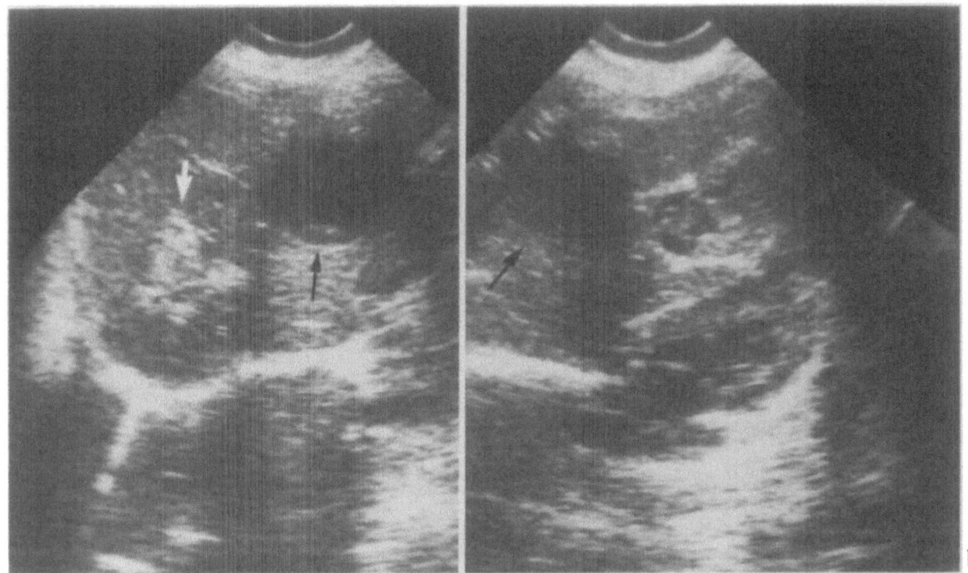

Abb. 13.9a, b. Kontrolluntersuchung des gleichen Patienten (Abb. 13.8) drei Monate später. **a** Subkostaler Schrägschnitt, **b** Sagittalschnitt. Das vernarbte Areal (*weißer Pfeil*) hat sich kaum geändert. Die zystische Läsion ist deutlich kleiner geworden (*schwarzer Pfeil*)

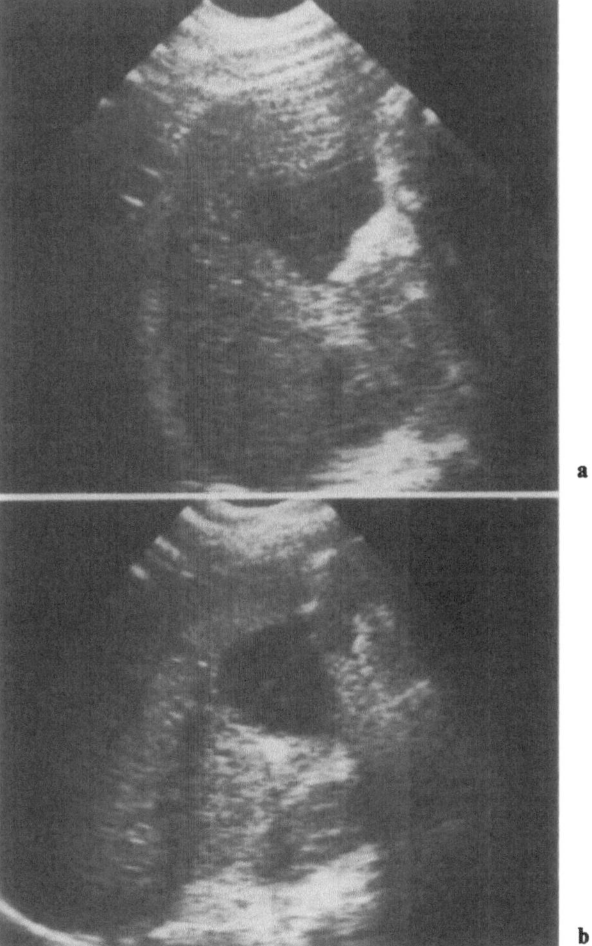

Abb. 13.10a, b. Postoperative Entwicklung. **a** Der Interkostalschnitt zeigt in der Leber eine isolierte Läsion eines Burkitt-Lymphoms. **b** Kontrolle 6 Monate nach Resektion: Nichts läßt auf das Verschwinden der Läsion schließen

Literatur

Weill F, Le Mouel A, Rohmer P, Bihr E (1981) Pseudocystic patterns after removal of hydatic cysts involving the liver. Europ. J. Radiol 238–240

Kapitel 14

Peritonealhöhle. Flüssigkeitsansammlungen

In der Umgebung der Leber können ganz verschiedene pathologische Flüssigkeitsansammlungen zu finden sein. Sie können entweder mit Alterationen der Leber selbst im Zusammenhang stehen, wie z. B. subkapsuläre Hämatome oder einige subphrenische Abszesse, oder aber es handelt sich um diffuse und ausgedehntere Exsudationen, z. B. Aszites, Pleura- oder Perikarderguß.

Die meisten dieser Flüssigkeitsansammlungen in der Umgebung der Leber werden wir nur mit wenigen Worten streifen. Wir werden noch einmal im Kap. 29 darauf zu sprechen kommen. Ausführlich wollen wir uns mit den intraperitonealen Flüssigkeitsansammlungen beschäftigen.

Die Untersuchung perihepatischer Flüssigkeitsansammlungen wird auf die gleiche Weise wie die Untersuchung der Leber durchgeführt. Man benutzt sagittale oder schräge Schnitte in kontinuierlicher Folge, so daß auch epiphrenische Flüssigkeitsansammlungen dargestellt werden können. Die Beurteilung aller peritonealen Rezessus beruht auf einer vollständigen, methodischen abdominalen Untersuchung, die wir weiter unten beschreiben.

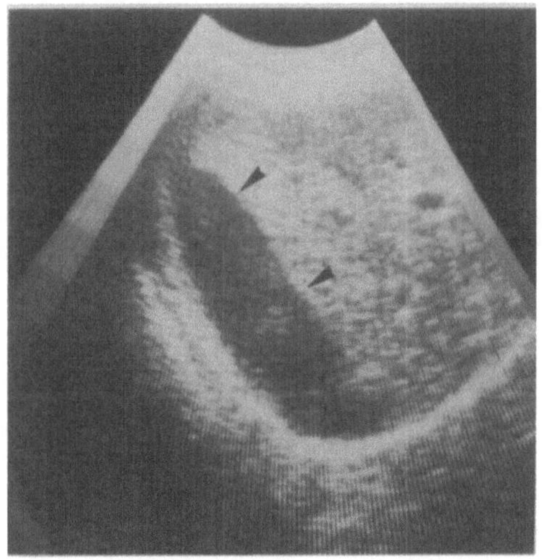

Abb. 14.1. Subkapsuläre Flüssigkeitsansammlung in der Leber (*Pfeilspitzen*). Es handelt sich um ein posttraumatisches Hämatom. Typisch für das subkapsuläre Hämatom ist – hier deutlich erkennbar – die Verdrängung des Lebergewebes. Freie perihepatische Flüssigkeit ist zum Vergleich in Abb. 14.3 dargestellt

Subkapsuläre Flüssigkeitsansammlungen

Subkapsuläre Flüssigkeitsansammlungen der Leber erkennt man an einem echofreien Streifen, der sich an einer Seite der Leber entlangzieht. Die Flüssigkeitsansammlungen bewirken eine Kompression des benachbarten Leberparenchyms. Sie besitzen eine besondere Konfiguration, die entweder als tropfenförmig oder uhrglasförmig bezeichnet werden kann (Abb. 14.1 und 14.2), wobei die Form des angrenzenden, intakten Leberparenchyms konkav ist. Im Gegensatz dazu behält die Leber ihre konvexe Form bei perihepatischen Flüssigkeitsansammlungen (Abb. 14.3.).

Ein anderes diagnostisches Element ist die dynamische Untersuchung: Das Bild einer subkap-

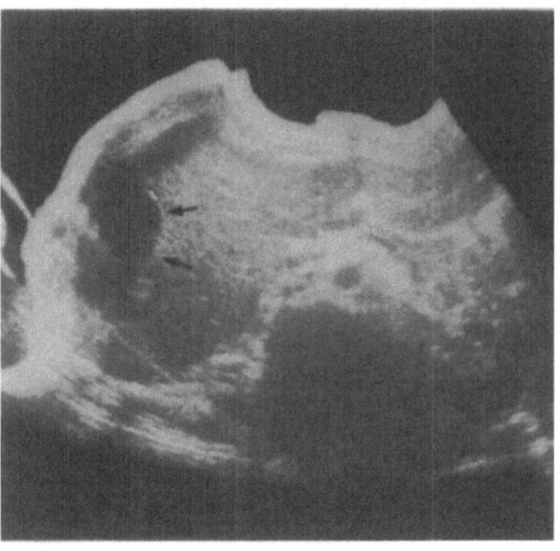

Abb. 14.2. Subkapsuläres Leberhämatom (*Pfeile*). Zu beachten ist die Verdrängung des Lebergewebes

a

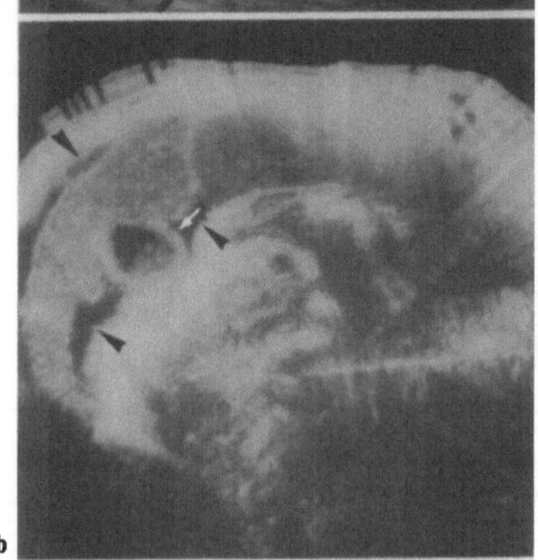

b

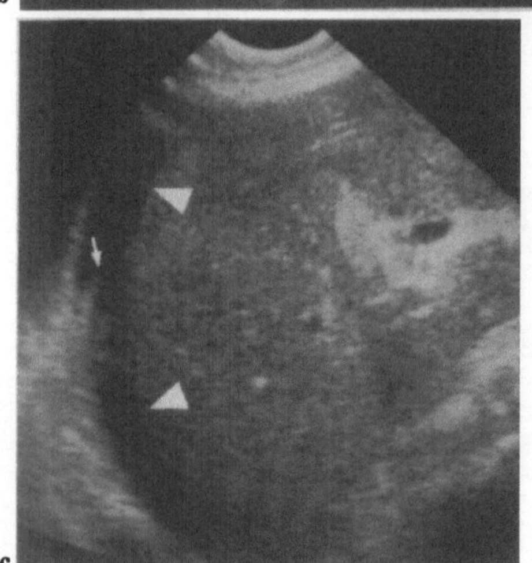

c

Abb. 14.3a–c. Freie perihepatische Flüssigkeit: Aszites. **a** Dieser dünne Streifen von Aszites (*Pfeilspitze*) verändert die konvexe Leberbegrenzung nicht. Zusätzlich ist hier ein Pleuraerguß (*Pfeil*) zu erkennen. Das Zwerchfell ist zwischen den beiden Flüssigkeitsansammlungen zu sehen (*kleiner Pfeil*). **b** Perihepatischer Aszites (*Pfeilspitze*). Zu beachten ist die verdickte Gallenblasenwand (*Pfeil*). **c** Perihepatischer Aszites. Das Lig. falciforme (*Pfeil*) zeichnet sich oberhalb der Leberkuppel ab

sulären Flüssigkeitsansammlung behält sein Aussehen und seine Lagebeziehung zur Leber bei verschiedenen Manövern:

- respiratorische Leberbewegungen
- palpatorisch-manuelle Verlagerung der Leber
- Lageänderungen (Linksseitenlage, Schräglage, Stehen)

Im Gegensatz zu subkapsulären Flüssigkeitsansammlungen verändern intraperitoneale Flüssigkeitsansammlungen ihr Aussehen bei den beschriebenen Manövern, so daß sich die Lagebeziehung zwischen der Leber und dem Befund ändert. Wir werden diese Flüssigkeitsansammlungen in Kap. 29 noch einmal besprechen. In Tabelle 14.1 sind die Ursachen der subkapsulären Flüssigkeitsansammlungen zusammengefaßt.

Tabelle 14.1. Ätiologie der subkapsulären Flüssigkeitsansammlungen in der Leber

Hämatom	(traumatisch, Antikoagulantien, chirurgische Komplikationen)
Abszeß	
Bilom	(subkapsuläre Ansammlung von Galle – traumatisch, spontan, chirurgische Komplikation)
„Wanderndes“ Pankreasexsudat bei akuter Pankreatitis	

Infradiaphragmale Flüssigkeitsansammlungen

Aszites (und alle anderen freien, intraperitonealen Flüssigkeitsansammlungen)

Wir haben das Bild des Aszites in Kap. 10 unter dem Stichwort Leberzirrhose bereits kennengelernt. Etwas weiter unten werden wir die Lokalisation und Ausbreitung des Aszites im Detail beschreiben. Aszites erscheint sonographisch als echofreie Struktur in unmittelbarer Nachbarschaft der Leber (Abb. 10.1). Er ist ventral oder lateral zwischen Bauchwand und Leber zu erkennen. Selbst bei erheblicher Aszitesmenge ist er niemals dorsal der Leber lokalisiert, da die Leber dorsal nicht vom Peritoneum überzogen ist und hier direkt an das Zwerchfell grenzt (Abb. 14.3).

Subphrenischer Abszeß

Wir werden den subphrenischen Abszessen noch einmal in Kap. 29 begegnen.

Die rechtsseitigen subphrenischen Abszesse sind gewöhnlich lateral des Lig. falciforme lokalisiert. Sie erscheinen als echofreie Streifen zwischen Zwerchfell und Leber (Abb. 14.4 und 14.5). Oft werden sie von einem Pleuraerguß begleitet. Sie führen nicht zu einer Impression der Leberoberfläche.

Die Fehler bei der Abszeßdiagnostik besprechen wir in Kap. 29.

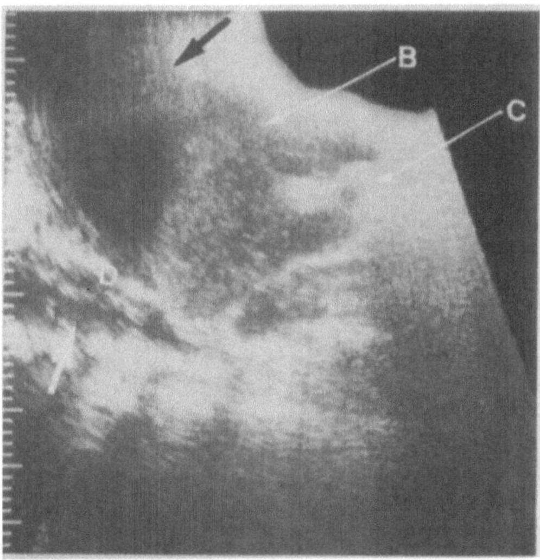

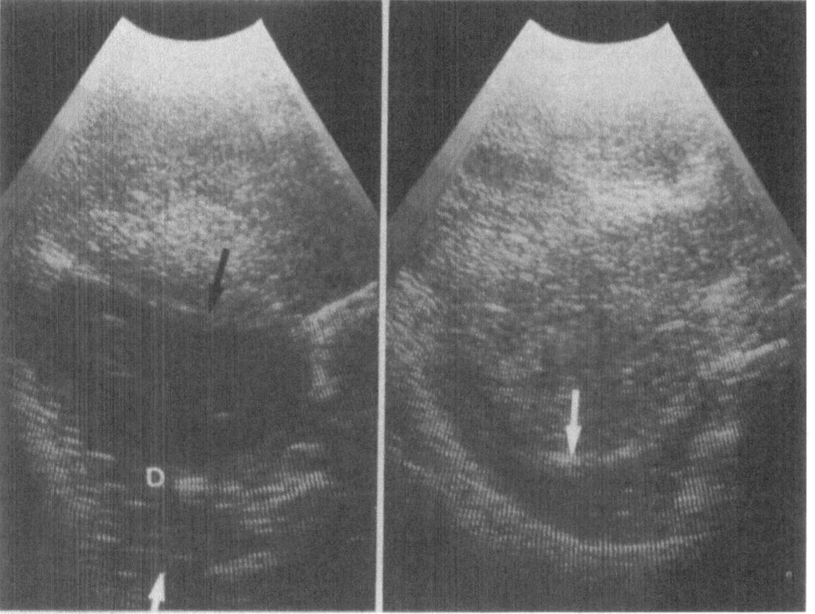

Abb. 14.4 a–c. Subphrenischer Abszeß. **a** Auf diesem Longitudinalschnitt kommt zwischen Leber und Zwerchfell (*D*) eine ausgedehnte Flüssigkeitsansammlung (*schwarzer Pfeil*) zur Darstellung. Man erkennt oberhalb des Zwerchfelles einen Pleuraerguß (*weißer Pfeil*). **b** Auf diesem subkostalen Schrägschnitt erkennt man von ventral nach dorsal die Leber, den Abszeß (*schwarzer Pfeil*), das Zwerchfell (*D*) und am weitesten dorsal den Pleuraerguß (*weißer Pfeil*). Dieser Schnitt wurde entsprechend der Ebene B in **a** gelegt. **c** Hier finden wir von ventral nach dorsal die Leber, das Diaphragma (*weißer Pfeil*) und als halbmondförmige Flüssigkeitsansammlung den Pleuraerguß. Dieser Schnitt wurde durch die Ebene C in **a** geführt

a
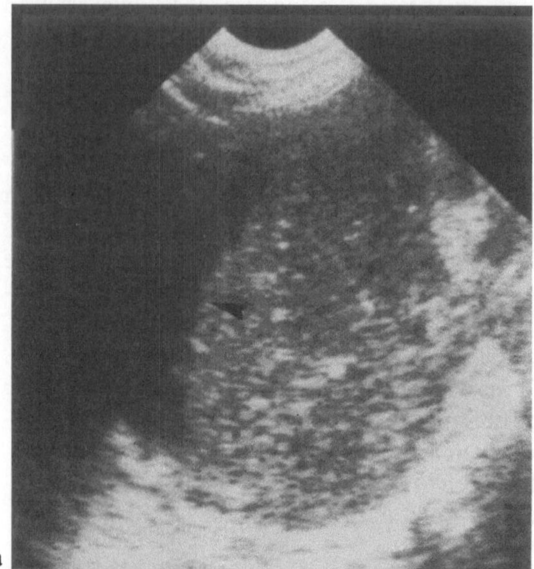

b
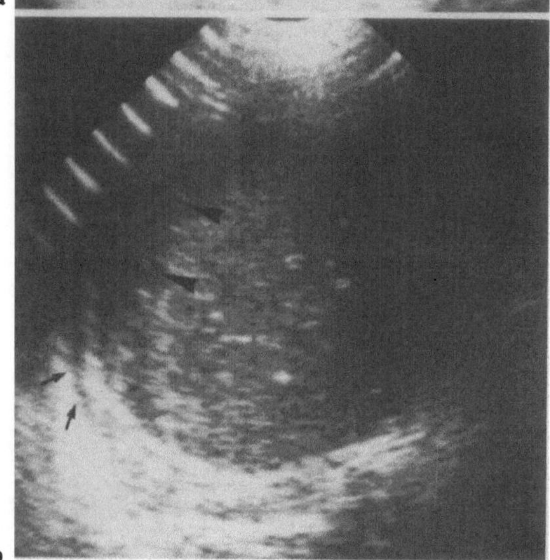

Abb. 14.5 a, b. Subphrenischer Abszeß. Auf diesen beiden subkostalen Schrägschnitten ist der Abszeß oberhalb der Leberkuppel (*Pfeilspitzen*) zu erkennen. Zu beachten ist auf **b** der kleine Pleuraerguß (*Pfeil*)

Supradiaphragmale Flüssigkeitsansammlungen

Pleuraerguß

Wir haben gesehen, daß intraperitoneale Flüssigkeitsansammlungen nie dorsal der Leber lokalisiert sind, da die Peritonealhöhle nicht bis hinter die Leber reicht. Wenn auf einem subkostalen Schrägschnitt hinter der Leber ein Flüssigkeitsstreifen dargestellt wird (Abb. 14.6), handelt es sich nicht um Aszites, sondern um einen Pleuraerguß, der sich der Schwerkraft folgend am tiefsten Punkt des Pleuralraumes angesammelt hat. Im Sagittalschnitt ist die supradiaphragmale Lokalisation der Flüssigkeit eindeutig zu erkennen (Abb. 14.6–14.8): Wie schon früher gesagt, sind jetzt die hintere Thoraxwand und ein echofreier Raum oberhalb des Zwerchfelles zu erkennen. Man könnte das Ultraschallbild eines Pleuraergusses mit dem Aspekt eines Ergusses auf einer seitlichen Thoraxröntgenaufnahme vergleichen. Das wird deutlich, wenn man das Schnittbild um 90 ° dreht (Abb. 14.8).

Einige Flüssigkeitsstreifen in der Umgebung der Leber sind schwierig zuzuordnen. Handelt es sich um einen Pleuraerguß oder um geringfügigen Aszites? Man kann die Frage beantworten, indem man die Lagebeziehung der Flüssigkeitsansammlung zum Zwerchfell beachtet (Abb. 14.9 und 14.10).

Ein anderes Kriterium zur Lokalisation ist die Lagebeziehung des Flüssigkeitsstreifens zur V. cava: Ein Pleuraerguß erstreckt sich bis hinter die V. cava (Abb. 14.6 und 14.11) (Lewandowski u. Winsberg 1982).

Andere supradiaphragmale Flüssigkeitsansammlungen

Wir haben den Perikarderguß in Kap. 7 (Abb. 7.11) kennengelernt. Bevor die Diagnose eines Perikardergusses gestellt wird, muß man die Fehldeutung der ähnlich aussehenden subepikardialen Fettschichten ausschließen, die besonders kräftig vor dem rechten Vorhof und dem rechten Ventrikel ausgebildet sind: Für den Perikarderguß ist wie für alle freien Flüssigkeitsansammlungen bei geänderter Körperposition oder -lage ein modifiziertes Bild zu erwarten (Abb. 7.11).

Abszesse in den basalen Lungensegmenten, gekammerte Pleuraempyeme und pleuroperikardiale Zysten sind auf Sagittalschnitten zu erkennen (Abb. 14.12).

Wir werden in Kap. 20 und 29 sehen, daß die mediastinalen Flüssigkeitsansammlungen mit einem subkostalen (subxiphoidalen) Schallfenster besonders gut dargestellt werden können.

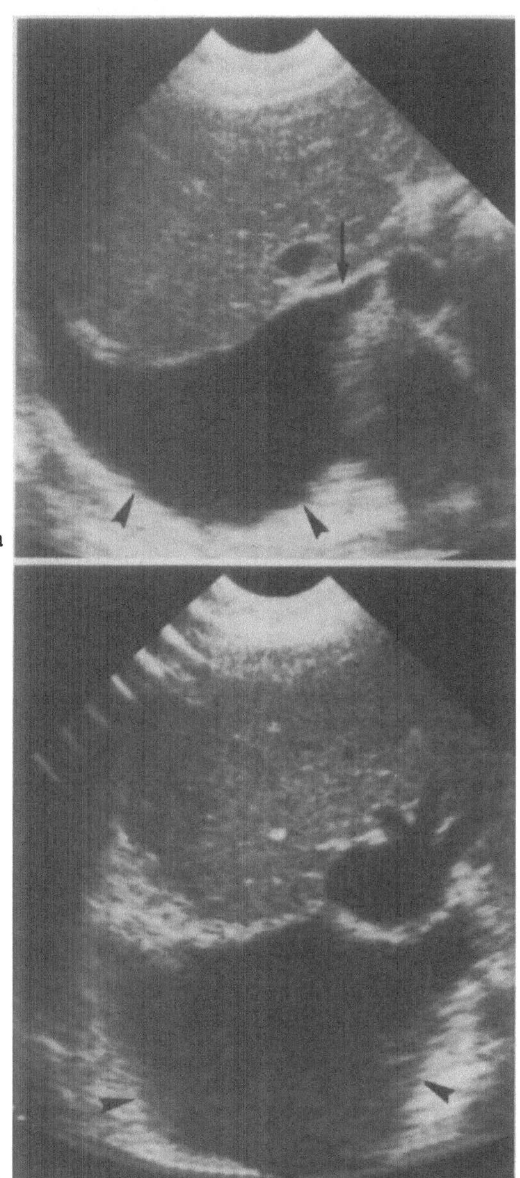

Abb. 14.6 a, b. Rechtsseitiger Pleuraerguß. Subkostale Schrägschnitte. Die Flüssigkeitsansammlung (*Pfeilspitzen*) liegt retrohepatisch, und zwar in einer Höhe, in der man Aszites niemals vorfindet, da die Leber hier direkt an das Zwerchfell grenzt und nicht vom Peritoneum überzogen ist. Ein anderes Charakteristikum der Pleuraergüsse ist die Ausbreitung bis hinter die V. cava (*Pfeil*)

Abb. 14.7 a–c. Kleiner rechtsseitiger Pleuraerguß (*Pfeilspitzen*). **a** Subkostaler Schrägschnitt, **b** Parallelschnitt weiter kaudal, **c** Sagittalschnitt ▶

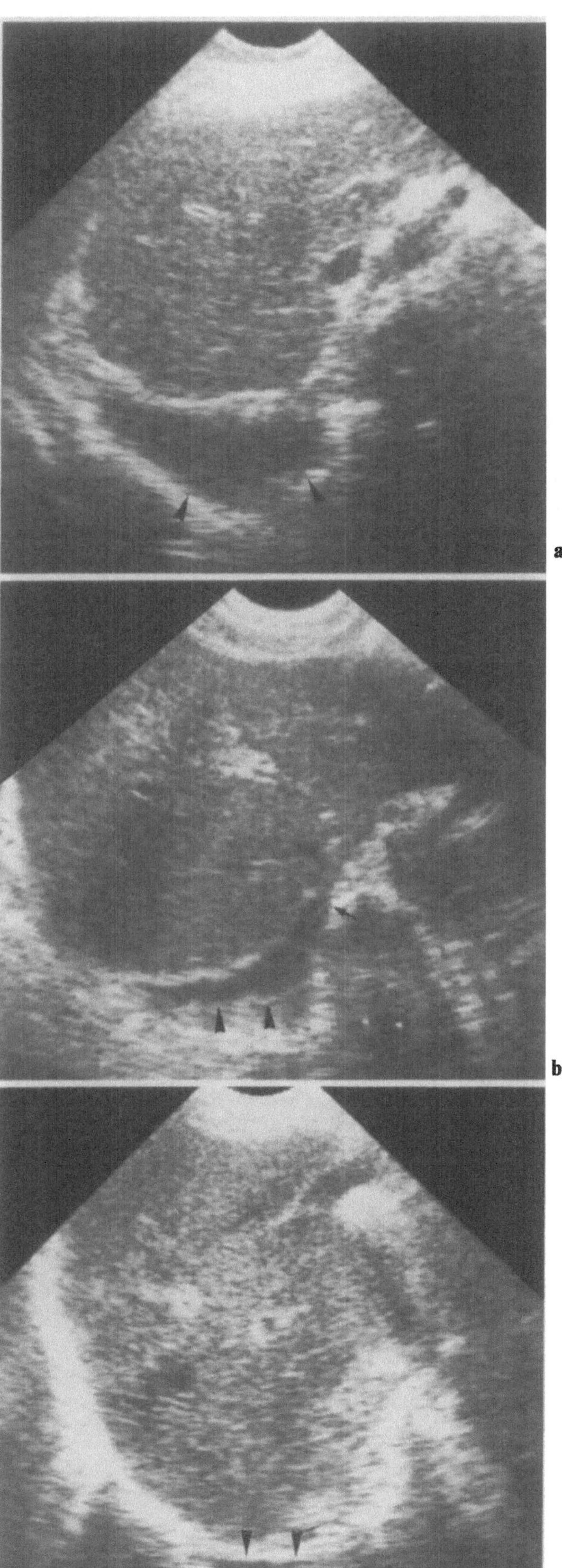

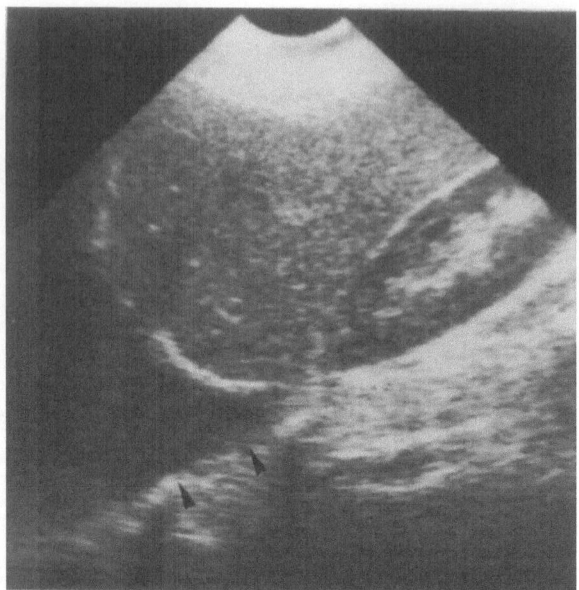

Abb. 14.8. Pleuraerguß: Sagittalschnitt der Leber. Durch den Pleuraerguß ist die normalerweise nicht erkennbare hintere Thoraxwand deutlich sichtbar (*Pfeilspitzen*)

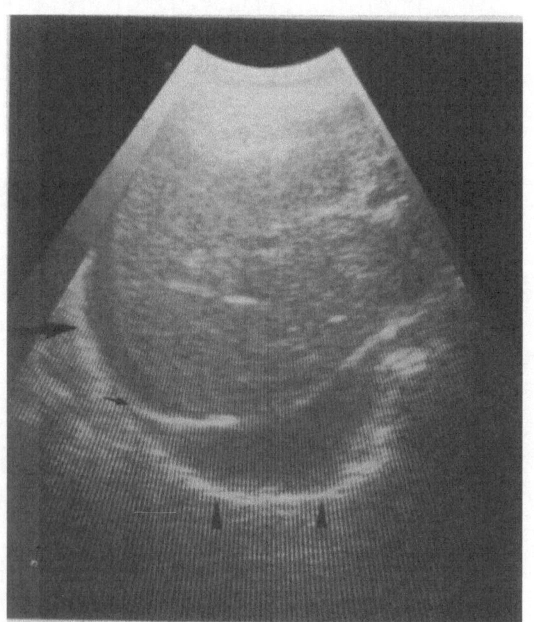

Abb. 14.9. Gleichzeitiges Vorkommen von Aszites (*großer Pfeil*) und Pleuraerguß (*Pfeilspitzen*). Der kleine Pfeil markiert das Zwerchfell. Subkostaler Schrägschnitt

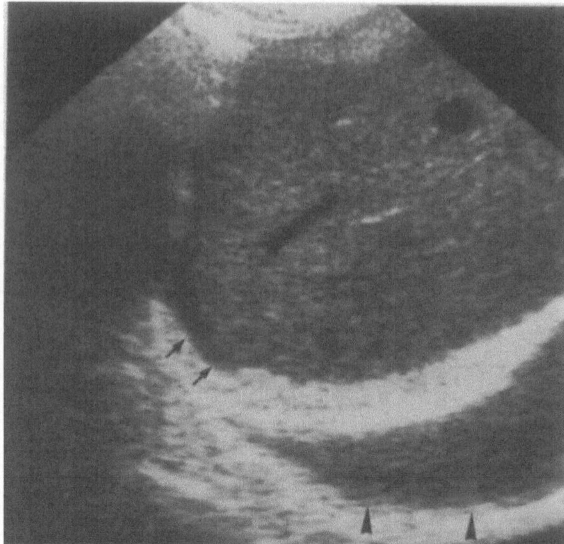

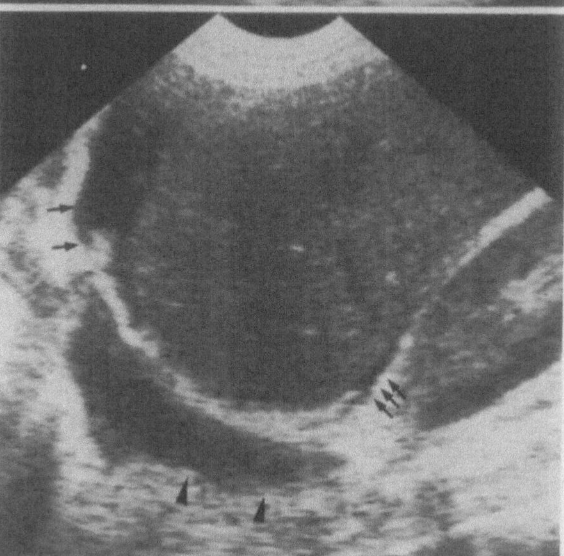

Abb. 14.10 a, b. Gleichzeitiges Vorhandensein von Aszites (*kleine Pfeile*) und Pleuraerguß (*Pfeilspitzen*). **a** Subkostaler Schrägschnitt, **b** Sagittalschnitt. Zu beachten ist auf **b** der Aszites im Recessus subhepaticus dorsalis (*drei kleine Pfeile*)

Abb. 4.12 a–d. Epiphrenische Anomalien. **a, b** Flüssigkeitsansammlungen. **a** Subphrenischer Abszeß. Dieser Longitudinalschnitt offenbart eine zwischen Leber und Zwerchfell liegende Flüssigkeitsansammlung (*weißer Pfeil*) sowie eine zweite Ansammlung oberhalb des Zwerchfelles (*schwarzer Pfeil*). Hierbei handelt es sich um einen pleuralen Begleiterguß. **b** In diesem Fall findet sich lediglich eine epiphrenische Flüssigkeitsansammlung (*Pfeil*), die sich als eine Pleuroperikardzyste entpuppte. **c, d** Solide Raumforderungen. **c** Der rechtsseitige Parasagittalschnitt zeigt einen ausgeprägten Pleuraerguß, der eine parietale solide Raumforderung begrenzt (*Pfeile*). **d** Ein weiter lateral gelegener Schnitt erfaßt eine epiphrenische solide Raumforderung (*Pfeile*). Es handelt sich um ein Mesotheliom (Bild: A. Schraub)

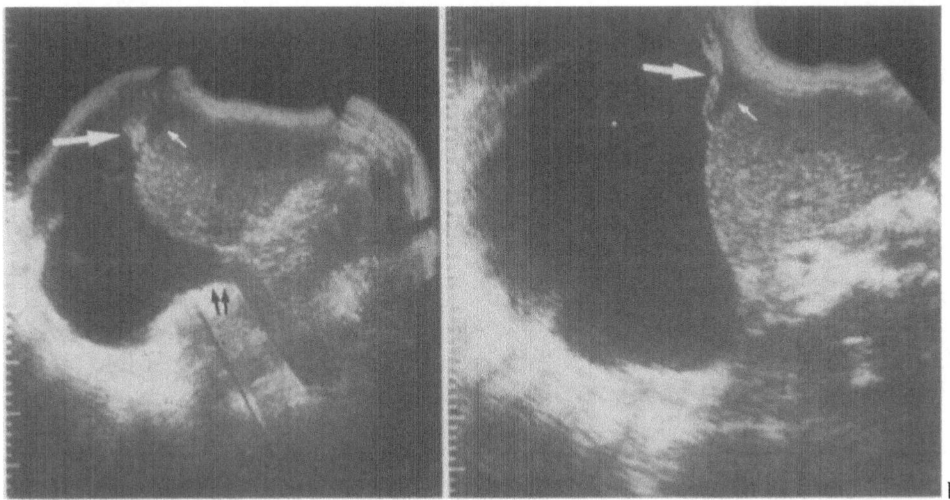

Abb. 14.11 a, b. Ausgedehnte Flüssigkeitsansammlung in der Nähe der Leber. Handelt es sich um einen Pleuraerguß oder um Aszites? **a** Transversalschnitt, **b** Sagittalschnitt. Die lineare, von Flüssigkeit umgebene Struktur (*großer Pfeil*) könnte dem Zwerchfell entsprechen: Dann wäre sowohl Aszites (*kleiner weißer Pfeil*) als auch ein Pleuraerguß vorhanden. Es könnte sich jedoch auch um das Lig. falciforme handeln. Dann entspräche die gesamte Flüssigkeitsansammlung Aszites. Diese beiden Interpretationen sind falsch, weil sich die Flüssigkeitsansammlung deutlich nach retrokaval ausdehnt (*zwei kleine schwarze Pfeile*). Es handelt sich um einen Pleuraerguß

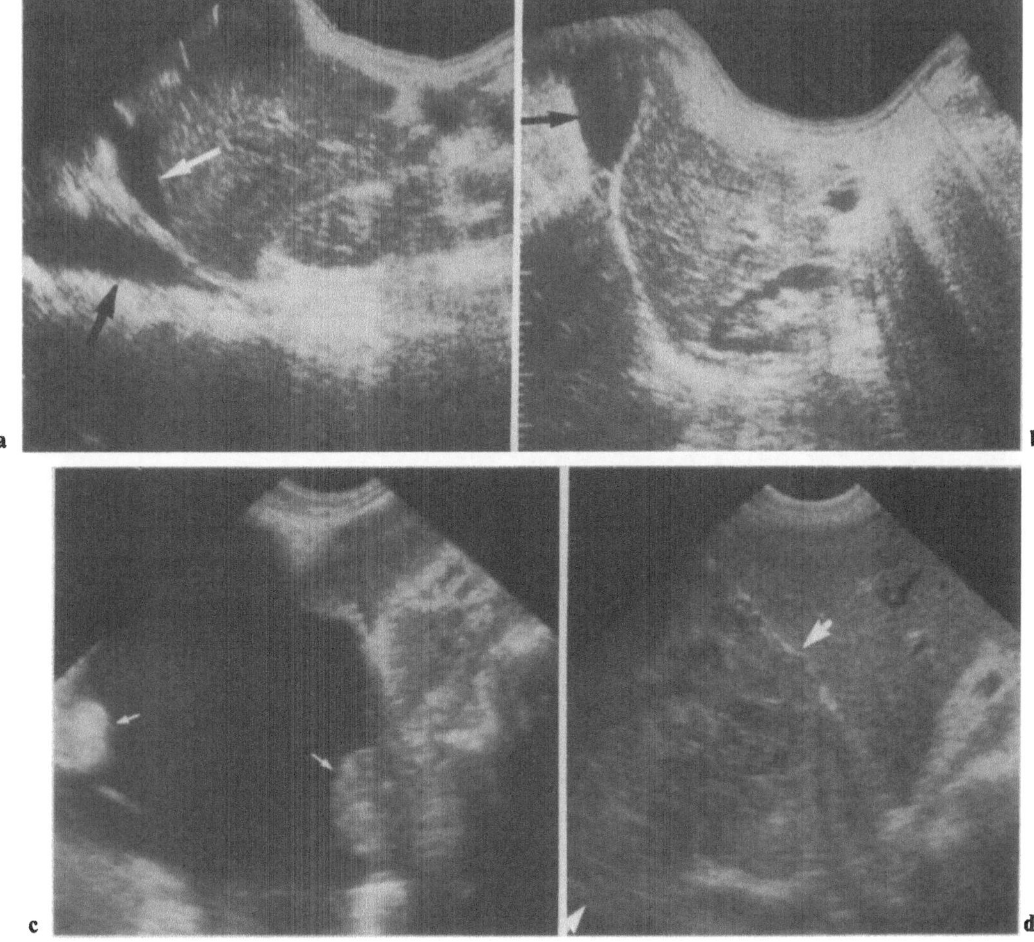

Intraperitoneale Flüssigkeitsansammlungen

Peritoneale Rezessus und Ligamente

Perihepatische Rezessus

1. Recessus anterior: Er liegt zwischen der Leber und der vorderen Bauchwand (Abb. 14.13 und 14.14).
2. Recessus superior: Er liegt zwischen der Leberkuppel und dem Zwerchfell. Dieser Rezessus wird durch das Lig. falciforme in zwei Kompartimente geteilt (Abb. 14.15 und 14.16a). Das Lig. falciforme stellt eine Barriere für die Ausbreitung subphrenischer Abszesse dar.
3. Recessus lateralis (Abb. 14.9 und 14.10).
4. Recessus posterior: Dorsal ist die Leber ganz überwiegend nicht von Peritoneum überzogen. Ein kleiner lateral gelegener Anteil der Leberoberfläche ist dagegen peritonealisiert und begrenzt den Recessus posterior(Abb. 14.9 und 14.10).
5. Recessus subhepaticus anterior: Er liegt zwischen Leber und Gallenblase einerseits und den Darmschlingen andererseits (Abb. 14.14).
6. Recessus subhepaticus dorsalis (Morrison's Raum, Morrison's pouch, Recessus hepatorenalis): Er ist auf Sagittal- und Interkostalschnitten darzustellen (Abb. 14.14, 14.16, 14.17). Begrenzt wird er von der Leberrückfläche und der Vorderfläche der rechten Niere.

Abb. 14.13. Die perihepatischen Rezessus der Bauchhöhle. Dieser anatomische Sagittalschnitt des rechten Oberbauches zeigt den anterioren Rezessus (*Pfeilspitze*), den Rezessus zwischen Leber und Zwerchfell (*doppelte Pfeilspitze*), den Recessus subhepaticus dorsalis (Morrison) (*kleine Pfeile*), den Rezessus in der Umgebung der Gallenblase und den Rezessus zwischen Leber und Darmschlingen (*große Pfeile*)

Abb. 14.14 a, b. Sagittalschnitt des rechten Oberbauches: Die peritonealen Rezessus sind nicht erkennbar. **b** Ein identischer Schnitt bei einem Patienten mit Aszites zeigt die perihepatischen Rezessus (*weiße Pfeilspitzen*), den Recessus subhepaticus dorsalis (*Pfeil*), die subhepatischen Rezessus (*schwarze Pfeilspitzen*)

All diese Rezessus stellen sehr sensible Indikatoren für das Vorhandensein freier intraperitonealer Flüssigkeit dar. Selbst in geringster Menge (25 ml) ist freie intraperitoneale Flüssigkeit darstellbar, v. a. im Recessus subhepaticus dorsalis (Morrison-Raum). Wegen der besonderen Form des peritonealen Rezessus haben wir das Vorhandensein freier Flüssigkeit darin als Halbmondzeichen (Anm. d. Übs.: genauer „Sichelzeichen") bezeichnet.

Wenn man in Recessus subhepaticus dorsalis (Morrison-Raum) freie Flüssigkeit sucht, darf man auf zwei Fehldeutungen nicht hereinfallen:

1. Die erste ist durch die Anatomie der retroperitonealen Kompartimente zu erklären: Das perirenale Fett, das viel echoärmer ist als man zunächst annimmt und das von der perirenalen Faszie begrenzt wird, könnte mit freier Flüssigkeit im Recessus subhepaticus dorsalis verwechselt werden (Abb. 14.18).
2. Die zweite ist die V. cava, die von einer elongierten Aorta verlagert werden kann und dann mit einer Flüssigkeitsansammlung verwechselt werden kann (Abb. 14.19).

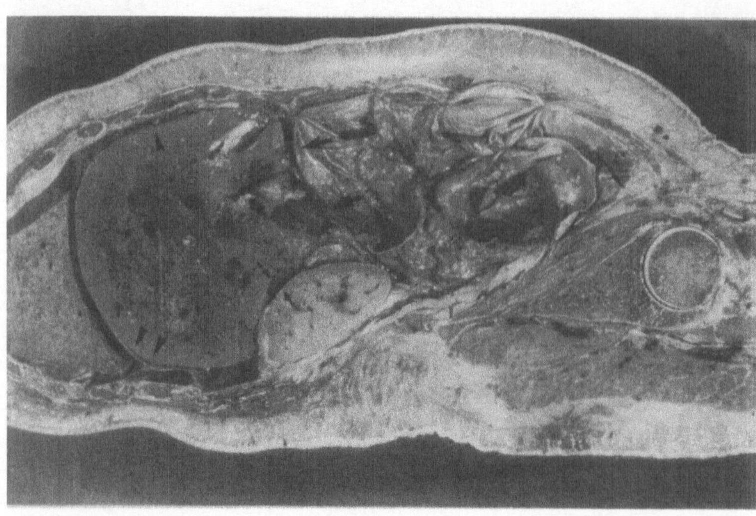

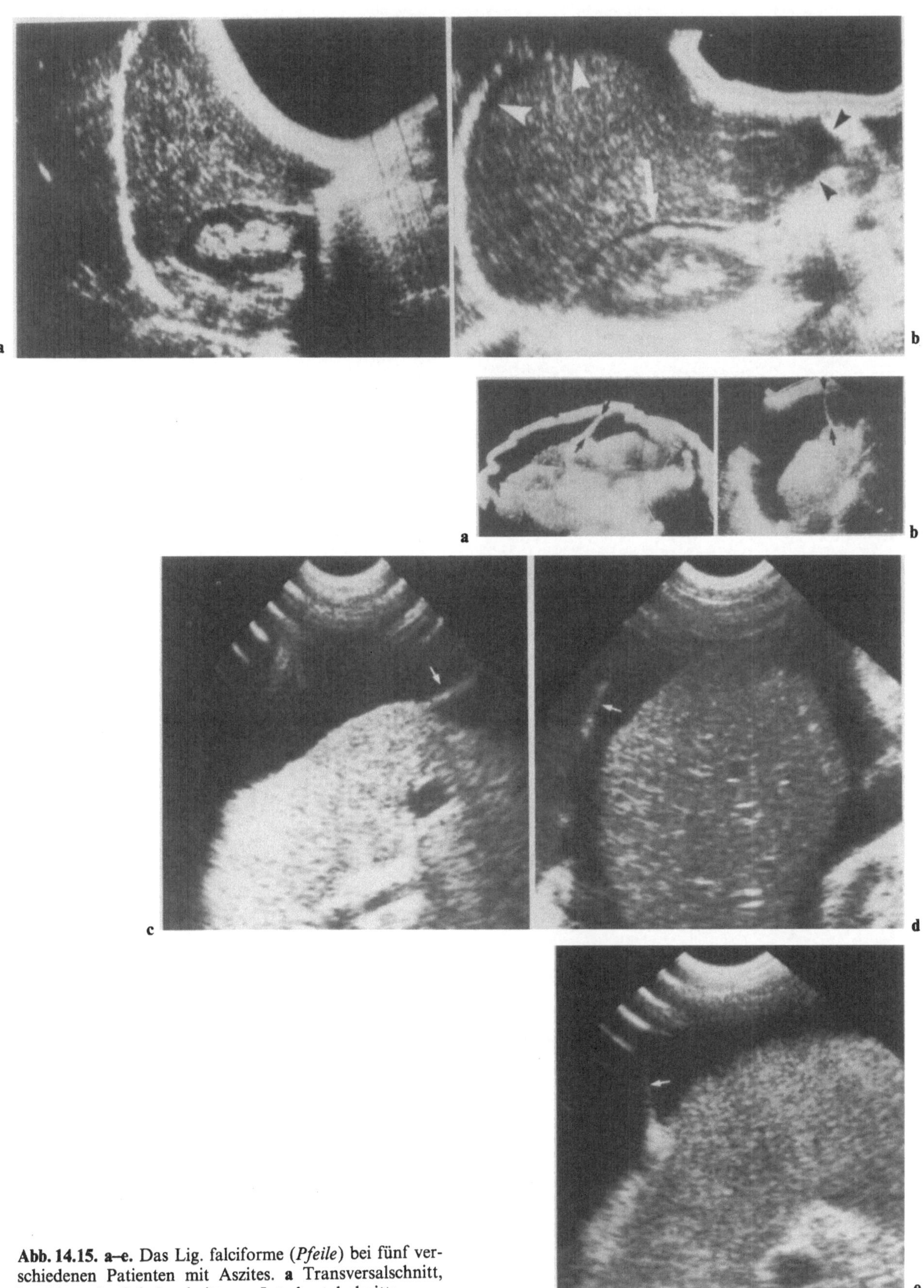

Abb. 14.15. a–e. Das Lig. falciforme (*Pfeile*) bei fünf verschiedenen Patienten mit Aszites. **a** Transversalschnitt, **b** subkostaler Schrägschnitt, **c–e** Interkostalschnitte

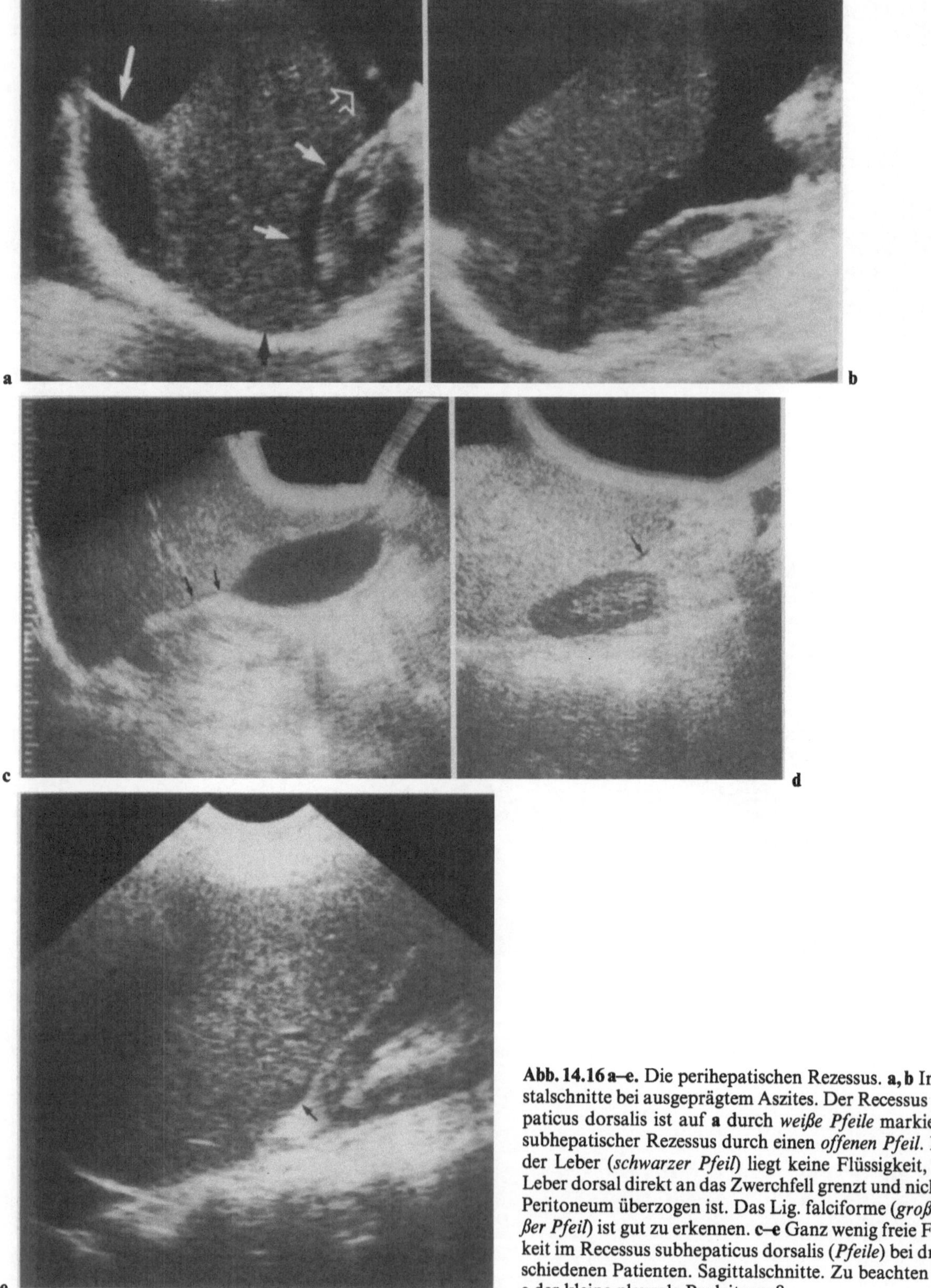

Abb. 14.16 a–e. Die perihepatischen Rezessus. **a, b** Interkostalschnitte bei ausgeprägtem Aszites. Der Recessus subhepaticus dorsalis ist auf **a** durch *weiße Pfeile* markiert, ein subhepatischer Rezessus durch einen *offenen Pfeil*. Dorsal der Leber (*schwarzer Pfeil*) liegt keine Flüssigkeit, da die Leber dorsal direkt an das Zwerchfell grenzt und nicht vom Peritoneum überzogen ist. Das Lig. falciforme (*großer weißer Pfeil*) ist gut zu erkennen. **c–e** Ganz wenig freie Flüssigkeit im Recessus subhepaticus dorsalis (*Pfeile*) bei drei verschiedenen Patienten. Sagittalschnitte. Zu beachten ist auf **e** der kleine pleurale Begleiterguß

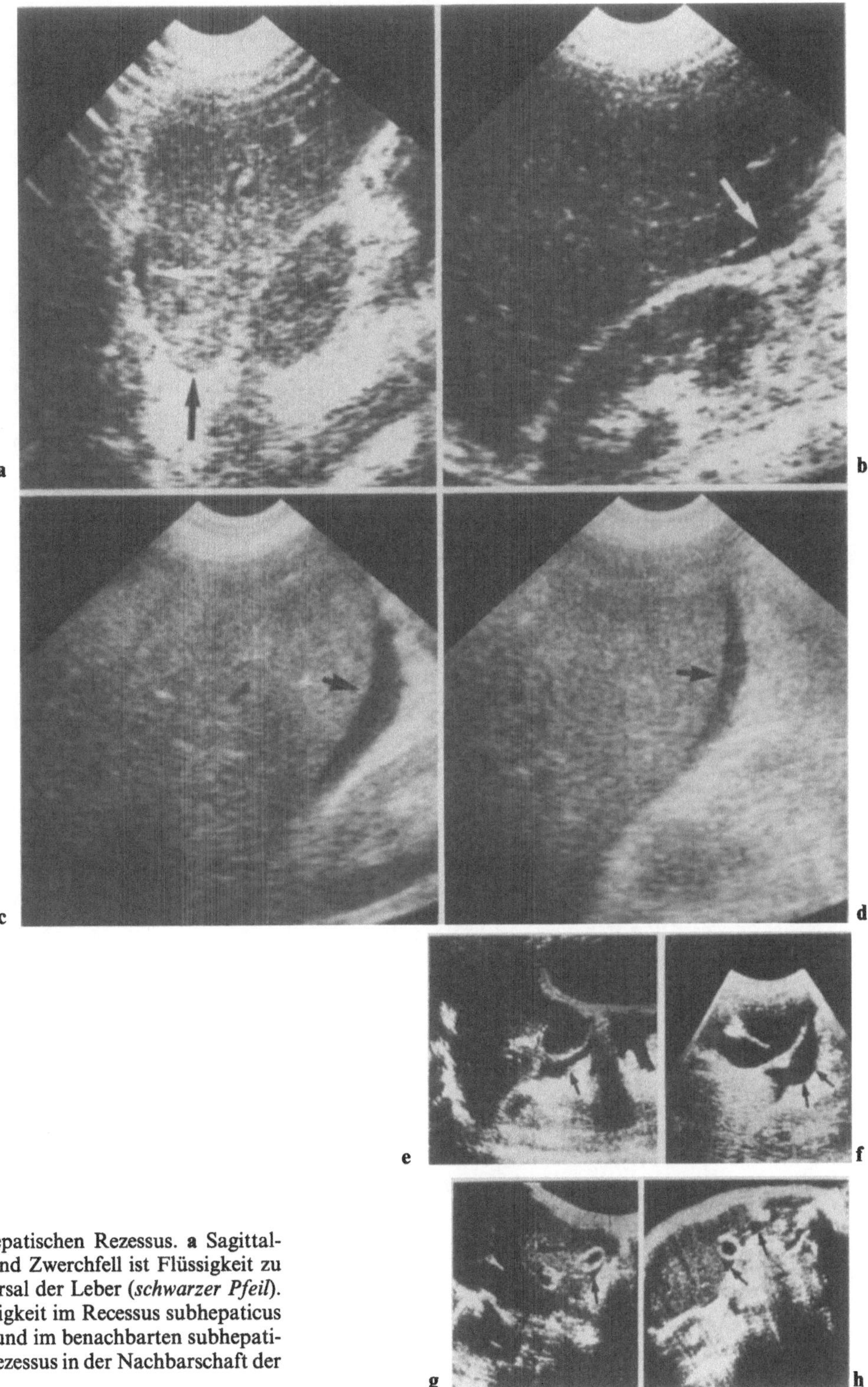

Abb. 14.17 a–h. Die perihepatischen Rezessus. **a** Sagittalschnitt: Zwischen Leber und Zwerchfell ist Flüssigkeit zu erkennen, nicht jedoch dorsal der Leber (*schwarzer Pfeil*). **b–d** Sagittalschnitte: Flüssigkeit im Recessus subhepaticus dorsalis (*schwarze Pfeile*) und im benachbarten subhepatischen Rezessus. **e–h** Die Rezessus in der Nachbarschaft der Gallenblase (*Pfeile*)

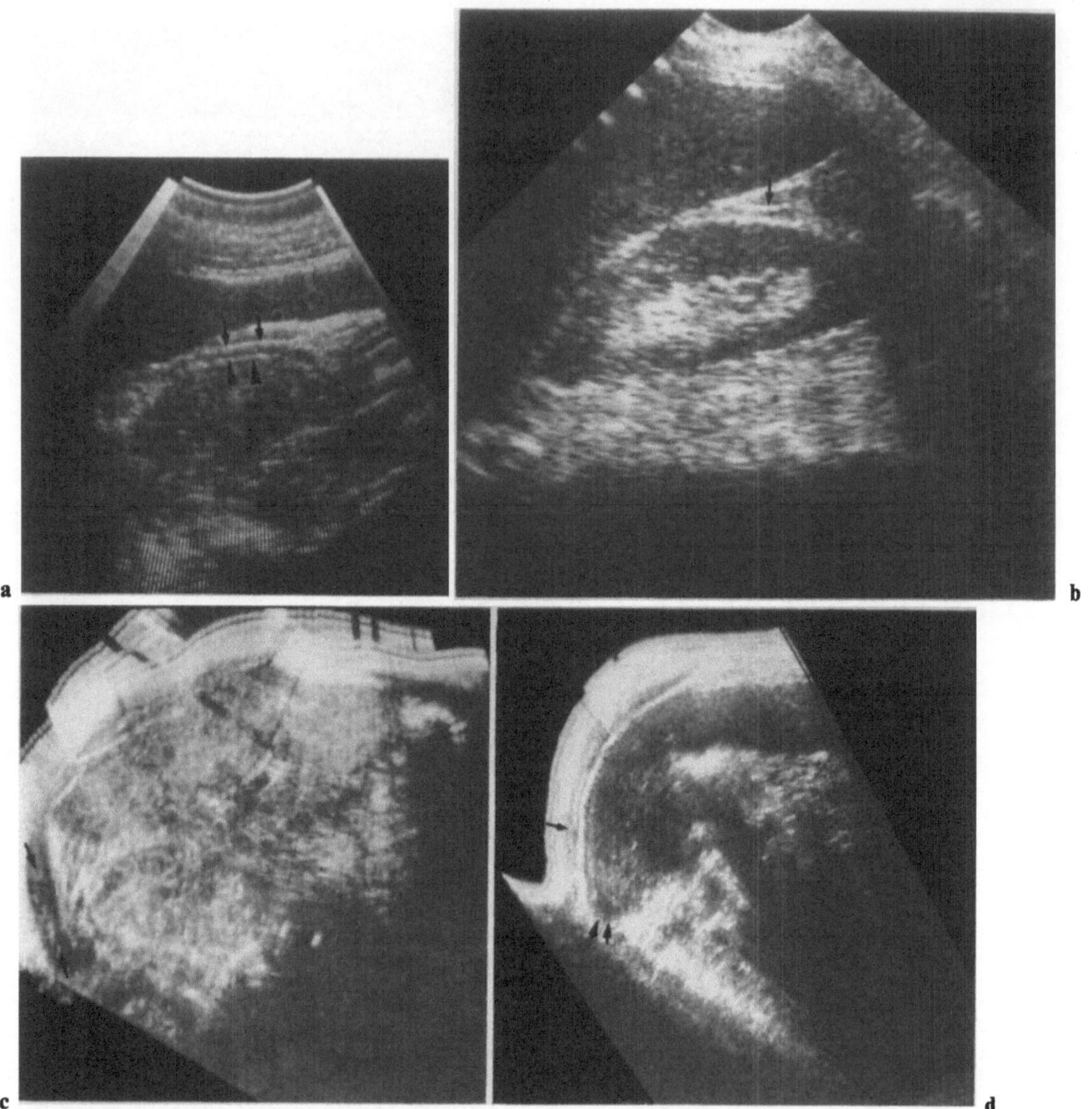

Abb. 14.18 a–d. Fehldeutungen der retroperitonealen Kompartimente. **a** Interkostalschnitt rechts: Die perirenale Faszie (*kleine schwarze Pfeile*) trennt das vordere pararenale Kompartiment vom perirenalen Kompartiment, das die Niere umgibt. Die Nierenkapsel (*Pfeilspitzen*) ist zu erkennen. **b** Perirenale Faszie (*Pfeil*). Das Fettgewebe in den retroperitonealen Kompartimenten darf nicht mit Flüssigkeit im Recessus subhepaticus dorsalis verwechselt werden. **c** Transversalschnitt der Leberregion bei einem adipösen Patienten. Der echoarme perihepatische Streifen kommt durch Fettgewebe zustande und nicht durch Flüssigkeit. Die Fascia transversalis (*Pfeile*) ist erkennbar. **d** Auf diesem Transversalschnitt ist etwas intraperitoneale Flüssigkeit (*schwarze Pfeile*) zu erkennen. Die Schichtung der Bauchwand ist zu erkennen (Pfeil)

Abb. 14.21 a–c. Die perisplenischen Rezessus. **a** Lig. phrenicolienale (*Pfeil*). **b** Sämtliche perisplenischen Rezessus auf einen Blick. **c** Lig. phrenicocolicum (Pfeilspitzen) neben der Milz

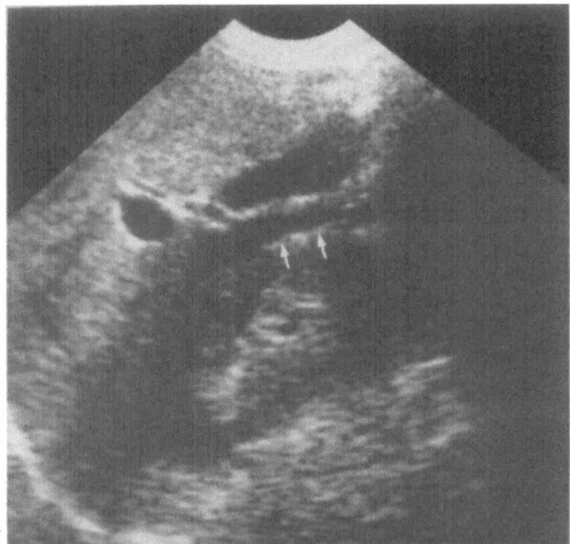
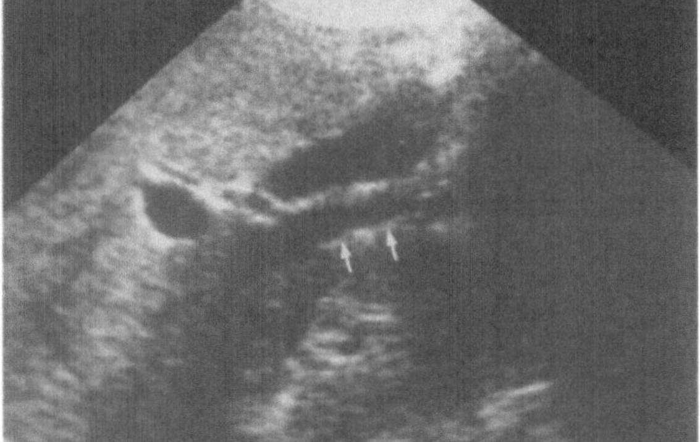

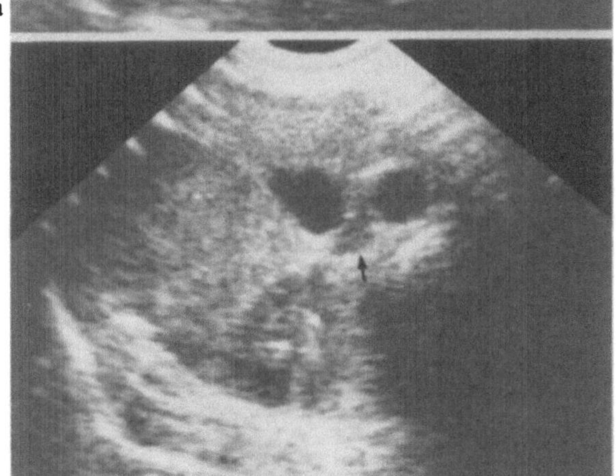

◄ **Abb. 14.19 a, b.** Fehldeutung. **a** Ein Sagittalschnitt deutet auf peritoneale Flüssigkeit zwischen Niere und Gallenblase (*Pfeile*). **b** Ein Transversalschnitt zeigt, daß es sich wohl um Flüssigkeit handelt, jedoch nicht um pathologische Flüssigkeit: Der Schnitt zeigt zwischen Niere und Gallenblase die V. cava (*Pfeil*), die durch eine elongierte Aorta nach rechts verdrängt ist

Abb. 14.20. Perisplenische Rezessus. Zwischen Zwerchfell und Milz zeichnet sich das Lig. phrenicolienale (*Pfeil*) im Aszites (*weiße Pfeilspitze*) ab. Außerdem liegt Flüssigkeit unterhalb der Milz vor sowie ein begleitender Pleuraerguß (*schwarze Pfeilspitze*)

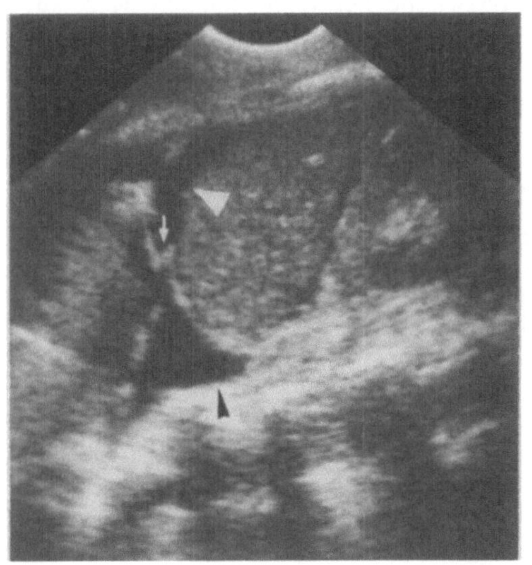

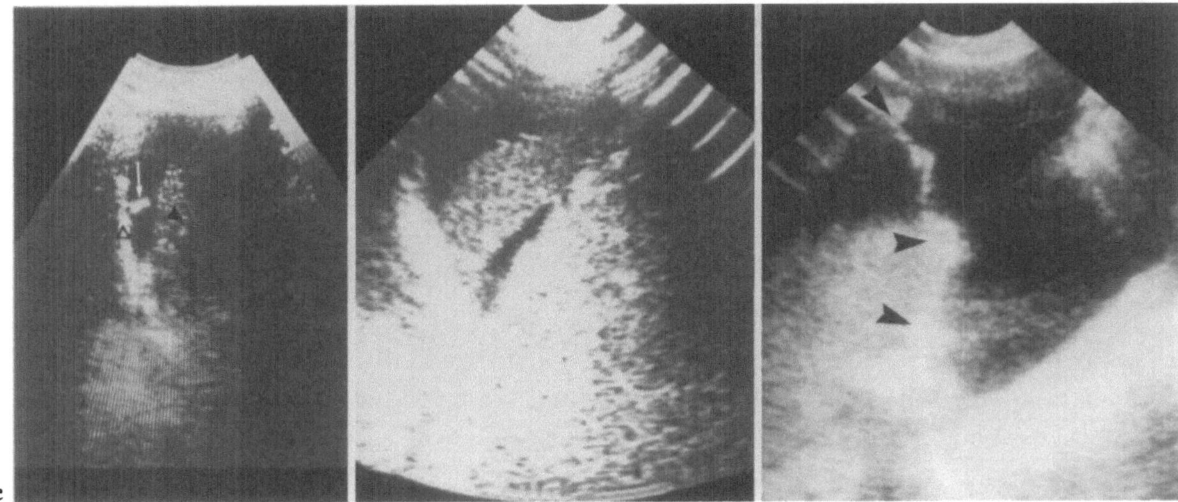

Perilienale Rezessus

Die Milz ist von peritonealen Rezessus umgeben (Abb. 14.20). Zwei Ligamente stellen wichtige Begrenzungen dar: Das Lig. phrenicolienale teilt den linken Recessus subdiaphragmaticus in zwei Kompartimente (Abb. 14.20). Das Lig. phrenicocolicum grenzt den perisplenischen Rezessus vom linken parakolischen Raum ab (Abb. 14.21). Es stellt eine klassische Barriere für Abszesse in der Milzloge dar.

Interenterische Rezessus

Intraperitoneale freie Flüssigkeit dorsal des großen Netzes umgibt die Mesenterialfalten und läßt die dazwischenliegenden kleinen Rezessus erkennbar werden (Abb. 14.22). Andere Rezessus liegen zwischen den Dünndarmschlingen und der anterolateralen Bauchwand. Man kann sie auf Transversalschnitten untersuchen. Die Mesenterialwurzel kann aufgrund ihrer großen Gefäße bei allen Patienten – auch ohne intraperitoneale Flüssigkeit – leicht dargestellt werden: Die Mesenterialgefäße sind im umgebenden echogenen Fettgewebe leicht zu identifizieren (Abb. 14.23).

Parakolische Rezessus (Rinnen)

Man kann die parakolischen Rezessus auf transversalen und sagittalen Schnitten darstellen (Abb. 14.24). Bei ausgeprägtem Aszites sind auch Mesosigma und Mesozökum darstellbar (Abb. 14.25).

Abb. 14.22 a–d. Die interenterischen Rezessus. Schnitte der Nabelregion und der linken Flanke. Die verschiedenen Mesenterialfalten (*schwarze Pfeile*) werden durch Aszites voneinander getrennt. Man kann das Mesenterium bis zu den entsprechenden Darmabschnitten verfolgen

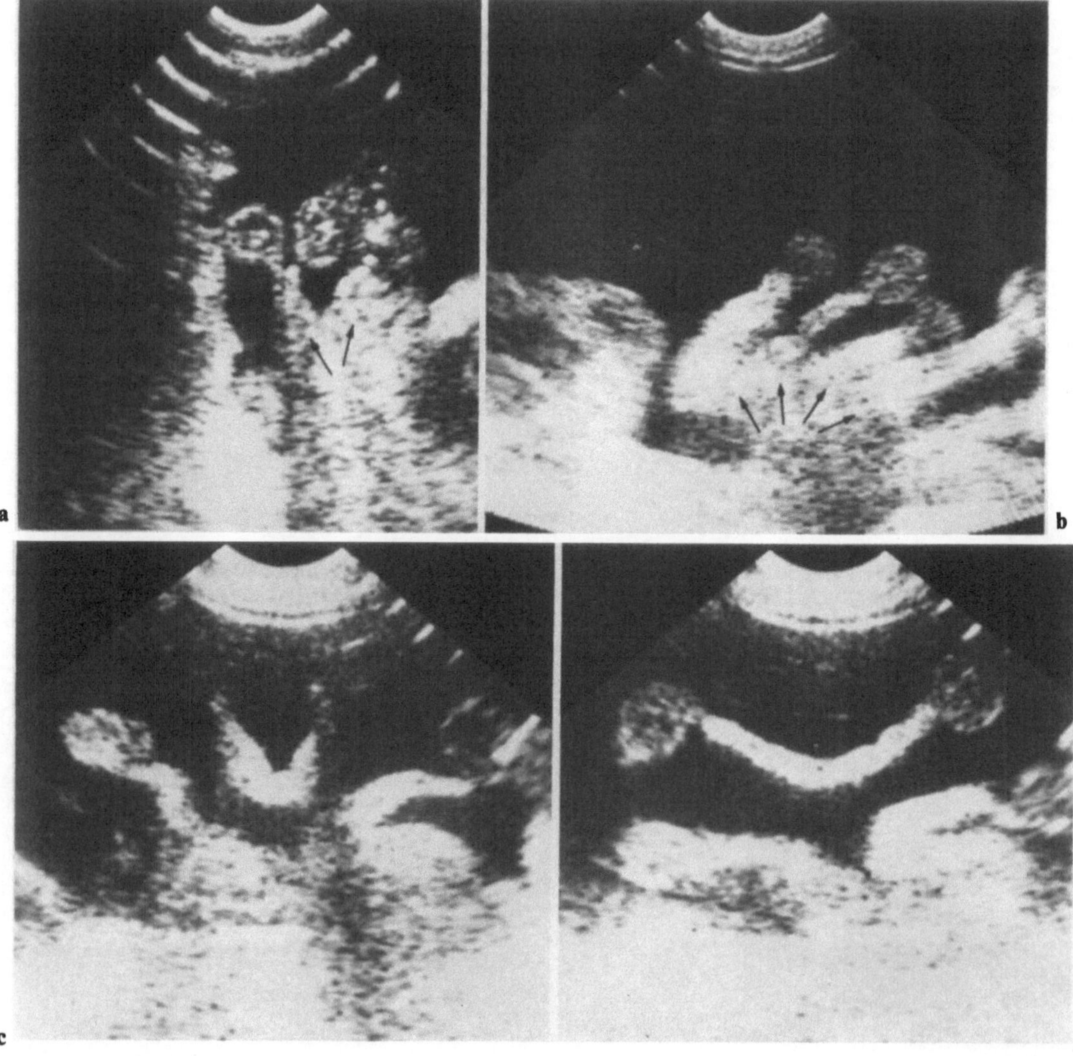

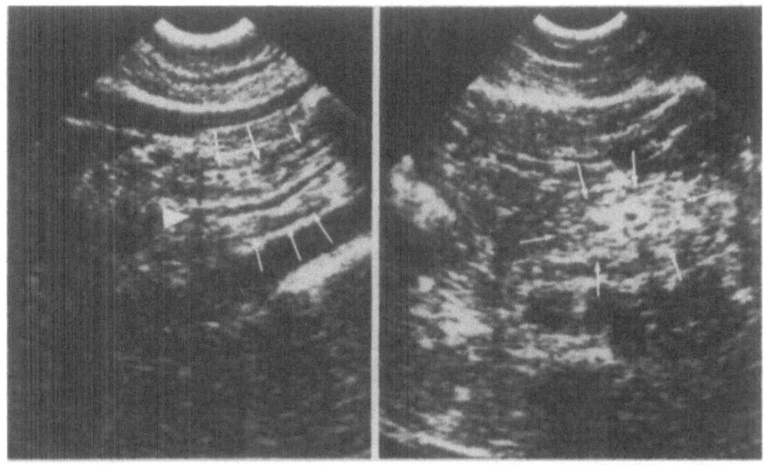

Abb. 14.23 a, b. Die Mesenterialwurzel. **a** Ein Sagittalschnitt zeigt ventral der Aorta das Fettgewebe der Mesenterialwurzel (*weiße Pfeile*). Mitten darin befindet sich die A. mesenterica superior (*Pfeilspitze*). **b** Transversalschnitt. Das Fettgewebe (*Pfeile*) umgibt das „Bild des Binokels" der quer getroffenen Mesenterialgefäße. Der akustische Kontrast in dieser Region ist durch das Fettgewebe ausreichend

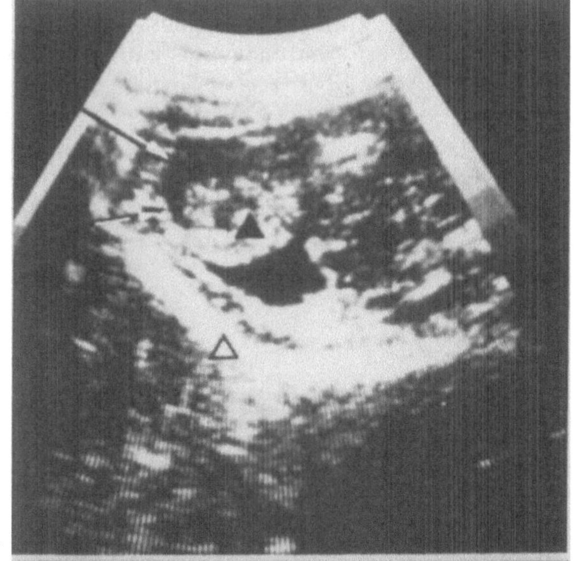

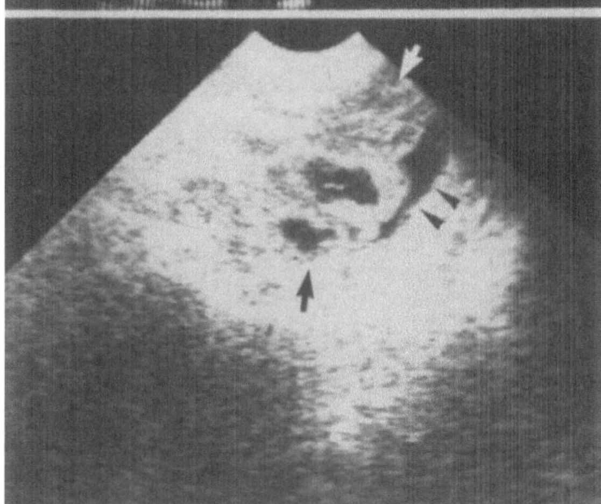

◄ **Abb. 14.24 a, b.** Die parakolischen Rinnen. **a** Transversalschnitt der rechten Fossa iliaca. Das Colon ascendens (*Pfeile*) liegt zwischen knöchernen Strukturen (*offene Pfeilspitze*) und dem M. iliacus. **b** Transversalschnitt der linken Fossa iliaca: Flüssigkeit (*Pfeilspitzen*) ist zwischen den Dünndarmschlingen (*schwarzer Pfeil*) und dem Kolon (*weißer Pfeil*) zu erkennen

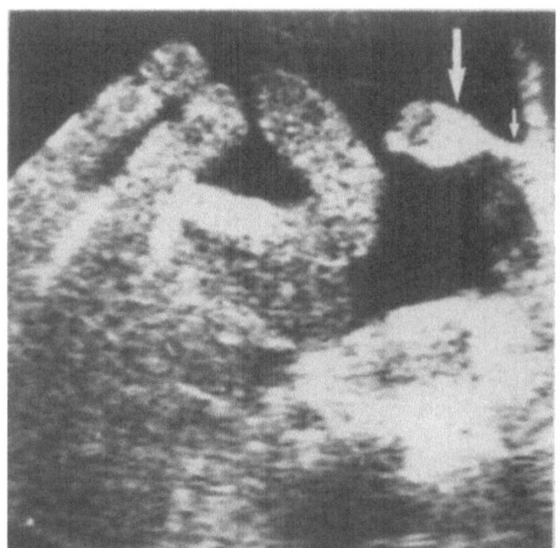

Abb. 14.25. Das Mesosigma (*Pfeil*) ist auf diesem subumbilikalen Transversalschnitt durch den linken Unterbauch erkennbar. Der Patient hat Aszites

Douglas-Raum

Der Douglas-Raum wird mit suprapubischen, transversalen und sagittalen Schnitten untersucht und ist sowohl bei Frauen als auch bei Männern darstellbar. Eine genauere Untersuchung wird durch die gefüllte Harnblase erheblich erleichtert. Im Douglas-Raum sammelt sich sowohl im Liegen als auch im Stehen intraperitoneale Flüssigkeit an (Abb. 14.26).

Der Douglas-Raum ist der einzige Rezessus, in dem physiologisch freie Flüssigkeit nachgewiesen werden kann: nach dem Follikelsprung. Dabei kann es sich übrigens um beträchtliche Mengen freier Flüssigkeit handeln.

Bei ausgedehnter freier Flüssigkeit im Douglas Raum ist das Lig. latum zu erkennen (Abb. 14.27).

Bursa omentalis

Auch wenn intraperitoneal keine freie Flüssigkeit vorliegt, kann man die Bursa omentalis lokalisieren: Sie liegt auf Transversalschnitten zwischen Magen und Pankreas (Abb. 14.28) und auf Sagittalschnitten unterhalb der A. gastrica (Abb. 4.10c).

Die vordere Begrenzung der Bursa omentalis wird gebildet von (von kranial nach kaudal): dem kleinen Netz, dem Magen, dem Lig. gastrocolicum (Abb. 14.29 und 14.30).

Links wird die Bursa omentalis vom Lig. gastrolienale begrenzt (Abb. 14.29). Rechts ist die Bursa omentalis offen. Sie ist hier durch das Foramen Winslowi, das wir weiter unten genauer kennenlernen, mit der übrigen Peritonealhöhle verbunden (Abb. 14.29).

Wenn sich freie Flüssigkeit sowohl in der Bursa omentalis als auch in der übrigen Peritonealhöhle findet, sind echofreie Zonen beidseits des kleinen Netzes, des Lig. gastrocolicum und des Lig. gastrolienale zu finden (Abb. 14.31–14.35). Da diese echofreien Zonen zusammen die Konfiguration von Schmetterlingsflügeln einnehmen, haben wir das gleichzeitige Vorhandensein freier Flüssigkeit in der Bursa omentalis und der übrigen Peritonealhöhle „Schmetterlingszeichen" genannt. Man kann die Ligamente zwischen den beiden Flüssigkeitsansammlungen (den „Körper des Schmetterlings") abgrenzen, da sie neben dem kokardenartig abgebildeten Magen liegen (s. Kap. 25): Das kleine Netz liegt kranial des Magens (Abb. 14.32–14.34), das Lig. gastrocolicum kaudal (Abb. 14.31 a, 14.34 b), das Lig. gastrolienale links (Abb. 14.35).

Das kleine Netz ist auch ohne freie Flüssigkeit leicht zu identifizieren. Es ist als echoreiche Struktur auf Sagittalschnitten kranial des Magens und dorsal der Leber zu erkennen (Abb. 14.36).

a 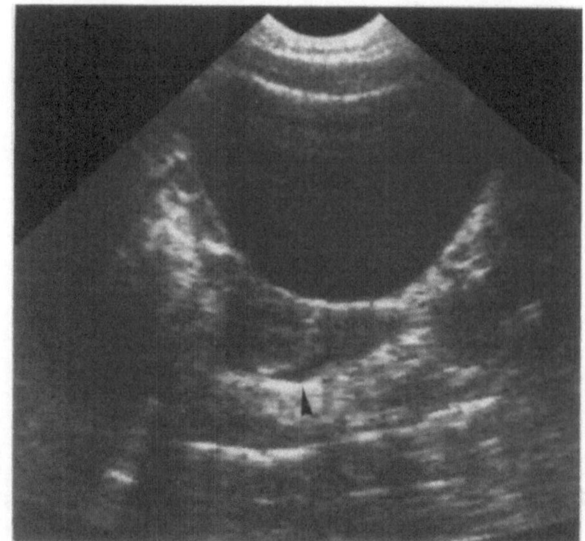

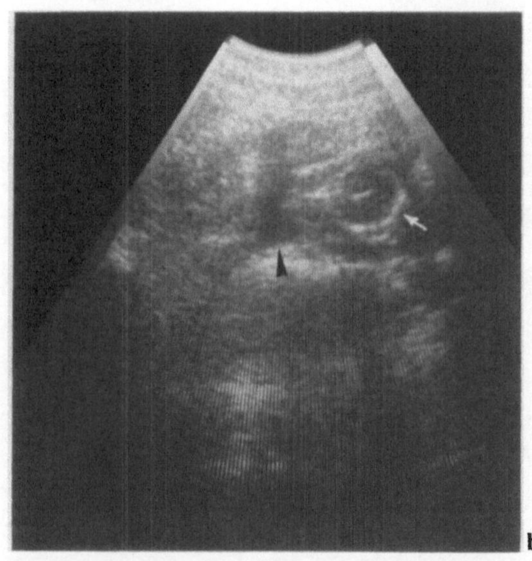 b

Abb. 14.26 a, b. Douglas-Raum. **a** Ein Sagittalschnitt zeigt einen kleinen Flüssigkeitsstreifen (*Pfeilspitze*) hinter dem Uterus. **b** Sagittalschnitt der Beckenregion bei einem Mann. Die Harnblase ist durch einen Ballonkatheter (*weißer Pfeil*) markiert. Oberhalb der Harnblase ist Flüssigkeit zu erkennen (*Pfeilspitze*)

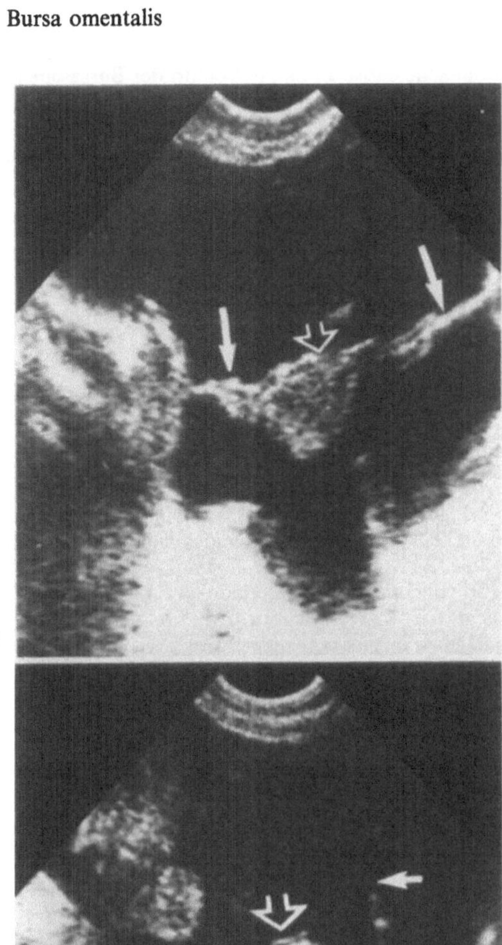

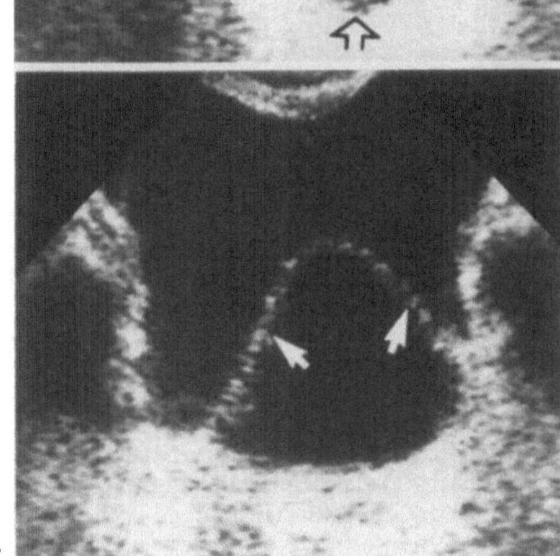

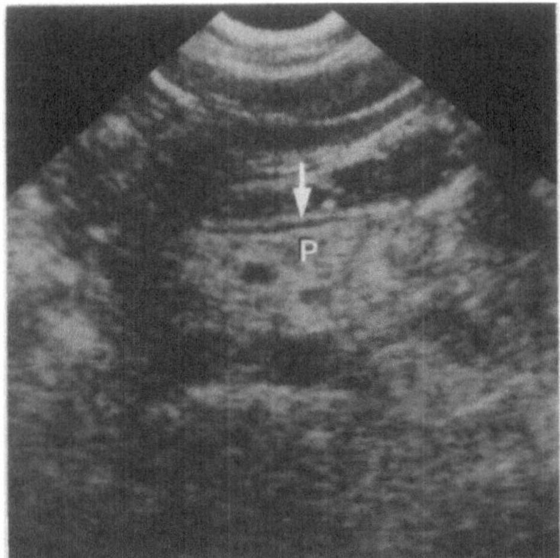

Abb. 14.28. Bursa omentalis. Auf diesem Transversalschnitt kann man die Bursa omentalis zwischen der Hinterwand des Magens (*Pfeil*) und dem Pankreas (*P*) lokalisieren

◄ **Abb. 14.27 a–c.** Douglas-Raum und Lig. latum. **a** Ein suprapubischer Transversalschnitt bei einer Patientin mit Aszites zeigt beidseits des Uterus (*offener Pfeil*) die Lig. lata (*Pfeile*). **b** Sagittalschnitt. Im Douglas-Raum (*offener Pfeil*) ist reichlich Flüssigkeit zu erkennen. Der *weiße Pfeil* markiert die obere Harnblasenwand. **c** Transversalschnitt des Harnblasendaches (*Pfeile*)

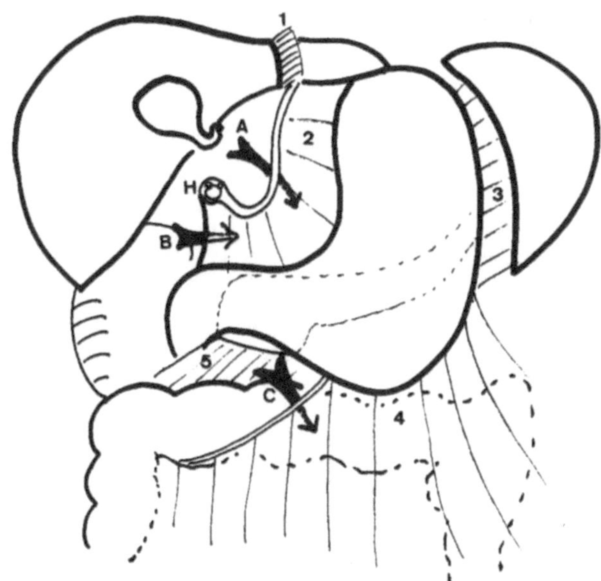

Abb. 14.29. Schematische Darstellung der Bursa omentalis. 1. Lig. falciforme, 2. kleines Netz, 3. Lig. gastrolienale, 4. Lig. gastrocolicum, 5. Mesokolon. Das Lig. hepatoduodenale (*H*) stellt die rechte Begrenzung des kleinen Netzes dar. Es enthält die V. portae und ihre Begleitstrukturen, die A. hepatica und den Ductus choledochus. Die *Pfeile A* und *C* zeigen auf die Bursa omentalis. Der *Pfeil B* markiert den Eingang der Bursa omentalis, das Foramen Winslowi

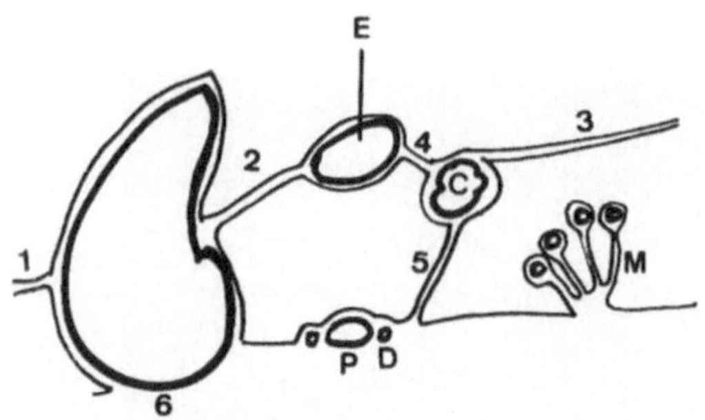

Abb. 14.30. Schematischer Sagittalschnitt der Bursa omentalis. 1. Lig. falciforme, 2. kleines Netz, 3. großes Netz, 4. Lig. gastrocolicum, 5. Mesocolon, 6. nicht peritonealisierte Leberrückfläche. *E*: Magen, *M*: Mesenterium, *C*: Colon transversum, *P*: Pankreas, *D*: Duodenum

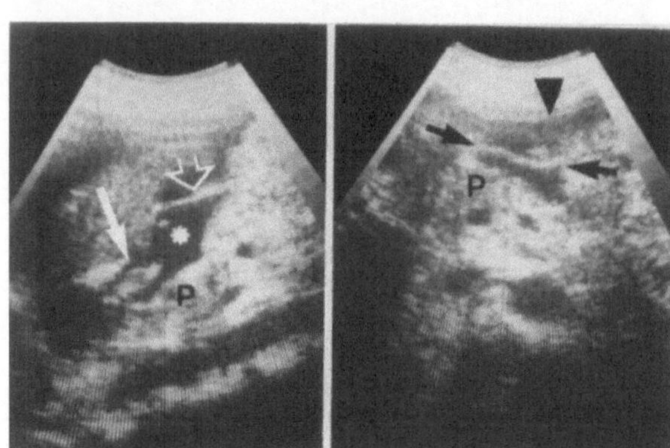

a, b

Abb. 14.31 a, b. Bursa omentalis bei einem Patienten mit Aszites. **a** Dieser Sagittalschnitt zeigt die Bursa omentalis (*), die dorsal vom Pankreas (*P*) begrenzt wird, ventral durch ein Ligament (*offener Pfeil*), kranial durch die Leber. Die Flüssigkeit ventral des Ligamentes liegt in der freien Bauchhöhle. Es handelt sich bei diesem Ligament um das Lig. gastrocolicum, da es unterhalb der Magenkokarde (*Pfeil*) liegt. **b** Transversalschnitt. Das Lig. gastrocolicum (*Pfeile*) ist auch hier zwischen der Flüssigkeit in der Bursa omentalis (dorsal) und der Flüssigkeit in der freien Bauchhöhle (ventral, *Pfeilspitze*) zu erkennen. Diese beiden Flüssigkeitsansammlungen, die durch das Lig. gastrocolicum voneinander getrennt sind, erinnern an die Flügel eines Schmetterlings (*Schmetterlingszeichen*). Zu beachten ist dorsal der Bursa omentalis das Pankreas (*P*), das auf den Mesenterialgefäßen liegt

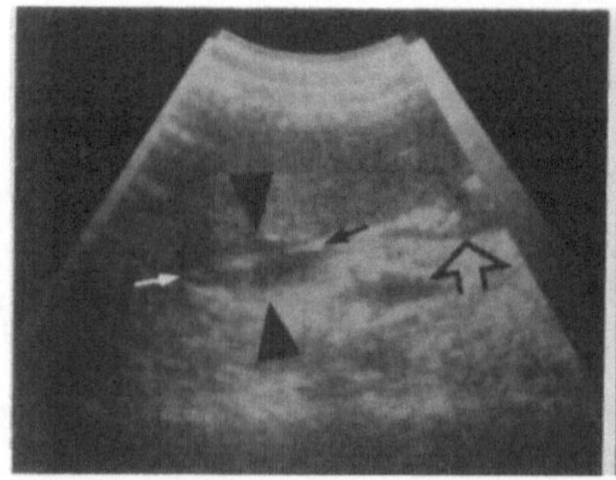

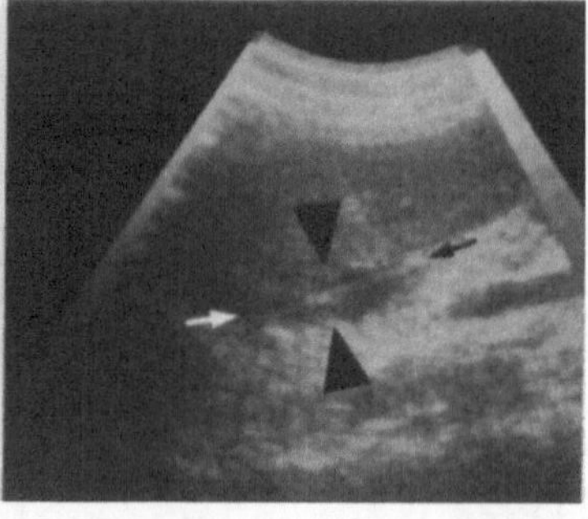

a, b

Abb. 14.32 a, b. Schmetterlingszeichen. **a** Ein Schrägschnitt des Oberbauches zeigt zwei Flüssigkeitsansammlungen, die das Bild von Schmetterlingsflügeln (*Pfeilspitzen*) bewirken. Die beiden Flüssigkeitsansammlungen liegen beiderseits eines peritonealen Ligamentes (*kleine Pfeile*). Bei diesem Ligament handelt es sich um das kleine Netz, da es oberhalb der Magenkokarde (*offener Pfeil*) liegt. **b** Sagittalschnitt

Abb. 14.34 a–c. Schmetterlingszeichen. **a** Die beiden Flügel des Schmetterlings zeichnen sich auf diesem Transversalschnitt beiderseits (*Pfeilspitzen*) eines peritonealen Ligamentes (*Pfeil*) ab. Das peritoneale Ligament liegt rechts des Magens (*offener Pfeil*). Es handelt sich also um das kleine Netz. In diesem Fall erscheint das kleine Netz verdickt und rigide. Es handelt sich um eine Peritonealtuberkulose. **b** Der Transversalschnitt bei dieser Patientin mit Peritonealkarzinose bei Ovarialkarzinom zeigt ventral des Pankreas (*P*) eine Raumforderung in der Nähe des Magens (*offener Pfeil*). Ein verdicktes peritoneales Ligament (*Pfeil*) steht mit dieser Raumforderung in Verbindung. Das Ligament wird beidseits von Flüssigkeitsansammlungen (*Pfeilspitzen*) umgeben, so daß ein Schmetterlingsbild entsteht. Bei diesem lateral des Magens gelegenen Ligament könnte es sich um das Lig. gastrolienale handeln. Aufgrund der Länge des Ligamentes und seiner etwas kaudaleren Lage handelt es sich jedoch eher um den oberen Abschnitt des Lig. gastrocolicum. **c** Parallelschnitt

Abb. 14.33 a, b. Schmetterlingszeichen. Zwei Schnittbilder des Oberbauches. Beidseits eines peritonealen Ligamentes (*Pfeil*) sind Flüssigkeitsareale zu erkennen. Das peritoneale Ligament liegt kranial und rechts des Pankreas, es handelt sich also um das kleine Netz. Zu beachten ist das gewellte Aussehen des kleinen Netzes. Die puls- und atemsynchronen Undulationen sind im Real-time-Verfahren deutlich zu erkennen

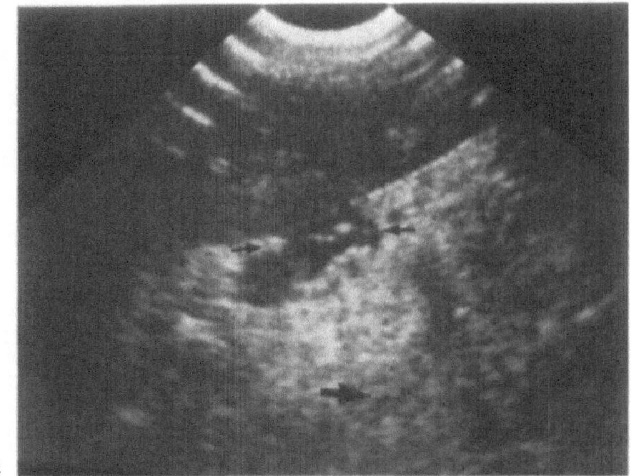

a

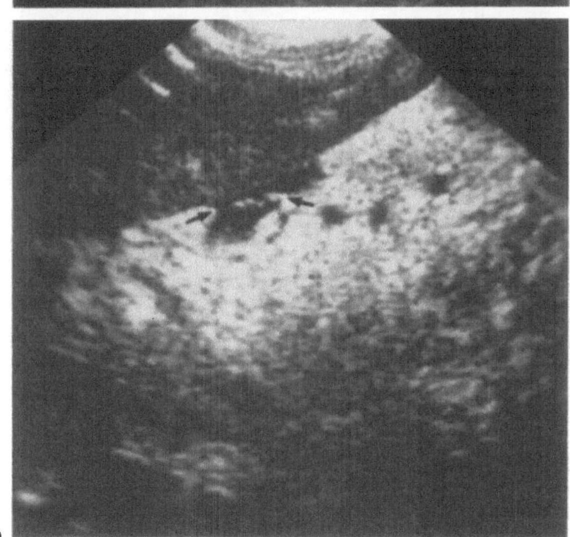

b

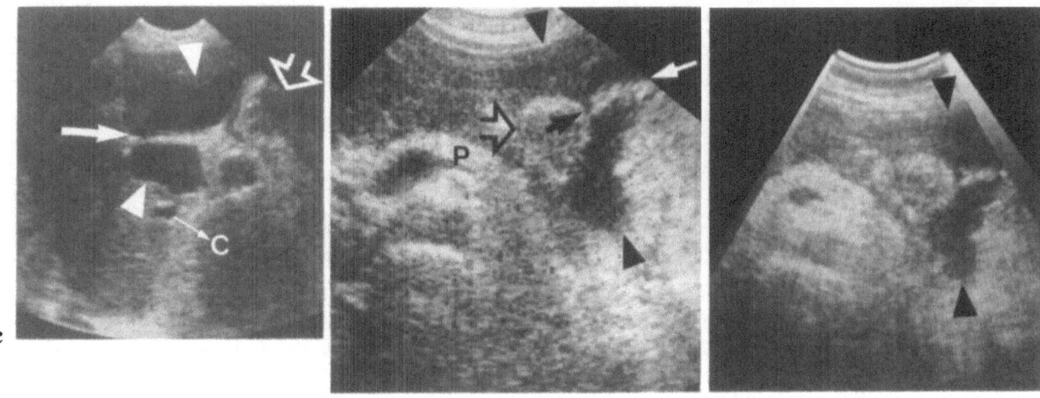

a–c

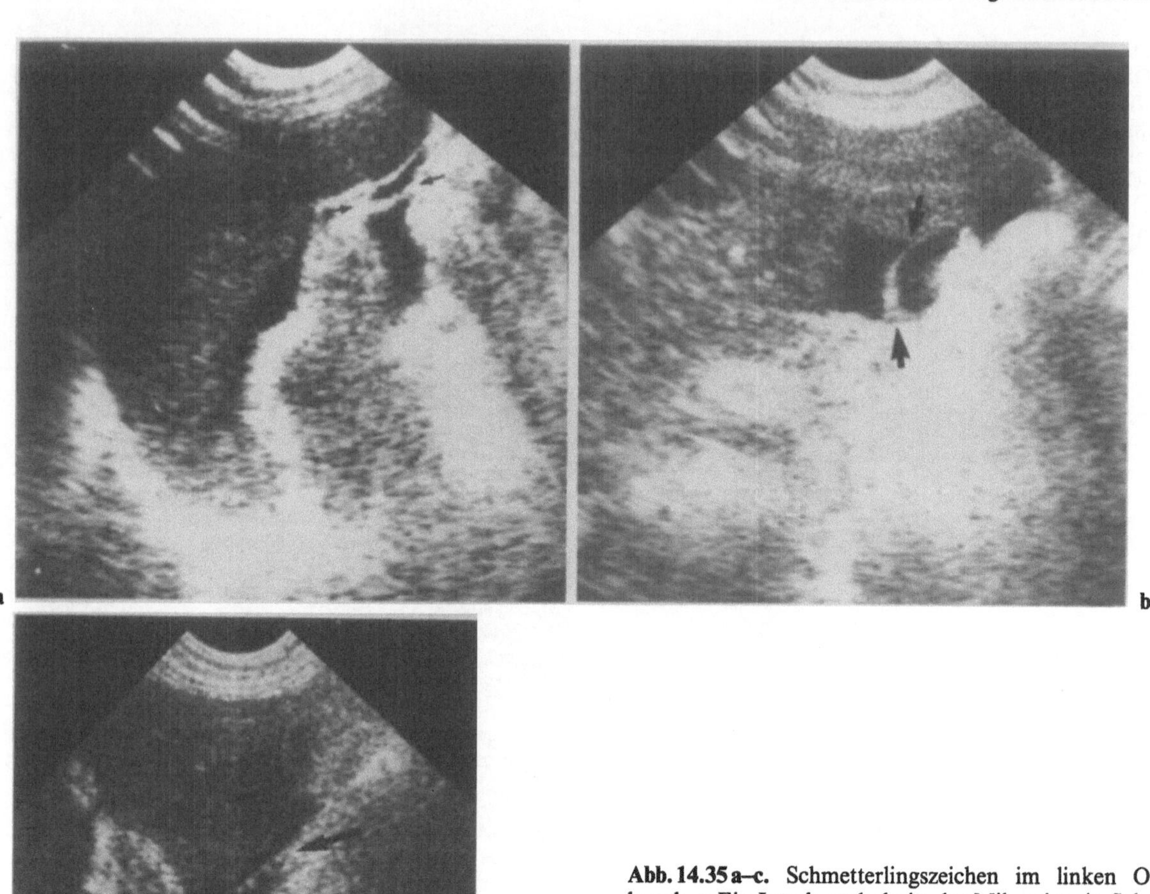

Abb. 14.35 a–c. Schmetterlingszeichen im linken Oberbauch. **a** Ein Interkostalschnitt der Milz zeigt ein Schmetterlingszeichen. Der „Körper des Schmetterlings" ist das Lig. gastrolienale (*Pfeile*). **b** Interkostaler Transversalschnitt des Lig. gastrolienale (*Pfeile*). **c** Schmetterlingszeichen in Höhe des Lig. gastrolienale (*Pfeile*) auf einem Interkostalschnitt der Milz

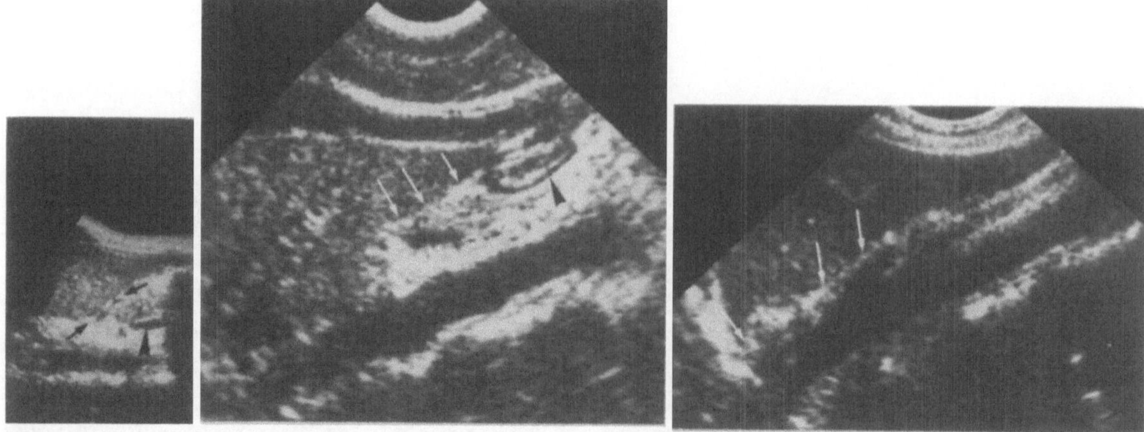

Abb. 14.36 a–c. „Schmetterling mit zusammengelegten Flügeln". Das kleine Netz. **a** Sagittalschnitt des Pankreas im Verlauf einer akuten Pankreatitis. Das Pankreasgewebe ist ventral der V. mesenterica superior (*Pfeilspitze*) zu erkennen. Oberhalb des Pankreas sind zwei dünne Flüssigkeitsstreifen (*Pfeile*) zu erkennen, die ein peritoneales Ligament einrahmen: Es handelt sich um das kleine Netz, das kaudal von Flüssigkeit in der Bursa omentalis und kranial von Flüssigkeit in der Peritonealhöhle umgeben ist. Es liegt also ein Schmetterlingszeichen vor, das aufgrund der geringen intraperitonealen Flüssigkeitsmenge nur sehr schwach ausgeprägt ist. **b, c** Das kleine Netz ohne Flüssigkeit. Diese beiden Schnitte, die wie **a** in Höhe der Aorta angefertigt wurden, zeigen eine echogene Linie (*Pfeile*) unterhalb der Leber und oberhalb des Magens (*Pfeilspitze*). Diese Linie entspricht dem kleinen Netz

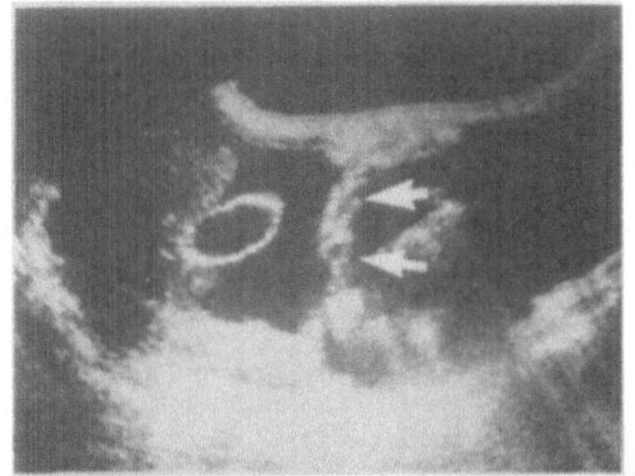

a

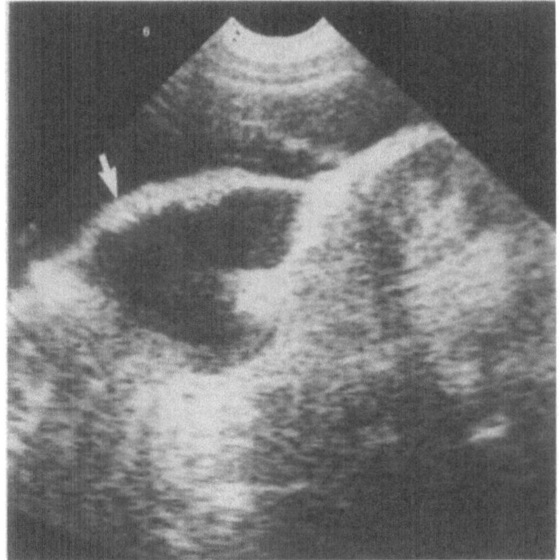

b

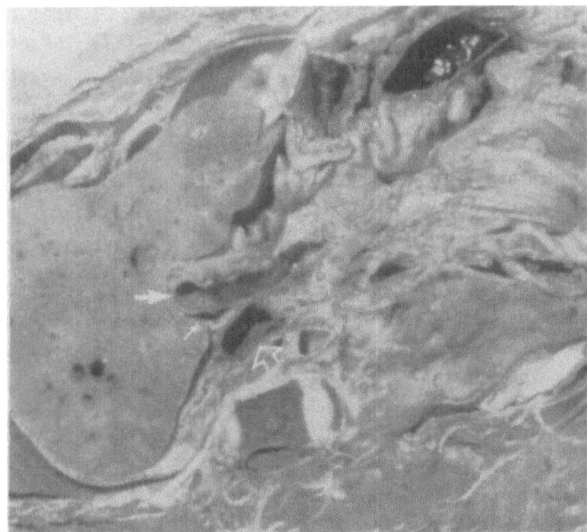

Abb. 14.38. Foramen Winslowi. Dieser anatomische Schnitt in der Ebene der V. portae (*großer Pfeil*) zeigt zwischen V. portae und V. cava (*offener Pfeil*) ein kleines Dreieck (*kleiner Pfeil*), das dem Foramen Winslowi entspricht. Das Foramen Winslowi liegt zwischen dem Lig. hepatoduodenale, das die V. portae enthält und der V. cava. Auf diesem Schnitt ist die V. cava schräg angeschnitten

◀ **Abb. 14.37 a, b.** Mesokolon. **a** Durch Aszites ist das Mesokolon (*Pfeile*) auf einem Sagittalschnitt gut abzugrenzen. **b** Transversalschnitt der retroperitonealen Insertion des Mesokolons (*Pfeil*) oberhalb der Niere

Mesokolon

Das Mesokolon stellt die untere Begrenzung der Bursa omentalis dar. Es ist bei ausgeprägter freier intraperitonealer Flüssigkeit zu erkennen (Abb. 14.37).

Foramen Winslowi (epiploicum)

Es wird kranial vom Lobus caudatus der Leber begrenzt, dorsal von der V. cava und ventral vom Lig. hepatoduodenale, das einige tubuläre Strukturen enthält (V. portae, A. hepatica, Ductus choledochus) (Abb. 14.29). Die Form eines auf der Spitze stehenden Dreieckes des Foramen Winslowi ist auf anatomischen Schnitten (Abb. 14.38) und auf sonographischen Schnitten beim Vorhandensein freier intraperitonealer Flüssigkeit (Abb. 14.39) leicht zu erkennen. Wenn man das Foramen Winslowi einmal bei ausgeprägtem Aszites identifiziert hat, kann man es bei normalen Patienten leicht zwischen V. cava und V. portae ausfindig machen (Abb. 14.40 a).

Das Lig. hepatoduodenale ist aufgrund seiner tubulären Strukturen (V. portae, A. hepatica, Ductus choledochus) auch auf Transversalschnitten leicht zu erkennen (Abb. 14.40 b, c). Die Darstellung der V. portae und der V. cava erlaubt die Lokalisation des Foramen Winslowi.

Die Untersuchung dieser schwierigen und komplizierten Region hat nicht nur akademisches Interesse: Abszesse können über das Foramen Winslowi in die Bursa omentalis eindringen. Die Ausbreitung eines Abszesses bis ins Foramen Winslowi ist an einem feinen Flüssigkeitsstreifen zwischen V. cava und V. portae zu erkennen (Abb. 14.40 d). Andererseits enthält das Lig. hepatoduodenale auch Lymphbahnen. Hier können sich in unmittelbarer Nachbarschaft der V. portae und ihrer Begleitstrukturen Lymphome manifestieren (Abb. 14.40 e, f).

Der freie Rand des Lig. hepatoduodenale darf nicht verwechselt werden mit dem prähepatischen Anteil des Lig. falciforme (Abb. 14.41).

Die Darstellung von Flüssigkeit in der Bursa omentalis ist – abgesehen von Aszites – ein sehr wichtiges diagnostisches Zeichen, das einen pathologischen Prozeß in einem der Bursa omentalis benachbarten Organ (Leber, Magen, Milz, Pankreas) anzeigt. Auf diese Tatsache kommen wir noch einmal im Kap. 29 zurück.

Im Gegensatz zur früheren Auffassung wissen wir jetzt, daß Aszites sich sehr häufig auch bis in die Bursa omentalis ausbreitet.

In Tabelle 14.2 und 14.3 sind die peritonealen Rezessus und die Ligamente zusammengefaßt, die wir in diesem Kapitel kennengelernt haben.

Tabelle 14.2. Intraperitoneale Rezessus

Perihepatische Rezessus, v.a. der Rezessus subhepaticus dorsalis (Morrison's pouch)
Perilienale Rezessus
Bursa omentalis
Interenterische Rezessus
Parakolische Rinnen (Rezessus)
Douglas-Raum

Tabelle 14.3. Ligamente

Erkennbar ohne freie Flüssigkeit
Kleines Netz
Mesenterialwurzel
Erkennbar bei Vorhandensein freier Flüssigkeit
Lig. falciforme
Lig. phrenicolienale
Lig. phrenicocolicum
Kleines Netz
Lig. gastrocolicum
Lig. gastrolienale
Mesokolon
Mesenterium
Mesosigma
Lig. latum

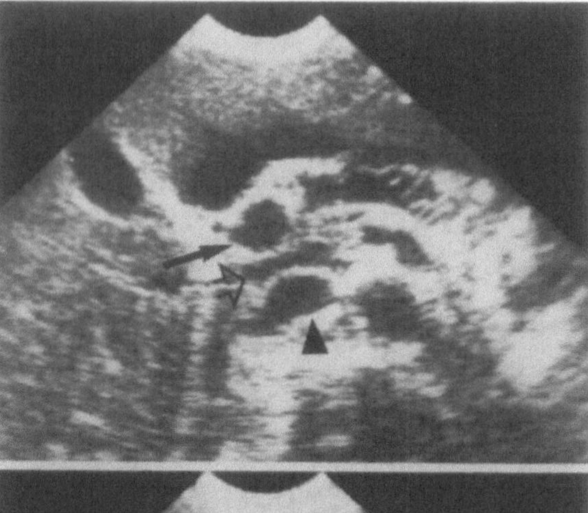
a

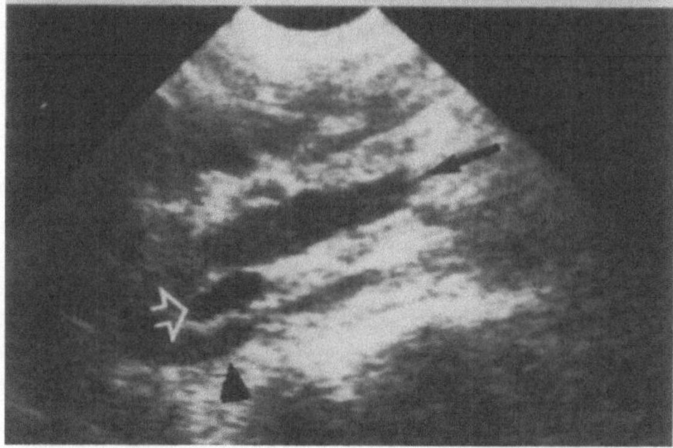
b

Abb. 14.39 a, b. Foramen Winslowi bei einem Patienten mit Aszites. **a** Ein Transversalschnitt des Oberbauches zeigt oberhalb des Pankreas die V. portae (*Pfeil*) und die V. cava (*Pfeilspitze*). Die liquide Struktur (*offener Pfeil*) zwischen diesen beiden Gefäßen entspricht Flüssigkeit im Foramen Winslowi. **b** Sagittalschnitt. Das Foramen Winslowi (*offener Pfeil*) ist zwischen V. portae und V. cava gut zu erkennen

Abb. 14.40 a–f. Lig. hepatoduodenale. **a–c** Lig. hepatoduodenale ohne umgebende Flüssigkeit. **a** Sagittalschnitt der V. portae (*Doppelpfeil*) und der V. cava (*C*). Das Dreieck (*weißer Pfeil*), das diese beiden Gefäße voneinander trennt, stellt das Foramen Winslowi dar. **b** Transversalschnitt der V. portae. Die Pfortader ist von ihren begleitenden Strukturen umgeben, der A. hepatica (*Pfeil*) innen und dem Ductus choledochus (*Pfeil*) außen. Diese drei tubulären Strukturen verlaufen im Lig. hepatoduodenale (*weiße Pfeile*: umgebendes Bindegewebe). **c** Transversalschnitt des Lig. hepatoduodenale und seiner tubulären Strukturen (*Pfeile*). Das Lig. hepatoduodenale mit der V. portae liegt ventral der V. cava. Zwischen diesen beiden Gefäßen befindet sich das Foramen Winslowi. Zu beachten ist der Verlauf der A. hepatica (*Pfeilspitze*), die die V. portae begleitet. **d–f** Das pathologisch veränderte Lig. hepatoduodenale. **d** Transversalschnitt bei einer febrilen Patientin, die eine Woche zuvor gastrektomiert wurde. Man erkennt einen Abszeß (*Pfeilspitze*), der sich hinter einer runden Struktur erstreckt, die von zwei tubulären Strukturen begleitet wird: Es handelt sich um die V. portae und ihre Begleitstrukturen im Lig. hepatoduodenale. Der Abszeß scheint also die Bursa omentalis zu erreichen, ohne jedoch wirklich einzudringen, da die Magenhinterwand (*doppelte Pfeilspitze*) der Pankreasvorderwand direkt anliegt. **e** Dieser subkostale rechtsseitige Schrägschnitt zeigt die V. portae (*Pfeil*), die von vergrößerten Lymphknoten (*Pfeilspitzen*) umgeben ist. Es handelt sich um vergrößerte Lymphknoten im Lig. hepatoduodenale bei einem malignen Lymphom. **f** Transversalschnitt der V. portae, die von der A. hepatica (*Pfeil*) begleitet wird. Beide Gefäße werden rosettenartig von vergrößerten Lymphknoten umgeben. Es handelt sich um Lymphknoten im Lig. hepatoduodenale und nicht um retroperitoneale Lymphome (*C*: V. cava) ▸

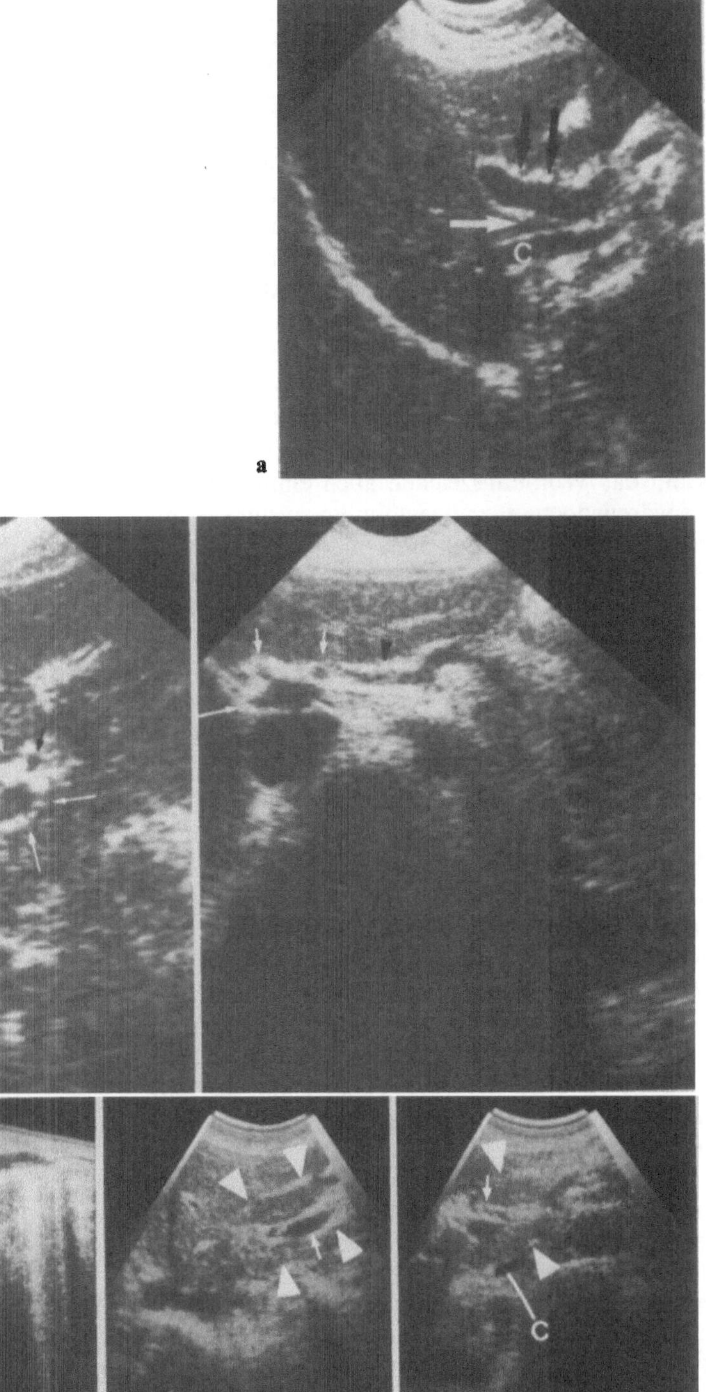
a
C
b, c
d–f
C

Aszites

Bei massivem Aszites schwimmt die Leber richtiggehend in der Flüssigkeit (Abb. 14.41 und 14.43). Man kann die Leber dann unter sonographischer Kontrolle hin- und herbewegen und so das „Eisbergzeichen“ demonstrieren (Rettenmaier 1969, persönl. Mitteilung). Transversalschnitte kaudal der Leber lassen eine halbmondförmige Flüssigkeitsansammlung zwischen vorderer Bauchwand und Darmschlingen erkennen (Abb. 14.42c, 14.43, 14.44), deren hintere Begrenzung nach ventral konvex ist. Im Unterschied dazu weist eine große Ovarialzyste eine nach ventral konkave Hinterfläche auf (Wölbungszeichen) (Abb. 14.45 und 14.46). Im Falle eines gekammerten Aszites kann das Wölbungszeichen auch einmal fehlen. Es wäre jedoch sehr ungewöhnlich, wenn gekammerter Aszites ein ähnlich harmonisches Bild wie eine Ovarialzyste ergäbe. In gekammertem Aszites können andererseits auch Darmanteile eingeschlossen sein (Abb. 14.47 und 14.48), welche nur schwer von polypoiden Formationen oder von intrazystischen Septierungen zu unterscheiden sind (Abb. 14.47c). Beim Nachweis von reichlich intraabdominaler Flüssigkeit wird man wohl immer etwas unsicher, ob es sich hierbei nicht doch um eine riesige Ovarialzyste oder wirklich um einen Aszites handelt. Liegt ein ausgeprägter Aszites vor, besteht jedoch immer auch eine perihepatische Flüssigkeitsansammlung, insbesondere im Recessus subhepaticus dorsalis (Morrison's Raum). Fehlen also sowohl die typische perihepatische Flüssigkeit als auch die flottierenden Darmschlingen, kann man bei entsprechend gelagerten Fällen getrost einen Aszites ausschließen und die Diagnose einer riesigen Ovarialzyste stellen (Abb. 14.49).

Diese Unterscheidung zwischen Ovarialzyste und Aszites ist keineswegs nur akademisch. Wir haben schon mehrere Male riesenhafte Ovarialzysten beobachten können, die als rezidivierender Aszites immer wieder punktiert wurden.

In der intraperitonealen Flüssigkeit können Echos zu erkennen sein. Wahrscheinlich handelt es sich dann um hämorrhagische oder eitrige Flüssigkeit (Abb. 14.50).

Maligne Ergüsse erkennt man an ihrer Mehrkammrigkeit. Es kommen auch große Flüssigkeitsansammlungen vor, die ausnahmsweise Ähnlichkeit mit großen Ovarialzysten aufweisen können (Abb. 14.51). Gewöhnlich jedoch fallen sie durch Konturunregelmäßigkeiten auf oder durch eingeschlossene Darmschlingen (Abb. 14.52). Lagevariationen des Patienten werden in diesen Fällen keine Veränderung der äußeren Form oder des Volumens der Flüssigkeitsansammlung nach sich ziehen (Abb. 14.53). Der Nachweis von Darmschlingen innerhalb der Aszitesflüssigkeit wird, wie bereits angedeutet, zu einem wichtigen Beurteilungskriterium, sobald die Frage nach einer Ovarialzyste auftritt. Manche intrazystischen Formationen können jedoch einen Augenblick verwirren, da sie wie Intestinum imponieren (Abb. 14.47c).

Bei gekammertem Aszites glaubt man manchmal, durch Darmgase provozierte Schallschatten bemerkt zu haben (Abb. 14.54). Ähnliche Schatten sind jedoch auch bei Ovarialteratomen, sei es hinter Knochen- oder Verkalkungszonen, sei es hinter Haarbüscheln, zu beobachten.

Es ist sehr schwierig, eine *Peritonealkarzinose* sonographisch zu bestätigen: Wichtig für die Diagnose sind (a) verstreute, echogene Areale (Abb. 14.52) und (b) fixierte Darmschlingen. Echofreie parietale Streifen sind ebenfalls beschrieben worden (Abb. 14.55). Die Peritonealkarzinose ist computertomographisch leichter zu erkennen. Peritonealmetastasen eines Ovarialkarzinoms können sich im parietalen Peritoneum des rechten Oberbauches implantieren, in das Leberparenchym eindringen und dann sonographisch wie Lebermetastasen erscheinen. Wenn Aszites vorhanden ist, sind sie als polypoide, oberflächliche Strukturen zu erkennen (Abb. 14.56).

Abb. 14.42 a–d. Ausgeprägter Aszites. **a** Transversalschnitt in Höhe der Leber. **b** Sagittalschnitt durch den freien Rand des Lig. hepatoduodenale. **c** Transversalschnitt, der Dünndarmschlingen unterhalb des Nabels erfaßt. **d** Die Beckenregion mit einem Ovarialtumor

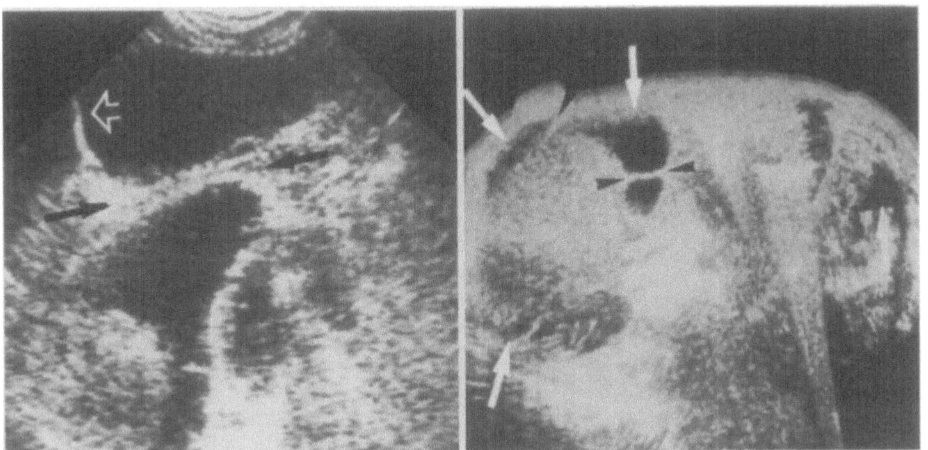

Abb. 14.41 a, b. Peritoneale Ligamente und ausgeprägter Aszites. **a** Dieser rechtsseitige Sagittalschnitt zeigt gleichzeitig den prähepatischen Anteil des Lig. falciforme (*offener Pfeil*) und den freien Rand des Lig. hepatoduodenale (*Pfeile*). Hinter diesem Ligament liegt das Vestibulum, der Übergang vom Foramen Winslowi zum Recessus subhepaticus dorsalis. **b** Transversalschnitt bei einem anderen Patienten. Man erkennt vier verschiedene Flüssigkeitskompartimente (*Pfeile*): dorsal im Recessus subhepaticus dorsalis; ventral links des Lig. falciforme (*schwarzer Pfeil*); in der Mitte zwischen Lig. falciforme und kleinem Netz (*doppelte Pfeilspitze*); schließlich dorsal des kleinen Netzes in der Bursa omentalis

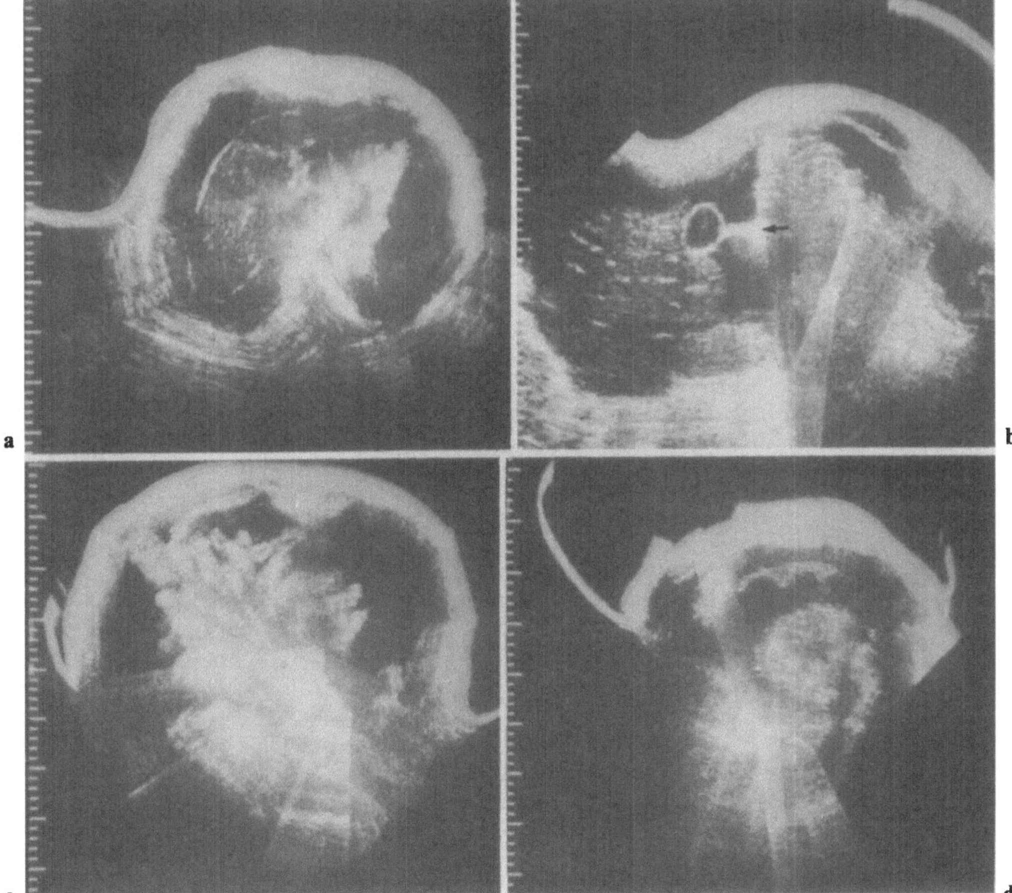

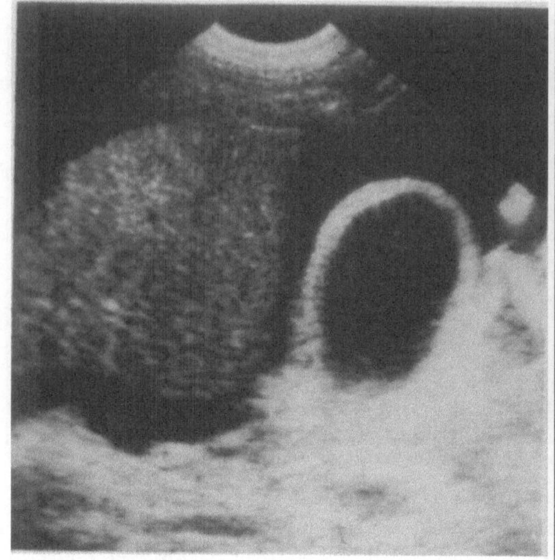

a

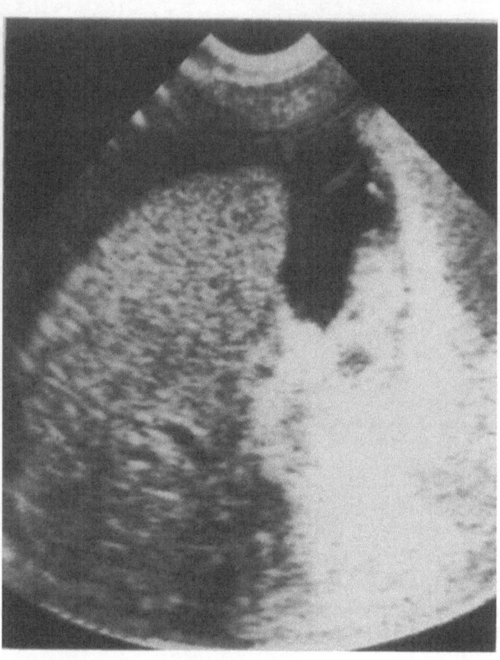

b

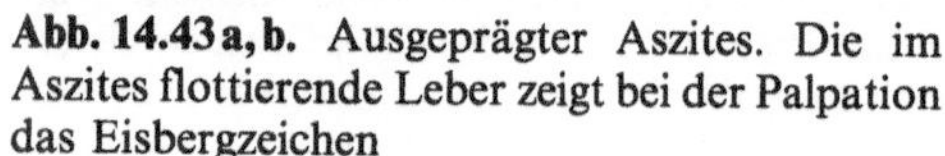

Abb. 14.43 a, b. Ausgeprägter Aszites. Die im Aszites flottierende Leber zeigt bei der Palpation das Eisbergzeichen

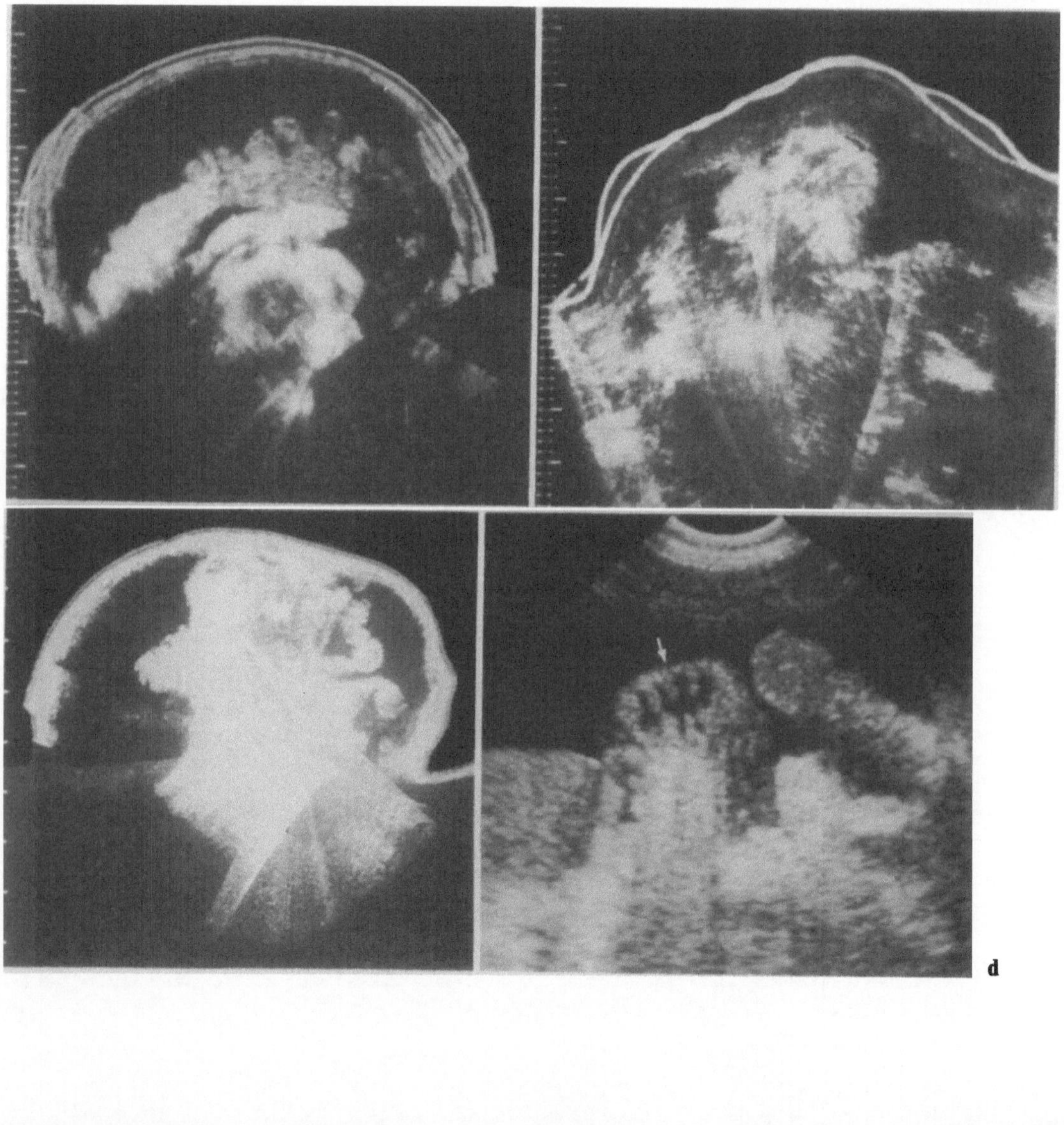

a

b

c

d

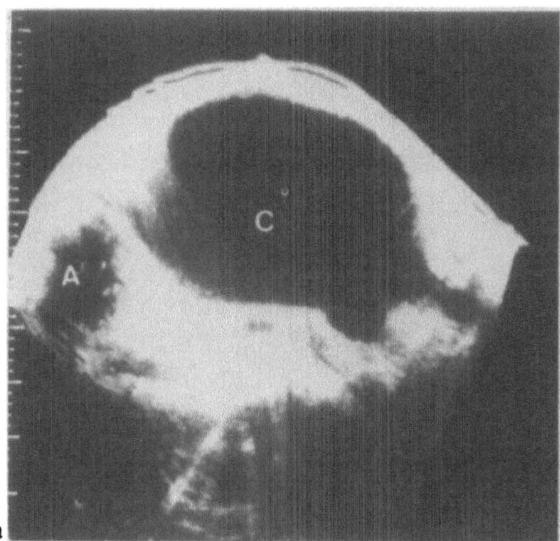

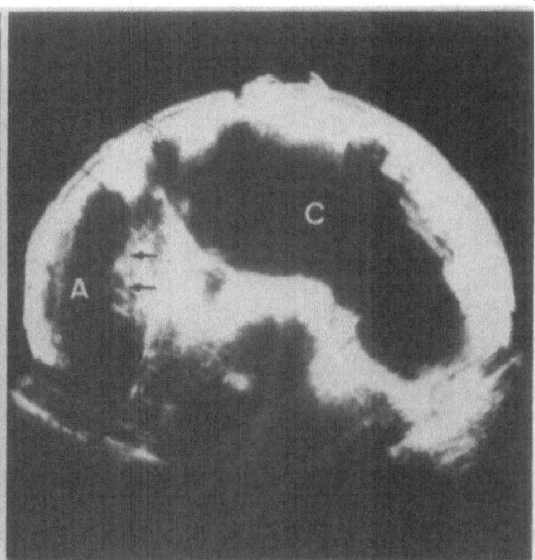

Abb. 14.45 a, b. Zyste und Aszites (Wölbungszeichen). **a** Auf dem hier gezeigten Transversalschnitt des Abdomens kommt eine ausgeprägte Flüssigkeitsansammlung (*C*) zur Darstellung. Die dorsale Begrenzung ist konkav: Es handelt sich um eine Ovarialzyste. Eine weitere Flüssigkeitsansammlung (*A*) findet sich weiter lateral und entspricht Aszites. **b** Der parallele Transversalschnitt weiter kaudal zeigt ebenfalls die Zyste und den Begleitaszites, dessen Begrenzungslinie konvex ist (*Pfeile*). Das gemeinsame Auftreten von Aszites und Ovarialzyste muß an ein Ovarialkarzinom denken lassen

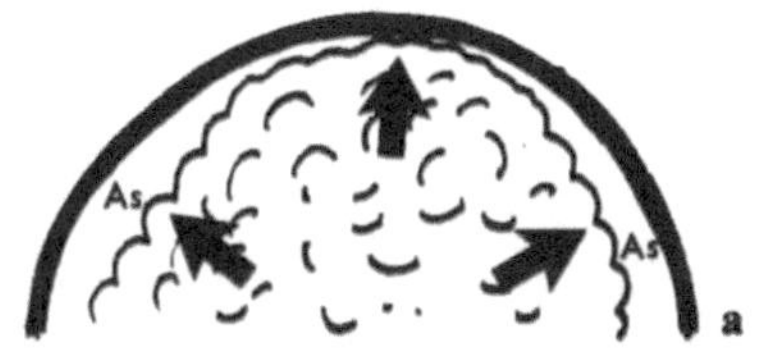

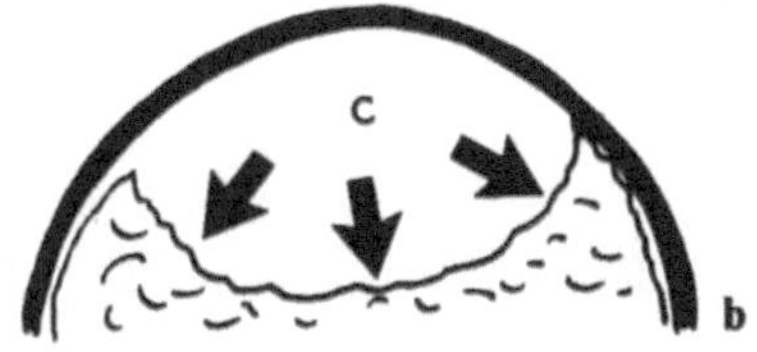

◂ **Abb. 14.44 a–d.** Ausgeprägter Aszites. **a** Subumbilikaler Transversalschnitt. Man erkennt die ventral konvexe Begrenzung der Dünndarmschlingen. **b** Ein anderer Patient: Man erkennt ein Konglomerat vom Darmschlingen und eine Verdickung des ventralen Peritoneums. Diese beiden Zeichen sprechen für einen malignen Aszites. **c** Freier Aszites läßt die Darmschlingen deutlich hervortreten. **d** Darmschlingen, die im Aszites frei beweglich sind. Zu beachten sind (*Pfeil*) die Kerckring-Falten

Abb. 14.46 a, b. Wölbungszeichen. **a** Aszites (*As*). Die hintere Begrenzung der Flüssigkeitsansammlung ist nach ventral konvex. **b** Zystische Flüssigkeitsansammlung (*C*): Die hintere Begrenzung der Flüssigkeitsansammlung ist konkav. Ausnahmsweise kann ein derartiges Bild auch bei gekammertem Aszites auftreten

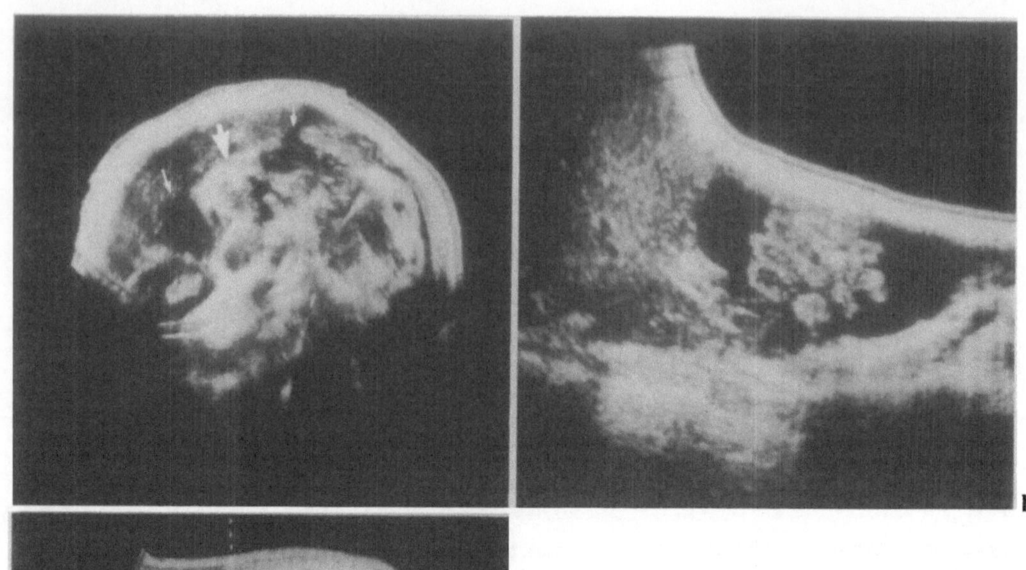

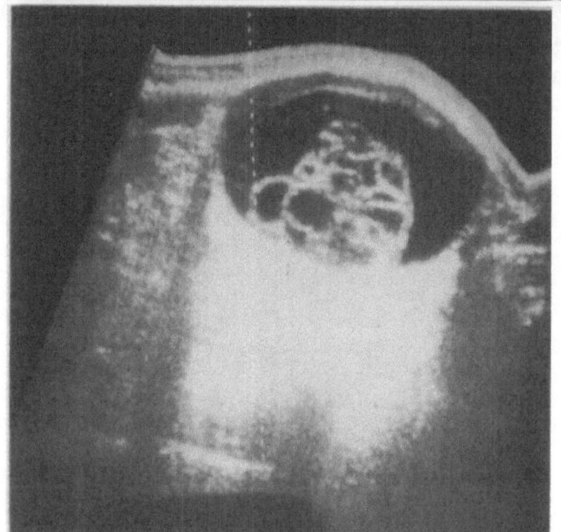

Abb. 14.47 a–c. Gekammerter Aszites. **a** Dieser Transversalschnitt zeigt mehrere Flüssigkeitszonen zwischen Dünndarmschlingen (*kleine Pfeile*). Zentral fällt ein Areal mit gesteigerter Reflexivität auf (*großer Pfeil*). **b** Im Longitudinalschnitt erkennt man kaudal der Leber eine gut abgegrenzte Flüssigkeitsstruktur, in die miteinander verbackene Darmschlingen eingeschlossen sind. Was wir hier sehen, ist ein maligner Aszites bei einem Karzinom des Colon ascendens. Diese Bilder wurden sechs Monate nach chirurgischer Intervention angefertigt. **c** Differentialdiagnostik: pseudointestinale Septierung innerhalb einer Ovarialzyste

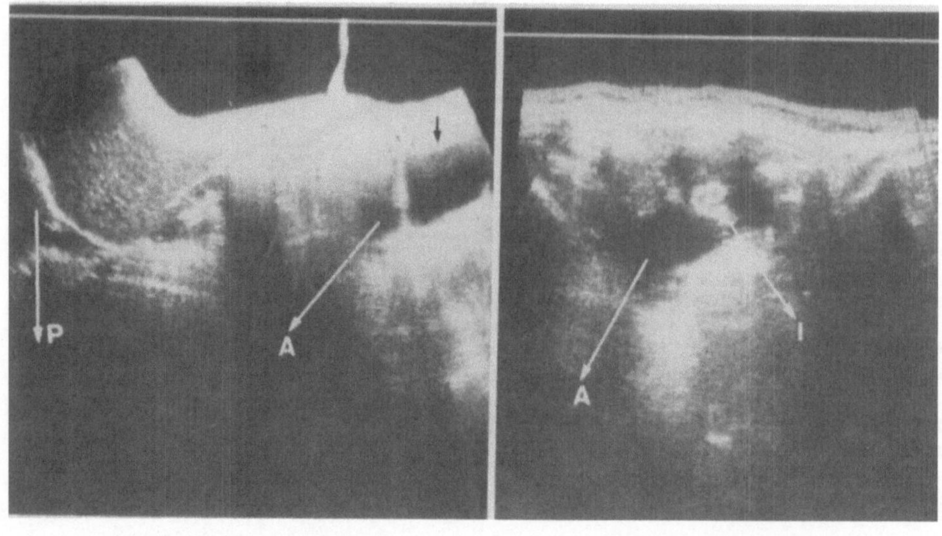

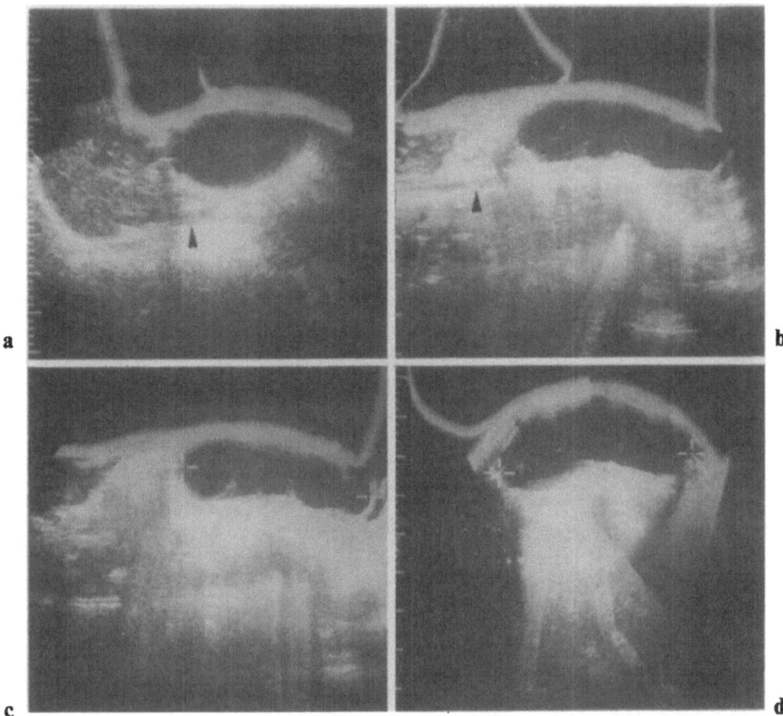

Abb. 14.49 a–d. Riesige Ovarialzyste bei einem Mädchen, das wegen eines „rezidivierenden Aszites" unter dem Verdacht einer portalen Hypertension zur Zöliakographie überwiesen wurde. **a** Sagittalschnitt: Man erkennt eine enorme Flüssigkeitsansammlung, die sich ventral der Niere (*Pfeilspitze*) bis zur Leber erstreckt. In den peritonealen Rezessus ist keine Flüssigkeit zu entdecken. **b** Medianer Sagittalschnitt. Die *Pfeilspitze* markiert die Aorta. **c, d** Sagittalschnitte: Es handelt sich um eine große Ovarialzyste

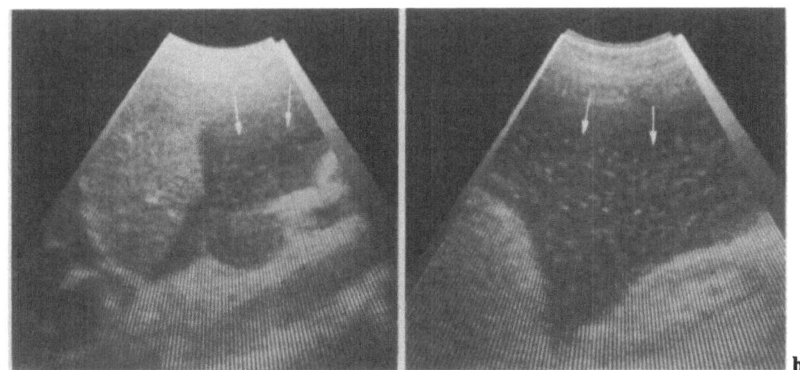

◄ **Abb. 14.48 a, b.** Ein weiteres Beispiel von gekammertem Aszites. **a** Dieser von der Leber bis zum Becken reichende Vertikalschnitt zeigt oberhalb der Harnblase (*Pfeil*) eine umschriebene Flüssigkeitsansammlung (*A*). Zu beachten ist der begleitende Pleuraerguß (*P*). Auf dem korrespondierenden Transversalschnitt unterhalb des Nabels findet man den gekammerten Aszites wieder. Verschiedene Darmschlingen (*I*) sind in dieses Flüssigkeitskompartiment eingeschlossen

Abb. 14.50 a, b. Hämatoperitoneum. Sagittalschnitte des rechten Oberbauches. Man erkennt in der intraperitonealen Flüssigkeitsansammlung sedimentierte Echos, die einen „Spiegel" (*Pfeile*) ausbilden. Es handelt sich um eingedickte Flüssigkeit nach einer Einblutung

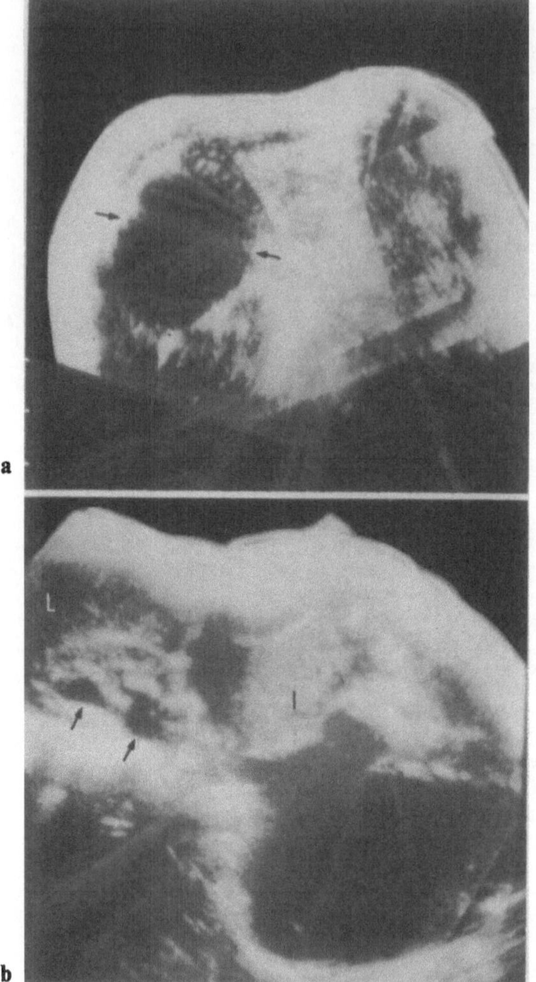

Abb. 14.51 a, b. Gekammerter maligner Aszites. **a** Ein Transversalschnitt läßt eine umschriebene Flüssigkeitsansammlung erkennen, die in der rechten Fossa iliaca liegt. Es handelt sich um gekammerten Aszites, der unter dem Bild einer Zyste erscheint. **b** Bei demselben Patienten ist auf einem Vertikalschnitt zwischen Leber und Beckenregion eine große Flüssigkeitsansammlung zu erkennen, in der sich Darmschlingen abzeichnen (*I*). Es handelt sich ebenfalls um gekammerten Aszites. Zu beachten ist die rechtsseitige Hydronephrose (*Pfeile*). Die Peritonealkarzinose geht auf ein Ovarialkarzinom zurück, das den rechten Ureter komprimiert

Abb. 14.52 a–e. Ovarialkarzinom und Peritonealkarzinose. **a, b** Sagittalschnitte des Beckens zeigen oberhalb der Harnblase (*großer Pfeil*) eine heterogene Struktur mit echoarmen Arealen. Es handelt sich um Tumorgewebe und verbackene Darmschlingen (*Pfeilspitzen*). **c** Ein Schnitt durch die rechte Fossa iliaca zeigt Darmschlingen, die von gekammerter Flüssigkeit umgeben sind. **d** Ähnliches Bild, weiter kaudal. **e** Sagittalschnitt des rechten Oberbauches. Man erkennt einen kleinen Flüssigkeitsstreifen subphrenisch (*Pfeilspitze*)

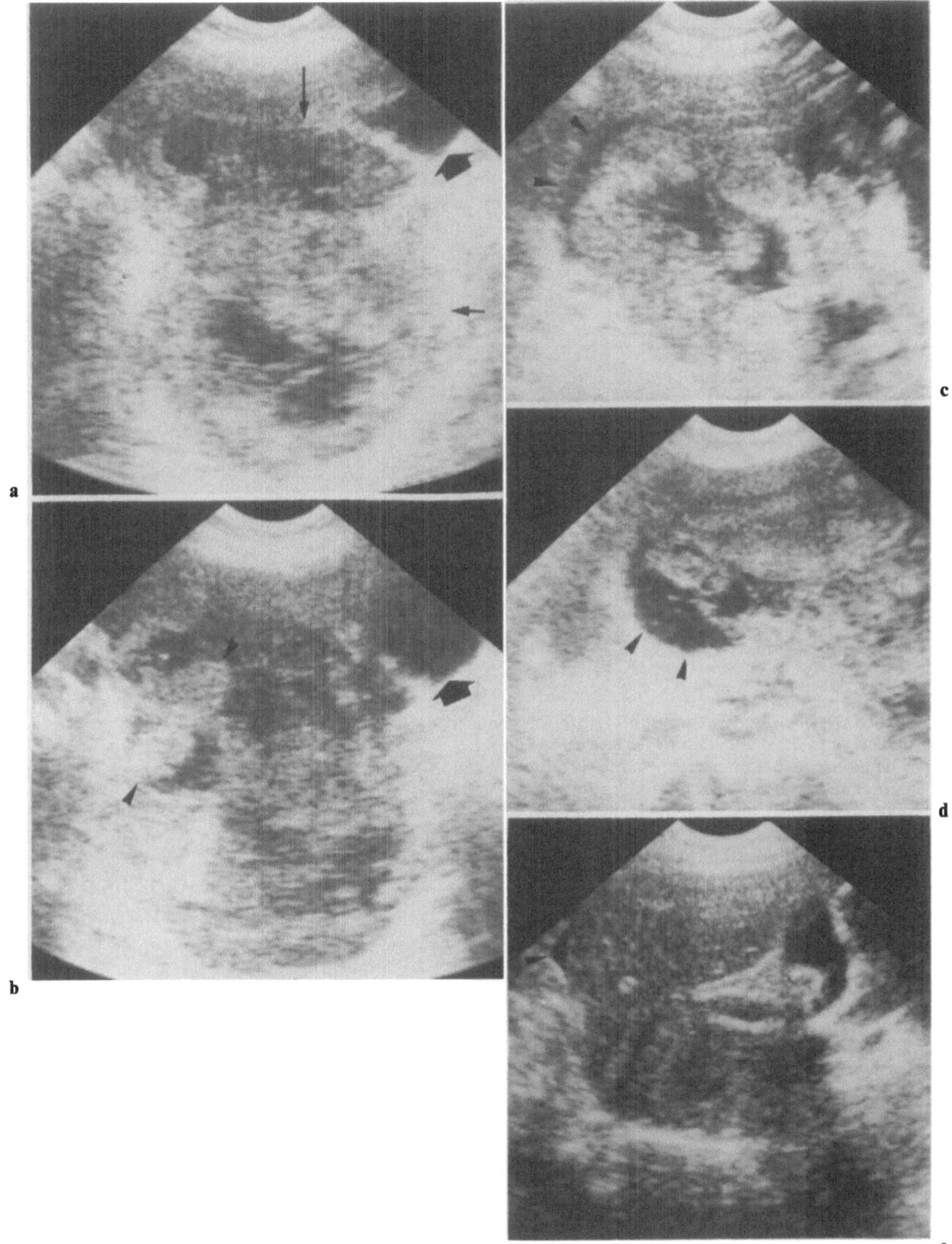
a
b
c
d
e

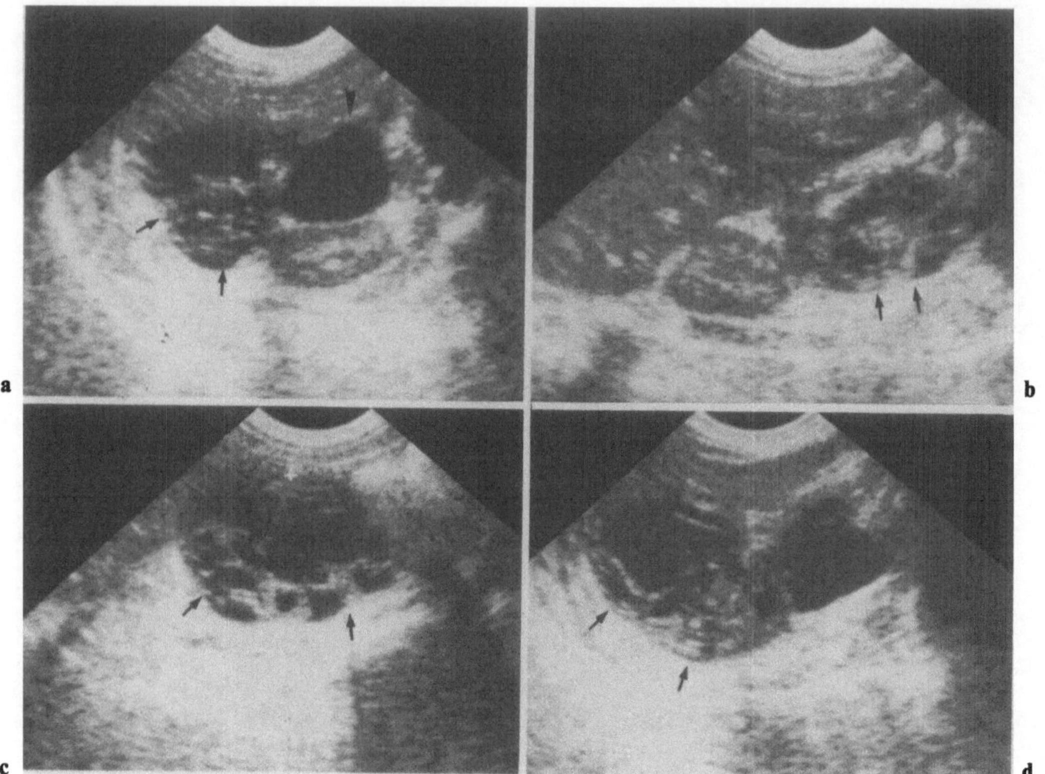

Abb. 14.53 a–d. Peritonealkarzinose bei Ovarialkarzinom. **a** Auf diesem Transversalschnitt ist die Region zwischen Leber und Niere von gekammertem Aszites (*Pfeilspitze*) und Tumorgewebe (*Pfeile*) ausgefüllt. **b** Sagittalschnitt. Heterogene Raumforderung unterhalb der Niere (*Pfeile*). **c, d** Paraumbilikale Transversalschnitte zeigen die gekammerten Flüssigkeitsareale noch einmal, ebenso das Tumorgewebe

Seltene Manifestationen des Aszites

Gelatinöser Aszites (Abb. 14.54) und tuberkulöser Aszites (Abb. 14.57 und 14.58) sind durch zusammengedrängte Darmschlingen in nicht völlig echofreier Flüssigkeit charakterisiert. KECHAON et al. (1983) hat davon sechs Fälle beobachtet. Er hat eine Verdickung des parietalen Peritoneums und eine Retraktion der Mesos beobachtet.

Nachfolgend sind die Flüssigkeitsansammlungen zusammengestellt, die in diesem Kapitel erwähnt wurden:

Tabelle 14.4. Flüssigkeitsansammlungen in der Nähe der Leber

- Subkapsuläre Flüssigkeitsansammlungen (Hämatom, Abszeß, Bilom, Pankreasexsudat)
- Freie und abgekapselte intraperitoneale Flüssigkeit
- Subphrenischer Abszeß
- Supradiaphragmale Flüssigkeit (Pleuraerguß, Abszeß in den basalen Lungensegmenten, pleuroperikardiale Zysten, Perikarderguß)

Abb. 14.55 a–e. Peritonealkarzinose. **a–d** Transversalschnitte, **e** Sagittalschnitt. Man erkennt peritoneale Verdickungen (*Pfeile*), während der Erguß minimal ist

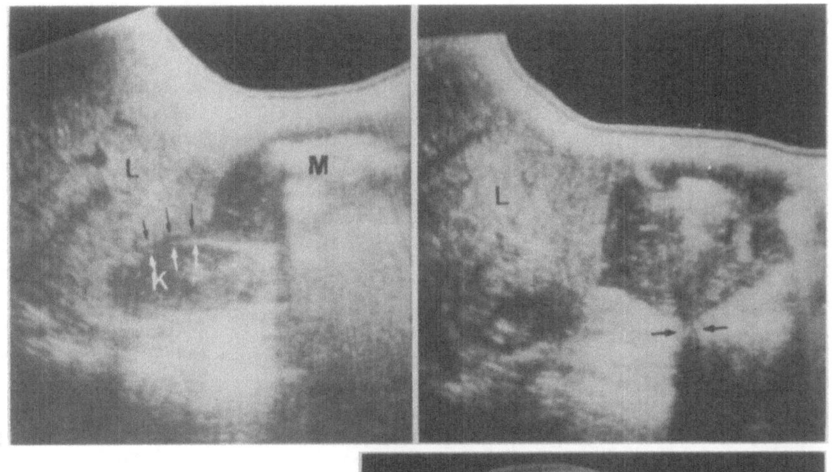

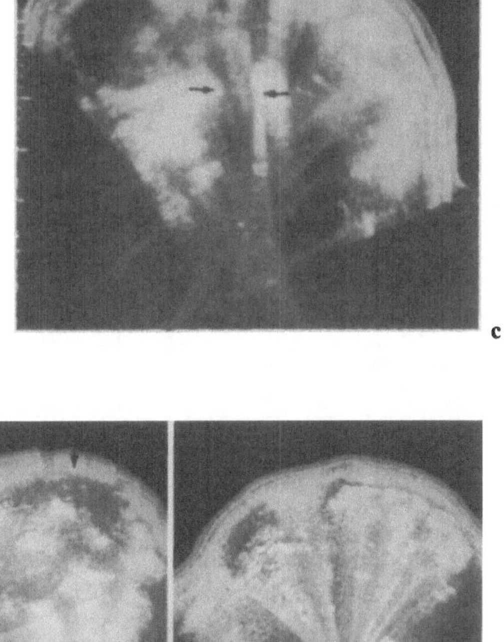

Abb. 14.54 a–c. Gelatinöser Aszites. **a** Ein Sagittalschnitt zeigt freien Aszites im Recessus subhepaticus dorsalis (*Pfeile*). Gleichzeitig findet sich gekammerter Aszites, in dem eine intestinale Raumforderung (*M*) mit einem Schallschatten zu erkennen ist. Dieser gelatinöse Aszites fand sich bei einem Kolonkarzinom einer jungen Frau. **b** Parallelschnitt. **c** Transversalschnitt. Die Pfeile markieren die Schallschatten durch Darmgas

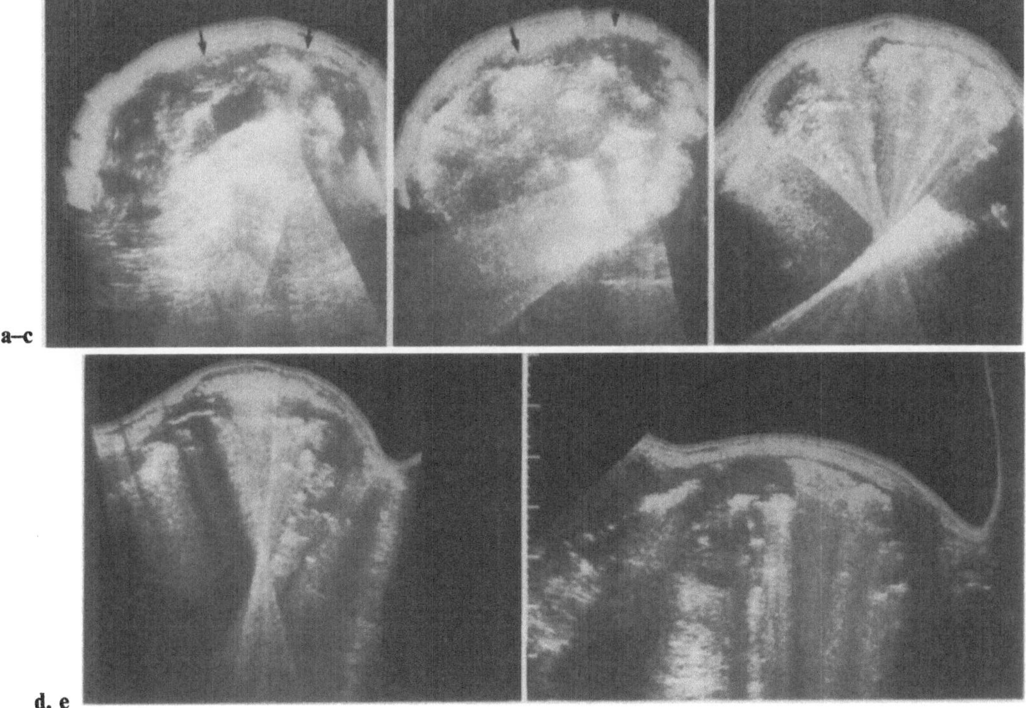

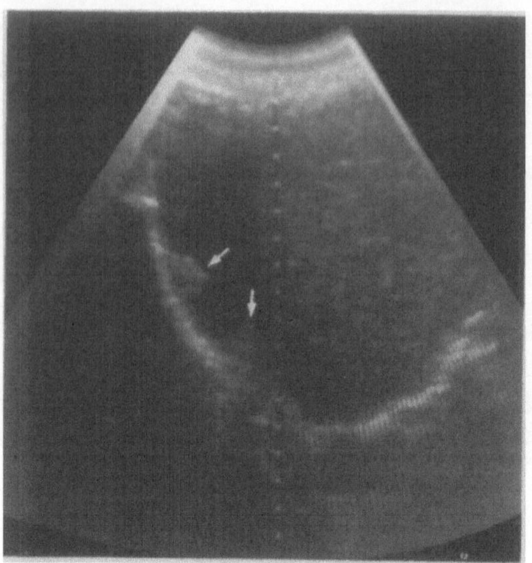

Abb. 14.56. Peritonealmetastasen. Bei diesem Patienten mit Aszites liegt zwischen Leber und Zwerchfell eine ausgeprägte Flüssigkeitsansammlung. Am Rand dieser Flüssigkeitsansammlung sind zwei echodichte Läsionen zu erkennen (*Pfeile*). Ohne Aszites wären diese Areale nicht von der Leber abzugrenzen. Sie würden dann Lebermetastasen vortäuschen (Bild: Barc, Vannes)

Abb. 14.57 a, b. Gekammerter tuberkulöser Aszites. Dieser Patient klagte über Verdauungsbeschwerden und Zunahme des Leibesumfanges. **a** Transversalschnitt. Rechts zeigt sich ein semisolider Tumor, links fällt ein echodichtes Gebilde auf, das von einem echofreien Hof umgeben ist. **b** Auf dem Longitudinalschnitt kommt der echofreie Hof, der die miteinander verbackenen Darmschlingen umgibt, besser zur Darstellung. Dorsal dieses Konvolutes beobachtet man einige Schallschatten

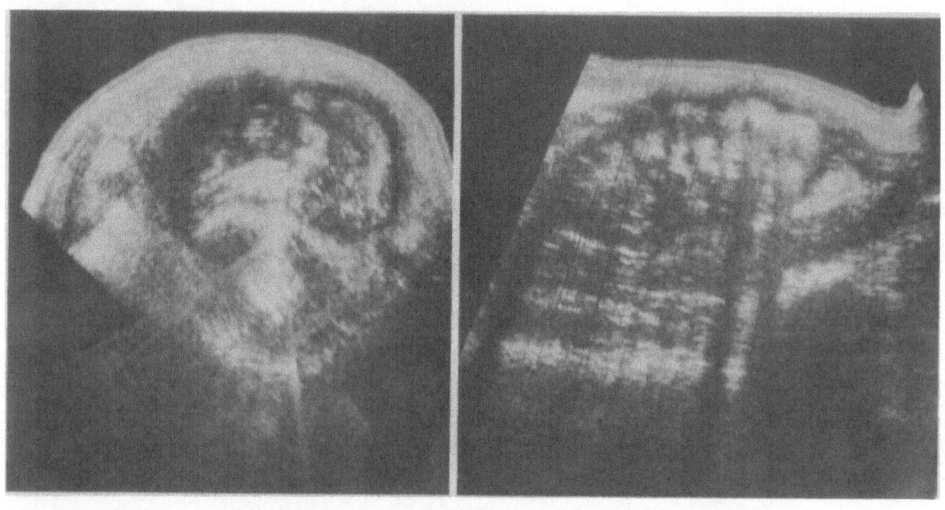

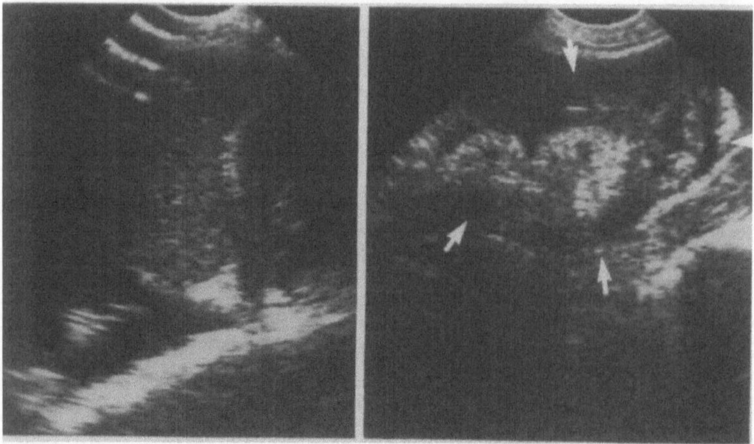

Abb. 14.58 a, b. Tuberkulöser Aszites bei einem anderen Patienten. **a** Ein Sagittalschnitt zeigt einen Pleuraerguß und unterhalb der Leber Aszites. **b** Ein paraumbilikaler Schnitt zeigt gekammerten Aszites (*Pfeile*), in dem die retrahierten Darmschlingen sich abzeichnen

Literatur

Barnett E, Morley P (1974) Abdominal echography. Butterworth, Borough Green

Bouvier M, Frech M, Vivier G, Benoit JP (1979) Inversion diaphragmatique droite lors des épanchements pleuraux abondants. Etude échotomographique. J Radiol 60/12:739–742

Brooke JR, Laing FC (1982) Echogenic clot: A useful sign of pelvic hemoperitoneum. Radiology 145:139–141

Brooke JR, Federle MP, Goodman PC (1981) Computed tomography of the lesser peritoneal sac. Radiology 141:117–122

Forrest ME, Cho KJ, Shields JJ, Wicks JD, Silver TM, McCormick TL (1980) Biliary cystadenomas: Sonographic-angiographic-pathologic correlations. AJR 135:723–727

Gastli H, Hassine W, Abdesselem K, Gharbi HA (1983) Aspects échographiques de la tuberculose péritonéale. A propos de 14 cas. J Radiol 64:325–329

Gerzof SG, Robbins AH, Johnson WC, Birkett DH, Nabseth DC (1981) Percutaneous catheter drainage of abdominal abscesses. N Engl J Med 305:653–658

Goldberg BB, Kotler MN, Ziskin MC, Waxham RD (1975) Diagnostic uses of ultrasound. Grune & Stratton, New York

Gould L, Patel A (1979) Ultrasound detection of extrahepatic encapsulated bile: Biloma. AJR 132:1014–1015

Hassani N (1976) Ultrasonography of the abdomen. Springer, Berlin Heidelberg New York

Heckemann R von, Kruger K, Wernecke K (1982) Echomorphologie und Punktionsdiagnostik von intraabdominellen Abszessen. Fortschr Röntgenstr 137:517–522

Holm HH, Kristensen JK, Rasmussen SN, Pedersen JF, Hancke S (1980) Abdominal ultrasound, 2nd edn. Munksgaard, Copenhagen

Kechaou MS, Kharrat F, Charfi F, Dhieb A, Haddouk B (1983) Approche de la séméiologie échographique de la péritonite encapsulante. J Radiol 64:47–53

Kressel HY, Filly RA (1978) Ultrasonographic appearance of gas-containing abscesses in the abdomen. AJR 130:71–73

Leopold AR, Asher WM (1975) Fundamentals of abdominal and pelvic ultrasonography. Saunders, Philadelphia

Lewandowski BJ, Winsberg F (1982) Sonographic demonstration of the right paramediastinal pleural space. Radiology 145:127–131

Madrazo BL, Hricak H, Sandler MA, Eyler WR (1981) Sonographic findings in complicated peptic ulcer. Radiology 140:457–461

Meyers MA (1976) Dynamic radiology of the abdomen. Springer, Berlin Heidelberg New York

Schneekloth G, Terrier F, Fuchs WA (1982) Computed tomography of intraperitoneal abscesses. Gastrointest Radiol 7:35–41

Seshul MB, Coulam CM (1981) Pseudomyxoma peritonei: Computed tomography and sonography. AJR 136:803–806

Taylor JW (1979) Diagnostic ultrasound in gastrointestinal disease. Livingstone, Edinburgh

Vujic I, Brock JG (1982) Biloma: Aspiration for diagnosis and treatment. Gastrointest Radiol 7:251–254

Weill F, Becker JC, Kraehenbuhl JR, Heriot G, Walter JP (1973) Atlas clinique de radiographie ultrasonore. Masson, Paris

Weill F, Le Mouel A, Bihr E, Rohmer P, Zeltner F, Sauget Y (1980) Le diagnostic ultrasonore des collections intrapéritonéales dans le récessus hépatorénal (ou le récessus spléno-péritonéal) le signe du croissant de lune. J Radiol 61/4:251–256

Weill F, Bihr E, Rohmer P, Zeltner F, Le Mouel A, Perriguey G (1981) Ultrasonic study of hepatic and splenic traumatic lesions. Eur J Radiol 1:245–249

Weill FS, Rohmer P, Belloir A, Bagni P (1983) The butterfly-sign: an indicator of fluid within both the greater peritoneal cavity and the lesser omental bursa. J. Ultrasound Med 2:161–164

Weill FS, Perriguey G, Belloir A, Bagni A, Rohmer P (1983) Ultrasonic anatomical study of the lesser omental sac: a pictorial essay. Eur J Radiol 3(2):142–147

Teil III

Gallenwege

Kapitel 15

Untersuchungstechnik und Echoanatomie

Untersuchungstechnik

Gallenblase

Bei der Mehrzahl der Patienten ragt die Gallenblase weit genug über den vorderen Rippenbogen hinaus, so daß es mühelos gelingt, von ihr ein Bild zu gewinnen, wenn – das ist allerdings unabdingbare Voraussetzung – der Betreffende nüchtern ist. Der Patient wird in halbe Linksseitenlage gebracht und aufgefordert, nach tiefer Inspiration den Atem anzuhalten. Mit dem Real-time-Schallkopf tastet man nun das rechte Hypochondrium im Längsschnitt von rechts nach links und wieder zurück ab (Abb. 15.1 a). Hat man die Gallenblase ausfindig gemacht, paßt man den Applikator der Blasenlängsachse an und fährt parallel dazu das Untersuchungsgebiet mehrmals ab (Abb. 15.1 b, 15.4, 15.5). Schnitte senkrecht zu dieser Achse und Horizontalschnitte können sich daran anschließen (Abb. 15.1 c und 15.11).

In schwierigen Fällen ist die Gallenblase trotz tiefer Inspiration und ausreichender Neigung der Schallebene nach kranial nicht darzustellen. Dann sollte man versuchen, die Untersuchung in Linksseitenlage zu wiederholen. Diese Position erleichtert den Zugang zur Gallenblase, da das (Leber-) Schallfenster besser wird. Systematisch ausgeführte interkostale Schnitte zeigen die widerspenstigen, hoch gelegenen Gallenblasen praktisch immer (Abb. 15.2 und 15.13). Auch subkostale Schrägschnitte erlauben die Darstellung der Gallenblase (Abb. 15.12).

Wenn man trotz alledem keine Gallenblase findet, sollte man sich vergewissern, ob der Patient auch wirklich nüchtern ist. Man frage aber nicht: „Haben Sie gegessen?" sondern: „Wie viele Butterbrote haben Sie heute morgen gefrühstückt?"

Bei sehr oberflächlich gelegenen Gallenblasen und sehr schlanken Patienten empfiehlt sich ein Vorlaufmedium (Wasservorlauf, Plastikfolie).

Unter gewissen Umständen kann es von Vorteil sein, die Untersuchung im Liegen durch eine Untersuchung im Stehen zu ergänzen, da so evtl. der

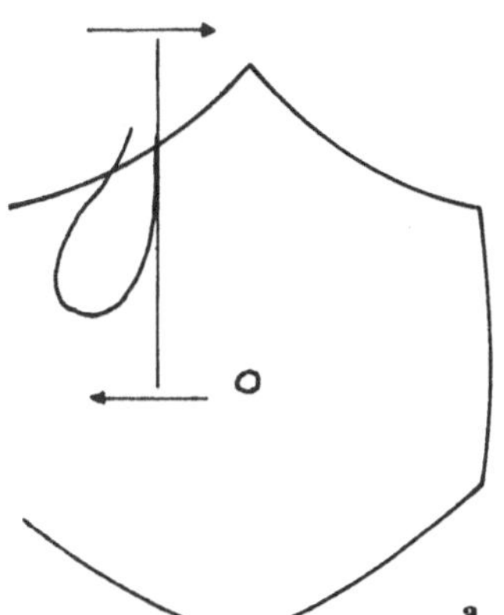

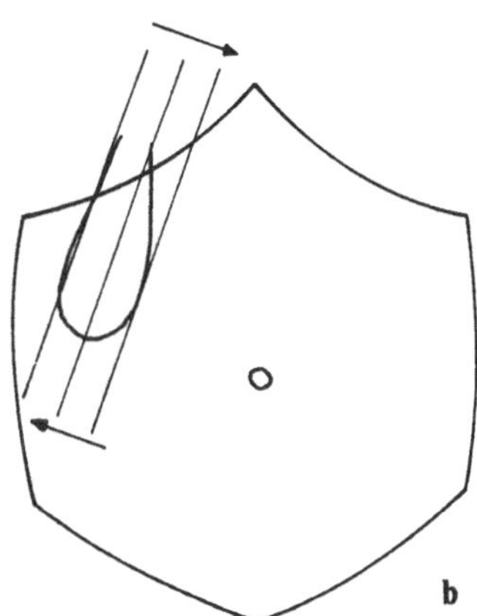

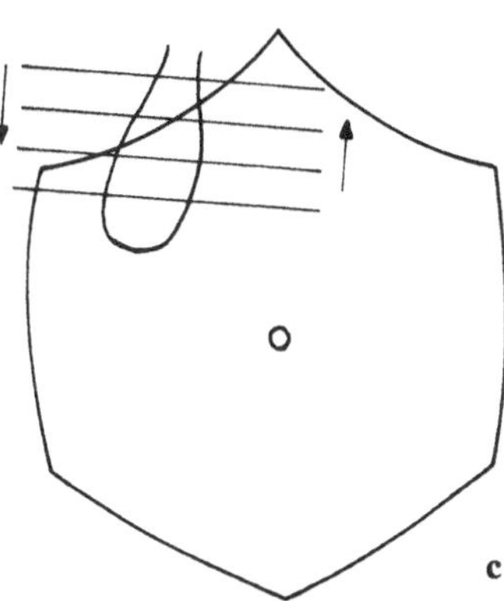

Abb. 15.1 a–c. Die Schnittführung zur Untersuchung der Gallenblase im Real-time-Verfahren. **a** Longitudinalschnitt. Man bringt den Patienten in halbe Linksseitenlage und tastet mit dem Ultraschallkopf die Gegend der Gallenblase ab. **b** Der Ultraschallkopf wird zur Orientierung der Gallenblasenlängsachse angepaßt. **c** Senkrecht zu dieser Achse untersucht man in transversaler Richtung, indem man den Transducer von kranial nach kaudal und wieder zurück führt

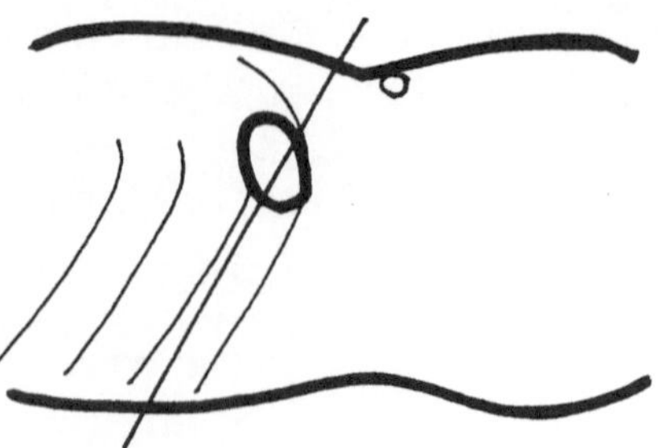

Abb. 15.2. Interkostalschnitt

Schwerkraft folgende Konkremente zu beobachten sind oder störende Darmgase sich verlagern. In anderen Fällen wiederum kann ein Kontraktionsversuch weiterhelfen, sei es durch eine Reizmahlzeit oder durch Injektion von Cholezystokinin oder Cerulein.

Seit Jahren benutzen wir das Compoundverfahren nicht mehr zur Untersuchung der Gallenblase. Allerdings liegen in unseren Archiven noch zahlreiche Compoundbilder der Gallenblase.

Die gesamte Untersuchungsdauer bei diesen vielen Einstellungen, die ja gleichzeitig Leber und Gallenblase betreffen, beträgt im Real-time-Verfahren nur einige wenige Minuten. Mit Hilfe der modernen Geräte kann man auch kleine, sklerosierte, atrophische, hinter den Rippen versteckte Gallenblasen sichtbar machen. Das trotz nüchternen Zustandes vollkommene Fehlen eines Gallenblasenbildes ist als pathologisch zu werten. Dabei kann es sich entweder um eine chronisch entzündlich geschrumpfte Gallenblase oder ganz selten um eine Aplasie handeln.

Einen Überblick über die Technik der sonographischen Untersuchung der Gallenblase gibt Tabelle 15.1.

Tabelle 15.1. Sonographische Untersuchung der Gallenblase

Nüchtern in halber Linksseitenlage und mit tiefer Inspiration
Longitudinalschnitte
Transversalschnitte
In stärkerer Linksschräglage oder in Linksseitenlage und mit tiefer Inspiration
Subkostale Schrägschnitte
Interkostalschnitte
Longitudinalschnitte
Zusatzuntersuchungen
Untersuchung im Stehen
Kontraktionsversuch

Ductus hepatocholedochus

Der Fortschritt im sonographischen Bildwiedergabeverfahren versetzt uns in die Lage, den Ductus hepatocholedochus als konstantes Bildmerkmal immer wieder sichtbar zu machen. Sein Durchmesser beträgt etwa 3–4 mm. Er verläuft rechts anterolateral der V. portae und wird aufgrund seiner Nachbarschaft zu diesem Gefäß auf Schnittbildern leicht damit verwechselt. Als geeignete Schnittführung haben sich Schrägschnitte und Interkostalschnitte erwiesen.

Intrahepatische Gallenwege

Bereits bei der Besprechung der Gefäßstruktur der Leber wurde festgestellt, daß die intrahepatischen Gallenwege im nichtdilatierten Zustand viel zu dünn sind, um sonographisch abgebildet zu werden. Die einzig regelmäßig wiedergegebenen Segmente sind der rechte und linke Ductus hepaticus und ihr Konfluens. Sie lassen sich sowohl auf subkostalen Schrägschnitten als auch auf Horizontal- und Longitudinalschnitten ventral der Pfortadergabelung aufspüren.

Schließlich kann man auch das präpapilläre Segment des Ductus choledochus im Pankreaskopf auf Transversalschnitten des Epigastriums aufsuchen.

Die Exploration der ableitenden Gallenwege muß wohlgemerkt als eine Einheit verstanden werden. Die Untersuchung der Gallenblase, des Ductus hepatocholedochus und der intrahepatischen Gallenwege fügt sich nahtlos in die Ultraschallexploration der Leber und des Pankreas ein. Es ist oft hilfreich, eine Abdomenübersichtsaufnahme zum Vergleich heranzuziehen, z. B. um eine Aerobilie zu bestätigen, oder um zu sehen, ob ein Konkrement verkalkt ist oder nicht.

Echoanatomie

Gallenblase

Form und Lage. Das bekannte röntgenologische und das sonographische Längsschnittbild der Gallenblase besitzen so viel Ähnlichkeit miteinander, daß sich eine lange Beschreibung erübrigt. Einerseits kann die Gallenblase sehr oberflächlich gelegen sein, den Leberrand überragen und bis an die vordere Bauchwand reichen. Sie kann aber andererseits auch sehr tief retrohepatisch verborgen sein.

Lateral der Gallenblase liegt die rechte Niere, medial die V. cava (Abb. 15.5–15.7, 15.11). Derartige Verhältnisse findet man oft bei sehr langen

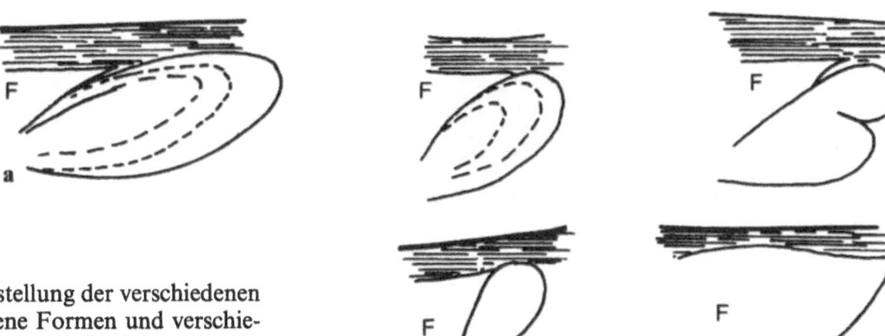

Abb. 15.3 a, b. Schematische Darstellung der verschiedenen Gallenblasentypen. **a** Verschiedene Formen und verschiedene Größen, **b** verschiedene Lagemöglichkeiten, insbesondere in Beziehung zur Leber (*F*) und zur Abdominalwand

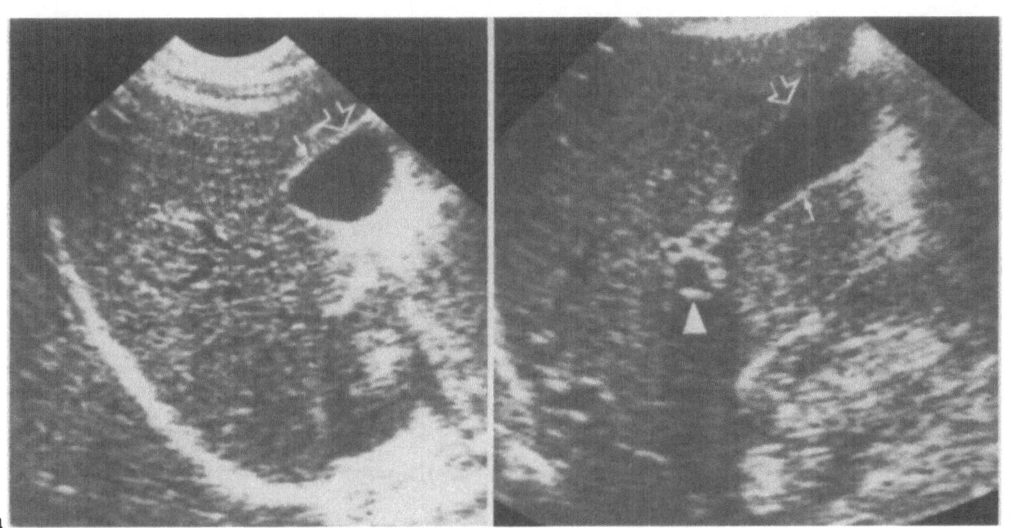

Abb. 15.4 a, b. Sagittalschnitte. Normale Gallenblase (*offene Pfeile*). Zu beachten ist in **b** auch die Hinterwand der Gallenblase (*Pfeil*) sowie die angeschnittene V. portae und ihre Begleitstrukturen (*Pfeilspitze*)

Patienten und bei solchen, deren Gallenblase im Stehen und in Linksseitenlage eine ausgeprägte Lageveränderung zeigt (Abb. 15.8).

Im Längsschnitt erscheint die Konfiguration der Gallenblase gewöhnlich länglich, birnenförmig oder oval (Abb. 15.5–15.8). Sie kann aber ebenso ein mehr gedrungenes, fast rundliches Aussehen annehmen. In seltenen Fällen versteckt sich die Vesica fellea in einer tiefen, subhepatischen Rinne. Auf Schnittbildern scheint sie dann paradoxerweise intrahepatisch zu liegen (Abb. 15.10). Auf eng aufeinanderfolgenden Schnitten läßt sich das Infundibulum der Gallenblase ganz gut abgrenzen (Abb. 15.14) wie auch der Ductus cysticus (Abb. 15.6 und 15.7).

Der Querschnitt durch die Gallenblase ist normalerweise rund (Abb. 15.11) und zeigt die enge Beziehung zwischen Gallenblase und umgebendem Leberparenchym. Wie Longitudinalschnitte, so zeigen auch Transversalschnitte, daß die Gallenblase häufig weit dorsal gelegen ist (Abb. 15.11 c–f).

Auf subkostalen Schrägschnitten ist die Gallenblase in enger Nachbarschaft zum umgebenden Lebergewebe als mehr oder weniger gestrecktes Organ zu sehen (Abb. 15.12). Manche sehr hochgezogenen Gallenblasen sind hinter dem Rippenbogen verborgen und lassen sich nur auf Interkostalschnitten darstellen (Abb. 15.13). Die auf diese Weise zu erkennenden Gallenblasen sind gewöhnlich sehr klein. Aber auch manche normal geformte Blase läßt sich bei keiner anderen Einstellung zuverlässig begutachten.

Die von Cholezystogrammen her bekannten geknickten, zwei- oder dreilappigen Gallenblasen finden sich auch in der sonographischen Darstel-

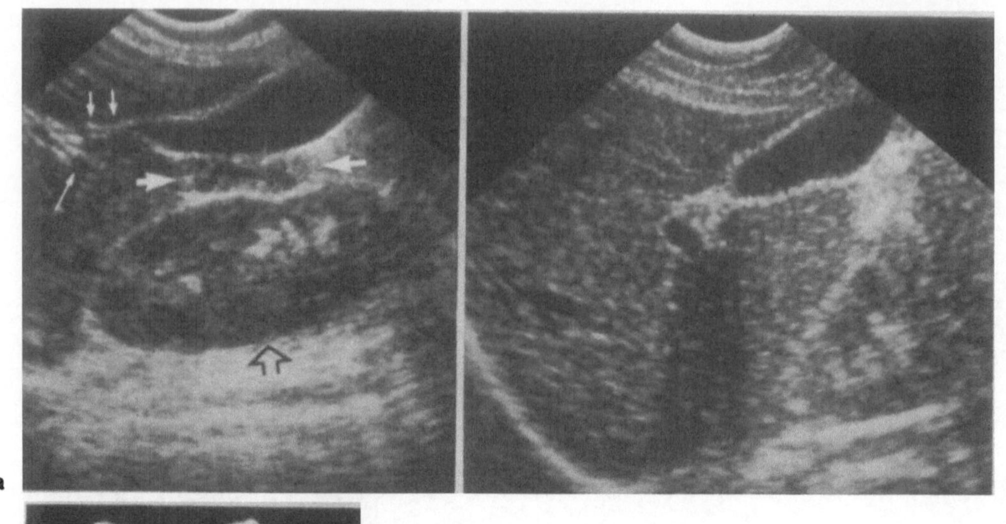

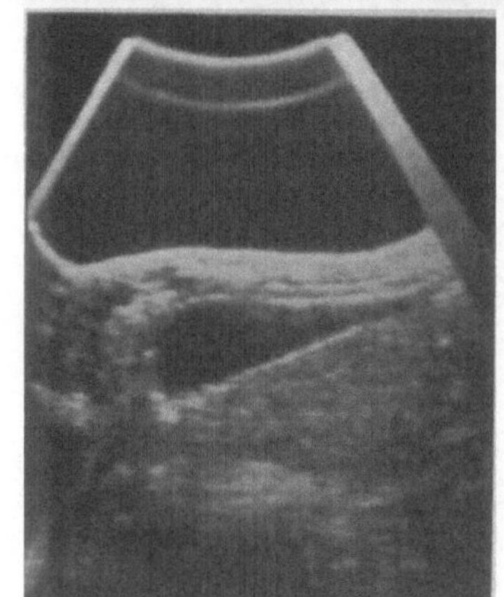

Abb. 15.5 a–c. Oberflächliche Lage der Gallenblase. Sagittalschnitte. **a** Der Schnitt zeigt außerdem den Ductus cysticus (*doppelter Pfeil*) und den Ductus choledochus (*langer Pfeil*). Zu beachten ist das Verhältnis der Gallenblase zum Duodenum (*große Pfeile*) und zur rechten Niere (*offener Pfeil*). **b** Die Gallenblase steht in direktem Kontakt mit der Bauchwand. **c** Ganz oberflächliche Lage der Gallenblase. Diese Untersuchung erfolgte mit einem Wasservorlauf

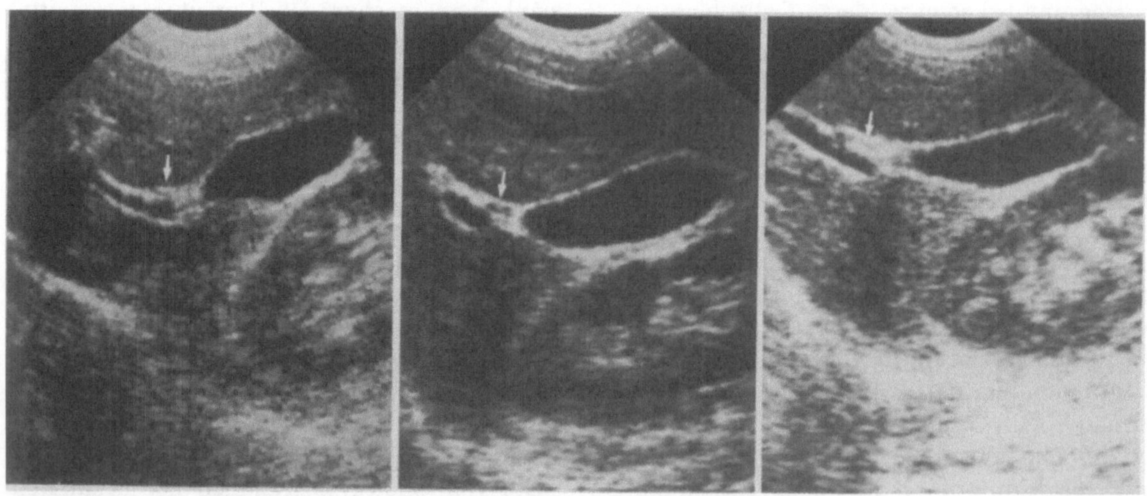

Abb. 15.6. a–c. Tief gelegene Gallenblasen. Sagittalschnitte. Die Gallenblase wird durch die Leber von der Bauchwand getrennt. Sie befindet sich in der Nähe der Niere. Der Pfeil markiert den Ductus cysticus

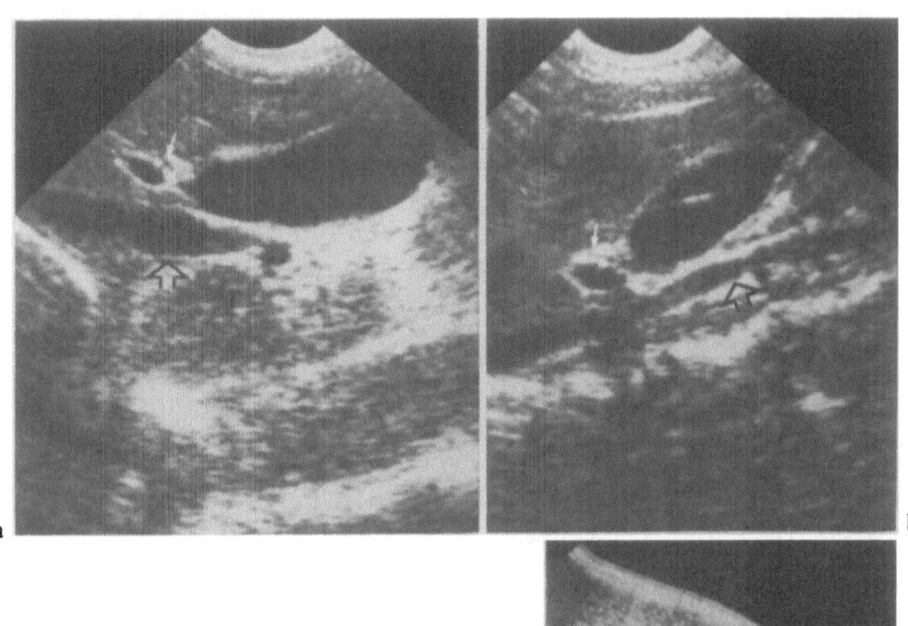

Abb. 15.7 a–c. Tiefe Lage der Gallenblase. Sagittalschnitte. Bei diesem Patienten befindet sich die Gallenblase in der Nähe der V. cava (*offener Pfeil*). Die Gallenblase auf **c** ist besonders langgestreckt, sie hat daher enge Beziehungen zur vorderen Bauchwand und zur V. cava inferior. Zu beachten ist der Ductus cysticus (*Pfeile*)

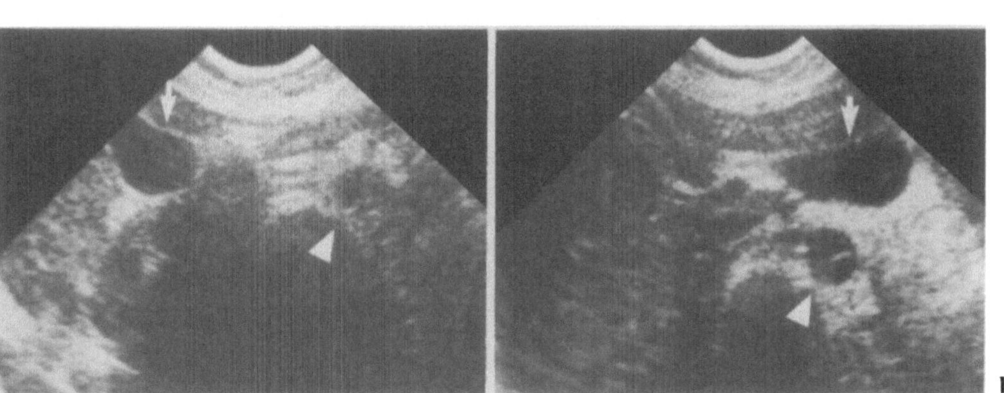

Abb. 15.8 a, b. Mobilität der Gallenblase. Die beiden Transversalschnitte stammen von einem Patienten. Auf **a** befindet sich der Patient in Rückenlage. Die Gallenblase (*Pfeil*) ist von der Aorta (*Pfeilspitze*) etwas entfernt. Die Untersuchung **b** wurde in Linksseitenlage durchgeführt: Die Gallenblase befindet sich hier präaortal

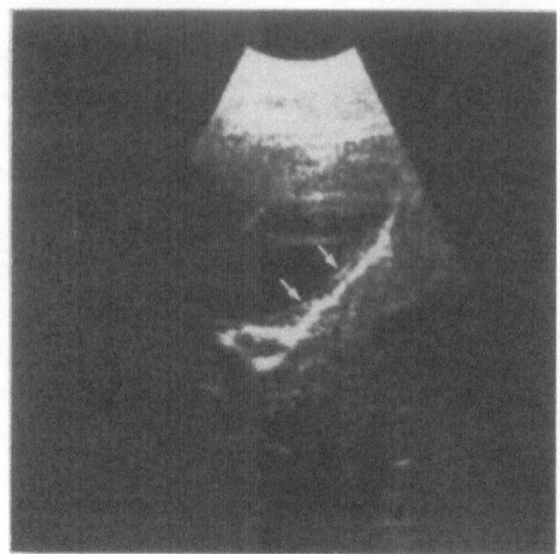

Abb. 15.9. Die Mukosa der Gallenblase. Das Relief der Mukosa (*Pfeile*) ist bei einer Normalperson mit einem 7,5-MHz-Transducer zu erkennen

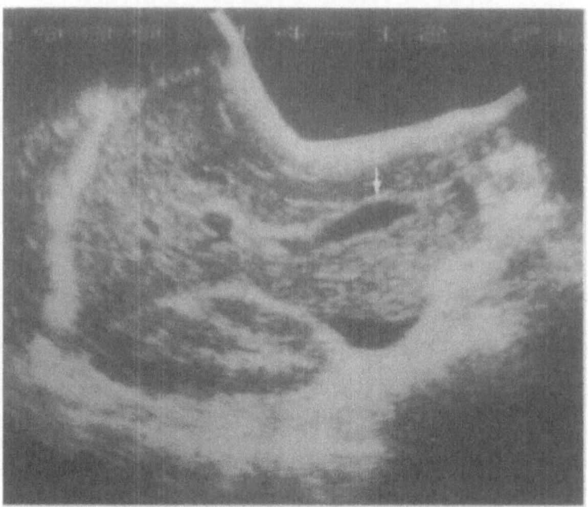

Abb. 15.10. „Intrahepatische" Gallenblase. Der Sagittalschnitt zeigt eine Gallenblase (*Pfeil*), die vollständig von Lebergewebe umgeben zu sein scheint. Es handelt sich um einen Effekt, der durch eine Hepatomegalie und eine besonders tiefe Fossa vesicae felleae verursacht ist. Zu beachten ist der begleitende Aszites

a–c

d–f

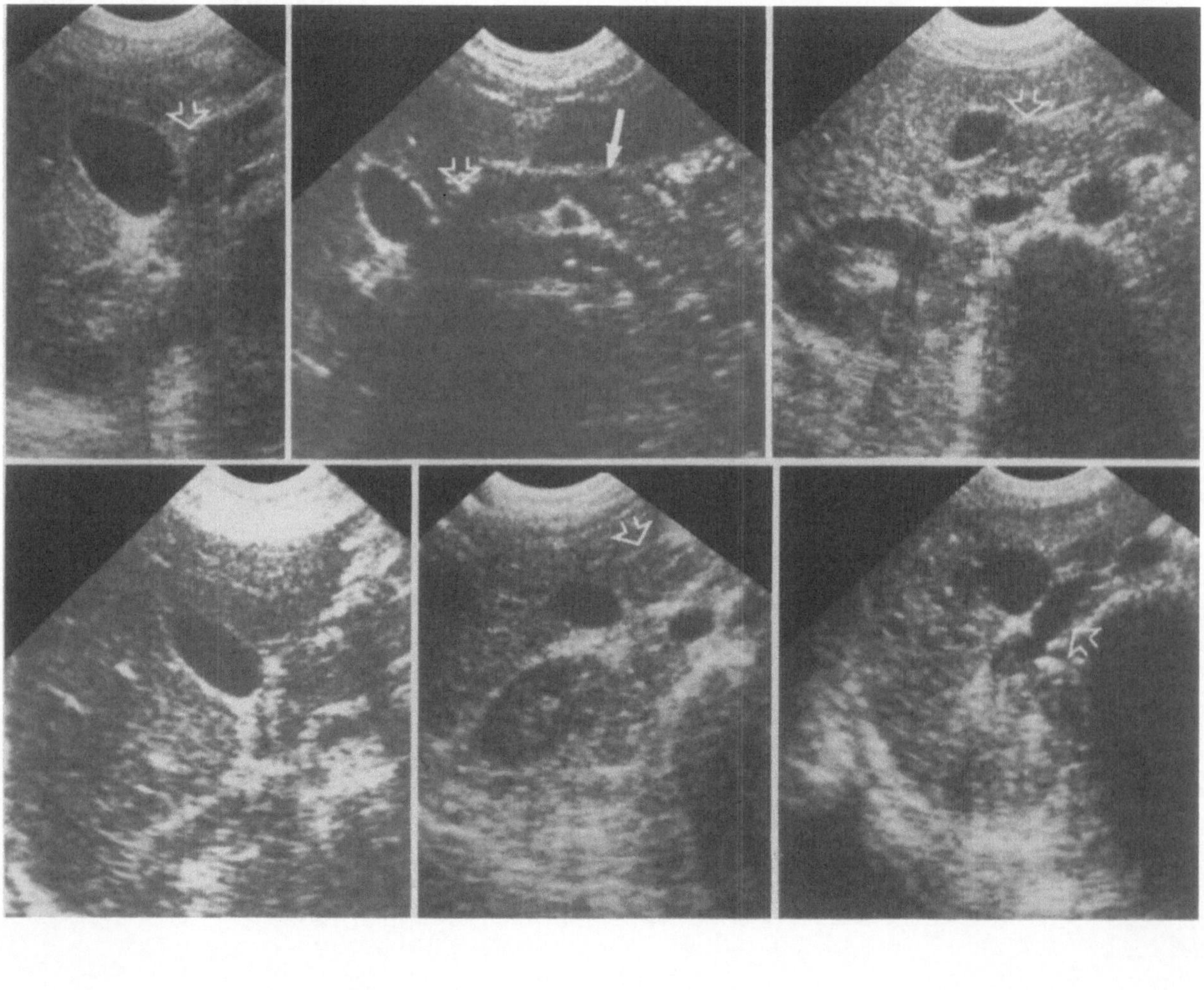

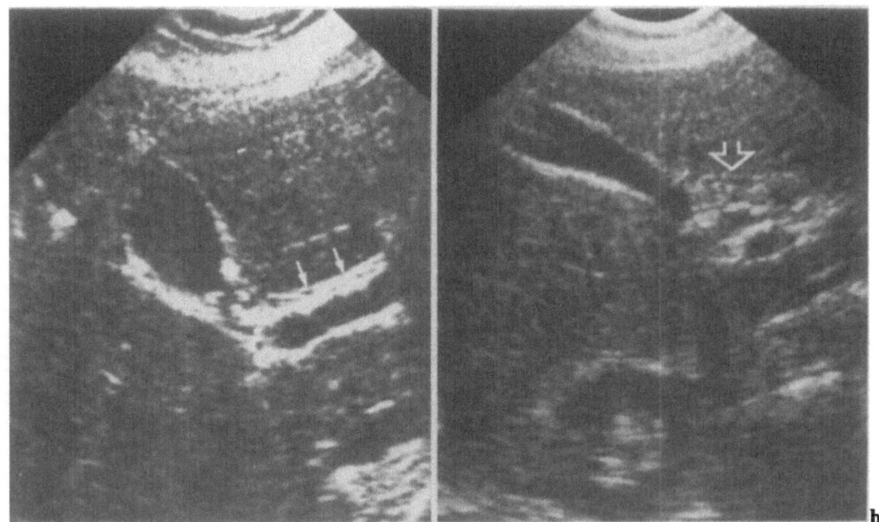

Abb. 15.12 a, b. Gallenblase im subkostalen Schrägschnitt. Die Pfeile markieren den Ductus cysticus

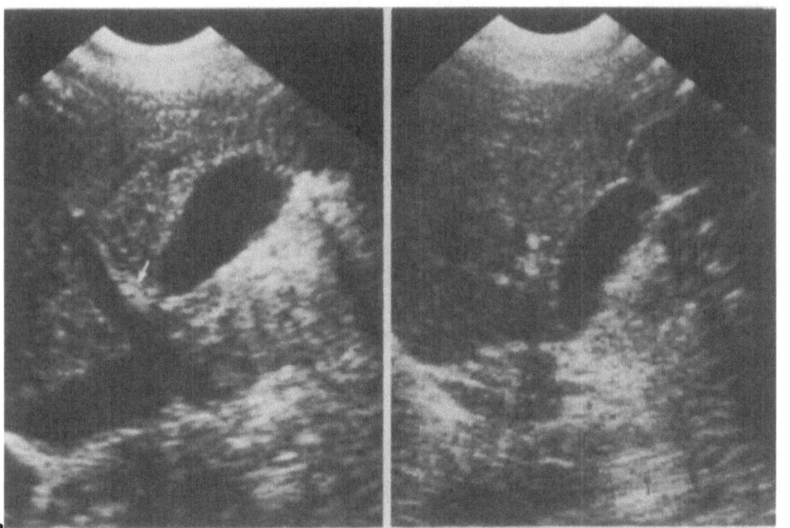

◄ **Abb. 15.11 a–f.** Transversalschnitt der Gallenblase. Verschiedene Formen der Gallenblase führen zu verschiedenen Lagebeziehungen. **a** Duodenum (*offener Pfeil*), **b** Duodenum und Pankreas (*Pfeil*), **c, d** Duodenum, **e** Magen (*offener Pfeil*), **f** V. cava inferior (*offener Pfeil*)

Abb. 15.13 a, b. Gallenblase im Interkostalschnitt. Zu beachten ist auf **a**, wie eng die Beziehung zwischen Ductus cysticus und V. portae ist

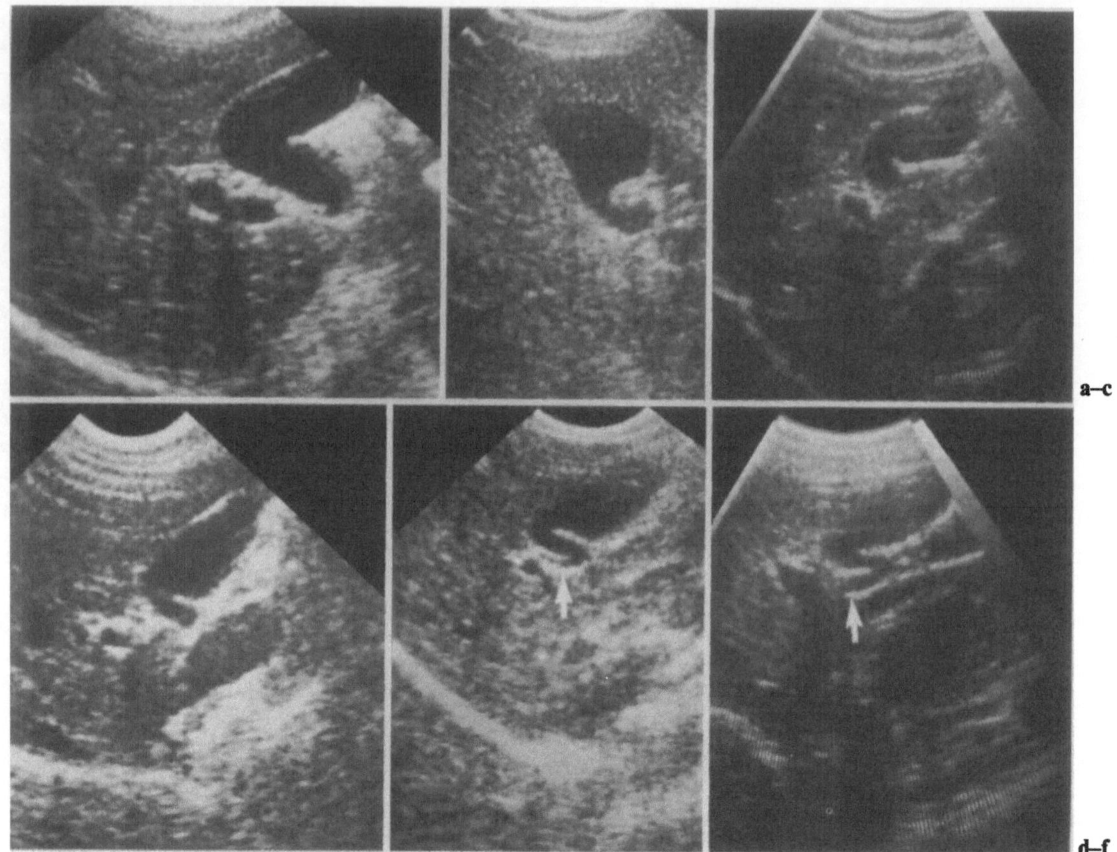

Abb. 15.14 a–f. Morphologie des Gallenblaseninfundibulums. Zu beachten ist auf **e, f** die Schwanenhalskonfiguration (*Pfeil*), wie von der oralen Cholegraphie bekannt. Auf **b** ragt die normale Wand des Infundibulums wie ein Papillom ins Lumen

lung wieder, insbesondere in den subkostalen Schrägschnitten (Abb. 15.14 und 15.15). Das Bild multipler Septierungen (Abb. 15.15) kommt durch angeschnittene benachbarte Windungen zustande.

Zwei Fallstricke, die mit dieser Gallenblasenkonfiguration verbunden sind, muß man kennen, ebenso wie die „Schwanenhalsform" des Infundibulums:

1. Ein partielles Septum darf nicht mit einem Papillom verwechselt werden (Abb. 15.14).
2. Schallschatten sind oft durch Beugung und Brechung an diesem Septum oder am „Schwanenhals" bedingt. Sie dürfen nicht als konkrementbedingte akustische Schatten fehlgedeutet werden (Abb. 15.16).

Gallenblasenwand. Sie ist scharf und regelmäßig. Die starke Reflexzone, die durch den akustischen Widerstand an der hinteren Gallenblasenwand entsteht, macht eine Beurteilung dieser Struktur sehr schwer. Die Blasenvorderwand dagegen ist, wenn sie nicht tangential getroffen wurde, sehr gut beurteilbar (Abb. 15.5–15.8). Die normale Wanddicke liegt unter 4 mm. Die Feinstruktur der Gallenblasenwand ist mit hochfrequenten Transducern darstellbar (Abb. 15.9). Wenn Aszites vorliegt, kann die Gallenblasenwand auch einmal dicker sein. Die Dickenzunahme ist ödembedingt (Abb. 15.17) und nicht etwa einfach ein technisch bedingter Artefakt, etwa durch überstarken Kontrast zwischen Gallenflüssigkeit, Gallenblasenwand und Aszites, wie wir lange glaubten. Das aszitesbedingte Wandödem der Gallenblase ist so regelmäßig zu finden, daß der Befund einer Gallenblasenwandverdickung zur sorgfältigen Suche nach Aszites Anlaß sein sollte.

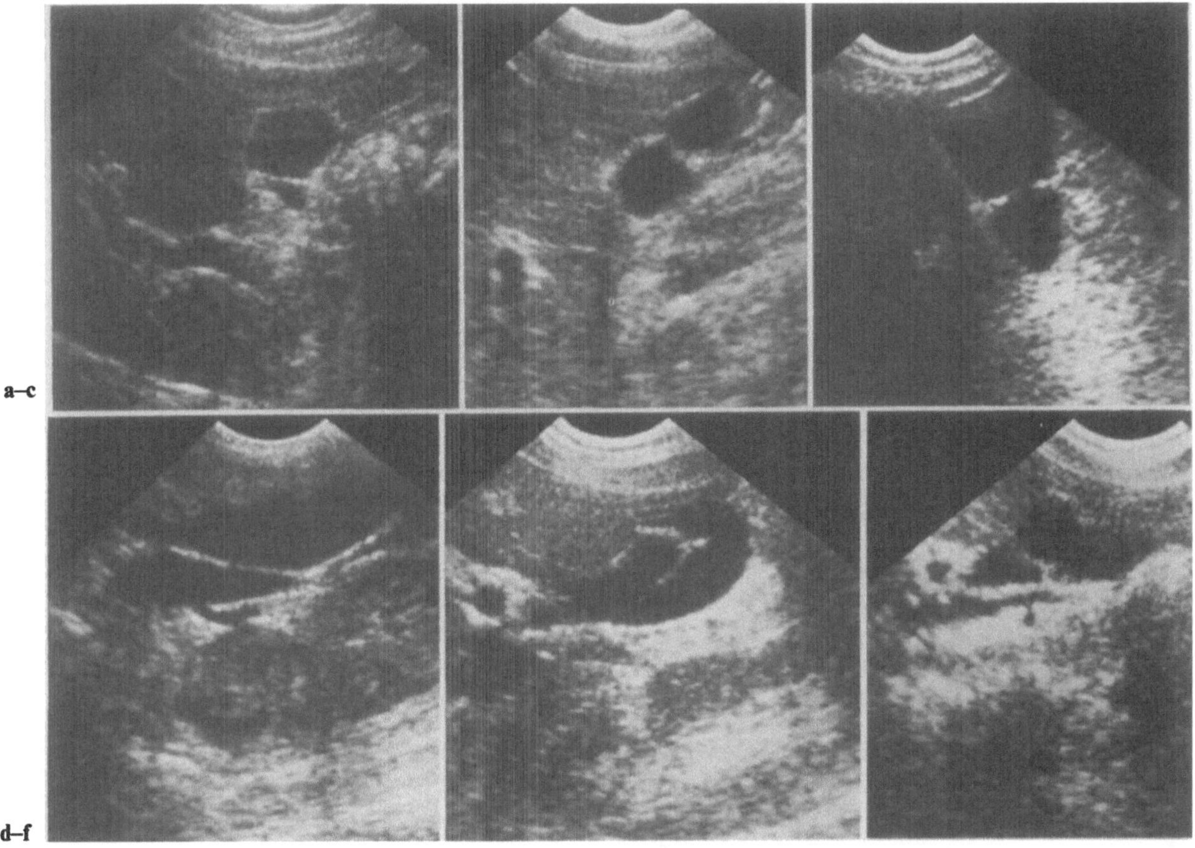

Abb. 15.15 a–f. Gallenblasensepten. In Wirklichkeit sind die Septen inkomplett und entsprechen dem Schnitt einer elongierten, gewundenen Gallenblase

Die Galle ist normalerweise völlig echofrei. Bei einigen physiologischen und eher paraphysiologischen (Adipositas, parenterale Ernährung) oder bei pathologischen Zuständen (Stase) kann ein Sediment von sog. eingedickter Galle auftreten, das reich an Cholesterinkristallen ist (Abb. 16.10). Dieses Sediment ist schwer verformbar und „klebt" nach Umlagerung (Stehen) des Patienten an der Gallenblasenwand, ehe es wieder langsam sedimentiert. Im sedimentierten Zustand kann es Anlaß zur Verwechslung mit Gallengrieß sein (s. Kap. 16). Wenn es eine lokalisierte Anhäufung bildet, könnte man es für einen endoluminalen Tumor oder ein Konkrement halten (s. Kap. 17).

Schließlich kann durch einen Randartefakt ein Sediment vorgetäuscht werden. Bei Positionsänderungen des Transducers verschwindet dieser Artefakt (Abb. 2.18 und 2.19).

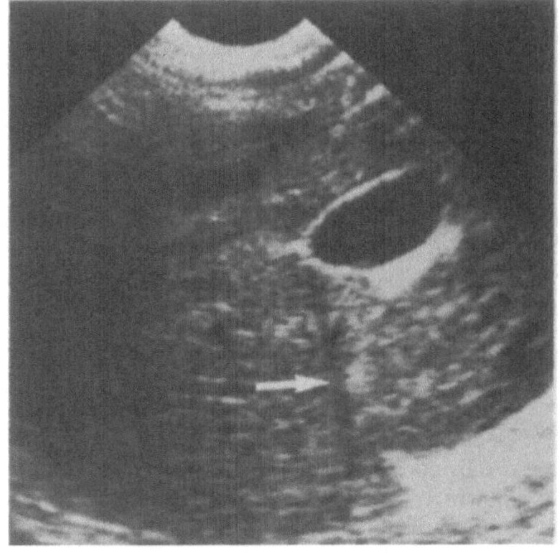

Abb. 15.16. Normale Gallenblasenwand. Zu beachten ist der beugungsbedingte Schallschatten (*Pfeil*)

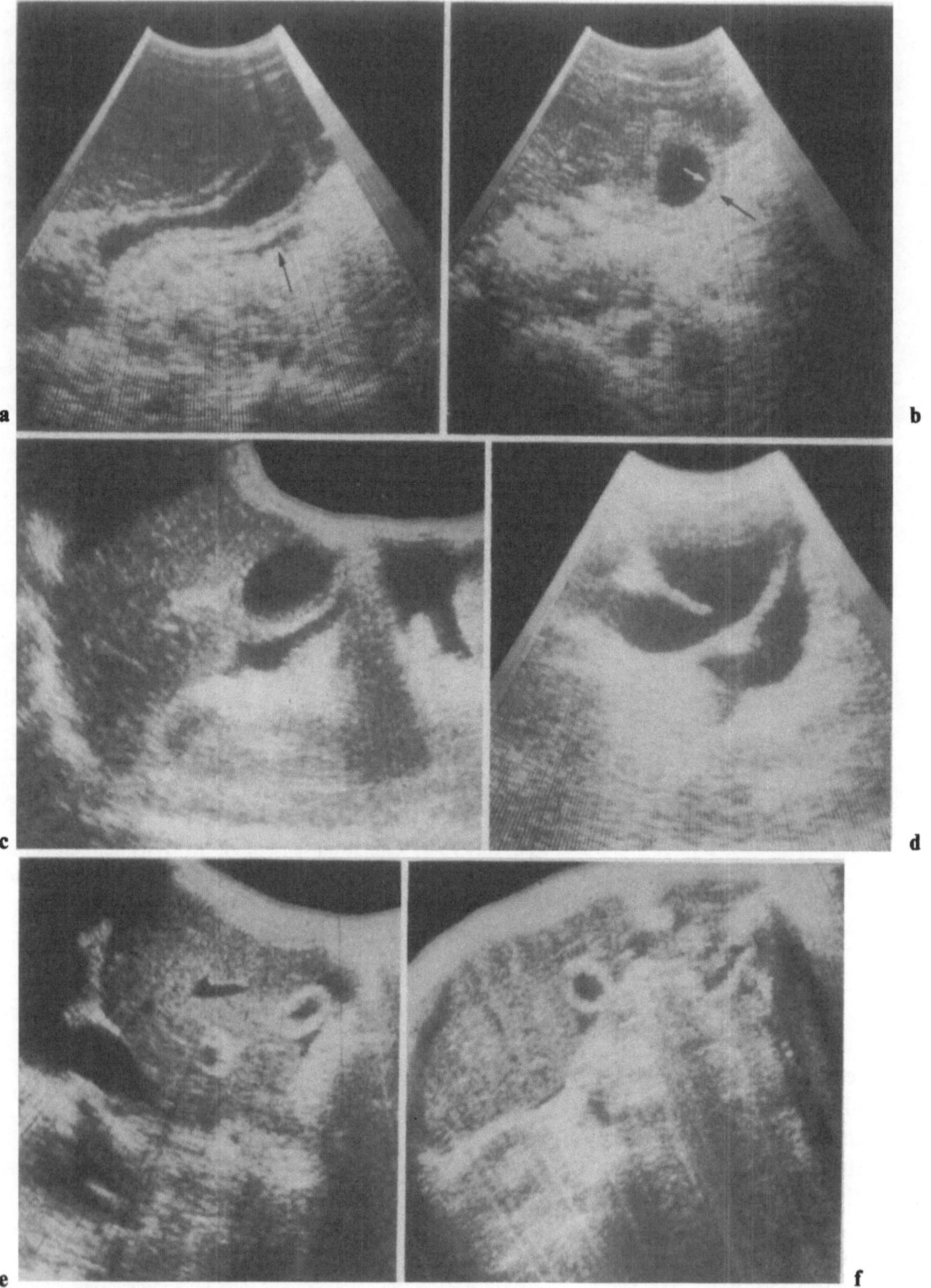

Abb. 15.17 a–f. Verdickte Gallenblasenwand bei Aszites. **a, b** Interkostal- und Transversalschnitt bei einem Patienten. **c, d** Transversal- und Schrägschnitt beim zweiten Patienten. **e, f** Longitudinal- und Transversalschnitt beim dritten Patienten. Zu beachten sind zwei sonomorphologische Varianten: Auf **a** erscheint die Gallenblasenwand echoarm und mehrschichtig. Im Gegensatz dazu ist die Wand auf **b–f** echoreich

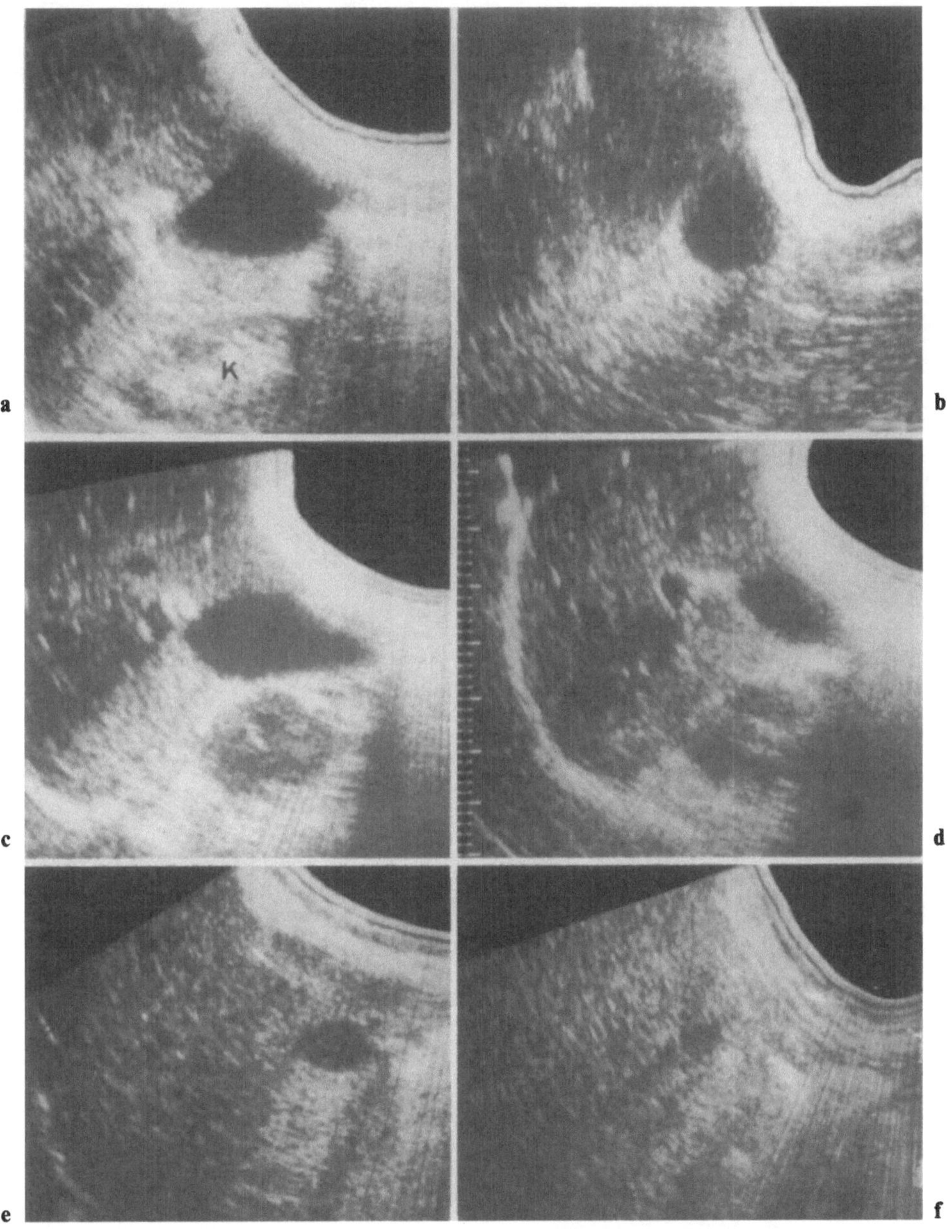

Abb. 15.18. a–f Kontraktionstest in drei Beispielen (links vor Kontraktion, rechts nach erfolgter Kontraktion). Die letzte hier abgebildete Gallenblase ist die des Autors. Das verabreichte Kontraktionsmittel war ein Schokoladekuchen

Größe der Gallenblase. Wie ein Kontraktionsversuch, der sich unter sonographischer Kontrolle sehr gut verfolgen läßt, zeigt (Abb. 15.18), ist die Größe der Gallenblase äußerst variabel. Kriterien, was hierbei als normal zu gelten hat, wären wirklich wünschenswert, wenn man sich den diagnostischen Stellenwert einer Dilatation vor Augen führt. Unauffällige Gallenblasen haben i. allg. eine Länge von höchstens 10 cm; man stößt aber auch auf vollkommen normale, nichtdilatierte Organe, die wesentlich länger sind. Die längste von uns bei einer Normalperson beobachtete Gallenblase war 16 cm lang (Abb. 15.19). Derartig elongierte Organe besitzen dafür aber einen relativ kleinen Durchmesser, der den Grenzwert von 4 cm nicht überschreitet. Normaldurchmesser von kurzen, gedrungenen, hypertonen Blasen reichen dagegen bis zu 5 cm. Ein größerer Durchmesser spricht für eine Dilatation (Abb. 15.19c).

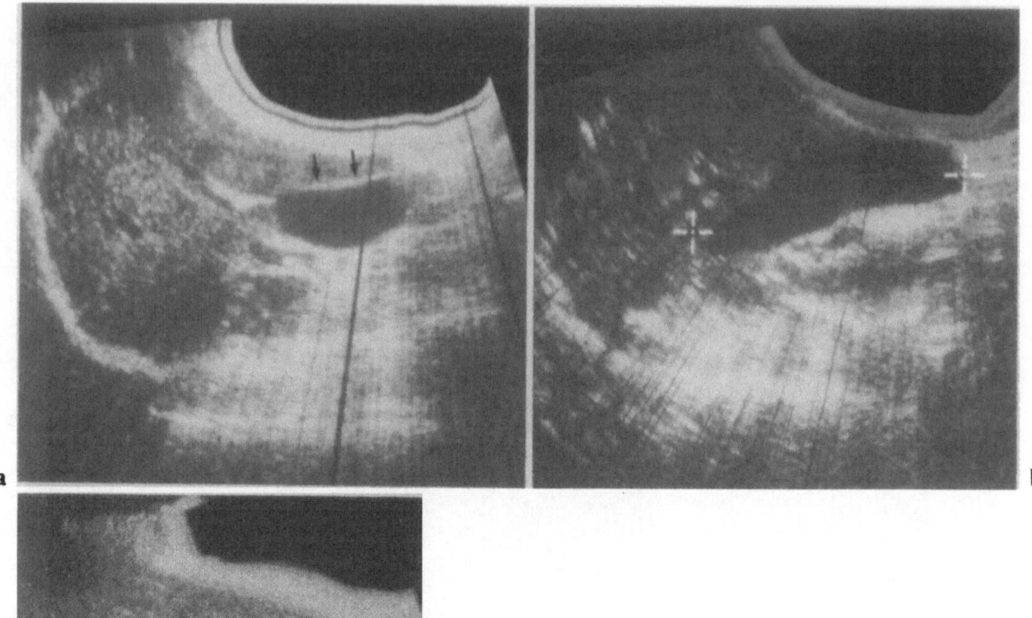

Abb. 15.19 a–c. Größe der Gallenblase. **a** Normale Größe der Gallenblase. Zu beachten ist das Bild der Gallenblasenwand (*Pfeile*). **b** 16 cm lange, schlanke Gallenblase bei einer Normalperson. **c** Vergrößerte Gallenblase bei einem Obstruktionsikterus

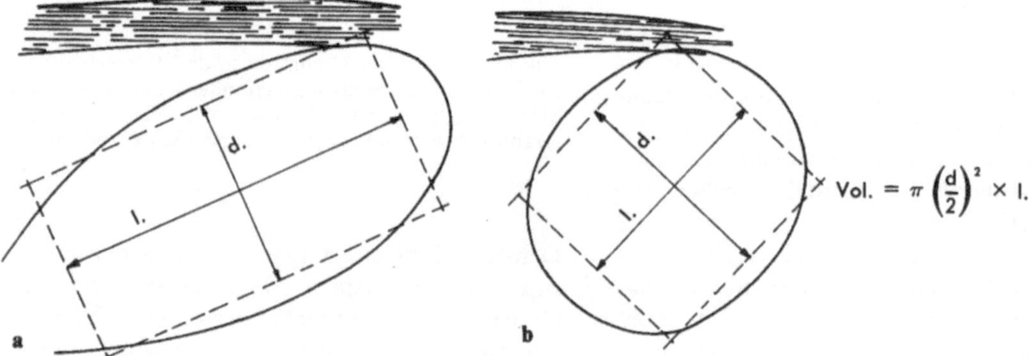

Abb. 15.20 a, b. Näherungsweise Berechnung des Gallenblasenvolumens **a** bei einer länglichen Blase, **b** bei einer gedrungenen, rundlichen Blase (*l*: Länge, *d*: Durchmesser)

Diese Variationen der Ausmaße ziehen ganz offensichtlich beachtliche Volumenschwankungen nach sich. Dabei ist es doch dieser Parameter, dem man bei der Beurteilung einer Dilatation die höchste Aussagekraft zuschreibt. Im nächsten Absatz, der sich für diejenigen Leser, die sich mathematisch nicht ernsthaft engagieren wollen, freilich verbietet, wollen wir uns etwas mit diesem Problem befassen.

In aller Regel begeht man einen für die Volumenberechnung vernachlässigbaren Fehler, wenn man sich die Gallenblase als zylindrisches Gebilde vorstellt, in dem man von ihrem Infundibulum und Fundus jeweils ein Stückchen abzieht: Das bedeutet in der Praxis Totallänge minus 2 cm (Abb. 15.20a). Als Durchmesser nimmt man den im Mittelteil gemessenen Wert (Abb. 15.20b). Handelt es sich um eine mehr gedrungene, rundliche Gallenblase, so nimmt man am besten einen entsprechenden Mittelwert.

Bleibt noch, den Querschnitt durch die Gallenblase näherungsweise als Kreis zu betrachten. Die Formel zur Berechnung der Kreisfläche ist $\pi \cdot r^2$. Die Volumenbestimmung fällt nun nicht mehr schwer. Bei normalen Organen beträgt der Inhalt weniger als 100 ml. Dieser Wert besitzt jedoch wenig Aussagekraft, da es auch große Blasen gibt, deren Volumen sich auf mehr als 160 ml belaufen kann. Die Grenze, ab der ein Volumen als pathologisch einzustufen ist, liegt bei 200 ml. Andererseits kennen wir auch viele dilatierte Blasen, sei es nach Verschluß tiefer gelegener Abschnitte, die ein solches Volumen auch nach Wochen nicht erreichen. Ein rein volumenbezogenes Kriterium für die Normalität genügt somit nicht. Man muß die Morphologie der jeweiligen Gallenblase mit dem übrigen Gallenwegssystem in Beziehung setzen, die palpatorisch empfundene Wandspannung des Hohlorganes einkalkulieren (RETTENMAIER 1975, persönl. Mitteilung), so wie das Ergebnis eines Kontraktionsversuches, der, wenn irgend möglich, mit Cholezystokinin durchgeführt werden sollte, mit zur Beurteilung heranziehen.

Lagebeziehungen der Gallenblase. Sehr oft wird bei einem Schnittbild durch die Gallenblase auch gleichzeitig die rechte Niere dargestellt (Abb. 15.5 und 15.6). Dabei kann die Gallenblase weit von der Niere entfernt liegen oder aber sie liegt ihr – getrennt durch den Recessus subhepaticus dorsalis (Morrison' Raum) fast auf (Abb. 15.6). Im Falle einer Dilatation werden die engen Beziehungen zwischen Gallenblase und Niere noch deutlicher. Das Gallenblaseninfundibulum und die Gallenblase selber können, wenn sie weit nach dorsal verschoben sind, die V. cava inferior und die V. portae berühren (Abb. 15.7).

In der Nähe der Gallenblase liegt die rechte Kolonflexur. Ist dieser Darmabschnitt mit Luft gefüllt, so entsteht neben der Gallenblase ein Schallschatten, mit dessen Möglichkeit man rechnen muß und den man keinesfalls mit dem ähnlichen Phänomen bei Gallensteinen verwechseln darf (s. Kap. 16). Analoges gilt für das Duodenum.

Anomalien und Fehlinterpretationen. Die Abbildung der Gallenblase ist bei einem nüchternen Patienten ein konstantes Bildmerkmal des rechten Oberbauches. Wenn sämtliche beschriebenen Schnittführungen und Einstellungen ausgeschöpft sind, ist das Unvermögen, die Gallenblase darzustellen, gleichbedeutend mit einer Anomalie. Wem es egal ist, ob er die Gallenblase sieht oder nicht, und wer sich mit diesem negativen Zeichen zufrieden gibt, den kann es auch nicht weiter stören, wenn er mehrere Blasen auf einmal findet. Dabei ist doch diese Duplikation eine geradezu klassische Dysplasie. In der täglichen Routine ist jedoch die scheinbare Duplizität der Gallenblase häufig genug durch die gleichzeitige Existenz einer *Choledochuszyste* oder einer in der Nähe gelegenen *intrahepatischen Zyste* bedingt (Abb. 15.21). Häufiger noch fällt man auf eine Fehldeutung herein, die durch Aszites vorgetäuscht wird: Ein kleines Flüssigkeitskissen hat sich zwischen Leber, Gallenblase und Kolon geschoben und täuscht eine derartige Erscheinung vor (Abb. 15.17). In anderen Fällen könnte auch eine in Aszites schwimmende Darmschlinge eine Gallenblase nachahmen. Ausnahmsweise wird auch eine postoperative Flüssigkeitsansammlung in diesem Bereich ein gallenblasenähnliches Bild verursachen. Ist diese Ansammlung Folgezustand einer Cholezystektomie, dürfte die richtige Deutung wohl nicht schwer fallen (Abb. 15.22 und 15.23). Unter ganz außergewöhnlichen Umständen (Ileus und Subileus) tritt auch eine entsprechend veränderte Kolonschlinge als umschriebene, juxtahepatische, pseudovesikuläre Flüssigkeitsansammlung auf.

Fehlende Darstellung der Gallenblase. Die Darstellung der Gallenblase gelingt bei nüchternen Patienten regelmäßig. Die fehlende Darstellung einer normalen Gallenblase muß den Verdacht auf eine Gallenblasenschrumpfung richten, d. h. auf eine chronische Cholezystitis mit Gallenblasenatrophie oder auf eine – viel seltenere – Gallenblasenaplasie.

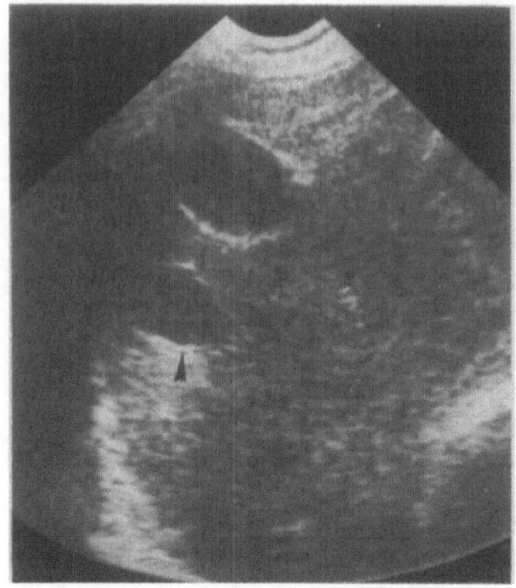

Abb. 15.21 Gallenblase und Zyste (*Pfeilspitze*)

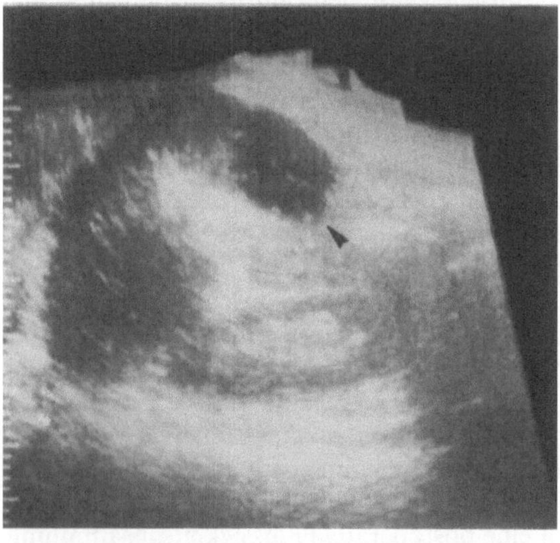

Abb. 15.22. Differentialdiagnose: Abszeß (*Pfeilspitze*) nach Cholezystektomie im Sagittalschnitt

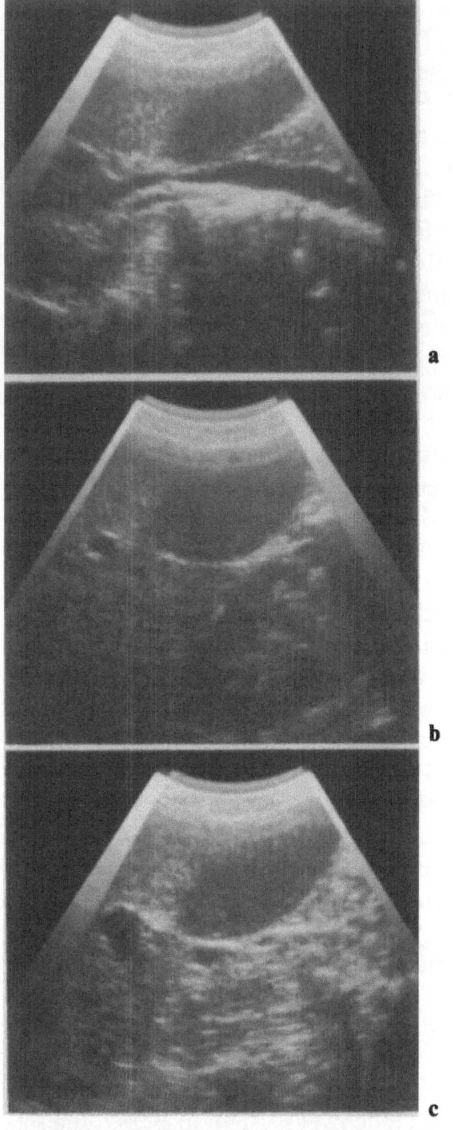

Abb. 15.23. a–c Differentialdiagnose. Die drei Sagittalschnitte zeigen ein Hämatom nach Cholezystektomie

Um das Fehlen der Gallenblase zu verifizieren, kann man zwei anatomischen Orientierungslinien folgen. Dazu verwendet man subkostale Schrägschnitte:

- die eine folgt der Verbindung von Infundibulum und rechtem Portalvenenast
- die andere Orientierungslinie liegt zwischen der Gallenblase und der Fossa vesicae felleae auf der einen Seite und der medialen Lebervene auf der anderen Seite. Letztere markiert die Grenze zwischen rechtem und linkem Leberlappen ebenso wie die Ebene, die durch die V. cava und die Gallenblase geht (Abb. 6.28). Man findet also die Gallenblase kaudal der medialen Lebervene.

Abb. 15.25 a–c. Der Ductus hepatocholedochus auf Longitudinalschnitten der V. portae. **a** V. cava (*großer Pfeil*), V. portae (*offener Pfeil*), Ductus hepatocholedochus (*kleiner Pfeil*). Der *mittlere Pfeil* markiert den rechten Ast der A. hepatica, der zwischen Gallengang und Pfortader verläuft. **b** Vor der V. portae liegen Gallengang (*kleine Pfeile*) und A. hepatica (*großer Pfeil*). **c** Gallengang (*kleiner Pfeil*) und A. hepatica (*großer Pfeil*)

Ductus hepatocholedochus

Wie schon erwähnt, ist der Ductus hepatocholedochus ab einem Durchmesser von 3–4 mm sichtbar. Er schmiegt sich an die V. portae an und liegt ventral oder häufiger rechts anterolateral (Hoevels 1978) oder sogar rechts neben ihr. Am besten sucht man den Ductus hepatocholedochus von ventral, aber auch von lateral oder interkostal her auf.

Der Ductus hepatocholedochus präsentiert sich als feines tubuläres Element. Zwischen ihm und der V. portae liegt die A. hepatica dextra (Abb. 15.24–15.26).

Auf Transversalschnitten liegt der Ductus choledochus (rechts) anterolateral der V. portae. Anteromedial (links) der Pfortader befindet sich die A. hepatica (Abb. 15.27). Wie wir schon in Kap. 14 gesehen haben, verlaufen diese drei Strukturen im Lig. hepatoduodenale.

Cooperberg et al. (1978, 1980) und Bruneton et al. (1981) haben versucht, den maximalen Durchmesser des Ductus hepatocholedochus bei Gesunden festzustellen. Sie geben einen Durchmesser von 4 oder 5 mm für ältere oder cholezystektomierte Personen an. Die systematischen Ungenauigkeiten ihrer Messungen (schlechtere Apparate, Schrägschnitte) lassen nach unserem Dafürhalten eine Grenze von 6 mm gerechtfertigt erscheinen, wenn man falsch-positive Befunde vermeiden will. Wir verwenden oft das Verhältnis von Ductus hepatocholedochus und V. portae, das 1:2 nicht überschreiten darf. Der maximale Normaldurchmesser der V. portae beträgt – wie wir in Kap. 4 gesehen haben – 12 mm. Nach Cholezystektomie sehen wir den Choledochus erst ab einer Weite von 9–10 mm als erweitert an. Nach einer fettreichen Mahlzeit vergrößert sich der

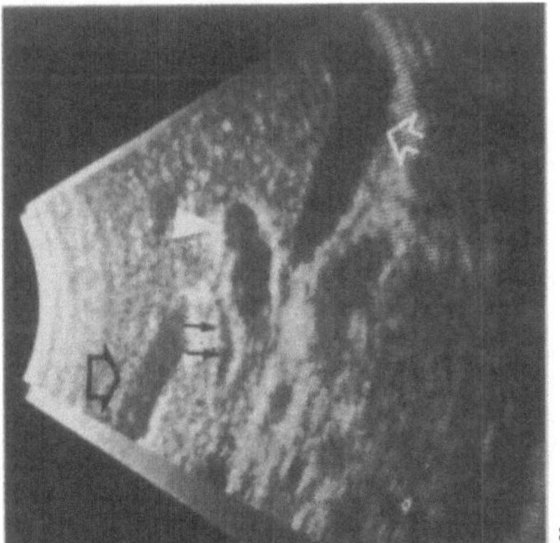

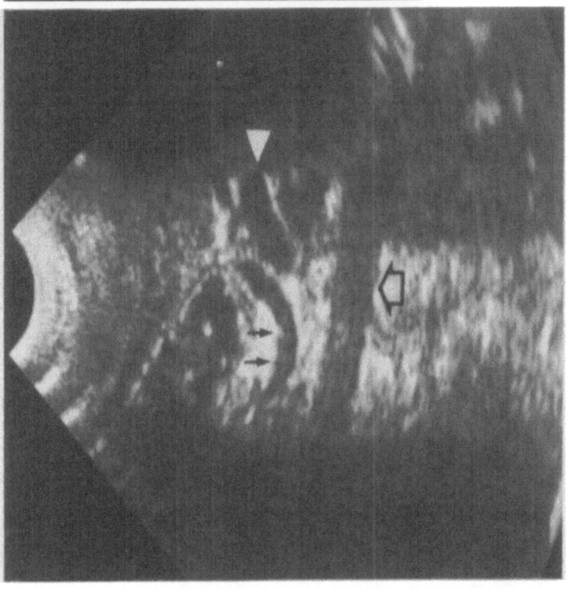

Abb. 15.24 a, b. Normaler Ductus hepatocholedochus auf zwei Frontalschnitten. **a** Man erkennt von oben nach unten die Gallenblase (*schwarzer, offener Pfeil*), den Ductus choledochus (*Pfeile*), die V. portae (*Pfeilspitze*) und die V. cava (*offener weißer Pfeil*), **b** Ductus hepatocholedochus (*Pfeile*), V. portae (*Pfeilspitze*) und V. cava (*offener Pfeil*)

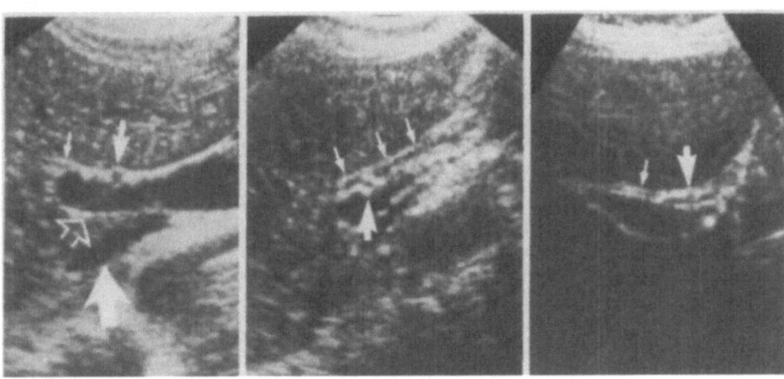

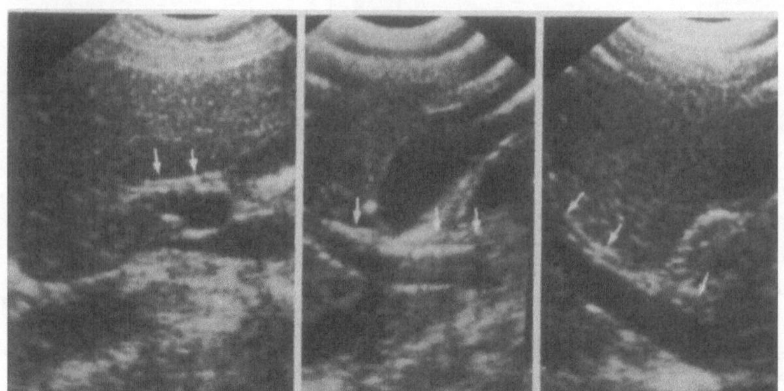
a–c

Abb. 15.26 a–c. Gallengang (*Pfeile*) auf Longitudinalschnitten der V. portae. Auf **a, b** ist zusätzlich die V. cava inferior zu erkennen

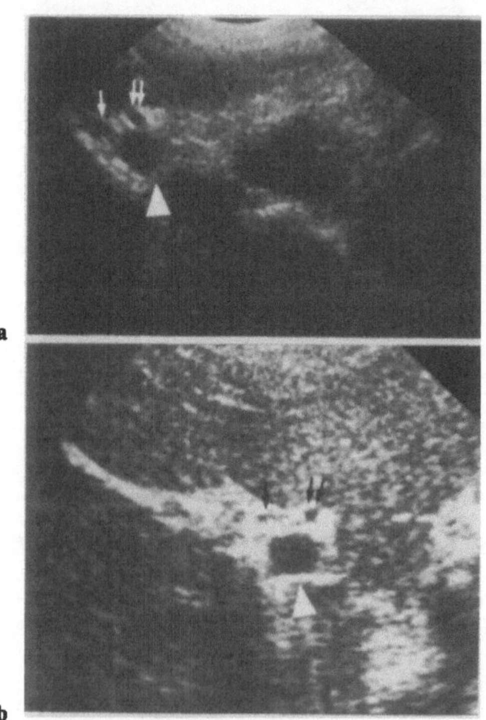
a

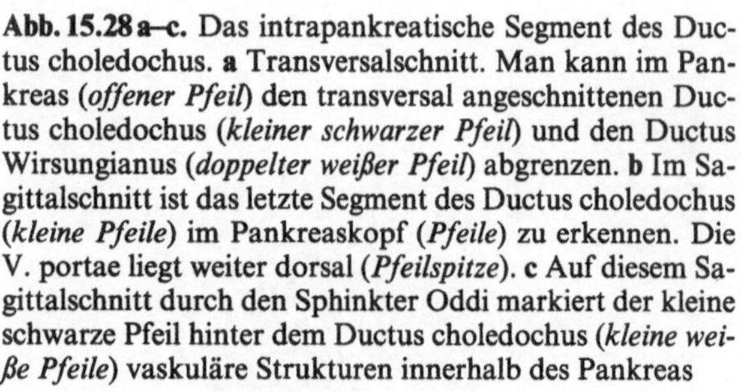
b

Abb. 15.27 a, b. Gallengang im Transversalschnitt. Man erkennt die V. portae (*Pfeilspitze*) und ihre Begleitstrukturen, die A. hepatica (*doppelter Pfeil*) und den Gallengang (*Pfeil*)

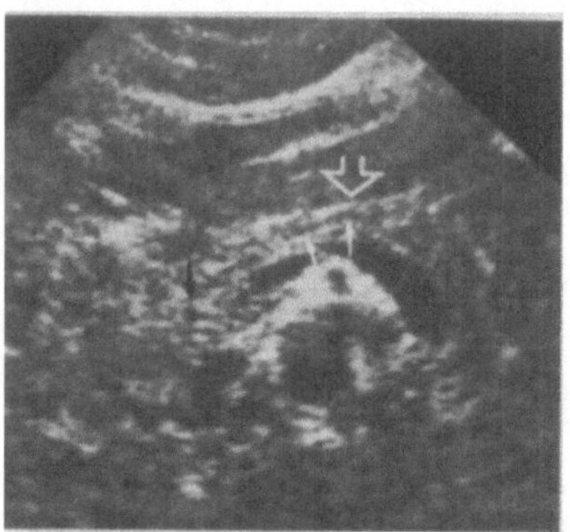
a

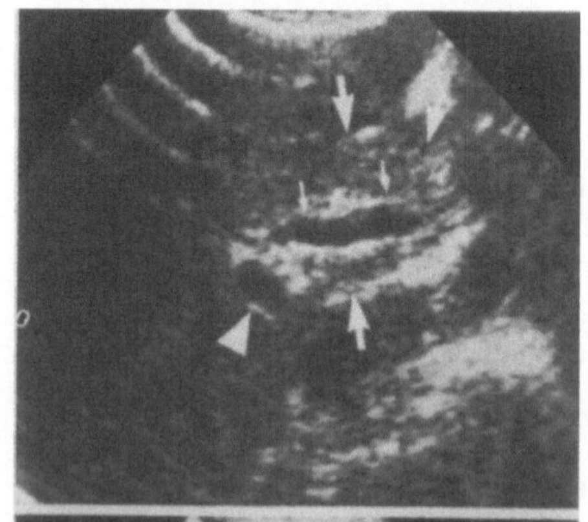
b

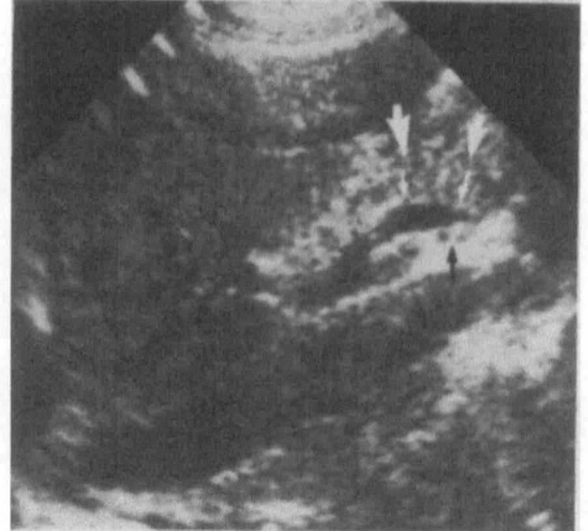
c

Abb. 15.28 a–c. Das intrapankreatische Segment des Ductus choledochus. **a** Transversalschnitt. Man kann im Pankreas (*offener Pfeil*) den transversal angeschnittenen Ductus choledochus (*kleiner schwarzer Pfeil*) und den Ductus Wirsungianus (*doppelter weißer Pfeil*) abgrenzen. **b** Im Sagittalschnitt ist das letzte Segment des Ductus choledochus (*kleine Pfeile*) im Pankreaskopf (*Pfeile*) zu erkennen. Die V. portae liegt weiter dorsal (*Pfeilspitze*). **c** Auf diesem Sagittalschnitt durch den Sphinkter Oddi markiert der kleine schwarze Pfeil hinter dem Ductus choledochus (*kleine weiße Pfeile*) vaskuläre Strukturen innerhalb des Pankreas ▶

Gallengangsdurchmesser vorübergehend. Nach Simeone und Mitarbeiter (1985) ist der transitorische Charakter dieser Erweiterung ein Normalitätskriterium: Eine länger dauernde Dilatation weist dagegen auf eine latente Obstruktion hin.

Das präpapilläre Segment des Ductus hepatocholedochus läßt sich auf transversalen und sagittalen Schnitten des Pankreaskopfes darstellen (Abb. 15.28).

Intrahepatische Gallenwege und ihr Konfluens

Der Konfluens der intrahepatischen Gallenwege erscheint immer ventral der Pfortadergabelung, und zwar sowohl auf Transversal- (Abb. 15.29) als auch auf subkostalen Schrägschnitten und auf Vertikalschnitten. In Kap. 26 werden wir auf häufige Fehlinterpretationen bei der Begutachtung dieser Bildmerkmale noch einmal gesondert zu sprechen kommen.

Auch die gewöhnlich sehr feinen intrahepatischen Gallenwege sind gelegentlich oberhalb des Ductus hepaticus communis auf sonographischen Schnittbildern (Abb. 15.30) zu erkennen. Aerobiliestudien haben gezeigt, daß die Pfortaderäste 2. Ordnung häufig ventral der zugehörigen Gallenwege liegen.

Die Anlagerung des Ductus hepatocholedochus an die V. portae und deren Äste ist im Falle einer Gallengangsdilatation die Ursache für das sog. Doppelflintenzeichen: zwei parallel verlaufende, übereinander gelegene tubuläre Strukturen. In Kap. 26 soll dieses Zeichen noch einmal eingehend besprochen werden.

In Abb. 15.31 wird dem Leser ein kleines Problem zur Lösung vorgelegt.

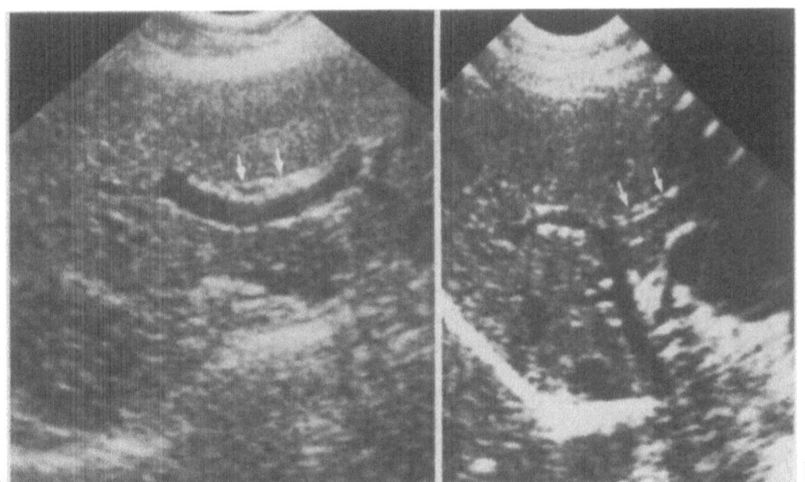

Abb. 15.29 a, b. Der Gallenwegskonfluens. **a** Transversalschnitt der Leberpforte. Der Gallenwegskonfluens (*Pfeile*) zeichnet sich vor der Pfortadergabelung ab. **b** Der Interkostalschnitt zeigt einen Ast des rechten Ductus hepaticus

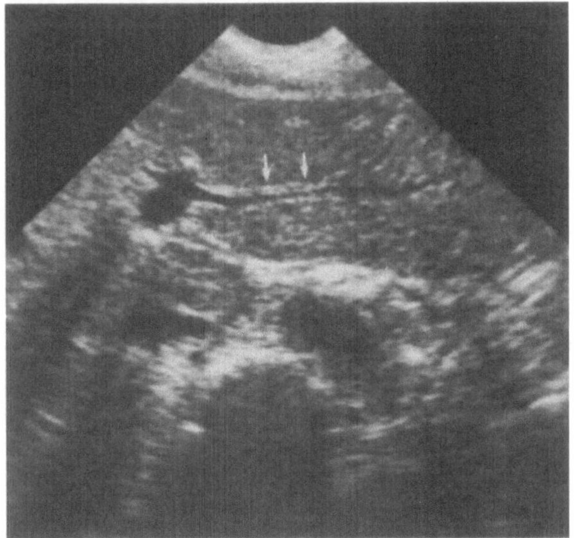

Abb. 15.30. Intrahepatische Gallenwege (*Pfeile*) in der Nähe des linken Pfortaderastes ►

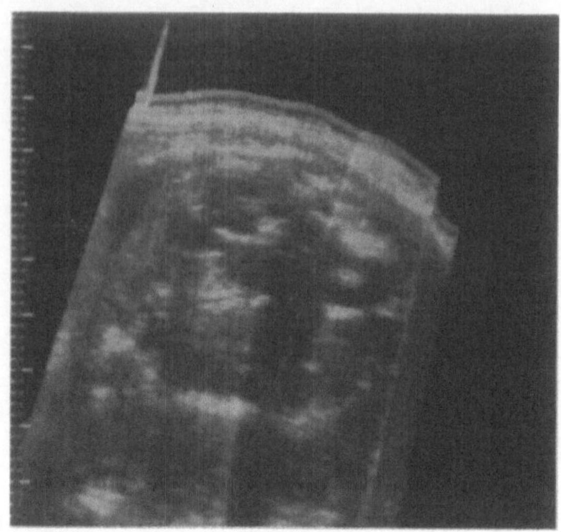

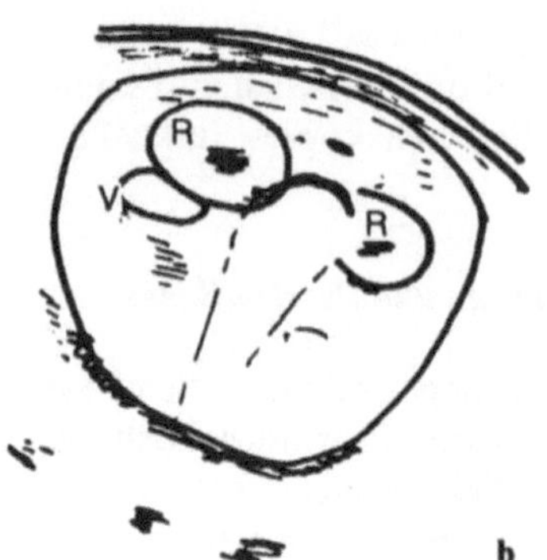

Abb. 15.31 a, b. Wie würden Sie dieses Bild deuten?

Antwort: Man sieht hier eine ventral der rechten Niere (*R*) dargestellte fetale Gallenblase (*V*)

Literatur

Baer JW, Abiri M (1982) Right hepatic artery as a cause of pseudocalculus in the biliary tree. Gastrointest Radiol 7:269–273

Barnett E, Morley P (1974) Abdominal echography. Butterworth, Borough Green

Berland LL, Lawson TL, Foley WD (1982) Porta hepatis: Sonographic discrimination of bile ducts from arteries with pulsed doppler with new anatomic criteria. AJR 138:833–840

Bruneton JN, Roux P, Fenart D, Caramella E, Ocelli JP (1981) Ultrasound evaluation of common bile duct size in normal adult patients and following cholecystectomy. Eur J Radiol 1:171–172

Cooperberg P, Wong P, Cohen MM, Burhenne HJ (1980) Accuracy of common hepatic duct size in the evaluation of extrahepatic biliary obstruction. Radiology 135:141–144

Ethier S, Fontaine A (1980) L'image de la tourelle. Un signe échographique utile dans l'obstruction biliaire basse. Union Med Can 109:1204–1206

Ferin P, Lerner RL (1985) Contracted gall-bladder: a finding in hepatic dysfunction. Radiology 154:769–770

Fiske CE, Laing FC, Brown WT (1980) Ultrasonographic evidence of gallbladder wall thickening in association with hypoalbuminemia. Radiology 135/3:769–770

Foster DR (1981) Triple gallbladder. Br J Radiol 54:817–818

Goldberg BB, Kotler MN, Ziskin MC, Waxham RD (1975) Diagnostic uses of ultrasound. Grune & Stratton, New York

Hassani N (1976) Ultrasonography of the abdomen. Springer, Berlin Heidelberg New York

Hillman BJ, Smith EH, Holm HH (1979) Ultrasound diagnosis and treatment of gallbladder fossa collections following biliary tract surgery. Br J Radiol 52:390–392

Hoevels J (1978) Topographic relation of portal vein to extrahepatic bile ducts. Fortschr Röntgenstr 129/2:217–222

Holm HH, Kristensen JK, Rasmussen SN, Pedersen JF, Hancke S (1980) Abdominal ultrasound, 2nd edn. Munksgaard, Copenhagen

Leopold GR, Asher WM (1975) Fundamentals of abdominal and pelvic ultrasonography. Saunders, Philadelphia

McGahan JP, Philips HE, Cox KL (1982) Sonography of the normal pediatric gallbladder und biliary tract. Radiology 144:873–875

Porter AJ (1984) Cholangiographic morphology as a guide to the demonstration of the bile duct by ultrasound. Aust Radiol 25:31–37

Ralls PW, Quinn MF, Rogers W, Halls J (1981) Sonographic anatomy of the hepatic artery. AJR 136:1059–1063

Sanders RC, Zerhouni C (1978) The significance of ultrasonic wall thickening. Proceedings of the 23rd AIUM meeting 1978, p 39

Shlaer WJ, Leopold GR, Scheible FW (1981) Sonography of the thickened gallbladder wall: A nonspecific finding. AJR 136:337–339

Simeone JF, Mueller P, Butch RJ, van Sonnenberg F, Ferucci JT, Hall DA, Kopans DB, Dawson SL, Wittenberg J, McCarthy K (1985) The bile-ducts after a fatty meal. Further sonographic observations Radiology 154:763–768

Taylor JW (1979) Diagnostic ultrasound in gastrointestinal disease. Livingstone, Edinburgh

Watanabe H, Matsumoto T, Maekawa T (1982) Filling defects at the hepatic hilum due to compression by the right hepatic artery in cholangiography. Gastrointest Radiol 7:263–267

Kapitel 16

Cholelithiasis und Cholezystitis

Cholezystolithiasis

Die Lithiasis der Gallenblase tritt unter zwei sehr unterschiedlichen sonographischen Bildern auf: Entweder ist die Gallenblase vollkommen mit Steinen angefüllt, oder sie enthält nur ein oder einige wenige Konkremente, die nicht das ganze Lumen beanspruchen. Mit diesem zweiten, häufigeren Fall wollen wir uns zunächst beschäftigen. Zwei Hinweiszeichen, ein direktes und ein indirektes, leiten auf die richtige Fährte.

Direktes Zeichen

Das direkte Zeichen ist die eigentliche bildliche Wiedergabe des Konkrementes, das sich dank seiner Eigenreflexion gut abzeichnet und sich deutlich von der umgebenden echofreien Gallenflüssigkeit abhebt (Abb. 16.1). Diese Steinechos beobachtet man, gleichgültig, ob es sich um einen großen Solitärstein, um eine Ansammlung kleinerer Steine, um kalzifizierte Steine oder um reine Cholesterinkonkremente handelt. Die Grenze der bildlichen Wiedergabe liegt für einen Solitärstein bei ungefähr 2 mm (Abb. 16.2 und 16.3). Gewöhnlich wird auch die schwerkraftabhängige Ansammlung der Steine am jeweils tiefsten Punkt offenkundig (Abb. 16.4 und 16.5), insbesondere bei kleinen Steinen.

Wenn kleinere Konkremente der Mukosa anliegen, verraten sie sich nur durch einen kleinen Reflex, der von der Gallenblasenwand nur schwer abzugrenzen ist (Abb. 16.6). Der zugehörige akustische Schatten ist sehr schwach. Man verifiziert den Befund gewöhnlich durch Interkostalschnitte. In jedem Fall sollte man die schwerkraftabhängige Lageänderung des Konkrementes in der Gallenblase durch Lageänderungen des Patienten feststellen: Oft genügen Linksseitenlage oder angedeutete Linksseitenlage, um die Lage der Konkremente in der Gallenblase zu verändern. Gelegentlich bilden die Steine dann kleine Häufchen, die viel leichter zu erkennen sind (Abb. 16.7 und 16.8).

Wenn Gallengrieß oder Kalkmilch (Abb. 16.9) vorliegen, sind eine Sedimentation mit Ausbildung eines Spiegels und ein feiner akustischer Schatten zu erkennen. Durch den Sedimentationsspiegel ist eine Verwechslung mit eingedickter Galle, die in Kap. 15 beschrieben wurde, möglich (Abb. 16.10). Wie schon gesagt, ist die Differentialdiagnose durch Lageänderungen möglich (Leopold et al. 1976): Steine oder Gallengrieß folgen der Schwerkraft viel schneller nach und bilden schneller einen neuen Spiegel aus als eingedickte Galle (Abb. 16.11). Eingedickte Galle kann die Gallenblase völlig ausfüllen und ihr einen soliden Aspekt verleihen (Abb. 16.12), der nach einem oder mehreren Kontraktionsversuchen verschwindet. Eingedickte Galle und Steine können gleichzeitig vorliegen (Abb. 16.13 und 16.14).

Die Bedeutung eingedickter Galle wird noch diskutiert (Blais et al. 1982). Nach unserer Meinung kann nur die Persistenz der Eindickung als pathologisch bewertet werden.

Wie schon bei der Untersuchung der Minikonkremente gesagt, kann sich eine Positionsänderung sehr nützlich erweisen, auch wenn sehr große Konkremente vorliegen. So läßt sich durch Untersuchung am stehenden Patienten die Diagnose einer Steinkrankheit bestätigen oder widerlegen: Konkremente wandern zum Blasenfundus (Abb. 16.15). Dieses Verhalten kann auch auf in aufrechter Position ausgeführten Transversalschnitten demonstriert werden. Hoch angelegte Schnitte würden lediglich eine echofreie Gallenblase zeigen (Abb. 16.16). Weiter unten, funduswärts gelegene Schnitte treffen dann auf die Steine, die die charakteristischen Echos hervorrufen. Infundibuläre Gallenblasenkonkremente verändern i. allg. ihre Lage bei Positionsänderungen des Patienten nicht. Für ihre Darstellung ist das interkostale Schallfenster besonders nützlich (Abb. 16.17).

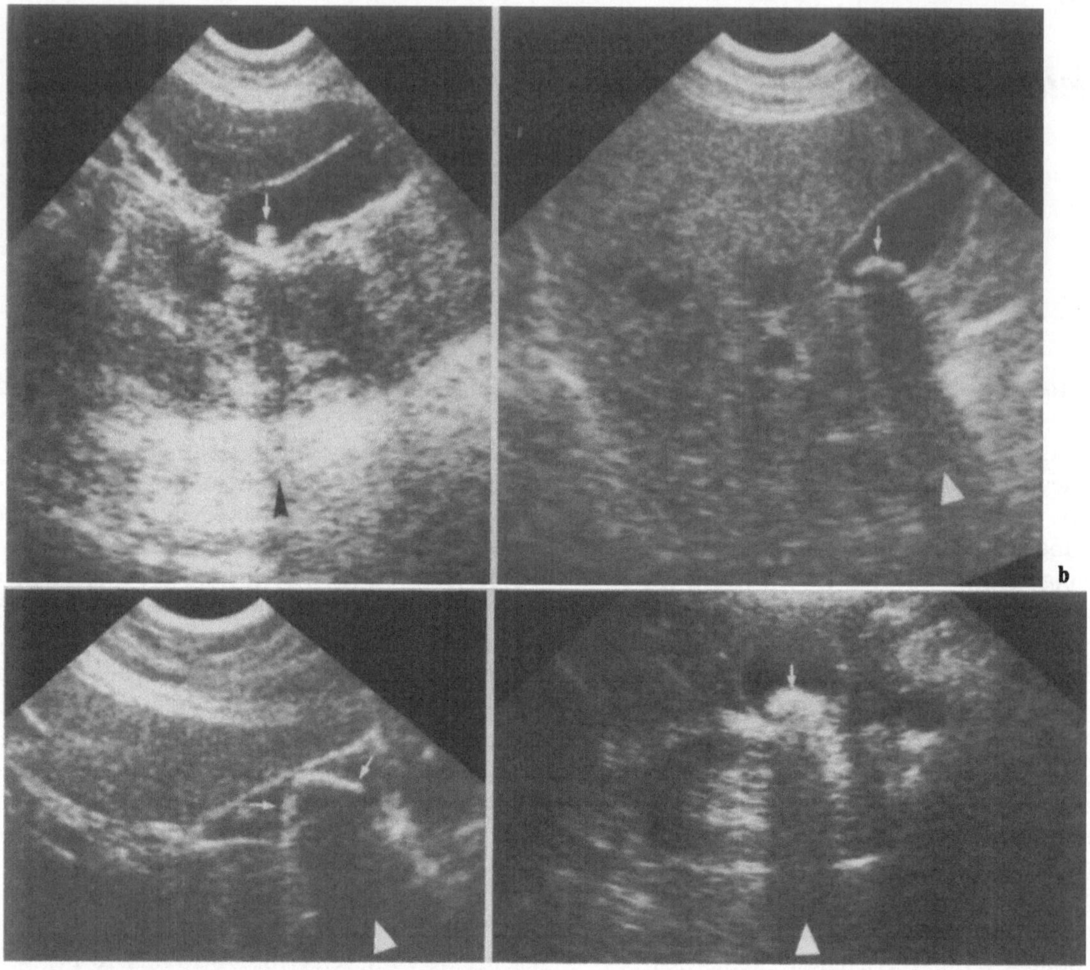

Abb. 16.1 a–d. Verschieden große Konkremente (*Pfeil*) mit zugehörigem Schallschatten (*Pfeilspitze*). Zu beachten ist auf **b, c** das abgeflachte Aussehen der großen, runden Konkremente. Dieses Aussehen kommt durch den Artefakt der unterschiedlichen Schalleitungsgeschwindigkeit zustande

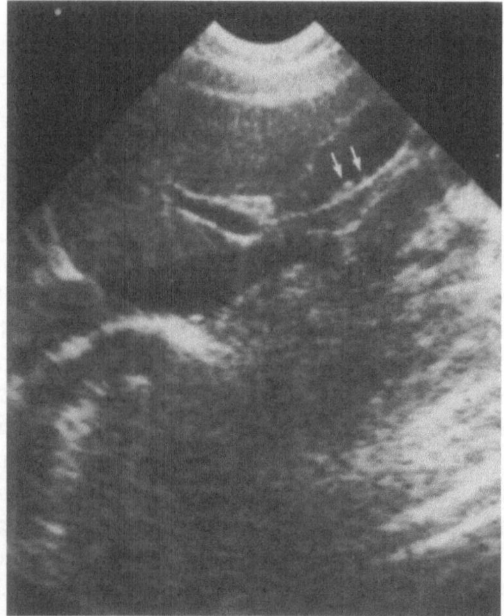

◄ **Abb. 16.2.** Kleine Konkremente, Minilithiasis (*Pfeile*)

Schließlich gibt es auch Patienten mit flottierenden Steinen. Diese erscheinen als mitten in der Blase gelegene, horizontale Linie, die in einem gewissen Abstand vom Fundus verläuft (Abb. 16.18). Aus Gründen der sonographischen Bildkonstruktion treten diese flottierenden Steine mit ausreichender Schärfe nur bei liegenden Patienten deutlich hervor. Hier trifft nämlich der Schallstrahl senkrecht auf die Konkremente. Bei einem stehenden Patienten wäre ihr Bild wesentlich unschärfer, ganz im Unterschied zur konventionellen Cholezystographie. Flottierende Steine

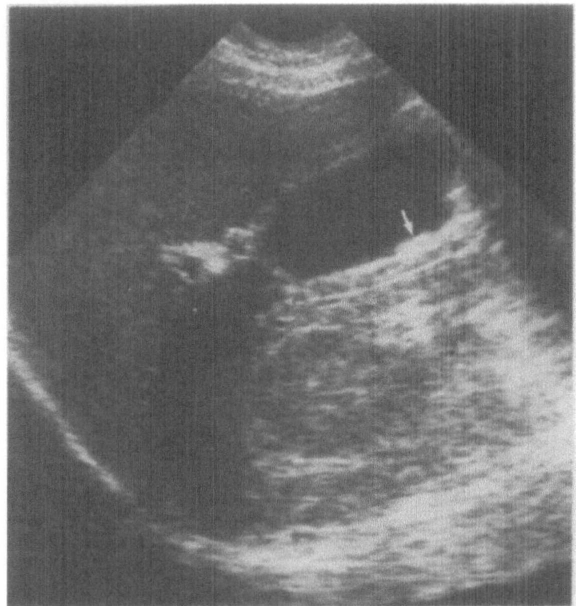

Abb. 16.3 Lineare Anhäufung kleiner Konkremente (*Pfeil*)

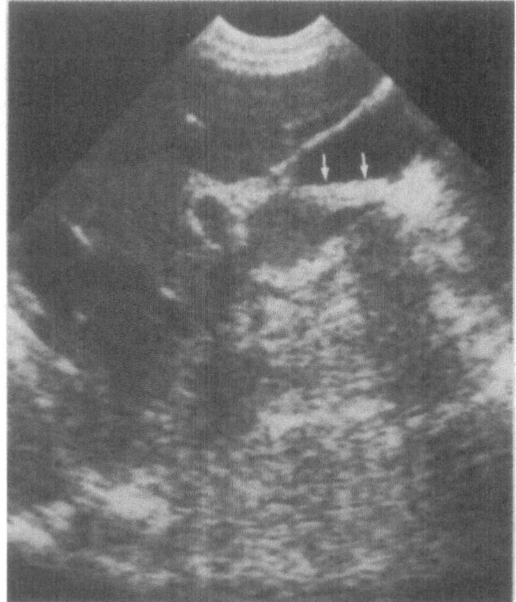

Abb. 16.5. Sedimentierte Anhäufung von Konkrementen (*Pfeile*). Einige der Konkremente verursachen einen Schallschatten, andere nicht

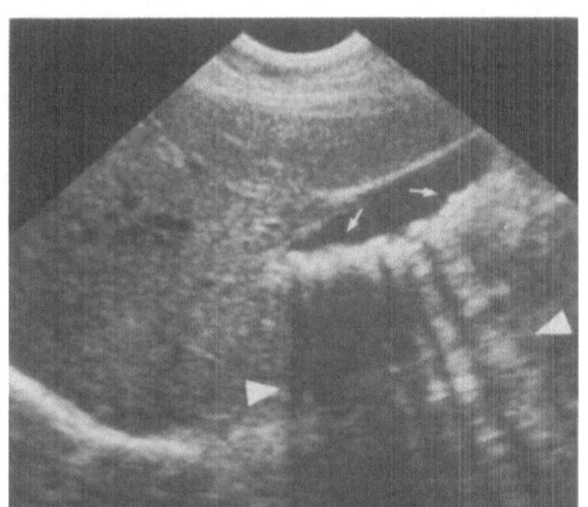

a

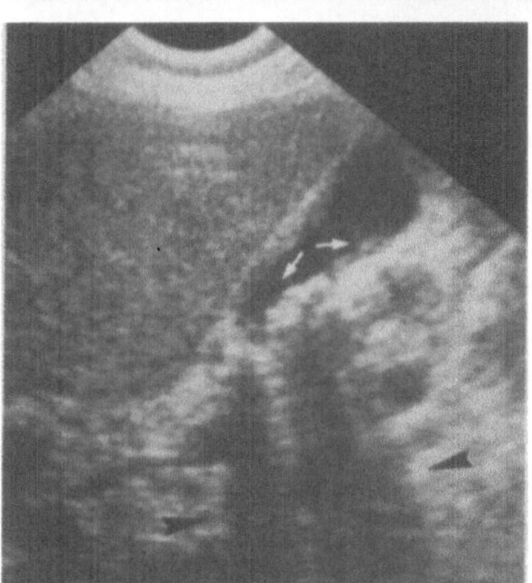

b

◄ **Abb. 16.4 a, b.** Lineare Anhäufung sedimentierter Konkremente (*Pfeile*) mit zugehörigen orgelpfeifenähnlichen Schallschatten (*Pfeilspitzen*)

werden sonographisch ohne Zweifel nur sehr selten angetroffen, und große flottierende Konkremente entsprechen in Wirklichkeit wohl feinen Rissen in Gallensteinen, die Luft enthalten. Konkremente sind schwerer als Gallenflüssigkeit. Bei der oralen Cholezystographie ändert sich die Dichte der Galle durch das Kontrastmittel, so daß die Konkremente dann leichter als die Mischung aus Galle und Kontrastmittel sind und damit flottieren.

Bis zu einer gewissen Grenze gilt der Satz, daß man um so mehr Steine zu sehen bekommt, je mehr da sind. Die Bildschärfe dagegen hängt vom Ultraschallkontrast (akustischer Impedanzunterschied) zwischen der Gallenflüssigkeit und den Konkrementen ab.

Solange die Steine von einem Mantel aus Gallenflüssigkeit umhüllt sind, bleiben sie im einzelnen sehr schön erkennbar (Abb. 16.19 a, b). Ist die Gallenblase dagegen vollkommen von ihnen ausgefüllt, wird es schon schwieriger, die unmittelbar der Blasenwand anliegenden Steine auszumachen (Abb. 16.19 c, d). Die Blasenwand selbst ist bei der Cholezystolithiasis jedoch sehr oft chronisch entzündlich verdickt, wodurch das Bild wiederum etwas an Spezifität gewinnt (Abb. 16.20).

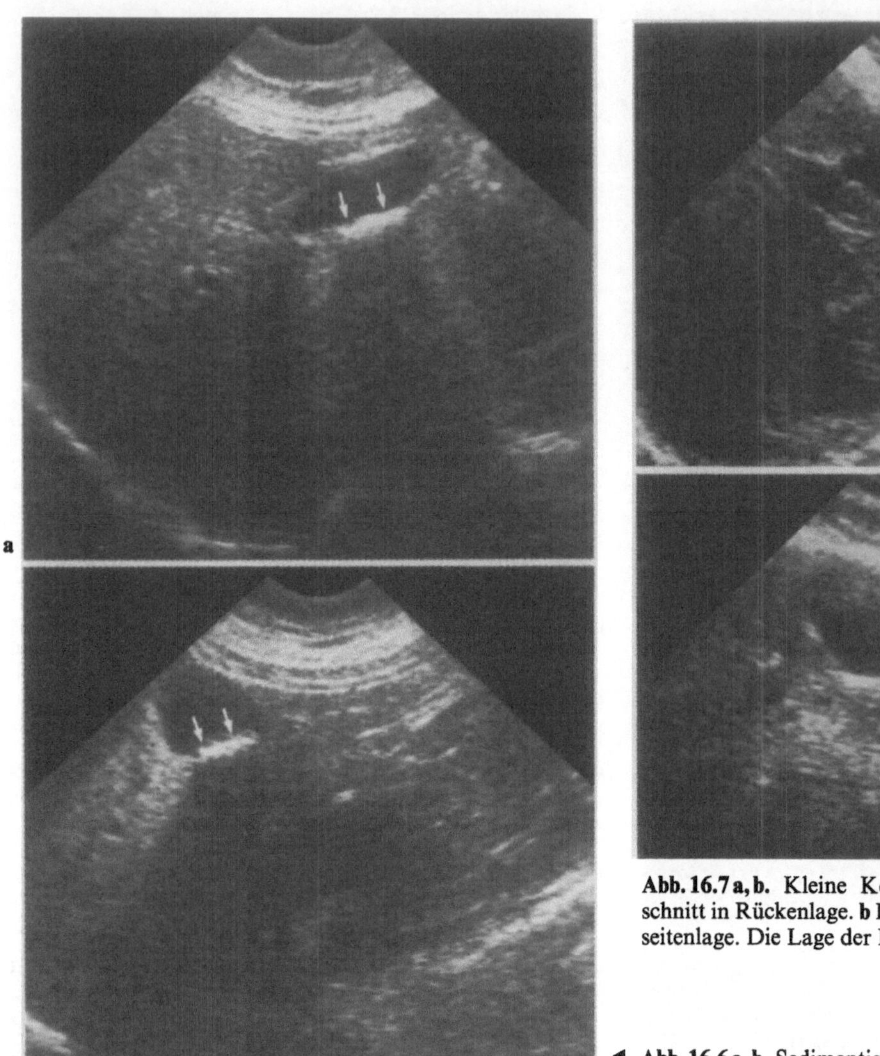

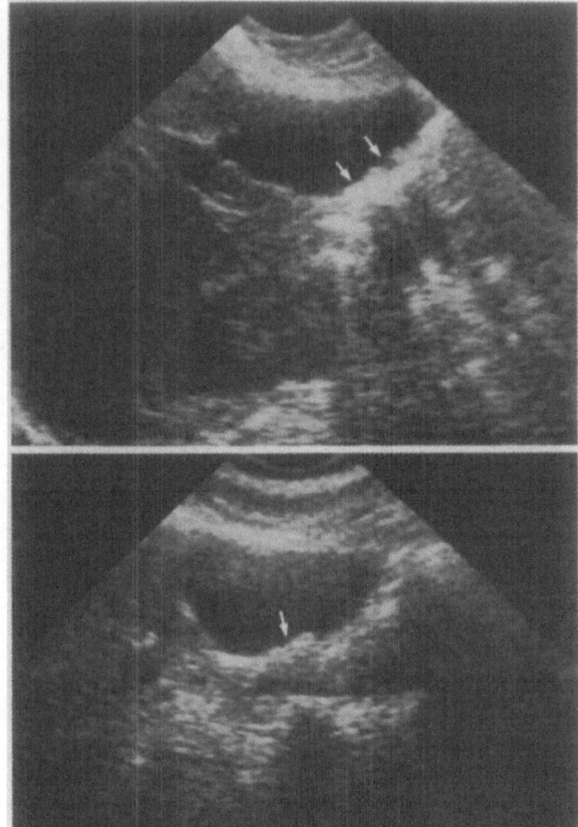

Abb. 16.7 a, b. Kleine Konkremente (*Pfeile*). **a** Sagittalschnitt in Rückenlage. **b** Der Patient befindet sich in Linksseitenlage. Die Lage der Konkremente hat sich geändert

◀ **Abb. 16.6 a, b.** Sedimentierte Anhäufung von kleinen Konkrementen (*Pfeile*). **a** Sagittalschnitt, **b** Transversalschnitt. Zu beachten ist der ausgeprägte Schallschatten

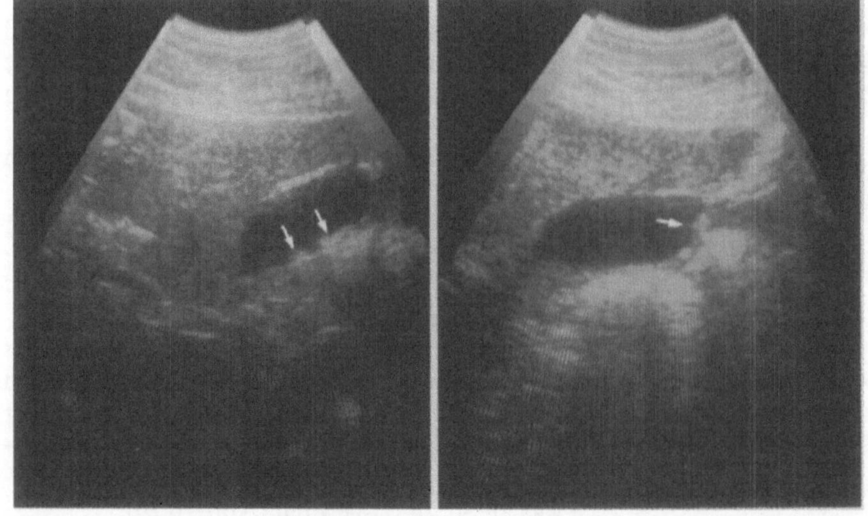

a, b

Abb. 16.9. Anhäufung kleiner Konkremente (Gallengrieß)

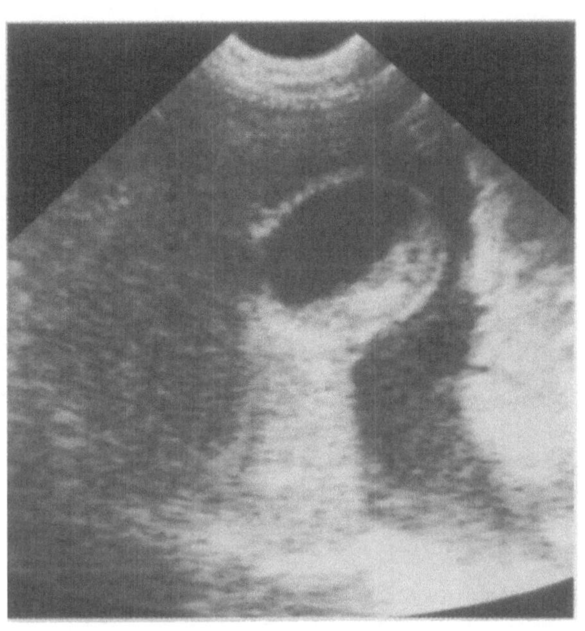

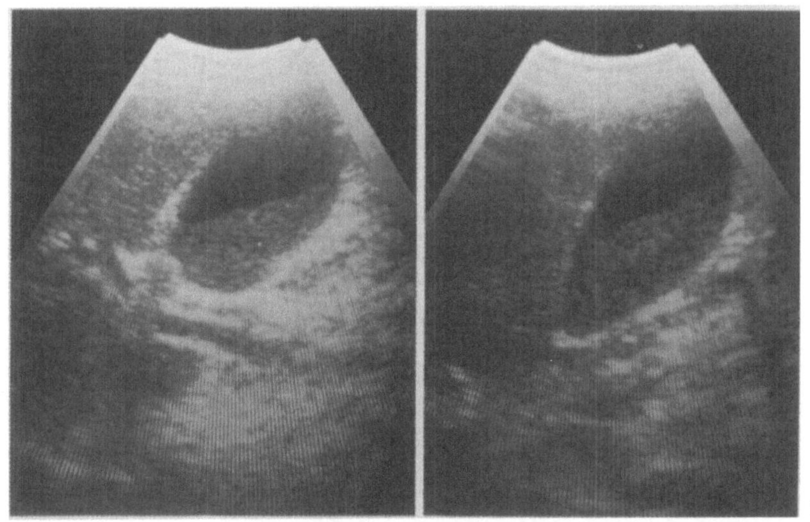

◄ **Abb. 16.8 a, b.** Kleine Konkremente (*Pfeile*). **a** Sagittalschnitt in Rückenlage. **b** Untersuchung im Stehen. Die Konkremente verlagern sich entsprechend der Schwerkraft zum tiefsten Punkt der Gallenblase

Abb. 16.10 a, b. Eingedickte Galle bei Stase. Die beiden parallelen Interkostalschnitte zeigen eine sedimentierte echogene Anhäufung mit „Spiegelbildung". Dieses Bild der eingedickten Galle darf nicht mit einem Randartefakt verwechselt werden, der nicht auf allen Schnitten zu finden ist

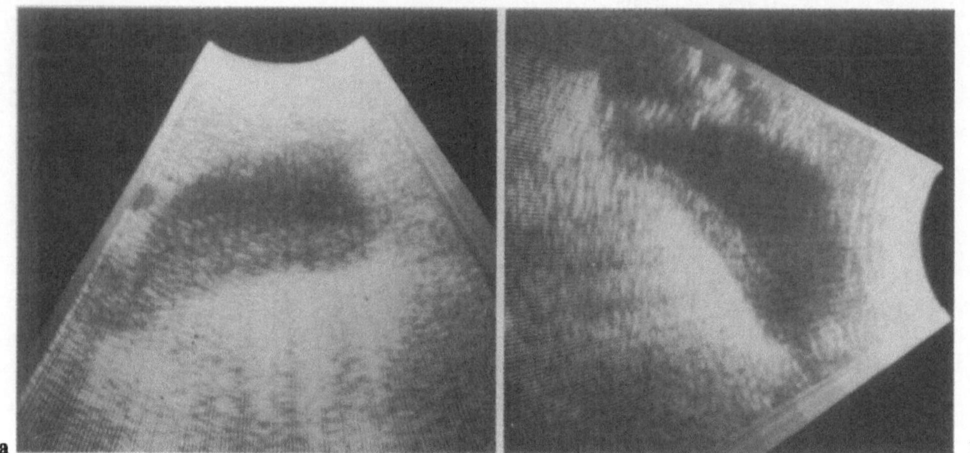

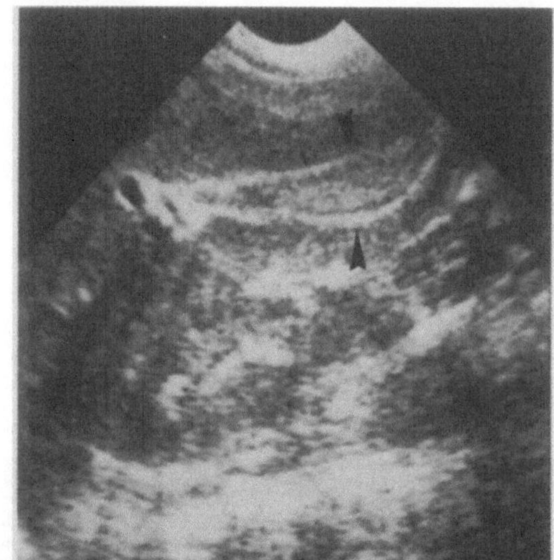

Abb. 16.11 a, b. Eingedickte Galle. **a** Sagittalschnitt in Rükkenlage, **b** Sagittalschnitt im Stehen. Die eingedickte Galle behält ihre Lage und Form, die Trennlinie („Spiegel") verläuft weiterhin parallel zur Gallenblasenwand. Die eingedickte Galle benötigt zur Sedimentation mindestens 30 min

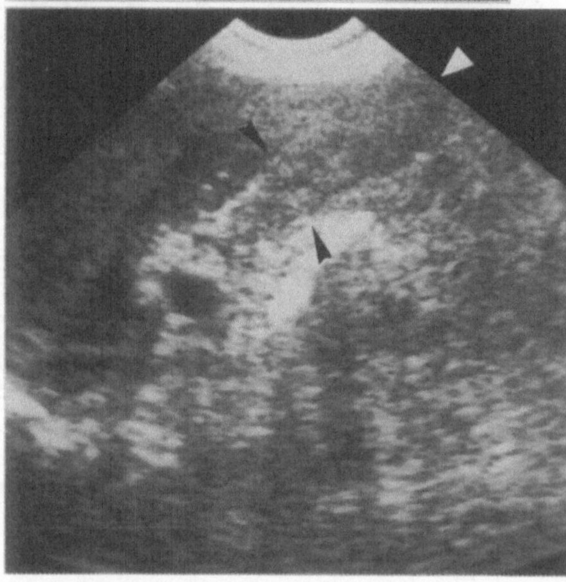

Abb. 16.12 a, b. Vollständig mit eingedickter Galle angefüllte Gallenblasen. **a** Die Form der Gallenblase ist leicht erkennbar (*Pfeilspitzen*). **b** In einem anderen Fall ist die Identifizierung der Gallenblase schwieriger (*Pfeilspitzen*)

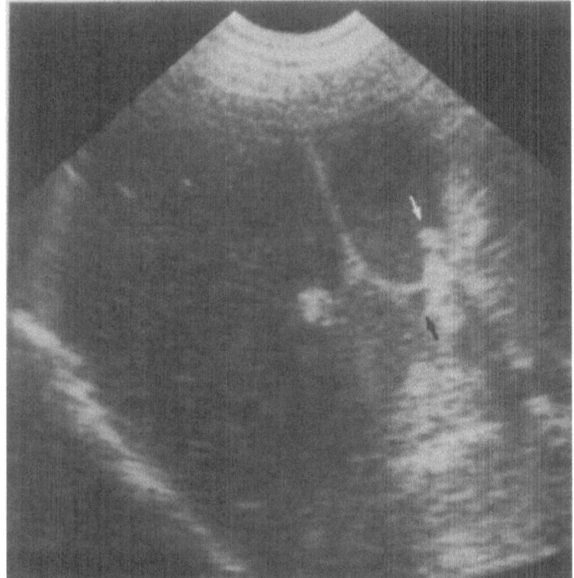

Abb. 16.13. Eingedickte Galle und Gallenstein (*weißer Pfeil*). Zu beachten ist, daß intraperitoneal etwas Flüssigkeit vorliegt (*schwarzer Pfeil*)

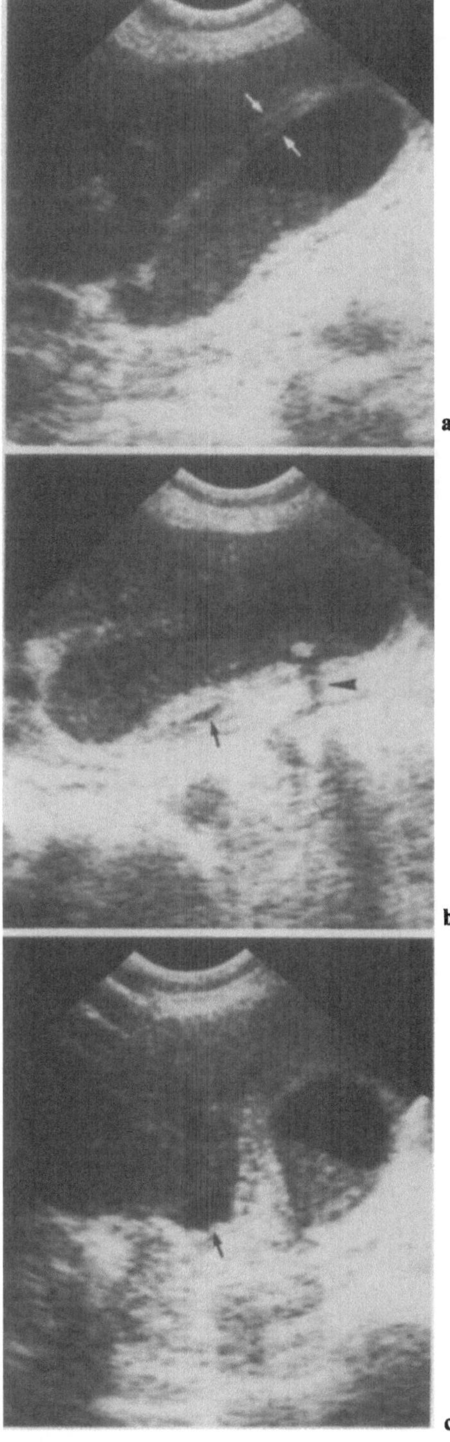

Abb. 16.14 a–c. Eingedickte Galle in einer infizierten Gallenblase. **a** Ein Sagittalschnitt zeigt einen Spiegel zwischen normaler Galle und sedimentierter, eingedickter Galle. Die Gallenblasenwand ist verdickt (*Pfeile*). **b** Ein Parallelschnitt zeigt zwei weitere Befunde, einen Stein mit Schallschatten (*Pfeilspitze*) und eine geringe Flüssigkeitsmenge in der Umgebung der Gallenblase (*Pfeil*). **c** Transversalschnitt

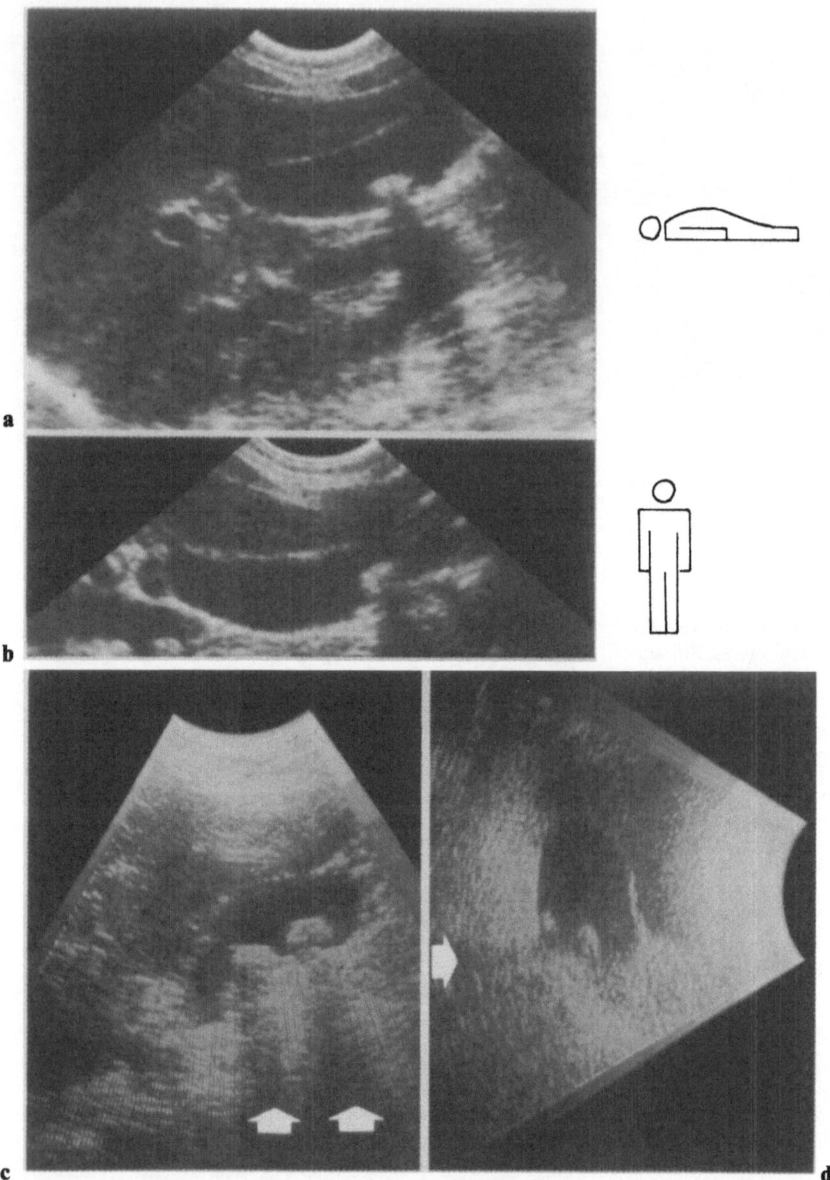

Abb. 16.15a–d. Positionsabhängige Lageänderung von Konkrementen. **a** Sagittalschnitt in Rückenlage. **b** Sagittalschnitt im Stehen. Das Konkrement ist entsprechend der Schwerkraft in den Fundus gerutscht. **c, d** Anderer Patient. **c** Rückenlage, **d** Untersuchung im Stehen. Die Pfeile markieren die Schallschatten

Abb. 16.17a–d. Konkremente im Gallenblaseninfundibulum. Beim ersten Patienten ist auf dem Sagittalschnitt **a** kein Konkrement zu entdecken. Der Interkostalschnitt **b** zeigt das Konkrement im Infundibulum (*Pfeile*). Beim zweiten Patienten zeigt der Sagittalschnitt in Rückenlage **c** einen verdächtigen Schallschatten (*Pfeil*). **d** Die Untersuchung im Stehen läßt das nicht inkrustierte Konkrement im Fundus erkennen (*Pfeil*)

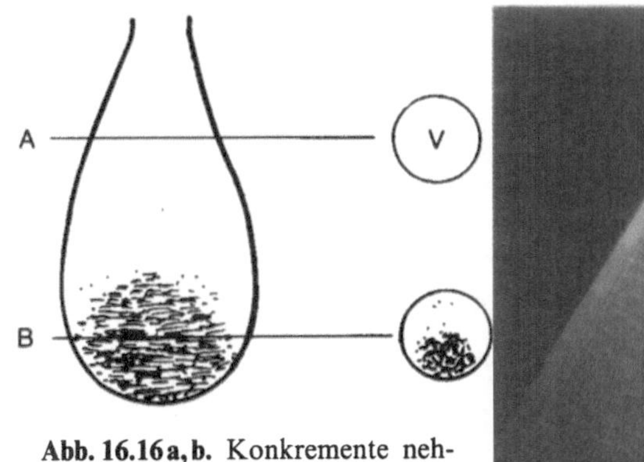

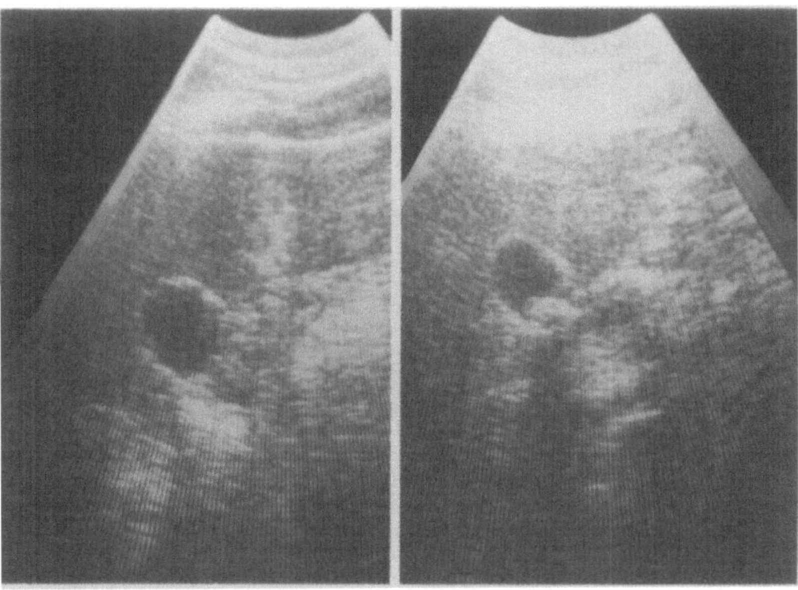

a, b

Abb. 16.16 a, b. Konkremente nehmen schwerkraftabhängig den jeweils tiefsten Punkt ein. **a** Ein durch die Ebene *A* gelegter Transversalschnitt der Gallenblase zeigt ein echofreies Lumen. **b** Ein durch die Ebene *B* gelegter Schnitt läßt multiple, steinbedingte Echos sowie einen Schallschatten erkennen

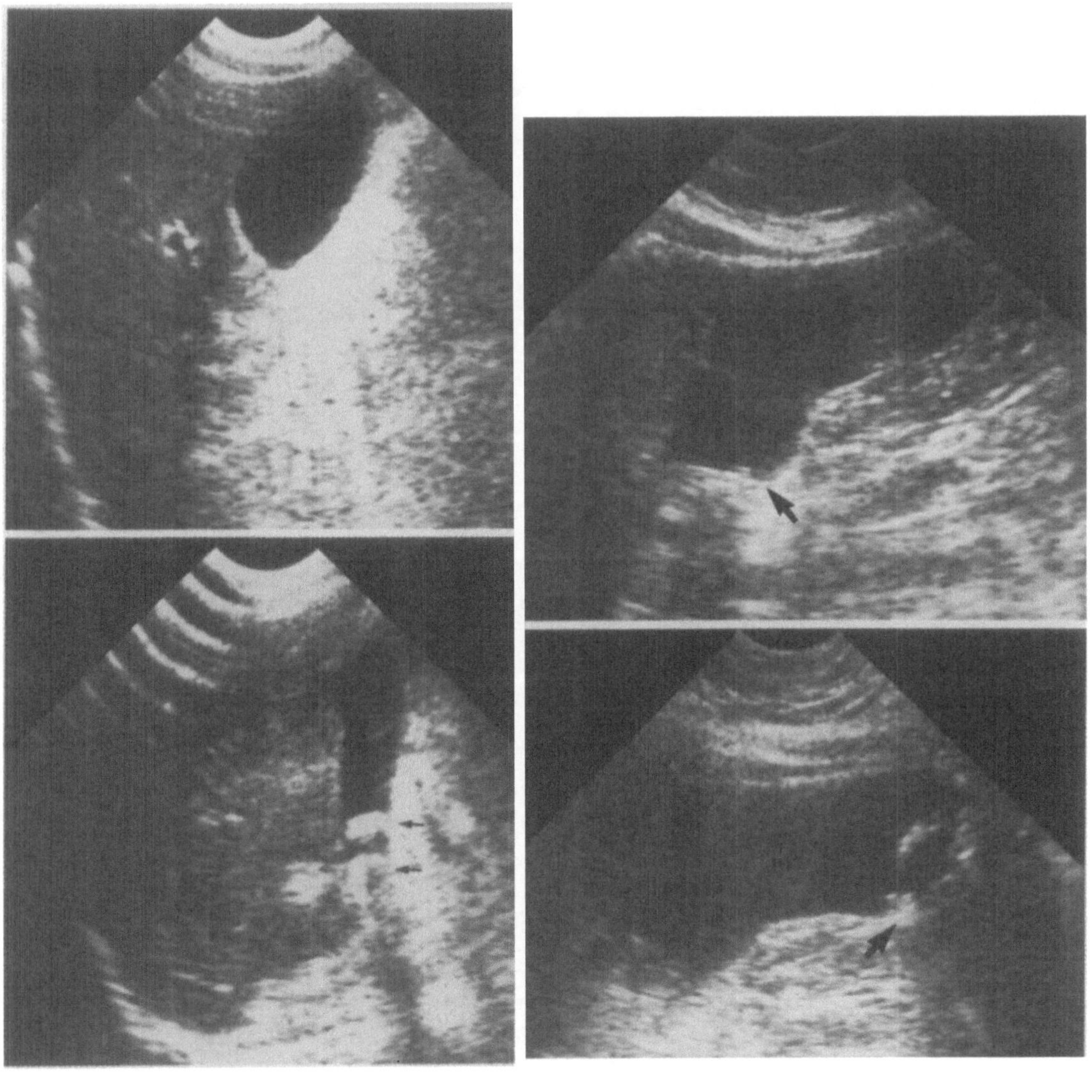

a

c

b

d

a b

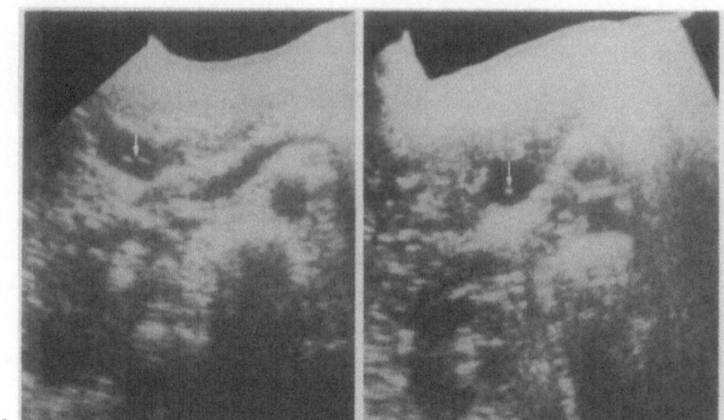

Abb. 16.18 a, b. Flottierende Konkremente (*Pfeil*). Parallele Transversalschnitte

a b c d

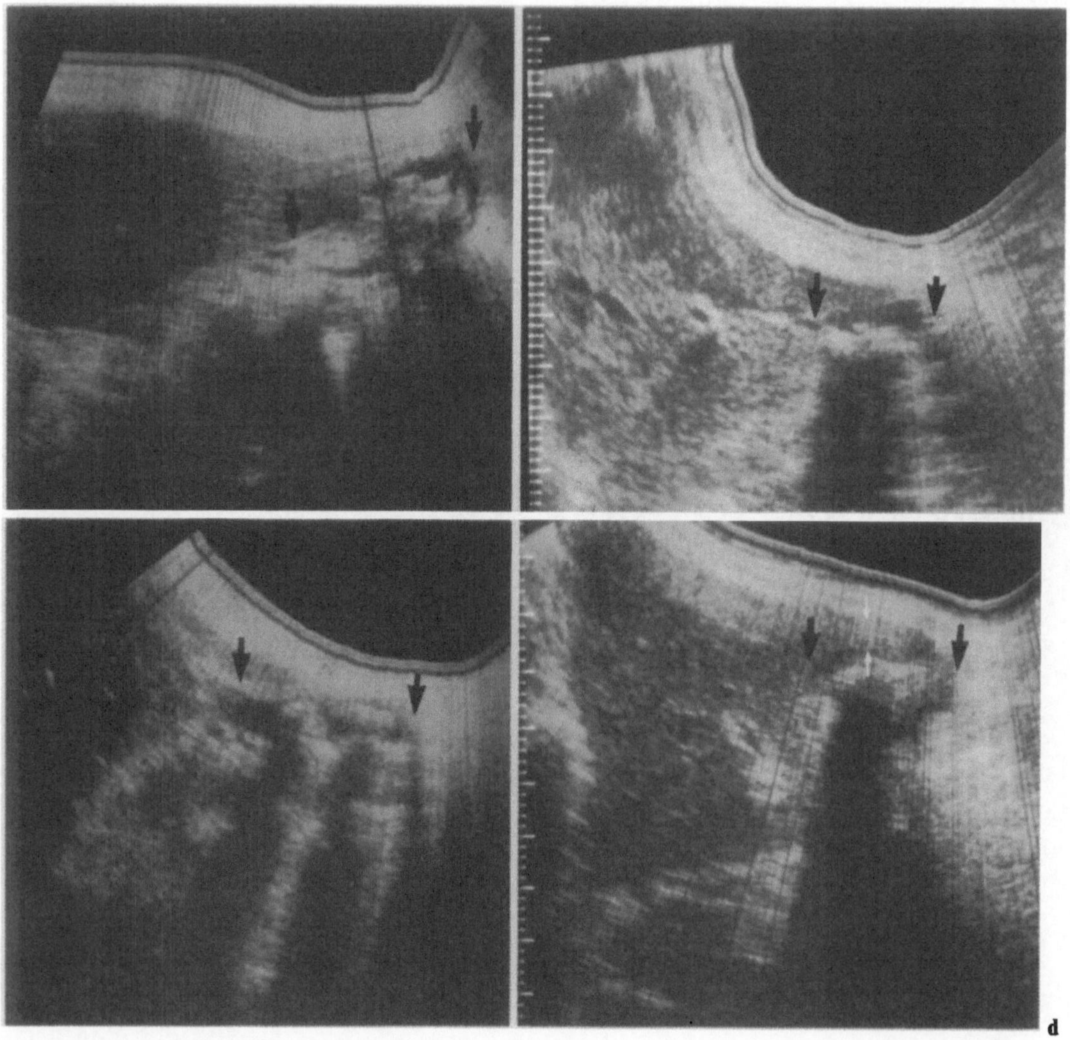

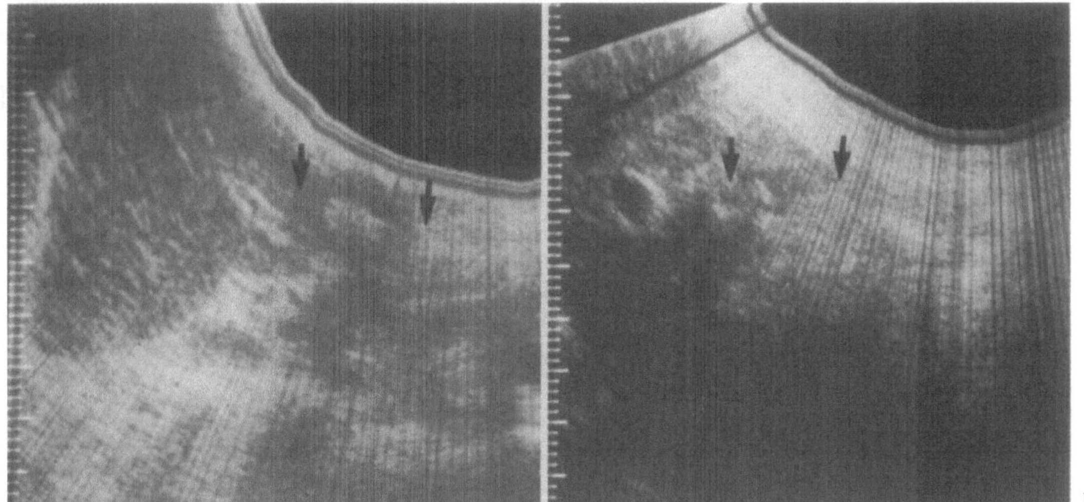

Abb. 16.20 a, b. Steingefüllte Schrumpfgallenblase und Wandverdickung. **a** Auf diesem Longitudinalschnitt erkennt man um die Steine herum nur noch einen ganz schmalen Saum von Galle. Hier gibt es nur einen kleinen Schallschatten. **b** In diesem Fall ist die Gallenblase stark geschrumpft. Deutlich imponieren hingegen die verdickte Wand sowie die Steine mit ihrem Schallschatten. Nichts ähnelt derartigen Bildern so sehr wie manche Schnittbilder vom Duodenum oder Magen (Gallenblase: *Pfeile*)

◀ **Abb. 16.19 a–d.** Steingefüllte Schrumpfgallenblase. **a** Auf diesem Longitudinalschnitt erscheint eine Vielzahl von Konkrementen, die beinahe die gesamte Gallenblase ausfüllen (*Pfeile*). Es verbleibt nur noch ein schmaler Saum freier Gallenflüssigkeit. Auffällig ist der von den Steinen ausgehende Schallschatten. **b** Diese Gallenblase (*Pfeile*) ist bereits geschrumpft. Die multiplen Konkremente lassen lediglich ventral noch etwas Raum für Galle. Besonders deutlich erscheint hier der Schallschatten. **c** Eine weitere geschrumpfte Gallenblase (*Pfeile*), die fast vollkommen von Steinen ausgefüllt ist. Lediglich das Infundibulum bleibt frei. Es existiert ein orgelpfeifenähnlicher Schallschatten. **d** Schrumpfgallenblase. Die Steine füllen das Hohlorgan (*schwarze Pfeile*) wiederum fast völlig aus. Die Schallschatten zeichnen sich deutlich ab. Die Gallenblasenwand (*weißer Pfeil*) scheint besonders im Infundibulum stark verdickt. Dies ist als Zeichen einer chronischen Cholezystitis zu werten

Indirektes Zeichen

Hiermit ist der Schallschatten gemeint, der fast immer hinter den Steinen auszumachen ist (Abb. 16.1–16.4, 16.6, 16.13–16.17). Läßt sich ein Konkrement unmittelbar sichtbar machen, hat dieser Schallschatten nur sekundäre Bedeutung. Bei einem kleinen Steinchen dagegen wird dieses Zeichen sehr wertvoll (Abb. 16.13 und 16.14). Bei kombinierter Untersuchung im Liegen und im Stehen spiegelt der Schallschatten die neue Richtung des Schallstrahls wider. Besonders gut gelingt seine Darstellung bei parallel ausgerichteten Schallwellen, z. B. bei den Multi-array-Scannern. Beim Compoundscan dagegen besteht die Gefahr, einen kleinen Schallschatten einfach auszulöschen.

Mancher von mehreren Steinen produzierte Schallschatten zeigt eine parallele Anordnung, ähnlich wie Orgelpfeifen (Abb. 16.4). Bei einer stark geschrumpften Gallenblase ohne Wandverdickung kann der Schallschatten der einzige Hinweis auf eine Cholezystolithiasis sein (Abb. 16.21 und 16.22). Der scharf umrissene Aspekt eines Schallschattens, die orgelpfeifenartige Anordnung, die durch Lageveränderungen nicht beeinflußbaren Schallschatten mit gleichem Kontrastumfang und gleicher Größe sind grundlegende Hinweise für biliäre Konkremente. Selbstverständlich existieren daneben noch differentialdiagnostische Probleme, die wir weiter unten untersuchen wollen.

Die akustischen Schatten hinter Konkrementen sind, wie oben schon angeführt, nahezu regelmäßig nachweisbar. Aber es gibt einige seltene

Ausnahmen. Von einigen, offensichtlich identischen Steinen verursachen einige einen Schatten und andere nicht (Abb. 16.5). Es handelt sich um ein geometrisches Problem: Ein Konkrement bewirkt nur dann einen scharfen Schallschatten, wenn der Schallstrahl den Stein voll erfaßt. Voraussetzung ist also, daß der Stein nicht am Rande, sondern ziemlich zentral im Schallstrahl liegt. Außerdem muß der Schallstrahl im Verhältnis zum Konkrement ziemlich schmal sein. Das bedeutet, daß ein Stein am besten in einem gut fokussierten Abschnitt des Schallstrahls liegen sollte. Ein weiterer wichtiger Faktor ist die Schallfrequenz. Der Schallschatten wird um so deutlicher, je höher die Frequenz ist. Durch Verwendung von 5 MHz statt 3,5 MHz, durch bessere Fokussierung und durch eine Adaptation des Schallstrahles derart, daß das Konkrement nicht am Rande, sondern zentral im Schallstrahl liegt, ist die Entdeckung von Steinen ohne Schallschatten wohl fast unmöglich geworden.

Zur Entstehung des Schallschattens tragen auch intrinsische Faktoren bei: einerseits Größe und Form, andererseits die kristalline Struktur des Steines (Purdom et al. 1980, Frentzel-Beyme et al. 1983).

Die Abbildung der Steine selbst wird durch Artefakte verändert. Der dem Transducer abgewandte Teil eines runden Konkrementes wird von einem akustischen Schatten überlagert (Abb. 16.1 b, c). Daneben wird die Dicke solcher Steine durch den durch unterschiedliche Schallausbreitungsgeschwindigkeiten bedingten Artefakt verkleinert wiedergegeben (s. Kap. 2). Ein rundes Konkrement sieht sonographisch letztlich halbrund aus (Abb. 16.1 b, c).

Steingallenblase. Wie wir gerade gesehen haben (Abb. 16.19 und 16.20), wird in dem Maße, in dem die Zahl der Steinschatten zunimmt, das Bild der Gallenblase immer schwerer zu interpretieren. Die Anordnung der Konkremente und das Aussehen der Blasenwand gestatten jedoch ihre Identifizierung. Die Diagnose wird wesentlich erleichtert durch den Nachweis von Schallschatten. Wie bereits gesagt, gibt in Ausnahmefällen ein solcher, scharf umrissener, permanenter Schatten den einzigen Hinweis auf eine Steingallenblase (Abb. 16.21 und 16.22).

Gallenblasenhydrops. Ein weiteres, oft zu beobachtendes indirektes Zeichen ist der Gallenblasenhydrops, der sich nach Verlegung des Ductus cysticus ausbildet (Abb. 16.23). Der Hydrops kann einhergehen mit einer intravesikulären Lithiasis (Abb. 16.17), er kann aber auch ohne darstellbares Konkrement bestehen, dann nämlich, wenn der Stein zu klein ist und kein Echo verursacht (Abb. 16.24 und 16.25).

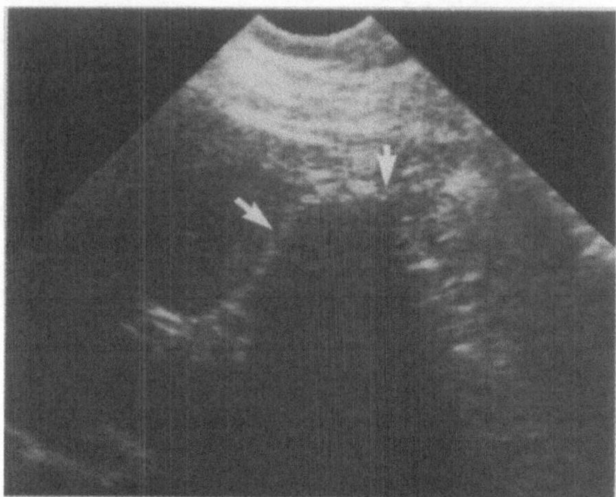

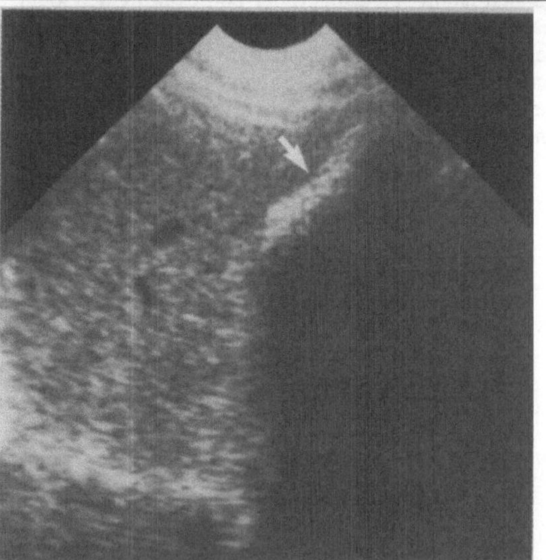

Abb. 16.21 a, b. Steingefüllte Gallenblase. Sagittalschnitte. **a** Große Konkremente sind in der Nähe der Gallenblasenwand (*Pfeil*) zu erkennen. Lageunabhängiger Schallschatten dorsal der Steine. **b** Ähnliches Bild, jedoch mit nichtsphärischen Konkrementen

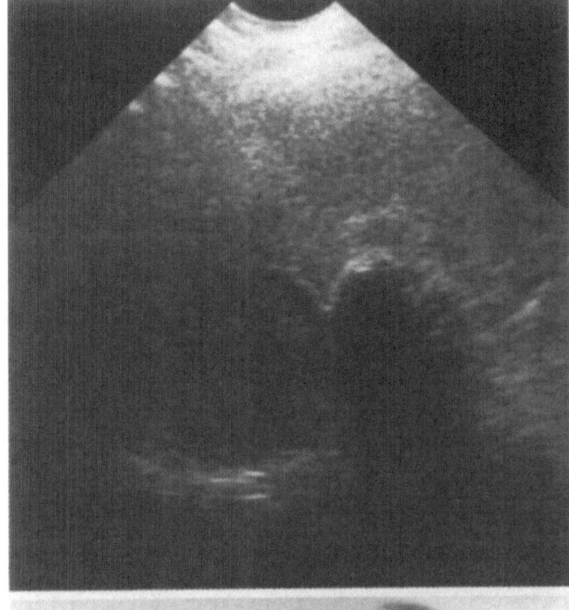

a

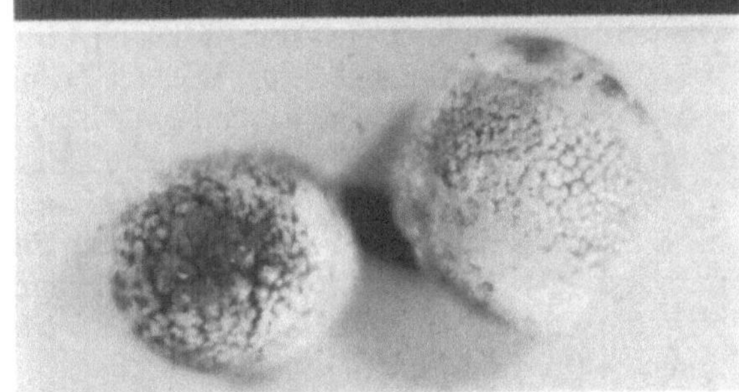

b

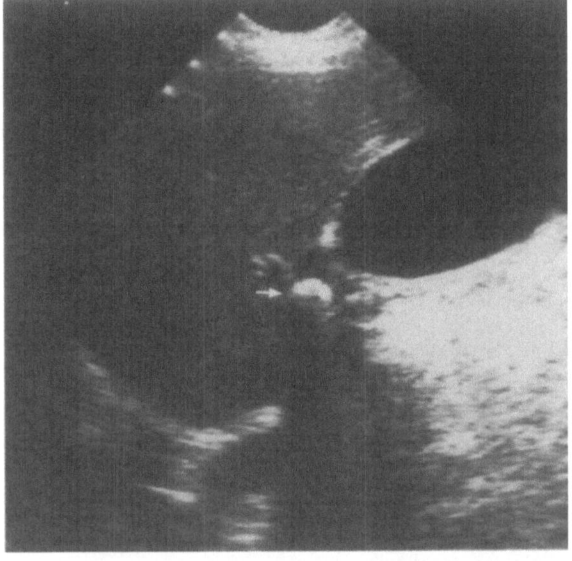

Abb. 16.23. Gallenblasenhydrops. Ein Sagittalschnitt zeigt die erweiterte Gallenblase. Im Infundibulum zeichnet sich ein Konkrement (*Pfeil*) ab

◄ **Abb. 16.22 a, b.** Steingefüllte Gallenblase durch große Konkremente. **a** Das Bild ähnelt dem der Abb. 16.21 a. **b** Konkremente nach Operation

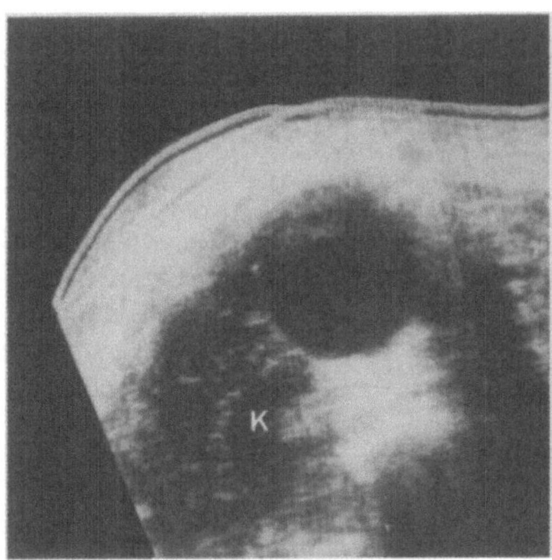

a

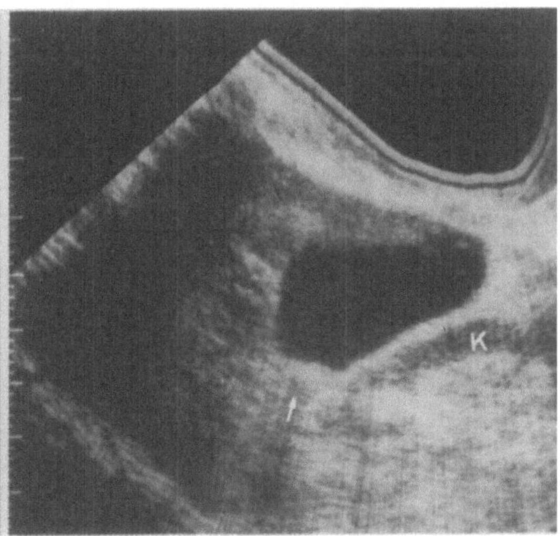

b

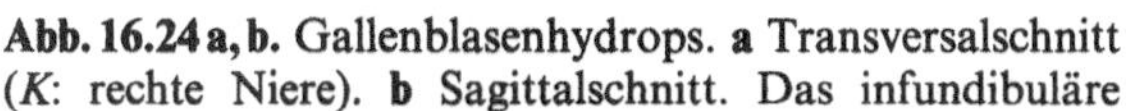

Abb. 16.24 a, b. Gallenblasenhydrops. **a** Transversalschnitt (*K*: rechte Niere). **b** Sagittalschnitt. Das infundibuläre Konkrement ist nicht erkennbar. Zu sehen ist jedoch der Schallschatten (*Pfeil*)

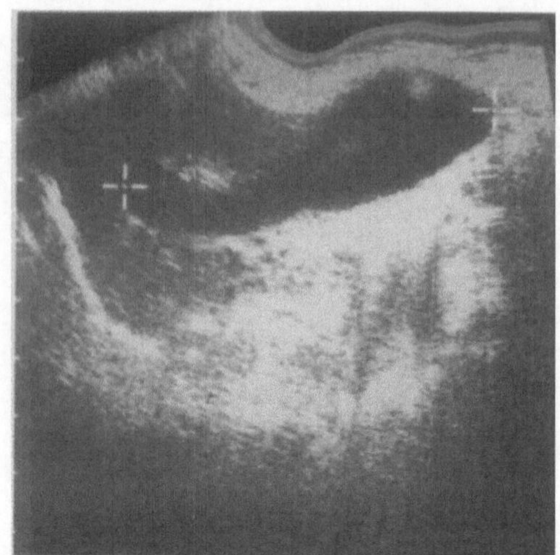
a

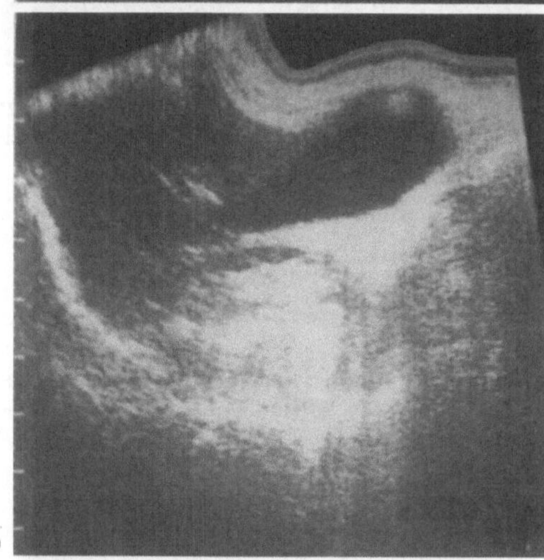
b

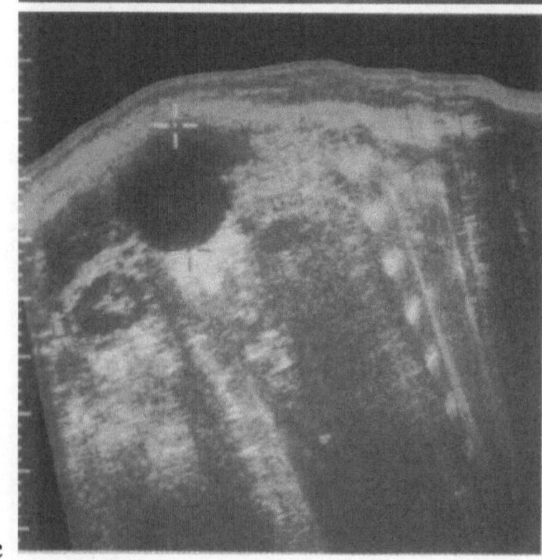
c

Abb. 16.25 a–c. Ausgeprägter Gallenblasenhydrops. Vergleichen Sie die Länge der Gallenblase auf **a** mit dem Sagittaldurchmesser des Patienten. Die Gallenblase erreicht 19 cm Länge. Wenn wir die Olympischen Spiele von Moskau nicht boykottiert hätten, hätten wir ohne Zweifel eine Goldmedaille gewonnen! **a, b** Sagittalschnitt, **c** Transversalschnitt

Differentialdiagnostik und Fehlerquellen

Direktes Zeichen eines Konkrementes

Auf das Problem der falsch-positiven Konkrementdiagnose, die eigentlich auf Mukosafältelungen zurückzuführen sind, sind wir bereits eingegangen. Eine Differenzierungsmöglichkeit ergibt sich, wenn man den Patienten umlagert oder im Stehen untersucht. Bei einer Minilithiasis [1] werden sich die Steinchen der Schwerkraft folgend am jeweils tiefsten Punkt absetzen.

Die Differentialdiagnostik zwischen eingedickter Galle und Kalkmilch bzw. Gallengrieß wurde schon erwähnt, ebenso die Vortäuschung eines Sedimentes durch Randartefakte (s. Kap. 2).

Gallenblasenpapillome

Gallenblasenpapillome (s. Abb. 17.8 bis 17.11) produzieren ganz ähnliche Bilder wie eine Lithiasis, jedoch ohne Schallschatten und ohne lageabhängige Sedimentationen. Dieser Lageabhängigkeitstest kann selten einmal fehlschlagen, wenn die kleinen Konkremente in der entzündeten Blasenwand inkrustiert sind. Es finden sich dann aber die Zeichen einer Cholezystitis, die weiter unten besprochen werden sollen.

In Kap. 17 (Tumoren) werden wir sehen, daß umschriebene Ansammlungen eingedickter Galle ausnahmsweise Polypen oder Konkremente vortäuschen können („sludge balls").

Ein wesentlich größerer Irrtum wäre es, den Pyelonreflex einer ptotischen Niere mit Steinechos aus einer dilatierten Gallenblase zu verwechseln. Dies ist ein typischer Anfängerfehler, den man nur begeht, wenn man die stets indizierte Lageänderungsprobe außer acht läßt. Aber wie sagte schon einer unserer berühmten Vorfahren: „Wer ohne Fehler ist, der werfe den ersten Stein!" (Evangelium nach Johannes, 8,7).

In Kap. 25 werden wir sehen, daß der Darminhalt reich an echogenen Partikeln ist. Gooding (1981) hat das Vorhandensein derartiger pseudokonkrementartiger Partikel in der Gallenblase nach biliodigestiven Anastomosen beschrieben.

Indirektes Zeichen

Ein Schallschatten kann auch ganz einfach vom Magen-Darm-Trakt herrühren. Auf die engen

[1] Der Begriff Mikrolithiasis sollte auf mikroskopisch kleine Konkremente beschränkt bleiben.

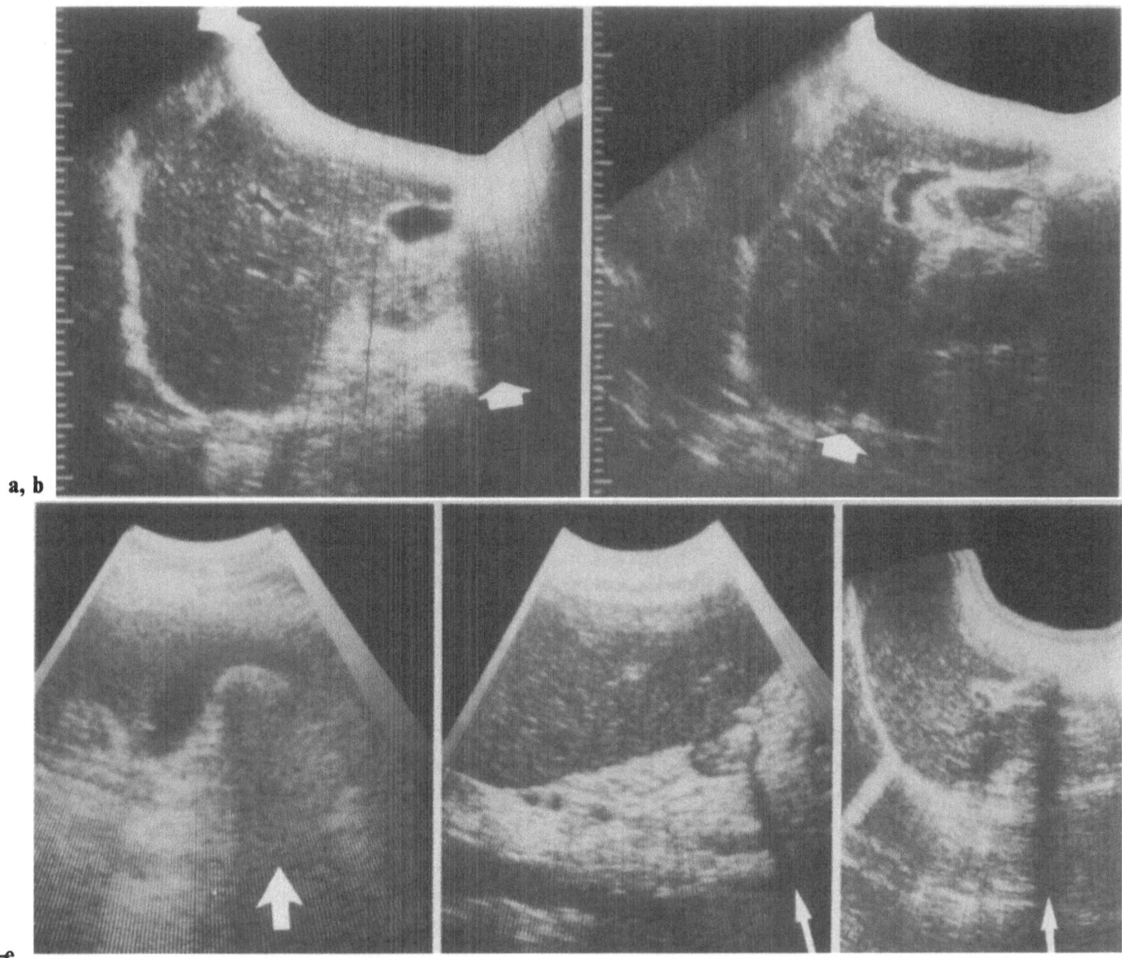

Abb. 16.26a–e. Fallstricke in der Konkrementdiagnostik. **a, b** Schallschatten durch Luft im Verdauungstrakt (*Pfeile*). **c** Ein weiterer Fallstrick: Dieser Longitudinalschnitt durch die Gallenblase zeigt ein scheinbar typisches Steinbild mit einem Schallschatten, auch wenn dieser für einen Stein vielleicht etwas undeutlich gezeichnet erscheint. In Wirklichkeit handelt es sich hier aber um eine vom Colon ascendens verursachte Impression der Gallenblase. Der Schallschatten ist also darmgasbedingt. **d** Auch dieser epigastrische Longitudinalschnitt zeigt ein Pseudokonkrement. In Wirklichkeit ist hier nämlich das Antrum des Magens dargestellt. Der schalldurchlässige periphere Hof entspricht der Submukosa, die zentrale Reflexionszone den aneinanderliegenden Mukosafalten. Der Schallschatten (*Pfeil*) ist auf eine kleine Gasblase im Magen zurückzuführen. **e** Steinbedingter Schallschatten zum Vergleich

Beziehungen zwischen der Gallenblase und der rechten Kolonflexur haben wir ja bereits hingewiesen (Abb. 16.26a, c). Beobachtet man jedoch auf dem Monitor eines Real-time-Scanners die Veränderungen eines Schallschattens nach Lagewechsel (Schräglage, aufrechte Position), so läßt sich leicht ausmachen, was luft-, d.h. variabel, und was steinbedingt, d.h. konstant, ist.

Die Abbildung des Magens kann leicht zu Verwechslungen führen: Auf dem Sagittalschnitt hat der Magen eine Kokardenform. Intraluminäre Luft verursacht einen akustischen Schatten: Diese Luftblasen liegen aber immer im oberen Abschnitt der Kokarde (Abb. 16.26d), während Steine der Schwerkraft folgend am tiefsten Punkt liegen.

Die Haustren des Kolons in der Nachbarschaft der Gallenblase ähneln sonographisch großen runden Steinen mit dorsalen Schatten (Abb. 16.26c und 16.27). Wie andere Fehler ist auch diese Fehldeutung zu vermeiden, wenn man den flüchtigen Charakter der luftbedingten Schallschatten nach Positionsänderungen erkennt. Auch der durch Beugung am Infundibulum entstehende Schallschatten kann als steinbedingter Schatten fehlgedeutet werden (Abb. 16.28) (s. Kap. 2).

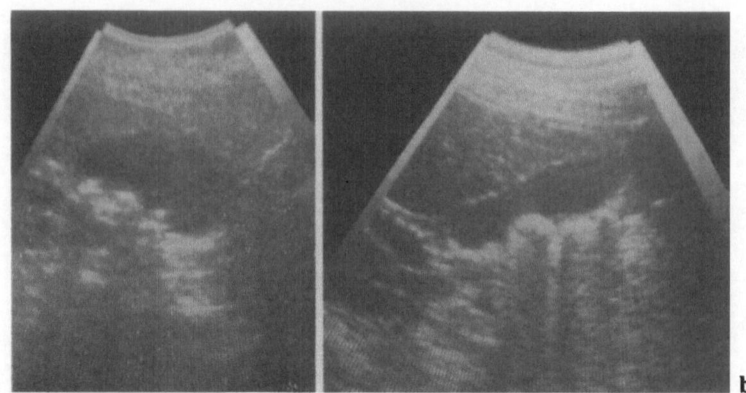

Abb. 16.27 a, b. Konkremente oder Haustren des Kolons? Die beiden ähnlichen Bilder zeigen den gewellten Aspekt der Gallenblasenwand mit kleinen echogenen Arealen und Schallschatten. Eines dieser Bilder ist wirklich durch Konkremente bedingt, das andere durch Haustren des Kolons. Welches Bild zeigt die Gallensteine wirklich? Antwort: s. u. auf der Seite*

Ein Septum im Infundibulum oder im Gallenblasenfundus kann ebenfalls einen Schallschatten verursachen. Etwas weiter unten werden wir sehen, daß auch Kalkdepots oder ein Emphysem der Gallenblasenwand akustische Schatten bewirken können.

Helminthen

Die Beschreibung der Gallensteine wäre unvollständig, wenn die Parasitosen nicht erwähnt würden. Eisenscher (1981) hat echogene Strukturen in der Gallenblase beschrieben, die sich manchmal bewegen und die keinen Schallschatten haben. Es handelt sich um das Bild eines intravesikulären Ascaris. Die gleichen Zeichen sind bei der Lokalisation im Ductus choledochus zu erkennen, wenn eine Dilatation der Gallenwege vorliegt, ohne die der zur Darstellung des Parasiten notwendige Kontrast fehlt.

Diagnose eines Gallenblasenhydrops

Die Diagnose eines Gallenblasenhydrops kann bei fehlendem Nachweis eines Infundibulumsteines Schwierigkeiten bereiten. Wir haben gesehen (Kap. 15), welche beachtlichen Ausmaße eine normale, überdurchschnittlich große Gallenblase annehmen kann. Ergibt sich hingegen bei der Berechnung einer zylindrisch gedachten Gallenblase ein Volumen von mehr als 200 ml, so kann eine pathologische Dilatation als gesichert gelten. Ein geringerer Rauminhalt bedeutet umgekehrt aber nicht, daß keine Dilatation und somit keine Obstruktion vorliegt! Zur Differenzierung muß ein Kontraktionsversuch angeschlossen werden. Auf diesen Punkt werden wir in Kap. 26 noch einmal zurückkommen. Die Palpation unter Monitorkontrolle, ein einfacher, mit dem Schallkopf ausgeübter Druck, gestattet die Beurteilung der Gallenblasenwandspannung. Dieses Zeichen ist jedoch häufig nicht sehr zuverlässig.

Etwas weiter unten werden wir die Symptome kennenlernen, die einen Gallenblasenhydrops von einem Empyem unterscheiden.

Die Diagnose eines Hydrops läßt sich nur schwer herausarbeiten. Wir haben gesehen (Kap. 11), daß eine Leberzyste sehr leicht mit der Gallenblase zu verwechseln ist. Das gleiche gilt für eine anterior gelegene Nierenzyste. Die Diagnose einer vergrößerten Gallenblase, wie jedwede morphologische Diagnose, muß vernünftig begründet sein, sich Schritt für Schritt aufbauen, auf der Analyse von vielen Schnitten durch die unterschiedlichen Organe des betreffenden Gebietes beruhen und darf keine nach einem flüchtigen Blick ausgesprochene „Schnelldiagnose" sein.

Was auch immer die soeben besprochenen differentialdiagnostischen Schwierigkeiten sein mögen, die Ultraschalldiagnose einer Lithiasis ist leicht, wenn man die verschiedenen Untersuchungsstadien genau beachtet und insbesondere die Lageveränderungen mit zur Beurteilung heranzieht. Der von der Röntgendiagnostik her geläufige Ausdruck „stumme Galle" (unsichtbare Gallenblase) sollte verschwinden.

* Das der Abb. a.

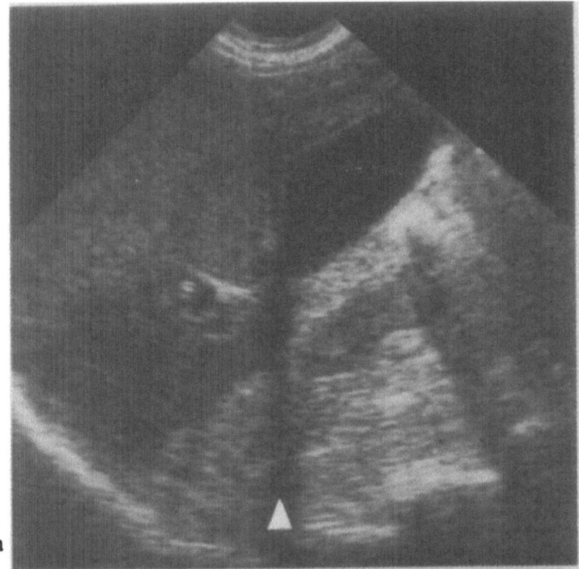
a

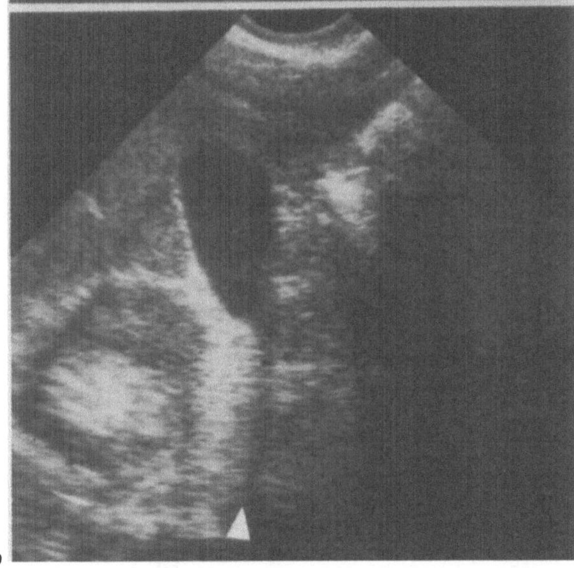
b

Abb. 16.28 a, b. Fehldeutungen: brechungsbedingte Schallschatten (*Pfeilspitzen*). **a** Sagittalschnitt, **b** Transversalschnitt

Choledocholithiasis

Dem normalen, unveränderten Ductus choledochus sind wir bereits auf einer Reihe von Abbildungen begegnet. In dilatiertem Zustand wird seine Identifizierung ventral oder lateral der V. portae um einiges erleichtert. Die Diagnose einer Choledocholithiasis ist indessen mit größeren Schwierigkeiten behaftet.

Einfach ist es noch, wenn ein einziger oder einige von Gallenflüssigkeit umflossene Steine in einem vergrößerten Gallengang liegen, insbesondere, wenn dabei noch ein typischer Schallschatten nachzuweisen ist (Abb. 16.29 u. 16.30). Die Choledochussteine verursachen im Gegensatz zu den Gallenblasensteinen jedoch nur bei etwa 20% der Fälle einen akustischen Schatten. Diese Besonderheit der meist in den intrahepatischen Gallenwegen entstandenen Choledochussteine, die nur selten verkalkt sind, beruht auf der abweichenden Zusammensetzung. Diese mehr dorsal gelegenen Steine liegen oft besser im Fokus des Schallstrahls als die Gallenblasenkonkremente.

Bei einer Ausmauerung des Choledochus mit Steinen verschwindet der akustische Kontrast und oft auch der Schallschatten. Man muß zur Beurteilung des intrapankreatischen Choledochussegmentes besonders sorgfältig vorgehen, wenn man einen inkrustierten Stein oder eine Papillitis stenosans sucht (Abb. 16.31). Meistens existiert jedoch nur ein indirektes Zeichen, und auch das zu allem Unglück nicht immer: die prästenotische Dilatation der Gallenwege.

Das Fehlen der Gallengangserweiterung kann durch eine sklerosierende Cholangitis bedingt sein. Meistens bewirkt diese Erkrankung jedoch eine sonographisch erkennbare, segmentale Erweiterung der Gallenwege. Ausnahmsweise einmal kann die Verdickung der Wand des Hepatocholedochus direkt dargestellt werden (Carroll 1981). Dieses Problem wird uns noch einmal in Kap. 26 beschäftigen. Laine (1984) berichtet über eine Erfolgsrate von 75 Prozent bei der sonographischen Diagnostik von Choledochuskonkrementen. Wir hatten bei den hoch auflösenden neuen Ultraschallgeräten zunächst den gleichen Eindruck. Eine statistische Kontrolle zeigte nach zwei Jahren jedoch, daß die Ergebnisse genauso enttäuschend sind wie zuvor.

Choledochussteine lassen sich sonographisch bei etwa 30% der Fälle nachweisen (Weill 1982; Gross et al. 1983; Müller et al. 1983). Sehr interessant ist die von Simeone (1985) vorgeschlagene Reizmahlzeit, um eine latente Dilatation der Gallenwege zu objektivieren. Möglicherweise kann die Sensibilität der Sonographie in der Diagnostik der Choledocholithiasis dadurch gesteigert werden.

Nach einer chirurgischen Intervention kann die Anastomose sonographisch dargestellt werden. Die zuführende Schlinge kann als Gallenblase imponieren (Abb. 16.32).

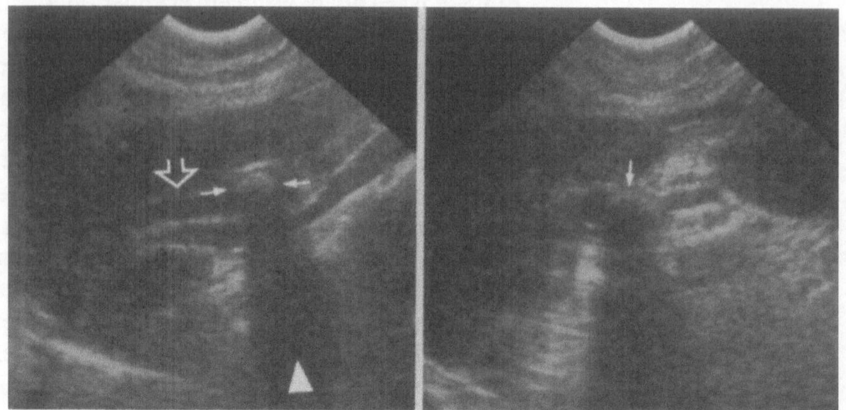

Abb. 16.29 a, b. Choledochuskonkremente. **a** Sagittalschnitt eines dilatierten Choledochus (*offener Pfeil*) ventral der V. portae. Man erkennt ein Konkrement (*Pfeile*), das von Galle umgeben ist und einen Schallschatten (*Pfeilspitze*) wirft. **b** Transversalschnitt des Konkrementes im Choledochus

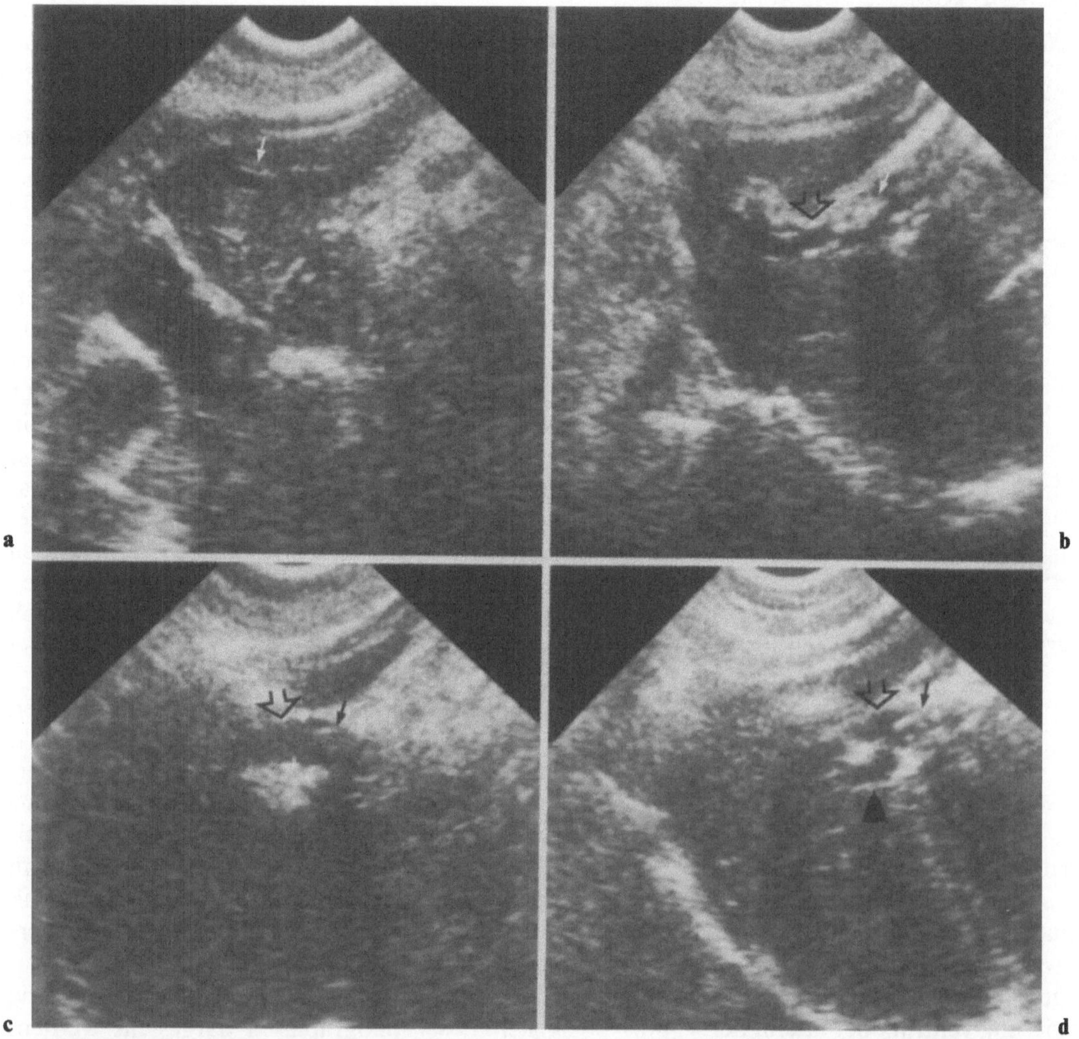

Abb. 16.30 a–d. Choledochuskonkrement. **a** Ein Sagittalschnitt des linken Leberlappens zeigt eine erweiterte Struktur in Höhe eines Gallengangs (*Pfeil*). **b** Ein Parallelschnitt zeigt den Ductus choledochus (*offener Pfeil*), der dilatiert ist und ein Konkrement (*Pfeil*) mit Schallschatten enthält. **c** Auch auf diesem Schrägschnitt ist das Konkrement zu erkennen. **d** Auch hier sieht man das Konkrement (*offener Pfeil*: Ductus choledochus, *Pfeilspitze*: V. portae)

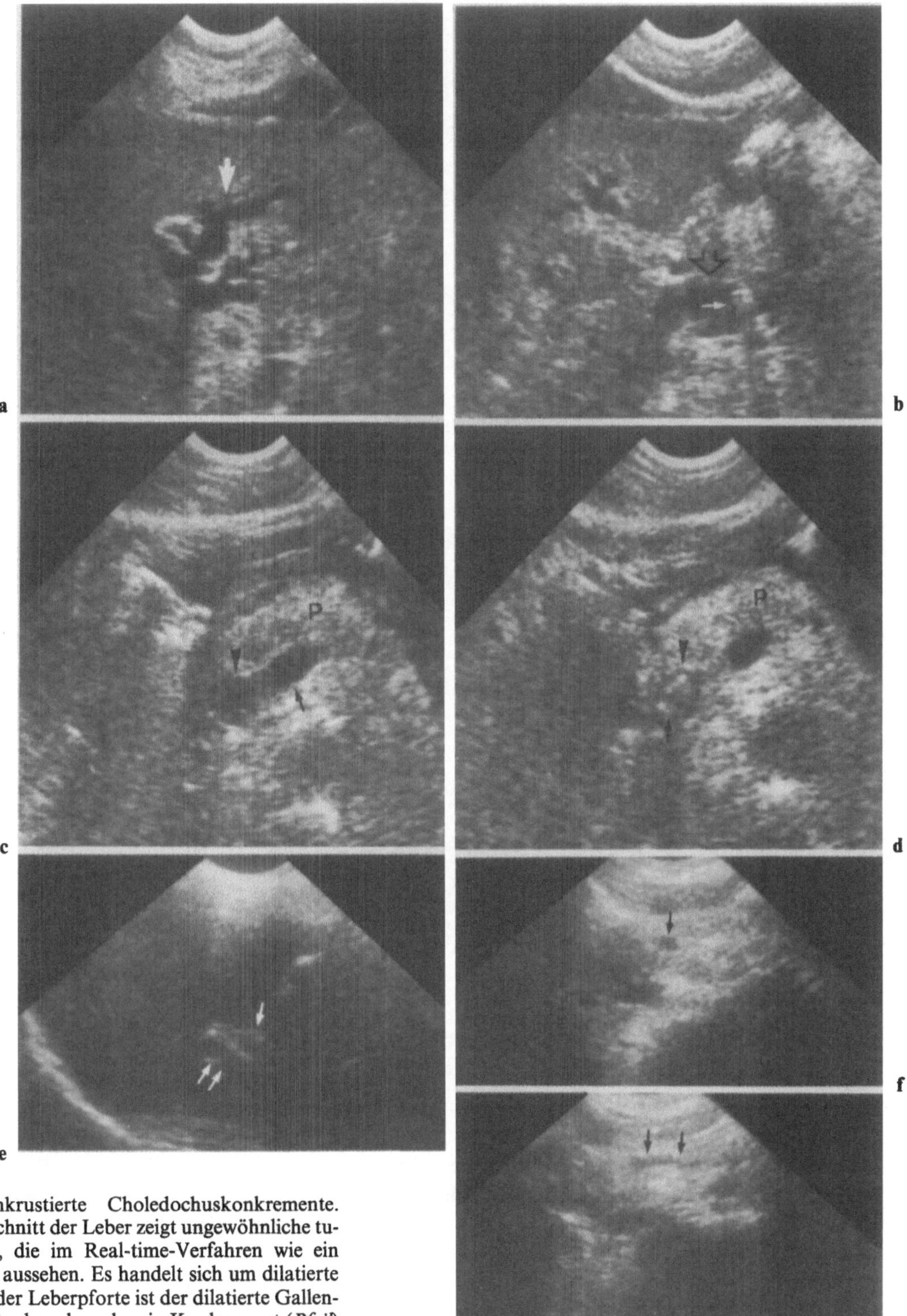

Abb. 16.31 a–g. Inkrustierte Choledochuskonkremente. **a** Ein Transversalschnitt der Leber zeigt ungewöhnliche tubuläre Strukturen, die im Real-time-Verfahren wie ein „knorriger Baum“ aussehen. Es handelt sich um dilatierte Gallenwege. **b** An der Leberpforte ist der dilatierte Gallengang (*offener Pfeil*) erkennbar, der ein Konkrement (*Pfeil*) mit Schallschatten enthält. **c** Ein Transversalschnitt des Pankreas (*P*) zeigt in der Nachbarschaft des splenoportalen Konfluens (*Pfeil*) den Schnitt des intrapankreatischen Choledochus (*Pfeilspitze*). Dieser Schnitt liegt oberhalb des Konkrementes. **d** Ein etwas weiter kaudal angelegter Parallelschnitt zeigt das Konkrement (*Pfeil*), das von einem schmalen Saum von Gallenflüssigkeit (*Pfeilspitze*) umgeben ist. **e–g** Dilatierter Gallengang. Papillitis stenosans. **e** Ein Interkostalschnitt des Gefäßstieles zeigt lateral der V. portae (*Doppelpfeil*) einen grenzwertig weiten Gallengang (Durchmesser des Gallenganges gleich halber Pfortaderdurchmesser). **f** Der Durchmesser des intrapankreatischen Teiles des Gallenganges – hier transversal geschnitten – (*Pfeil*) ist normal. **g** Sagittalschnitt des intrapankreatischen Choledochusanteils (*Pfeile*). Der Ductus choledochus verengt sich progressiv. Das Bild spricht für eine Papillitis stenosans

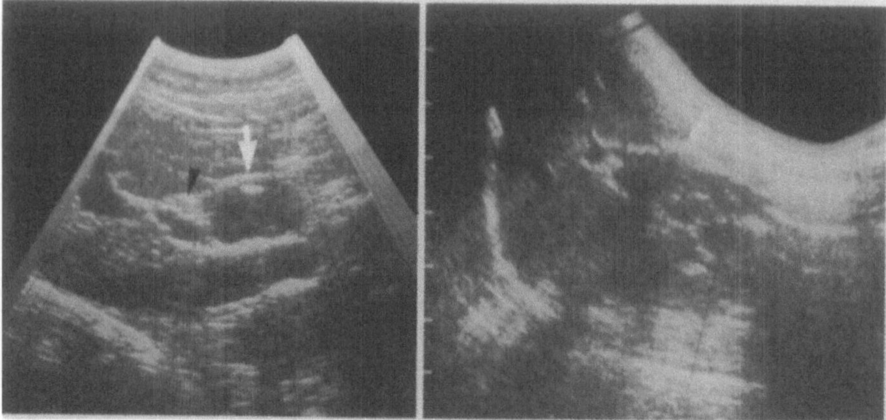

Abb. 16.32 a, b. Biliodigestive Anastomose bei einem Patienten mit Morbus Caroli. **a** Ein Sagittalschnitt zeigt eine Darmschlinge (*Pfeil*) in der Nähe der Leberpforte (*Pfeilspitze*). **b** Parallelschnitt. Hinter der Darmschlinge (*Pfeil*) zeichnet sich ein Schallschatten ab

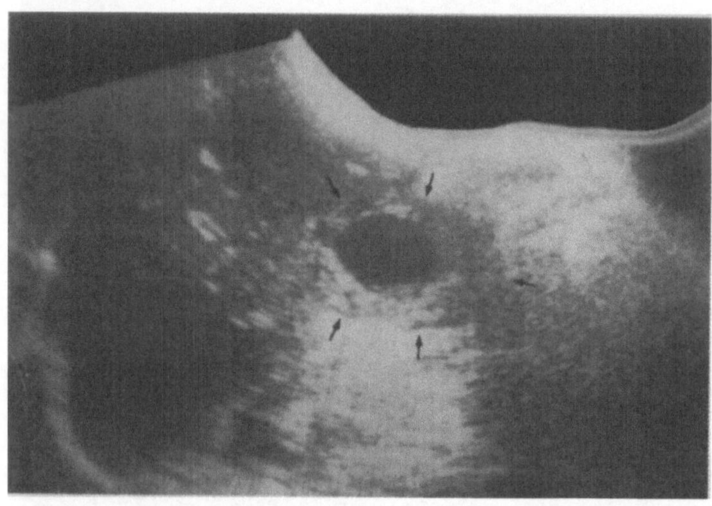

Abb. 16.33. Akute Cholezystitis. Dieser Sagittalschnitt zeigt am Boden der Gallenblase einige Konkremente. Die Pfeile markieren die äußere Begrenzung der Gallenblasenwand, die hier 1,5 cm dick ist

Cholezystitis

Akute Cholezystitis

Gallenblasenwand. Die akute Cholezystitis fällt durch eine Verdickung der Gallenblasenwand auf (Abb. 16.33 und 16.34). MARCHAL et al. (1978) haben ein parietales „Halozeichen" beschrieben (Abb. 16.34–16.36), das jedoch nicht sehr oft vorkommt. Eine normale Gallenblasenwand ist nicht dicker als 4 mm. Im Falle einer akuten Entzündung kann die Stärke 8–10 mm leicht übersteigen. Ist die Verdickung noch stärker ausgeprägt, muß man auch an die Möglichkeit eines perivesikulären Abszesses denken (BERGMAN et al. 1979) (Abb. 16.35 c und 16.36). Beim Gallenblasenempyem wird die vesikuläre Mukosa unscharf (Abb. 16.40). In anderen Fällen kann sich die Mukosa ablösen und in der eitrigen Gallenflüssigkeit flottieren (Abb. 16.37 und 16.38). Ein Emphysem der Gallenblasenwand ist durch echogene Zonen charakterisiert (Abb. 16.35). Einige dieser linear angeordneten echogenen Areale (Abb. 16.39) können auch wie Verkalkungen einer Porzellangallenblase imponieren. Im Zweifel erweist sich eine Röntgenaufnahme ohne große Vorbereitung als sehr nützlich. Eine Gasblase kann ebenso wie eine verkalkte Struktur einen akustischen Schatten verursachen (WEILL et al. 1980; BLAQUIÈRE 1981; PARULEKAR 1982).

Auf die Verbreiterung der Gallenblasenwand – die nicht spezifisch ist – kommen wir weiter unten zurück.

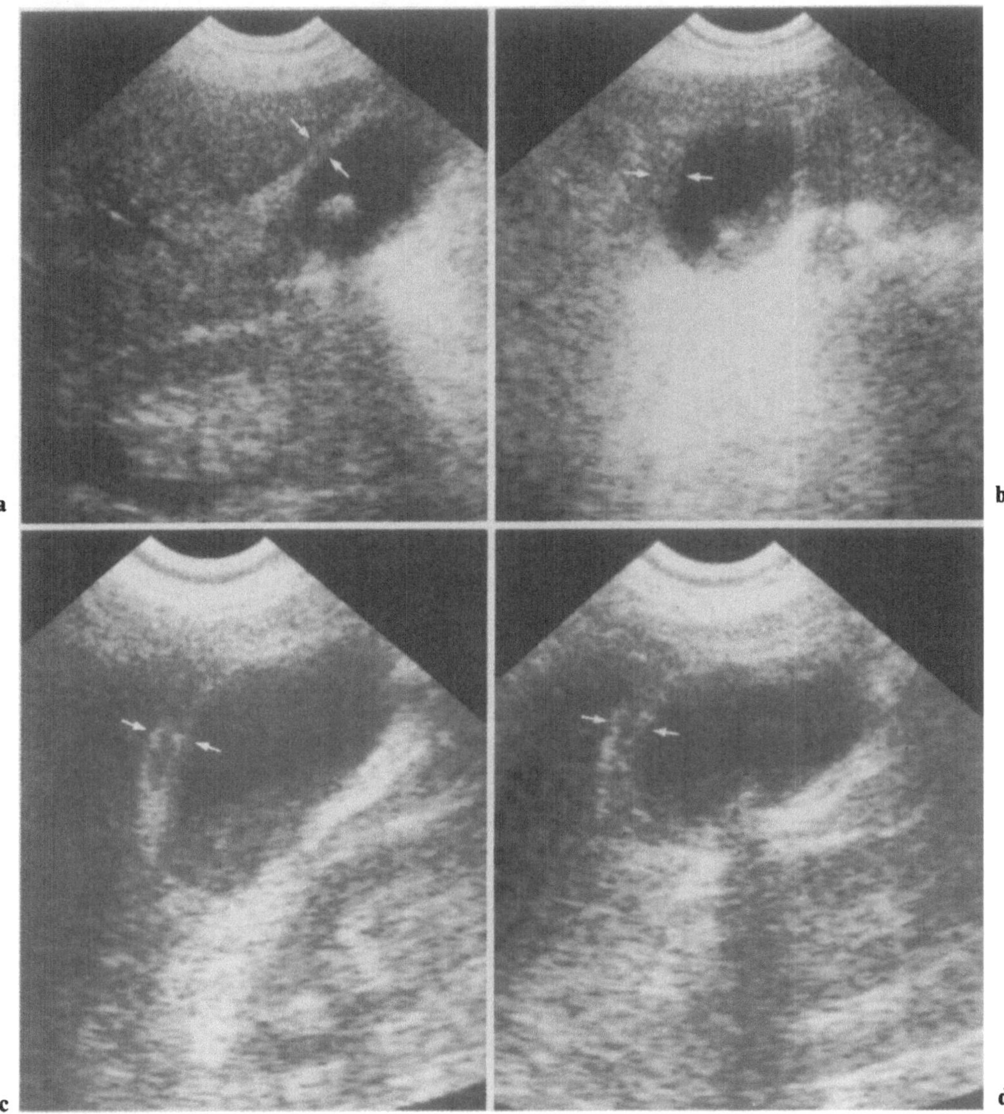

Abb. 16.34 a–d. Akute Cholezystitis. **a, b** Sagittalschnitt und Transversalschnitt des ersten Patienten zeigen die Verdickung der Gallenblasenwand (*Pfeile*) und das Konkrement. **c, d** Die beiden Sagittalschnitte des zweiten Patienten zeigen eine deutliche Gallenblasenwandverdickung (*Pfeile*). Die Gallenblasenwand hat ein geschichtetes Aussehen und ist fast 10 mm dick. Zusätzlich sind Konkremente und eingedickte Galle zu erkennen

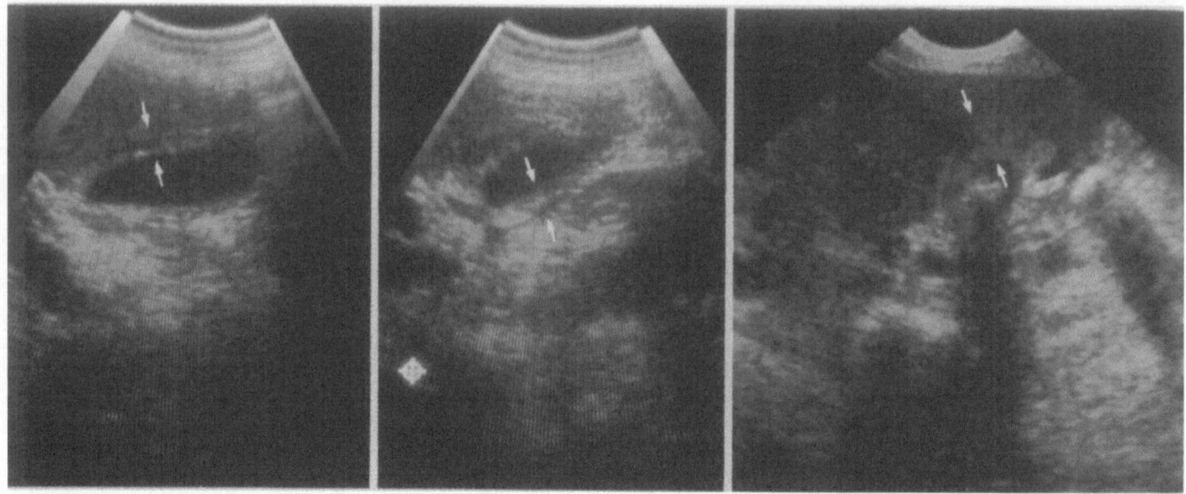

a–c

Abb. 16.35 a–c. Akute Cholezystitis. **a, b** Bei diesem Patienten ist eine Verdickung der Gallenblasenwand (*Pfeile*) zu erkennen. Die kleinen punktförmigen Reflexe entsprechen Gasblasen. **c** Bei einem anderen Patienten ist eine ausgeprägte Gallenblasenwandverdickung (13 mm) zu erkennen. In der Gallenblasenwand zeichnen sich kleine echoarme Areale ab, die für eine Abszedierung sprechen

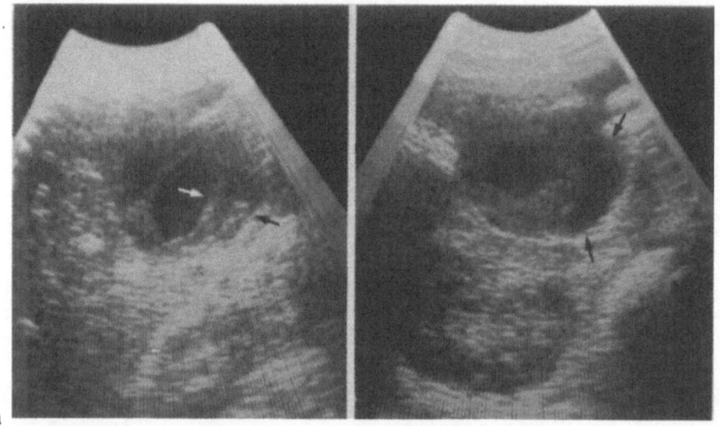

a b

Abb. 16.36 a, b. Phlegmonöse akute Cholezystitis. **a** Sagittalschnitt. **b** Transversalschnitt. Die Gallenblasenwand ist monströs verdickt (3 cm) (*Pfeile* auf **a**). Eine echoarme Zone spricht für eine Abszedierung (*schwarze Pfeile* auf **b**)

Abb. 16.38 a–c. Abszedierung mit Ablösung der Mukosa (*Pfeil*). **a, b** Sagittalschnitte, **c** Transversalschnitt

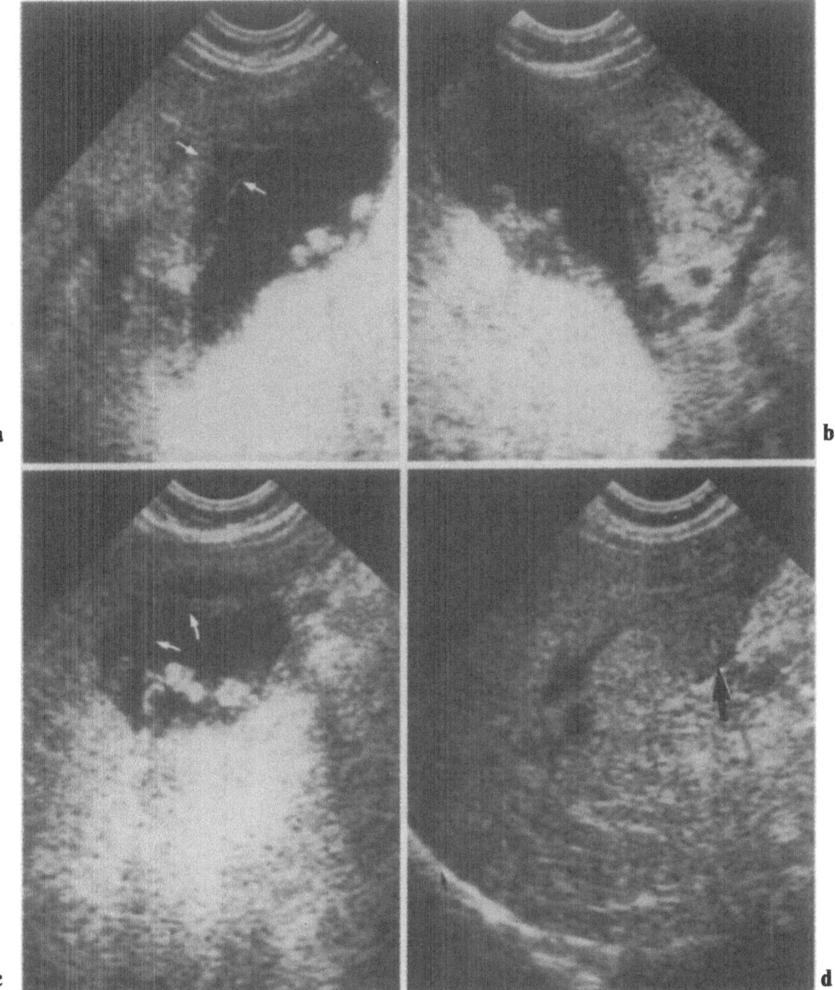

Abb. 16.37 a–d. Akute Cholezystitis, Abszedierung und peritoneale Reaktion. **a** Ein Sagittalschnitt dieser steinhaltigen und bei gezielter Palpation druckschmerzhaften Gallenblase zeigt eine ausgeprägte Verdickung der Gallenblasenwand (2 cm) (*Pfeile*). Zu beachten sind mehrere Papillome. **b** Subkostaler Schrägschnitt. **c** Der Transversalschnitt stellt eine parietale echoarme Zone dar sowie eine Ablösung der Mukosa (*Pfeile*). **d** Auf diesem Sagittalschnitt ist ein kleiner Flüssigkeitssaum subhepatisch (*Pfeil*) zu erkennen

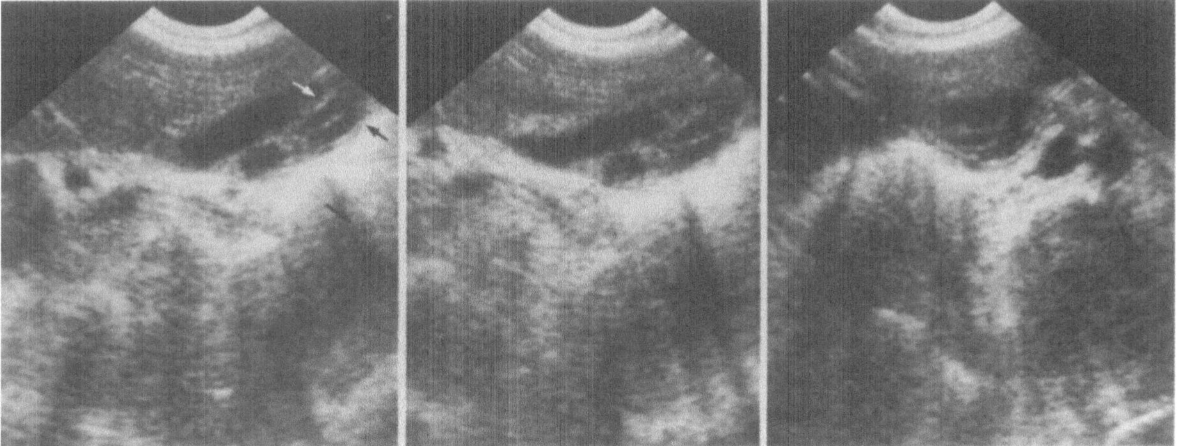

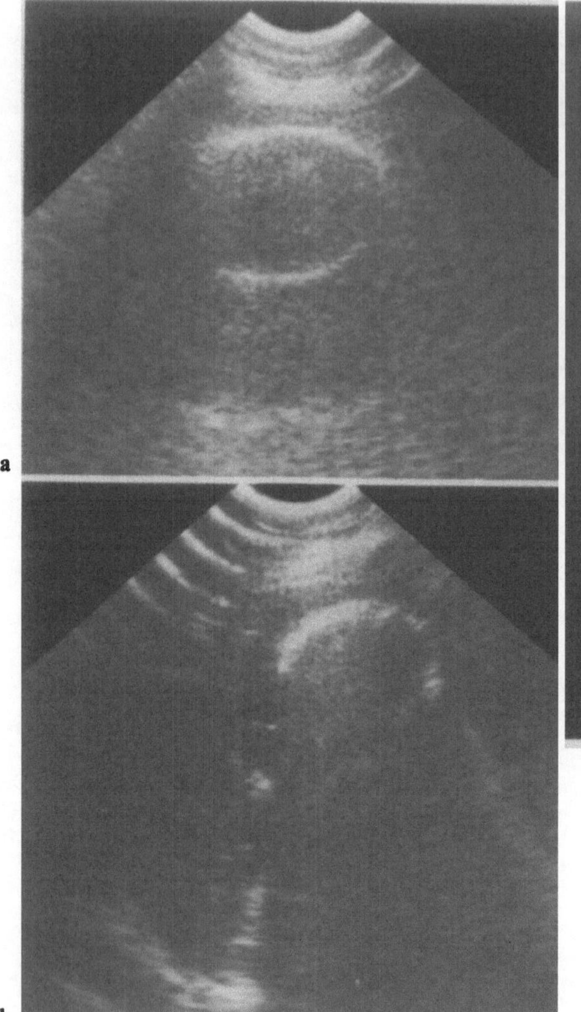

a

b

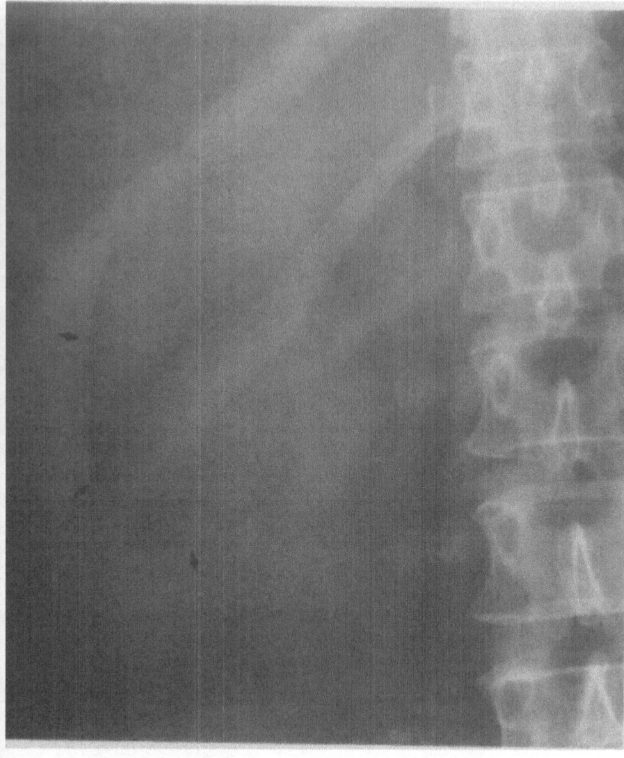

Abb. 16.39 a–c. Echogene Gallenblasenwand bei akuter Cholezystitis. **a** Interkostalschnitt. **b** Sagittalschnitt. **c** Radiologische Gallenblasenübersichtsaufnahme. Man erkennt Gas in der Gallenblasenwand (*Pfeile*). Es handelt sich somit um eine phlegmonöse Cholezystitis mit Gallenblasenwandemphysem. Verkalkungen liegen also nicht vor

Gallenblaseninhalt. Es gibt einerseits akute Cholezystitiden ohne Steine, andererseits kann das Konkrement schwer sichtbar zu machen sein, wie im Falle einer Minilithiasis oder eines kleinen flottierenden Steinchens (Abb. 29.9a). Die Gallenflüssigkeit kann auch einmal in ihrer Transparenz vermindert sein („schmutzige Galle"), wenn eine Cholostase oder ein Empyem vorliegen (Abb. 16.40).

Eine Cholezystolithiasis ist bei der akuten Cholezystitis nicht immer vorhanden. Sie fehlt bei ungefähr 5% der Fälle. Die Gallenblasenentzündung ohne Stein manifestiert sich besonders als postoperative Komplikation oder im Verlauf einer Salmonellose.

Einige Gallenblasenempyeme können ein unspezifisches, solides Aussehen im Sonogramm haben. Die Begleitzeichen haben für die Diagnose eine besondere Bedeutung.

Schmerz. Der unter sonographischer Sicht durch Druck auf (nicht neben) die Gallenblase provozierte Schmerz stellt ein Zeichen dar, dessen Bedeutung nicht überschätzt werden kann.

Begleitzeichen. Bei einer Peritonealbeteiligung, besonders bei einer Perforation, findet man neben Gallenblase und Leber, v. a. im Recessus subhepaticus dorsalis (Morrison-Raum) Flüssigkeit (Halbmondzeichen). Die Flüssigkeit kann u. U. eitrig sein (Abb. 16.37, 16.41, 16.42).

Eine Perforation mit biliodigestiver Kommunikation kann eine Aerobilie verursachen (Abb. 16.43). Wenn dabei (oder nach einer chirurgischen biliodigestiven Anastomose) Darminhalt mit Luftblasen in die Gallenblase gelangt, können Konkremente vorgetäuscht werden (GOODING 1981).

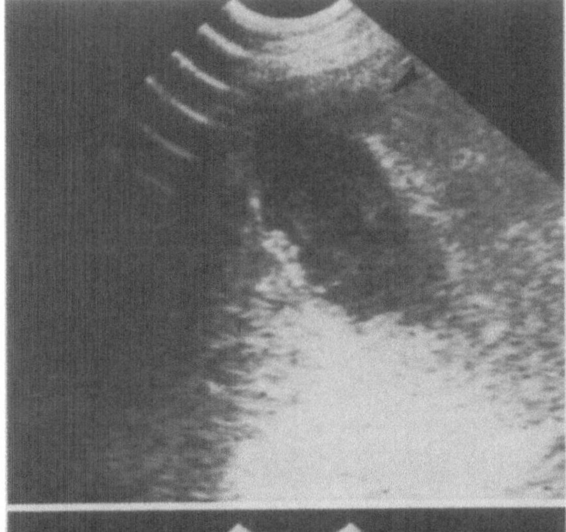

a

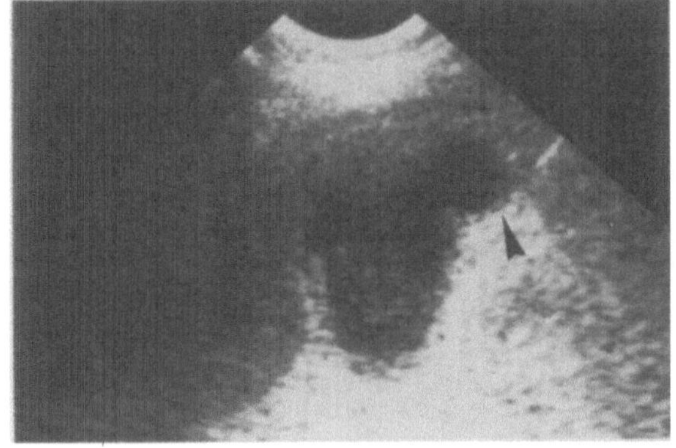

b

Abb. 16.40 a, b. Abszeß der Gallenblasenwand. **a** Subkostaler Schrägschnitt, **b** Interkostalschnitt. Bei dieser phlegmonösen Cholezystitis mit „schmutziger" Galle zeichnet sich die Gallenblasenwand nicht so deutlich ab

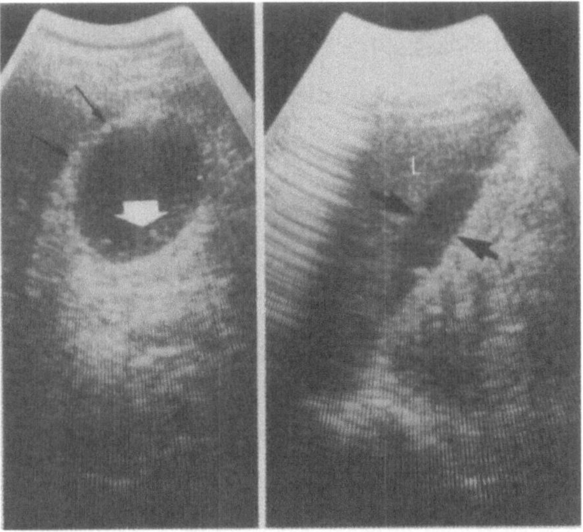

a, b

Abb. 16.41 a, b. Akute Cholezystitis. Begleitzeichen. **a** Auf diesem Longitudinalschnitt der Gallenblase erkennt man eine mäßig verdickte Gallenblasenwand (*schwarze Pfeile*) sowie einige kleine Konkremente (*weißer Pfeil*). **b** Der Sagittalschnitt an der Leberunterfläche (*L*) zeigt eine Flüssigkeitsansammlung (*Pfeile*), die Ausdruck eines intraperitonealen Ergusses ist (Halbmondzeichen). Zu beachten ist die echoreiche Struktur der Gallenblasenwand

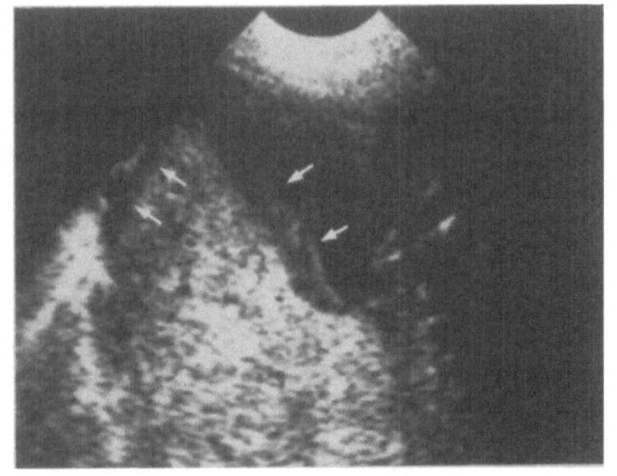

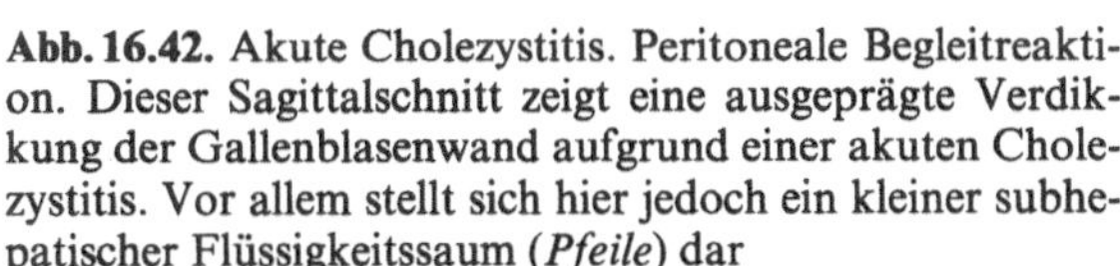

Abb. 16.42. Akute Cholezystitis. Peritoneale Begleitreaktion. Dieser Sagittalschnitt zeigt eine ausgeprägte Verdikkung der Gallenblasenwand aufgrund einer akuten Cholezystitis. Vor allem stellt sich hier jedoch ein kleiner subhepatischer Flüssigkeitssaum (*Pfeile*) dar

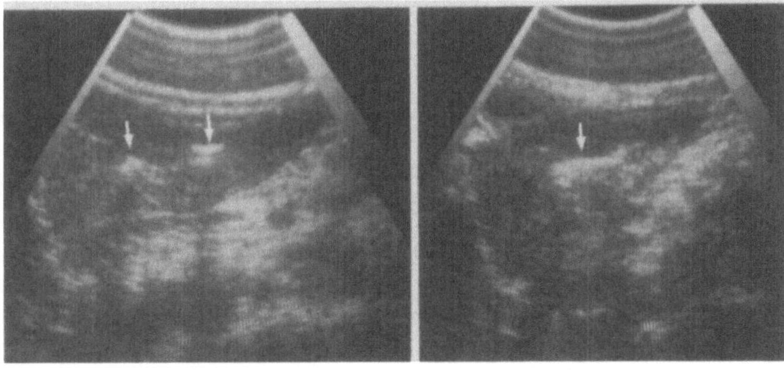

a, b

Abb. 16.43 a, b. Zwei Sagittalschnitte der Leber im Verlauf einer akuten schmerzhaften Attacke des rechten Oberbauches zeigen linear angeordnete echogene Elemente, die charakteristisch für eine Aerobilie sind. Es handelt sich um eine Perforation der Gallenblase ins Duodenum

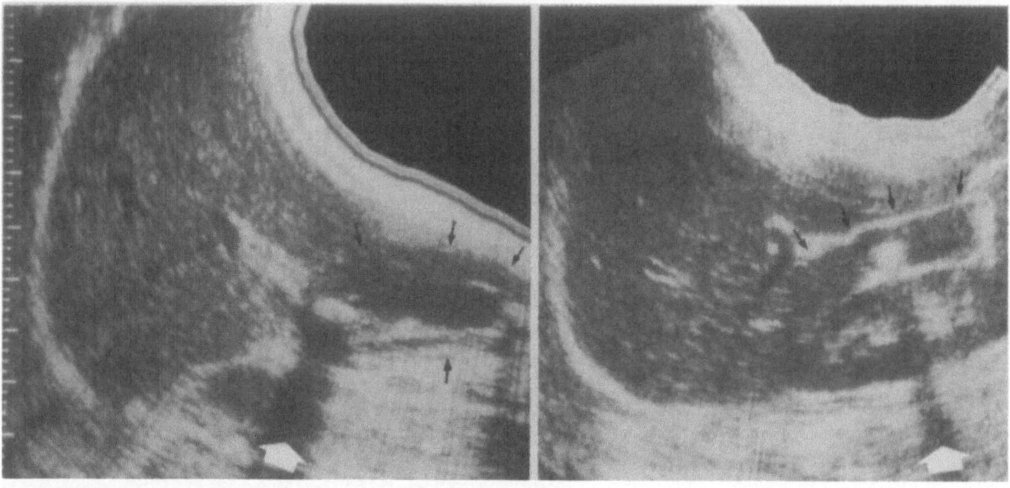

Abb. 16.44 a, b. Chronische Cholezystitis. **a** Sagittalschnitt. Die Gallenblasenwand ist verdickt (*schwarze Pfeile*). Der Schallschatten (*weißer Pfeil*) ist Hinweis auf ein Infundibulumkonkrement. **b** Der Parallelschnitt läßt einen zentralen Gallenblasenstein erkennen

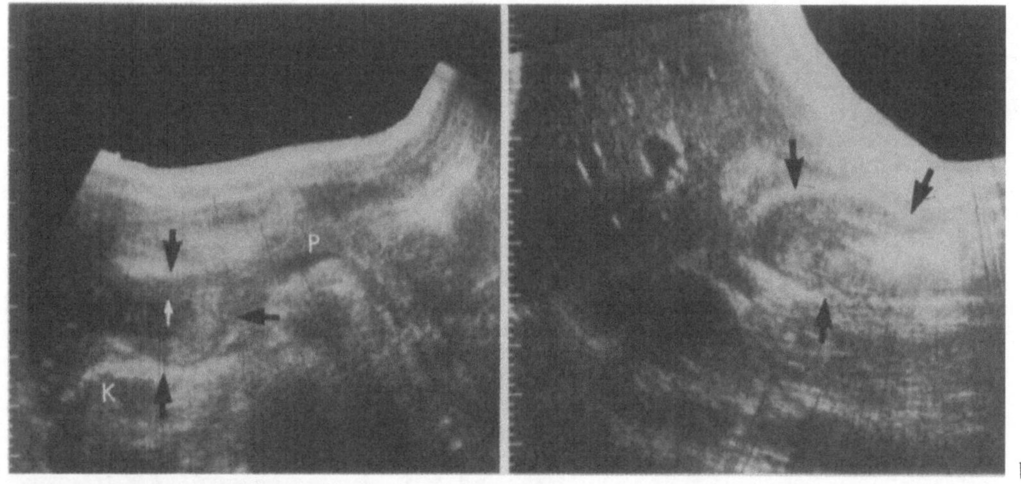

Abb. 16.45 a, b. Chronische Cholezystitis. Porzellangallenblase. **a** Transversalschnitt. Die Gallenblase ist durch *schwarze Pfeile* markiert. Die Dicke der Gallenblasenwand läßt sich mit Hilfe des *weißen Pfeiles* abschätzen. Der echodichte äußere Ring entspricht der entzündungsbedingten Wandverkalkung (*K*: rechte Niere; *P*: Pankreas). **b** Längsschnitt (Bilder: E. Bihr)

Chronische Cholezystitis

Die chronische Cholezystitis tritt unter zwei sonographischen Bildern auf, und zwar als

1. sklerosierte, atrophische Schrumpfgallenblase (Abb. 16.19–16.22) oder als
2. Cholezystitis ohne provozierbaren Druckschmerz (Abb. 16.44).

Wie bereits angedeutet, ist es mit den modernen Ultraschallgeräten, von einigen Ausnahmen abgesehen, sehr leicht, eine atrophische, sklerosierte Gallenblase zu erkennen, die mit ihrer verdickten Wand einige Konkremente einschließt.

Die Porzellangallenblase imponiert durch ihre echogene Wand (Abb. 16.45) und, wenn die Reflexion sehr stark ist, durch ein „Meermuschelzeichen“.

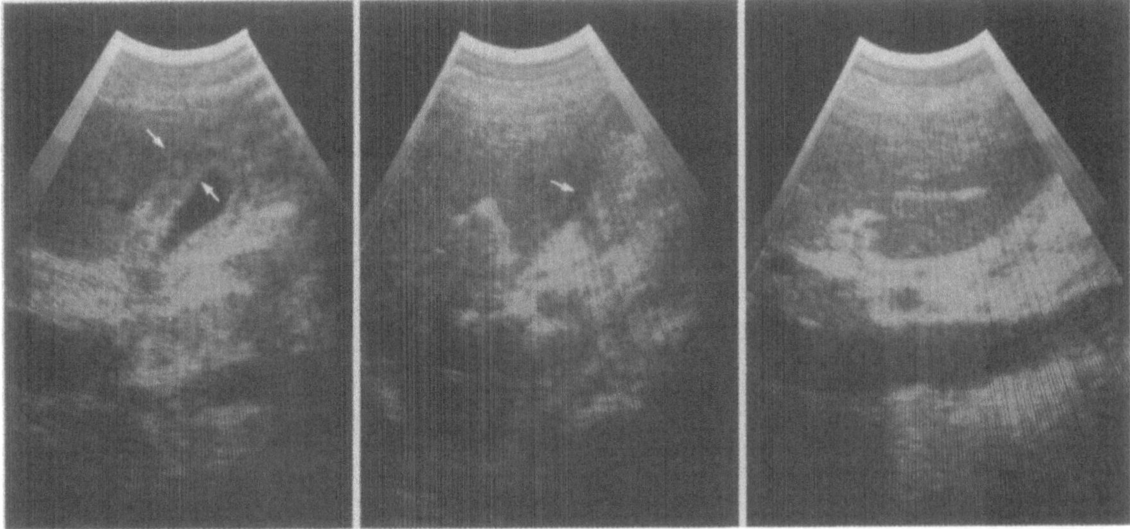

Abb. 16.46 a–c. Nichtentzündliche Gallenblasenwandverdickung. **a** Die Gallenblasenwand (*Pfeile*) erreicht fast 10 mm. **b** Ein Interkostalschnitt zeigt etwas Aszites. **c** Die V. cava ist dilatiert. Klinisch liegt keine akute Cholezystitis vor. Es handelt sich um ein Ödem kardialer Genese

Verdickung der Gallenblasenwand

Dieses leicht erkennbare Zeichen ist unglücklicherweise völlig unspezifisch. Es gibt zahlreiche Ursachen für die Gallenblasenwandverdickung. Sie sind in Tabelle 16.1 zusammengestellt.

Es wäre also sehr unklug, sich ausschließlich auf das Aussehen der Gallenblasenwand zu verlassen. Ein Ödem der Gallenblase bei Aszites oder Herzinsuffizienz (Abb. 15.17, S. 278; Abb. 16.46) sieht sonographisch absolut identisch aus. Sicher ist es nicht gefährlich, einen Gallenblasentumor unter der Diagnose „Cholezystitis" zu operieren. Bei der akuten Hepatitis dagegen, die ebenfalls mit Schmerzen und einer erheblichen Wandverdickung der Gallenblase einhergehen kann (Abb. 16.47 und 16.48) wäre eine Cholezystektomie völlig ungerechtfertigt. Das gleiche gilt für die leukämische Infiltration der Gallenblase (Abb. 16.49).

Tabelle 16.1. Ätiologie der Gallenblasenwandverdickung

Kontrahierte Gallenblase
Akute oder chronische Cholezystitis
Akute Hepatitis
Gallenblasenödem (portale Hypertension, kardialer, renaler Aszites, etc.)
Hypoproteinämie
Verschluß der drainierenden Lymphgefäße
Infiltrierende Gallenblasentumoren

Wegen dieses Mangels an Spezifität wird die Sonographie von einigen Autoren zur Diagnostik der akuten Cholezystitis kurz und bündig abgelehnt. Diese Autoren propagieren die Szintigraphie, die eine fehlende Traceranreicherung zeigt. Diesen Standpunkt muß man differenzieren:

- Die akute Hepatitis ist neben der akuten Cholezystitis die einzige Erkrankung, die eine Wandverdickung der Gallenblase und einen sonographisch gezielten Druckschmerz bedingt.
- Die beträchtlichen Wandverdickungen bei Abszedierung sind eindeutig.
- Die Sonographie kann zeigen, daß die akute Erkrankung, die klinisch den Verdacht auf eine akute Cholezystitis erweckte, in Wirklichkeit durch einen anderen, akuten Prozeß im rechten Oberbauch zustande kommt (Leberabszeß, Duodenalhämatom, etc.).
- Schließlich ist auch die Szintigraphie keine völlig zuverlässige Methode.

Gallensteine. Die Bedeutung von Konkrementen als Zeichen für eine akute Cholezystitis haben wir weiter oben beschrieben. Es gibt allerdings akute Gallenblasenentzündungen ohne Konkremente.

Provozierter Schmerz. Der unter sonographischer Sicht durch selektiven Druck auf die Gallenblase auslösbare Schmerz bleibt der wichtigste Hinweis für eine akute Cholezystitis. Ausnahmsweise kommt er auch bei einer anderen akuten Erkrankung vor, der Hämobilie. Hierbei ist die Galle echogen (JUHEL et al. 1982).

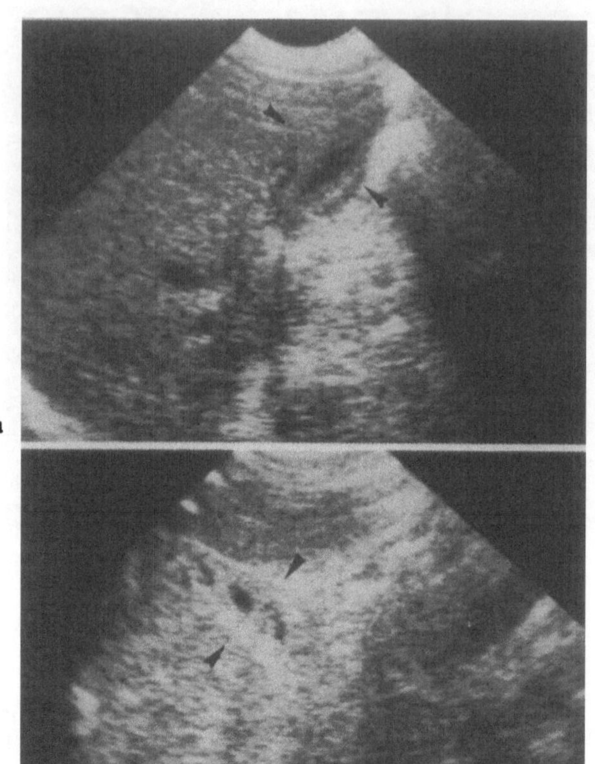

Abb. 16.47 a, b. Verdickung der Gallenblasenwand bei akuter Hepatitis. **a** Sagittalschnitt. **b** Subkostaler Schrägschnitt. Die Verdickung der Gallenblasenwand ist so ausgeprägt (*Pfeilspitzen*), daß die Gallenblase kaum zu erkennen ist. Das Gallenblasenlumen ist nahezu völlig obliteriert

Abb. 16.48 a–e. Ein anderer Fall einer akuten Hepatitis. Bei der Initialuntersuchung (**a–c**) ist auf Sagittalschnitten (**a, b**) und im subkostalen Schrägschnitt (**c**) eine ausgeprägte Gallenblasenwandverdickung zu erkennen (15 mm) (*Pfeilspitzen*). Die Gallenblase ist druckdolent. Eine Untersuchung 17 Tage später (**d, e**) zeigt auf Sagittalschnitten diese morphologische Anomalie nicht mehr

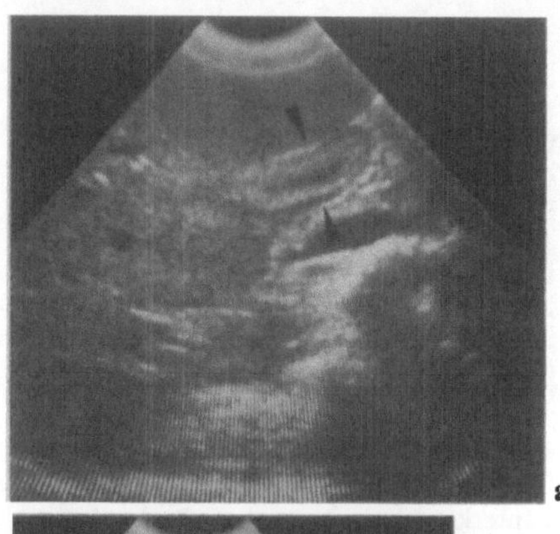

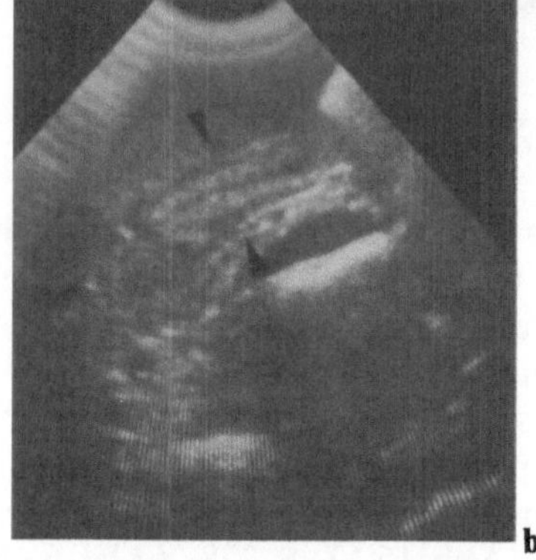

Abb. 16.49 a, b. Verdickung der Gallenblasenwand bei einer akuten lymphatischen Leukämie. Sagittalschnitte

Zuverlässigkeit der sonographischen Gallendiagnostik

Zahlreiche statistische Arbeiten (Birkenfeld u. Otto 1975; Lutz et al. 1975; Riegg u. Getter 1975) haben die hervorragende Zuverlässigkeit der sonographischen Gallenblasendiagnostik gezeigt. Die Trefferquote der Steindiagnose erreicht bei einem erfahrenen Untersucher 96–98%.

Diese Zahlen haben zusammen mit der im Rahmen der kompletten abdominalen Ultraschalluntersuchung leicht und schnell durchführbaren Gallenblasenexploration vor einigen Jahren dazu geführt, daß man die konventionelle orale Cholezystographie praktisch völlig aufgegeben hat. Man muß jedoch im Auge behalten, daß die sonographische Gallensteindiagnostik (selten) zu falsch-negativen (kleine Steine) oder falsch-positiven (Pseudostein, Pseudoschatten) Ergebnissen führen kann.

Wie so oft, wenn zwei Methoden statistisch ähnlich gut liegen, decken sich die falsch-negativen Befunde nicht. Die orale Cholezystographie hat ihre Indikation heute als ergänzende Untersuchung, wenn Klinik und sonographischer Befund diskordant sind.

Die orale Cholezystographie (oder eine Gallenwegsszintigraphie) ist außerdem vor einer Auflösung röntgennegativer Konkremente indiziert, um die Durchgängigkeit des Ductus cysticus zu beweisen. Die weiteren Kontrollen unter dieser Therapie werden sonographisch durchgeführt.

Die mäßigen sonographischen Ergebnisse in der Diagnostik von Choledochussteinen machen oft eine intravenöse Cholangiographie unumgänglich.

Die intravenöse Cholangiographie ist gefährlicher (nach der Statistik ein Todesfall auf 8000–25000 Untersuchungen). Man sollte sie daher nicht einsetzen, ehe die sonographischen Möglichkeiten ausgeschöpft worden sind.

In Kap. 25 diskutieren wir die Indikationen der interventionellen Cholangiographie.

Literatur

Abdurahman KE (1982) Sonographic diagnosis of biliary ascariasis. AJR 139:485–489

Addison NV (1979) The clinical value of ultrasound in biliary tract and pancreatic disease. Ann R Coll Surg Engl 61:448–451

Barnett E, Morley P (1974) Abdominal echography. Butterworth, Borough Green

Bartrum RJ (1983) Non utility of ultrasound in acute cholecystitis. Radiology in Baden-Baden, Seminary of the universities of Connecticut and Freiburg/Breisgau, Sept 1983

Bartrum RJ, Crow HC, Foote SR (1977) Ultrasonic and radiographic cholecystography. N Engl J Med 296:538–541

Becker JC (1971) Contribution à l'étude tomo-échographique des affections du foie, des voies biliaires et du pancréas. Thesis. University of Besançon, Besançon

Berger M, Smith E, Holm HH, Mascatello V (1977) Utility of ultrasound in the differential diagnosis of acute cholecystitis. Arch Surg 112:273–275

Bergman AB, Neiman HL, Kraut B (1979) Ultrasonic evaluation of pericholecystic abscesses. AJR 132:201–203

Birkenfeld L, Otto P (1975) The value of ultrasonic tomography in the diagnosis of the gallbladder (Abstract No 95). Second European Congress, Munich 1975

Blais L, Kunstlinger F, Bokobsa J, Sassoon C, Baussan C, Doyon D (1982) Etude échographique du liquide échogène intra-vésiculaire. Signification pathologique à propos de 74 cas. J Radiol 63:85–90

Blaquiere RM, Dewbury KC (1982) The ultrasound diagnosis of emphysematous cholecystitis. Br J Radiol 55:114–116

Bolondi L, Gandolfi L, Labo G (1979) Ultrasuoni in gastroenterologia. Piccin, Padua

Bruneton JN, Drouillard J, Renson M, Roux P, Bourry J, Lecomte P, Tavernier J (1981) Etude critique des explorations complémentaires non biologiques des voies biliaires avant la décision thérapeutique. J Radiol 62:409–416

Carroll BA, Oppenheimer DA (1982) Sclerosing cholangitis: Sonographic demonstration of bile duct wall thickening. AJR 139:1016–1018

Cerri GG, Leite GJ, Simoes JB, Da Rocha DJC, Albuquerquer FP, Machado MCC, Magalhaes A (1983) Ultrasonographic evaluation of ascaris in the biliary tract. Radiology 146:753–754

Cooperberg PL, Pon MS, Wong P, Stoller JL, Burhenne J (1979) Real time high resolution ultrasound in the detection of biliary calculi. Radiology 131:789–790

Crow HC, Bartrum RJ (1976) Ultrasound in diagnosis of acute cholecystitis. JAMA 235:2389

Crow HC, Bartrum RJ, Foote SR (1976) Expanded criteria for the ultrasonic diagnosis of gallstones. J Clin Ultrasound 4:289–292

Doust BD, Maklad NF (1974) Ultrasonic B-mode examination of the gallbladder. Techniques and criteria for the diagnosis of gallstones. Radiology 110:643–647

Eisenscher A, Sauget Y (1980) Aspect ultrasonore des ascaridioses et distomatoses des voies biliaires. J Radiol 61/5:319–322

Engel JM, Deitch EA, Sikkema W (1980) Gallbladder wall thickness: Sonographic accuracy and relation to disease. AJR 134:907–909

Filly RA, Moss AA, Way LW (1979) In vitro investigation of gallstone shadowing with ultrasound tomography. J Clin Ultrasound 7:255–262

Finberg HJ, Birnholz JC (1979) Ultrasound evaluation of the gallbladder wall. Radiology 133:693–698

Floyd JL, Collins TL (1983) Discordance of sonography and cholescintigraphy in acute biliary obstruction. AJR 140:501–502

Frentzel-Beyme B von, Fahndrich R, Arnan-Thiele B (1983) Kann die Sonographie Hinweise auf die chemische Zusammensetzung von Gallensteinen geben? Fortschr Roentgenstr 138:458–463

Goldberg BB, Harris K, Broocker W (1974) Ultrasonic and radiographic cholecystography. A comparison. Radiology 111:405–409

Goldberg BB, Kotler MN, Ziskin MC, Waxham RD (1975) Diagnostic uses of ultrasound. Grune & Stratton, New York

Gooding GAW (1981) Food particles in the gallbladder mimic cholelithiasis in a patient with a cholecystojejunostomy. J Clin Ultrasound 9:346–347

Gross BH, Harter LP, Gore RM, Callen PW, Filly RA, Shapiro HA, Goldberg HI (1983) Ultrasonic evaluation of common bile duct stones: Prospective comparison with endoscopic retrograde cholangiopancreatography. Radiology 146:471–474

Hassani N (1976) Ultrasonography of the abdomen. Springer, Berlin Heidelberg New York

Herlin P, Jonsson PE, Karp W (1980) Postoperative acute acalculous cholecystitis – an assessment of diagnostic procedures. Gastrointest Radiol 5:147–149

Holm HH, Kristensen JK, Rasmussen SN, Pedersen JF, Hancke S (1980) Abdominal ultrasound, 2nd edn. Munksgaard, Copenhagen

Juhel P, Lebon P, Baudesson de Chanville D (1982) L'hémocholécyste: Un piège de l'hypochondre droit. JEMU 3:151–152

Kane RA (1980) Ultrasonographic diagnosis of gangrenous cholecystitis and empyema of the gallbladder. Radiology 134:191–194

Kitamura T, Nakagawa F, Kawai S, Morii T, Kiyoanaga G (1971) Ultrasonographic diagnosis of cholestasis. Med Ultrasound 9:24–26

Krook PM, Allen FH, Bush WH, Malmer G, Maclean MD (1980) Comparison of real-time cholecystosonography and oral cholecystography. Radiology 135:145–148

Laing FC, Jeffrey RB, Ning VW (1984) AJR 143:949–952

Lawson TL (1977) Gray-scale cholecystosonography. Diagnostic criteria and accuracy. Radiology 122:247–251

Leopold GR, Asher WM (1975) Fundamentals of abdominal and pelvic ultrasonography. Saunders, Philadelphia

Leopold GR, Sokoloff J (1973) Ultrasonic scanning in the diagnosis of biliary disease. Surg Clin North Am 53:1043–1052

Leopold GR, Amberg J, Gosink BB, Mittelstaedt C (1976) Gray-scale ultrasonic cholecystography. A comparison with conventional radiographic techniques. Radiology 121:445–448

Lewandowski BJ, Winsberg F (1981) Gallbladder wall thickness distortion by ascites. AJR 137:519–521

Love MB (1982) Sonographic features of milk of calcium bile. J Ultrasound Med 1:325–327

Lutz H, Seidl R, Petzold R, Fuchs HF (1975) Gallensteindiagnostik mit Ultraschall. Dtsch Med Wochenschr 100:1325–1331

Madrazo BL, Francis I, Hricak H, Sandler MA, Hudak S, Gitschlag K (1982) Sonographic findings in perforation of the gallbladder. AJR 139:491–496

Marchal GJF, Crolla D, Baert AL, Fevery J, Kerremans R (1978) Gallbladder wall thickening: A new sign of gallbladder disease visualized by gray-scale cholecystosonography. J Clin Ultrasound 6:177–178

Marchal GJF, Casaer M, Baert AL, Goddeeris PJ, Kerremans R, Fevery J (1979) Gallbladder wall sonolucency in acute cholecystitis. Radiology 133:429–433

Menu Y, Scherrer A, Nahum H (1982) Cholécystite aigue alithiasique en traumatologie. J Radiol 63:613–616

Mueller PR, Cronan JJ, Simeone JF, Van Sonnenberg E, Hall DA (1983) Choledocholithiasis: Ultrasonographic caveats. J Ultrasound Med 2:13–16

Parulekar SG (1982) Sonographic findings in acute emphysematous cholecystitis. Radiology 145:117–119

Purdom RC, Thomas ST, Kereiakes JG, Spitz HB, Goldenberg NJ, Krugh KB (1980) Ultrasonic properties of biliary calculi. Radiology 136:729–732

Raskin MM (1978) Hepatobiliary disease: A comparative evaluation by ultrasound and computed tomography. Gastrointest Radiol 3:267

Rettenmaier G (1976) Sonographischer Oberbauchstatus. Aussagefähigkeit und Indikationen der Ultraschall-Schnittbilduntersuchung des Oberbauches. Internist (Berlin) 17:549–564

Riegg H, Getter B (1975) Sonography or x-ray examination of the gallbladder. Ultrasonics in medicine (Abstract No 96). Second European Congress, Munich 1975

Rucin B, Ulrich JL, Durupt B, Valeri J, Bloch J (1979) Valeur diagnostique comparée de la cholécystographie et de l'échographie dans la lihtiase vésiculaire. Communication au Congrès National de la STAUMB, Marseille, Oct 1979

Ruiz R, Teyssou H, Tessier JP (1980) Apport de l'échotomographie dans le diagnostic des hémobilies. A propos d'un cas après ponction biopsie hépatique transpariétale. Ann Radiol 23/1:52–55

Sansot M, Vadrot D, Ritano D, Jouve P (1983) Image échographique de cloisonnement vésiculaire. 8 observations. J Radiol 64:687–692

Schulman A, Loxton AJ, Heydenrych JJ, Abdurahaman KE (1982) Sonographic diagnosis of biliary ascariasis. AJR 139:485–489

Simeone JF, Mueller PR, Ferrucci JT, Harbin WP, Wittenberg J (1980) Significance of nonshadowing focal opacities at cholecystosonography. Radiology 137:181–185

Simeone JF, Mueller P, Butch RJ, van Sonnenberg F, Ferrucci JT, Hall DA, Kopans DB, Dawson SL, Wittenberg J, Mc Carthy K (1985) The bile ducts after a fatty meal. Further sonographic observations. Radiology 154:763–768

Sommer FG, Taylor KJW (1980) Differentiation of acoustic shadowing due to calculi and gas collections. Radiology 135:399–403

Stoller JL, Cooperberg PL, Simpson WM (1979) Diagnostic ultrasonography in acute cholecystitis. Can J Surg 22:374–376

Strijk SP, Boetes C, Rosenbusch G (1981) Floating stones in a nonopacified gallbladder: Ultrasonographic sign of gas-containing gallstones. Gastrointest Radiol 6:261–263

Taylor JW (1979) Diagnostic ultrasound in gastrointestinal disease. Livingstone, Edinburgh

Triller J, Knutti D (1978) Sonographische Diagnostik der Cholezystopathie. Schweiz Med Wochenschr 108:380–386

Weill J (1977) Ultrasonographie digestive abdominale. Encycl Med Chir Radiodiagnostic IV, fasc 33506, E 10:85

Weill F, Gisselbrecht H, Ricatte JP, Kraehenbuhl JR, Schraub S, Becker JC (1971) Diagnostic tomo-échographique des dilatations vésiculaires. Arch Fr Mal App Dig 60:49–54

Weill F, Becker JC, Kraehenbuhl JR, Heriot G, Walter JP (1973) Atlas clinique de radiographic ultrasonore. Masson, Paris

Weill F, Le Mouel A, Bihr E, Rohmer P, Zeltner F, Sauget Y (1980) Le diagnostic ultrasonore des collections intrapéritonéales dans le récessus hépatorénal (ou le récessus spléno-péritonéal): Le signe du croissant de lune. J Radiol 61/4:251–256

White M, Simeone JF, Muller PR (1983) Imaging of cholecystocolic fistulas. J Ultrasound Med 2:181–185

Zeman RK, Lee C, Stahl RS et al. (1982) Ultrasonography and hepatobiliary scintigraphy in the assessment of biliary-enteric anastomoses. Radiology 145:109–115

Kapitel 17

Seltene Anomalien der Gallenwege. Tumoren

Choledochuszysten

An dieser Stelle beschäftigen uns nicht die häufigen Leberzysten (Abb. 11.13, 11.17), sondern jene Zysten, die mit dem Ductus choledochus kommunizieren. Choledochuszysten manifestieren sich als umschriebene Flüssigkeitsansammlungen, die i. U. auch pseudovesikulären Charakter annehmen (Abb. 17.1 und 17.2). Noch täuschender werden diese Bilder, wenn man auf intrazystische Steinablagerungen stößt. Choledochuszysten werden häufig erst anläßlich der Abklärung eines Ikterus entdeckt. Einmal haben wir auch eine dieser Zysten, die sich nach dorsal entwickelte und die zunächst als Pankreaspseudozyste imponierte, gesehen. Man darf eben nie vergessen, daß nicht jedwede Flüssigkeitsansammlung im rechten Oberbauch von vornherein der Leber, der Gallenblase, dem Pankreas oder der Niere zuzuordnen ist. Man sollte vielmehr auch an die Möglichkeit von Choledochuszysten denken und sorgfältig sämtliche Organstrukturen dieser Region untersuchen und die jeweiligen Beziehungen dieser Gebilde zu den Gallenwegen genau analysieren. Nur dadurch ist es möglich, zu präzisen Diagnosen zu gelangen. Eine antegrade Cholangiographie ist bei diesen Patienten einen Versuch wert. Die Lokalisation und die Verbindung der Zyste zum Choledochus ist auf einer retrograden Cholangiographie meist besser zu erkennen.

Morbus Caroli (Ektasie der intrahepatischen Gallenwege)

Für den Morbus Caroli ist die segmentäre Dilatation der intrahepatischen Gallenwege charakteristisch, wie sie auch von BASS et al. (1977) beschrieben worden ist. Auf einigen Schnitten erscheinen die Ektasiezonen als hintereinander gelegene Zysten (Abb. 17.3), die kleine Konkremente enthalten können.

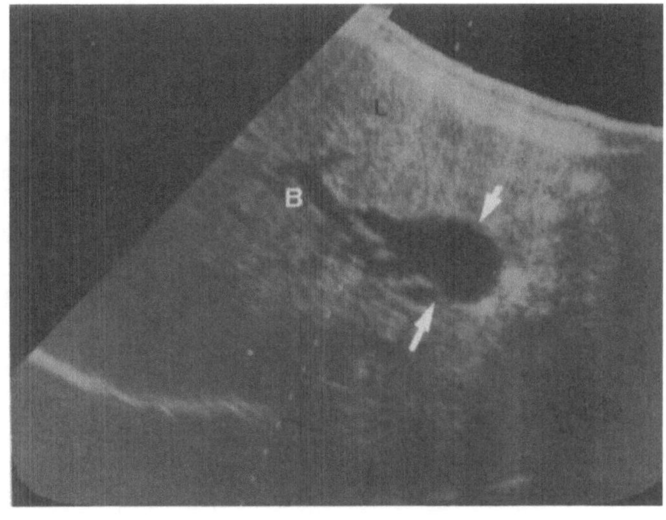

Abb. 17.1. Choledochuszyste. Man erkennt bei diesem ikterischen Patienten auf dem Longitudinalschnitt der Leber neben dem Ductus hepatocholedochus (*B*) ein typisches Gallenblasenbild. Diese ist aber in Wirklichkeit auf ganz anderen Schnittbildern zu sehen. Hier handelt es sich vielmehr um eine Choledochuszyste (*L*: Leber) (Bild: Lafortune, Montréal)

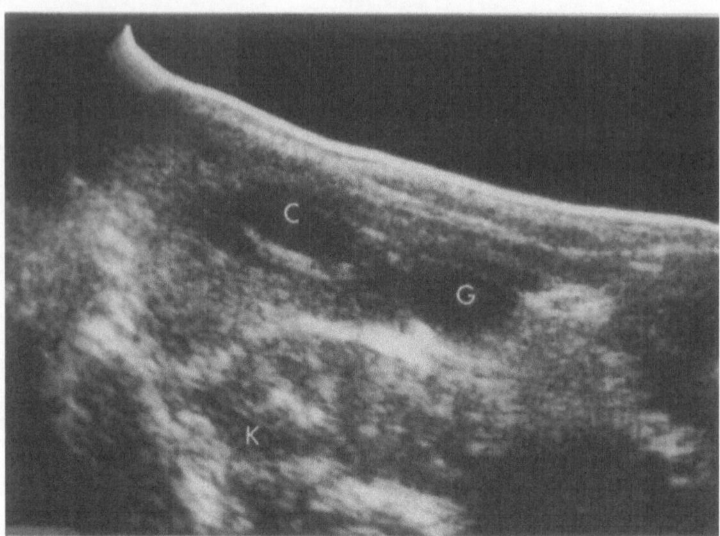

Abb. 17.2. Choledochuszyste. Intrahepatische Zyste (*C*) oberhalb der Gallenblase (*G*) im Longitudinalschnitt (*K*: rechte Niere) (Bild: A. Eisenscher, Vesoul)

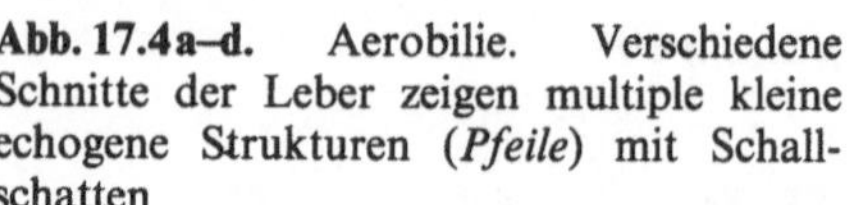

Abb. 17.4a–d. Aerobilie. Verschiedene Schnitte der Leber zeigen multiple kleine echogene Strukturen (*Pfeile*) mit Schallschatten

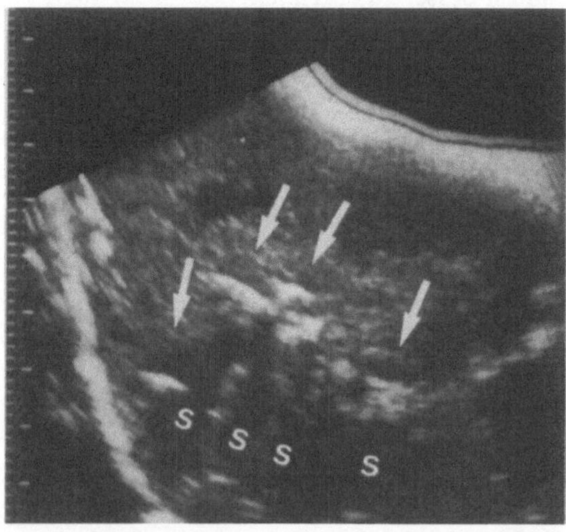

Abb. 17.3. Morbus Caroli. Dieser Sagittalschnitt der Leber bringt multiple Ektasien (*weiße Pfeile*) zur Darstellung, auf deren Boden echoreiche Partikel, wohl kleine Konkremente, zu erkennen sind. Dementsprechend beobachtet man auch orgelpfeifenähnliche Schallschatten (*S*) (Bild: F. Winsberg, New York)

Aerobilie

Die Aerobilie äußert sich durch in den Gallenwegen gelegene, echogene punkt- oder strichförmige Areale, die manchmal deutliche akustische Schatten erzeugen (Abb. 17.4). Oft fehlt der Schallschatten allerdings, obwohl echogene Strukturen als Ausdruck der Luft in den Gallenwegen erkennbar sind (Abb. 17.5a). Intrakanalikuläre Luftblasen können auch durch einen Artefakt vorgetäuscht werden („Kometenschweifartefakt", s. Kap. 2, Abb. 2.22, Abb. 17.5b).

Eine Aerobilie ist sonographisch unverkennbar, wenn reichlich Luft in den Gallenwegen vorhanden ist. Im Zweifel helfen zwei ergänzende Zeichen weiter:

1. Bei Lageänderungen des Patienten verändert sich auch die Lage der Luftblasen. Durch diese im Real-time-Verfahren zu beobachtende Mobilität der Luftblasen ist eine Verwechslung mit verkalkten Herden praktisch unmöglich.
2. Als in den Gallenwegen lokalisierte Strukturen liegen die Luftblasen in der Nähe der Pfortaderäste (Abb. 17.6) und daher auf der Winkelhalbierenden des Winkels, der durch zwei Lebervenen gebildet wird (Abb. 17.7). Wie schon gesagt, liegen die Pfortaderäste intrasegmental, die Lebervenen intersegmental.

Luft in den Pfortaderästen kommt als ausgesprochen seltener Befund beim Mesenterialinfarkt oder bei akuter Enteritis vor (Nachtegaele et al. 1982).

Abb. 17.5a, b. Aerobilie. **a** Man erkennt echogene Linien, die durch Luft in den Gallenwegen zustandekommen. **b** Kometenschweifartefakt (s. Kap. 2) aufgrund einer Luftblase in den Gallenwegen ▶

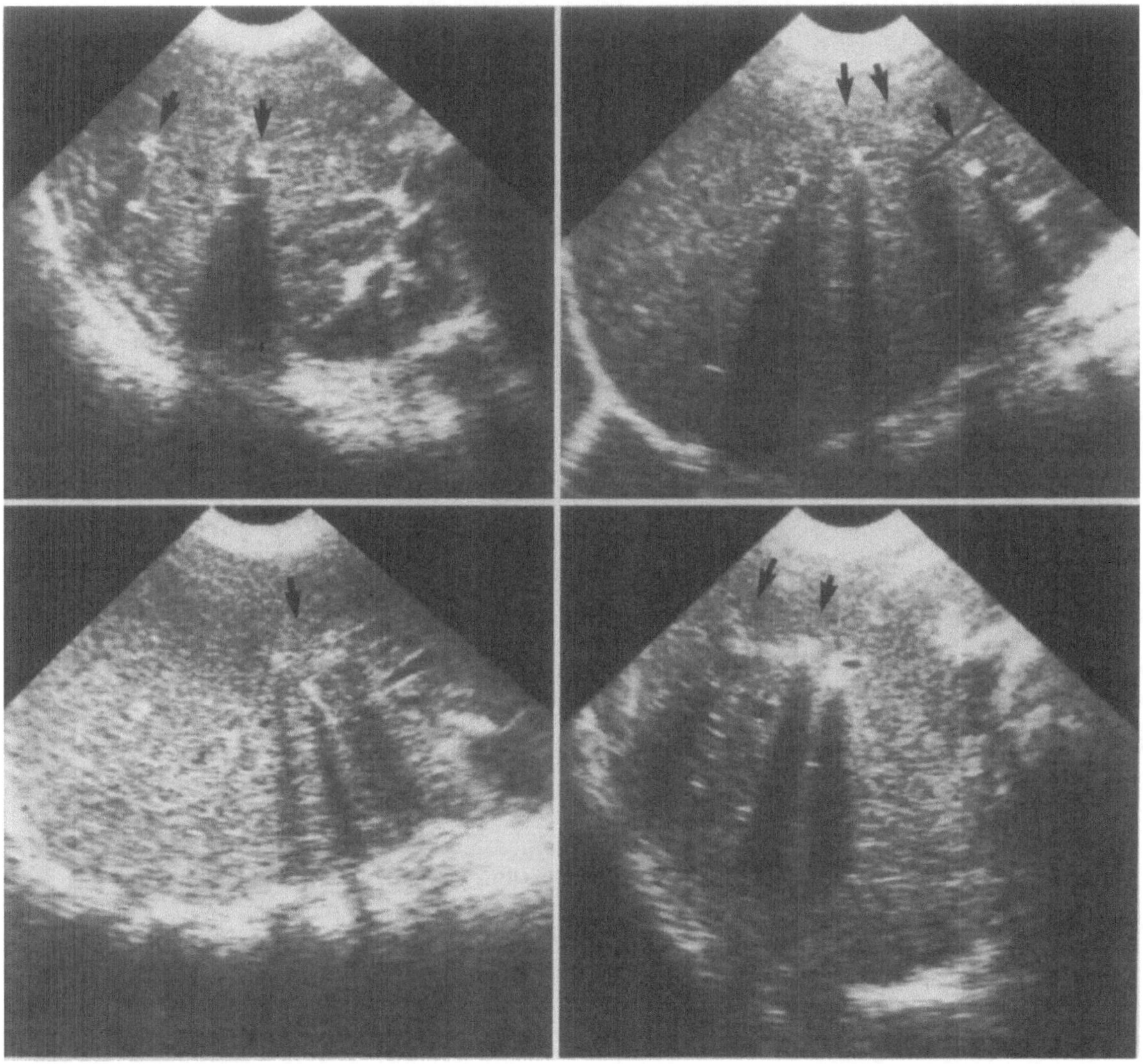

a c

b d

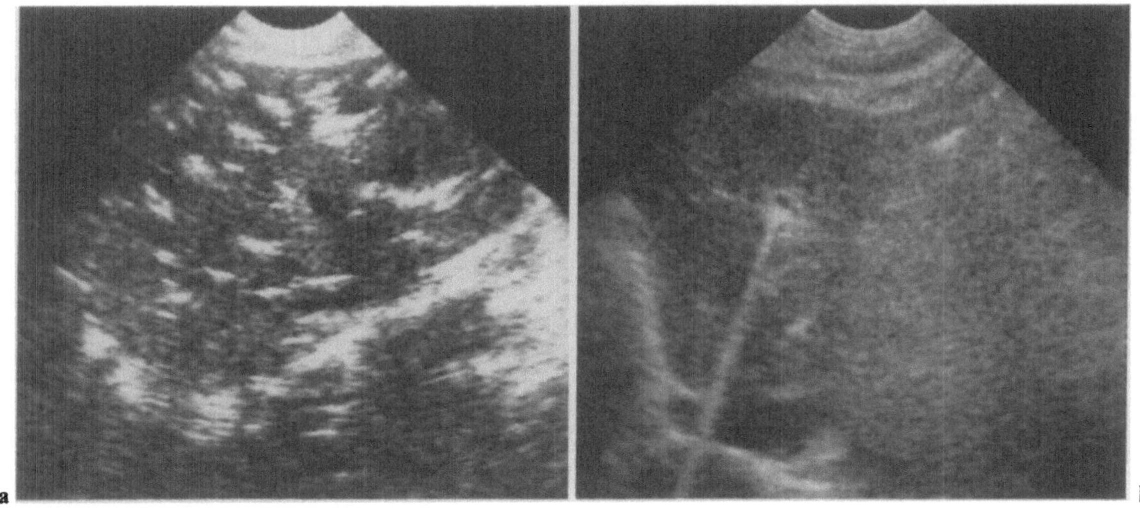

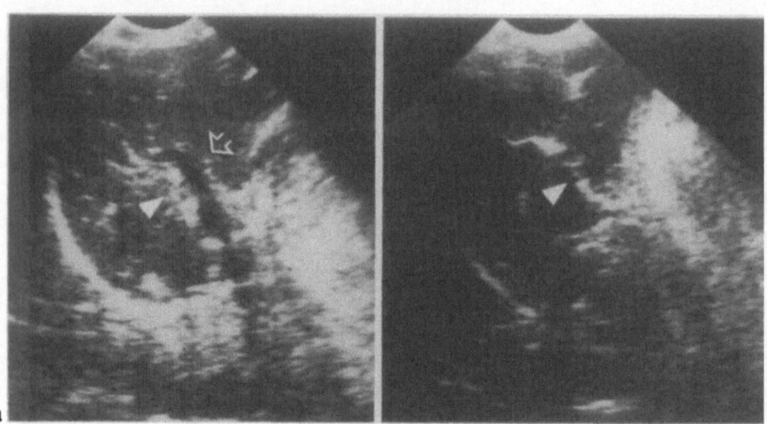

Abb. 17.6 a, b. Aerobilie im Ductus hepatocholedochus. **a** Ein Interkostalschnitt zeigt eine echogene Linie (*Pfeilspitze*) neben der V. portae (*offener Pfeil*). **b** Parallelschnitt

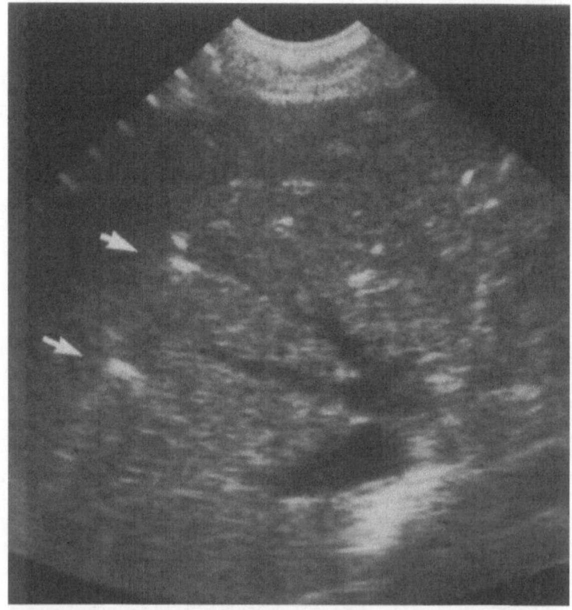

Abb. 17.7. Aerobilie. Vaskuläre Strukturen der Leber. Auf diesem subkostalen Schrägschnitt sind die in den Gallenwegen vorhandenen Luftblasen (*Pfeile*) neben den Pfortaderästen zu erkennen. Sie liegen im Winkel, der von den Lebervenen gebildet wird

Gallenblasentumoren

Benigne Gallenblasentumoren

Sie sind als kleine Vorwölbungen, die in das Gallenblasenlumen hineinragen, zu erkennen (Abb. 17.8) (Weill 1978). An diesem Bild ändert sich auch nach Lagewechsel nichts. Ein Schallschatten ist ebenfalls nicht zu beobachten. Oft kommen diese Tumoren multipel vor.

Die sonographische Diagnostik ist sehr einfach und nach unserer Ansicht sensitiver als die orale Cholezystographie. Auch sehr kleine Tumoren werden sicher erfaßt (Abb. 17.9 und 17.10). Meist handelt es sich bei diesen gutartigen Tumoren um Papillome, aber andere Histologien lassen sich sonographisch nicht sicher ausschließen (Fibrom, Myom, Myxom, Adenom etc.; Lorenz et al. 1982). Wenn nur eine flache Mukosaverdickung vorliegt, muß man einen Cholesterinplaque abgrenzen (Abb. 17.11).

Die Adenomyomatosen (Rice et al. 1981; Raghavendra et al. 1981) führen zu einer Wandverdickung der Gallenblase (Abb. 17.12). Auf besonders guten Schnitten lassen sich die intramuralen Krypten erkennen.

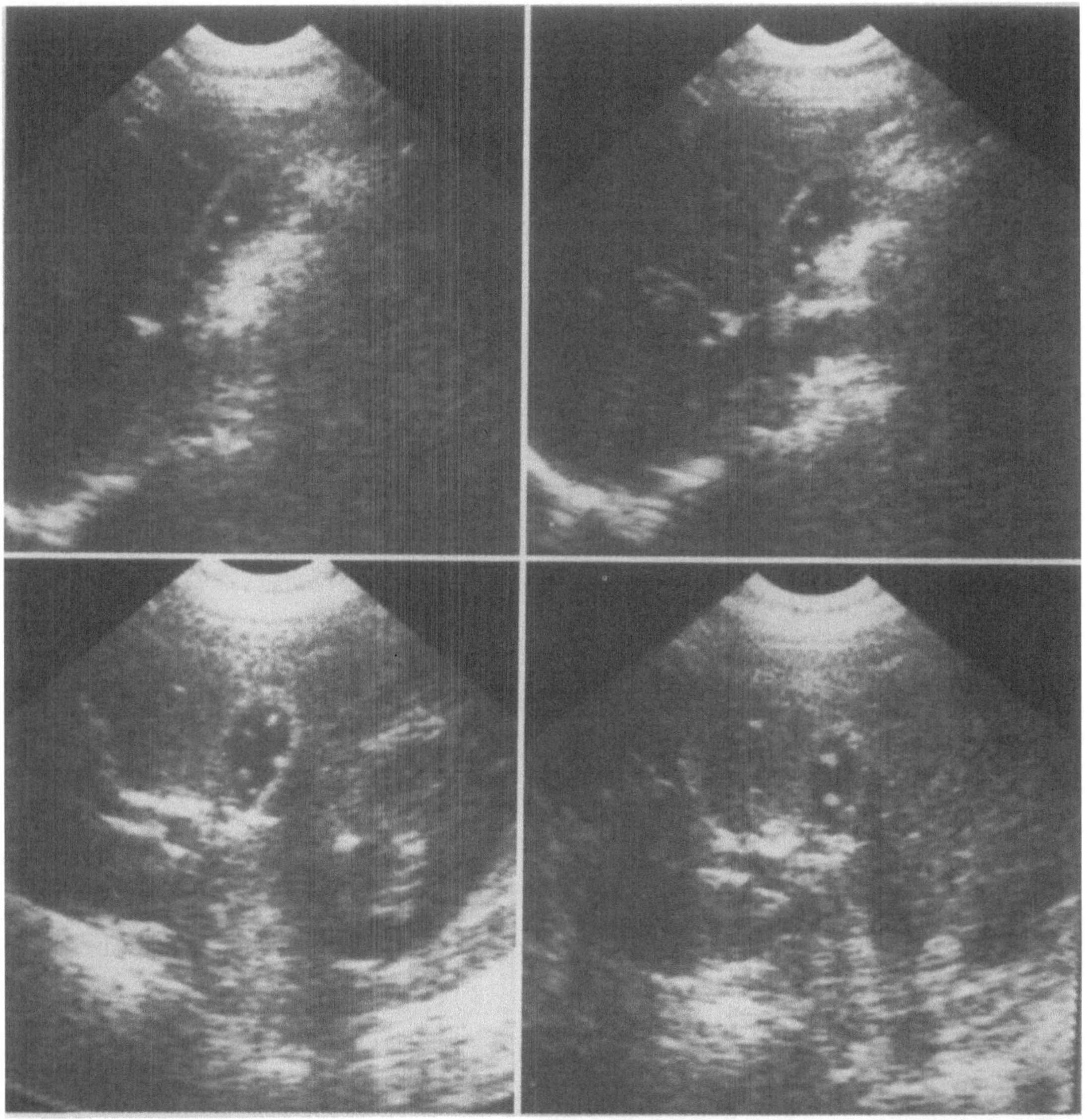

a c

b d

Abb. 17.8 a–d. Gallenblasenpapillome. Interkostalschnitte, Man erkennt multiple, intraluminale, nicht mobile Strukturen ohne Schallschatten

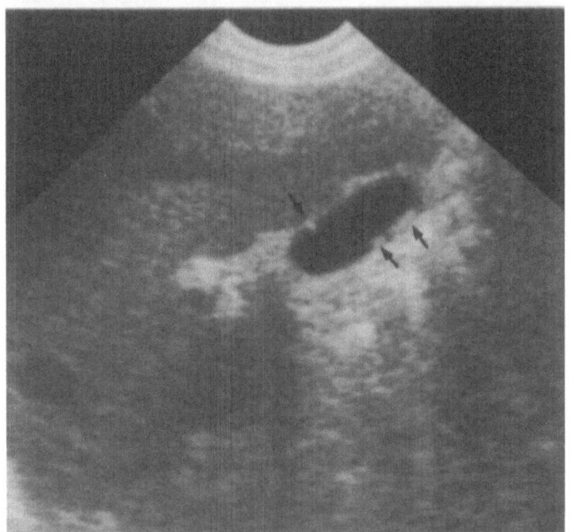

Abb. 17.9. Gallenblasenpapillome. Dieser Sagittalschnitt ▶ zeigt mehrere ganz kleine Papillome (*Pfeile*). Sie unterscheiden sich von kleinen Konkrementen durch die fehlende Verlagerung bei Positionsänderungen des Patienten

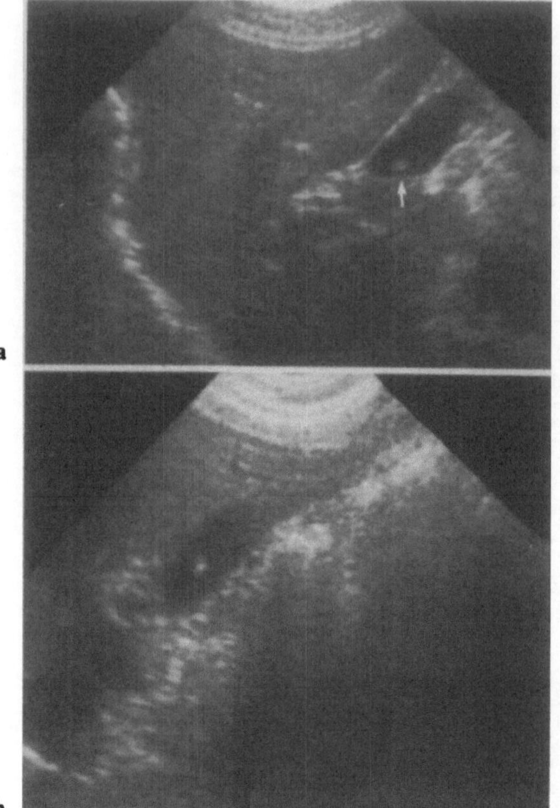

Abb. 17.10 a, b. Gallenblasenpapillome. a Sagittalschnitt (*Pfeil*). b Interkostalschnitt. Das Papillom scheint auf diesem Schnitt in der Galle zu flottieren, weil der Stiel des Papilloms nicht angeschnitten ist

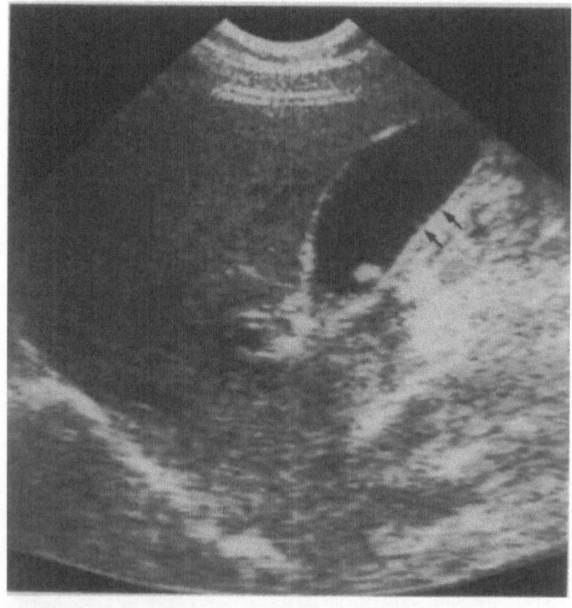

Abb. 17.11. Papillom. Zu beachten sind die kleinen, benachbarten Vorwölbungen der Schleimhaut (*Pfeile*)

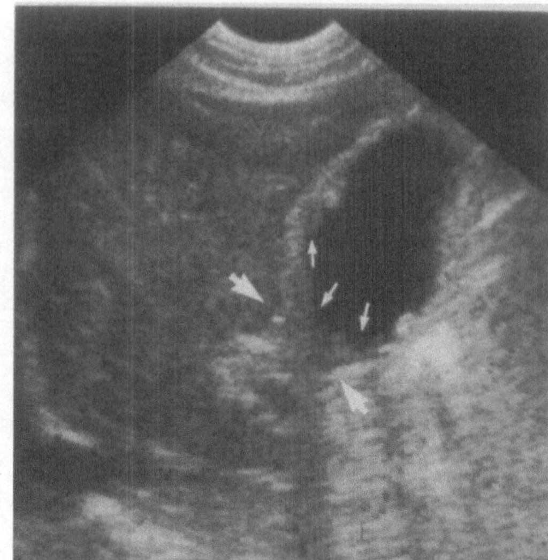

Abb. 17.12. Adenomyomatose. Man erkennt eine Verdikkung der Gallenblasenwand. Einige Sinus sind erkennbar (*kleine Pfeile*)

Maligne Gallenblasentumoren

Kleine Gallenblasentumoren

Diese Tumoren sind an der Gallenblasenwand lokalisiert. Sie können die Wand infiltrieren oder ihr aufsitzen. Andere ragen erheblich hervor und verengen das Gallenblasenlumen (Abb. 17.13 u. 17.14). Einige dieser Tumoren erweisen sich letztlich als Metastasen (Abb. 17.15–17.17), die z. B. bei einer Peritonealkarzinose vorkommen.

An dieser Stelle müssen drei Fehlinterpretationen erwähnt werden:

1. Die partielle Kontraktion der Gallenblase (Abb. 17.18). Es ist – wie für jede Untersuchung der Gallenblase – absolut unerläßlich, daß der Patient nüchtern untersucht wird.
2. Die Impression der Gallenblase durch einen benachbarten Teil des Gastrointestinums (Duodenum, Kolon). Diese Veränderung ist – ganz offensichtlich – nicht konstant.
3. Anhäufungen eingedickter Galle. Sie können ein pseudotumoröses Aussehen haben. Auch sie sind nur vorübergehend nachweisbar (FAHKRI 1982) (Abb. 17.19). In der angelsächsischen Literatur werden sie als „sludge balls“ bezeichnet.

Die Entwicklung der abdominalen Ultraschalluntersuchung wird zur Entdeckung einer immer größeren Anzahl von intraluminalen Gallenbla-

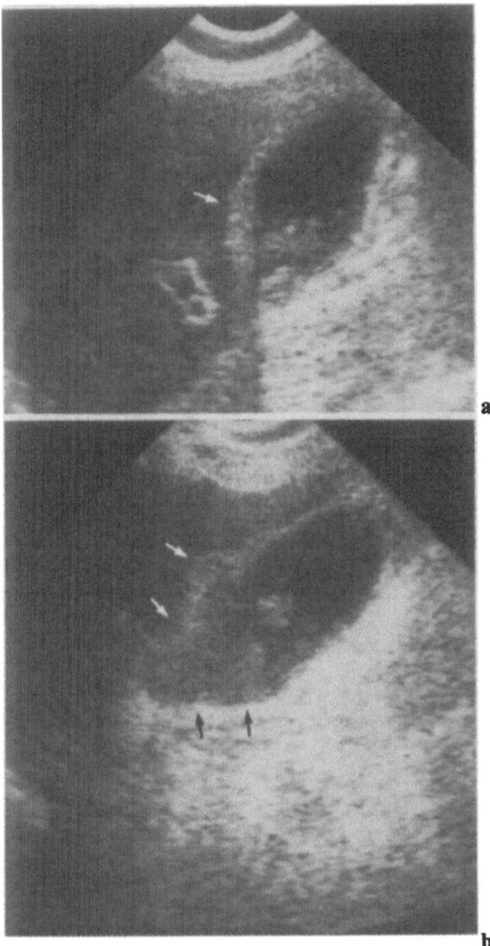

◀ **Abb. 17.13 a, b.** Gallenblasenkarzinom. Sagittalschnitte. Der Tumor bildet polypoide endoluminale Formationen (*schwarze Pfeile*) und eine lokalisierte Wandverdickung (*weiße Pfeile*)

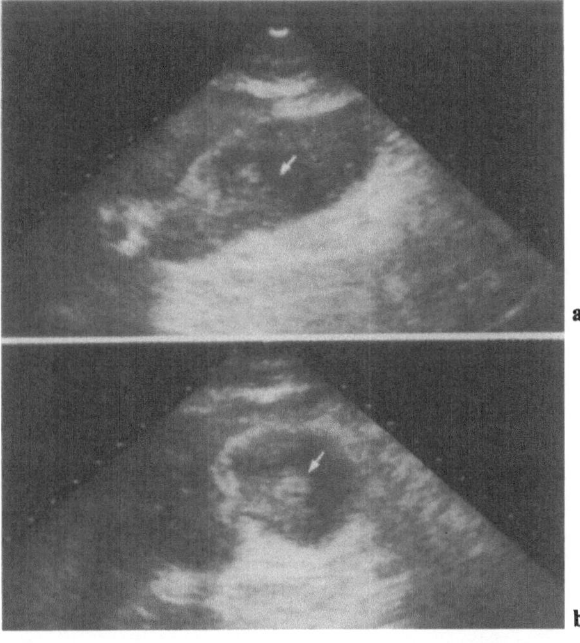

Abb. 17.14 a, b. Gallenblasenkarzinom. **a** Sagittalschnitt. **b** Transversalschnitt. Man erkennt eine solide, ins Gallenblasenvolumen vorspringende Raumforderung (*Pfeil*)

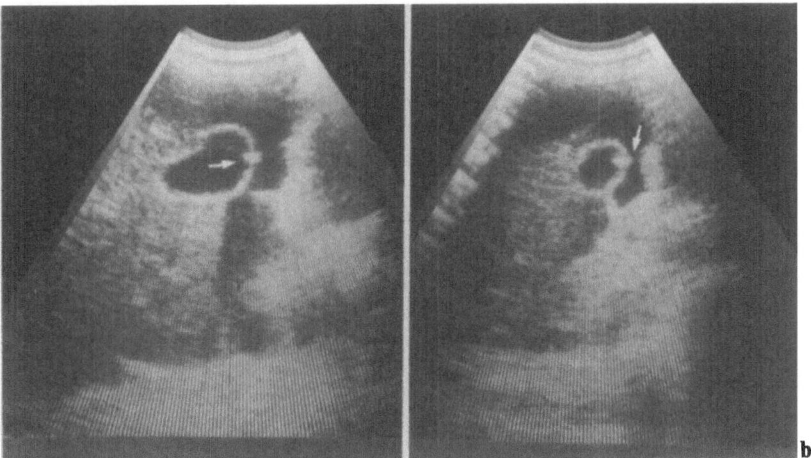

Abb. 17.15 a, b. Polypoide Formation im Fundus einer von Aszites umgebenen Gallenblase. Sagittalschnitte. Die kleine solide Raumforderung (*Pfeil*) wölbt sich sowohl ins Gallenblasenlumen als auch in die Peritonealhöhle vor. Es handelt sich also nicht um ein einfaches Papillom. In diesem Falle handelte es sich um eine Metastase bei Peritonealkarzinose eines Ovarialkarzinoms

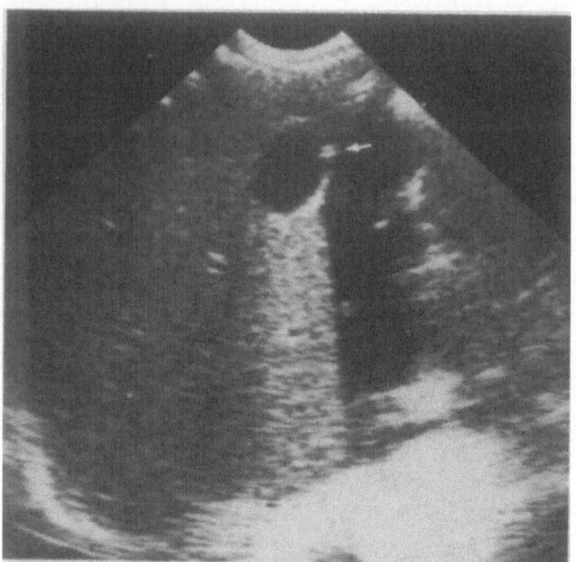

◄ **Abb. 17.16.** Ein ähnliches Bild bei einem anderen Patienten mit Peritonealkarzinose

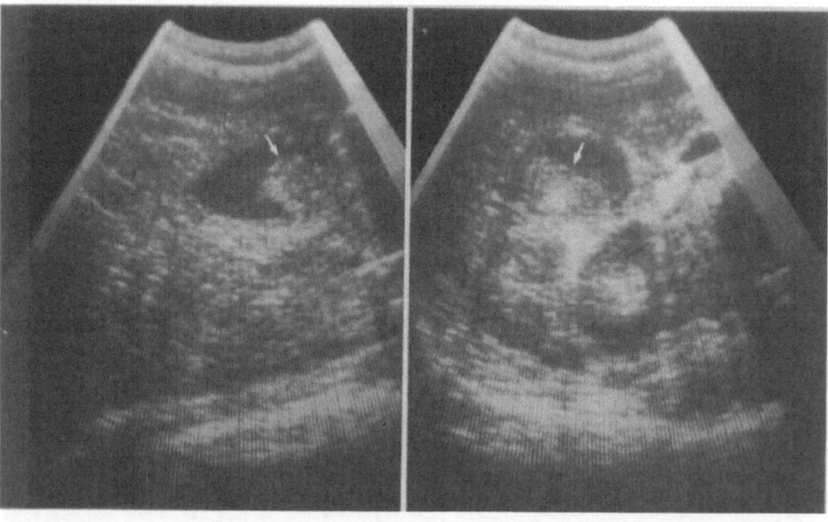

a, b

Abb. 17.17 a, b. Intravesikulärer polypöser Tumor. **a** Der Longitudinalschnitt zeigt ein rundliches Gebilde mit solider Echostruktur im Fundus der Gallenblase (*Pfeil*). Ein Schallschatten wird aber nicht beobachtet. Es handelt sich hier um die Metastase eines Hodentumors. **b** Transversalschnitt

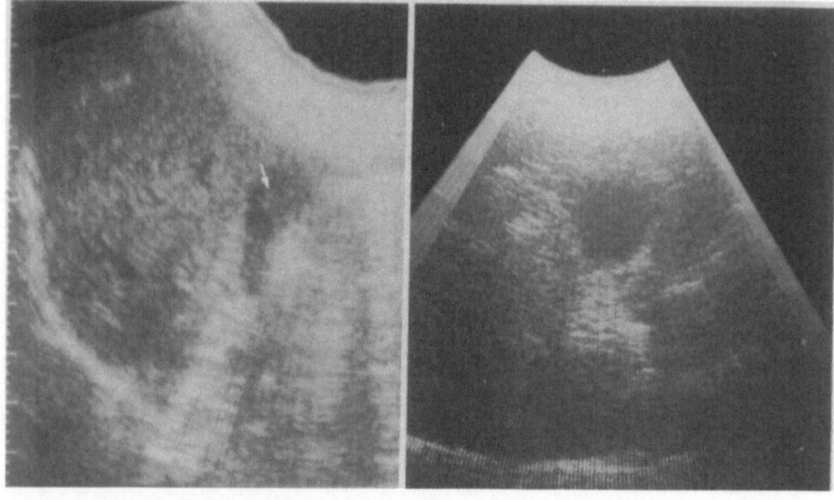

a, b

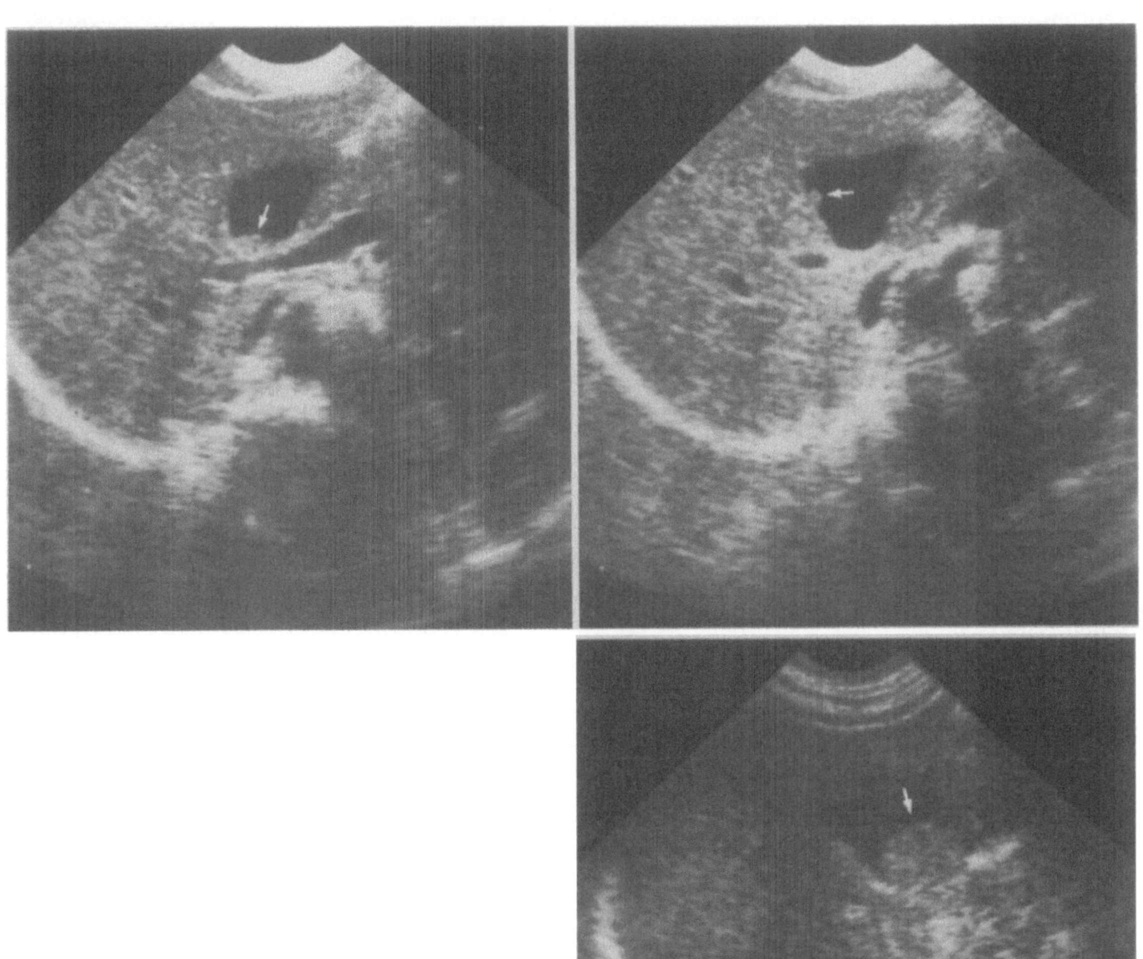

◄ **Abb. 17.18 a, b.** Fehldeutung als Gallenblasentumor. **a** Auf diesem Sagittalschnitt der Gallenblase fallen im Inneren einige Echos ohne Schallschatten auf (*Pfeil*). Es könnte sich hierbei um ein Gallenblasenpapillom handeln. **b** Bei der Kontrolluntersuchung einige Tage später sieht man ein normales Gallenblasenlumen. Derartige Bilder kommen gelegentlich bei partiell kontrahierten Gallenblasen vor

Abb. 17.19 a–c. Pseudotumoren. Beim ersten Patienten (**a, b**) ist auf dem Sagittalschnitt **a** und auf dem Transversalschnitt **b** eine endoluminale Vorwölbung (*Pfeil*) zu erkennen. Diese Vorwölbung ist bei Positionsänderungen des Patienten nicht absolut fixiert. Nach einem Kontraktionsversuch verschwindet sie. Es handelt sich also um eingedickte Galle. **c** Bei einem anderen Patienten zeigt diese endoluminale Struktur (*Pfeil*) ebenfalls positionsabhängige Änderungen. Es handelt sich um eine Anhäufung von Gallengrieß, der, nachdem er sich am Gallenblasenboden angesammelt hat, einen Schallschatten produziert sentumoren führen. Über das therapeutische Vorgehen nach sonographischem Nachweis multipler Papillome bei jungen Patienten besteht noch keine volle Übereinstimmung. Ohne Zweifel sollten aber lediglich Kontrollen durchgeführt werden. Die Therapie solitärer Tumoren oder multipler Tumoren bei älteren Patienten sollte sicherlich aktiver sein. Die Koexistenz gutartiger Papillome und maligner Tumoren wurde schon erwähnt.

Die kleinen Karzinome, die sich auf eine chronische Cholezystitis aufpfropfen, werden i. allg. sonographisch nicht erkannt und müssen chirurgisch oder pathologisch-histologisch diagnostiziert werden.

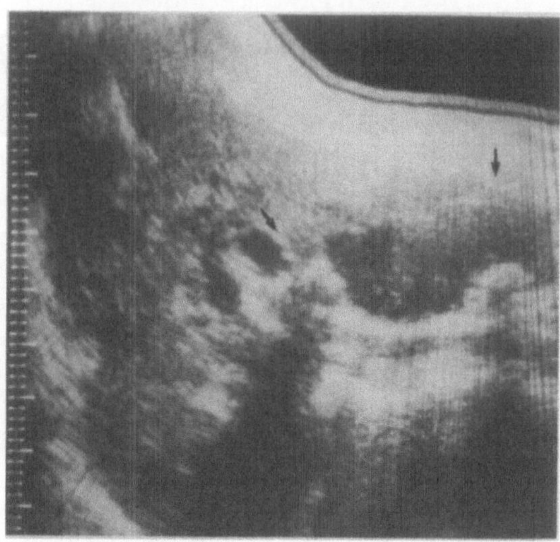

Abb. 17.20. Gallenblasenkarzinom. Dieser Longitudinalschnitt läßt eine Gallenblase mit einigen intraluminären Echos erkennen. Im Fundus und Infundibulum liegen Konkremente. Deutlich kommt auch ein Doppelflintenzeichen an der Leberpforte zur Darstellung, was ebenso wie die perihilären Reflexionen Hinweis auf eine Hilusinvasion ist (Bild: F. Zeltner)

Große Gallenblasentumoren

Sie begegnen uns unter zwei verschiedenen klinischen Aspekten:

1. Manchmal liegt eine palpable Raumforderung in der Lebergegend vor.
2. Meistens löst ein Ikterus die Turmorsuche aus.

Wenn die tumoröse Raumforderung nicht das ganze Gallenblasenlumen einnimmt, sind polypoide Formationen und eine Wandinfiltration zu sehen (Abb. 17.20 und 17.21). Aber i. allg. sind diese großen Tumoren lediglich als solide Raumforderung zu erkennen. Manchmal lassen sie sich von der Leber abgrenzen (Abb. 17.22 und 17.23). In anderen Fällen ist der Gallenblasentumor kaum von einem Lebermalignom zu differenzieren. Diese Schwierigkeiten erklären sich durch eine besonders tiefe Fossa vesicae felleae.

Die Infiltration der Leberpforte wird bei gleichzeitigem Ikterus an der Dilatation des Gallenwegskonfluens erkennbar, der sich ja an die Pfortadergabel anlehnt und mit dieser das Bild einer doppelläufigen Jagdflinte („Doppelflintenzeichen") abgibt (s. Kap. 26) (Abb. 17.20–17.22).

Tabelle 17.1 zeigt eine Zusammenstellung der für ein Malignom der Gallenblase typischen Merkmale.

Tabelle 17.1. Sonographische Kriterien der Gallenblasenmalignome

Polypoider intraluminärer Tumor
Solide Echostruktur des Lumens
Verdickte, infiltrierte Gallenblasenwand
Subhepatischer, heterogener Tumor mit Verkalkung und Schallschatten
Intrahepatisches Doppelflintenzeichen

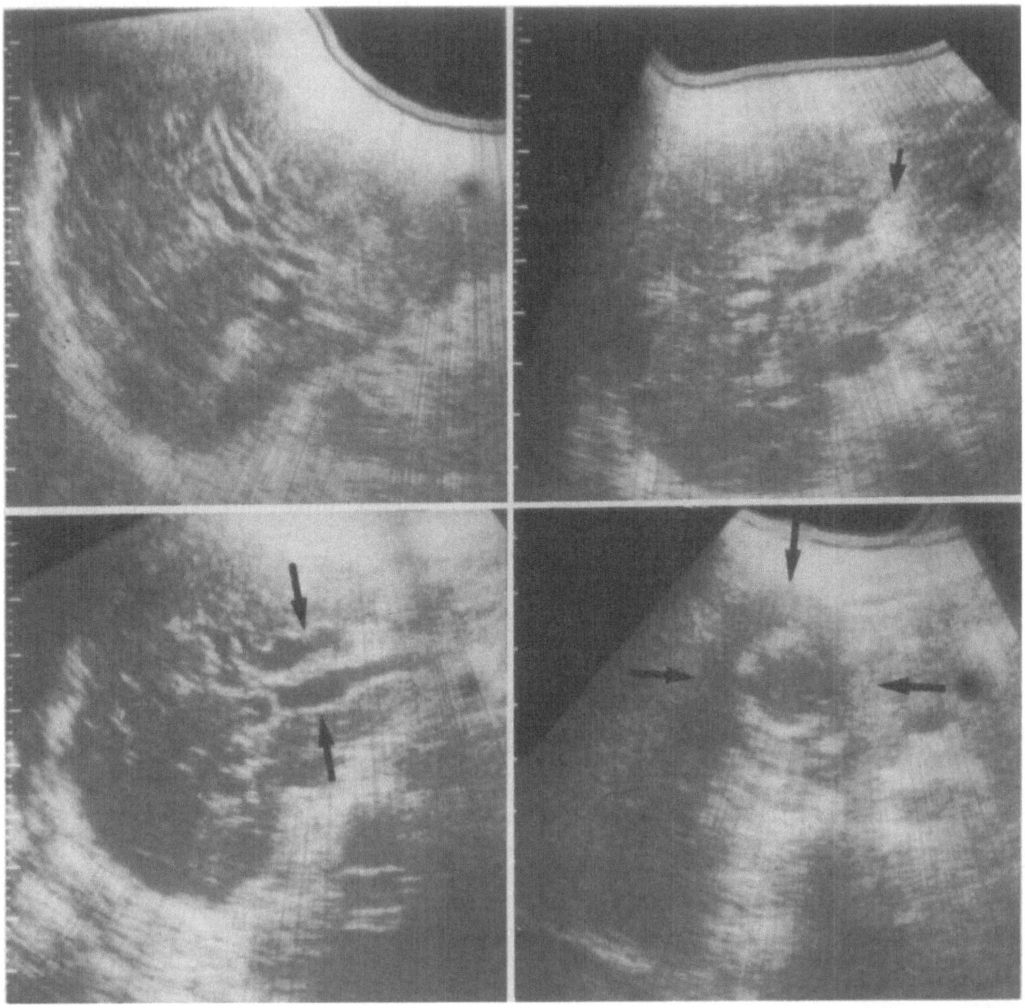

Abb. 17.21 a–d. Gallenblasenkarzinom. **a** Dieser Longitudinalschnitt der Leber bei einem ikterischen Patienten zeigt dilatierte intrahepatische Gallenwege sowie metastasenverdächtige noduläre Formationen. **b** Ein Transversalschnitt zeigt die dilatierten Gallenwege vor der Pfortadergabelung besonders deutlich (Hilusdoppelflintenzeichen). Man erkennt eine echoreiche Läsion in der Umgebung der Leberpforte (*Pfeil*). **c** Auf diesem Transversalschnitt kommt das intrahepatische Doppelflintenzeichen besonders deutlich zur Darstellung. **d** Der etwas weiter nach kaudal verschobene Transversalschnitt zeigt den mit Randverkalkungen einhergehenden Tumor (*Pfeile*)

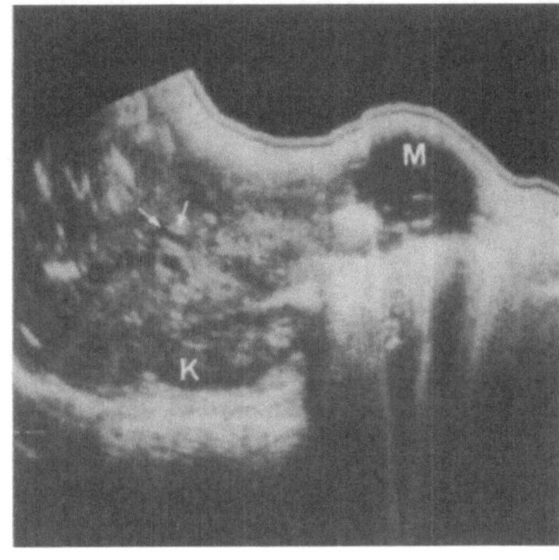

Abb. 17.22. Gallenblasenkarzinom. Auf diesem Longitudinalschnitt imponiert ein ausgedehnter semisolider Tumor (*M*), in dem einige, dichte Schallschatten werfende Strukturen eingelagert sind. Dieser Tumor muß sehr groß sein, wenn man ihn mit der ebenfalls dargestellten rechten Niere (*K*) vergleicht. Der Gallengang (*Pfeile*) ventral der Pfortadergabelung ist dilatiert (Doppelflintenzeichen). Das Echomuster der Leber ist ziemlich heterogen. Neben der Tumorinvasion ist es bereits zu einer Metastasierung gekommen

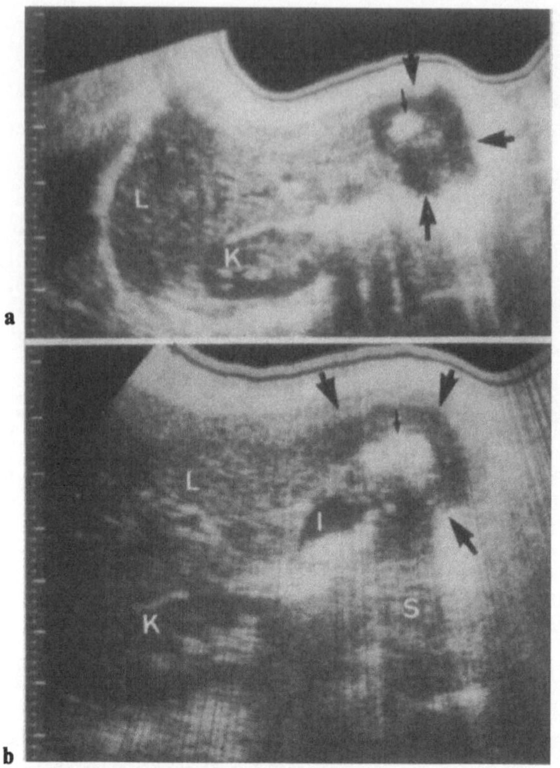

Abb. 17.23 a, b. Gallenblasenkarzinom. Auf diesen beiden Longitudinalschnitten fällt ein subhepatischer Tumor (*große Pfeile*) mit zentralen, Schallschatten werfenden Reflexionen (*S*) auf. Zu beachten ist das noch nicht befallene Infundibulum (*I*) (*L*: Leber; *K*: rechte Niere)

Differentialdiagnose

Die differentialdiagnostischen Überlegungen, die nach der Entdeckung eines papillomtypischen Bildes oder einer malignomverdächtigen endoluminalen Formation in den Vordergrund treten, wurden schon besprochen: Durch einen Kontraktionsversuch kann man eingedickte Galle als Ursache des Befundes ausschließen. Durch die Untersuchung im nüchternen Zustand vermeidet man die Fehldeutung einer partiell kontrahierten Gallenblase als endoluminalen Tumor. Kleine Peritonealmetastasen auf der Gallenblasenwand ragen nach extraluminal vor. Bei größeren Metastasen kann die Diagnose nur histologisch exakt gestellt werden.

Große Tumoren können durch eine subakute Cholezystitis vorgetäuscht werden, die ja zu einer erheblichen Wandverdickung führen kann. Die definitive Diagnose ist operativ zu stellen, manchmal auch erst histologisch. Das Problem der Gallenblasentumoren, die sich unter dem Aspekt marginaler Lebertumoren darstellen, wurde schon erwähnt. Wichtige diagnostische Elemente sind die intratumoralen Schallschatten und das Fehlen einer normalen Gallenblase.

Die Computertomographie trägt eher zur Bestimmung der lokalen Ausbreitung als zur Diagnose selbst bei. Wenn eine Operation geplant ist, kann man auf eine Punktion verzichten. Wenn dagegen bei einem Verschlußikterus eine palliative Drainage in Betracht gezogen wird, erweist sich die sonographisch geführte Punktion der Gallenwege als nützlich.

Vergrößerte Lymphknoten im Lig. hepatoduodenale sind aufgrund ihrer Beziehung zur Pfortader leicht zu erkennen. Wenn diese Lymphome sehr groß sind, kann man sie durch ihre subhepatische Lokalisation einen Moment lang für einen Gallenblasentumor halten (Abb. 17.24).

Einige Tumoren der rechten Kolonflexur können so ähnlich aussehen wie ein Gallenblasentumor (Abb. 17.25). Eine reife Echinokokkuszyste an der Leberpforte kann mit ihrem Schallschatten ebenfalls einen Gallenblasentumor vortäuschen. Nur die Darstellung der Gallenblase selbst läßt diesen Fehler vermeiden.

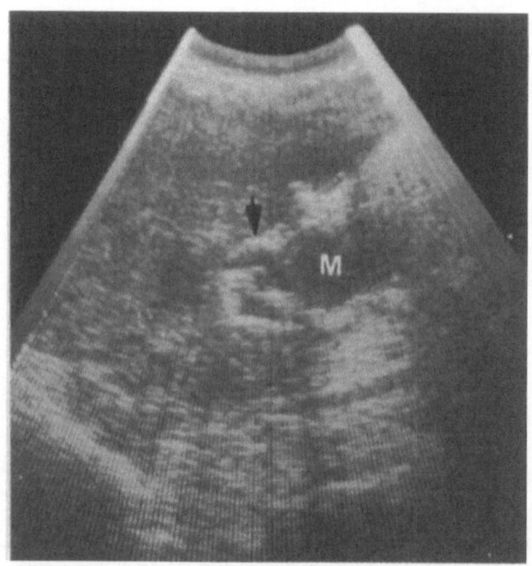

Abb. 17.24. Differentialdiagnose. Dieser Sagittalschnitt zeigt den dilatierten Ductus hepaticus (*Pfeil*) vor der Pfortader und der A. hepatica. Hier findet sich eine Raumforderung (*M*), die nicht der Gallenblase angehört. Es handelt sich um einen vergrößerten Lymphknoten im Lig. hepatoduodenale

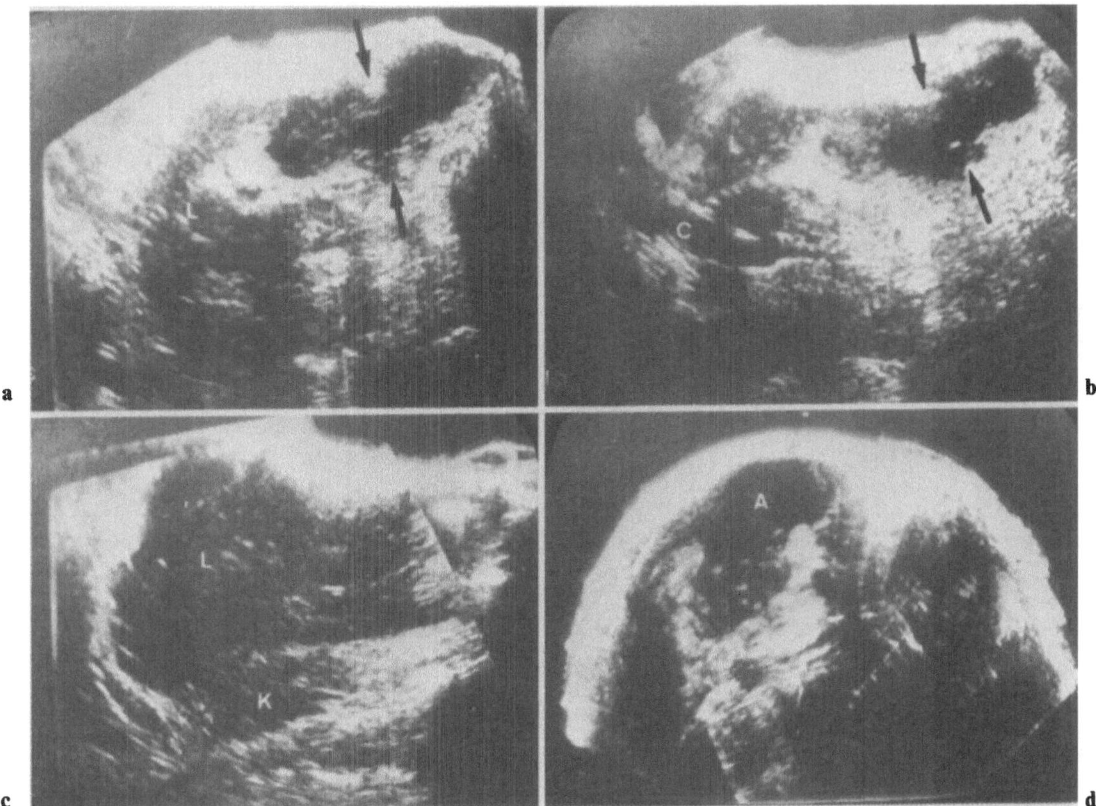

Abb. 17.25 a–d. Differentialdiagnose. Dieser Patient stellte sich mit einer subhepatischen Raumforderung vor. **a** Ein Sagittalschnitt des rechten Oberbauches zeigt einen länglichen, subhepatischen soliden Tumor (*Pfeile*). **b** Auf ein ähnliches Bild stößt man bei einem Parallelschnitt durch die V. cava (*C*) (*L*: Leber). **c** Bei einem noch weiter nach lateral verschobenen Parallelschnitt fällt das heterogene Echomuster in der deutlich vergrößerten Leber auf (*K*: rechte Niere). **d** Auf dem Transversalschnitt in Höhe des Nabels kommt außerdem Aszites (*A*) zur Darstellung. Dieser Tumor ist kein Gallenblasenkarzinom, sondern ein mit Lebermetastasen einhergehendes Karzinom im Colon ascendens

Tumoren der extrahepatischen Gallenwege

Meistens werden die Ampullome mit Pankreaskopftumoren verwechselt. Oft genug lassen sich jedoch einige in das erweiterte Choledochuslumen hineinragende Aussprossungen aufspüren (s. Abb. 26.50).

Die Tumoren des Ductus hepaticus sowie die des Konfluens wachsen in der Regel nur stenosierend. Diese Tumoren weisen i. allg. folgende Zeichen auf:

- fehlende Erweiterung des Ductus choledochus
- asymmetrische Erweiterung der intrahepatischen Gallenwege proximal der Stenose
- Tumorinfiltration der Leber in der Leberpfortenregion (WEILL 1980; DALLA PALMA et al. 1982) (s. Kap. 26)

Tumoren der intrahepatischen Gallenwege

Sie erscheinen nicht unter einem spezifischen Bild, sondern als gewöhnliche Lebertumoren (s. Kap. 9) und imponieren somit als infiltrierende, noduläre oder multinoduläre Formationen.

Ein wesentlich charakteristischeres Bild liefert einzig das zystische Cholangiokarzinom. In einem solchen Fall sieht man typische, einzelne oder multiple zystische Formationen (Abb. 9.10 und 9.11).

Das Meermuschelzeichen

Wir haben inzwischen eine ganze Anzahl von Schnittbildern der Lebergegend kennengelernt, die mit einem Schallschatten („Meermuschelzei-

Tabelle 17.2. Meermuschelzeichen in der Lebergegend

Aerobilie
Intestinale Luft
Gallenblasenkonkrement
Porzellangallenblase
Emphysematöse Cholezystitis
Verkalkte Echinokokkuszyste
Alveoläre Echinokokkose
Verkalkter Abszeß
Gallenblasenkarzinom bei Cholelithiasis
Verkalkter Tumor
Verkalkte Narben

chen") einhergehen können (verkalkte Echinokokkuszyste, Porzellangallenblase usw.) (Abb. 17.26). Als letzte Ursache bleibt noch die kalzifizierte Narbe hinzuzufügen (Abb. 17.27).

In Tabelle 17.2 haben wir die verschiedenen Deutungsmöglichkeiten des Meermuschelzeichens zusammengestellt.

Mit dem Meermuschelzeichen werden wir uns im dritten Teil des Kap. 29, das dem postoperativen Abdomen gewidmet ist, noch einmal beschäftigen.

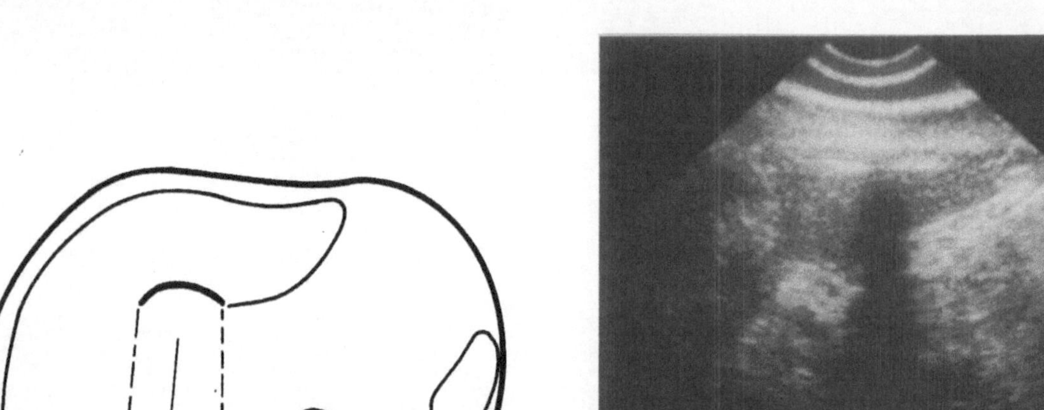

Abb. 17.26. Das Meermuschelzeichen

Abb. 17.27. Eine seltene Ursache für ein Meermuschelzeichen: Hier ist ein Transversalschnitt durch den Oberbauch eines gastrektomierten Patienten abgebildet. Der auffällige Schallschatten rührt von verkalktem Narbengewebe her

Literatur

Bass EM, Funston MR, Shaff MI (1977) Caroli's disease: An ultrasonic diagnosis. Br J Radiol 50:366–369

Berk RN, Van der Vegt, Lichtenstein JE (1983) The hyperplastic cholecystoses: Cholesterolosis and adenomyomatosis. Radiology 146:593–601

Blaquiere RM, Dewbury KC (1982) The ultrasound diagnosis of emphysematous cholecystitis. Br J Radiol 55:114–116

Bolondi L, Gandolfi L, Labo G (1979) Ultrasuoni in gastroenterologia. Piccin, Padua

Dalla Palma L, Rizzato G, Pozzi-Mucelli RS, Bazzochi M (1980) Grey scale ultrasound in the evaluation of carcinoma of the gallbladder. Br J Radiol 53:662–667

Dalla Palma L, Rizzato G, Bazzocchi M, Pozzi-Mucelli RS (1982) Grey-scale ultrasonography in the evaluation of primary carcinomas of the bile ducts. Eur J Radiol 2:135–138

Fakhry J (1982) Sonography of tumefactive biliary sludge. AJR 139:717–719

Forrest ME, Cho KJ, Shields JJ, Wicks JD, Silver TM, McCormick TL (1980) Biliary cystadenomas: Sonographic-angiographic-pathologic correlations. AJR 135:723–727

Gastli H, Oueslati M, Hassine W, Ben Khelifa H, Ghorbel A, Ayari H, Gharbi HA (1983) Ultrasonographie du cancer primitif de la vésicule biliaire. A propos de 44 cas vérifiés. JEMU 4:109–114

Gosink BB (1981) Intrahepatic gas: Differential diagnosis. AJR 137:763–767

Han BK, Babcock DS, Gelfand MH (1981) Choledochal cyst with bile duct dilatation. AJR 136:1075–1079

Hassani N (1976) Ultrasonography of the abdomen. Springer, Berlin Heidelberg New York

Holm HH, Kristensen JK, Rasmussen SN, Pedersen JF, Hancke S (1980) Abdominal ultrasound, 2nd edn. Munksgaard, Copenhagen

Lorenz R von, Beyer D, Junginger T, Arnold G (1982) Bildgebende Diagnostik fokaler Läsionen der Gallenblasenwand. Fortschr Röntgenstr 137:495–502

Marsh JL, Dahms B, Longmire WP (1974) Cystadenoma and cystadenocarcinoma of the biliary system. Arch Surg 109:41–43

Nachtegaele P, Afschrift M, Vandendriessche M, Van Rattinghe R, Voct D, Verdonk G (1982) Sonographic diagnosis of gas embolism in the portal vein. Gastrointest Radiol 7:375–377

Olken SM, Bledsoe R, Newmark H (1978) III: The ultrasonic diagnosis of primary carcinoma of the gallbladder. Radiology 129:481–482

Parulekar SG (1982) Sonographic findings in acute emphysematous cholecystitis. Radiology 145:117–119

Raghavendra BN, Subramanyam BR, Balthazar EJ, Horii SC, Megibow AJ, Hilton S (1983) Sonography of adenomyomatosis of the gallbladder: Radiologic-pathologic correlation. Radiology 146:747–752

Rice J, Sauerbrei EE, Semogas P, Cooperberg PL, Burhenne HJ (1981) Sonographic appearance of adenomyomatosis of the gallbladder. J Clin Ultrasound 9:336–337

Weill F (1977) Ultrasonographie digestive abdominale. Enycl Méd Chir Radiodiagnostic IV, fasc 33506 E 10:85

Weill F, Becker JC, Kraehenbuhl JR, Heriot G, Walter JP (1973) Atlas clinique de radiographie ultrasonore. Masson, Paris

Weill F, Eisenscher A, Zeltner F, Rohmer P, Bihr E, Sauget G (1979) Aspects ultrasonores des cancers de la vésicule biliaire. Ann Radiol 22:17–21

Yeh HC (1979) Ultrasonography and computed tomography of carcinoma of the gallbladder. Radiology 133:167–173

Yum HY, Fink AH (1980) Sonographic findings in primary carcinoma of the gallbladder. Radiology 134:693–696

Teil IV

Pankreas

Kapitel 18

Untersuchung des Pankreas

Die Untersuchung des Pankreas stellt eines der wichtigsten Kapitel in der sonographischen Abklärung gastroenterologischer Krankheiten dar. Die Sonographie war bis zur Entwicklung der Computertomographie und der Kernspintomographie die einzige Methode, mit der dieses tief gelegene Organ direkt sichtbar gemacht werden konnte. Sie ist weiterhin die einzige einfache, nicht beschwerliche und auch nicht strahlenbelastende Untersuchungsmethode geblieben.

Die heutige Qualität der sonographischen Abbildungen verleiht der Methode eine große Zuverlässigkeit für die Diagnostik der meisten Pankreaserkrankungen. Die Umrisse des Pankreas werden computertomographisch schärfer abgebildet. Aber nur die neueste Generation der Computertomographiegeräte kann mit der Sonographie bei der Analyse der Pankreasstruktur konkurrieren. Der Ductus Wirsungianus ist sonographisch leichter zu sehen. Im Verlauf des folgenden Kapitels werden wir die besonderen Vorteile jeder dieser Methoden bei bestimmten anatomischen Gegebenheiten und bei verschiedenen Pankreasläsionen erläutern.

Das technische Vorgehen bei der Ultraschalluntersuchung des Pankreas richtet sich nach den anatomischen Gegebenheiten, die wir im Detail im nächsten Abschnitt betrachten.

Anatomische Vorbemerkung

Lage

Das Pankreas liegt im großen und ganzen *horizontal,* nur der Pankreasschwanz aszendiert etwas nach links. Bei anderen Personen ist das Pankreas insgesamt schräg gelagert oder bogenförmig gekrümmt (Abb. 18.1). Das Organ liegt den großen retroperitonealen Gefäßen auf. Es befindet sich in der Hauptsache prävertebral und ist deshalb mit Ausnahme des Pankreasschwanzes von dorsal nicht zugänglich. Mit longitudinalen sowie mit mehr oder weniger schräg verlaufenden Transversalschnitten kann es aber von ventral her sonographisch gut erschlossen werden (Abb. 18.1 und 18.2).

Der Pankreasschwanz liegt in enger Nachbarschaft zur linken Niere. Mit longitudinalen und transversalen Schnitten kann dieser Teil transre-

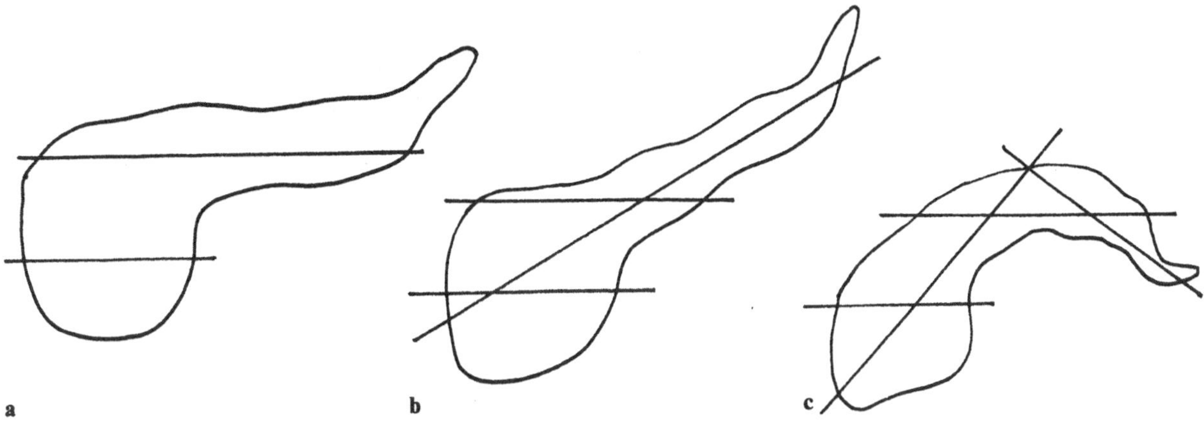

Abb. 18.1 a–c. Schematische Frontalansicht der verschiedenen Pankreastypen. **a** Horizontales Pankreas: Bei diesem Typ sind die verschiedenen Anteile des Pankreas auf einem Transversalschnitt am besten zu erkennen. **b** Schräg gelegenes Pankreas. **c** Croissantförmiges Pankreas. Zur Untersuchung dieses Typs sind verschiedene Schnittebenen und Einstellungen notwendig. Die in **a** vorgestellte Konfiguration ist wohl die häufigste (etwa 60%)

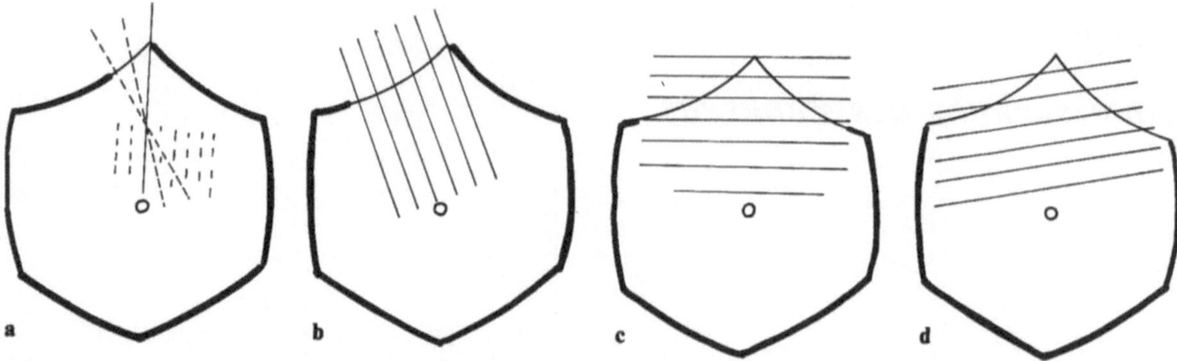

Abb. 18.2 a–d. Schnittebenen bei der Untersuchung des Pankreas von ventral. **a, b** Sagittale und schräge Schnittebenen zur Darstellung des Pankreas und der Gefäße der Leberpforte. **c, d** Transversale Schnittebenen

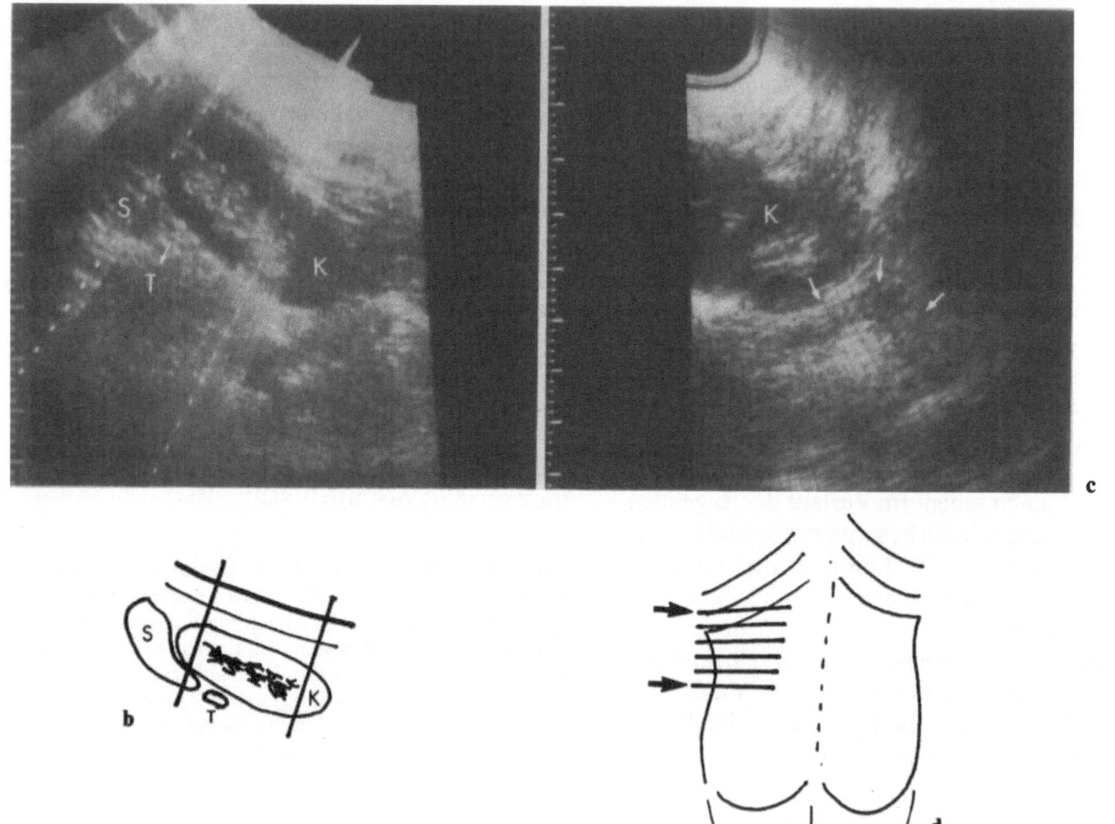

Abb. 18.3 a–d. a, b Schematische Darstellung und praktische Ausführung eines Sagittalschnittes von dorsal. Markiert ist das Niveau des Pankreasschwanzes (*T*). (*S*: Milz, *K*: linke Niere). **c, d** Schematische Darstellung und praktische Ausführung eines Transversalschnittes von dorsal. Dargestellt ist der Pankreasschwanz (*Pfeile*) und die linke Niere (*K*)

Abb. 18.5 a, b. Der Pankreasschwanz (*Pfeile*) auf einem linksseitigen Interkostalschnitt. Das Pankreasparenchym liegt dem Ursprung der Milzvene direkt an. Zu beachten ist auf **b** der Ductus Wirsungianus (*kleine schwarze Pfeile*)

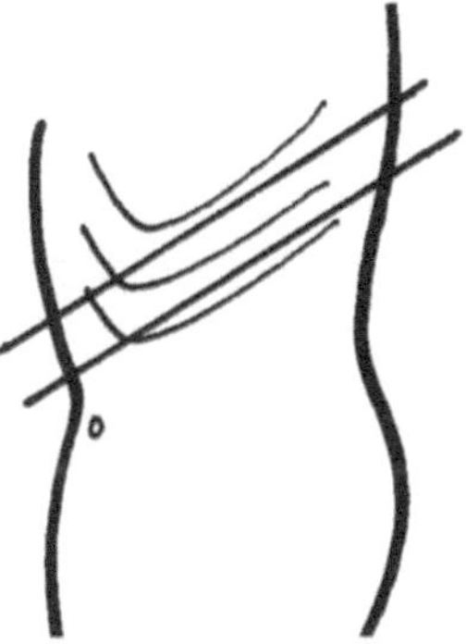

Abb. 18.4. Schema der linksseitigen Interkostalschnitte zur Darstellung des Pankreasschwanzes

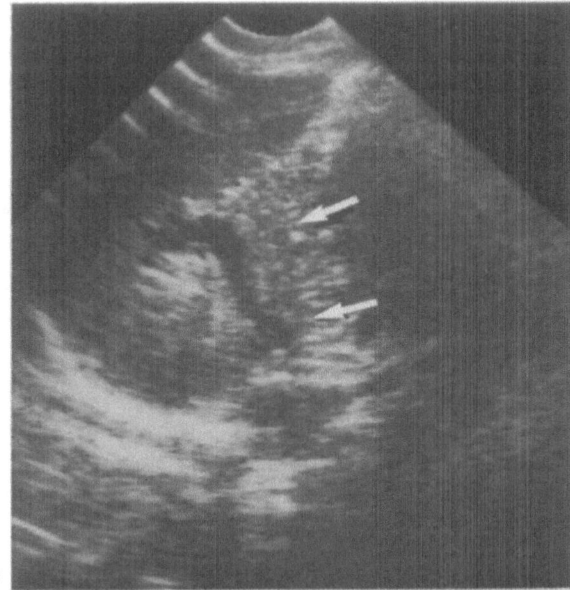

a

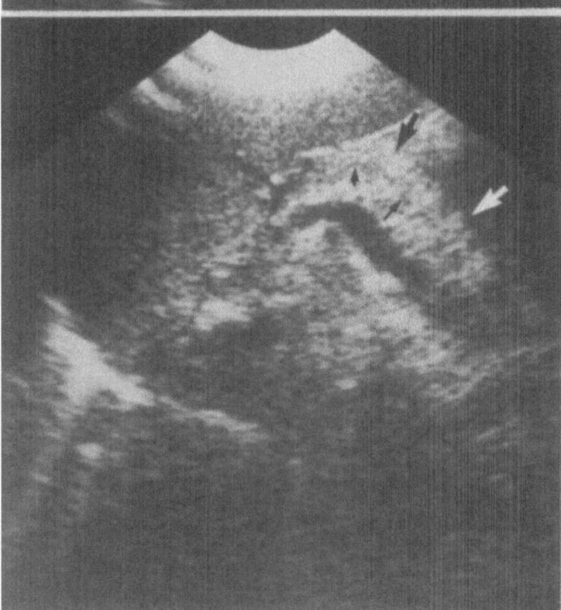

b

nal untersucht werden (Abb. 18.3). Der Pankreasschwanz liegt mehr oder weniger in der Nähe des Milzhilus. Er kann daher auch unter Verwendung eines interkostalen Schallfesters von links untersucht werden (Abb. 18.4 und 18.5).

Beziehungen zu den großen Gefäßen

Das Pankreas hat enge Beziehungen mit den großen Gefäßen, die bereits in Kap. 4 beschrieben wurden. Im einzelnen sind hier zu nennen die V. lienalis, die V. und A. mesenterica superior, der Ursprung der V. portae, die V. und A. renalis sinistra sowie Aorta und V. cava inferior. Diese Gefäßbeziehungen sind für die Mehrzahl der Einstellungen als Leitstrukturen von fundamentaler Wichtigkeit (Abb. 18.6). Sie sind in Kap. 19 beschrieben.

Beziehungen zu Magen und Darm

Direkten Kontakt mit der Bauchspeicheldrüse haben auch das Duodenum und der Magen. Auf die besonderen sonographischen Aspekte dieser beiden Organe werden wir in Kap. 25 zu sprechen kommen.

Um so wenig Luft wie möglich im Magen zu behalten, schlägt die Shammai-Schule vor, den Patienten viel trinken zu lassen und die intragastrale Flüssigkeit als Schallfenster zu benutzen.

Der Hillel-Schule zufolge sollte der Patient nüchtern sein. Das sei eine zwingende Voraussetzung, will man die fruchtlosen Diskussionen vermeiden, ob man eine Pankreasgeschwulst oder Sauerkraut (oder ein anderes wohlschmeckendes Gericht) im Magen vor sich hat.

Tatsächlich ergänzen sich die beiden Einstellungen, wenn auch einige Nuancen dabei zu beachten sind. Eher als vollkommene Nüchternheit, was für einige unserer Patienten ohnehin mühsam wäre, könnte man, besonders wenn die Untersuchung für den Nachmittag angesetzt ist, flüssige Kost verordnen. Gezuckerter Tee anstelle des Frühstücks und Mittagessens ist eine akzeptable Alternative. Wenn ein voller Magen vorteilhaft erscheint, so muß zumindest ½ l Flüssigkeit zugeführt werden, was wiederum nicht von allen Patienten akzeptiert wird – es sei denn, man rezeptiert von vornherein Anisschnaps (Bier ist wegen seines Gasgehaltes kontraindiziert).

Kossoff et al. (1978) befürworten die Verabreichung von Methylzellulose, die leicht echogen

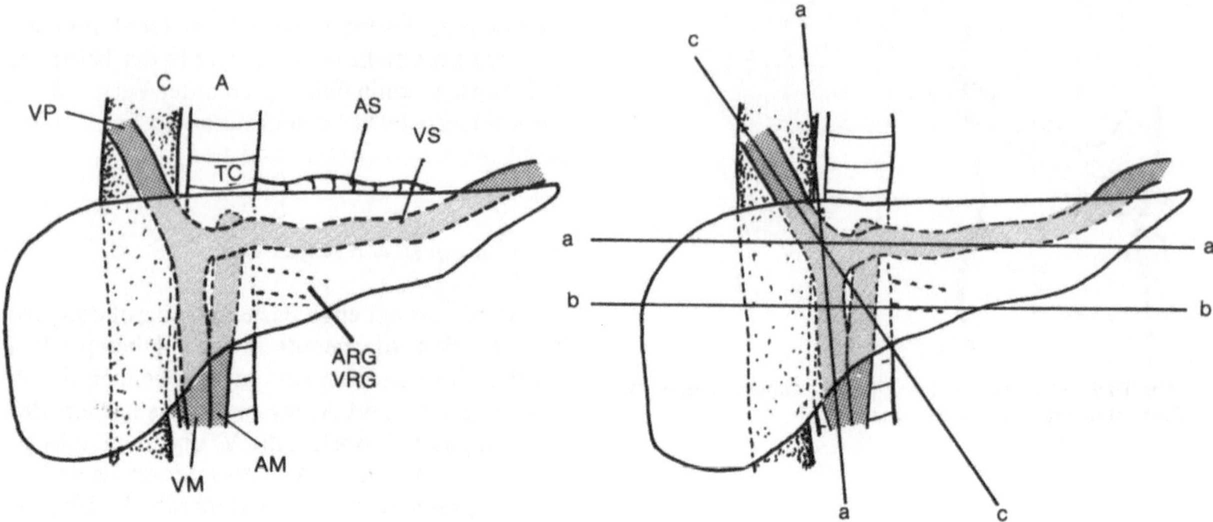

Abb. 18.6. Schematische Darstellung der vaskulären Begleitstrukturen des Pankreas (*links*) und Adaptierung der Schnittebene an die Längsachsen der Gefäße (*rechts*). Pfortadersystem: *VP*: Pfortader, *VS*: Milzvene, *VM*: V. mesenterica superior. Venen: *C*: V. cava, *VRG*: linke Nierenvene. Arterien: *A*: Aorta, *AS*: Milzarterie, *TC*: Truncus coeliacus, *ARG*: linke Nierenarterie, *AM*: A. mesenterica superior

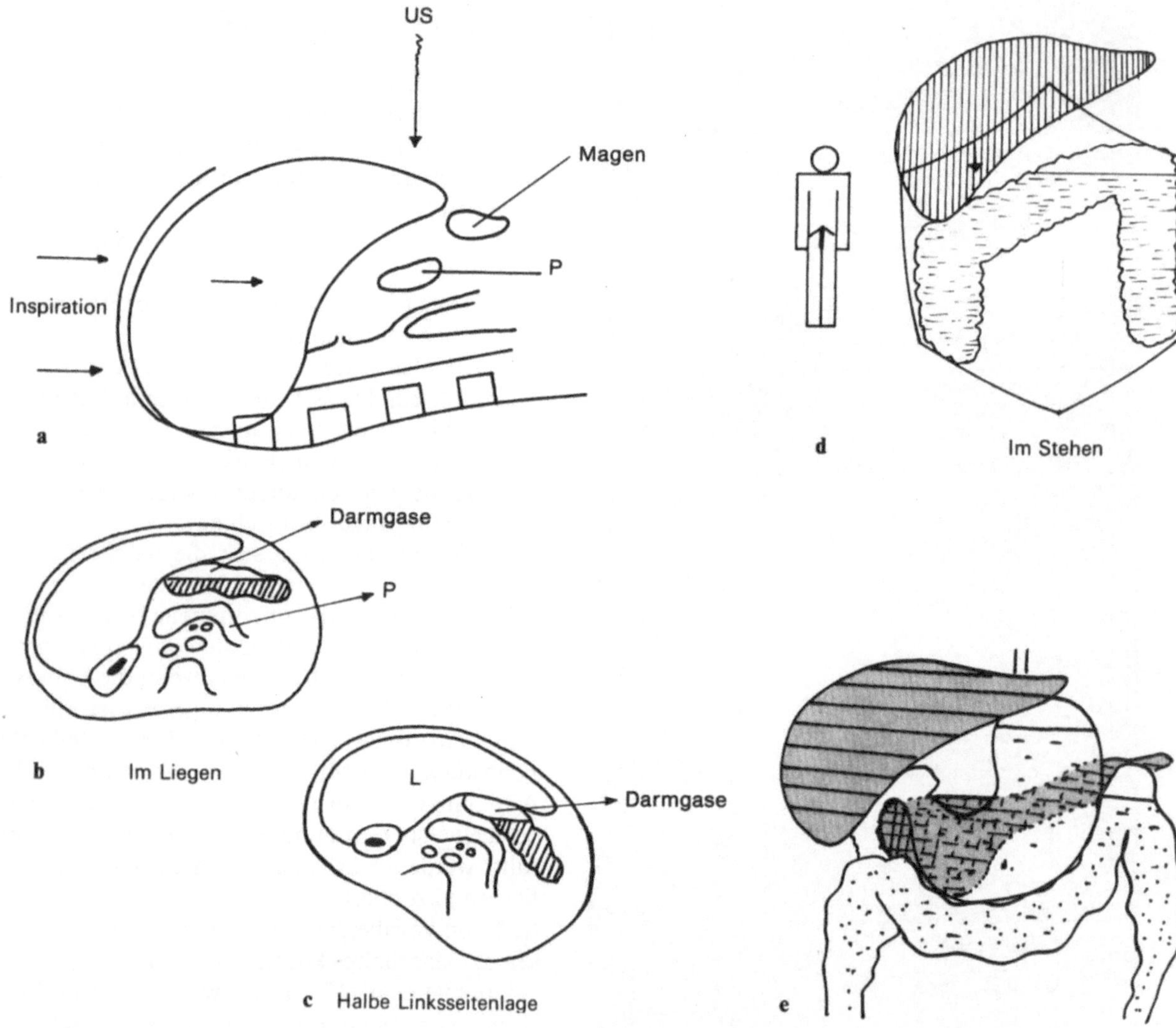

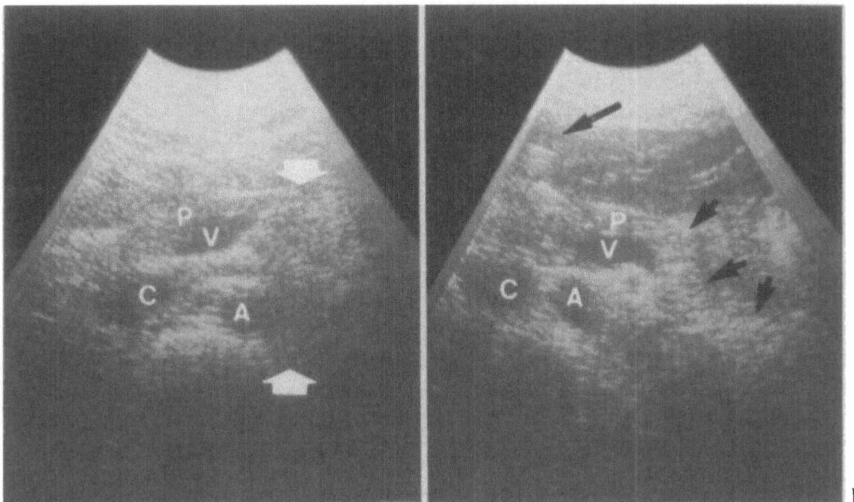

Abb. 18.8 a, b. Vorteil der Untersuchung im Stehen. **a** Dieser herkömmliche Real-time-Transversalschnitt zeigt ventral der V. portae (*V*) den Kopf und den Isthmus des Pankreas (*P*). Ein Schallschatten (*Pfeile*) überdeckt das Korpus-Kauda-Gebiet (*C*: V. cava, *A*: Aorta). Zu beachten ist die sich ebenfalls darstellende V. renalis sinistra sowie der rechte Zwerchfellschenkel. **b** Bei der Wiederholung der Untersuchung im Stehen ist der Schallschatten verschwunden. Das Korpus-Kauda-Gebiet kommt sehr schön zur Darstellung (*kleine Pfeile*). Der *große Pfeil* deutet auf das Lig. falciforme. Zu beachten ist die jetzt tiefer getretene Leber, die sich mit ihrem linken Lappen zwischen Abdominalwand und Pankreas geschoben hat

◄ **Abb. 18.7 a–e.** Verschiedene Kunstgriffe, um bessere sonographische Schnittbilder des Pankreas zu erhalten. **a** Untersuchung nach tiefer Inspiration und mit angehaltenem Atem: Die Leber wandert auf diese Weise nach kaudal und verdrängt eventuelle Darmgase. Der Ultraschallstrahl (*US*) kann so das Schallfenster der Leber ausnutzen, um das Pankreas (*P*) zu erreichen. **b** Im Liegen kann eine den Magen oder das Kolon ausfüllende Luftblase (*GB*) die sonographische Darstellung des Pankreas unmöglich machen. **c** Bringt man den Patienten dagegen in halbe Linksseitenlage, so wird die Luft zum Weiterwandern angeregt. Zu einem ähnlichen Ergebnis gelangt man bei halber Rechtsseitenlage. **d** Im Stehen fangen sich die Darmgase in den Kolonflexuren. Die durch ihr Eigengewicht tiefer tretende Leber erleichtert zusätzlich den Zugang zum Pankreas. Die Untersuchung im Stehen sollte systematisch verwendet werden, besonders im Real-time-Betrieb. **e** Die Flüssigkeitsfüllung des Magens: Der flüssigkeitsgefüllte Magen verdrängt das Kolon nach kaudal und nach links

und viskös ist und den Magen und das Duodenum nur langsam passiert. Die Patienten akzeptieren diese Vorbereitung allerdings meist nur, wenn ihre einzige Alternative Känguruhmilch ist. Eine durchaus machbare Alternative bietet eine durch ein Sieb passierte Gemüsesuppe (Eisenscher 1980).

Das Colon transversum hat zum Pankreas nur entfernte Beziehungen. Kolongase können sich jedoch sehr störend auf die Ausbreitung des Ultraschallstrahles auswirken. Diese Behinderung ist um so wirksamer, je hypoplastischer der linke Leberlappen ist. Man tut also gut daran, gewisse Hilfsmittel einzusetzen (Abb. 18.7). Als erstes sollte man den Patienten auffordern, tief einzuatmen; als nächstes kann man den Patienten in Linksseitenlage bringen, in der Hoffnung, daß die im Kolon befindliche Luft zur rechten Kolonflexur steigt. Schließlich hat man noch die sehr vorteilhafte Möglichkeit, den Patienten im Stehen zu untersuchen. Hierbei werden nicht nur die Luftblasen weitertransportiert, sondern es rückt auch der linke Leberlappen etwas nach kaudal. Bei uns ist dieses Vorgehen obligat geworden (Abb. 18.8).

Einstellungen und Schnittebenen

Die Anpassung der Schnittebene an die Längsachse des Pankreas, die Positionsänderungen und die ergänzende Untersuchung nach Füllung des Magens mit Flüssigkeit lassen sich im Real-time-Verfahren sehr rasch durchführen.

Die tiefe Inspiration ist hilfreich, da hierdurch der linke Leberlappen und das Kolon nach kaudal verschoben werden. Zudem dehnt sich nach tiefer Inspiration die untere Hohlvene etwas aus, wodurch sich die Identifizierung des vor dem Gefäß gelegenen Pankreaskopfes etwas erleichtert. Der Untersucher stellt zunächst am liegenden Pa-

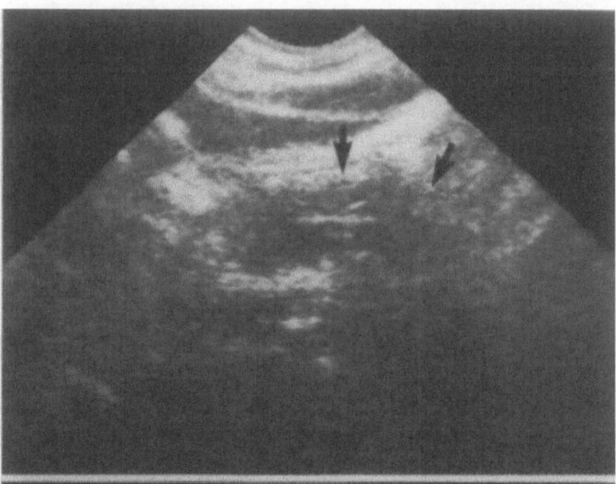

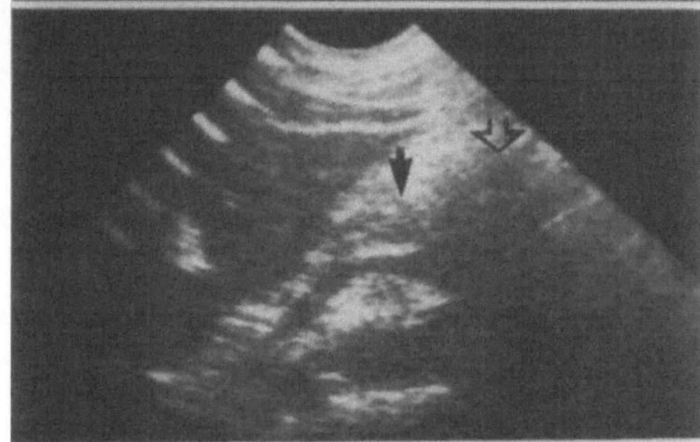

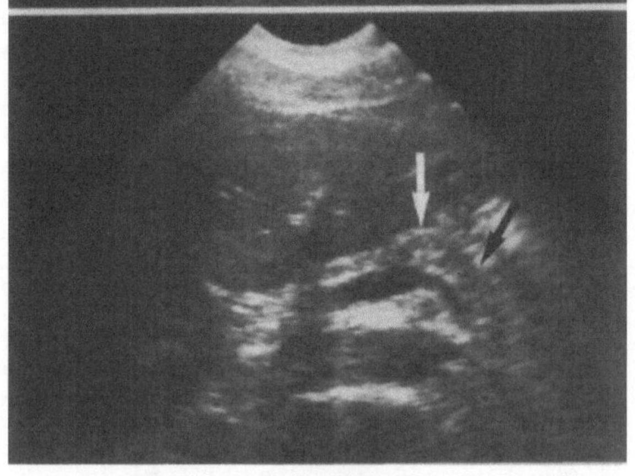

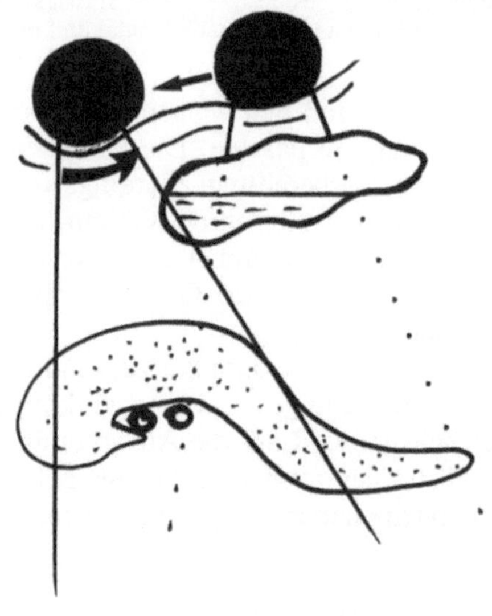

Abb. 18.9 a–d. Hilfsmittel zur Untersuchung des Pankreas. **a** Ein Transversalschnitt in Rückenlage zeigt den Isthmus und das Korpus des Pankreas (*Pfeile*) wegen vorhandener Darmgase nur schlecht. **b** Untersuchung im Stehen. Der Isthmus ist besser erkennbar (*Pfeil*). Das Pankreaskorpus wird noch immer durch intestinales Gas überdeckt (*offener Pfeil*). **c** Untersuchung im Stehen. Der Schallkopf ist schräg aufgesetzt. Der Schallstrahl verläuft neben der Gasblase, so daß das Pankreaskorpus zufriedenstellend abgebildet wird. **d** Schema der Schnittebenen und Schallkopfbewegungen

tienten auf Longitudinalschnitten die Aorta, die V. cava inferior und die V. mesenterica superior dar (Abb. 18.2). Danach wird die Richtung des Schallstrahles leicht verändert, so daß die Portomesenterialachse longitudinal getroffen wird. Dann fährt man den Oberbauch longitudinal von rechts nach links und von links nach rechts ab, so daß man sich von den Gegebenheiten einen dreidimensionalen Eindruck verschaffen kann. Schließlich geht man zu Horizontalschnitten über, indem man wie bei der Leberuntersuchung den Oberbauch vom Processus xiphoideus bis zum Nabel und wieder zurück darstellt. All diese Schnitte werden in Linksseitenlage wiederholt.

Diese zahlreichen, ineinander übergehenden Schnittebenen vermitteln eine ausgezeichnete Vorstellung vom Pankreas, seiner Beziehung zu den umliegenden Gefäßen und von seinem Gangsystem. Die genaue Lage (horizontal oder leicht schräg verlaufend, meist jedoch horizontal) wird deutlich. Wie schon bemerkt, kann die Korpus-Kauda-Region von Darmgasen überlagert sein (Abb. 18.8 a), so daß man den Patienten auch im Stehen untersuchen muß. In aufrechter Position werden transversale oder schräg verlaufende Schnittbilder angefertigt, die das gesamte Pankreas umfassen (Abb. 18.8 b). Immer noch störende Darmgase können durch leichte Massage des Epigastriums mit dem Transducer zum Weiterwandern veranlaßt werden.

Auch die Orientierung des Schallkopfes mehr nach links kann für die Abbildung des Pankreas nützlich sein (Abb. 18.9).

Wenn auch das nicht zum Erfolg führt, kann man den Magen mit Flüssigkeit anfüllen, um ein „gastrales Schallfenster" zum Pankreas zu schaffen. Diese Flüssigkeitsauffüllung des Magens muß sehr ausgiebig sein (Abb. 18.10–18.12). Hier einige technische Details dieser Technik des „gastralen Schallfensters":

- Die Flüssigkeit muß leicht schallabschwächend sein. Wenn die Schallabschwächung zu

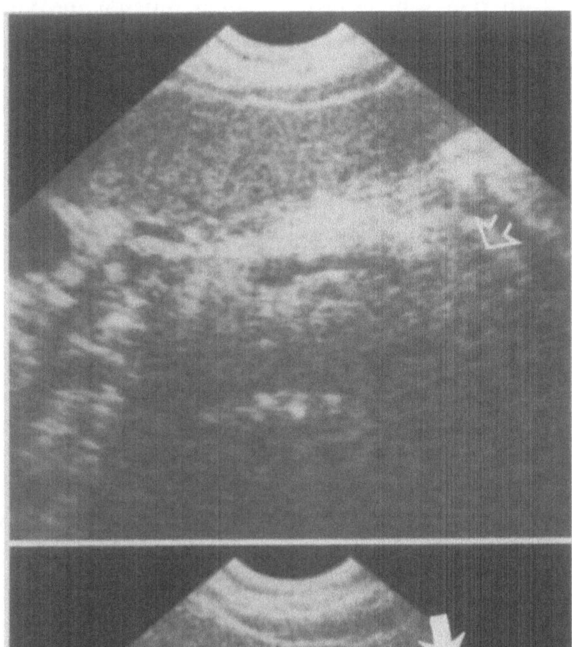

a

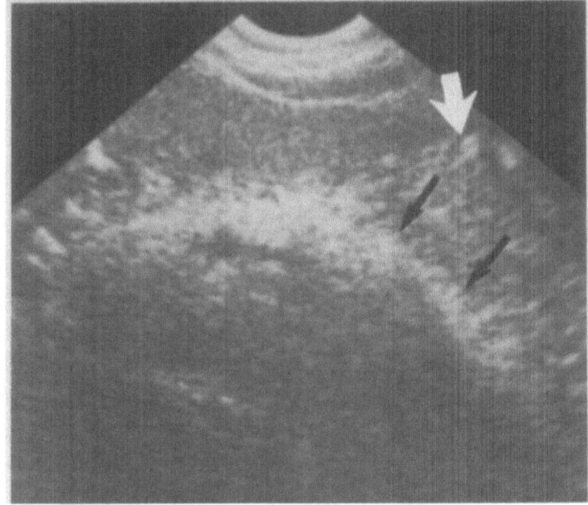

b

Abb. 18.10 a, b. Flüssigkeitsfüllung des Magens. **a** Intestinales Gas verdeckt das Pankreaskorpus (*offener Pfeil*). **b** Der flüssigkeitsgefüllte Magen bildet ein akustisches Fenster (*weißer Pfeil*). Das Pankreaskorpus ist zu erkennen, v. a. in Rechtsseitenlage. Die verwendete Flüssigkeit (Gemüsesuppe) ist leicht echogen

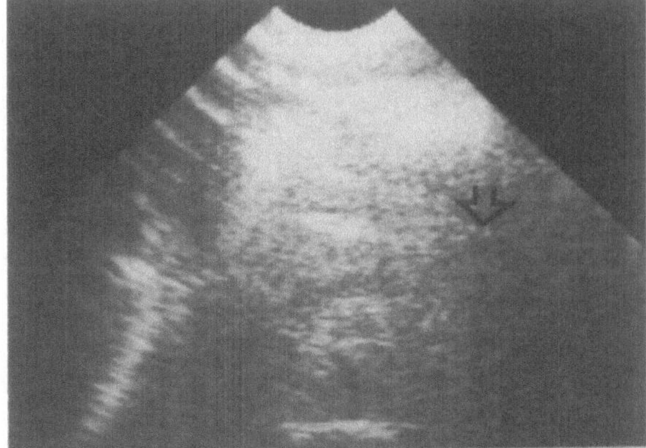

a

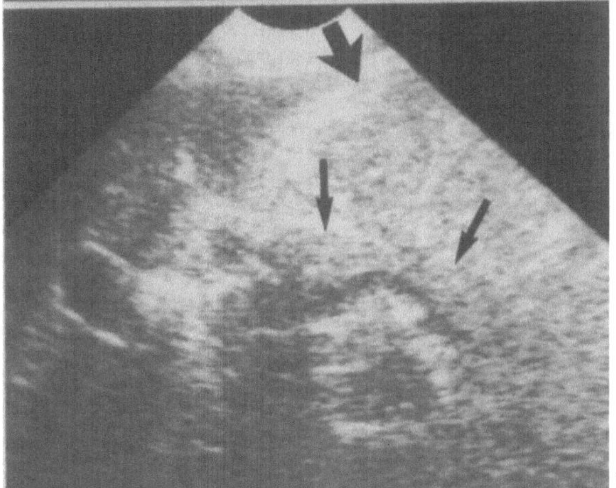

b

Abb. 18.11 a, b. Flüssigkeitsfüllung des Magens. **a** Auf einem Transversalschnitt ist das Pankreaskorpus schlecht zu erkennen (*offener Pfeil*). **b** Flüssigkeitsgefüllter Magen (*großer Pfeil*): Das Pankreaskorpus ist jetzt deutlich zu sehen (*Pfeile*). Die intragastrale Flüssigkeit ist in diesem Fall zu echogen, weil sie nur ungenügend verdünnt wurde. Im Real-time-Verfahren ist die Grenze zwischen dem Pankreas und dem flüssigkeitsgefüllten Magen durch die mobilen Echos in der Flüssigkeit leicht zu erkennen

groß ist, nimmt die Flüssigkeit ein pseudosolides Aussehen an. Ist die Schallabschwächung dagegen zu gering, riskiert man, durch die relative retrogastrale Schallverstärkung Befunde im Pankreas zu übersehen. Wie schon gesagt, hat eine passierte Gemüsesuppe ausgezeichnete Schalleigenschaften. Gelegentlich wird auch Orangensaft verwendet. Kein schlechtes Mittel ist schließlich Leitungswasser.

● Einige Patienten schlucken während der Magenfüllung sehr viel Luft. Für die Untersuchung muß man dann einige Minuten abwarten, damit die Flüssigkeit und die Luft sich wieder völlig entmischen.

● Die echogene, intragastrale Flüssigkeit unterscheidet sich sonographisch vom echogenen Pankreasgewebe dadurch, daß im Real-time-Verfahren peristaltische Bewegungen und mobile Echos zu erkennen sind.

Wenn der Magen gefüllt ist, wird die Untersuchung in fünf aufeinander folgenden Positionen durchgeführt.

- sitzend
- stehend
- Rückenlage
- Rechtsseitenlage
- Linksseitenlage.

a

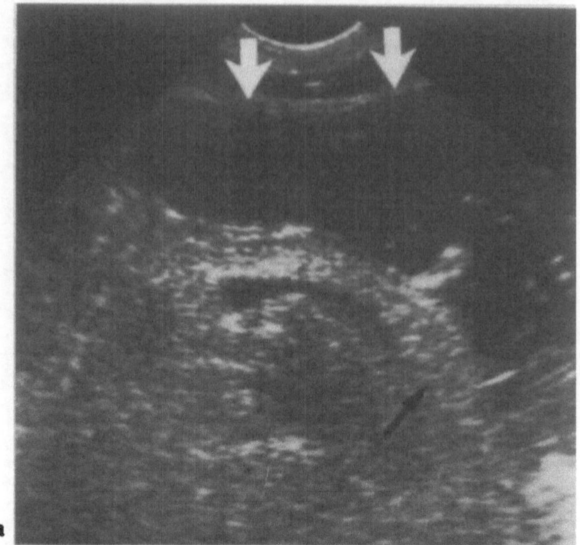

b

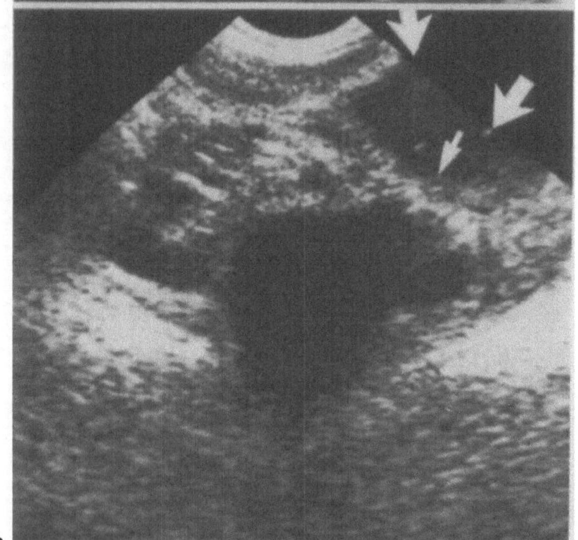

Abb. 18.12 a, b. Flüssigkeitsfüllung des Magens. In diesem Fall wurde Wasser verwendet. Unmittelbar nach der Flüssigkeitsaufnahme ist der Mageninhalt durch zahlreiche Gasblasen sehr echogen. Später erscheint die Flüssigkeit im Magen sonotransparent, so daß eine dorsale Schallverstärkung auftreten kann. In diesem Fall sind Pankreaskorpus- und -schwanz (*Pfeile*) deutlich dorsal des mit Flüssigkeit angefüllten Magens (*große Pfeile*) zu erkennen

In den schwierigsten Fällen müssen die verschiedenen Positionsänderungen mehrfach durchgeführt werden. Wenn man die Untersuchung mit dieser dynamischen Technik ausführt, kann man bei 99% der Patienten (adipöse Individuen inbegriffen) zufriedenstellende Abbildungen des Pankreas erreichen.

Trotz all dieser Schnittebenen und Positionsänderungen ist die Untersuchung noch nicht vollständig: Noch fehlt das interkostale Schallfenster links, das bei uns die Untersuchung von dorsal völlig verdrängt hat. Man kann damit den Pankreasschwanz beurteilen. Die Untersuchung von interkostal wird am besten in aufrechter Position ausgeführt.

Trotz der Vielfalt von Schnittebenen, Positionsänderungen und Hilfsmitteln dauert die in die Exploration des gesamten Oberbauches eingebettete Untersuchung des Pankreas nur wenige Minuten.

Endoskopische und intraoperative Sonographie

Diese beiden Methoden werden nur der Vollständigkeit halber kurz erwähnt:

Die *endoskopische Sonographie* verwendet einen kleinen Sektor- oder Multi-array-Schallkopf, der am Ende eines Endoskops angebracht ist. Der Schallstrahl hängt von der Richtung der Optik ab. Das Verfahren ist nicht leicht zu beherrschen, aber mit einiger Erfahrung sind systematische Untersuchungen möglich.

Die *intraoperative Sonographie* (SIGEL) wird v.a. zur Lokalisationsdiagnostik kleiner Apudome verwendet. Notwendig ist dafür ein sehr kleiner, zylindrischer Transducer, der mit einem axialen, sektorförmigen Schallstrahl arbeitet. Auch mit Multi-array-Geräten erreicht man gute Abbildungen (Abb. 18.13).

Da bei diesen beiden Methoden der Schallkopf dem Pankreas direkt oder fast direkt anliegt, sind höhere Schallfrequenzen (5–7 MHz) erforderlich.

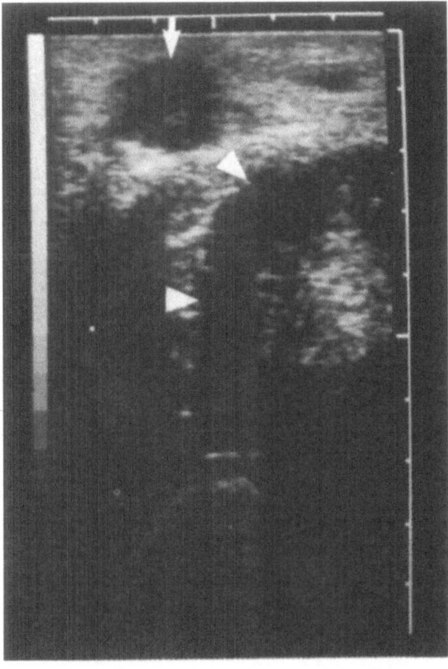

Abb. 18.13. Apudom (*Pfeil*). Die intraoperative Sonographie zeigt kaudal der linken Niere (*Pfeilspitzen*) einen kleinen Tumor (*Pfeil*) von 18 mm (5 MHz) (Bild: Rohmer)

Literatur

Barnett E, Morley P (1974) Abdominal echography. Butterworth, Borough Green

Eisenscher A (1980) Un liquide pour le remplissage gastrique en échographie: Le potage. Nouv Presse Méd 9:30

Goldberg BB, Kotler MN, Ziskin MC, Waxham RD (1975) Diagnosis uses of ultrasound. Grune & Stratton, New York

Hancke S, Holm HH, Koch F (1975) Ultrasonically guided fine needle biopsy of the pancreas. Surg Gynecol Obstet 140:361–364

Hassani N (1976) Ultrasonography of the abdomen. Springer, Berlin Heidelberg New York

Holm HH, Kristensen JK, Rasmussen SN, Pedersen JF, Hancke S (1980) Abdominal ultrasound, 2nd edn. Munksgaard, Copenhagen

Kossoff G, Warren P, Garrett W (1978) The examination of upper abdomen through the liquid filled stomach (Abstracts 17–18). 3rd European Congress of Ultrasonics in Medicine, Bologna, Italy, Oct 1–5, 1978

Leopold GR, Asher WM (1975) Fundamentals of abdominal and pelvic ultrasonography. Saunders, Philadelphia

Lutz MT, Lux G, Heyder N, Borburgh J (1982) Transgastric echography in pancreatic diseases. Ultrasound Med Biol [Suppl 1] 8:118

Makuuchi M, Bandai Y, Ito T, Watanabe G, Wada T, Abe H, Muroi T (1980) Ultrasonically guided percutaneous transhepatic bile drainage. Radiology 136:165–169

Ohto M, Karasaw E, Tsuchiya Y, Kimura K, Saisho H, Ono T, Okuda K (1980) Ultrasonically guided percutaneous contrast medium injection and aspiration biopsy using a real time puncture transducer. Radiology 136:177–180

Pietri H, Rosello R, Aimino B, Serafino X (1976) Diagnosis des petites tumeurs de la queue du pancréas. J Radiol 57:610

Sigel B (1982) Operative ultrasonography. Lea & Febiger, Philadelphia

Smith EH, Bartrum RJR, Chang YC (1974) Ultrasonically guided percutaneous aspiration biopsy of the pancreas. Radiology 112:737–738

Walls WJ, Gonzalez G, Martin NL, Templeton AW (1975) B-scan ultrasound evaluation of the pancreas. Advantages and accuracy compared to other diagnostic techniques. Radiology 114:127–134

Weill F, Becker JC, Kraehenbuhl JR, Heriot G, Walter JP (1973) Atlas clinique de radiographie ultrasonore. Masson, Paris

Weill F, Schraub A, Eisenscher A, Bourgoin A (1977) Ultrasonography of the normal pancreas. Radiology 123:417–423

Kapitel 19

Echoanatomie des Pankreas

Lage

Das Pankreas liegt im anterioren pararenalen Raum, der lateral das retroperitoneal gelegene Colon ascendens und das Colon descendens enthält (MEYERS 1977). Von den großen Gefäßen ist es durch den vorderen Anteil der perirenalen Faszie (Zuckerkandl Faszie) separiert. Diese Faszie trennt den vorderen pararenalen Raum (und damit das Pankreas) vom perirenalen Raum (Abb. 19.1 und 19.2). Ganz kurz wollen wir noch einmal die Gefäße der Pankreasregion betrachten: Die Milzgefäße und die kranialen Abschnitte der Mesenterialgefäße liegen zusammen mit dem Pankreas im vorderen pararenalen Raum. Die Gefäße der Niere befinden sich im perirenalen Raum.

Der vordere pararenale Raum hat eine besondere Beziehung zur intraperitoneal gelegenen Milz durch den Pankreasschwanz und die Milzgefäße. Eine besondere Beziehung besteht auch zur Leber über das Lig. hepatoduodenale und die dorsale, nicht peritonealisierte Leberoberfläche.

Dorsal des perirenalen Raumes liegt der hintere pararenale Raum (Abb. 19.1 und 19.2), durch den pathologische Flüssigkeitsansammlungen die Zwerchfellöffnungen der Aorta, der V. cava und des Ösophagus erreichen können. Das Pankreas steht über den hinteren pararenalen Raum mit dem supradiaphragmalen Raum in Verbindung.

Auf diese Verhältnisse kommen wir zurück bei der Besprechung der Ausbreitung pankreatogener Flüssigkeit (s. Kap. 20 und 21).

Anatomische Leitstrukturen

Die anatomischen Wegweiser, die uns bei der sonographischen Exploration des Pankreas helfen, sind die oben besprochenen Gefäßstrukturen. Hierbei handelt es sich zunächst um die V. lienalis (Abb. 19.3 a, b), deren Beziehung zum Pankreas wir weiter unten im einzelnen erörtern wollen, sodann um die V. und A. mesenterica superior, die vor dem Processus uncinatus, aber hinter dem Pankreasisthmus entlang ziehen (Abb. 19.3 und 19.4). Die V. mesenterica hat einen leicht schrägen Verlauf und bildet zusammen mit der V. lienalis den Stamm den Pfortader. Der Zusammenfluß dieser beiden Venen liegt hinter der Bauchspeicheldrüse: Der Chirurg muß den Pankreaskopf zur Seite klappen, um an dieses Venensegment heranzukommen. Auf Ultraschallschnitten sieht man deutlich die tiefe Rinne, die an der Rückseite des Pankreaskopfes den Ursprung der Pfortader umfaßt (Abb. 19.5).

Die Aorta und insbesondere auch die V. cava inferior sind weitere wichtige Orientierungshilfen bei der Pankreasuntersuchung.

Obere Mesenterialgefäße

Sagittalschnitte der Portomesenterialachse zeigen den Pankreasisthmus unmittelbar ventral dieser Venen (Abb. 19.4), die einen seit vielen Jahren bewährten Orientierungspunkt darstellen (WEILL et al. 1974). Kaudal der Milzvene gelegte Transversalschnitte lassen unmittelbar hinter dem Pankreasisthmus das Bild eines „Binokels" erkennen, das den beiden nebeneinander liegenden Gefäßen, A. und V. mesenterica superior, entspricht (Abb. 19.3 d). Im Transversalschnitt unterscheidet sich die A. mesenterica superior durch die Dicke der Gefäßwand und durch einige intraluminale Echos von der Begleitvene. Liegen die beiden Gefäße nahe zusammen und sind sie parallel nebeneinander angeordnet, so ist ihr Bild recht typisch. Rückt die V. mesenterica zum Konfluens mit der Milzvene von ihrer begleitenden Arterie nach kranial-rechts ab, so wird ihr transversales Schnittbild mehr oval. Das Binokelzeichen erscheint dann etwas verzerrt (Abb. 19.6 a). Noch weiter kranial gelegene Schnitte bringen den Kon-

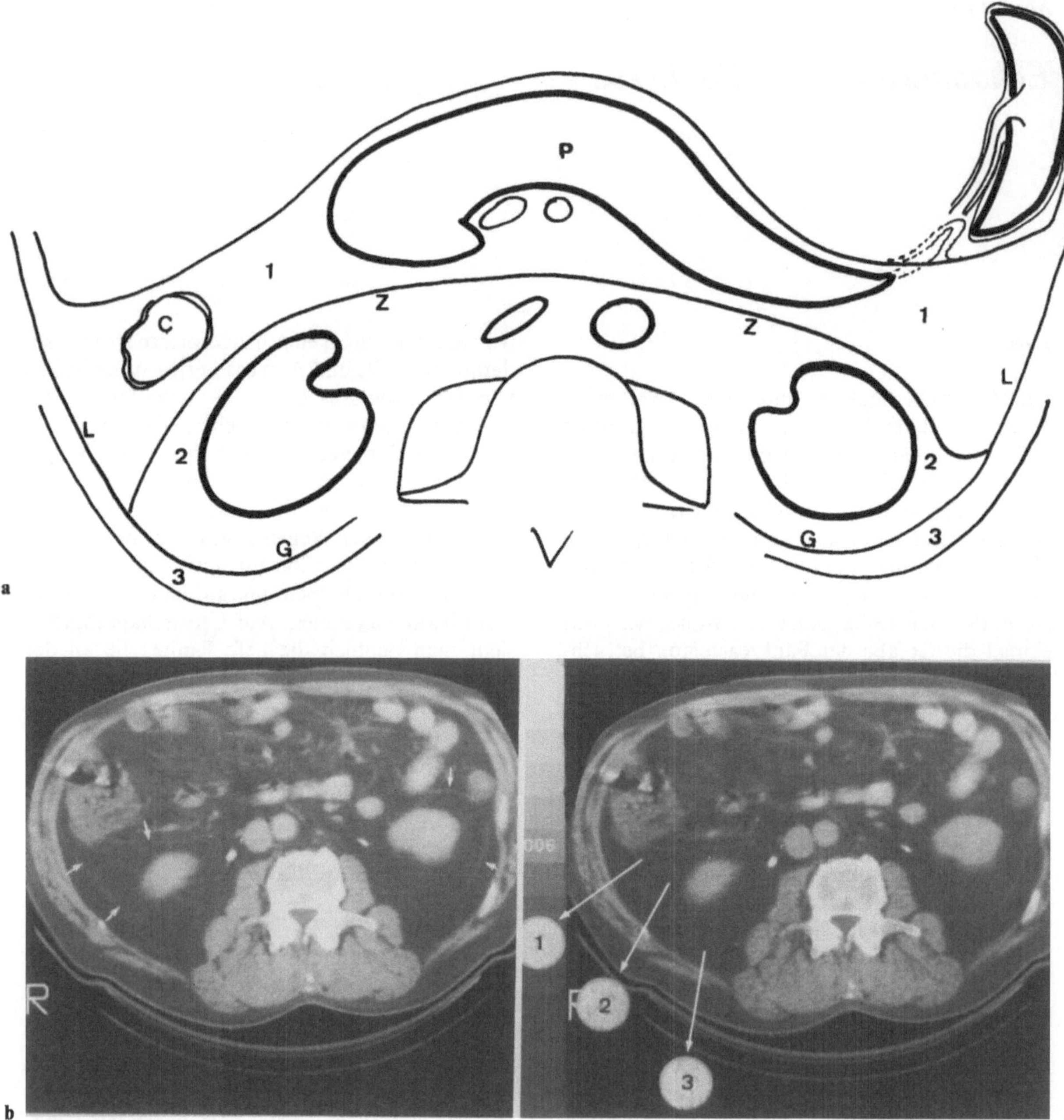

fluens von Milzvene und Mesenterialvene zur Darstellung (Abb. 19.6 b). Damit sind wir bei der V. lienalis.

Oft genug gelingt es, den Processus uncinatus dorsal der V. mesenterica darzustellen (Abb. 19.7).

Abb. 19.1 a–c. Die retroperitonealen Kompartimente. **a** Schema nach Morton Meyers. *C*: Colon ascendens, Pankreas (*P*) im vorderen pararenalen Kompartiment (*1*). Der Pankreasschwanz erstreckt sich zum Milzhilus und grenzt an das Peritoneum. Der vordere pararenale Raum wird ventral durch das dorsale Peritoneum begrenzt, lateral durch eine Faszie (*L*) und dorsal von der perirenalen Faszie (*Z*: Zuckerkandl Faszie). Die perirenale Faszie begrenzt das perirenale Kompartiment (*2*). Schließlich ist hinter der perirenalen Faszie (*G*: Gerota Faszie) der posteriore pararenale Raum (*3*) zu erkennen. **b, c** Computertomographische Darstellung der perirenalen Faszie (*Pfeile*). Vorderes pararenales Kompartiment (*1*), perirenales Kompartiment (*2*) und hinteres pararenales Kompartiment (*3*)

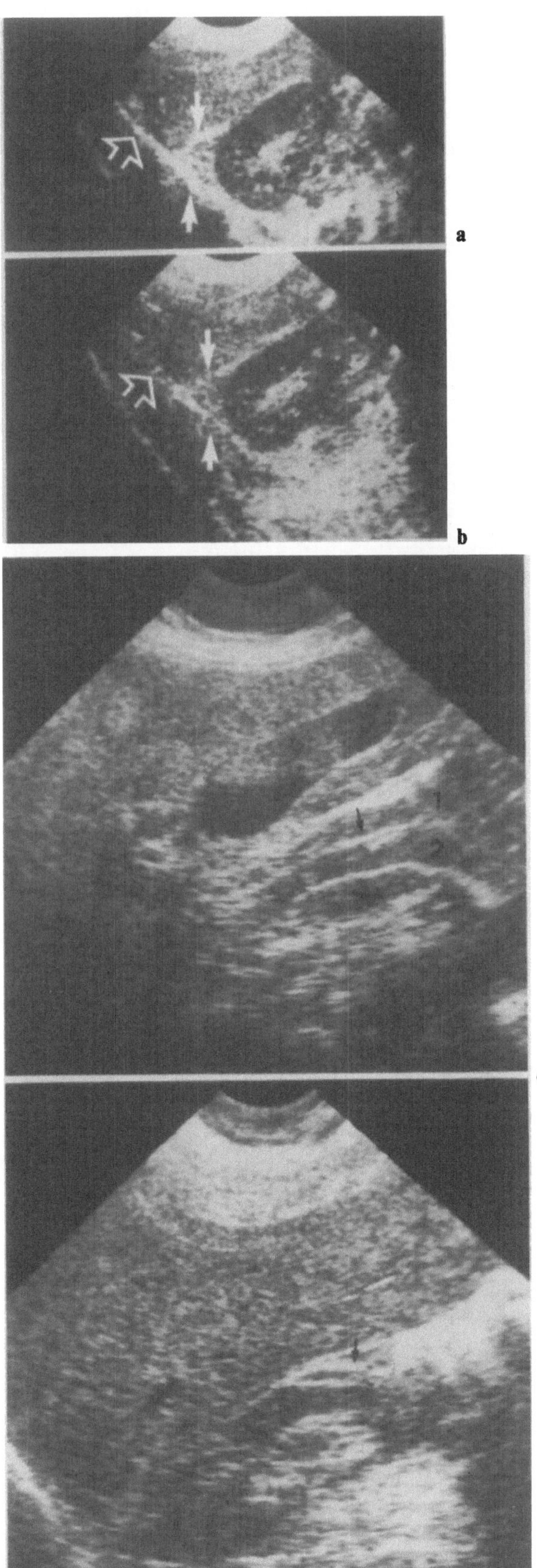

Abb. 19.2 a–d. Sonographische Darstellung der Faszien und der retroperitonealen Kompartimente. **a, b** Parallele Transversalschnitte der rechten Niere, der lateralen Faszie (*offener Pfeil*) und der perirenalen Faszie (*Pfeile*). Die drei Kompartimente, die durch diese Faszien begrenzt werden, sind gut erkennbar. **c** Sagittalschnitt der rechten Niere. Darstellung der perirenalen Faszie (*Pfeil*), des vorderen pararenalen Kompartimentes (*1*) und des perirenalen Kompartimentes (*2*). **d** Darstellung der perirenalen Faszie (*Pfeil*)

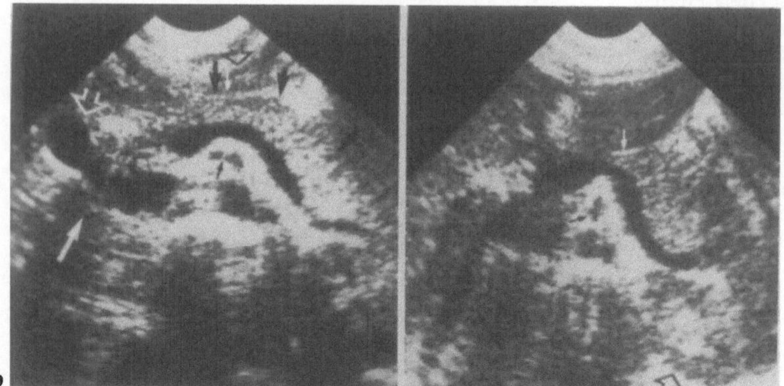

a, b

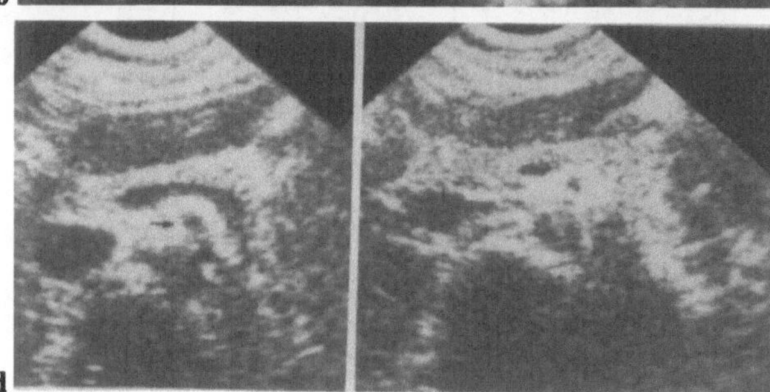

c, d

Abb. 19.3 a–d. Form des Pankreas und vaskuläre Beziehungen. **a** Das Pankreas (*schwarze Pfeile*) ist dorsal des kleinen Netzes (*kleiner weißer Pfeil*) und des Magens (*offener schwarzer Pfeil*) zu erkennen. Man erkennt die Beziehung zur Milzvene und zu den Mesenterialgefäßen (*kleiner schwarzer Pfeil*). Das Duodenum ist durch den Schallschatten zu erkennen (*weißer Pfeil*). Die Gallenblase (*offener weißer Pfeil*) liegt in unmittelbarer Nachbarschaft. **b, c** Beziehungen zur Milzvene. **d** Auf diesem kaudalen Schnitt sind lediglich die Mesenterialgefäße erfaßt (Binokelzeichen)

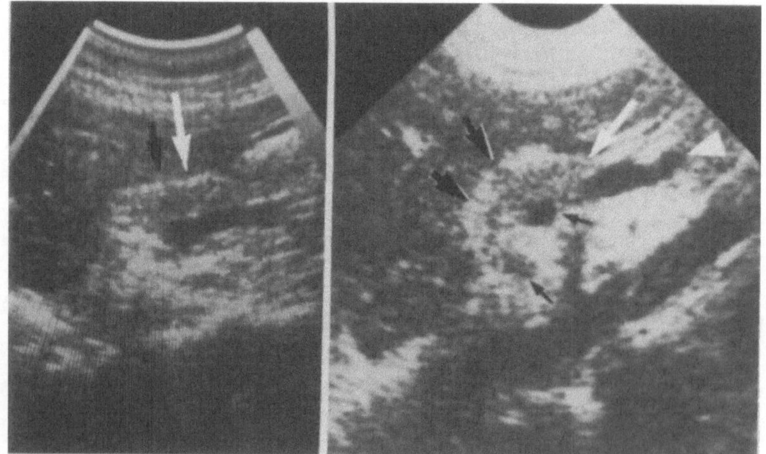

a, b

Abb. 19.4 a, b. Das Pankreas im Sagittalschnitt. Gefäßbeziehungen. **a** Dieser Sagittalschnitt stellt das Pankreas (*weißer Pfeil*) dorsal des kleinen Netzes (*schwarzer Pfeil*) und des Magens dar und zeigt seine Beziehung zur V. mesenterica superior und zum mesenterikoportalen Konfluens. **b** Bei einem anderen Patienten ist das Pankreas (*weißer Pfeil*) wiederum dorsal des kleinen Netzes (*große schwarze Pfeile*) zu erkennen. Außer einem Segment der V. mesenterica superior sind auch A. und V. lienalis (*kleine schwarze Pfeile*) sowie der Ursprung der A. mesenterica superior zu erkennen

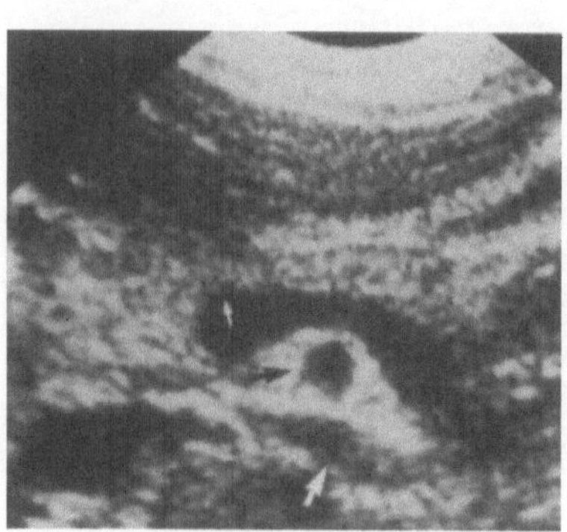

Abb. 19.5. Vaskuläre Beziehungen des Pankreas (Transversalschnitt). Der splenoportale Konfluens verursacht eine tiefe Rinne (*kleiner weißer Pfeil*) im Pankreaskopf. Der Schnitt zeigt daneben die linke Nierenvene (*weißer Pfeil*), die zwischen A. mesenterica superior (*schwarzer Pfeil*) und Aorta liegt

Abb. 19.6 a, b. Vaskuläre Strukturen des Pankreas. **a** Dieser Transversalschnitt liegt weiter kranial als der Schnitt der Abb. 19.3 d, der die Mesenterialgefäße als typisches „Binokel" zeigt. Der mesenterikosplenoportale Konfluens ist oval (*schwarzer Pfeil*). Er liegt neben dem runden Querschnitt der A. mesenterica superior (*kleiner schwarzer Pfeil*). **b** Bei einem anderen Patienten erkennt man neben der A. mesenterica superior (*kleiner Pfeil*) die Milzvene (*großer Pfeil*). Dieser Schnitt zeigt auch die linke Nierenvene (*Pfeilspitzen*). Pankreas: *offener Pfeil*)

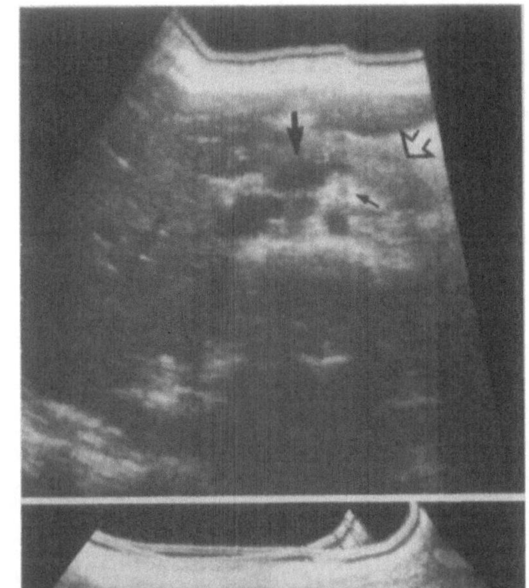

a

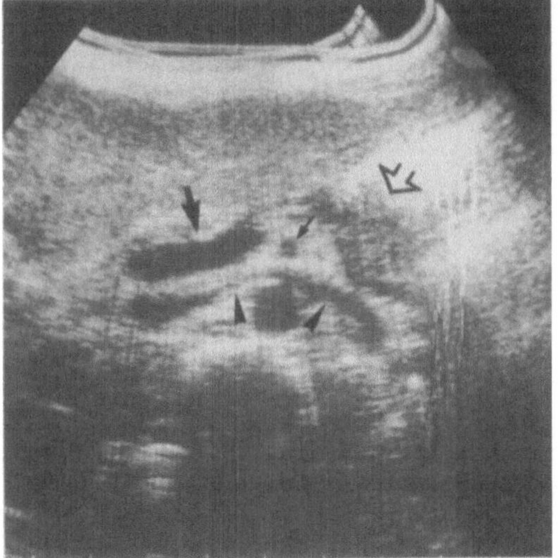

b

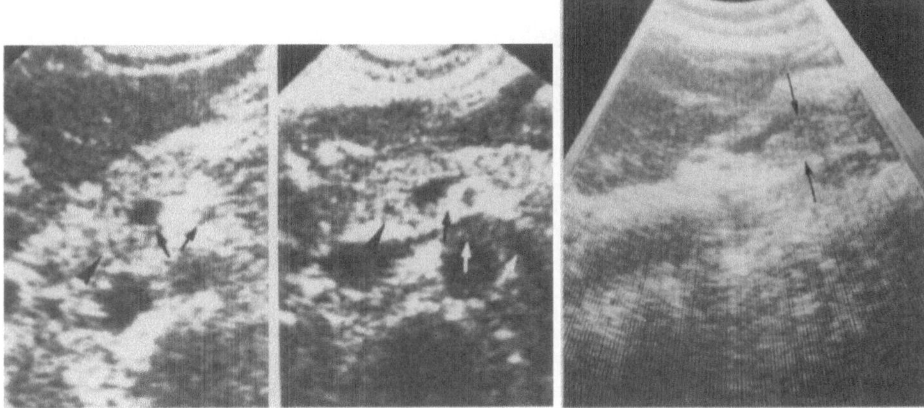

a–c

Abb. 19.7 a–c. Gefäßbeziehungen des Pankreas. Der Processus uncinatus. **a, b** Transversalschnitte. Die Mesenterialgefäße (*kleine schwarze Pfeile*) sind gut erkennbar. Der Processus uncinatus (*Pfeilspitze*) schlingt sich nach dorsal um die V. mesenterica superior. **c** Sagittalschnitt des Processus uncinatus (*Pfeile*), der dorsal der V. mesenterica superior liegt

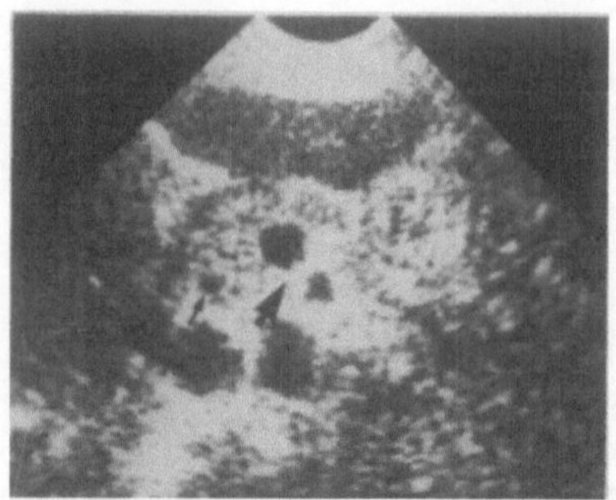

◄ **Abb. 19.8.** Intrapankreatischer Abschnitt des Ductus choledochus. Dieser Transversalschnitt zeigt rechts des „Binokels“ der Mesenterialgefäße (*großer Pfeil*) den transversal angeschnittenen Ductus choledochus (*kleiner Pfeil*)

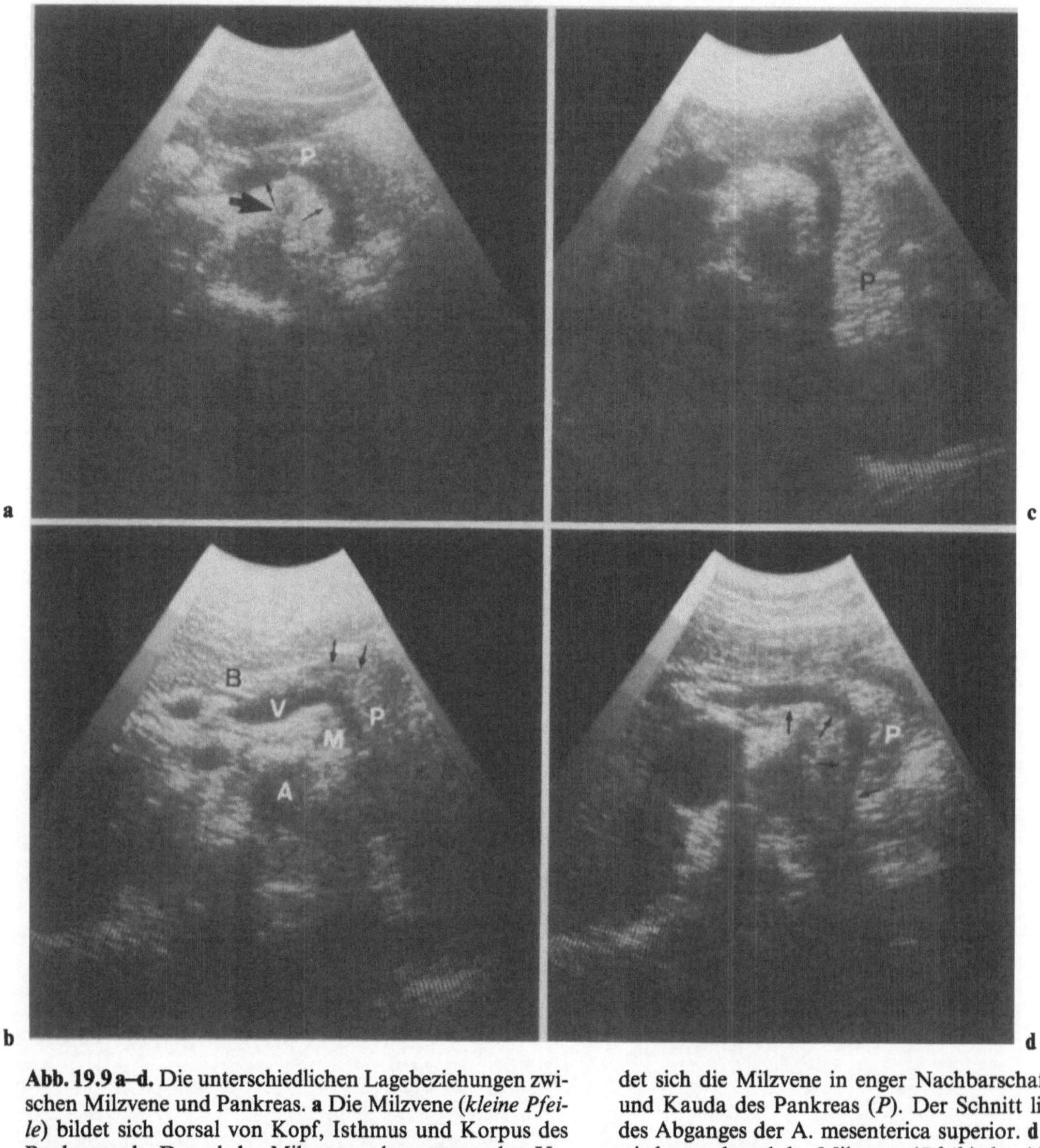

Abb. 19.9 a–d. Die unterschiedlichen Lagebeziehungen zwischen Milzvene und Pankreas. **a** Die Milzvene (*kleine Pfeile*) bildet sich dorsal von Kopf, Isthmus und Korpus des Pankreas ab. Dorsal der Milzvene erkennt man den Ursprung des Truncus coeliacus (*großer Pfeil*). **b** In diesem Fall wurde die Milzvene (*V*) nicht voll getroffen. Im Pankreas werden zwei tubuläre Strukturen erkennbar: Der Ductus choledochus (*B*) und der Pankreasgang (*Pfeile*) (*M*: A. mesenterica superior, *A*: Aorta). **c** In diesem Bild befindet sich die Milzvene in enger Nachbarschaft zu Korpus und Kauda des Pankreas (*P*). Der Schnitt liegt oberhalb des Abganges der A. mesenterica superior. **d** Hier kommt wiederum dorsal der Milzvene (*Pfeile*) der Abgang der A. mesenterica sup. zur Darstellung. Die Milzvene läßt sich bis zum Pankreasschwanzgebiet zurückverfolgen. Sie befindet sich dorsal und nicht kranial dieses Pankreasabschnittes

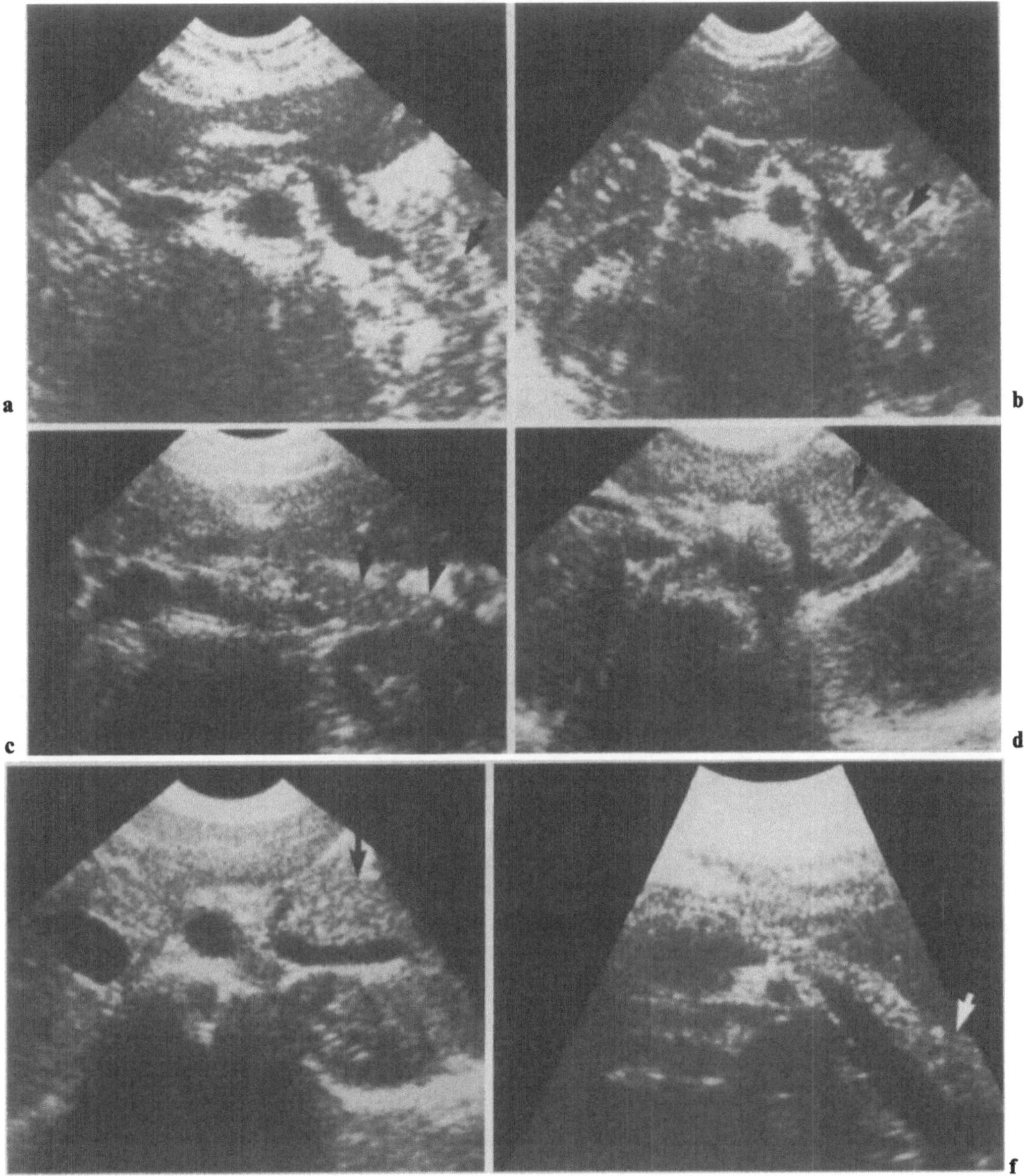

Abb. 19.10 a–f. Der Pankreasschwanz (*Pfeile*) und seine Beziehungen zur Milzvene. Transversalschnitte

Milzvene

Sie verläuft entweder an der Rückseite oder am oberen Rand des Pankreasschwanzes, der bei ungefähr 30% der Fälle den Milzhilus berührt. Weiter medial liegt die Milzvene dorsal des Pankreas (Abb. 19.9 und 19.10). Mit den alten Ultraschallgeräten war das Gefäß leicht mit dem Pankreas selber zu verwechseln, da dessen normale Echostruktur nur ungenügend zu erkennen war. Hancke et al. (1975) bestehen auf dem Wert der A. mesenterica superior als anatomischer Leitstruktur. Wir haben in Kap. 4 jedoch schon gesehen, daß bei einer bestimmten Anzahl von Patienten die V. lienalis kranial des Ursprungs der A. mesenterica superior verläuft (Abb. 19.9). Die Milzvene sowie die V. mesenterica superior sind also bessere Orientierungspunkte. Dabei ist jedoch zu beachten, daß die Milzvene im Verhältnis zum Margo superior des Pankreas eine variable Lage einnimmt: Ist sie mehr kranial gelegen, so

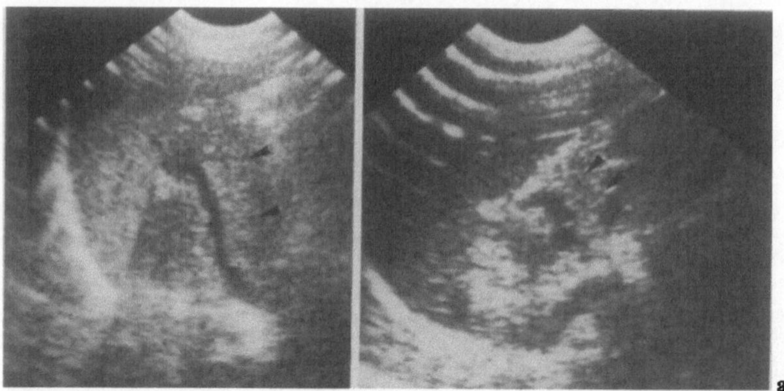
a, b

Abb. 19.11 a, b. Der Pankreasschwanz im linksseitigen Interkostalschnitt. Der Pankreasschwanz (*Pfeilspitzen*) liegt in unmittelbarer Nachbarschaft des ersten Segmentes der Milzvene

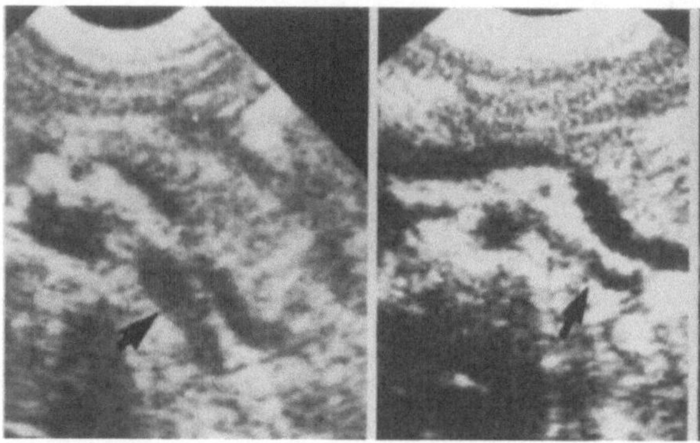
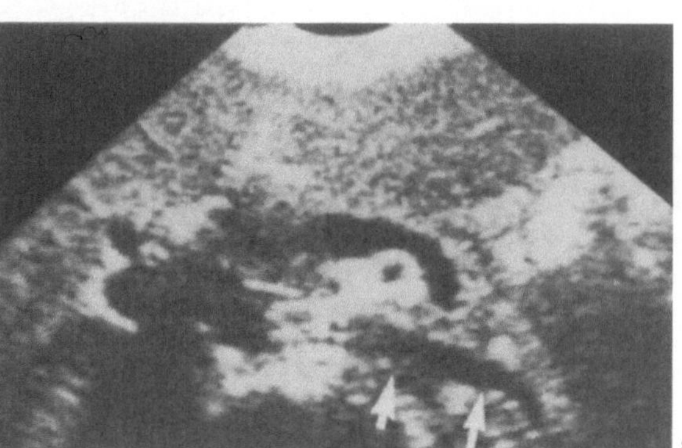
a–c

Abb. 19.12 a–c. Das Pankreas. Gefäßbeziehungen. Diese drei Transversalschnitte zeigen die enge Beziehung zwischen linker Nierenvene (*Pfeile*), der Milzvene und dem Pankreas. Zu beachten ist auf **a** das gewellte Aussehen der vorderen Kontur des Pankreas, das durch das peripankreatische Fettgewebe unterstrichen wird

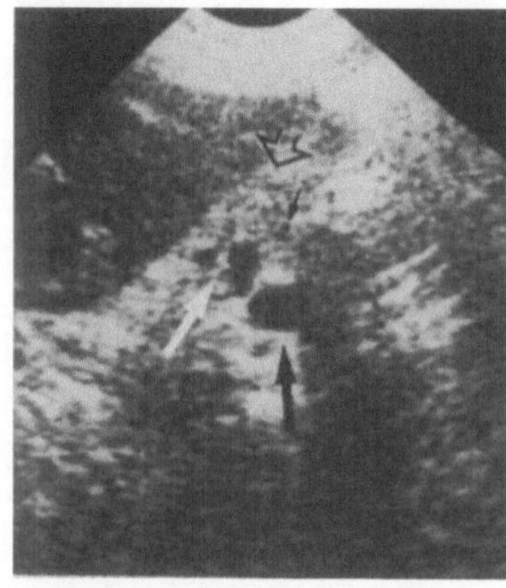

Abb. 19.13. Die Gefäßbeziehungen des Pankreas. Dieser Sagittalschnitt des linken Oberbauches stellt das Pankreaskorpus (*offener Pfeil*), die Gefäße der linken Niere (*schwarzer Pfeil*) und die Milzgefäße (*weißer Pfeil*) dar. Zu beachten ist der angeschnittene Ductus Wirsungianus (*kleiner schwarzer Pfeil*)

zeigt ein Transversalschnitt lediglich einen schmalen Streifen Pankreasgewebe vor der Vene (Abb. 19.10 a, f). Befindet sich die Vene dagegen mehr kaudal, so weist das Pankreasgewebe vor der Vene eine größere Dicke auf (Abb. 19.10 b, d, e). Die Milzvene ist auf linksseitigen Interkostalschnitten am kranial-dorsalen Rand des Pankreas zu erkennen (Abb. 19.11).

Gefäße der linken Niere

In Kap. 4 sind wir bereits auf die engen Beziehungen des Pankreas mit den linken Nierengefäßen eingegangen (Abb. 19.12 und 19.13). Eine statistische Studie der Gefäßanatomie bei Lebenden und an Sektionsmaterial (Brun 1979) zeigte, daß diese Lagebeziehung bei 60% aller Menschen besteht. Die perirenale Faszie trennt die Milzgefäße von den Gefäßen der linken Niere.

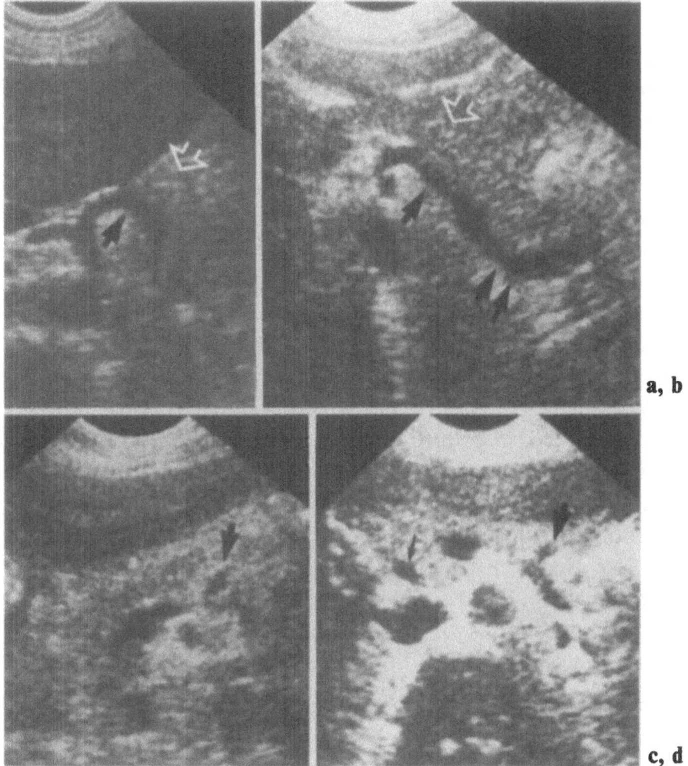

Abb. 19.14a–d. Gefäßbeziehungen des Pankreas. Der Truncus coeliacus und seine Äste. **a** Ein Transversalschnitt des Truncus coeliacus zeigt die Aufteilung des Truncus. Die Milzarterie (*schwarzer Pfeil*) verläuft am Oberrand des Pankreas (*offener Pfeil*). **b** Die Milzarterie (*schwarze Pfeile*) erstreckt sich längs des Pankreas (*offener Pfeil*). **c, d** Bei diesen beiden Patienten verursacht die elongierte Milzarterie eine Eindellung des Pankreasoberrandes, so daß im Schnittbild ein zystisches Bild (*Pfeil*) entsteht

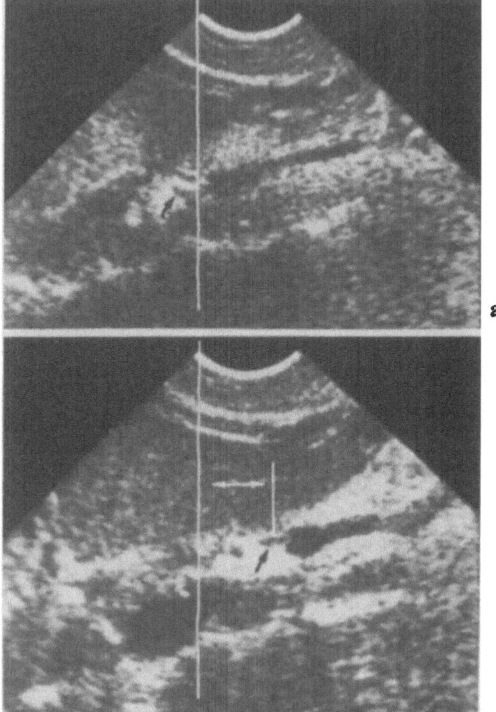

Abb. 19.15a, b. Respiratorische Lageänderung des Pankreas. Diese beiden Sagittalschnitte wurden bei gleicher Transducerlokalisation ausgeführt. Der Oberrand des Schallkopfes ist durch eine weiße Linie markiert. Exspiratorisch geht diese Linie durch die angeschnittene Milzarterie (*schwarzer Pfeil*), die den Oberrand des Pankreas markiert. Nach tiefer Inspiration erkennt man auf **b**, daß die Milzarterie, das Pankreas und die V. mesenterica superior sich 3 cm nach kaudal bewegt haben

Truncus coeliacus

Er liegt mit seinen Ästen, ebenso wie die A. lienalis, in der Nähe des Pankreas (Abb. 19.14).

Die Milzarterie verläuft mehr oder weniger gewunden am Oberrand des Pankreas. Auf Transversalschnitten bewirkt sie unzusammenhängende, lakunäre Strukturen (Abb. 19.14c, d).

Die hohe Bildqualität der modernen Geräte schränkt allerdings die Bedeutung der Gefäße als anatomische Orientierungshilfe immer weiter ein.

Topographie

Die enge Beziehung zwischen Korpus und Kauda des Pankreas und den linksseitigen Nierengefäßen macht deutlich, daß sich dieser Bauchspeicheldrüsenteil – anders als in den klassischen anatomischen Darstellungen – sehr häufig mehr kaudal befindet. Das erklärt auch, warum die beste Abbildung des Pankreas in einfachen Transversalschnitten gelingt.

Andererseits kann das retroperitoneal gelegene Pankreas dicht unter der Bauchdecke lokalisiert sein: In einer Studie an 130 Normalpersonen (WEILL et al. 1977) haben wir am liegenden Probanden den Abstand zwischen Hautoberfläche und Pankreasvorderseite gemessen. Dieser Abstand variierte bei ausschließlich schlanken Personen zwischen 95 und 24 mm.

Die Beobachtung des Pankreas im Real-time-Scan während der verschiedenen Atemphasen ergab, daß sich das Organ zusammen mit der Leber und der V. portae entlang der Körperlängsachse verschiebt (Abb. 19.15).

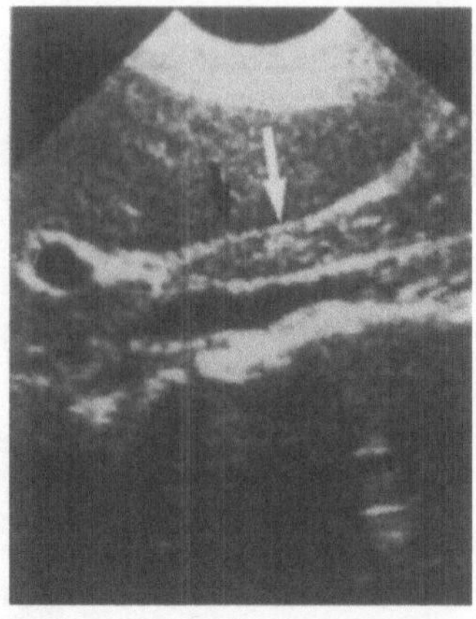

Abb. 19.16. Sagittalschnitt des Pankreaskopfes (*weißer Pfeil*) zwischen kleinem Netz (*schwarzer Pfeil*) und V. cava

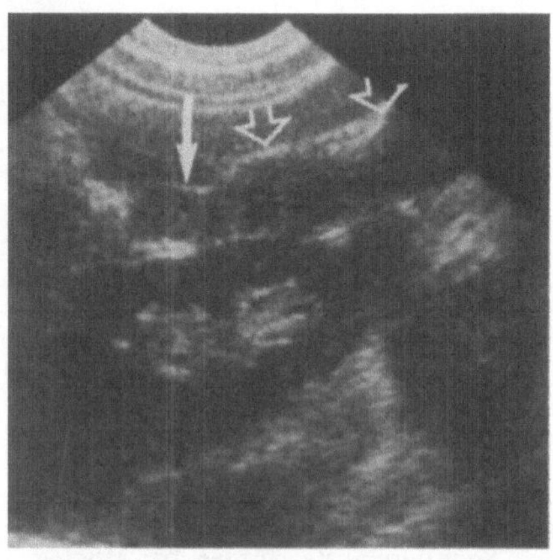

Abb. 19.17. Sagittalschnitt des Pankreaskopfes. Dieser Schnitt ist weiter lateral gelegen als der in Abb. 19.16. Das Pankreas (*offener Pfeil*) liegt in der Nähe der Niere. Es liegt zwischen der Pars horizontalis superior des Duodenums (*Pfeil*), der Pars horizontalis inferior und dem Colon transversum (*großer offener Pfeil*)

Form

Auf Longitudinalschnitten erscheint das Pankreas mehr oder weniger rechteckig oder häufiger oval (Abb. 19.4, 19.16, 19.17).

Auf Transversalschnitten umlagert das Pankreas kommaförmig die großen Gefäße, die V. lienalis und die Mesenterialgefäße (Abb. 19.3, 19.10, 19.12). Der Pankreaskopf hat in der Körperlängsachse eine größere Ausdehnung als der Isthmus oder das Korpus. Die Untersuchung des Pankreaskopfes auf Transversalschnitten ist unvollständig, wenn sie sich auf die am leichtesten erkennbare Ebene der Milzvene beschränkt. Der Pankreaskopf kann sich nämlich viel weiter nach kaudal erstrecken (Abb. 19.18).

Der Pankreasschwanz flacht sich vor der linken Niere ab (Abb. 19.19). Wie schon gesagt, ist er auf linksseitigen Interkostalschnitten als echogene Struktur ventral der Milzvene zu erkennen (Abb. 19.11). Die Konfiguration des Processus uncinatus wurde oben beschrieben (Abb. 19.7).

Bei unserer Untersuchung von 130 normalen Pankreasorganen konnten wir im Transversalschnitt vier verschiedene Formen des Organs unterscheiden: wurstförmig (kein Unterschied in der Dicke von Kopf, Isthmus, Korpus, Kauda), hantelförmig (deutlich eingeschnürter Isthmus), kaulquappenförmig (kontinuierliche Dickenabnahme vom Kopf zum Schwanz) oder umgekehrt kaulquappenförmig.

Wir messen indessen einer solchen morphologischen Unterscheidung keinerlei Bedeutung mehr bei, nicht zuletzt deshalb, weil sie etwas Willkürliches und Artefizielles an sich hat. Das Bild des Pankreas auf Transversalschnitten kann sich nämlich durch diskrete Veränderungen der Schnittebene in ganz beachtlichem Maße wandeln: Ein scheinbar kleiner Kopf tritt auf einem Schnitt überhaupt nicht in Erscheinung, um sich dagegen auf einem mehr kaudal oder etwas mehr schräg verlaufenden Schnitt in ganz anderer Größe zu zeigen.

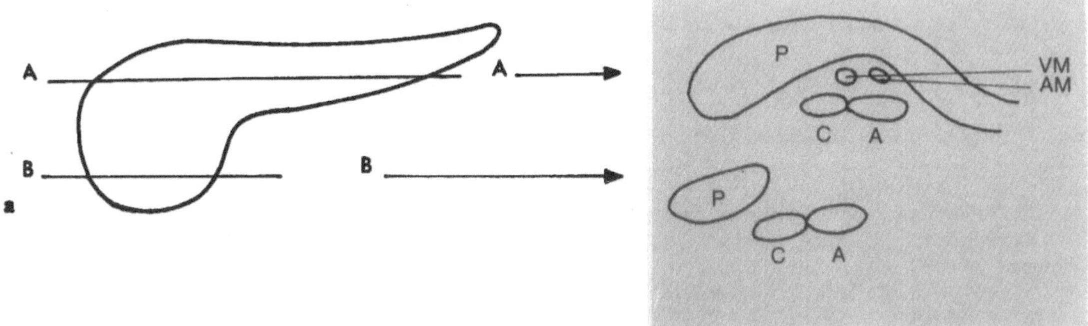

Abb. 19.18 a, b. Schematische Darstellung der verschiedenen transversalen Schnittebenen. Ein Schnitt durch die Ebene A erfaßt den Pankreaskopf, den -isthmus, das -korpus und die -kauda. Ein Schnitt durch die Ebene B dagegen trifft nur den Pankreaskopf

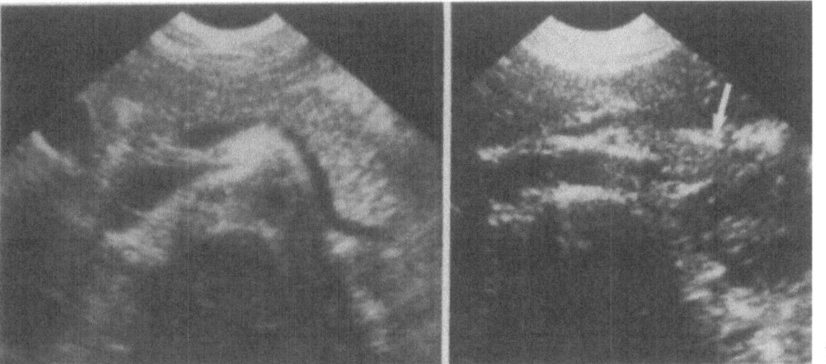

Abb. 19.19 a, b. Form des Pankreas. Transversalschnitte. Pankreaskopf, -isthmus, -korpus und -schwanz ergeben ein harmonisches Bild. Zu beachten ist auf **b** die prärenale Lokalisation des Pankreasschwanzes (*Pfeil*). In **a** ist rechts des splenoportalen Konfluens der quer angeschnittene Ductus choledochus zu erkennen

Zum Schluß möchten wir noch einmal als fundamentales morphologisches Normalitätskriterium auf die harmonische Gesamterscheinung des Pankreas ohne jegliche umschriebene Verdikkung, ohne Vorwölbung oder auffälliges Relief hinweisen (Abb. 19.19).

Konturen

Von der Anatomie her ist uns bekannt, daß die Pankreaskonturen etwas wellig sind. Die unregelmäßige Begrenzung ist sonographisch nur selten zu erkennen (Abb. 19.12 a), während sie auf computertomographischen Abbildungen evident sein kann: Die schlechte sonographische Beurteilbarkeit der Pankreaskontur erklärt sich durch die ausgeprägte Echogenität des peripankreatischen Fettgewebes. Zwischen Pankreas und benachbartem Fettgewebe besteht fast kein akustischer Kontrast. Die deutlichen Unterschiede der Röntgendichte (Elektronendichte) zwischen Pankreas und benachbartem Gewebe sind computertomographisch gut zu erkennen.

Größe

Die Größe des Pankreas ist sehr unterschiedlich. Eine Serie von Messungen (Abb. 19.20) hat für den Pankreaskopf eine Maximalstärke von 30 mm ergeben, für Korpus und Kauda 28 mm, für den Isthmus 21 mm. Derartig genaue Messungen sind bei der abdominalen Sonographie aber unrealistisch. Wir benutzen die folgenden Werte, die nicht so sensibel dafür, aber spezifischer sind: Kopf und Korpus 35 mm, Isthmus 25 mm, Pankreasschwanz 30 mm. Die angegebenen Werte liegen deutlich höher als die von Laval-Jeantet et al. (1976) und sind auch etwas größer als die von Haber et al. (1976).

Bei Kindern ist das Pankreas im Vergleich zu anderen Organen verhältnismäßig groß. Im vorgerückten Alter hypotrophiert es.

Schließlich bleibt noch eine Frage: Sind diese Messungen am Pankreaskopf tatsächlich nützlich? Die Antwort heißt: manchmal, und zwar dann, wenn sich die Frage einer diffusen Pankreasvergrößerung stellt. Wenn ein umschriebe-

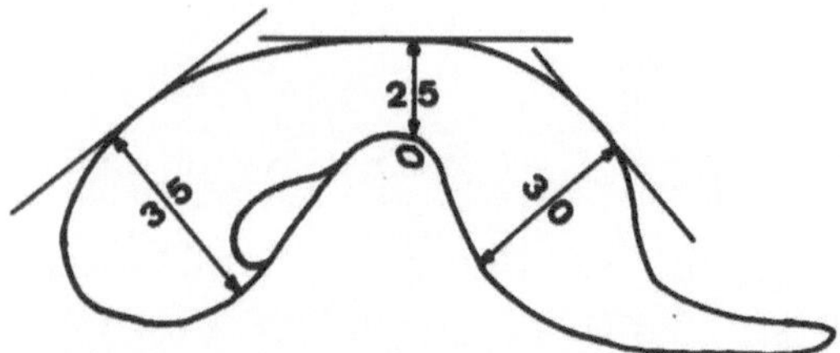

Abb. 19.20. Vermessung des Pankreas. Obere Normwerte für Pankreaskopf (35 mm), -isthmus (25 mm) und -schwanz (30 mm)

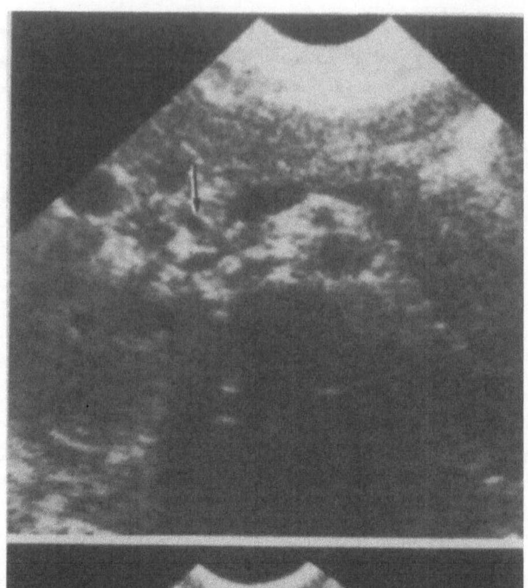

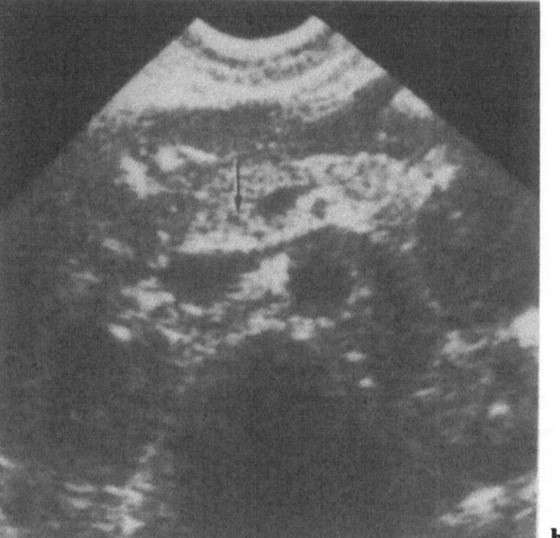

Abb. 19.21 a, b. Tubuläre Strukturen innerhalb des Pankreas: der Ductus choledochus. Transversalschnitte zeigen den angeschnittenen Ductus choledochus innerhalb des Pankreas (*Pfeil*) ▶

ner Prozeß vermutet wird, ist die Beurteilung der Form des Pankreas wesentlich wichtiger als die Vermessung des Organs.

Echostruktur des normalen Pankreas

Mit hochauflösenden Geräten sieht man auf Transversalschnitten häufig im Bereich des Pankreaskopfes eine kleine tubuläre Struktur. Es handelt sich um den *Ductus choledochus*, dem wir bereits in Kap. 15 begegnet sind, und der hier als rundliches, mehr oder weniger kurzes, tubuläres Segment in Erscheinung tritt (Abb. 19.8, 19.19 a, 19.21, 19.22). Der Ductus choledochus ist auch auf Longitudinalschnitten erkennbar (Abb. 19.21 und 19.22).

Ein weiterer tubulärer Bestandteil des Pankreasschnittbildes ist der *Ductus pancreaticus (Wirsungianus)*. Er wurde, bis EISENSCHER (1976) ihn zum ersten Mal beschrieb, nur in Ausnahmefällen getroffen. Seit dem Erscheinen der ersten Ausgabe dieses Buches (1978) ist der Ductus pancreaticus ein so konstantes anatomisches Bildmerkmal geworden, daß er geradezu als Test für das Auflösungsvermögen und die Leistungsfähigkeit eines Ultraschallgerätes gelten kann. Dabei imponiert der Ductus pancreaticus unter drei Aspekten:

1. als deutlich erkennbare kanalikuläre Struktur mit Eigenwand (Abb. 19.23),
2. als tubuläres Element ohne Eigenwand (Abb. 19.24) und schließlich
3. als feine Reflexionslinie (Abb. 19.25).

Im letzteren Fall ist offensichtlich das Lumen so eng, daß die beiden Begrenzungswände auf dem Schnittbild miteinander verschmelzen.

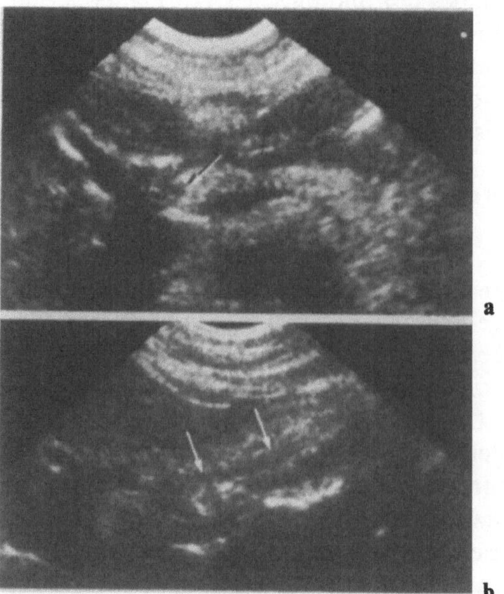

Abb. 19.22 a, b. Intrapankreatischer Anteil des Ductus choledochus. **a** Transversalschnitt (*Pfeil*), **b** Sagittalschnitt (*Pfeile*)

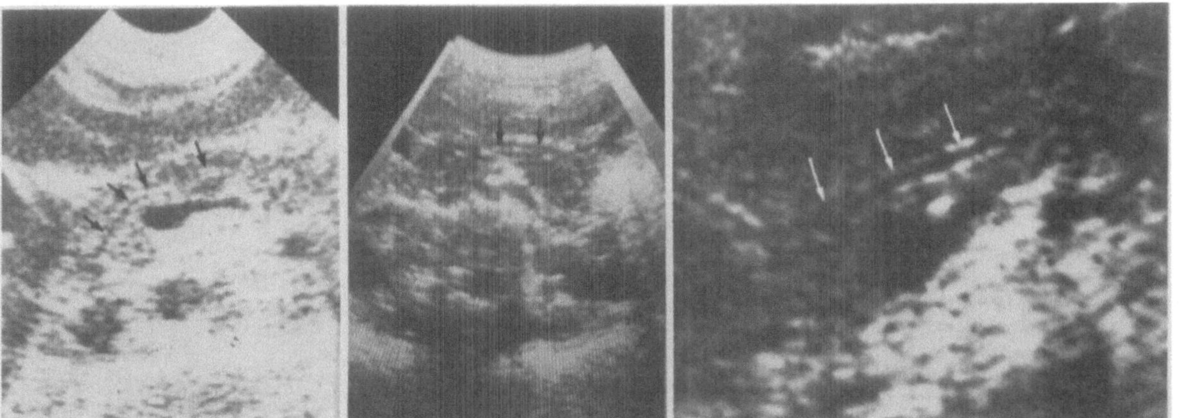

Abb. 19.23 a–c. Ductus Wirsungianus. Transversalschnitte bei verschiedenen Patienten zeigen den Ductus pancreaticus (*Pfeile*) als deutlich erkennbare tubuläre Struktur mit gut sichtbarer Eigenwand. Auf **a** ist im Pankreaskopf der Ductus Santorini erkennbar. Die Untersuchung des Ductus Wirsungianus erfolgt mit einer Neigung des Schallkopfes von 45°

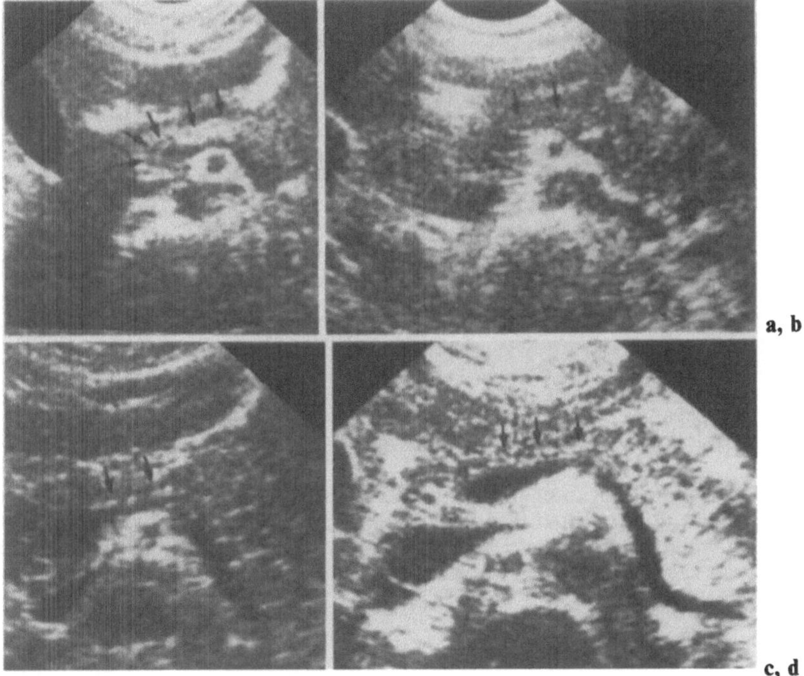

Abb. 19.24 a–d. Ductus Wirsungianus. Transversalschnitte bei verschiedenen Patienten. Die tubuläre Struktur des Ductus pancreaticus ist deutlich erkennbar, die Eigenwand ist jedoch nur schlecht auszumachen

Wir haben kürzlich mit Didier und Deschamps Sonographie und retrograde Pankreatikographie miteinander verglichen (Didier et al. 1983).

Die röntgenologischen Normalwerte der Diameter des Ductus Wirsungianus sind größer als die sonographischen. Sonographisch beträgt der maximale Diameter des Ductus pancreaticus im Pankreaskopf und -korpus 3 mm. Die Untersuchung des Pankreasganges erfolgt mit einer Schallkopfneigung von 45°. Der Pankreasgang hat eine ganz andere Orientierungsrichtung als der Ductus hepatocholedochus, so daß eine Verwechslung zwischen den beiden ausgeschlossen ist.

Es gibt allerdings noch eine andere, ernster zu nehmende Verwechslungsgefahr. Damit ist zwar

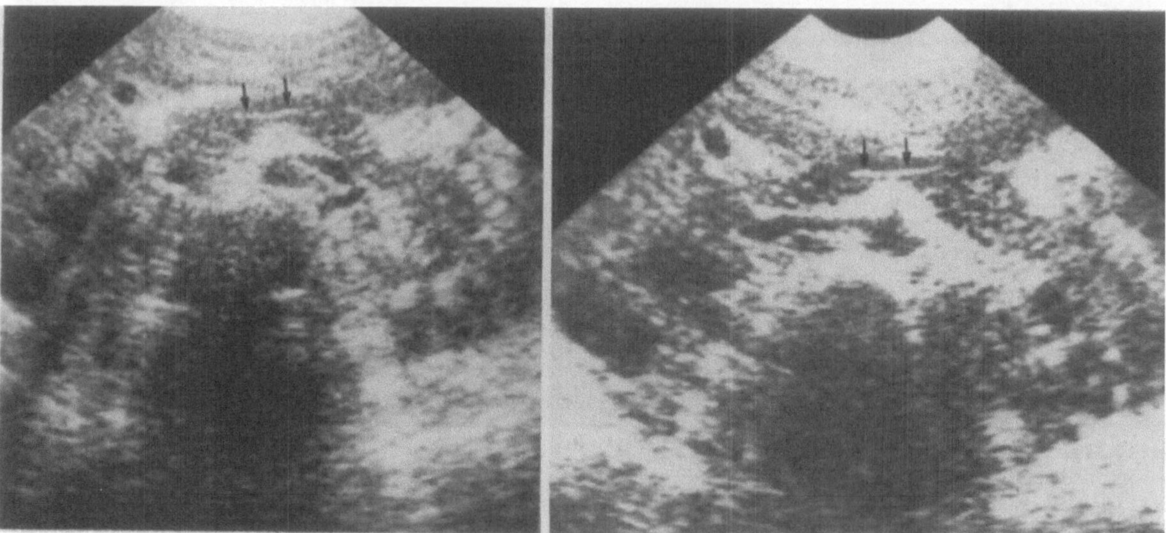

Abb. 19.25 a, b. Transversalschnitte bei verschiedenen Patienten. Der Ductus pancreaticus ist lediglich als einfache Linie zu erkennen

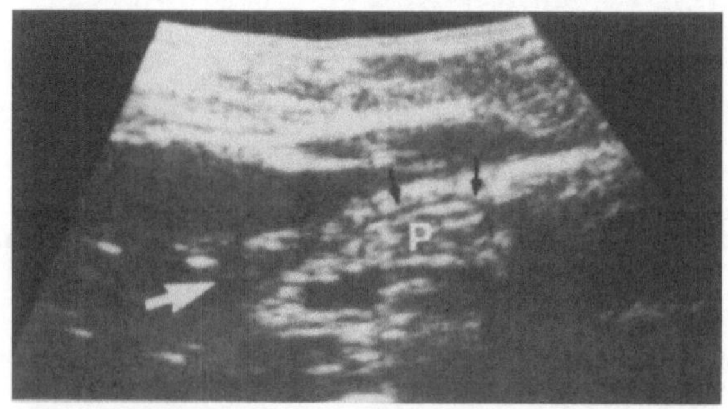

Abb. 19.26. Fehldeutung als Ductus pancreaticus (*Pfeile*). Es handelt sich in Wirklichkeit um die Magenhinterwand, die unmittelbar vor dem Pankreas (*P*) liegt. Weiter rechts ist das kokardenförmige Bild des Magens deutlicher zu erkennen (*weißer Pfeil*)

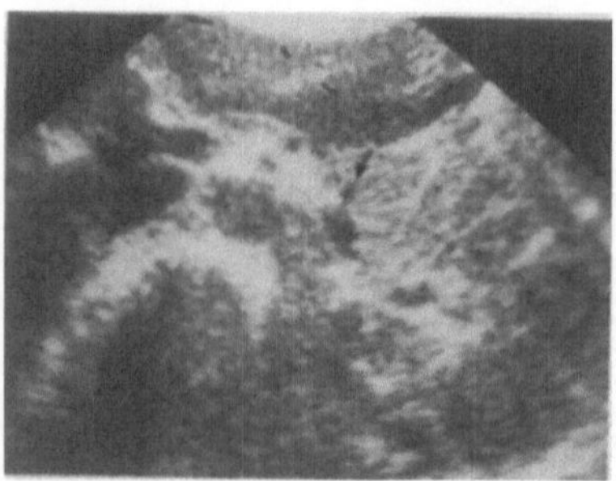

Abb. 19.27. Tubuläre Strukturen im Pankreas. Auf diesem Schnitt ist eine kleine Vene (*Pfeil*) dargestellt, die von der Milzvene drainiert wird

nicht die V. lienalis gemeint, in der sich manche Autoren noch ertränken werden, sondern die Magenhinterwand, die als feine, echoarme, pseudotubuläre Linie bei nüchternen Patienten in Erscheinung treten kann (Abb. 19.26). Dieses pseudotubuläre Bild der Magenhinterwand sollte nur einen Moment lang zögern lassen. Erstens ist die Zugehörigkeit zum Magen im Real-time-Verfahren leicht zu erkennen. Zweitens ist dieses Bild des Magens auf einer ganzen Reihe von Parallelschnitten zu finden, während der Ductus Wirsungianus bei der geringsten Verschiebung des Schallkopfes aus dem Blickfeld verschwindet.

Der Ductus hepatocholedochus und der Ductus Wirsungianus sind nicht die einzigen tubulären Elemente, die im Inneren des Pankreas zu erkennen sind. Unter günstigen Bedingungen sind kleine arterielle und venöse Gefäßäste zu sehen (Abb. 19.27). Die pseudozystischen Bilder, die durch die geschlängelte A. lienalis am Oberrand des Pankreas verursacht werden, haben wir schon erwähnt (Abb. 19.14c, d).

Abgesehen von diesen beiden tubulären Strukturen, dem Ductus choledochus und dem Ductus pancreaticus, besitzt das Pankreas ein homogenes Echomuster aus feinen, kleinen und dicht angeordneten Echos. Die Reflexivität des Pankreas entspricht derjenigen der Leber bzw. ist häufig sogar noch etwas höher.

Ein echoarmes Pankreas ist bei Erwachsenen als pathologisch anzusehen. Ein ungewöhnlich echoreiches, „schillerndes“ Pankreas dagegen kann bei fehlender Heterogenität nicht als krankhaft verändert gewertet werden.

Veränderungen an den umgebenden Gefäßen

Bei der Beurteilung des Pankreas müssen die in der Nachbarschaft liegenden Gefäße berücksichtigt werden. Ein Pankreastumor verursacht an der V. cava inferior eine Eindellung und läßt die V. mesenterica superior abgeflacht erscheinen. Diese Abflachung tritt sehr früh auf. Ist also im Real-time-Verfahren die Mesenterialvene nicht darzustellen, so ist dies als ein pathologisches Zeichen zu werten. Zur Beurteilung einer Kompression der V. cava inferior ist ein Valsalva-Versuch nützlich. Allerdings ist eine einfache, vom Pankreaskopf verursachte Impression der undilatierten V. cava nicht ungewöhnlich. In Kap. 23 werden wir sehen, daß das Bild der proximalen Abschnitte der A. mesenterica superior und des Truncus coeliacus durch Karzinome verändert wird.

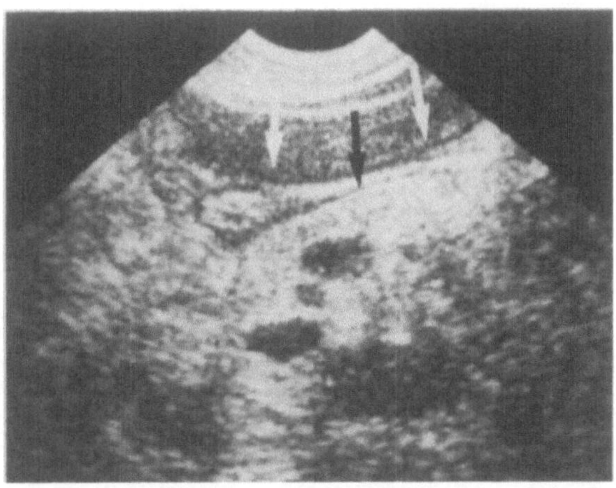

Abb. 19.28. Beziehungen des Pankreas zum Gastrointestinaltrakt. Der kokardenförmige Magen (*weiße Pfeile*) liegt mit seiner linear echoarm strukturierten Wand (*schwarzer Pfeil*) dem Pankreas an, von dem es durch die Bursa omentalis getrennt ist

Fehldeutungen von Magen, Duodenum und Kolon

Der Magen und das Duodenum (und das Kolon) sind normale Bildbestandteile eines Pankreasschnittes. Die Echoanatomie des Magens und des Duodenums wird in Kap. 25 genau beschrieben. Ihre verschiedenen Aspekte (Kokarde, strichförmiges Magenhinterwandbild, Pseudotumor, Pseudopankreas) werden illustriert (Abb. 19.28 und 19.29).

Das Duodenum kann man zuweilen an seinem gasbedingten Schallschatten erkennen (Abb. 19.29 a). Man muß sich die engen Beziehungen des Pankreaskopfes zur Duodenalschleife immer vor Augen halten: Eine rundliche Struktur an der äußeren Zirkumferenz des Pankreaskopfes ist normal und darf nicht mit einem Tumor verwechselt werden. Auch die Pars horizontalis inferior des Duodenums hat ein charakteristisches Aussehen (Abb. 19.30). Die morphologischen Eigentümlichkeiten, die Schallschatten, die im Real-time-Verfahren zu beobachtenden mobilen Echos, die Peristaltik und die bei zwei aufeinanderfolgenden Untersuchungsgängen nachweisbaren Variationen sind sichere Identifizierungsmerkmale.

Die gastroduodenale Flüssigkeitsfüllung läßt das Pankreas in einer echogenen Umgebung, die bewegliche Partikel enthält, besonders gut hervortreten (s. Kap. 25). Dieses Verfahren erlaubt gleichzeitig die sichere Identifizierung des Verdauungstraktes und die bessere Abgrenzung des Pankreas (Abb. 19.29 b und 19.31). Auch das

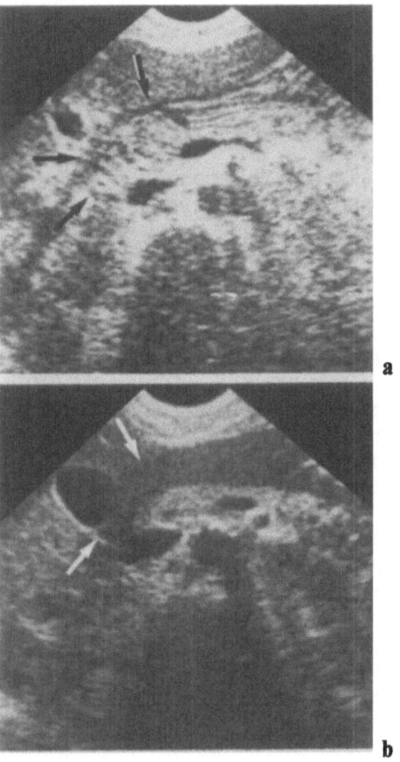

Abb. 19.29 a, b. Beziehungen des Pankreas zum Verdauungstrakt: der Magen und die Pars horizontalis superior des Duodenums (*Pfeile*). **a** Leer, **b** nach Flüssigkeitsfüllung. Zu beachten ist die enge Nachbarschaft von Duodenum und Gallenblase

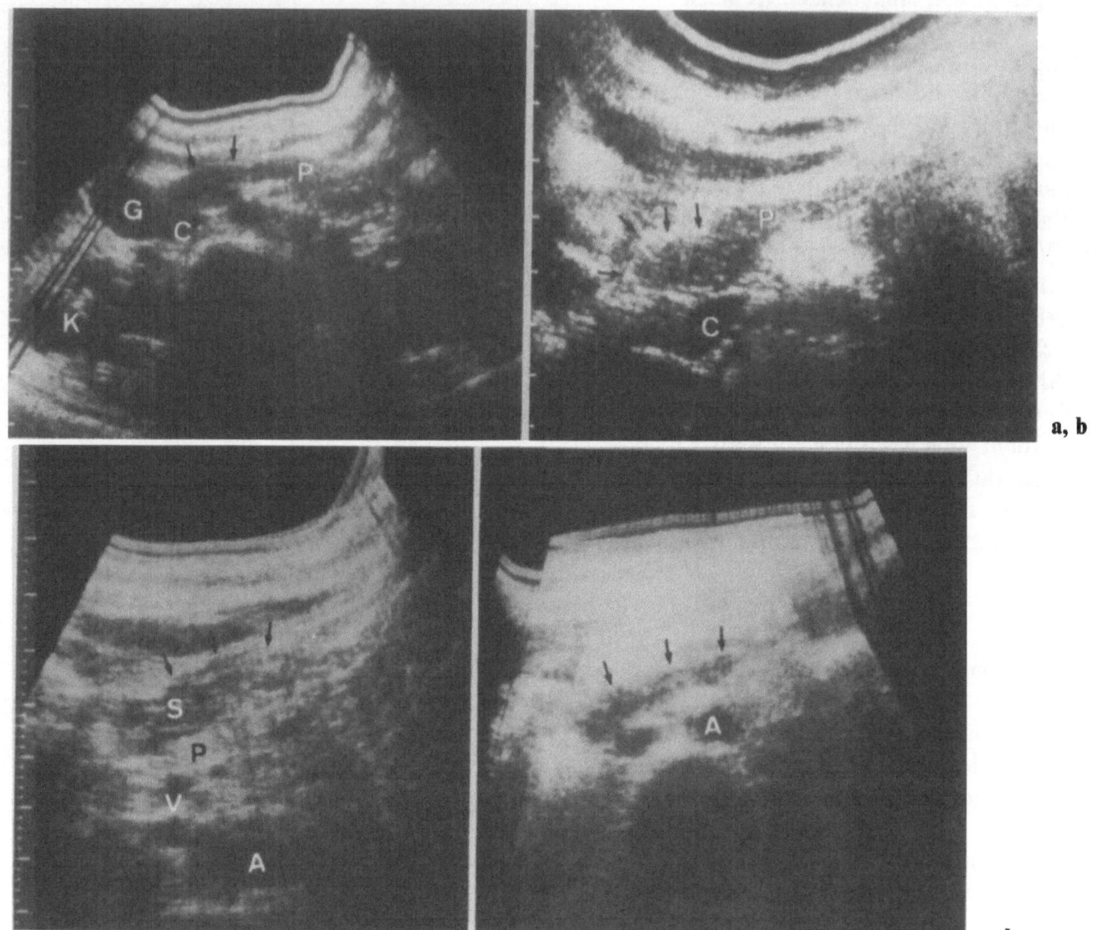

Abb. 19.30 a–e. Magen und Duodenum als Ursache für Fehlinterpretationen. **a** Auf diesem epigastrischen Transversalschnitt erkennt man rechts vom Pankreas (*P*) ein rundliches Gebilde (*Pfeile*). Dies ist nicht einer Vergrößerung des Pankreaskopfes zuzuschreiben. Es handelt sich um einen Schnitt durch die Pars descendens des Duodenums (*G*: Gallenblase, *C*: V. cava, *K*: rechte Niere). **b** Ein weiteres pseudotumoröses Bild (*Pfeile*), das auf das Duodenum zurückzuführen ist. **c** Diese ovale Formation (*Pfeile*) könnte das Pankreas sein. In Wirklichkeit handelt es sich jedoch um den Magen (*S*). Das Pankreas (*P*) ist wesentlich echoreicher. Es befindet sich etwas weiter dorsal und liegt dabei dem splenoportalen Konfluens (*V*) auf. Außerdem läßt sich die der hinteren Magenwand entsprechende echoarme Linie identifizieren (*A*: Aorta). **d** Das nächste pseudopankreatische Bild ist auf die transversal getroffene Pars horizontalis inferior des Duodenums zurückzuführen (ähnliche Bilder findet man bei Schnitten durch das Colon transversum). **e** Die Schnittebenen **a–d**: Aus den topographisch-anatomischen Beziehungen des Pankreas lassen sich mühelos die eben vorgestellten Trugbilder ableiten

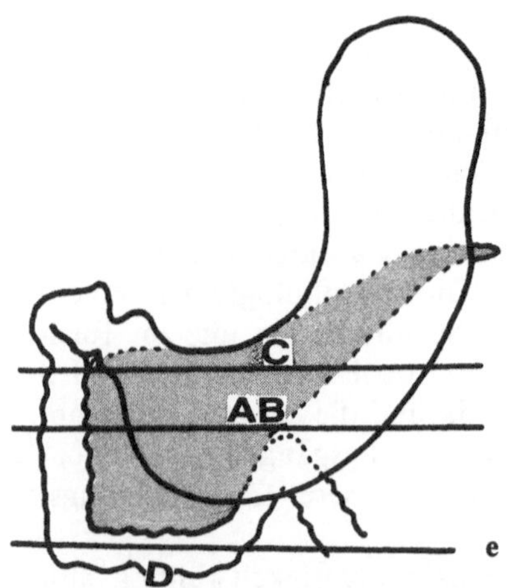

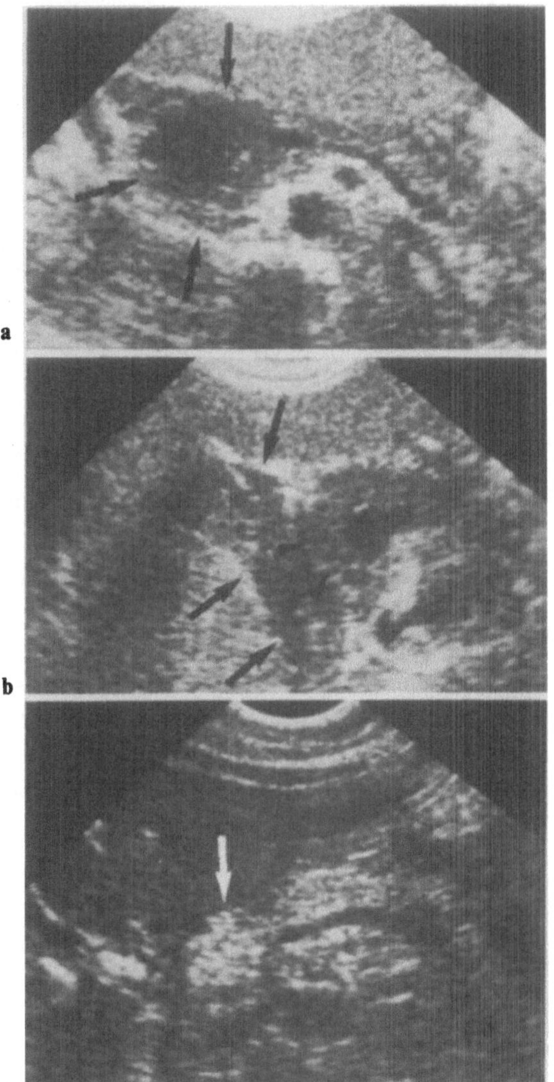

Abb. 19.31 a–c. Fehldeutungen durch das Intestinum. **a** Ein Transversalschnitt zeigt eine Raumforderung in der Pankreaskopfregion (*Pfeile*). **b** Nach Flüssigkeitszufuhr verändert die Raumforderung ihre Form. Die Begrenzung des Pankreaskopfes wird erkennbar (*Pfeilspitzen*). **c** Bei einem anderen Patienten sind intraduodenale Luftblasen (*Pfeil*) nach Flüssigkeitsaufnahme zu erkennen

Kolon kann wie ein normaler oder pathologisch veränderter Pankreasschwanz aussehen (Abb. 19.32).

Tabelle 19.1 zeigt eine Aufstellung der Normalbefunde des Pankreas.

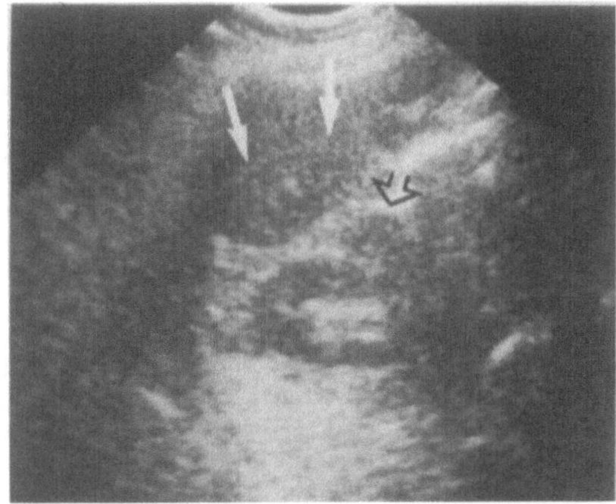

Abb. 19.32. Beziehungen zum Kolon. Ein Sagittalschnitt durch die linke Niere zeigt prärenal den Pankreasschwanz (*offener Pfeil*). Die Raumforderung oberhalb (*Pfeile*) entspricht dem retroperitoneal lokalisierten Kolon, das im vorderen pararenalen Raum liegt

Tabelle 19.1. Normalbefunde des Pankreas

Normalbefunde
Harmonisches Gesamterscheinungsbild
Regelmäßige Konturen ohne umschriebene Ausbuchtungen
Dicke unter 40 mm
Homogene Echostruktur mit hoher Reflexivität
Ductus pancreaticus mit gleichmäßigem Durchmesser
Keinerlei venöse Impressionen

Zum Schluß bleibt uns noch ein Sonderfall und zwar das operierte Pankreas. Nach Pankreaskopfresektion gelingt es, den verbleibenden Bauchspeicheldrüsenteil vor der linken Niere abzubilden.

Kongenitale Anomalien

Das Pankreas anulare erscheint unter einem pseudotumorösen Bild. Das Pankreas divisum (Pietri et al. 1981; Szeheni et al. 1982) stellt sich sonographisch ähnlich dar wie der Processus uncinatus, wobei das Pankreas von der V. mesenterica superior durchquert wird (Abb. 19.7 c).

Literatur

Barnett E, Morley P (1974) Abdominal echography. Butterworth, Borough Green

Bihr E, Rohmer P, Weill F (1979) Petit atlas d'échoanatomie normale de l'étage supérieur de l'abdomen, vol 1. Doin, Paris

Bolondi L, Gandolfi L, Labo G (1979) Ultrasuoni in gastroenterologia. Piccin, Padua

Brun (1979) Inauguraldissertation, Besançon

Didier D, Deschamps JP, Rohmer P, Lassegue A, Ottignon Y, Weill F (1983) Evaluation of the pancreatic duct: A reappraisal based on a retrospective correlative study by sonography and pancreatography in 117 normal and pathologic subjects. Ultrasound Med Biol 9:509–518

Eisenscher A, Weill F (1976) Ultrasonographie du canal de Wirsung: Illusion ou possibilité? Note préliminaire, communication to the national colloquium of the SFAUMB, Strasbourg, June 1976

Eisenscher A, Weill F (1979) Ultrasonic visualization of Wirsung's duct: Dream or reality? J Clin Ultrasound 7:41–44

Goldberg BB, Kotler MN, Ziskin MC, Waxham RD (1975) Diagnostic uses of ultrasound. Grune & Stratton, New York

Haber K, Freimanis AK, Asher MN (1976) Demonstration and dimensional analysis of the normal pancreas with gray-scale echography. AJR 126:624–628

Hancke S, Holm HH, Koch F (1975) Ultrasonically guided percutaneous fine needle biopsy of the pancreas. Surg Gynecol Obstet 140:361–364

Hassani N (1976) Ultrasonography of the abdomen. Springer, Berlin Heidelberg New York

Johnson ML, Mack LA (1978) Ultrasonic evaluation of the pancreas. Gastrointest Radiol 3:257–266

Kossoff G, Warren P, Garrett W (1978) The examination of the upper abdomen through the liquid filled stomach (Abstracts 19–21). 3rd European Congress of Ultrasonics in Medicine, Bologna, Italy, Oct 1–5, 1978

Laval-Jeantet P, Gardeur P, Taboury J, Monnier JP, Bigot JM (1976) Anatomie échographique du pancréas normal. J Radiol 57:149–155

Leopold GR, Asher WM (1975) Fundamentals of abdominal and pelvic ultrasonography. Saunders, Philadelphia

Pietri H, Sahel J, Boscaini M, Lombard M, Vigreux G, Clément JP, Sarles H (1981) Aspects échographiques observés dans trois cas de pancréas divisum. J Radiol 62:639–645

Szebeni A, Tulassay Z, Papp J (1982) The value of ultrasonography in cases of pancreas divisum. Ultrasound Med Biol [Suppl 1] 8:188

Taylor TW (1979) Diagnostic ultrasound in gastrointestinal disease. Livingstone, Edinburgh

Weill F (1978) Vrai et faux canal de Wirsung. Ann Radiol 21/6:493–494

Weill F Becker JC, Kraehenbuhl JR, Heriot G, Walter JP (1973) Atlas clinique de radiographie ultrasonore. Masson, Paris

Weill F, Aucant D, Bourgoin A, Eisenscher A, Gallinet D (1974) Les repères vasculaires dans l'exploration ultrasonore du pancréas. J Radiol 55:873–876

Weill F, Aucant D, Bourgoin A, Eisenscher A, Gallinet D (1975) Ultrasonic visualization of abdominal veins (Abstract No 103). Second European Congress, Munich 1975

Weill F, Schraub A, Eisenscher A, Bourgoin A (1977) Ultrasonography of the normal pancreas. Radiology 123:417–423

Weill F, Bihr E, Zeltner F, Rohmer P, Paronneau P, Lorusso G (1980 a) Etude ultrasonore des dilatations du canal de Wirsung. J Radiol 61/3:155–160

Weill F, Brun P, Bartoli J (1980 b) Etude topographique des rapports vasculaires ultrasonores du pancréas. II. Artère et veine rénales gauches. J Radiol 61:85–87

Kapitel 20

Akute Pankreatitis

Die akute Pankreatitis ist eine häufig vorkommende Diagnose, die jedoch ohne die modernen bildgebenden Verfahren unvollständig bleibt.

Im Laufe der Zeit hat sich herausgestellt, daß die Computertomographie hierzu den wesentlichen Beitrag liefert. Die Gründe dazu führen wir weiter unten an. Die Sonographie hat sich jedoch eine weite Indikation in der Diagnostik der akuten Pankreatitis bewahrt, da sie häufig die Erstuntersuchung darstellt, die notfallmäßig auf der Trage oder am Krankenbett durchgeführt werden kann. Auch für Kontrolluntersuchungen spielt die Sonographie eine große Rolle.

Die akute Pankreatitis verursacht Veränderungen der Größe, Form und Echostruktur des Pankreas. Sehr häufig führt sie zum Auftreten mehr oder weniger begrenzter Flüssigkeitsansammlungen. In diesem Kapitel sollen die freie intraperitoneale Flüssigkeit und die im Pankreas lokalisierten Sequester und Flüssigkeitsansammlungen besprochen werden.

Besondere technische Umstände bei der Untersuchung

Die Sonographie der akuten Pankreatitis ist eine Notfallmaßnahme, die an einem stark unter Schmerzen leidenden, oft kollabierten Patienten durchgeführt wird. Die verschiedenen Lageveränderungen sind deswegen nur schwer zumutbar, insbesondere die Untersuchung im Stehen. Gleichzeitig besteht häufig ein paralytischer Ileus oder zumindest ein vermehrter Darmgasgehalt. Wenn nicht durch eine liegende Magensonde eine unverzügliche Aspiration des Mageninhaltes möglich ist, ist die Füllung des Magens mit Flüssigkeit beim akuten Abdomen kontraindiziert. Schließlich ist der an einer akuten Pankreatitis erkrankte Patient in aller Regel fettleibig. Eine bestimmte Anzahl der Fälle tritt postoperativ auf. Dabei wirken sich Verbände und Drainagen zusätzlich störend aus. Trotz all dieser widrigen Umstände mißlingt die Ultraschallexploration hier nur selten, da das Erstzeichen einer akuten Pankreatitis die Größenzunahme des Pankreas ist.

Größenzunahme

Sie kommt in drei Typen vor: massiv, gleichmäßig und umschrieben.

Massive Größenzunahme. In manchen Fällen ist die Schwellung beachtlich. Die Dicke des Organs nimmt um das Drei- bis Vierfache zu. Die ursprüngliche Form des Pankreas verschwindet. Das geschwollene Organ sieht mehr wie ein runder oder ovaler Ballon aus (Abb. 20.1 und 20.2).

Gleichmäßige Größenzunahme. Hier wird die äußere Form des Pankreas beibehalten. Das Organ ist jedoch insgesamt vergrößert. Gleich, welche Konfiguration ursprünglich vorlag, aus der Vergrößerung resultiert immer die Wurstform (Abb. 20.3–20.7). Die Dicke des Organs kann im Isthmus 5 cm erreichen.

Umschriebene Größenzunahme. Bei diesem letzten Typ manifestiert sich die Größenzunahme isoliert im Pankreaskopf (Abb. 20.8, 20.9), im Isthmus oder im Pankreasschwanz (Abb. 20.10 und 20.11).

Bei all diesen Organvergrößerungen läßt sich zudem ein Begleitzeichen beobachten: die Kompression der V. cava (Abb. 20.2) und – sogar noch häufiger – der V. mesenterica superior.

Entwickelt sich die Pankreatitis im Processus uncinatus, so werden die V. mesenterica superior und die V. lienalis nach ventral abgedrängt (Abb. 20.12).

Die Computertomographie mit intravenöser Konstrastmittelapplikation enthüllt die fehlende

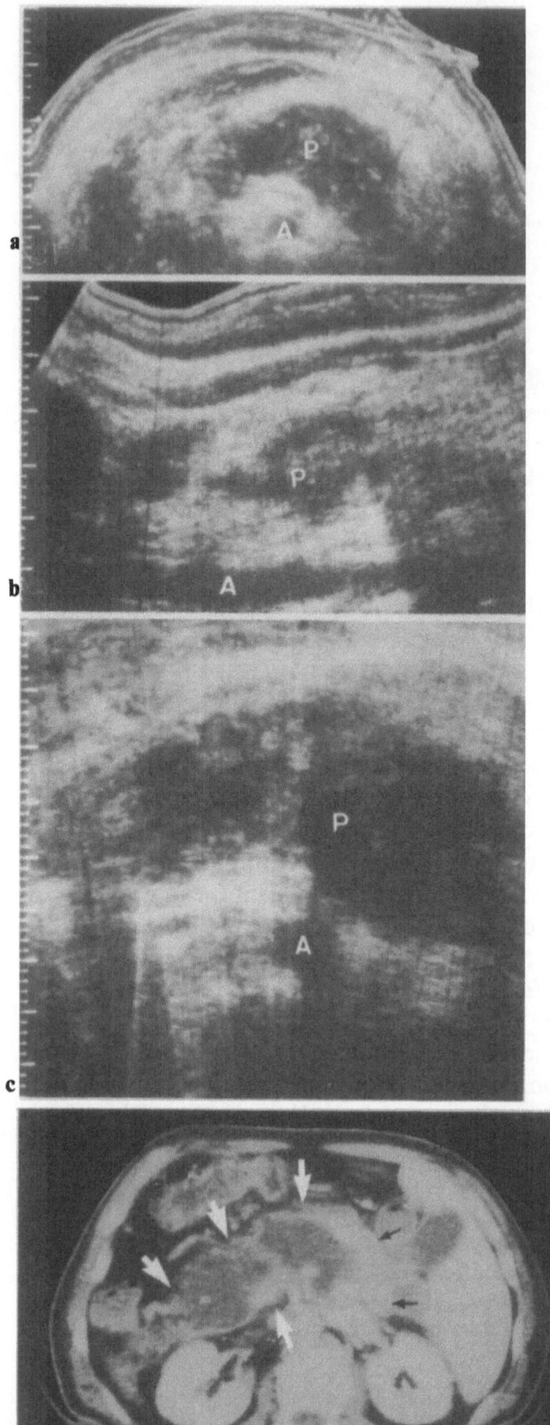

Abb. 20.1 a–d. Akute Pankreatitis mit massiver Vergrößerung des Organs. **a** Dieser Transversalschnitt zeigt eine sehr stark vergrößerte Bauchspeicheldrüse (*P*) (*A*: Aorta). **b** Dieser Sagittalschnitt gibt den Pankreasisthmus (*P*) ventral der Aorta (*A*) wieder, der hier eine Dicke von ungefähr 5 cm erreicht hat. **c** Diese Ausschnittvergrößerung aus einem Transversalschnitt läßt im Korpus-Kauda-Gebiet eine echofreie ödematöse Zone erkennen. Dieses Bild ist für die akute Pankreatitis sehr spezifisch. Für die exakte Topographie des Ödems und das eventuelle Vorkommen einer Nekrose ist das Bild nur wenig spezifisch. **d** Computertomographische Darstellung einer akuten Pankreatitis mit intravenöser Kontrastmittelinjektion. Die Konturen des Pankreas sind gut abgegrenzt (*Pfeile*). Einige Areale (*schwarze Pfeile*) nehmen den Kontrast auf, andere Areale sind hypodens. Letztere stellen Nekrosen oder Pränekrosen dar

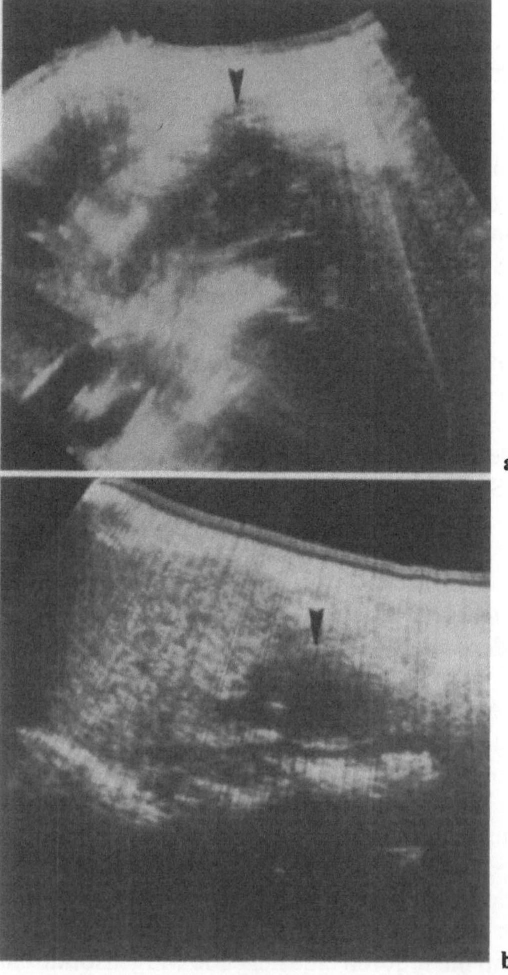

Abb. 20.2 a, b. Akute Pankreatitis mit massiver Organvergrößerung. **a** Transversalschnitt: Der Pankreaskopf erreicht einen Durchmesser von fast 7 cm. Die Pankreasvorderfläche ist regelmäßig, polyzyklisch begrenzt, die Echostruktur semisolide. **b** Sagittalschnitt: Hier fällt eine vom Pankreaskopf verursachte Impression der V. cava auf. Das Echomuster mutet auf diesem Schnittbild beinahe zystisch an

Abb. 20.3 a–e. Akute ödematöse Pankreatitis. a Transversalschnitt: insbesondere im Isthmusbereich vergrößertes Pankreas. b Sagittalschnitt: Der verdickte Pankreasisthmus ist zwischen V. mesenterica superior und Magen zu erkennen. c Ein Sagittalschnitt zeigt eine kleine Flüssigkeitslamelle unter der Gallenblase (*Pfeil*). d Ein Interkostalschnitt demonstriert Flüssigkeit im Recessus subhepaticus dorsalis (*Pfeile*). e Auf einem suprapubischen Sagittalschnitt ist Flüssigkeit im Becken zu erkennen (*Pfeil*)

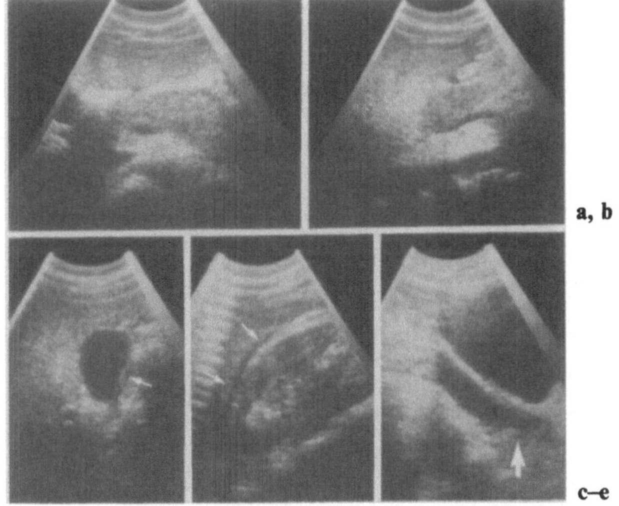

a, b

c–e

Abb. 20.4 a–d. Computertomographische Schnitte beim gleichen Patienten zeigen die homogene Vergrößerung des Pankreas. Flüssigkeit ist auf c, d erkennbar (*Pfeil*)

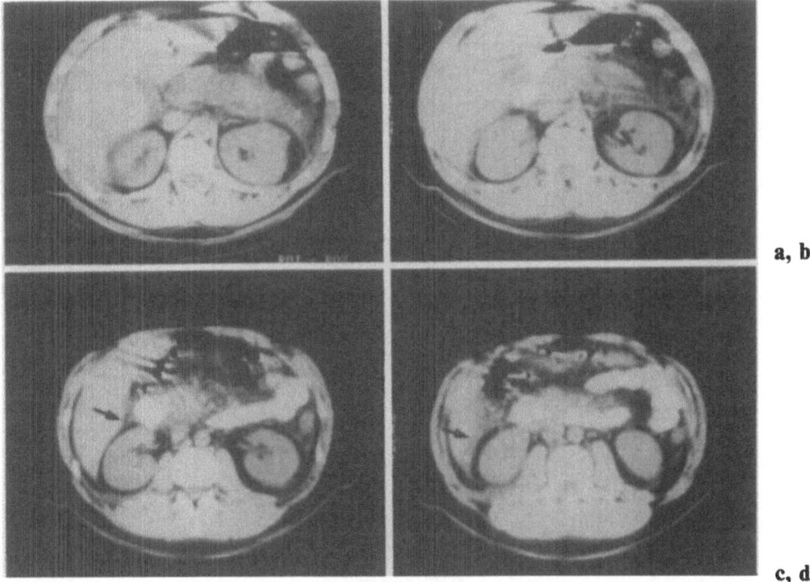

a, b

c, d

Präzision der Sonographie bei der Beurteilung der Pankreasvergrößerung. Selbst wenn der bemerkenswerte Kontrast zwischen Pankreas und umgebendem Fettgewebe durch das peripankreatische Ödem vermindert ist, kann die Dichte des Pankreasgewebes durch die Kontrastmittelinjektion derart angehoben werden, daß ein ausreichender computertomographisch erfaßbarer Dichteunterschied entsteht. Damit ist es möglich, die Konturen zumindest einen Teiles des Organs zu beurteilen. Die Schwellung ist nicht immer durch eine Pankreasvergrößerung bedingt. Gelegentlich liegt auch ein peripankreatisches Ödem vor oder eine umschriebene Flüssigkeitsansammlung im Pankreas. Aber stets ist durch die Kontrastmittelinjektion ein Unterschied der Röntgendichte (Elektronendichte) zwischen nekrotischem, pränekrotischem und gesundem Pankreasgewebe zu erkennen (Abb. 20.1 d). Die Computertomographie erlaubt damit eine viel genauere Beurteilung des Pankreas und des peripankreatischen Gewebes.

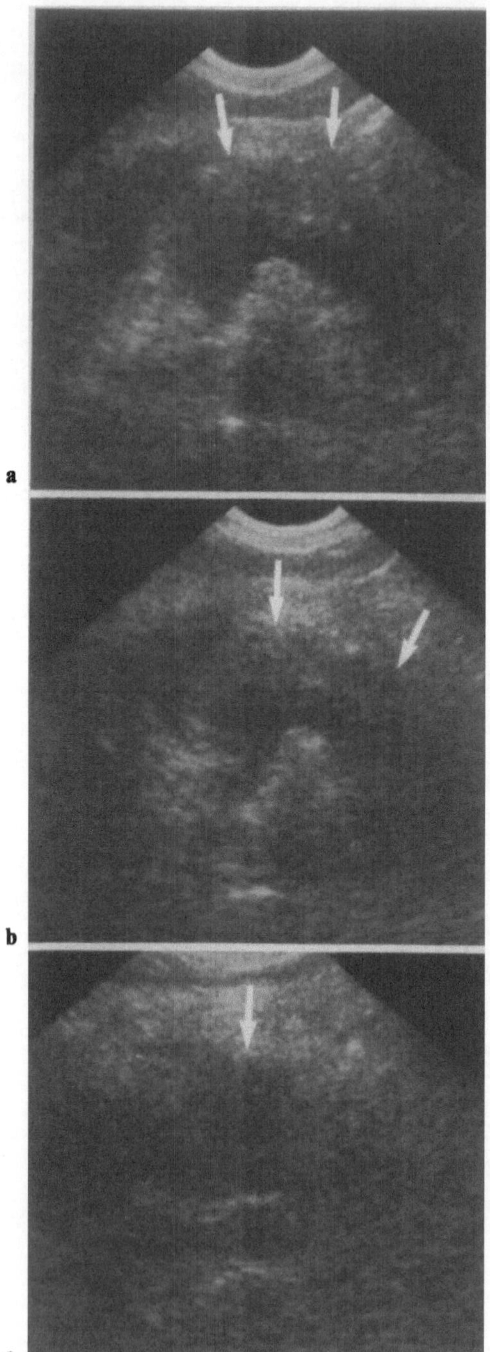

Abb. 20.5 a–c. Akute Pankreatitis. Transversalschnitte. Vergrößerung des Pankreas (*Pfeile*), die besonders auf **c**, dem kaudalsten Transversalschnitt, zu erkennen ist. Die Echostruktur ist anomal

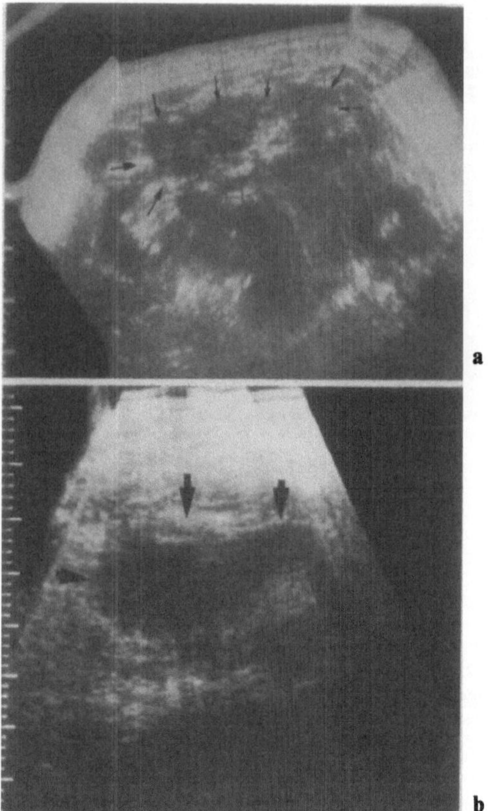

Abb. 20.6. a, b. Akute Pankreatitis. Vergrößerung (*Pfeile*) vorwiegend des Pankreaskopfes. Parallele Transversalschnitte. Auf **a** ist die polyzyklische Begrenzung des Pankreas zu beachten

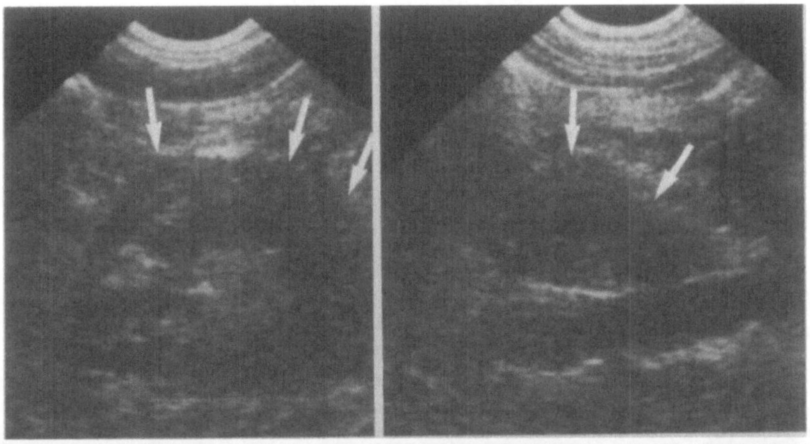

a, b

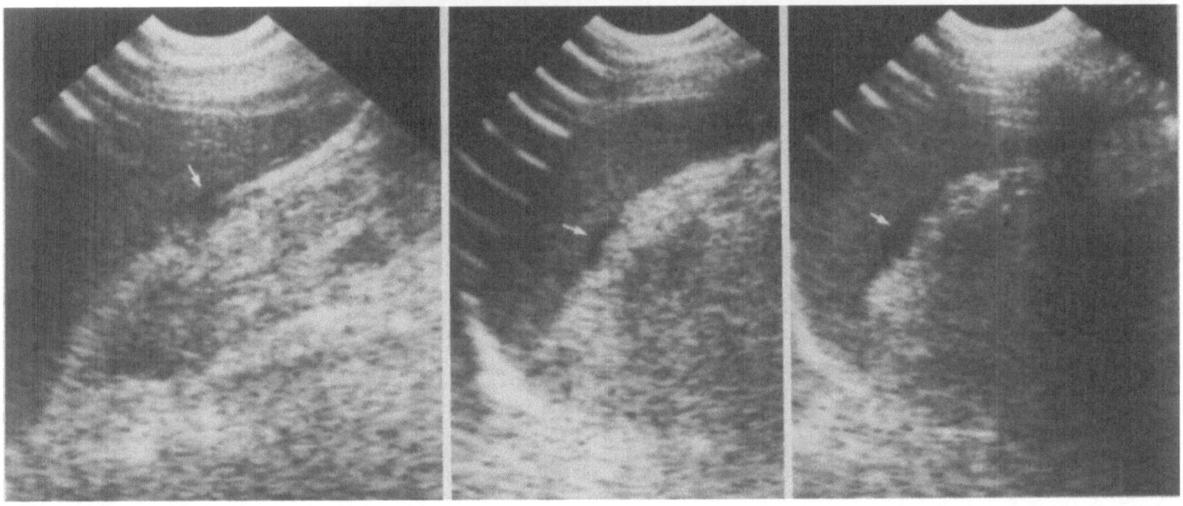

c–e

Abb. 20.7 a–e. Akute Pankreatitis. **a** Ein Transversalschnitt zeigt eine Vergrößerung des gesamten Organs (*Pfeile*) und eine anomale Schalltransparenz. **b** Auf dem Sagittalschnitt erscheint der Isthmus (*Pfeile*) besonders vergrößert. **c–e** Man erkennt intraperitoneale Flüssigkeit: auf **c** im Recessus subhepaticus dorsalis, auf **d, e** in den perilienalen Rezessus (*Pfeil*)

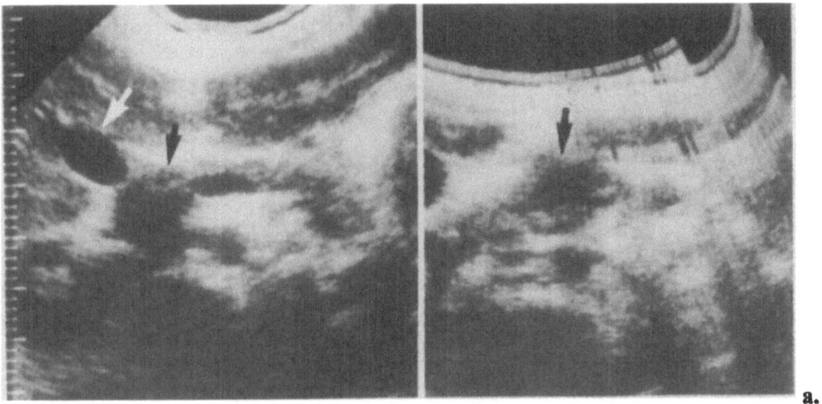

a, b

Abb. 20.8 a, b. Umschriebene Vergrößerung des Pankreaskopfes (*schwarzer Pfeil*). Transversalschnitte. Eine lokalisierte Vergrößerung des Pankreaskopfes darf nur diagnostiziert werden, wenn eine Fehlinterpretation des benachbarten Duodenums ausgeschlossen ist, d. h. nach den üblichen Lageänderungen usw. Der *weiße Pfeil* markiert die Gallenblase

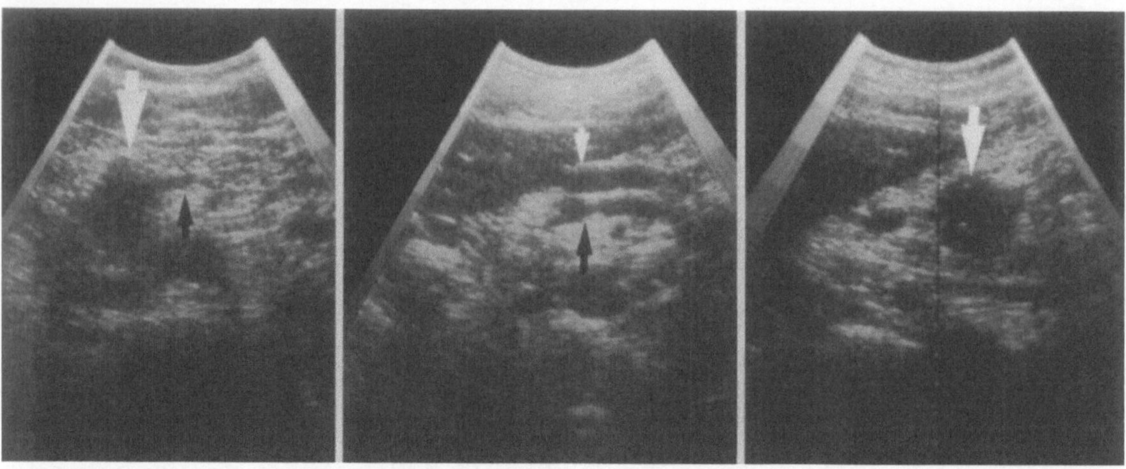

Abb. 20.9 a–c. Akute Pankreatitis mit umschriebener Organvergrößerung. **a** Der auffällige Befund auf diesem Transversalschnitt ist ein echoarmes Areal im Pankreaskopf (*weißer Pfeil*). Der *schwarze Pfeil* markiert die Milzvene. **b** Ein Parallelschnitt zeigt den erweiterten Ductus Wirsungianus (*weißer Pfeil*), der ventral der Milzvene (*schwarzer Pfeil*) abzugrenzen ist. **c** Auf dem Vertikalschnitt wird das echoarme Areal im Pankreaskopf bestätigt. Es handelt sich um ein rundes, semisolide strukturiertes Areal (*Pfeile*). Eine Fehldeutung des Duodenums ist durch die Darstellung in zwei Ebenen also ausgeschlossen

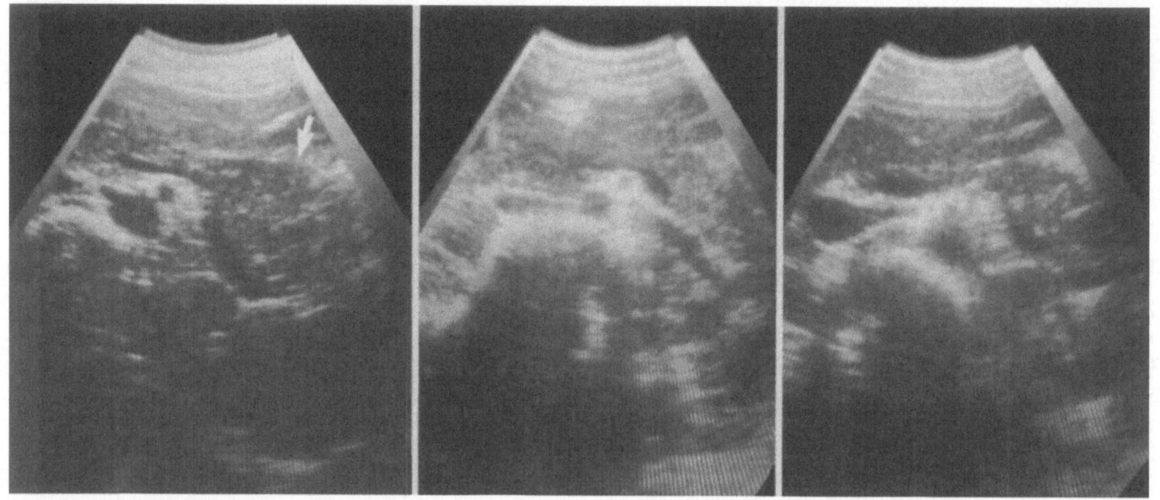

Abb. 20.10 a–c. Umschriebene Pankreatitis. **a** Der Transversalschnitt zeigt eine ausgeprägte Vergrößerung des Pankreaskorpus (*Pfeil*). **b, c** Bei der Kontrolle 18 Tage später ist die Größenabnahme erkennbar

Organkonturen

Bei einer Vergrößerung des gesamten Pankreas bleiben die Umrisse scharf abgegrenzt, regelmäßig und harmonisch. Bei umschriebenen Größenzunahmen sind sie entweder relativ harmonisch (Abb. 20.7) oder es treten lokalisierte Vorwölbungen auf (Abb. 20.8–20.10), die im Endeffekt zu einem polyzyklischen Bild führen (Abb. 20.6).

Was eben über die Computertomographie gesagt wurde, könnte man in bezug auf die Konturen bei einer Pankreasvergrößerung wiederholen: Die sonographisch erkennbaren Konturen entsprechen nicht notwendigerweise den echten Pankreaskonturen. Die sonographisch sichtbare vordere Begrenzung einer riesigen Schwellung entspricht meistens der vorderen Begrenzung des anterioren pararenalen Kompartimentes.

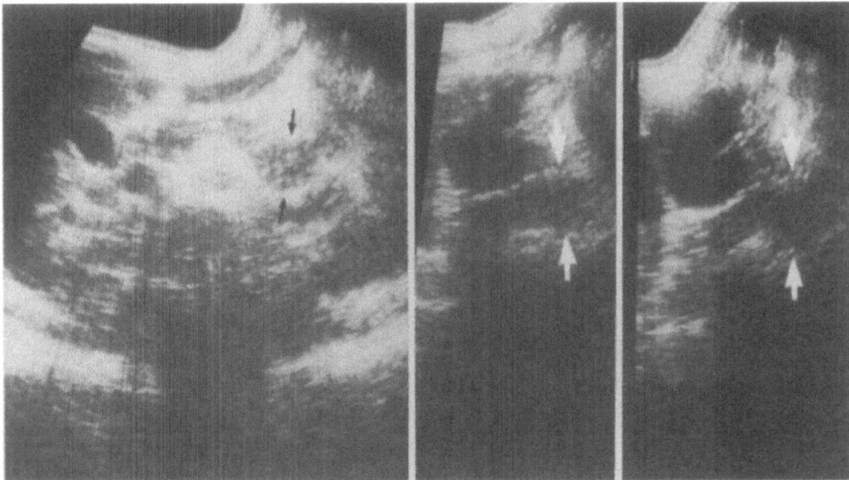

a–c

Abb. 20.11 a–c. Ein weiteres Beispiel einer akuten Pankreatitis im Pankreasschwanz. **a** Der Transversalschnitt stellt das Pankreas insgesamt dar. Korpus und Kauda sind vergrößert (*Pfeil*). **b, c** Auf diesen beiden parallelen Transversalschnitten in Bauchlage erkennt man ventral der linken Niere den entzündlich vergrößerten Pankreasschwanz (*Pfeile*)

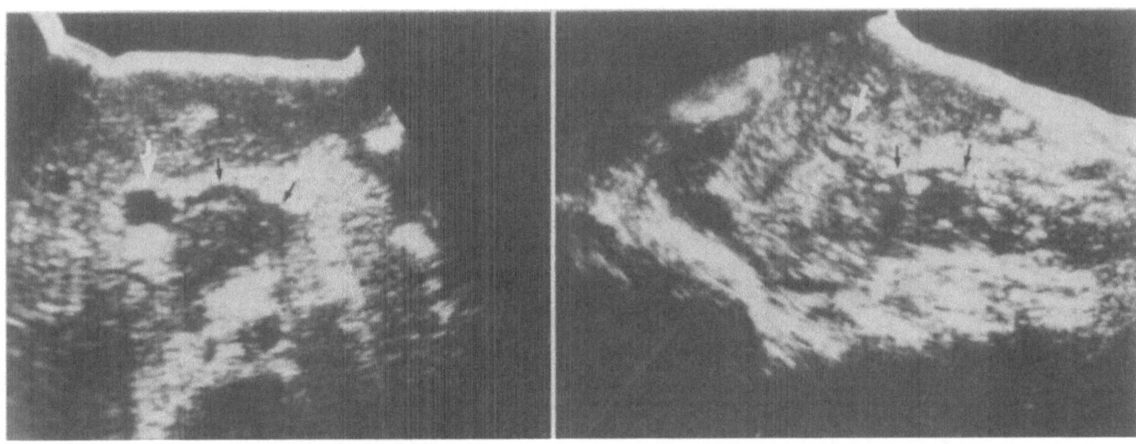

a, b

Abb. 20.12 a, b. Akute Pankreatitis mit umschriebener Organvergrößerung. **a** Auf diesem Transversalschnitt des Epigastriums erkennt man ventral der großen Gefäße einen Pankreastumor mit regelmäßiger polyzyklischer Kontur (*schwarze Pfeile*). Im Inneren imponieren einige echofreie Areale neben reflexreichen Zonen: Es handelt sich also um einen akuten Schub einer chronischen Pankreatitis (*weißer Pfeil*: Gallenblase). **b** Auf dem Longitudinalschnitt beobachtet man wiederum die Pankreaskopfvergrößerung (*Pfeile*), die mit reflexreichen Knötchen als Zeichen der zugrunde liegenden chronischen Pankreatitis einhergeht. Zu beachten ist an der Leberpforte das Doppelflintenzeichen: Dilatation des Gallenwegskonfluens ventral der Pfortaderaufteilung (*weißer Pfeil*). Zu beachten ist auf **a, b** die Verdrängung der Mesenterialgefäße nach ventral, die durch eine Mitbeteiligung des Processus uncinatus zustande kommt

Echostruktur

Die Echostruktur kann ganz unterschiedlich sein, wie die persönliche Analyse von 62 Fällen von akuter Pankreatitis 1980 gezeigt hat. 49 dieser Fälle wurden 1976 publiziert.

Fast immer (58 von 62 Fällen) war die Binnenstruktur bei akuter Pankreatitis echoarm. Bei vier unserer Beobachtungen sind wir indessen auf eine echoreiche Struktur gestoßen. Drei dieser Bilder entsprachen einem akuten Schub einer chronisch rezidivierenden Pankreatitis (Abb. 20.14). Im vierten Fall hingegen ging dieses echodichte heterogene Strukturmuster einer Nekrose voraus.

Einige im Verlauf einer akuten Pankreatitis auftretende Bilder, die wie ein vergrößertes echogenes Pankreas aussehen, entsprechen allerdings nicht einer Pankreasvergrößerung. Marchal

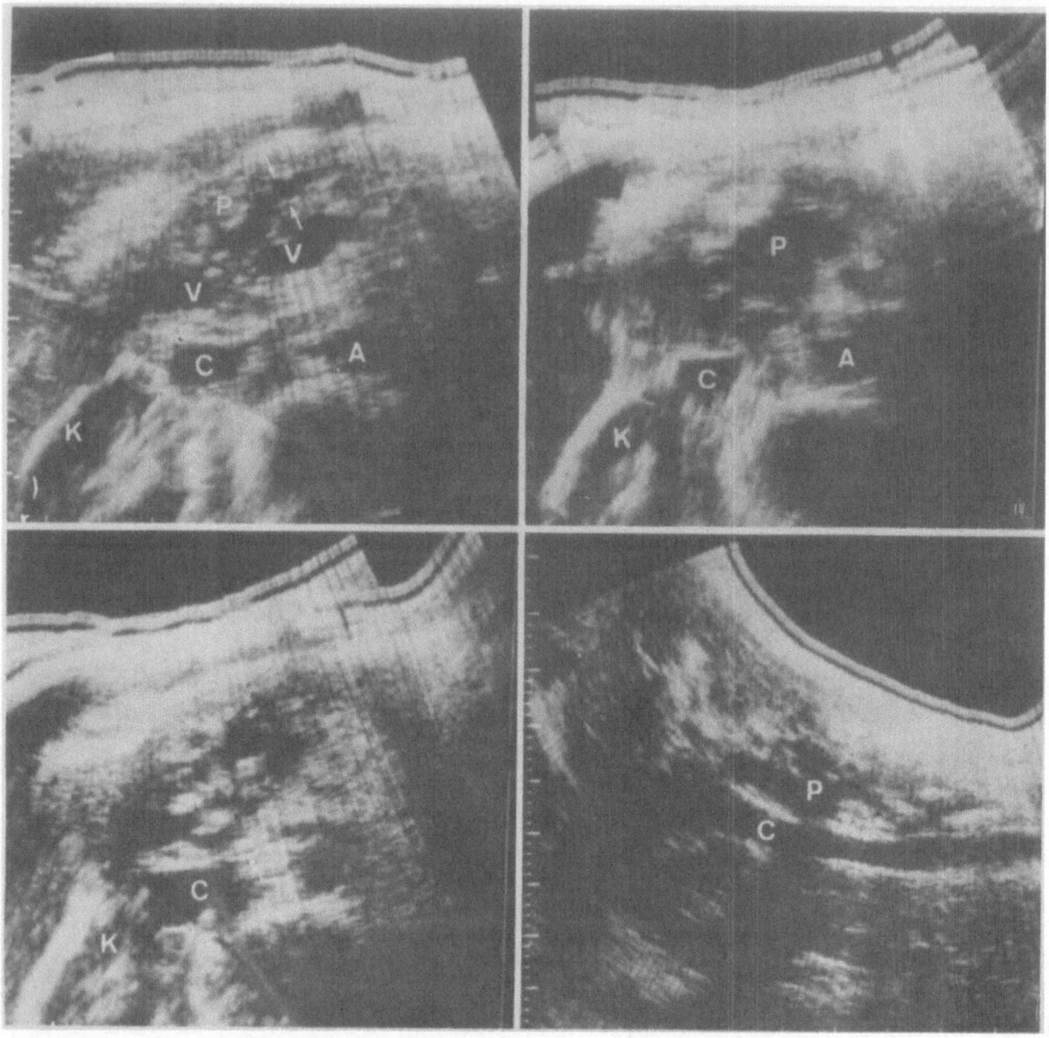

Abb. 20.13 a–d. Akute Pankreatitis auf dem Boden einer chronischen Pankreatitis. **a** Ein Transversalschnitt zeigt ventral der großen Gefäße (*A, C*) die Milzvene (*V*) und den splenoportalen Konfluens (*V*). Vor diesen Venen ist das echodichte, mikronodulär strukturierte Pankreas (*P*) zu erkennen. Der Ductus Wirsungianus (*Pfeile*) ist erheblich erweitert. **b** Ein etwas weiter kaudal gelegener Parallelschnitt zeigt ventral der V. cava den heterogen strukturierten vergrößerten Pankreaskopf. **c** Dieser noch weiter kaudal gelegene Schnitt zeigt im Pankreaskopf multiple echodichte Areale, die von echoarmen Zonen umgeben sind. **d** Vertikalschnitt. Diese Bilder sind typisch für eine nekrotisierende Pankreatitis. Die echodichten Knoten und die Erweiterung des Ductus Wirsungianus deuten auf eine chronische Pankreatitis. Eine computertomographische Kontrolle ist in diesem Fall sehr nützlich

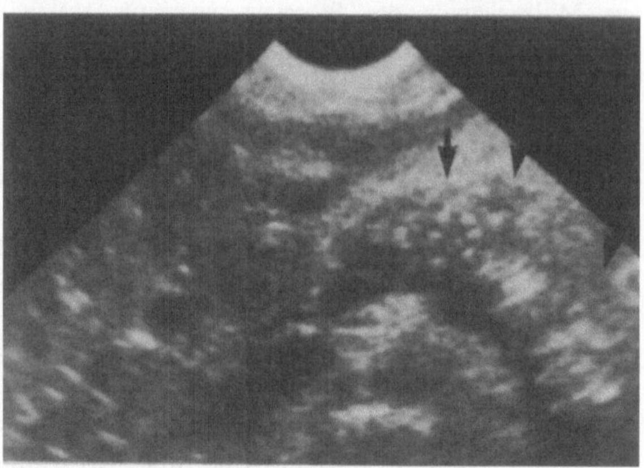

Abb. 20.14. Akute Pankreatitis auf dem Boden einer chronischen Pankreatitis. Transversalschnitt: Pankreasvergrößerung. Mikronoduläre Echostruktur (*Pfeile*)

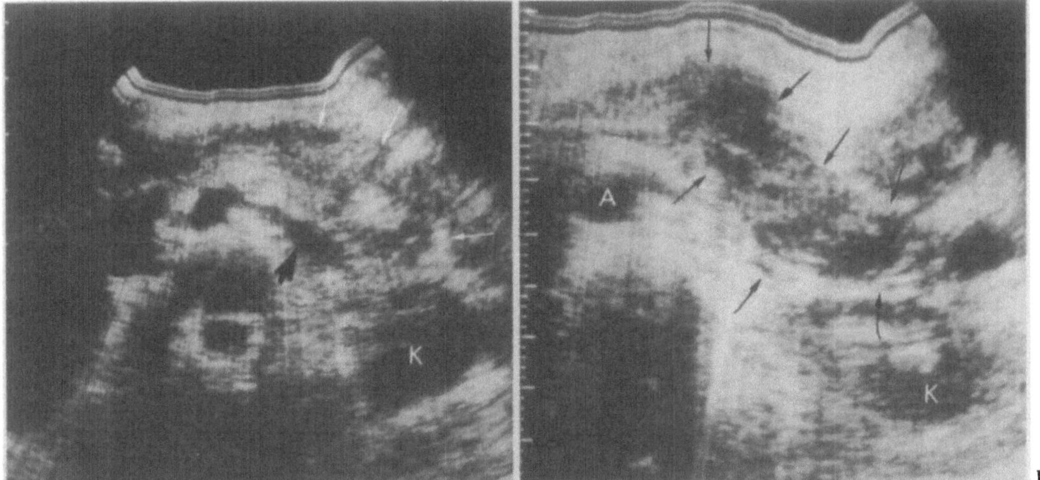

Abb. 20.15 a, b. Nekrotisierende Pankreatitis. **a** Ein Transversalschnitt zeigt vor der linken Nierenarterie (*schwarzer Pfeil*) eine Vergrößerung von Korpus und Kauda (*weiße Pfeile*). Die Echostruktur des Pankreas ist sehr heterogen. Man erkennt echodichte Areale und kleine echoarme Zonen (*K*: linke Niere). **b** 24 h später umfaßt die Organvergrößerung auch den Pankreasisthmus, das -korpus und den -schwanz (*Pfeile*). Die Echostruktur ist noch immer heterogen, im Vergleich zur Voruntersuchung jedoch verändert. Die Milz ist leicht abgeflacht. *A*: Aorta

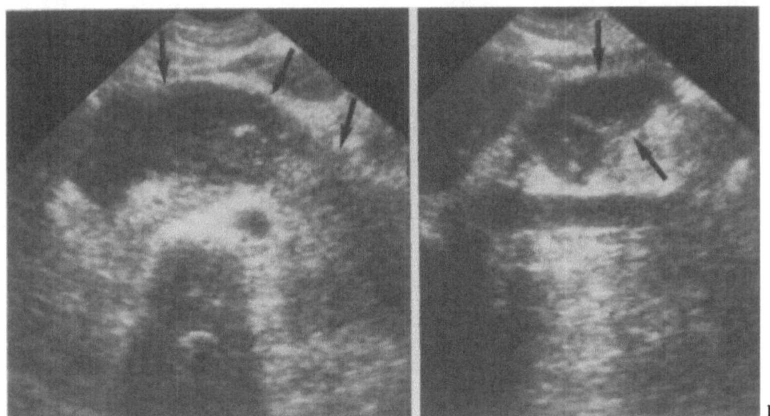

Abb. 20.16 a, b. Nekrotisierende akute Pankreatitis. **a** Ein Transversalschnitt zeigt eine Pankreasvergrößerung (*Pfeile*), die v.a. den Pankreaskopf umfaßt. Hier sind liquide Areale erkennbar. **b** Sagittalschnitt (Bild: Dr. Martelet)

(1985) hat gezeigt, daß ödematöses Fettgewebe eine Echostruktur annimmt, die der Pankreasstruktur durchaus vergleichbar ist. Es gibt also durchaus Bilder, auf denen im Verlauf einer akuten Pankreatitis ein vergrößertes echogenes Pankreas vorgetäuscht wird. Ebenso existieren Bilder, die ein vergrößertes echoarmes Pankreas vortäuschen, und die ebenfalls auf einer Infiltration des peripankreatischen Fettgewebes beruhen.

Die echoarme sonographische Struktur wiederum läßt sich weiter in drei Typen unterteilen:

1. Der erste Typ wird durch eine pseudoliquide Echostruktur mit wenigen disseminierten Echos repräsentiert. Dieser von SOKOLOFF et al. (1974) beschriebene Typ mutet pseudozystisch an. An der Hinterwand kann sogar eine Schallverstärkungszone bestehen (Abb. 20.2, 20.5, 20.6). Die neuerdings verfügbare dynamische Grauwertskala gestattet – mit einigen Ausnahmen – einen geringen Unterschied der Echostruktur nachzuweisen. Im Zweifelsfall – und wenn kein CT zur Verfügung steht – gibt die Krankheitsentwicklung endgültige diagnostische Hinweise: Das Ödem wird sich sehr schnell zurückbilden, was bei einer Flüssigkeitsansammlung ja nicht der Fall wäre.

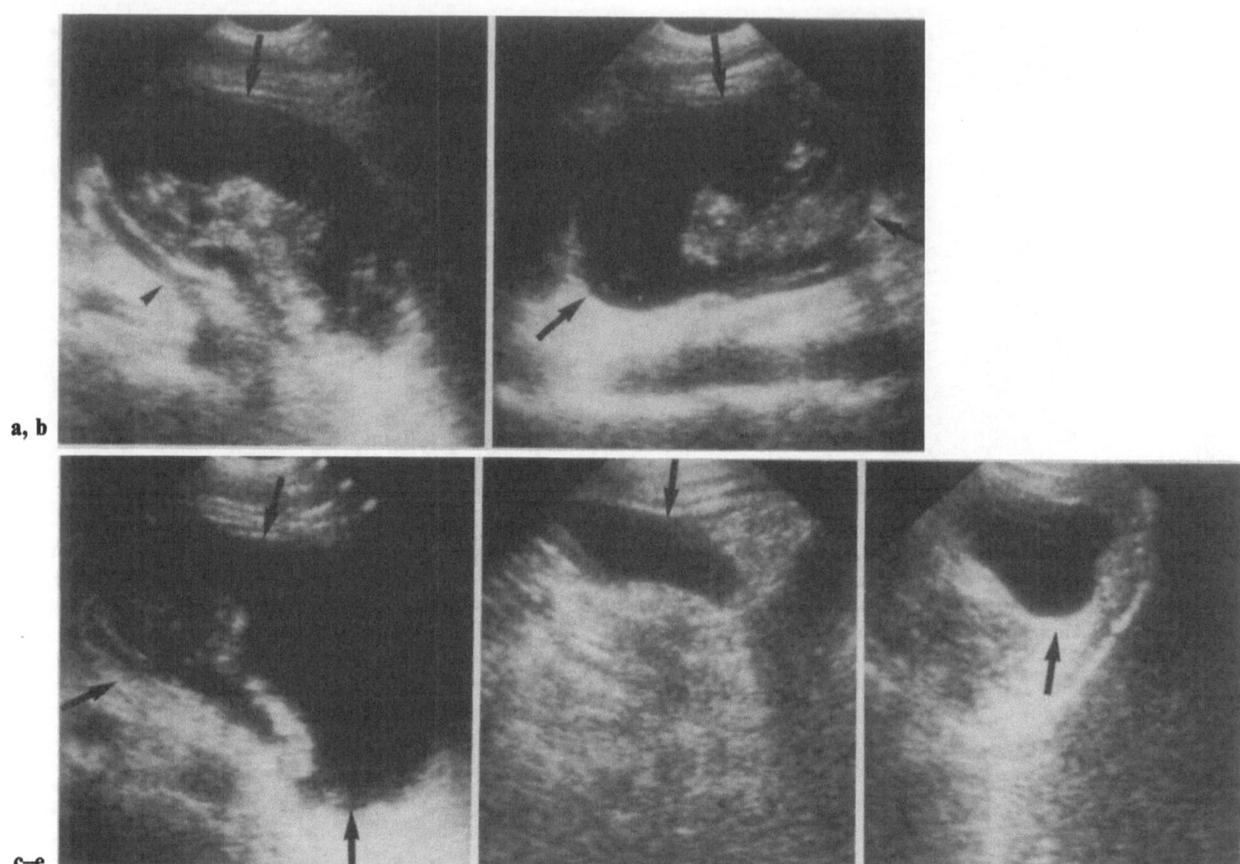

Abb. 20.17 a–e. Kontrolle des Patienten der Abb. 20.16 nach 48 h. **a** Transversalschnitt: Zunahme der echoarmen liquiden Areale. Zu beachten ist die Kompression der Bifurkation des Truncus coeliacus (*Pfeilspitze*). **b** Sagittalschnitt. **c** Weiter kaudal gelegener Transversalschnitt. **d** Transversalschnitt in Höhe des Nabels: Flüssigkeitsstraße. **e** Schnitt durch die linke Fossa iliaca: retroperitoneale Flüssigkeitsansammlung

2. Der zweite, echoarme Strukturtyp, unter dem eine akute Pankreatitis auftritt, ist semisolide. Es herrschen disseminierte Echos vor (Abb. 20.1, 20.7, 20.12), wobei jedoch die echoarmen Areale gegenüber den echoreichen Zonen deutlich überwiegen. Dieses Bild hat große Ähnlichkeit mit dem, das wir bei den Pankreaskarzinomen kennenlernen werden (s. Kap. 23). Es findet sich auch oft beim akuten Schub der chronischen Pankreatitis (Abb. 20.13 und 20.14), den wir weiter unten betrachten wollen.
3. Der dritte Typ schließlich zeichnet sich durch eine deutlichere Heterogenität aus. Auffallende Reflexionsareale wechseln sich mit schallarmen, semisoliden oder sogar liquiden Zonen ab. Diese stark ausgeprägte Heterogenität, die sich im Verlauf der Krankheit, wie wir gleich sehen werden, auch erst entwickeln kann, muß eine Nekrose befürchten lassen (Abb. 20.15–20.17).

In unserer Serie von 62 Fällen war der Typ 2 am häufigsten vertreten und zwar mit 60%. Die Typen 1 und 3 machten je 20% aus.

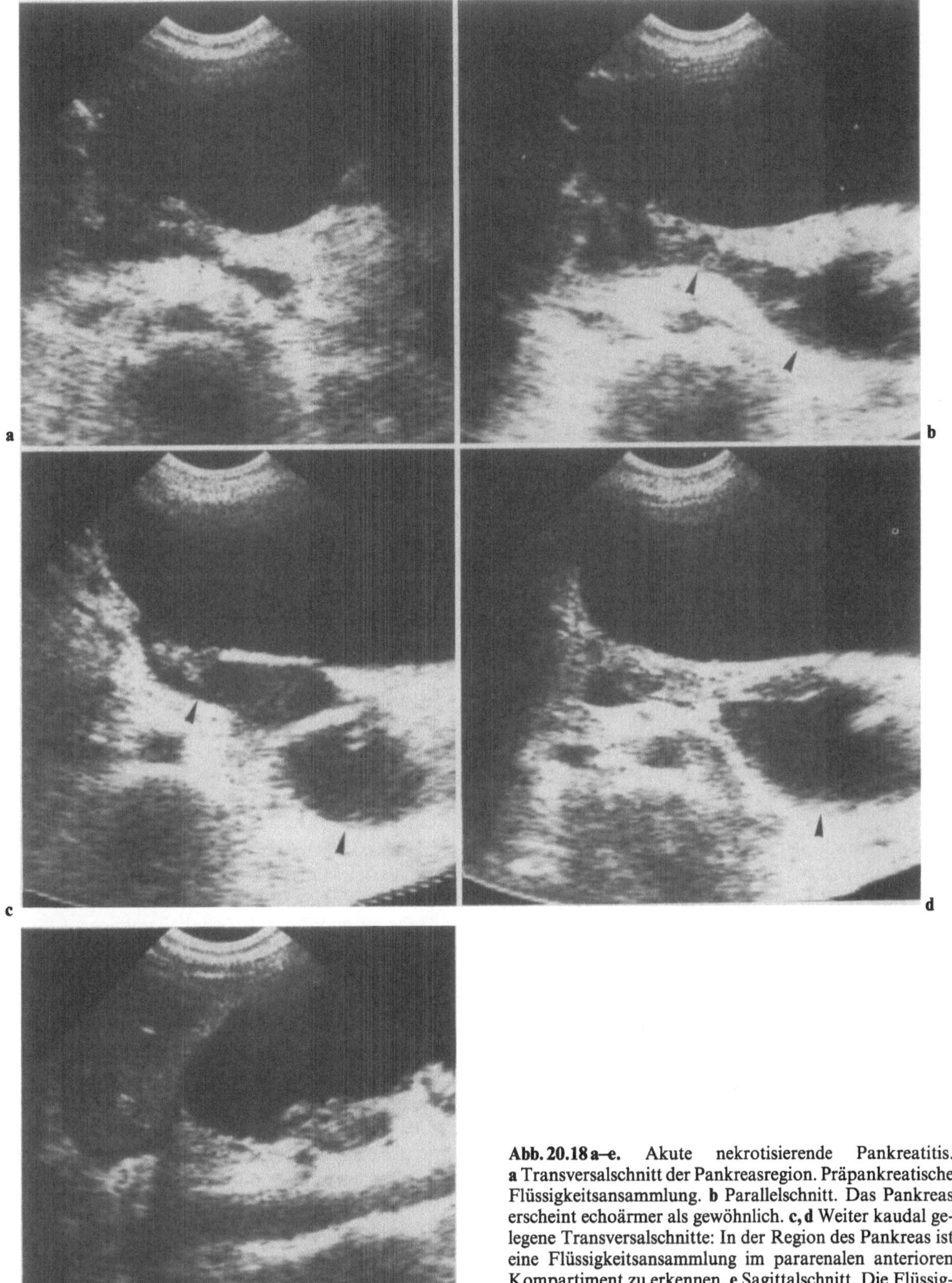

Abb. 20.18 a–e. Akute nekrotisierende Pankreatitis. **a** Transversalschnitt der Pankreasregion. Präpankreatische Flüssigkeitsansammlung. **b** Parallelschnitt. Das Pankreas erscheint echoärmer als gewöhnlich. **c, d** Weiter kaudal gelegene Transversalschnitte: In der Region des Pankreas ist eine Flüssigkeitsansammlung im pararenalen anterioren Kompartiment zu erkennen. **e** Sagittalschnitt. Die Flüssigkeitsansammlung liegt unmittelbar vor dem Pankreas. Sie befindet sich also in der Bursa omentalis. Auf **a, b** könnte eine Lokalisation weiter ventral diskutiert werden

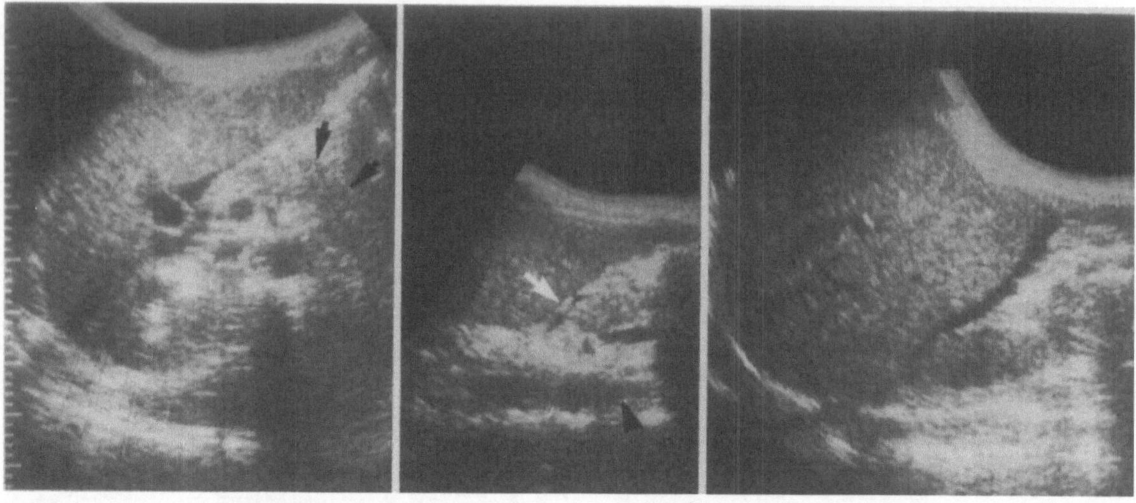

Abb. 20.19 a–c. Akute Pankreatitis. Intraperitoneale Flüssigkeit. **a** Dieser Transversalschnitt zeigt ein Pankreas (*schwarze Pfeile*) mit offensichtlich normaler Echostruktur, das vielleicht im Isthmusbereich etwas verdickt erscheint. Um Leber und Gallenblase herum findet sich jedoch bereits intraperitoneale Flüssigkeit. **b** Nachweis von Flüssigkeit in der Bursa omentalis auf einem Sagittalschnitt (*weißer Pfeil*) (Zeichen des Schmetterlings mit zusammengelegten Flügeln). **c** Dieser Longitudinalschnitt bestätigt die Flüssigkeit im Bereich der Leber. Der Patient wurde 24 h später laparotomiert: Hierbei fand sich eine nekrotisierende Pankreatitis, deren Zeichen im Vergleich zum Auftreten der intraperitonealen Flüssigkeit verspätet auftraten

Pankreatogene Flüssigkeitsansammlungen

Wir haben gesehen, daß die Computertomographie bei den globalen Organvergrößerungen in der Lage ist, eine Flüssigkeitsansammlung im Pankreasbereich nachzuweisen. Diese Flüssigkeitsansammlung kann sich bis in die Bursa omentalis erstrecken (Abb. 20.18 e).

Wenn eine akute Pankreatitis vorliegt, muß man eine sorgfältige und methodische sonographische Revision aller peritonealen Rezessus vornehmen, die in Kap. 14 beschrieben wurden. Freie intraperitoneale Flüssigkeit findet sich bei ungefähr 20% der Patienten mit akuter Pankreatitis (Abb. 20.3, 20.7, 20.19).

Hier sind diese Rezessus noch einmal aufgeführt.

- perihepatische Rezessus, v. a. der Recessus subhepaticus dorsalis (Morrison's Raum)
- perilienale Rezessus (Abb. 20.3 und 20.7)
- Bursa omentalis (Abb. 20.18). Flüssigkeit in der Bursa omentalis zeigt einen pathologischen Prozeß in einem der an die Bursa omentalis grenzenden Organe an. Wenn die Flüssigkeit frei beweglich ist, erreicht sie die eigentliche Peritonealhöhle. Da das bei der akuten Pankreatitis der Fall ist, kann man das sehr informative „Schmetterlingszeichen" erkennen (Abb. 20.19 b und 29.44)
- parakolische Rinnen (Abb. 20.17 e)
- Douglas-Raum (Abb. 20.3).

Die Darstellung von Flüssigkeit in den linksseitigen peritonealen Rezessus (perisplenisch, linke parakolische Rinne) zeigt das Vorhandensein einer sehr ausgeprägten Flüssigkeitsmenge an.

Sonographisch ist die möglicherweise vorhandene supradiaphragmale Flüssigkeitsausbreitung (pleural, mediastinal, perikardial) erkennbar. All diese Flüssigkeitsansammlungen sind integraler Teil der Manifestation der akuten Pankreatitis. Sicher hat es etwas Artefizielles an sich, die Untersuchung der Flüssigkeitsansammlungen getrennt von der Untersuchung des Organs bei der akuten Pankreatitis darzustellen. Dennoch sollen die Flüssigkeitsansammlungen aus Gründen der Vollständigkeit im folgenden Abschnitt dargestellt werden.

Ein Ödem der peripankreatischen anatomischen Strukturen (Faszien, Nebennieren etc.), das computertomographisch leicht zu erkennen ist, wird sonographisch selten gesehen.

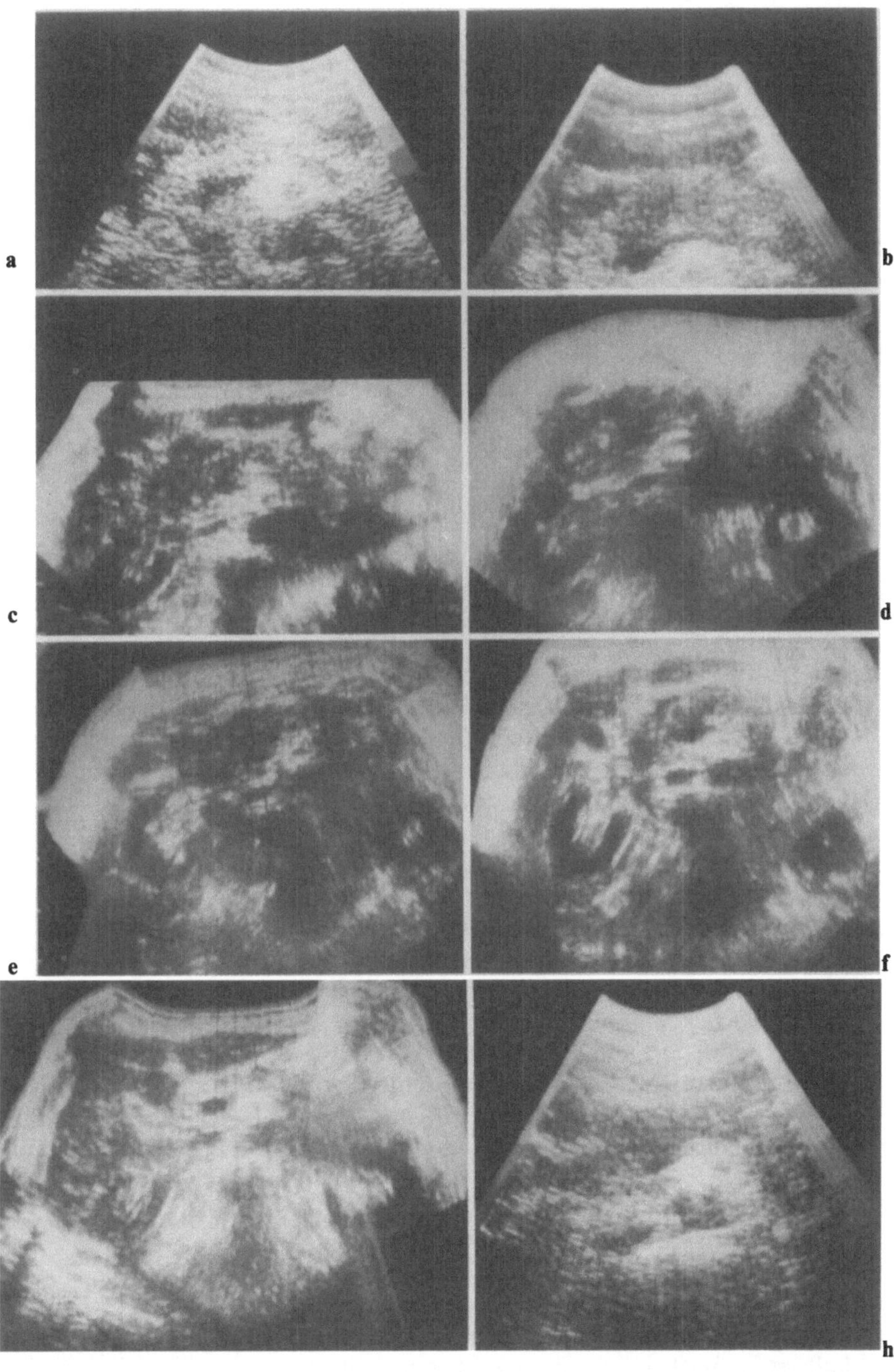

Abb. 20.20 a–h. Akute Pankreatitis. Zunehmende Organvergrößerung und anschließende Normalisierung. **a** Die Untersuchung des Pankreas, die wegen abdominaler Schmerzen durchgeführt wurde, zeigt keine morphologische Auffälligkeit. **b** Der Patient wurde drei Wochen später mit akuten abdominalen Beschwerden stationär aufgenommen. Jetzt ist sonographisch eine harmonische Vergrößerung des gesamten Pankreas zu erkennen. **c** 24 h später ist die Vergrößerung des Pankreaskopfes eindeutig. Das Pankreas hat eine heterogene Struktur mit echoarmen Arealen. **d** 24 h später ist eine weitere Vergrößerung des Pankreas zu registrieren. Eine Nekrose wird differentialdiagnostisch in Betracht gezogen. **e** 24 h später beginnt die Abschwellung. **f** 48 h später ist das Pankreas zwar noch vergrößert, es ist jedoch vergleichbar mit dem Pankreas zu Beginn der Krise auf **b**. **g, h** Wiederum 48 h später, d. h. 7 Tage nach Beginn der Krise, sieht das Pankreas wieder annähernd normal aus. Zu beachten ist auf **e** die Kompression der V. mesenterica superior und auf **f** die Normalisierung ihres Durchmessers

Krankheitsverlauf

In den Fällen, in denen die Diagnose einer akuten Pankreatitis nicht zu einer sofortigen chirurgischen Intervention geführt hat, kommt der kombinierten computertomographisch/sonographischen Überwachung – anfangs täglich, dann im Abstand von 2–3 Tagen – eine große Bedeutung zu. Bauchspeicheldrüsenentzündungen können einen ganz unterschiedlichen Verlauf nehmen:

1. Rückgang der Organvergrößerung. Das aufgetriebene Pankreas kehrt zu seiner normalen Form und Größe zurück. Die mit Riesenschwellungen einhergehenden Zustände bilden sich auch am schnellsten wieder zurück; sie sind im wesentlichen durch ein entzündlichen Ödem bedingt. Diese Abschwellung (Abb. 20.10, 20.20, 20.21) ist ein günstiges Zeichen sowie zugleich eine retrospektive Bestätigung der Diagnose. Diese retrospektive Verifizierung ist nicht ganz ohne Bedeutung. Bei einer akuten Pankreatitis ist nämlich der gesamte biologische Ablauf gestört oder zu einem späteren Zeitpunkt noch beeinträchtigt. Der Rückgang des Ödems geht außerdem parallel mit einer Normalisierung des sagittalen Durchmessers der V. cava inferior und der V. mesenterica, vorausgesetzt, diese waren komprimiert (Abb. 20.20).
2. Wesentlich seltener beobachtet man bei diesen sukzessiven Untersuchungen eine inverse Krankheitsentwicklung. Normalerweise ist das Ödem zum Zeitpunkt des Auftretens von Schmerzen bereits voll ausgeprägt. Hinkt das Ödem jedoch hinter der klinischen Symptomatologie her, so kann bei den Untersuchungen die progressive Vergrößerung des Organs verfolgt werden.
3. Der Krankheitsverlauf kann andererseits auch in Richtung Nekrose gehen. Beobachtet man ein echoarmes Strukturmuster vom Typ 3 sowie eine schnelle Änderung des sonographischen Bildes, so wird ein nekrotischer Verlauf äußerst wahrscheinlich. Wird zu diesem Zeitpunkt eine chirurgische Intervention unterlassen, so kann man der Ausbildung einer Pseudozyste ebenso wie der Ausbreitung pankreatogener Flüssigkeit (Abb. 20.17) förmlich zusehen (s. Kap. 21).

Abszesse

Echogene Strukturen in einem heterogenen Areal (Abb. 20.22) können das Vorhandensein von Gasblasen anzeigen, die computertomographisch zu bestätigen sind. Sie sind entweder durch eine Anaerobierinfektion oder durch eine Perforation eines Nachbarorgans bedingt.

In Tabelle 20.1 haben wir die verschiedenen Zeichen einer akuten Pankreatitis noch einmal zusammengefaßt und in Tabelle 20.2 die verschiedenen Möglichkeiten des Krankheitsverlaufes aufgezählt. Abbildung 20.25 illustriert die Tabelle 20.1.

Tabelle 20.1. Die Ultraschallzeichen einer akuten Pankreatitis

Konturen
deutlich und regelmäßig
Pankreasvergrößerung
massiv, gleichmäßig oder umschrieben
Echostruktur
echoarm
semisolide
heterogen
in Ausnahmefällen echoreich
Begleitzeichen
Venenkompression
verschiedene Flüssigkeitsansammlungen

Tabelle 20.2. Krankheitsverläufe

Progressive Pankreasvergrößerung (in Ausnahmefällen)
Rückgang der Pankreasvergrößerung
Akute Nekrose
Nekrose mit Ausbildung von Pseudozysten

Formen der akuten Pankreatitis

Die eben beschriebenen morphologischen Eigenheiten sowie die Krankheitsverläufe erlauben es, verschiedene sonographische Formen der akuten Pankreatitis zu unterscheiden:

1. Die *akute ödematöse Pankreatitis* mit massiver Schwellung und binnen weniger Tage oder Wochen einsetzender Rückbildung. Die Gefahr einer Nekrose besteht.
2. Die *akute nekrotisierende Pankreatitis*, die oft sofort ein chirurgisches Eingreifen notwendig macht und somit an einem Patienten nur ein einziges Mal beobachtet wird. Entwickelt sie sich etwas langsamer, so ist eine Überwachung in engen Abständen erforderlich, um das Auftreten oder die Ausbreitung von Flüssigkeitsansammlungen zu erkennen.

Daneben gibt es aber noch Sonderfälle:

Der erste ist ein *akuter Schub bei einer chronischen Pankreatitis*. In Kap. 22 werden wir auf die

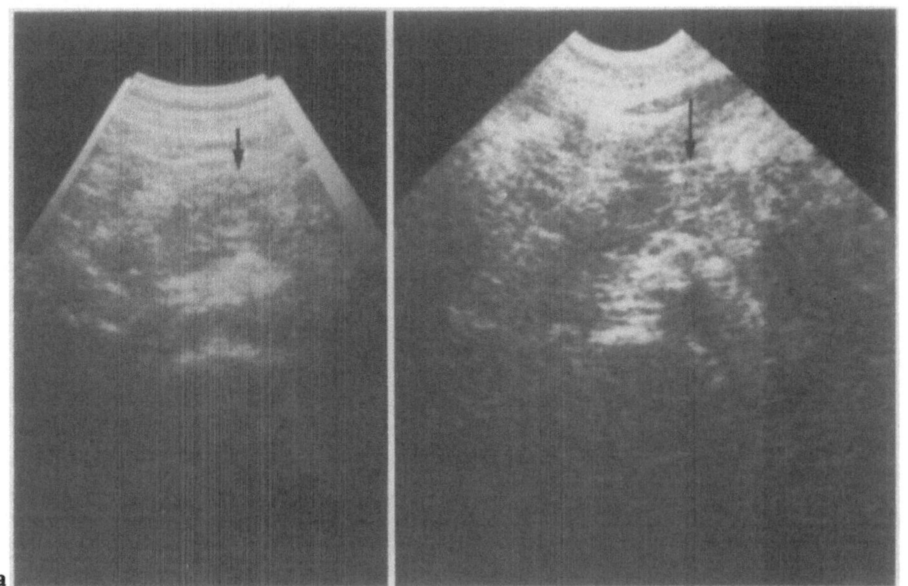

Abb. 20.21 a, b. Verlauf einer akuten Pankreatitis mit Organvergrößerung. **a** Vergrößerung des Pankreasisthmus (*Pfeil*). **b** Kontrolle nach 15 Tagen

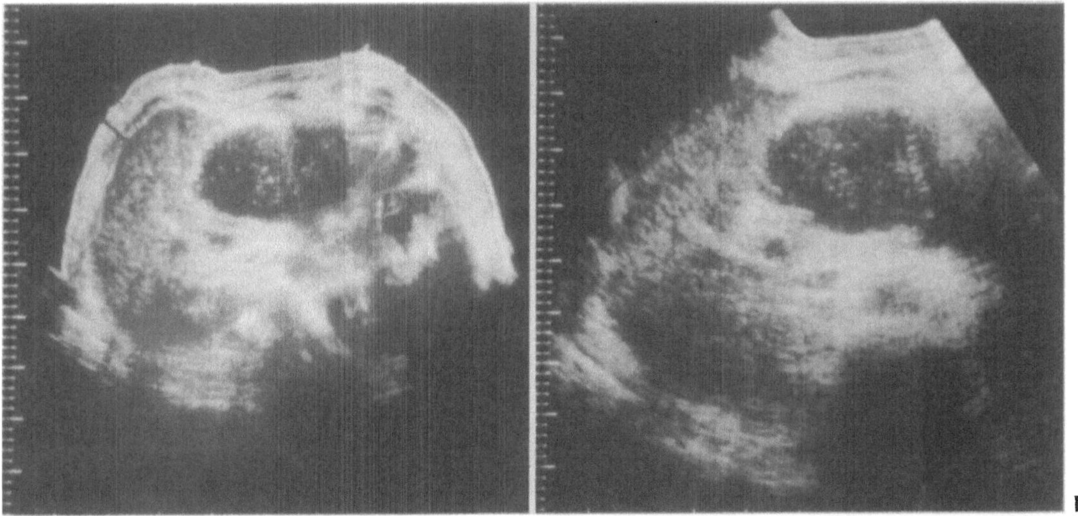

Abb. 20.22 a, b. Große, infizierte Flüssigkeitsansammlung. **a** Ein Transversalschnitt des Oberbauches zeigt eine ausgedehnte Flüssigkeitsansammlung, in der zahlreiche Echos registriert werden können. **b** Parallelschnitt. Die Echos innerhalb der Läsion könnten durch Pus oder Detritus bedingt sein. Oft liegen den intraläsionalen Echos auch Gasblasen bei Abszedierung zugrunde. Die Differenzierung ist computertomographisch möglich

Zeichen einer chronischen Pankreatitis noch zu sprechen kommen. Im Falle eines akuten Schubes machen sie jedoch den sonographischen Symptomen einer akuten Pankreatitis Platz, wobei sie sich durch nichts von einem primären Krankheitsgeschehen unterscheiden (Abb. 20.13 und 20.14).

Der zweite Sonderfall ist das mögliche Auftreten einer *akuten Pankreatitis nach Pankreasteilresektion* (Abb. 20.23). Insbesondere nach Duodenopankreatektomie kann der verbleibende vergrößerte Pankreasstumpf, der sich gut vor der linken Niere erkennen läßt, eine Dicke von mehr als 3 cm annehmen (Abb. 20.24).

Wir haben auch Pankreasvergrößerungen im Verlauf einer Hepatitis und anderer Infektionskrankheiten beobachtet, was auch von Rabsch u. Rettenmaier (1975) bestätigt werden konnte. Es

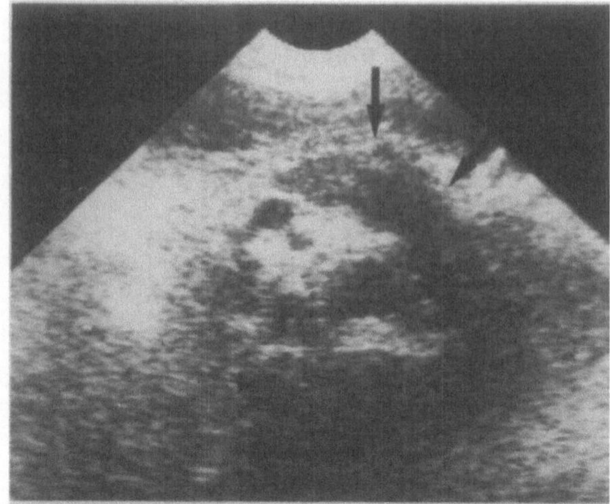

a

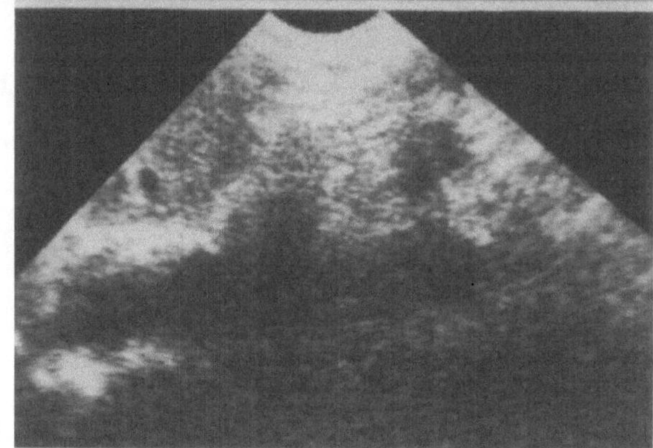

b

Abb. 20.23 a, b. Pankreatitis nach Pankreaskopfresektion. **a** Auf dem Transversalschnitt sind ungewöhnlich echoarme Pankreasareale erkennbar (*Pfeile*). **b** Sagittalschnitt

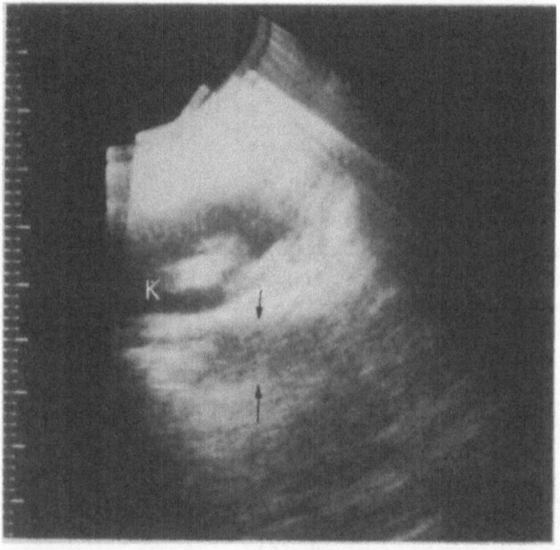

Abb. 20.24. Subakute Pankreatitis nach Pankreaskopfresektion. Echoarm strukturiertes, vergrößertes Restpankreas. Der Patient wurde in Bauchlage untersucht. Der Pankreasschwanz (*Pfeile*), dessen Durchmesser 3 cm erreicht, zeichnet sich ventral der linken Niere (*K*) ab

ist schwierig, in diesem Zusammenhang von einer akuten Pankreatitis zu sprechen, da das charakteristische klinische Bild in aller Regel fehlt und selbstverständlich keine chirurgische Kontrolle erfolgt. Der wiederholte und bestätigte Befund eines vergrößerten Pankreas sowie die Rückkehr zum Normalzustand sind objektive Hinweise auf eine inflammatorische Beteiligung dieses Organs.

Eine akute Pankreatitis, die sich auf in die Duodenal- oder Magenwand versprengten Pankreasinseln entwickelt hat, kann hier heterotope echoarme Bilder verursachen. In Kap. 29 wollen wir eine Abbildung eines Hämatoms der Duodenalwand vorstellen (Abb. 29.77).

Ein Abszeß der Pankreasloge unterscheidet sich sonographisch oft durch nichts von einer nekrotisierenden Pankreatitis.

Die Diagnose einer akuten Pankreatitis muß selbstverständlich Veranlassung sein, sofort nach Gallenwegskonkrementen zu suchen.

Diagnostische Strategie

Was wir weiter oben über die Grenzen der Sonographie bei der Beurteilung einer Pankreasvergrößerung gesagt haben, sollte Anlaß sein, wenigstens eine Computertomographie mit intravenöser Kontrastmittelapplikation im Verlauf einer akuten Pankreatitis durchzuführen. Eine weitere Indikation für die Computertomographie ist die eingeschränkte sonographische Beurteilbarkeit, die bei leichten Krankheitsverläufen seltener, bei schweren Krankheitsverläufen jedoch häufiger vorkommt. Manchmal hängt sie mit einem Ileus zusammen. Schließlich ist die Computertomographie mit Kontrastmittelapplikation beim Auftreten einer Nekrose unverzichtbar, um ein durch eine Arrosion einer Arterie entstandenes Pseudoaneurysma zu erkennen oder auszuschließen.

Andererseits zeigt die Sonographie mit großer Präzision die kleinen intraperitonealen Flüssigkeitsansammlungen und besonders das „Schmetterlingszeichen". Die leichte Durchführbarkeit macht die Sonographie zum idealen Instrument der abdominalen Notfallmedizin. Schließlich werden wir im nächsten Kapitel sehen, daß sie auch zur Erkennung der retroperitonealen Ausbreitung pankreatogener Flüssigkeit eine große Rolle spielt.

Aus all diesen Gründen sind wir immer auf die Sonographie zurückgekommen, wenn es um die Diagnose oder Überwachung einer akuten Pankreatitis ging. Begleitend wurde jedoch stets we-

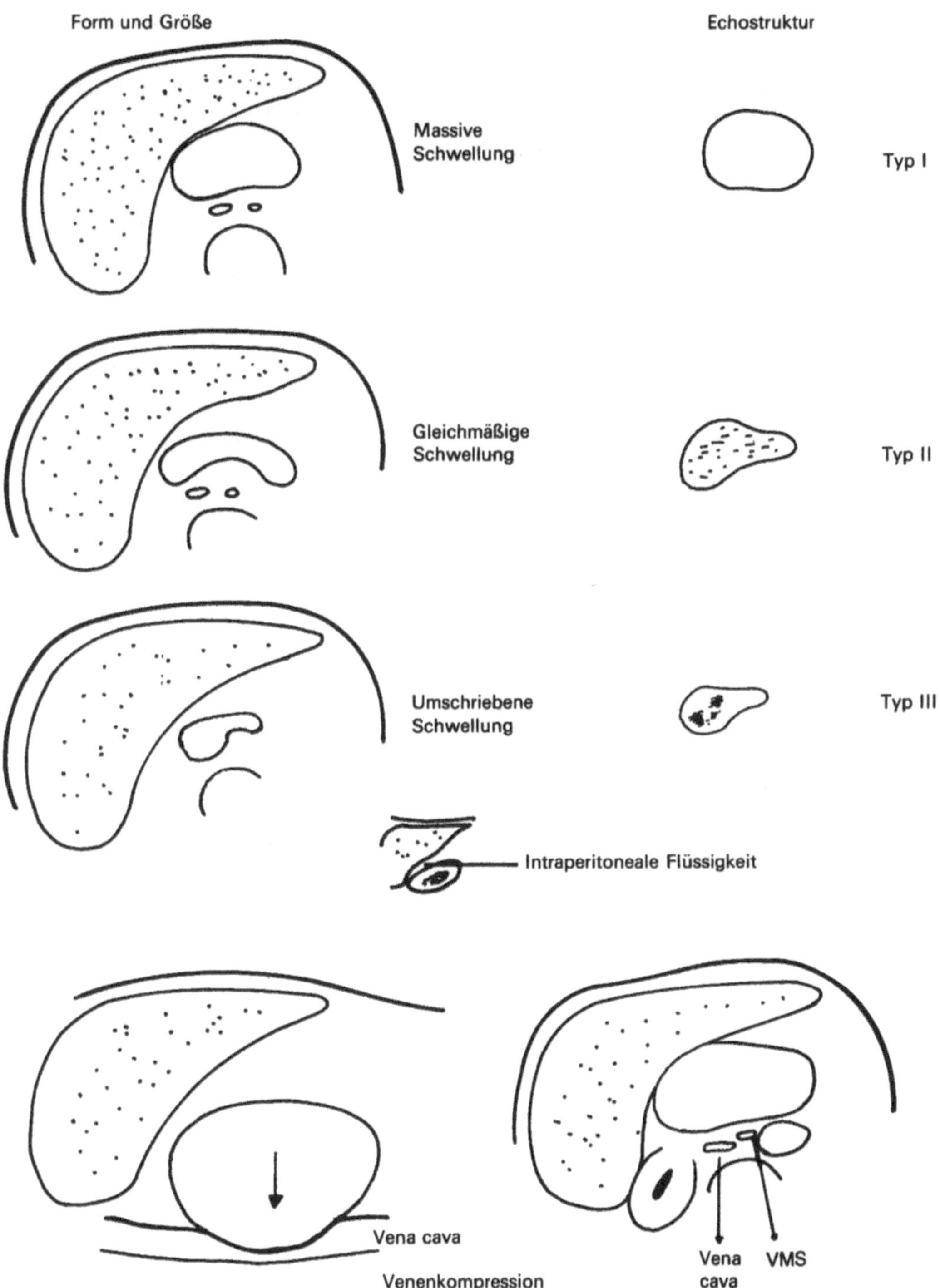

Abb. 20.25. Schematische Darstellung der verschiedenen sonographischen Zeichen der akuten Pankreatitis

nigstens ein Computertomogramm als Ausgangsbefund angefertigt, gelegentlich auch ein Kontroll-CT (Abszedierung, Pseudoaneurysma, postoperative Rezidive).

Literatur

Barnett E, Morley P (1974) Abdominal echography. Butterworth, Borough Green

Bihr E, Rohmer P, Weill F (1979) Petit atlas d'échoanatomie normale de l'étage supérieur de l'abdomen, vol 1. Doin, Paris

Brooke JR, Federle MP, Goodman DC (1981) Computed tomography of the lesser peritoneal sac. Radiology 141:117

Burrel M, Gold J, Simeone J, Taylor K, Dobbins J (1980) Liquefactive necrosis of the pancreas. Radiology 135:157–160

Coleman BG, Arger PH, Rosenberg HK, Mulhern CB, Ortega W, Stauffer D (1983) Gray-scale sonographic assessment of pancreatitis in children. Radiology 146:145–150

Crass JR, Sutherland DER, Feinberg SB (1982) Sonography of the segmental human pancreatic transplant. J Clin Ultrasound 10:149–152

Doust BD, Pearce JD (1976) Gray-scale ultrasonic properties of the normal and inflamed pancreas. Radiology 120:653–657

Duncan JG, Imrie CW, Blumgart LH (1976) Ultrasound in the management of acute pancreatitis. Br J Radiol 49:731

Fleischer AC, Parker P, Kirchner SG, James AE (1983) Sonographic findings of pancreatitis in children. Radiology 146:151–155

Goldberg BB, Kotler MN, Ziskin MC, Waxham RD (1975) Diagnostic uses of ultrasound. Grune & Stratton, New York

Hassani N (1976) Ultrasonography of the abdomen. Springer, Berlin Heidelberg New York

Holm HH, Kristensen JK, Rasmussen SN, Pedersen JF, Hancke S (1980) Abdominal ultrasound, 2nd edn. Munksgaard, Copenhagen

Johnson ML, Mack LA (1978) Ultrasonic evaluation of the pancreas. Gastrointest Radiol 3:257–266

Leopold GR, Asher WM (1975) Fundamentals of abdominal and pelvic ultrasonography. Saunders, Philadelphia

Marchal G (1985) Ultrasonic appearance of acute pancreatitis. Symposium of radiology (Brüssel)

Pistolesi G (1978) CT of the pancreas. Radiology tomorrow. Lugano, Italy, Dec 1, 1978

Rabsch U, Rettenmaier G (1975) Sonographically found asymptomatic enlargement of the pancreas in viral hepatitis and pneumonia (Abstract No 100). Second Congress of European ultrasonics in medicine, Erlangen, Germany 1975

Sokoloff J, Gosink B, Leopold GR, Forsythe JR (1974) Pitfalls in the echographic evaluation of pancreatic disease. J Clin Ultrasound 2:321–326

Taylor JW (1979) Diagnostic in gastrointestinal disease. Livingstone, Edinburgh

Warshaw AL (1974) Inflammatory masses following acute pancreatitis. Phlegmon, pseudocysts and abscess. Surg Clin North Am 54:621–636

Weill F, Becker JC, Kraehenbuhl JR, Heriot G, Walter JP (1973) Atlas clinique de radiographie ultrasonore. Masson, Paris

Weill F, Bourgoin A, Eisenscher A, Gillet M (1976) Aspects ultrasonores des pancréatites aiguës. Etude de 49 patients examinés en temps réel et avec échelle des gris. Arch Fr Mal App Dig 65:443–454

Weill F, Marmier A, Paronneau P, Zeltner F, Bourgoin A (1979) Fiabilité de l'exploration ultrasonore du pancréas. Résultats de 266 observations contrôlées. J Radiol 60/1:9–11

Weill F, Le Mouel A, Bihr E, Rohmer P, Zeltner F, Sauget Y (1980) Le diagnostic ultrasonore des collections intrapéritonéales dans le récessus hépatorénal (ou le récessus spléno-péritonéal): Le signe du croissant de lune. J Radiol 61/4:251–256

Kapitel 21

Pankreatogene Flüssigkeitsansammlungen. Pseudozysten des Pankreas

Definition

Eine Pseudozyste ist eine Flüssigkeitsansammlung, die von einer sich allmählich entwickelnden, durch entzündliche Reaktion des perifokalen Gewebes entstehenden Wand begrenzt wird.

Bevor das Stadium der Pseudozyste erreicht wird, liegt eine pankreatogene Flüssigkeitsansammlung vor. Diese Flüssigkeitsansammlungen können im vorderen pararenalen Raum lokalisiert bleiben, oder sie können sich – entweder über die Bursa omentalis oder auf komplexeren Wegen – ausbreiten.

Einige der Flüssigkeitsansammlungen beruhen auch auf einer zystischen Erweiterung des obstruierten Ductus pancreaticus.

Lokalisierte Flüssigkeitsansammlungen

Die Diagnostik der Flüssigkeitsansammlungen war eines der ersten Anwendungsgebiete der Pankreassonographie. Ihre Bilder sind beinahe klassisch (Leopold 1972): Man erkennt eine typische echofreie Struktur mit deutlicher dorsaler Schallverstärkungszone (Abb. 21.1–21.4).

Diese Flüssigkeitsansammlungen können in jedem Abschnitt des Pankreas liegen. Das eventuelle Vorkommen einer Flüssigkeitsansammlung im Pankreasschwanz, der bei Untersuchungen von ventral durch Magen- oder Darmgase u. U. verdeckt wird, macht die interkostale oder transrenale Untersuchung von links unbedingt erforderlich (Abb. 21.4).

Ausnahmsweise können die Flüssigkeitsansammlungen auch multipel auftreten (Abb. 21.3).

Ihre Größe variiert ganz beträchtlich. Entdeckt werden können sie erst ab einem Durchmesser von einigen Zentimetern. Gelegentlich nehmen sie einen großen Teil des Epigastriums ein (Abb. 21.5). Diese Flüssigkeitsansammlungen

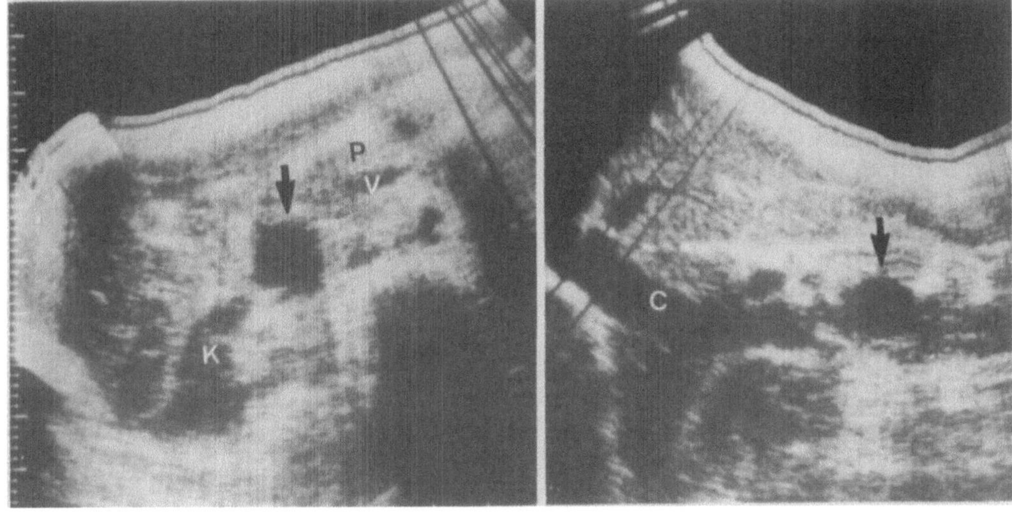

Abb. 21.1 a, b. Kleine Flüssigkeitsansammlung im Pankreaskopf (*Pfeil*). **a** Transversalschnitt. Die Flüssigkeitsansammlung hat sich im unteren Abschnitt des Pankreaskopfes entwickelt und berührt den Hilus der rechten Niere (*P*: normales Pankreasgewebe, *V*: splenoportaler Konfluens, *K*: rechte Niere). **b** Sagittalschnitt (*C*: V. cava)

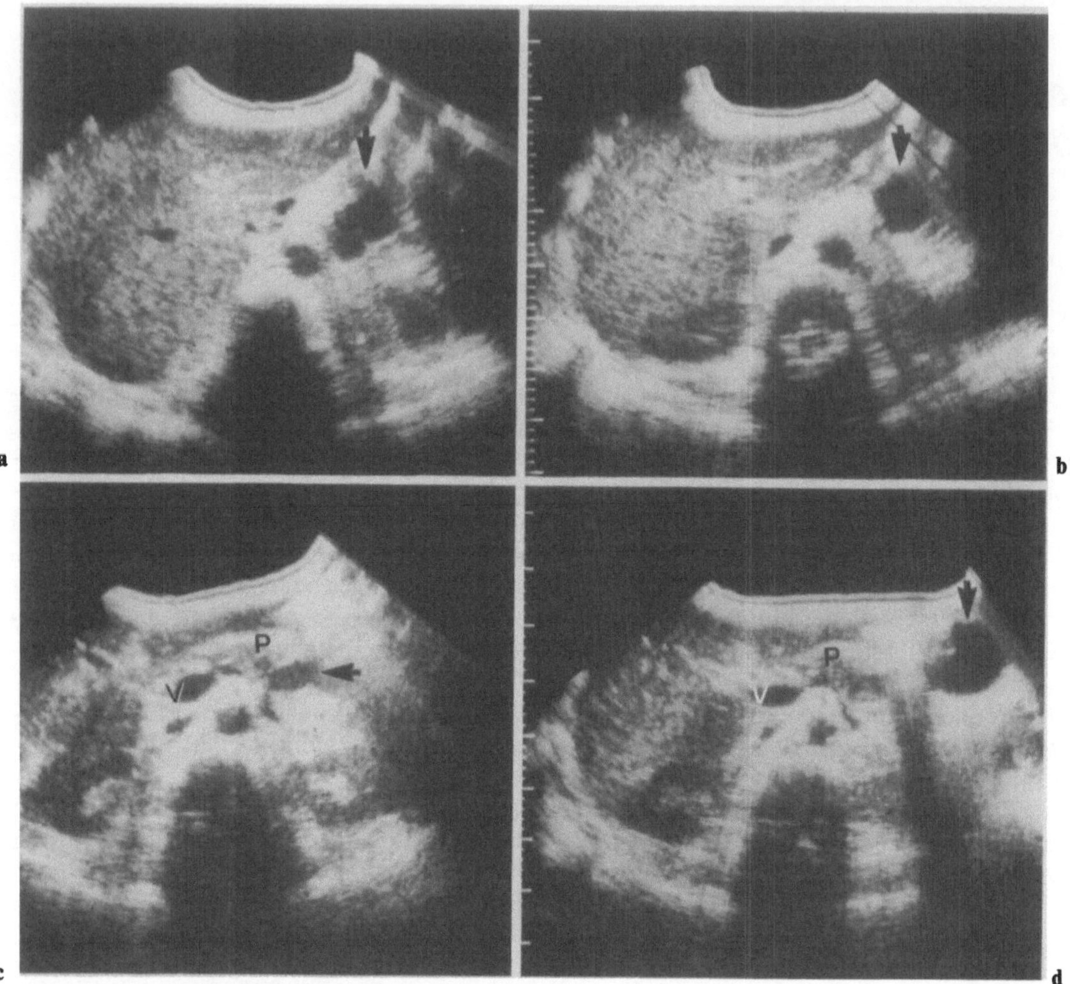

Abb. 21.2a–d. Flüssigkeitsansammlung im Pankreasschwanz mit Ausdehnung in den linken Oberbauch. **a** Auf diesem Transversalschnitt durch das obere Abdomen kommt in der Nähe der Aorta eine polyzyklisch begrenzte Flüssigkeitsansammlung (*Pfeil*) zur Darstellung. **b** Auch auf einem etwas weiter kaudal angefertigten Parallelschnitt wird die Flüssigkeitsansammlung abgebildet. **c** Dieser noch etwas weiter nach kaudal verschobene Parallelschnitt geht durch das Pankreas (*P*): Die soeben beschriebene liquide Struktur hat direkte Beziehung zu Korpus und Kauda des Pankreas (*V*: splenoportaler Konfluens). **d** Ein letzter Parallelschnitt zeigt, daß sich die Flüssigkeitsansammlung weit über den Pankreasschwanz hinaus ausdehnt (*Pfeil*)

sind dann auch auf Abdomenübersichtsaufnahmen zu erkennen, da sie die Gasblasen in Magen und Darm verdrängen. Durch eine Magen-Darm-Passage wird die Diagnose praktisch gesichert. Die Frühdiagnose einer sich entwickelnden Flüssigkeitsansammlung ist dagegen eine Domäne der Sonographie. Weiter unten werden wir noch einmal darauf zu sprechen kommen.

Nur durch eine Punktion kann eine durch Verschluß des Ductus pancreaticus bedingte Zyste (klare Flüssigkeit) von einer postnekrotischen Pseudozyste (trübe, häufig hämorrhagische Flüssigkeit) unterschieden werden. Dieses diagnostische Problem stellt sich aber gewöhnlich nicht. Der erweiterte Pankreasgang behält seine Form, wie wir in Kap. 22 sehen werden. Über die Zystenpunktion herrscht noch keine Einigkeit. Die diagnostische Feinnadelpunktion ist risikolos, wenn man sicher sein kann, eine Flüssigkeitsansammlung und nicht das ödematöse Pankreas zu punktieren. In dieser Hinsicht kann eine primär durchgeführte Computertomograpie nützlich sein. Holm befürwortet die Katheterdrainage von schmerzhaften Pseudozysten. Der subjektive Erfolg ist verblüffend gut. Allerdings sind Rezidive häufig.

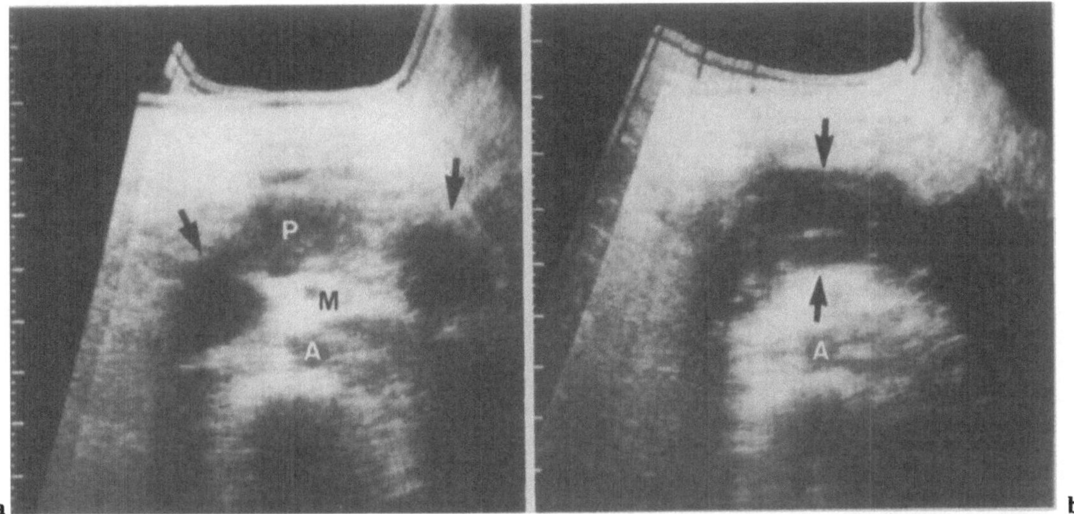

Abb. 21.3 a, b. Multiple Flüssigkeitsansammlungen. Dieser Patient kam drei Wochen nach einer pankreatitischen Schmerzkrise zur Untersuchung. **a** Man entdeckt auf dem Transversalschnitt im Bereich von Pankreaskopf, Korpus und Kauda (*P*) zwei umschriebene Flüssigkeitsansammlungen (*Pfeile*) (*M*: A. mesenterica superior, *A*: Aorta). **b** Auf diesem nach kaudal verschobenen Parallelschnitt findet man darüber hinaus im Pankreasisthmus zwei Nekrozonen (*Pfeile*)

Abb. 21.4 a–c. Umschriebene Flüssigkeitsansammlungen. **a** Umschriebene Flüssigkeitsansammlung im dorsalen Anteil des Pankreaskopfes (*Pfeilspitze*): Der dilatierte Ductus choledochus ist nach ventral verdrängt. Die V. portae (*kleine Pfeilspitze*) ist transversal angeschnitten. **b, c** Flüssigkeitsansammlung im Pankreasschwanz. **b** Transversalschnitt: Die Flüssigkeitsansammlung (*Pfeil*) ist ventral der linken Niere (*Pfeilspitze*) lokalisiert. **c** Transrenaler Sagittalschnitt von dorsal

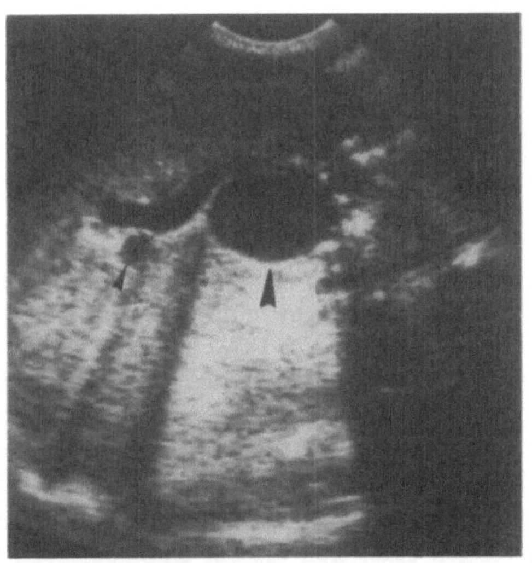

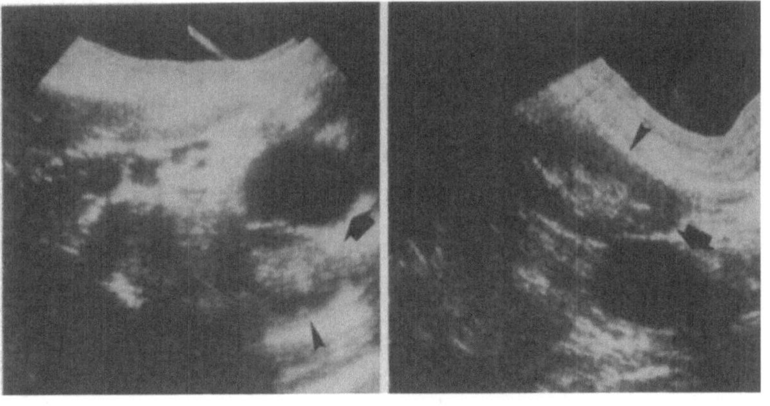

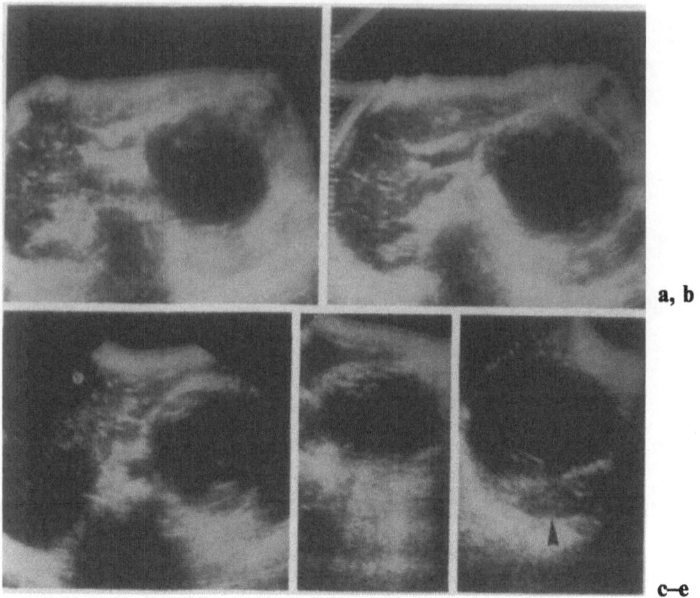

Abb. 21.5 a–e. Große umschriebene Flüssigkeitsansammlung im Pankreaskorpus und -schwanz. **a–c** Transversalschnitte, **d, e** linksseitige Sagittalschnitte. Auf **e** ist die Abflachung des oberen Nierenpols (*Pfeilspitze*) zu beachten

Entwicklung pankreatogener Flüssigkeitsansammlungen

Bei der Abhandlung der akuten Pankreatitis in Kap. 20 haben wir ein Beispiel für eine ganz frische Flüssigkeitsansammlung bereits kennengelernt (Abb. 20.16–20.18). Die Mehrzahl der Flüssigkeitsansammlungen wird zwar erst nach ihrer Formierung entdeckt. Bei regelmäßiger Untersuchung von Pankreatitispatienten jedoch kann die Entstehung einer Nekrose direkt verfolgt werden (Abb. 21.6 und 21.7). Bei den ersten Untersuchungen zeigt sich oft ein angedeuteter Flüssigkeitscharakter: Die dorsale Schallverstärkungszone ist noch nicht voll ausgebildet; es herrscht vielmehr nekrotisches Material vor, das dem Gebiet eine semisolide Echostruktur verleiht. Später sedimentiert der Detritus oder fällt der Autodigestion anheim. Der Flüssigkeitscharakter kommt nunmehr stärker zur Darstellung. Bei langsamer Entwicklung der Flüssigkeitsansammlung ist gelegentlich auch eine Pseudowand zu erkennen (Abb. 21.8). Jetzt handelt es sich um eine Pseudozyste.

Normalerweise kommt eine innerhalb der Nekrosezone gelegene Pseudozyste auf Anhieb zur Darstellung. Ihre Echostruktur hat Flüssigkeitscharakter, ihre Größe bleibt während des ganzen Verlaufs unverändert. Es ist sehr selten, daß die Pseudozyste sich über die eigentliche Läsion hinaus ausdehnt (Abb. 21.7).

Daß sich Pseudozysten auch *spontan zurückbilden* können, ist den Klinikern wohlbekannt. Wie oft das geschieht, kann mittels Ultraschall ermittelt werden (Abb. 21.9–21.11). Wir glauben (aber unsere Meinung ist sicher nicht maßgeblich), daß im Fall von Pseudozysten im Pankreasschwanz eine abwartende Haltung gerechtfertigt ist, wenn das klinische Bild dabei unauffällig bleibt. Sieht man dagegen bei der Entwicklung einer Pankreaskopfpseudozyste zu, so setzt man den Patienten zweifellos großen Gefahren aus. Wenn derartiges zu erwarten ist, so erscheint es ratsam, mittels Angiographie oder Computertomographie die Existenz eines nekrotisch bedingten arteriellen Pseudoaneurysmas auszuschließen.

Wir haben bei einem Patienten die spontane Entleerung einer Pseudozyste in den Magen hinein beobachten können (Abb. 21.12). Manchmal gelingt es auch, nach chirurgischer Intervention eine pankreatikojejunale Anastomose darzustellen (Abb. 21.13).

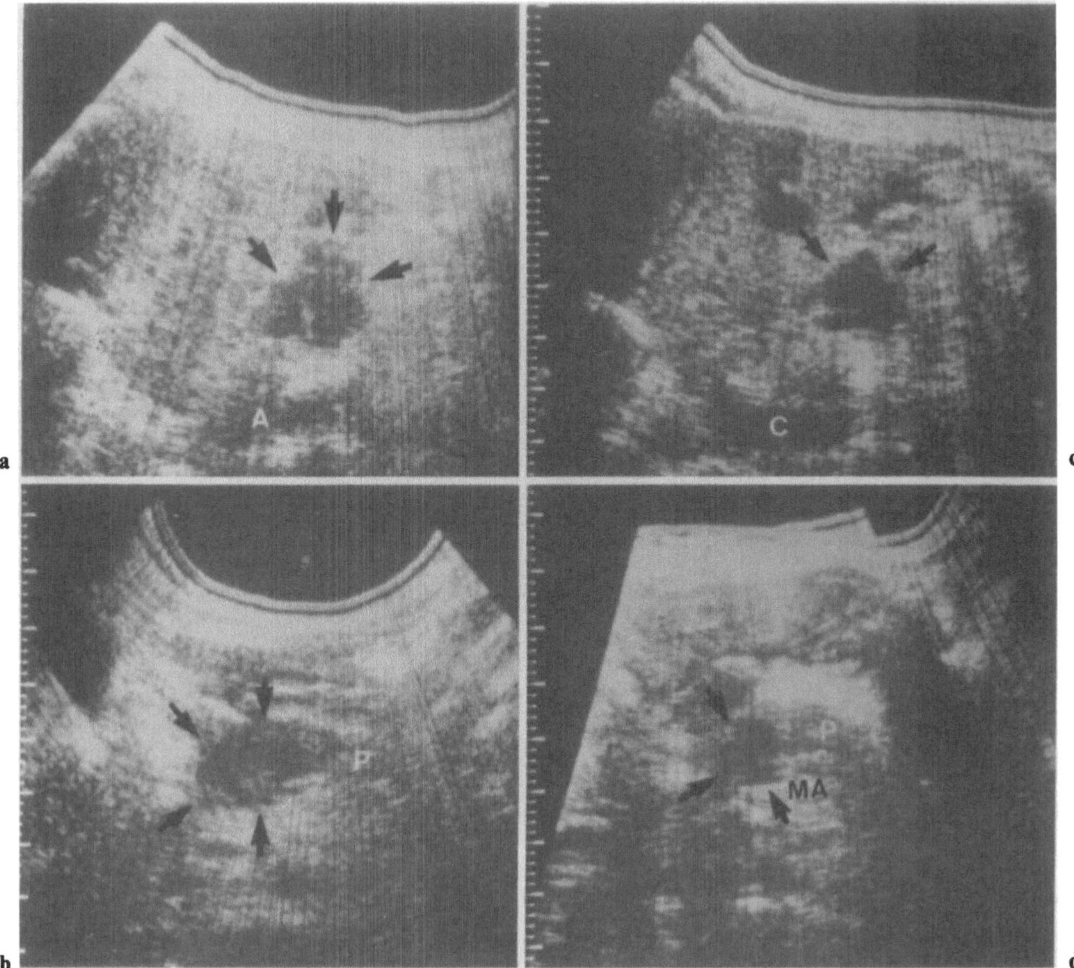

Abb. 21.6 a–d. Entwicklung einer Flüssigkeitsansammlung. **a** Auf diesem während einer abdominalen Schmerzkrise angefertigten Longitudinalschnitt fällt ventral der Aorta (*A*) eine Zone mit semisolider Echostruktur (*Pfeile*) und polyzyklischer Begrenzung auf. Innerhalb des echoarmen Areals finden sich einige Reflexionsinseln. **b** Auf dem korrespondierenden Transversalschnitt erkennt man gut den aufgetriebenen Pankreaskopf (*Pfeile*). Die reflexarme Echostruktur kontrastiert lebhaft mit der des normalen Pankreasgewebes (*P*). **c** Vier Tage später ist auf dem Longitudinalschnitt ein partieller Rückgang der Pankreaskopfvergrößerung zu erkennen (*Pfeile*). Das Echomuster hat nun regelrechten Flüssigkeitscharakter angenommen (*C*: V. cava). **d** Auf dem korrespondierenden Transversalschnitt kommt im Bereich des Pankreaskopfes (*Pfeile*) eine echofreie Läsion mit dorsaler Schallverstärkung, also eine typische liquide Struktur, zur Darstellung. Deutlich ist auch die Trennlinie zwischen Flüssigkeitsansammlung und normalem Pankreasgewebe. Die im Augenblick der Schmerzkrise leicht komprimierten Mesenterialgefäße (**b**) sind wieder besser zu differenzieren (*MA*)

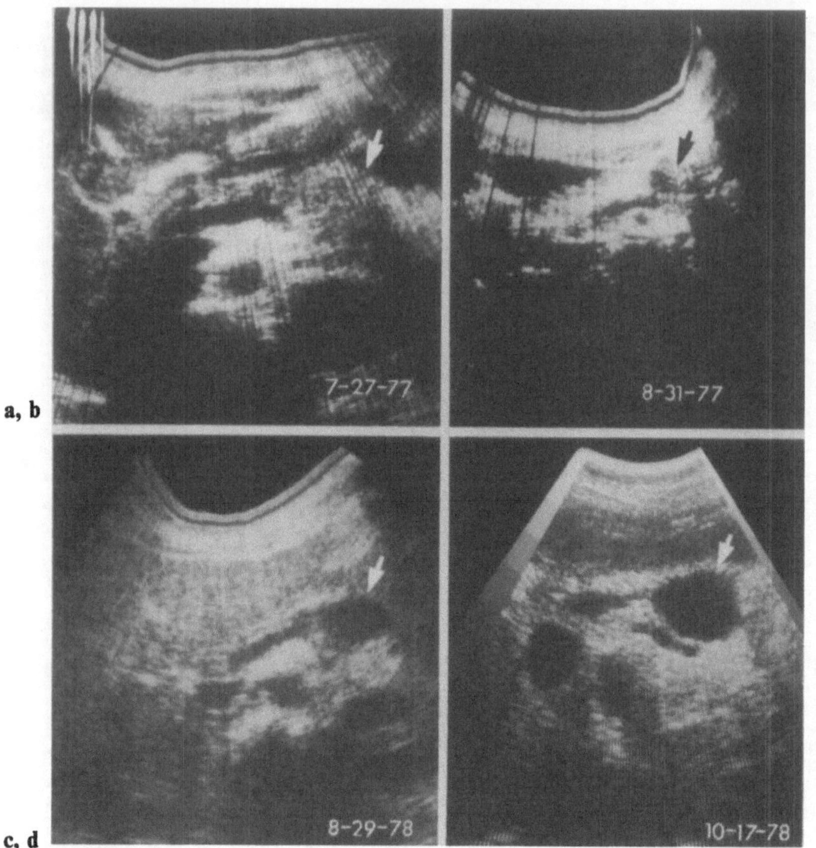

Abb. 21.7 a–d. Langsame Ausbildung einer Pseudozyste. **a** Diese junge Frau kam erstmals am 27.7.1977 wegen Schmerzen im linken Oberbauch zur Untersuchung. Auf dem Transversalschnitt durch das Epigastrium erkennt man eine solide heterogene Vergrößerung von Korpus und Kauda des Pankreas (*Pfeil*). Eine sofortige chirurgische Intervention schien nicht angebracht. **b** Bei der Folgeuntersuchung am 31.8.1977 hatte sich die Echostruktur des betreffenden Gebietes heterogen umgewandelt (*Pfeil*). Man fand zwei echofreie Areale. Da sich der Zustand der Patientin gebessert hatte, wurde die nächste Untersuchung erst zu einem viel späteren Zeitpunkt angesetzt. **c** Bei der sonographischen Untersuchung am 29.8.1978, d.h. 13 Monate nach der Erstuntersuchung, erkennt man nunmehr im Korpus-Kauda-Gebiet eine Flüssigkeitsstruktur (*Pfeil*), der jedoch eine dorsale Schallverstärkungszone fehlt. **d** Eine letzte Untersuchung erfolgte zwei Monate später. Diesmal imponiert ein typisches pseudozystisches Bild im Korpus und Schwanz des Pankreas (*Pfeil*). Man erkennt die dorsale Schallverstärkungszone und die Eigenwand. Zu beachten ist die an der hinteren Zirkumferenz mitangeschnittene A. lienalis. Dieser Befund konnte anläßlich der chirurgischen Intervention bestätigt werden

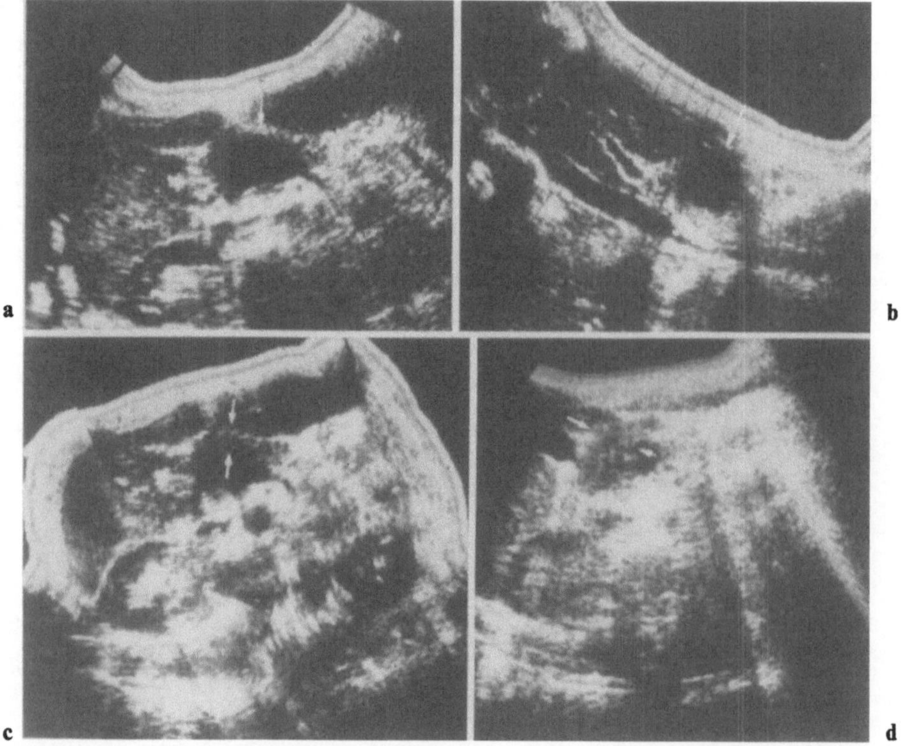

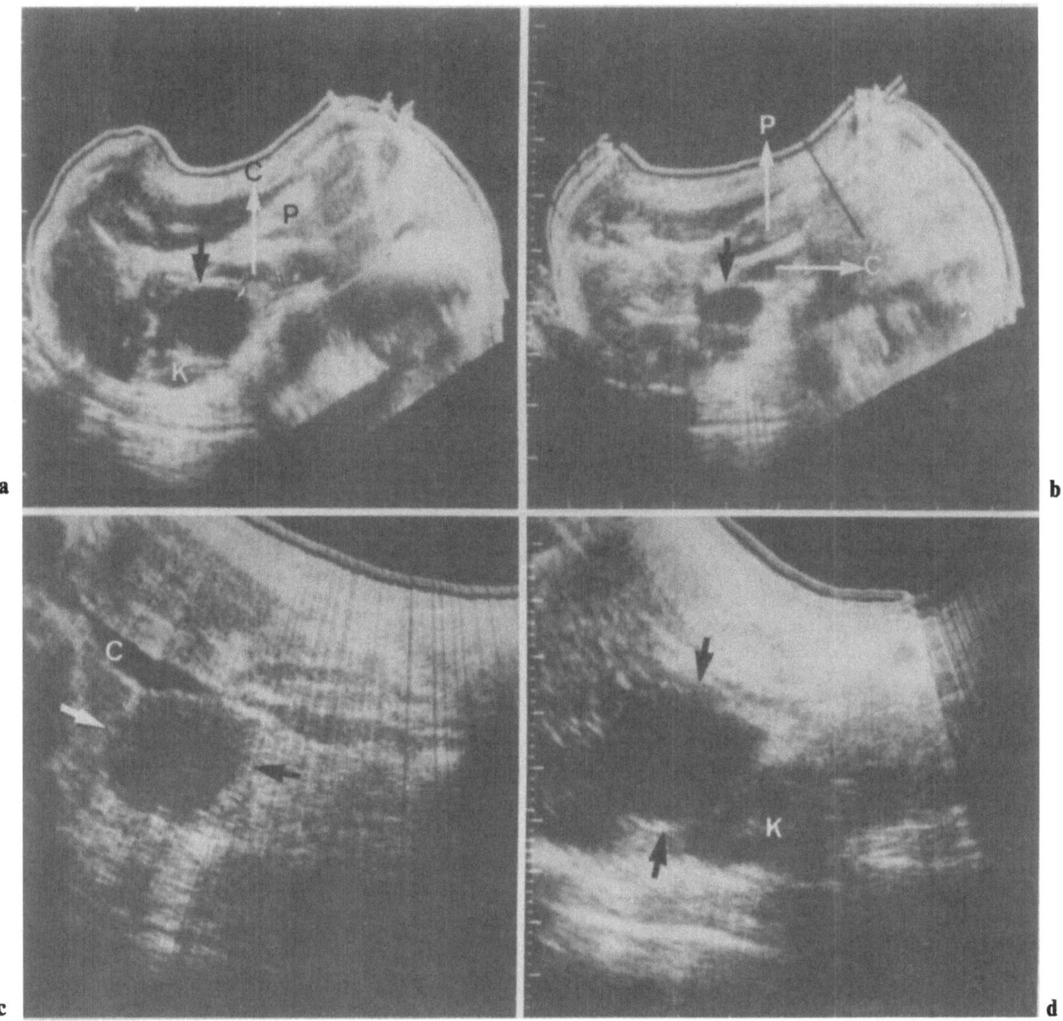

◂ **Abb. 21.8 a–d.** Reifung einer Pseudozyste. **a** Auf dem Transversalschnitt ist eine Pseudozyste im Pankreaskopf (*Pfeil*) zu erkennen. Zu beachten ist die geringe Dicke der Zystenwand. **b** Sagittalschnitt. **c** Der Patient lehnt die Operation ab. Eine erneute Untersuchung wird sechs Monate später durchgeführt. Auf diesem Transversalschnitt ist die Zystenwand deutlich verdickt (*Pfeile*). **d** Die Operation wird noch immer abgelehnt. Eine Kontrolle nach einem Jahr zeigt, daß die Zystenwand 2 cm stark ist. Die Pseudozyste ist praktisch obliteriert

Abb. 21.9 a–d. Atypische Lage einer Flüssigkeitsansammlung. **a** Auf diesem Transversalschnitt durch den Oberbauch kommt in unmittelbarer Nachbarschaft der rechten Niere (*K*) eine Flüssigkeitsansammlung (*schwarzer Pfeil*) zur Darstellung. Die Struktur liegt dorsal der V. cava (*C*). Die ventral der großen Gefäße abgebildete Milzvene und das Pankreas (*P*) liegen von dieser Struktur weit entfernt. **b** Dieser etwas weiter kaudal angefertigte Parallelschnitt geht durch den unteren Pol der Flüssigkeitsansammlung (*Pfeil*). Wiederum fällt die retrokavale Lage und das Fehlen einer direkten Verbindung zum Pankreas auf. **c** Auf diesem Sagittalschnitt durch die V. cava erkennt man dorsal der unteren Hohlvene wiederum diese Flüssigkeitsansammlung, die zudem die Gefäßhinterwand leicht imprimiert. **d** Auf einem weiter lateral gelegenen Parallelschnitt erweist sich die Flüssigkeitsansammlung als extrarenal gelegen (*K*: rechte Niere). Der weitere Krankheitsverlauf wird in Abb. 21.10 illustriert

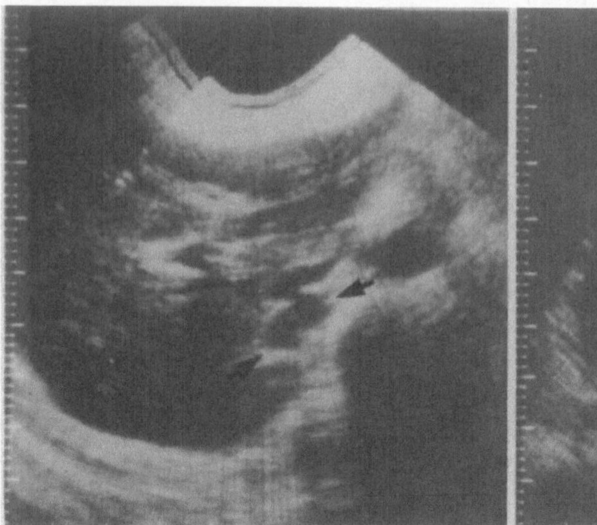

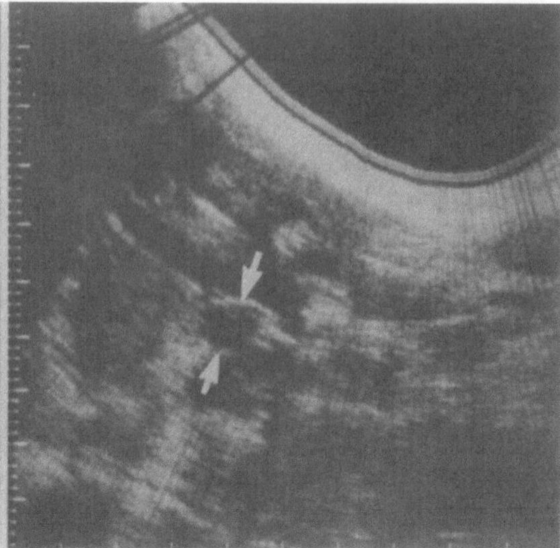

a, b

Abb. 21.10 a, b. Rückbildung einer Pseudozyste. Diese Untersuchung fand zwei Monate nach der Erstuntersuchung statt. **a** Auf diesem, mit der Abb. 21.9 a vergleichbaren Transversalschnitt, ist die zystische Struktur (*Pfeile*) schon bedeutend kleiner geworden. **b** Auch im Longitudinalschnitt findet sich das Residuum der Flüssigkeitsansammlung (*Pfeile*) dorsal der V. cava

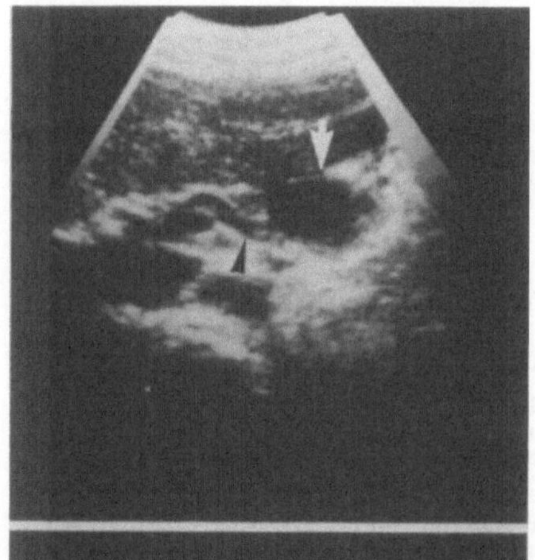

a

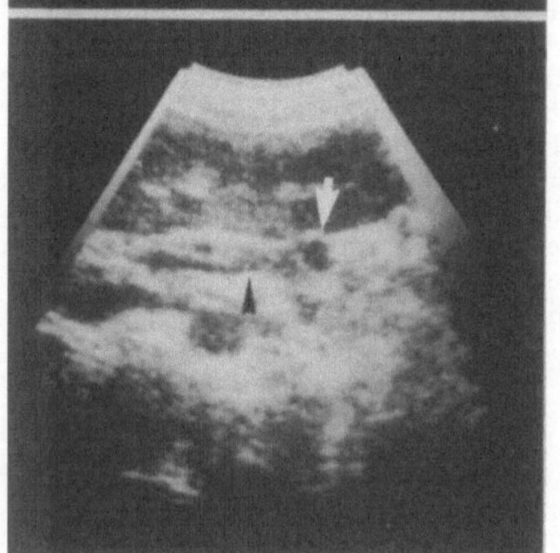

b

Abb. 21.11 a, b. Spontane Rückbildung einer Pseudozyste. **a** Ein Transversalschnitt zeigt eine kleine Pseudozyste im Pankreaskorpus (*Pfeil*). Die Milzarterie dient als topographischer Orientierungspunkt (*Pfeilspitze*) für die Kontrolluntersuchung. **b** Kontrolluntersuchung nach zwei Monaten: Die Pseudozyste ist nur noch 1 cm groß

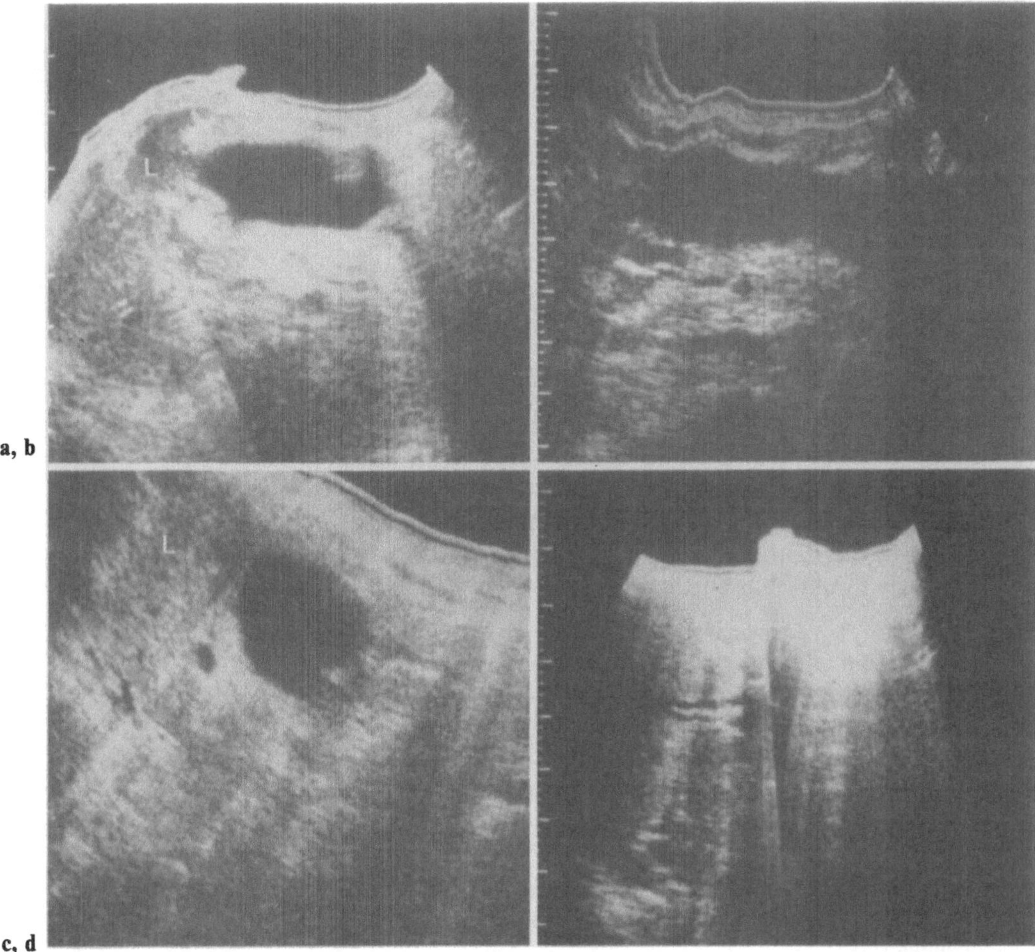

Abb. 21.12 a–d. Außergewöhnliche Entwicklung einer riesigen Flüssigkeitsansammlung. Dieser Patient klagte über Schmerzen im Oberbauch. Bei der Palpation fand man einen Tumor im Epigastrium. **a** Auf diesem Transversalschnitt imponiert eine ausgedehnte zystische Struktur in der Pankreasregion (*L*: Leber). **b** Unter etwas geringerer Verstärkung erkennt man ventral des „Binokels" der Mesenterialgefäße und dorsal der eben beschriebenen Flüssigkeitsansammlung einen schmalen Streifen normalen Pankreasgewebes. **c** Longitudinalschnitt: Die Flüssigkeitsansammlung berührt den rechten Leberlappen. Eine Magendilatation wurde durch Fehlen spezifischer sonographischer Symptome (s. Kap. 25) und nach einer Abdomenübersichtsaufnahme ausgeschlossen. Die Diagnose muß also pankreatogene Flüssigkeitsansammlung lauten. **d** 24 h später, unmittelbar vor der vorgesehenen Laparotomie, bot sich bei der Kontrolluntersuchung ein vollkommen anderes Bild: Die zystische Struktur war verschwunden. Da sich auch der Zustand des Patienten gebessert hatte, wurde der Eingriff verschoben. Die Magen-Darm-Passage offenbarte überraschenderweise einen mit dem Magen kommunizierenden Hohlraum. Die Pseudozyste hatte sich spontan in den Magen entleert

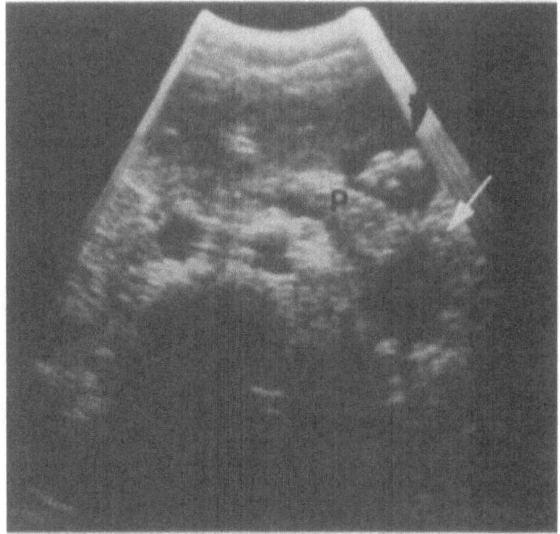

Abb. 21.13. Chirurgische Anastomose. Dieser Transversalschnitt zeigt die Anastomosenschlinge (*weißer Pfeil*), die am Pankreas (*P*) angeheftet ist. Der *schwarze Pfeil* markiert den Magen

Ausbreitung pankreatogener Flüssigkeit

Die Lage des Pankreas im Retroperitonealraum – in Kap. 19 beschrieben – macht die Möglichkeiten der Ausbreitung pankreatogene Flüssigkeit verständlich. Die Erkennung jeder Flüssigkeitsansammlung ist fundamental wichtig, damit eine ausreichende und vollständige Therapie möglich wird: Jede Flüssigkeitsansammlung, gleich welcher Lokalisation, muß drainiert werden, damit es nicht zu einer kontinuierlichen Ausbreitung kommt.

Drei Phänomene tragen zur Ausbreitung der pankreatogenen Flüssigkeit bei:

1. proteolytische Potenz der Flüssigkeit,
2. anatomische Lagebeziehung,
3. Schwerkraft und atemabhängige intraabdominale Druckgradienten.
   Der letzte Punkt ist zweifellos ein entscheidendes Phänomen.

In Tabelle 21.1 haben wir die unterschiedliche Lokalisation von 35 selbst beobachteten (1983) Flüssigkeitsansammlungen zusammengestellt.

Die Ausbreitung pankreatogener Flüssigkeit erfolgt durch das präpankreatische Peritoneum in

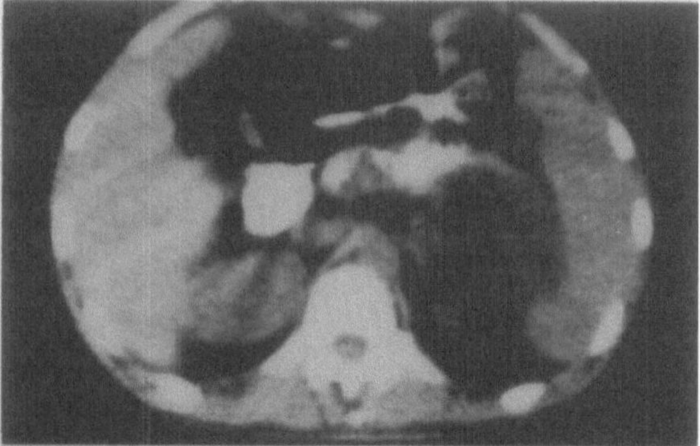

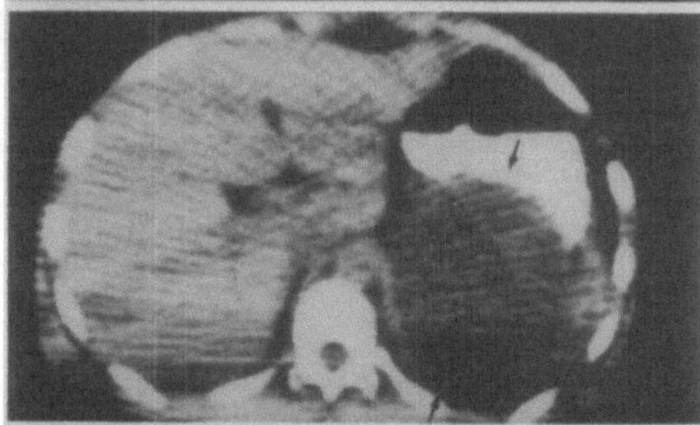

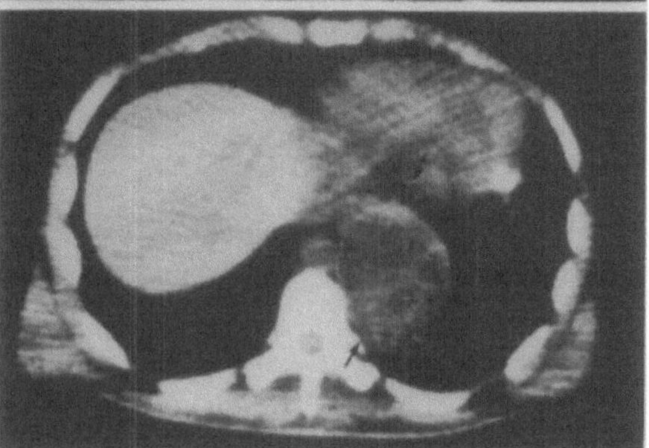

Abb. 21.15 a–c. Computertomographie. **a, b** Die beiden computertomographischen Transversalschnitte entsprechen den Bildern der Abb. 21.14 a. **c** Ein Schnitt durch den Thorax bestätigt die mediastinale Flüssigkeitsansammlung und zeigt deren Beziehung zur Aorta (*kleine Pfeile*)

Abb. 21.14 a–c. Flüssigkeitsansammlung mit Ausdehnung ins Mediastinum. **a** Transversalschnitt: Eine Flüssigkeitsansammlung (*Pfeil*) hat sich neben der Milz (*Pfeilspitze*) entwickelt. **b** Axillärer Longitudinalschnitt: Die Beziehungen der Flüssigkeitsansammlung (*Pfeil*) zur Milz (*Pfeilspitze*) und zur linken Niere (*doppelte Pfeilspitze*) stellen sich eindrucksvoll dar. Ein weiterer flüssigkeitsgefüllter Hohlraum (*M*) findet sich kranial der Flüssigkeitsansammlung. **c** Ein linksseitiger Sagittalschnitt zeigt die oberhalb des Zwerchfelles gelegene Flüssigkeitsansammlung (*M*) erneut. Sie liegt kranial der abdominalen Flüssigkeitsansammlung (*L*: linker Leberlappen). Bei diesem Patienten findet sich also sowohl eine Flüssigkeitsansammlung im Pankreas als auch im Mediastinum

a–c

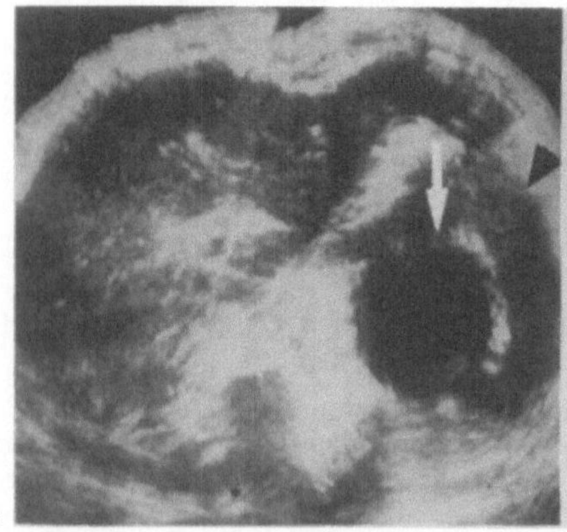

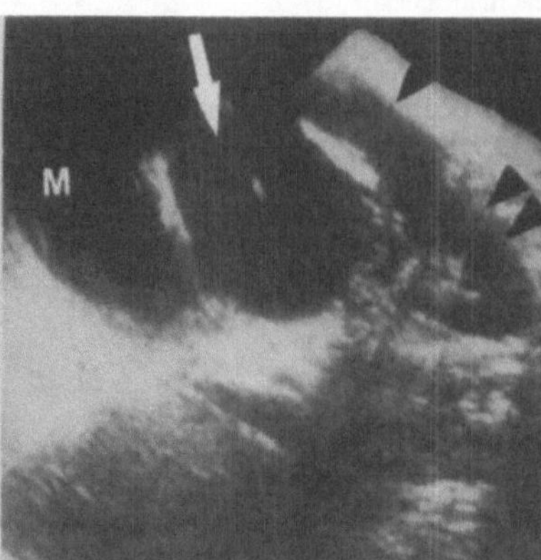

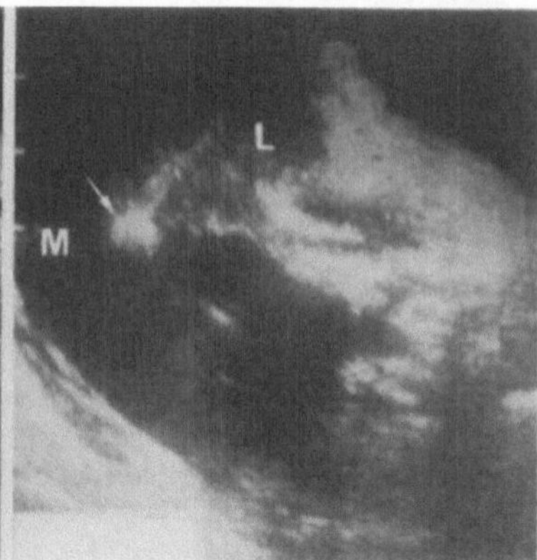

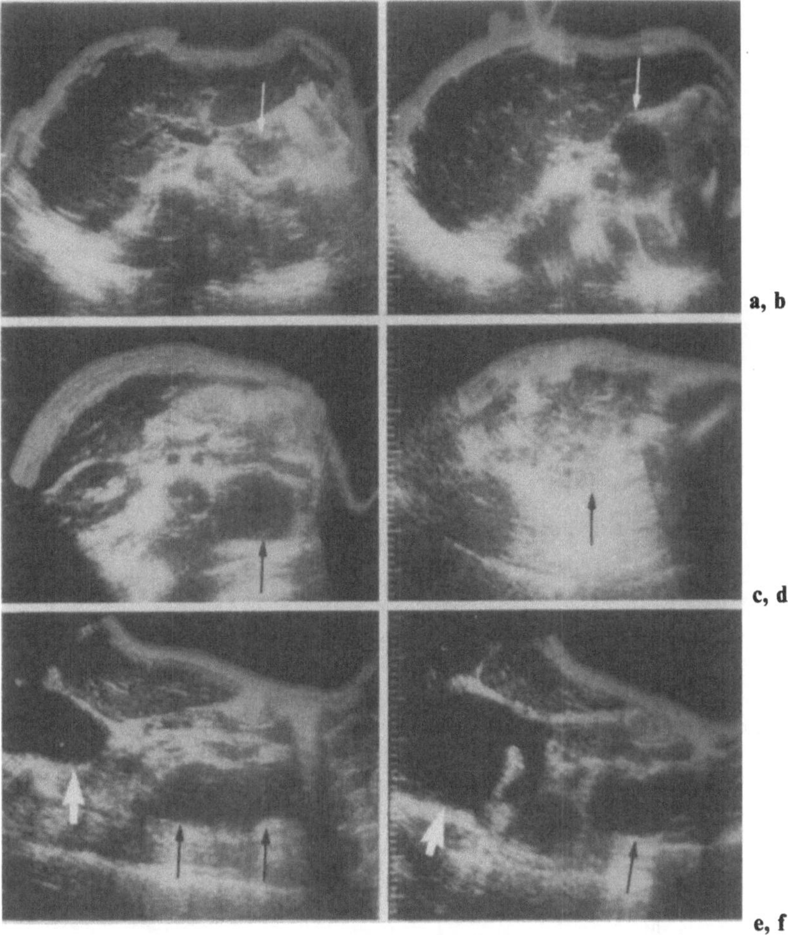

Abb. 21.16 a–f. Flüssigkeitsansammlung im Pankreas und Flüssigkeitsstraßen. **a** Ein Transversalschnitt zeigt eine Vergrößerung des Pankreaskorpus (*Pfeil*). **b** Etwas weiter kaudal ist eine Flüssigkeitsansammlung im vorderen pararenalen Raum erkennbar, die mit dem Pankreas in Verbindung steht. **c** Noch weiter kaudal stellt sich auf einem Parallelschnitt einer Flüssigkeitsansammlung in der linken Psoasloge dar (*Pfeil*). **d** Schließlich stellt ein Schnitt der Leistenregion eine heterogene Struktur dar, die für eine Ausbreitung der Flüssigkeit hierher spricht. **e, f** Zwei linksseitige Sagittalschnitte zeigen sowohl eine Flüssigkeitsansammlung der Psoasloge (*schwarze Pfeile*) als auch eine Flüssigkeitsansammlung oberhalb des Zwerchfelles (*weißer Pfeil*)

Tabelle 21.1. Lokalisation von 35 umschriebenen pankreatogenen Flüssigkeitsansammlungen bei 29 Patienten

Peritonealhöhle	
Vordere Peritonealhöhle	10
Bursa omentalis	4
Beide	2
Retroperitoneum	
Vorderer Pararenalraum	4
Perirenaler Raum	3
Psoasloge	2
Parenchymatöse Organe (subkapsuläre Flüssigkeitsansammlung)	
Leber	5
Milz	1
Niere	1
Thorax	
Mediastinum	2
Scarpa Dreieck	1

die Bursa omentalis, von dort durch das Foramen epiploicum (Winslowi) in die rechten peritonealen Rezessus. Später gelangt die Flüssigkeit in den Douglas-Raum und zuletzt in die linken peritonealen Rezessus (s. Kap. 20, Abb. 20.3 u. 20.4). Wir wollen uns hier jedoch nur mit den lokalisierten, umschriebenen Flüssigkeitsansammlungen befassen.

Der genaue Mechanismus der oft vorkommenden Ausbreitung der Flüssigkeiten über Faszien und Aponeurosen ist nicht genau bekannt (Abb. 21.14–21.19). So läßt der Nachweis von Flüssigkeit in der Psoasloge eine Ausbreitung über den hinteren pararenalen Raum vermuten. Oft ist dieser jedoch frei von jeglicher Flüssigkeitsansammlung. Eine Ausbreitung in den Thorax (Pleura, Mediastinum, Perikard) kann isoliert, ohne subphrenische Flüssigkeitsansamm-

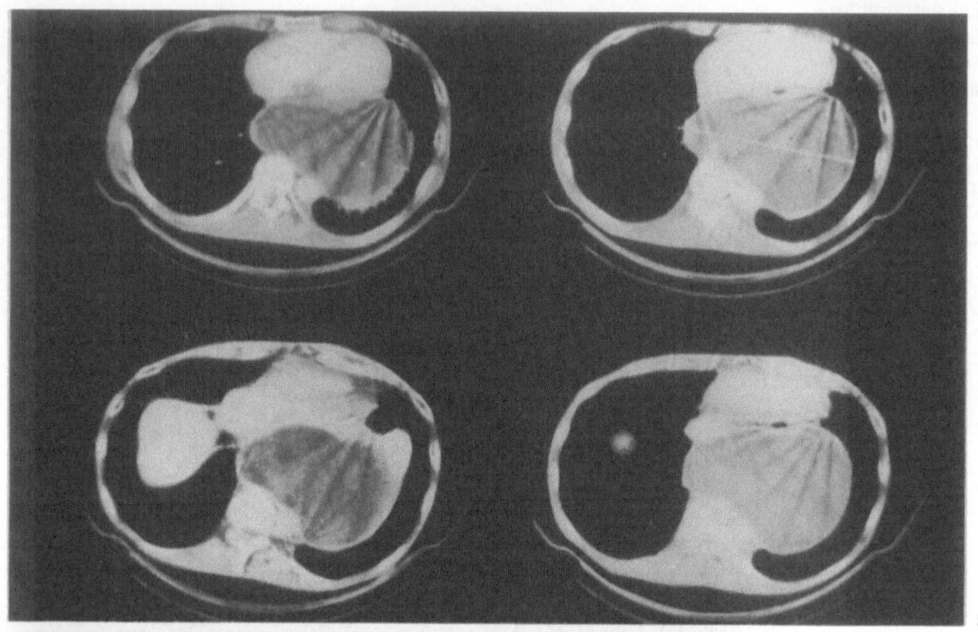

a

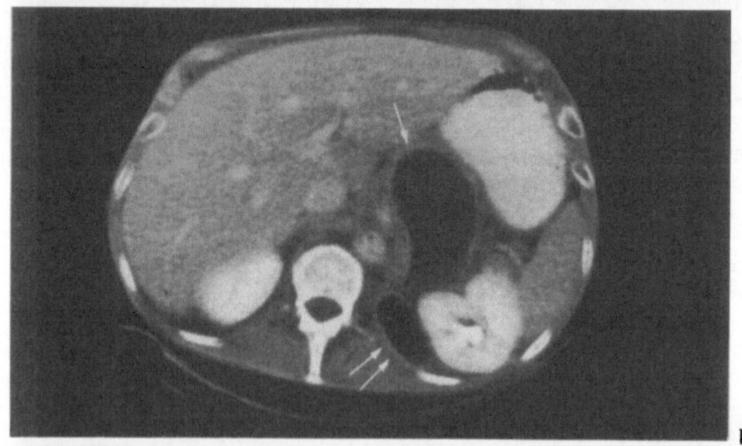

b

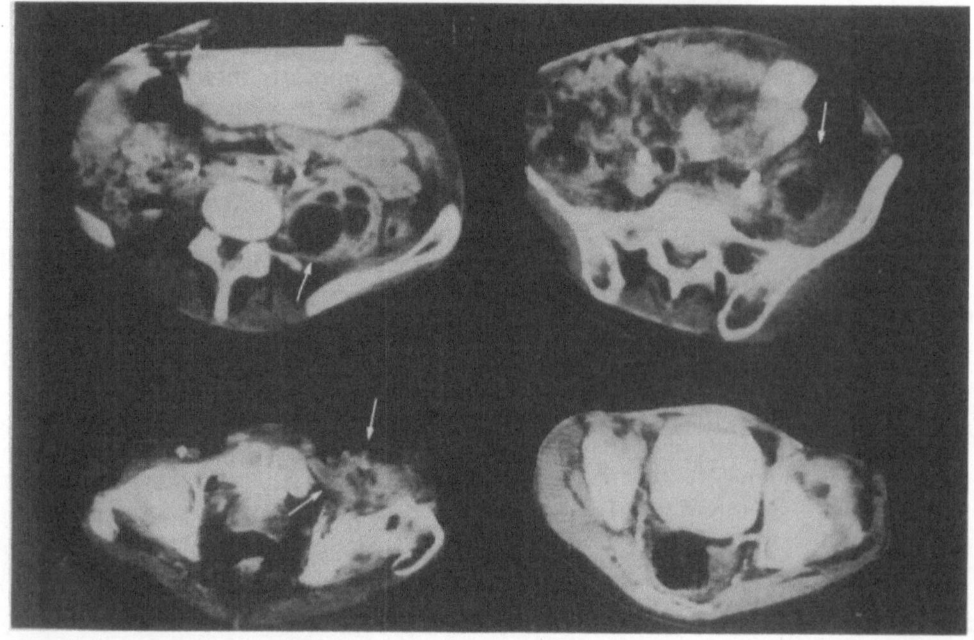

c

◄ **Abb. 21.17 a–c.** Computertomographische Untersuchung desselben Patienten. **a** Vier thorakale Schnitte zeigen die Flüssigkeitsansammlung ventral der Aorta, direkt neben dem Herzen. **b** Ein abdominaler Schnitt zeigt die Flüssigkeitsansammlung im vorderen pararenalen Kompartiment links (*Pfeil*). Die Flüssigkeitsansammlung in der Psoasloge ist ebenfalls erkennbar (*Doppelpfeil*). **c** Schnitte des Beckens lassen die Ausbreitung der retroperitonealen Flüssigkeitsansammlung bis in die linke Fossa iliaca (*Pfeil*) und die Leistenregion (*Pfeil*) erkennen

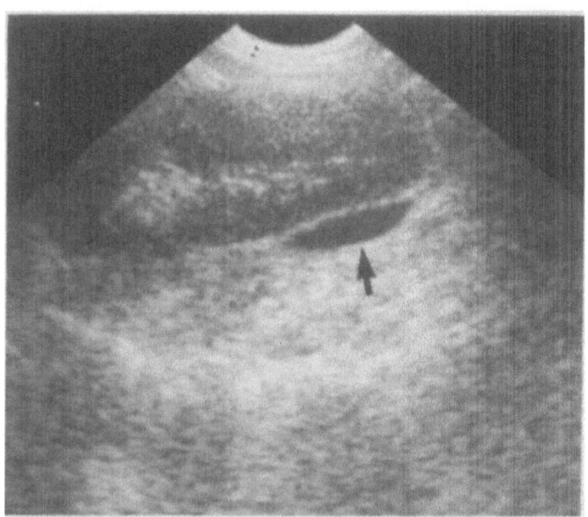

Abb. 21.18. Frontalschnitt der linken Niere: Ausbreitung pankreatogener Flüssigkeit in den perirenalen Raum. Die Flüssigkeit (*Pfeil*) steht mit der Niere in direktem Kontakt

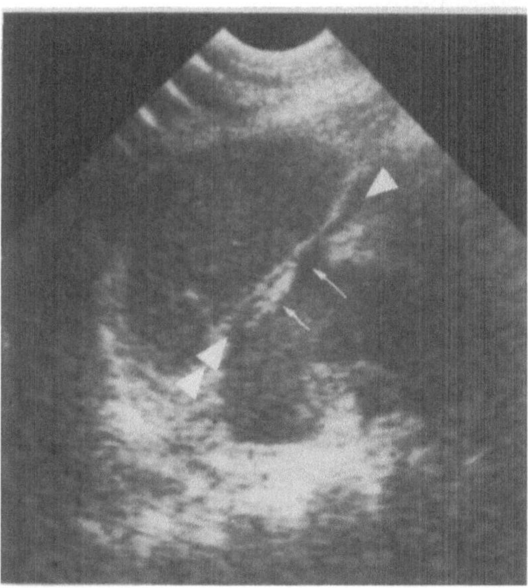

Abb. 21.19. Flüssigkeitsausbreitung in die Umgebung der Niere: Ein Frontalschnitt der Milz und der linken Niere zeigt eine subkapsuläre Flüssigkeitsansammlung in der Niere (*Doppelpfeil*), eine kleine perirenale Flüssigkeitsansammlung (*doppelte Pfeilspitze*) und einen dünnen Flüssigkeitsstreifen im Recessus subhepaticus dorsalis (*Pfeilspitze*)

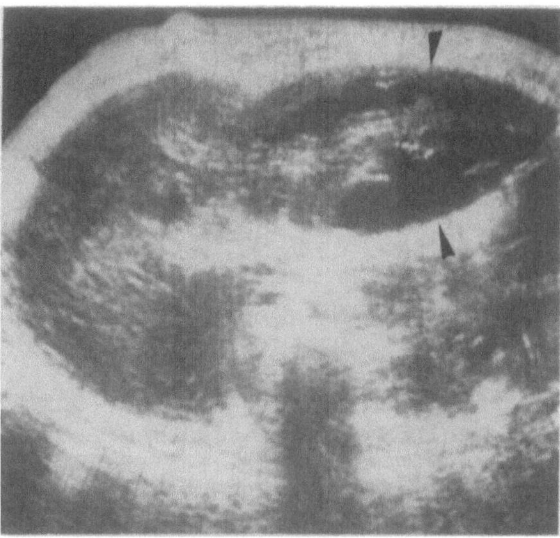

Abb. 21.20. Pankreatogene Flüssigkeitsansammlung subkapsulär im linken Leberlappen (*Pfeilspitzen*)

lung auftreten, während zumindest zeitweise eine Flüssigkeitsausbreitung vom vorderen pararenalen Raum zum hinteren pararenalen Raum erfolgen muß. Hier ist Flüssigkeit allerdings nur selten anzutreffen. Wir haben in der Umgebung der großen Gefäße niemals Flüssigkeit gesehen, obwohl die Diskontinuität der Zuckerkandl Faszie in diesem Bereich immer wieder unterstrichen wird.

Die mediastinalen Flüssigkeitsansammlungen sind von subkostal (subxiphoidal) leicht darzustellen (Abb. 21.14–21.17).

Die subkapsulären Flüssigkeitsansammlungen sind noch erstaunlicher, nicht so sehr die der nahegelegenen Niere (Abb. 21.18 und 21.19), sondern die der Milz und besonders die der Leber. Letztere kommen nicht selten vor (Abb. 21.20–21.23).

Sie werden durch die anatomischen Beziehungen zwischen Pankreas und diesen intraperitonealen Organen erklärt. Subkapsuläre Flüssigkeit in der Milz dringt durch die dem Pankreasschwanz benachbarte Hilusregion ein. Subkapsuläre Flüssigkeit in der Leber gelangt einerseits über die nichtperitonealisierte Leberrückfläche, andererseits über das Lig. hepatoduodenale und die Leberpforte in das Organ.

Die Entdeckung subkapsulärer Flüssigkeit in der Milz sollte auch bei der akuten Pankreatitis an eine Milzvenenthrombose mit Milzinfarkt denken lassen.

Abbildung 21.24 illustriert die verschiedenen Richtungen der Flüssigkeitsausbreitung.

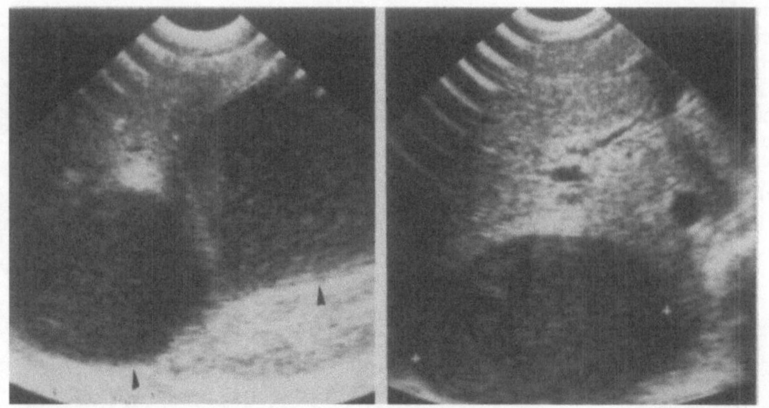

Abb. 21.21 a, b. Zwei pankreatogene subkapsuläre Flüssigkeitsansammlungen der Leber. **a** Subkostaler Schrägschnitt (*Pfeilspitzen*). **b** Der weiter kranial angefertigte Schnitt zeigt die Ausbreitung der einen dieser beiden Flüssigkeitsansammlungen in Richtung Leberkuppel

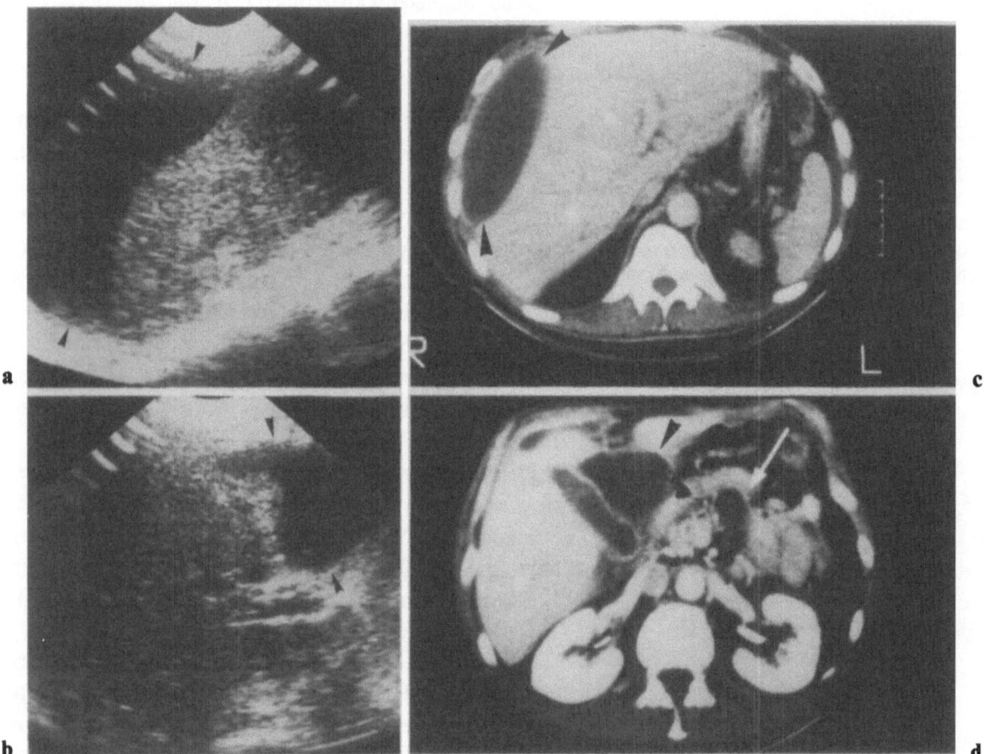

Abb. 21.22 a–d. Zwei pankreatogene subkapsuläre Flüssigkeitsansammlungen der Leber. **a** Subkostaler Schrägschnitt: Flüssigkeitsansammlung (*Pfeilspitzen*). **b** Parallelschnitt: Flüssigkeitsansammlung (*Pfeilspitzen*). **c, d** Entsprechende computertomographische Abbildungen

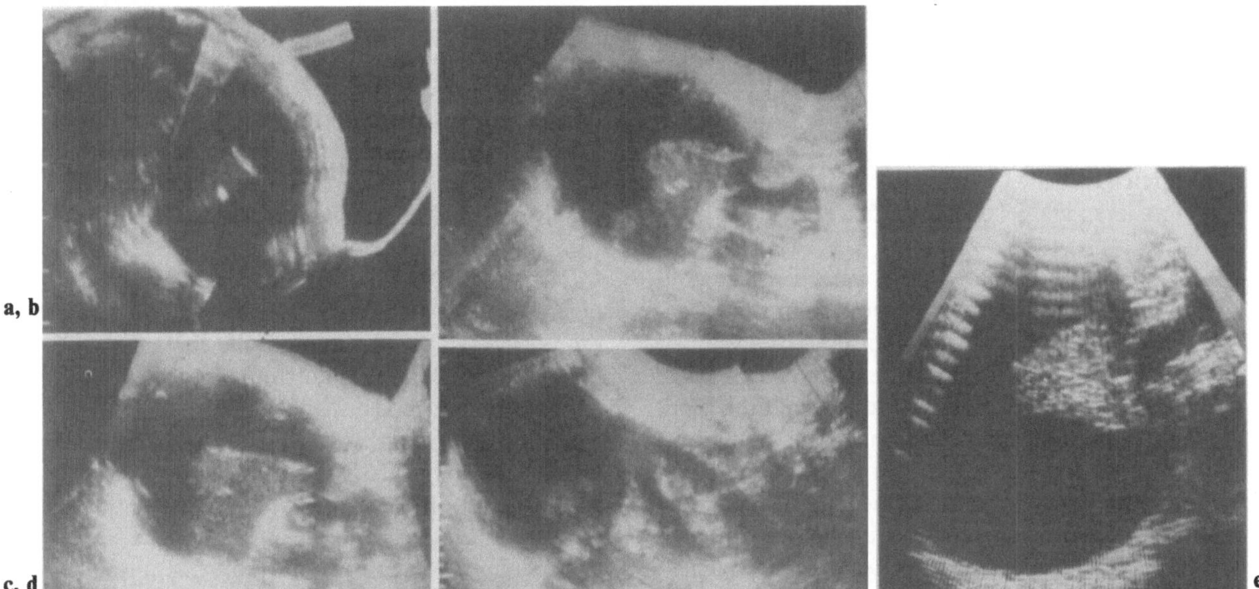

Abb. 21.23 a–e. Atypische subkapsuläre Flüssigkeitsansammlung in der Milz. **a** Transversalschnitt des linken Oberbauches: Hier imponiert innerhalb des Milzparenchyms eine großräumige Flüssigkeitsansammlung mit zentralen Reflexionen. **b, c** Parallele laterale Sagittalschnitte zeigen kranial der linken Niere die von der subkapsulären Flüssigkeitsansammlung umschlossene Milz. **d** Sagittalschnitt durch Milz und Niere in Bauchlage. **e** Lateraler Real-time-Schnitt

Abb. 21.24. Schematische Darstellung der Ausbreitung pankreatogener Flüssigkeit (*P*: Pankreas). 1. Vorderer pararenaler Raum (*P1*), 2. Hinterer pararenaler Raum (*P2*), 3. Psoasloge (*PS*), 4. Perirenaler Raum (*P3*), 5. Niere, 6. Milz (*S*) über den Pankreasschwanz, 7. Leber über das Lig. hepatoduodenale (*HD*), 8. Leber über die nicht peritonealisierte Leberrückfläche (*T*), 9. Thorax (*O*: Ösophagus, *C*: V. cava, *A*: Aorta)

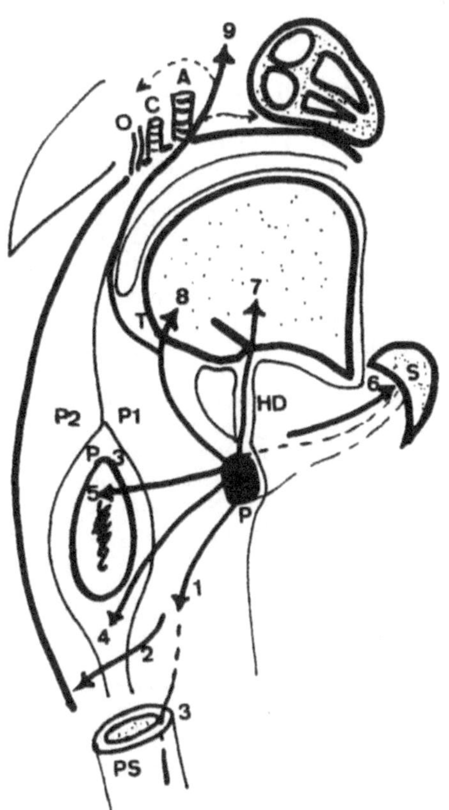

Pankreastrauma

Die traumatischen Pankreasläsionen behandeln wir in Kap. 29.

Diagnostisches Procedere. Vergleich zwischen Ultraschall und anderen bildgebenden Verfahren

Die Computertomographie erweist sich zur vollständigen Erfassung der Flüssigkeitsansammlungen als nützlich. In unserer Serie wurde nur eine einzige von 35 Flüssigkeitsansammlungen – in der linken Fossa iliaca gelegen – sonographisch nicht diagnostiziert. Dieser falsch-negative Befund ist noch nicht einmal sicher, weil die zum Vergleich herangezogene Computertomographie erst eine Woche später durchgeführt wurde. Die Sonographie erfaßt also die Flüssigkeitsansammlungen sicher. Die Computertomographie kann darüber hinaus jedoch die Begrenzung dieser liquiden Areale darstellen, insbesondere auch die Faszien. Sie erlaubt außerdem die Darstellung der supradiaphragmalen Flüssigkeitsansammlungen. Wie schon erwähnt, kann durch die Kontrastmittelgabe bei einer Computertomographie ein durch Wanderosion entstandenes arterielles Pseudoaneurysma erfaßt werden. Der Befund kann durch eine ergänzende angiographische Untersuchung verifiziert werden.

Durch die ERCP ist die direkte Darstellung einiger Pseudozysten möglich. Während diese Methode sich bei der Suche nach Pankreasgangstenosen großer Beliebtheit erfreut, ist das Interesse an ihr bei der Suche nach Pseudozysten gering.

Die sonographisch geführte Punktion einer umschriebenen Flüssigkeitsansammlung ermöglicht die laborchemische und bakteriologische Untersuchung der Flüssigkeit. Einige Autoren empfehlen die Injektion von Kontrastmittel, um eine möglicherweise vorliegende direkte Verbindung zum Pankreasgang darzustellen.

Literatur

Baker MK, Kopecky KK, Wass JL (1983) Perirenal pancreatic pseudocysts: Diagnostic management. AJR 140:729–732

Barnett E, Morley P (1974) Abdominal echography. Butterworth, Borough Green

Bradley EL, Clements JL (1974) Implications of diagnostic ultrasound in the surgical management of pancreatic pseudocysts. Am J Surg 127:164–173

Goldberg BB, Kotler MN, Ziskin MC, Waxham RD (1975) Diagnostic uses of ultrasound. Grune & Stratton, New York

Goucrou H, Cerf M, Benhamou G, Leymarios J, Debray C (1976) Les ascites des pancréatites subaiguës et chroniques. Etude de 14 cas. Arch Fr Mal App Dig 65:433–442

Hassani N (1976) Ultrasonography of the abdomen. Springer, Berlin Heidelberg New York

Holm HH, Pedersen JF, Kristensen JK, Rasmussen SN, Hancke S, Jensen F (1975) Ultrasonically guided percutaneous puncture. Radiol Clin North Am 13:493–503

Holm HH, Kristensen JK, Rasmussen SN, Pedersen JF, Hancke S (1980) Abdominal ultrasound, 2nd edn. Munksgaard, Copenhagen

Hospitel S, Guinot B, Teyssou H, Meyblum J, Tessier JP (1983) Localisation intra-hépatique d'un faux kyste de pancréas. J Radiol 64:355–358

Johnson ML, Mack LA (1978) Ultrasonic evaluation of the pancreas. Gastrointest Radiol 3:257–266

Karlson KB, Martin EC, Fankuchen EI, Mattern RF, Schultz RW, Casarella WJ (1982) Percutaneous drainage of pancreatic pseudocysts and abscesses. Radiology 142:619–624

Kratochwil A, Rosenmayer F, Howawietz L (1973) Diagnosis of a traumatic pancreas cyst by means of ultrasound. Ultrasound Med Biol 1:49–52

Kratz HW von, Hamper P (1982) Akute nekrotisierende Alkoholpankreatitis mit Abszedierung in das Mediastinum. Fortschr Röntgenstr 136:262–265

Leopold GR (1972) Pancreatic echography: A new dimension in the diagnosis of pseudocyst. Radiology 104:365–369

Leopold GR, Asher WM (1975) Fundamentals of abdominal and pelvic ultrasonography. Saunders, Philadelphia

Taylor JW (1979) Diagnostic ultrasound in gastrointestinal disease. Livingstone, Edinburgh

Vujic I, Brock JG (1982) Biloma: Aspiration for diagnosis and treatment. Gastrointest Radiol 7:251–254

Weill F, Marmier A, Paronneau A, Zeltner F, Bourgoin A (1979) Fiabilité de l'exploration ultrasonore du pancréas. Résultats de 266 observations contrôlées. J Radiol 60/1:9–11

Weill F, Brun P, Rohmer P, Belloir A (1983a) Etude ultrasonore et scanographique des migrations liquidiennes d'origine pancréatique. A propos de 28 observations. Méd Hyg 41:2497–2509

Weill F, Brun P, Rohmer P, Belloir A (1983b) Migrations of fluid of pancreatic origin: Ultrasonic and CT-study of 28 cases. Ultrasound Med Biol 9:485–496

Williford ME, Foster WL, Halvorsen RA, Thompson WM (1983) Pancreatic pseudocyst: Comparative evaluation by sonography and computed tomography. AJR 140:53–57

Kapitel 22

Chronische Pankreatitis

Die klinisch stumme, chronische Pankreatitis geht einher mit Veränderungen der äußeren Form, der Echostruktur und in geringem Umfang auch der Pankreasgröße. Dank des hohen Auflösungsvermögens der modernen Sonographiegeräte kann auch der Ductus pancreaticus beurteilt werden. Ein schwieriges diagnostisches Problem erwächst, wenn eine akute Pankreatitis eine chronische kompliziert.

Echostruktur

Die Echostruktur des Pankreas bei chronischer Pankreatitis ist sehr charakteristisch. Sie ist heterogen und zugleich sehr echoreich. Im chronisch veränderten Pankreasgewebe sind hell reflektierende Areale eingelagert. Zur Darstellung kommt also eine mikro- oder makronoduläre Echostruktur (Abb. 22.1–22.5), die im Fall von Kalzifizierungen besonders deutlich erscheint (Abb. 22.2 a), aber auch ohne makroskopische Kalkeinlagerungen sehr spezifisch ist. Mikroverkalkungen sind computertomographisch fast regelmäßig nachzuweisen (Abb. 22.3 e). Einige dieser Verkalkungen verursachen sehr deutliche Schallschatten (Abb. 22.4 und 22.5). Die Anordnung echogener Areale in einer Reihe ist verdächtig auf Konkremente im Ductus Wirsungianus. Wenn einige wenige Steine im dilatierten Pankreasgang auch leicht zu erkennen sind (Abb. 22.6 und 22.7), so führt die Ausmauerung des Pankreasganges mit Steinen zu einer soliden Echostruktur (Abb. 22.3 und 22.8), die schwer zu deuten ist. Wenn umschriebene Areale, Verkalkungen oder Pankreasgangkonkremente vorliegen, ist die heterogene Echostruktur sehr leicht von der des normalen Pankreas abzugrenzen.

Die Veränderungen der Echostruktur bei einer Erweiterung des Ductus pancreaticus betrachten wir weiter unten.

Es können dabei auch echoreiche oder echoarme noduläre Formationen größeren Durchmessers vorkommen. Das Auftreten schalldurchlässiger Felder deutet i. allg. auf einen erneuten Schub und somit auf ein Fortschreiten des Prozesses hin (Abb. 22.9).

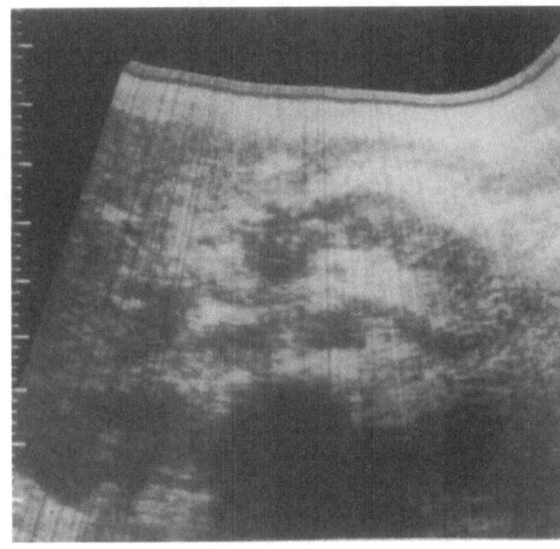

Abb. 22.1. Chronische Pankreatitis. Dieser Transversalschnitt des Oberbauches zeigt ein leicht vergrößertes Pankreas, insbesondere im Isthmusbereich. Die hintere Begrenzung des Pankreas ist unregelmäßig. Man erkennt eine echodichte mikronoduläre Struktur. Zu beachten ist die enge Nachbarschaft zwischen linker Nierenarterie und Pankreasschwanz

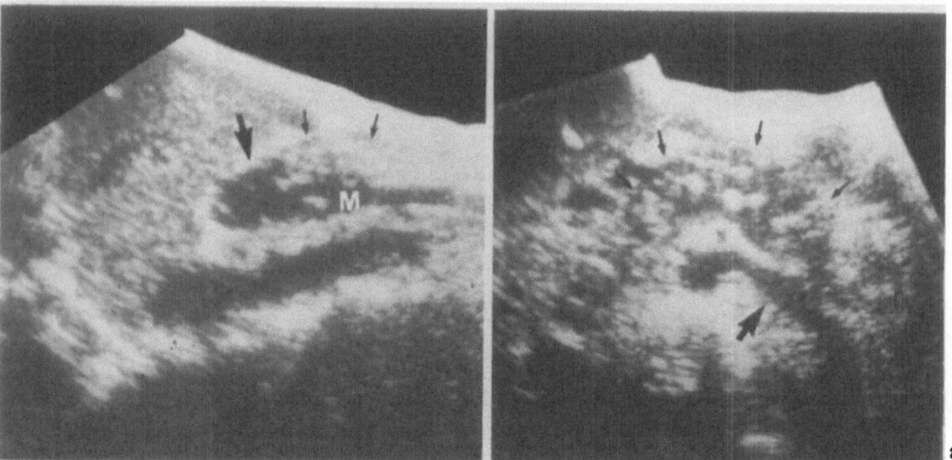

Abb. 22.2 a, b. Chronische Pankreatitis: akuter Schub. **a** Der Sagittalschnitt bei diesem über Abdominalschmerzen klagenden Patienten zeigt ventral der Aorta und der V. mesenterica (*M*) einen aufgetriebenen Pankreasisthmus (*kleine Pfeile*). Auffällig sind die echoreichen nodulären Strukturen, die lebhaft mit dem echoarmen Areal (*großer Pfeil*) kontrastieren. Dies ist wohl als Ausdruck eines aus einem akuten pankreatitischen Schub entstandenen Ödems zu werten. **b** Auf diesem Transversalschnitt findet sich eine mäßig vergrößerte, wurstförmige Bauchspeicheldrüse (*kleine Pfeile*). Das makronoduläre Echomuster ist typisch für eine chronische Pankreatitis. Zu beachten ist die linke Nierenarterie (*großer Pfeil*)

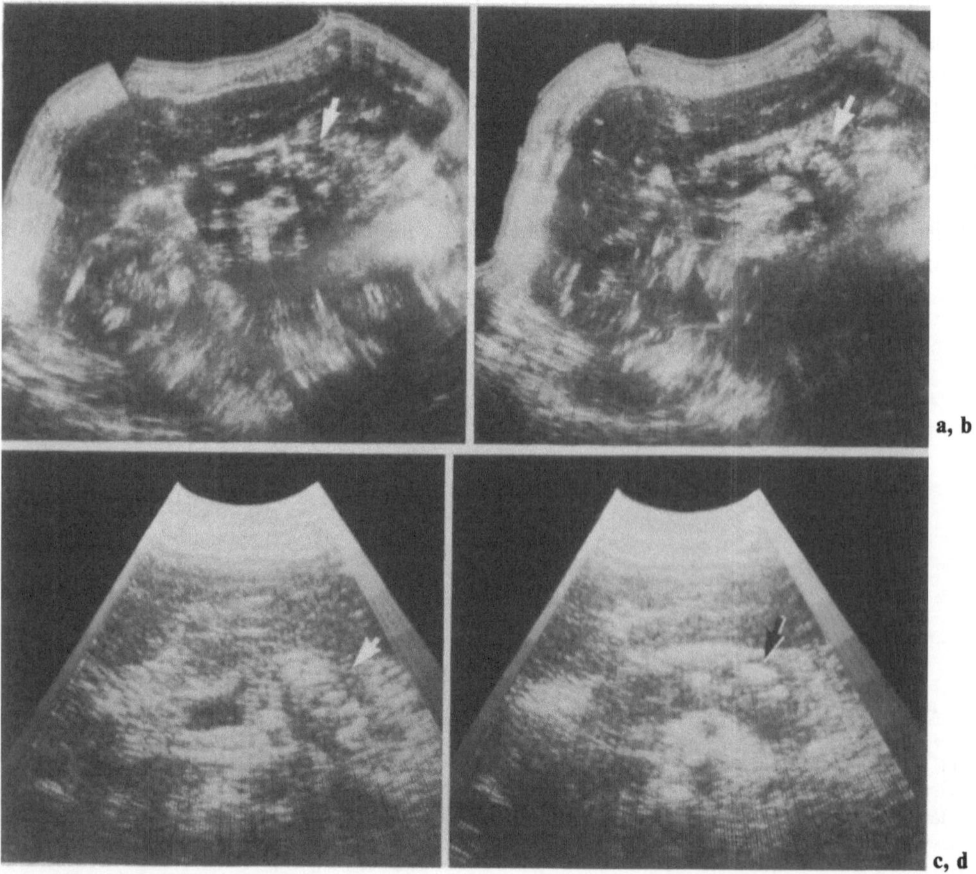

Abb 22.4 a, b. Chronische Pankreatitis mit Verkalkungen. **a** Transversalschnitt: Das Pankreas ist vergrößert, seine Grenzen sind unregelmäßig (*Pfeilspitzen*). Man erkennt zahlreiche kalzifizierte Areale (*Pfeile*). **b** Parallelschnitt: Ein dilatiertes Segment des Ductus pancreaticus (*Doppelpfeil*) zeichnet sich direkt neben den Kalzifizierungen (*Pfeil*) ab

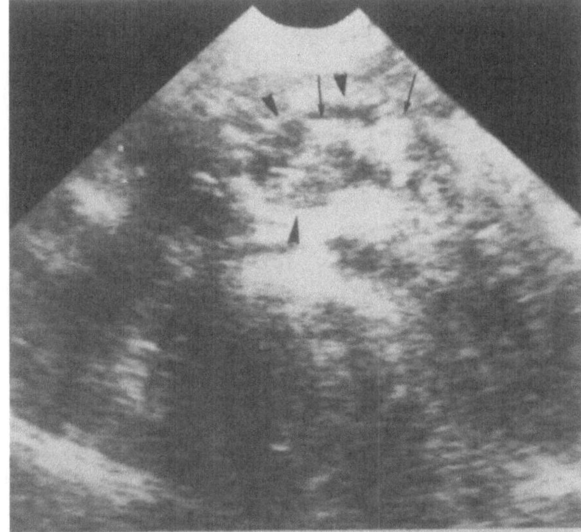

a

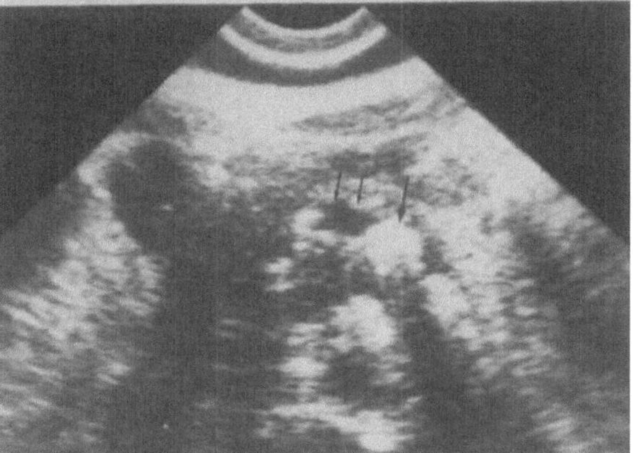

b

◄ **Abb. 22.3 a–e.** Chronische Pankreatitis mit Verkalkungen. **a** Auf diesem Transversalschnitt fallen im Bereich des von seinen Leitgefäßen umgebenen Pankreas multiple, stark reflektierende Areale auf (*Pfeil*). **b** Auf diesem Parallelschnitt scheinen diese Areale ineinander überzugehen (*Pfeil*). **c, d** Ähnliche Schnitte im Real-time-Verfahren: Das bereits in Abb. 22.2 b vorgestellte Echomuster ist an und für sich typisch für eine stumme chronische Pankreatitis und signalisiert das Vorhandensein von Verkalkungszonen. Aneinandergereihte Reflexionsinseln können auch Ausdruck von Konkrementen im Ductus pancreaticus sein. **e** Typische Darstellung von Verkalkungen bei chronischer Pankreatitis im Computertomogramm

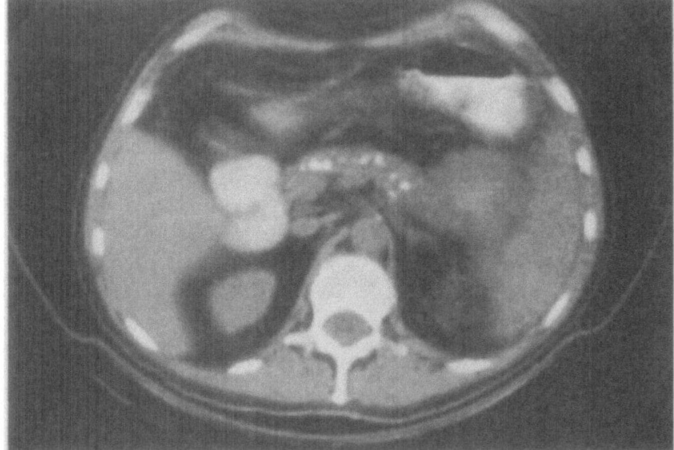

22.3 e

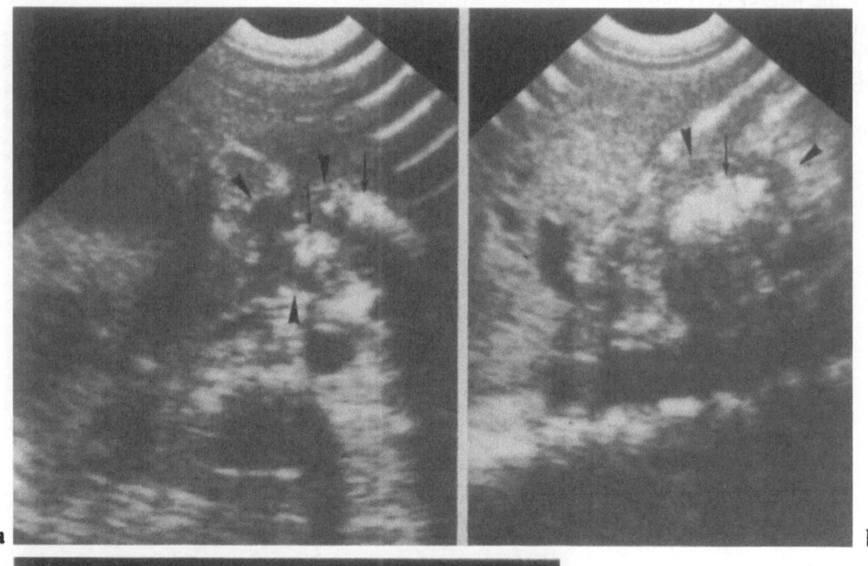

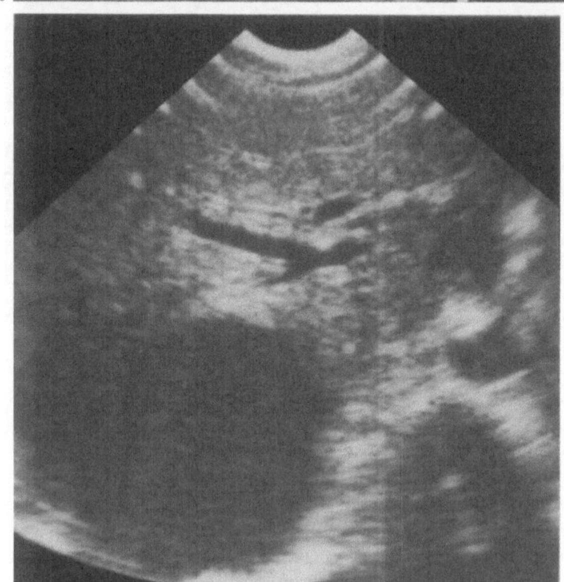

Abb. 22.5 a–c. Chronische Pankreatitis mit Verkalkungen. Akuter Schub. **a** Transversalschnitt. Das Pankreas (*Pfeilspitzen*) ist heterogen strukturiert und enthält Verkalkungen (*Pfeile*). **b** Sagittalschnitt: Zu beachten ist die Sonotransparenz des Parenchyms (*Pfeilspitzen*) in der Umgebung der Verkalkungen. Die Verdickung des Pankreas kommt auf diesem Sagittalschnitt durch die Aorta recht deutlich zur Darstellung: **c** Schnitt durch die Leber: subkapsuläre Flüssigkeitsansammlung in der Leber. Das gleichzeitige Vorkommen einer echoarmen Vergrößerung des Pankreas einerseits und Verkalkungen andererseits ist für einen akuten Schub einer chronischen Pankreatitis sehr charakteristisch. Die subkapsuläre Flüssigkeitsansammlung der Leber stellt eine besondere Komplikation dar

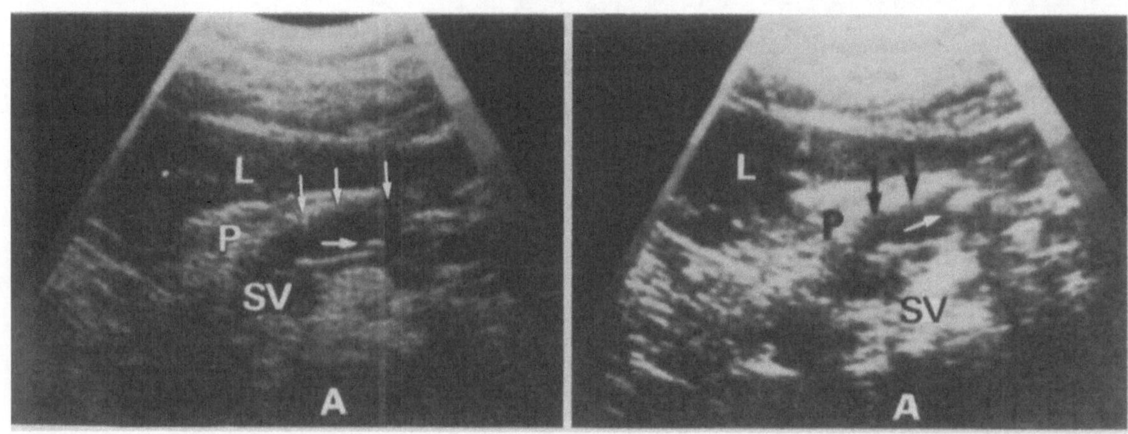

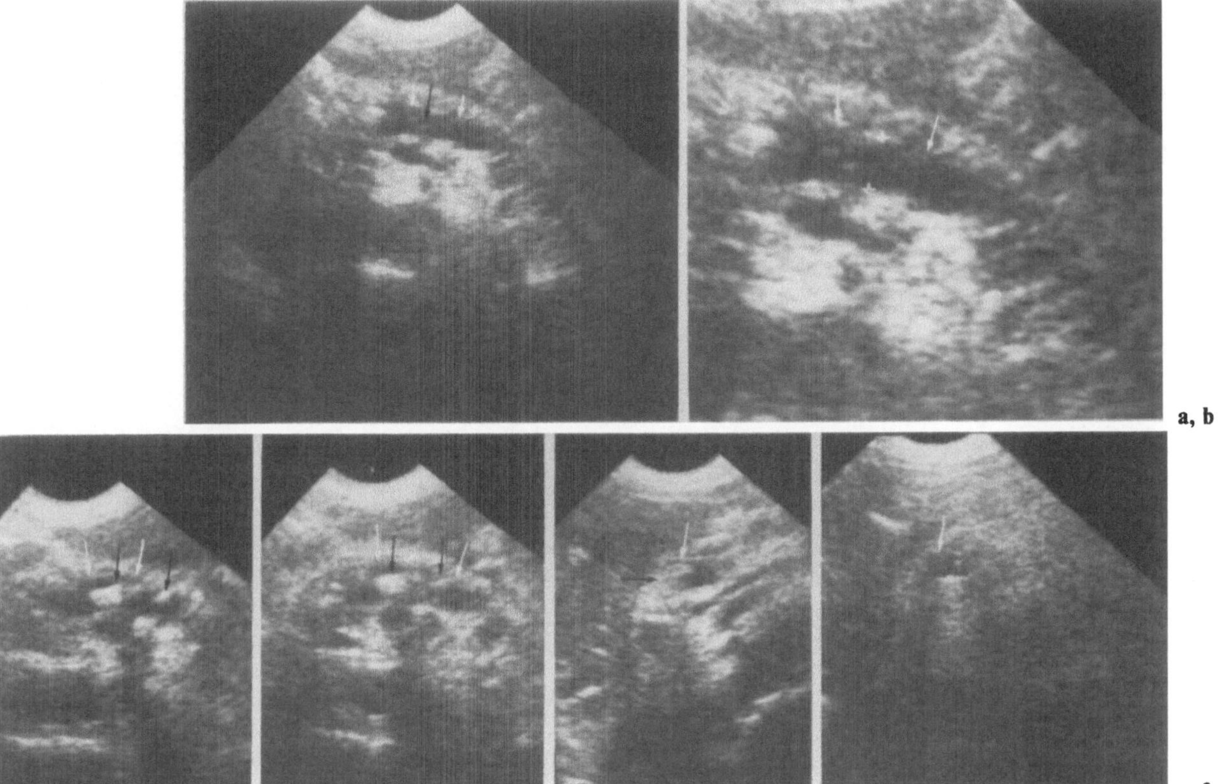

Abb. 22.7 a–f. Konkremente im Ductus pancreaticus. **a, b** Auf diesen Transversalschnitten sind kleine Konkremente (*schwarzer Pfeil*) in einem dilatierten Ductus pancreaticus (*weiße Pfeile*) zu erkennen. Der Durchmesser des Ductus Wirsungianus erreicht 9 mm. **c, d** Diese beiden Parallelschnitte zeigen größere intrakanalikuläre Konkremente (*schwarze Pfeile*). Die *weißen Pfeile* markieren die Wand des Ductus pancreaticus. **e, f** Sagittalschnitte des Ductus pancreaticus (*weißer Pfeil*). Auf **e** sind Konkremente (*schwarzer Pfeil*) dargestellt

◀ **Abb. 22.6 a, b.** Konkremente im Ductus pancreaticus. **a** Auf diesem Transversalschnitt erkennt man hinter der Leber das Pankreas (*P*). Die *weißen Pfeile* markieren den stark dilatierten Ductus pancreaticus, in dessen Lumen sich einige Steinechos (*weißer Pfeil*) abzeichnen (*SV*: V. lienalis, *A*: Aorta). **b** Dieser Parallelschnitt zeigt noch einmal deutlich das intratubuläre Steinecho (*weißer Pfeil*) mit dem dazugehörigen Schallschatten

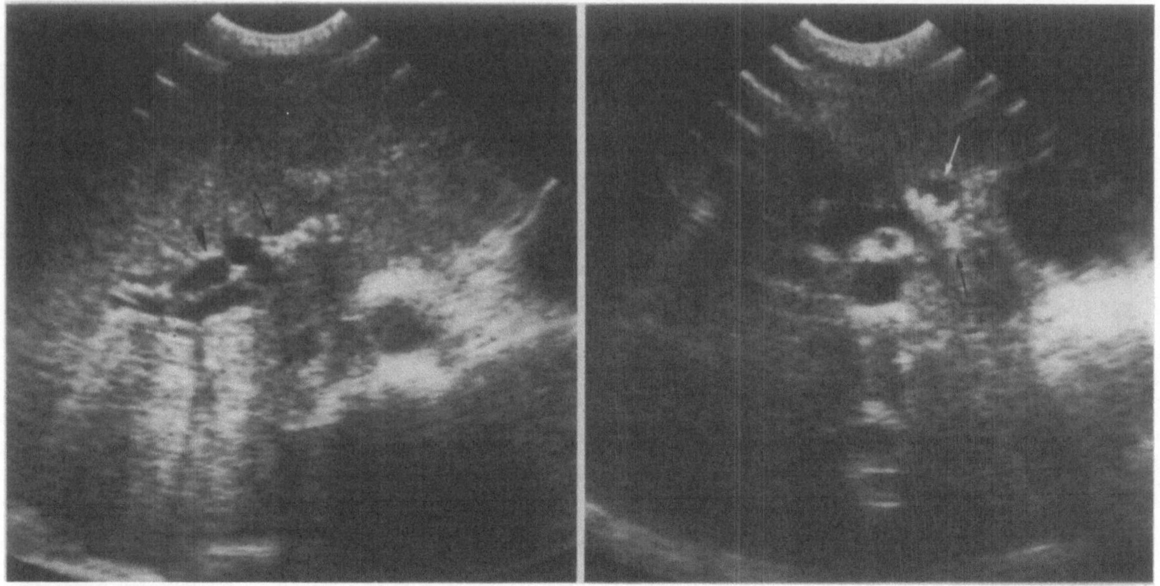

Abb. 22.8 a, b. Ikterus bei chronischer Pankreatitis mit Konkrementen im Ductus pancreaticus. **a** Ein Schrägschnitt der Leber zeigt ein Hilusdoppelflintenzeichen. Der Gallengang (*Pfeilspitze*) ist mit Konkrementen (*Pfeil*) angefüllt. **b** Ein Transversalschnitt zeigt ventral der Milzvene Konkremente (*schwarzer Pfeil*) und ein dilatiertes Segment des Ductus pancreaticus (Wirsungianus) (*weißer Pfeil*)

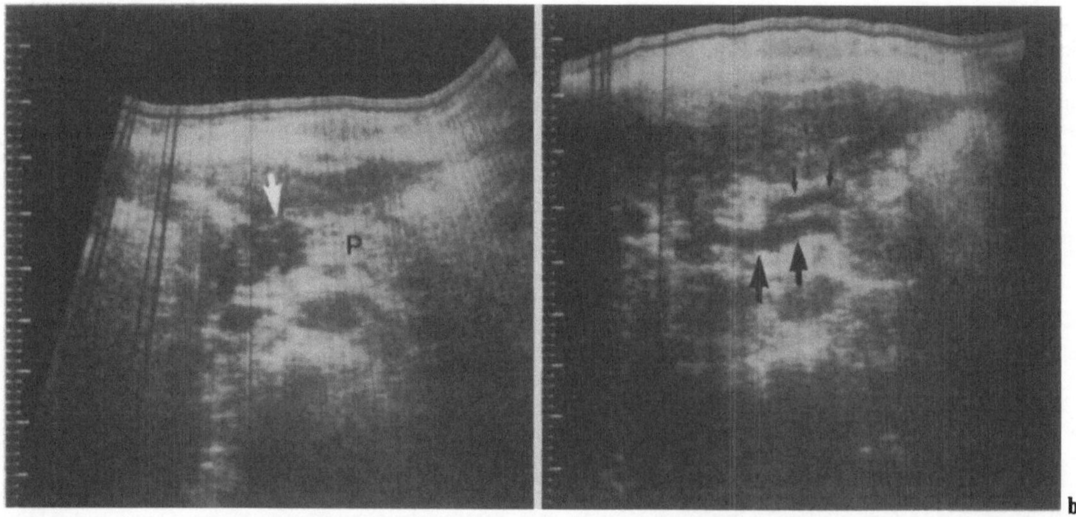

Abb. 22.9 a, b. Chronische Pankreatitis. Akuter Schub. Bei diesem Patienten wurde anläßlich einer Cholezystektomie eine chronische Pankreatitis festgestellt. Wegen abdominaler Schmerzen erfolgte die erneute stationäre Aufnahme. **a** Auf einem Transversalschnitt zeigt sich im Pankreaskopf eine echoarme Läsion (*Pfeil*), die für eine akute Pankreatitis vom Echotyp II sehr charakteristisch ist. Zwischen der Entzündungszone und dem benachbarten normalen Pankreasgewebe (*P*) sieht man eine scharfe Trennlinie. **b** Auf dem etwas nach kranial verschobenen Parallelschnitt stößt man auf zwei übereinander liegende tubuläre Strukturen. Die ventrale (*kleine Pfeile*) ist der dilatierte Pankreasgang, die dorsale (*große Pfeile*) die Milzvene

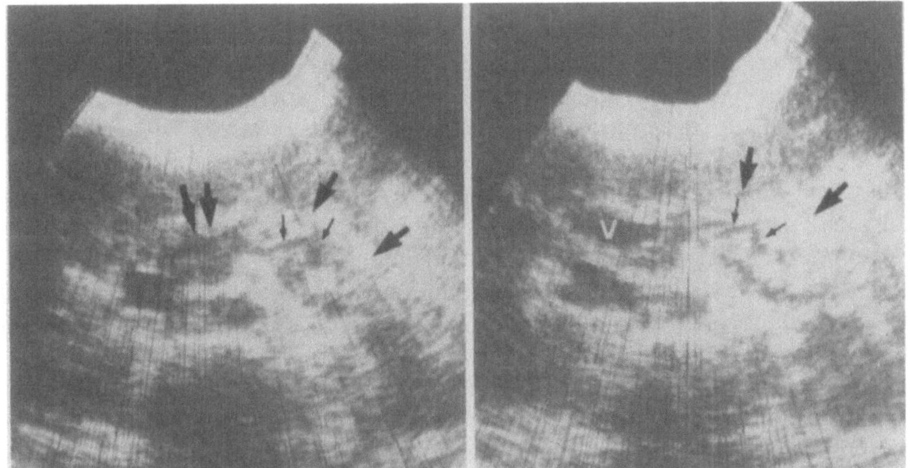

Abb. 22.10 a, b. Chronische Pankreatitis. **a** Auf diesem Transversalschnitt findet sich ein Pankreas von offensichtlich normaler Größe. Die ventrale Begrenzung ist durch *große Pfeile* markiert. Die *Doppelpfeile* weisen auf einen kleinen, echoarmen, subakuten Entzündungsherd. Im Korpus-Kauda-Bereich sind demgegenüber multiple, echodichte noduläre Reflexionen vorherrschend. Der Ductus pancreaticus (*kleine Pfeile*) ist abgewinkelt und dilatiert. **b** Auf diesem Parallelschnitt kommt der zickzackförmige Verlauf und die Erweiterung des Ductus pancreaticus noch besser zur Darstellung (*V*: splenoportaler Konfluens)

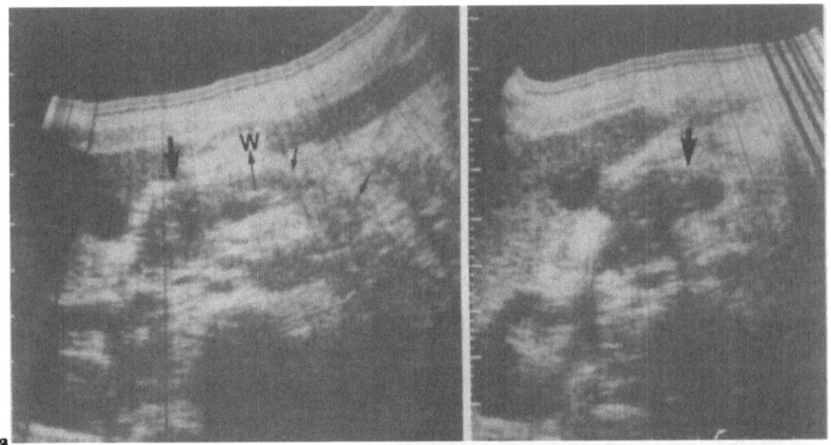

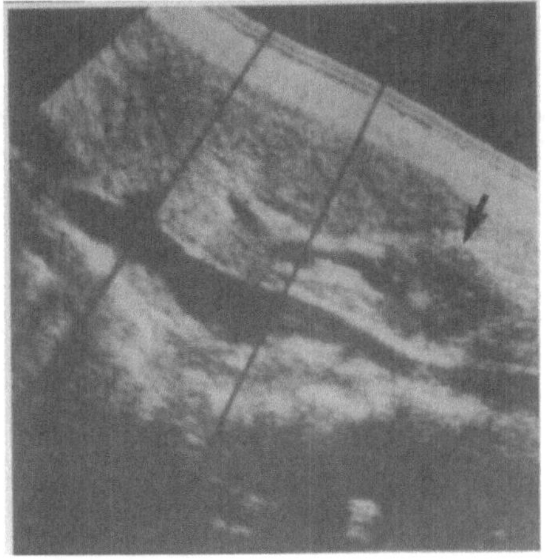

Abb. 22.11 a–c. Akute Pankreatitis auf dem Boden einer chronischen Pankreatitis. **a** Auf diesem Transversalschnitt sind in Korpus und Kauda einige echoreiche Reflexe zu erkennen (*kleine Pfeile*). Der Pankreaskopf (*großer Pfeil*) ist vergrößert und relativ echoarm. Der Ductus Wirsungianus ist nicht erweitert. **b** Ein weiter kaudal gelegener Schnitt bestätigt die Pankreaskopfvergrößerung. **c** Der Sagittalschnitt des Pankreaskopfes (*Pfeil*) zeigt die unregelmäßige Struktur der chronischen Pankreatitis zusammen mit der echoarmen Organvergrößerung der akuten Pankreatitis

Äußere Form

Bei ungefähr 30% aller stummen chronischen Pankreatitiden ist die Organkontur unregelmäßig, um nicht zu sagen ausgefranst (WEILL et al. 1975, WEILL 1977) (Abb. 22.2, 22.4, 22.10). Dieses Aussehen kann einem Artefakt entsprechen, der auf der Heterogenität des Parenchyms und der Verminderung des akustischen Impedanzunterschiedes zwischen Pankreas und peripankreatischem Fett beruht. Die mit einer chronischen Entzündung einhergehenden Reflexionsunterschiede einerseits und die auch computertomographisch aufzeigbare Einschmelzung des peripankreatischen Fettgewebes andererseits bewirken nämlich, daß die Konturen des chronisch entzündlich veränderten Pankreas nur schwer auszumachen sind. Der ausgefranste Eindruck ist also nicht unbedingt repräsentativ für die eigentlichen Organgrenzen, sondern ist wohl mehr auf die am weitesten peripher gelegenen „Knoten" zurückzuführen. In anderen Fällen wiederum bleibt die Organbegrenzung regelmäßiger, die Harmonie wird aber dafür häufig von deutlichen Vorwölbungen gestört (Abb. 22.9–22.11).

Organgröße

Bei der stummen chronischen Pankreatitis ist das Organ i. allg. höchstens gering vergrößert. Das Pankreas kann aber auch geschrumpft sein (Abb. 22.12). Eine echte Schwellung entsteht lediglich im Falle eines akuten Schubes. Sie kann sich, wie wir bereits am Beispiel der akuten Pankreatitis gesehen haben, durch die Kompression der V. cava und besonders der V. mesenterica superior zu erkennen geben.

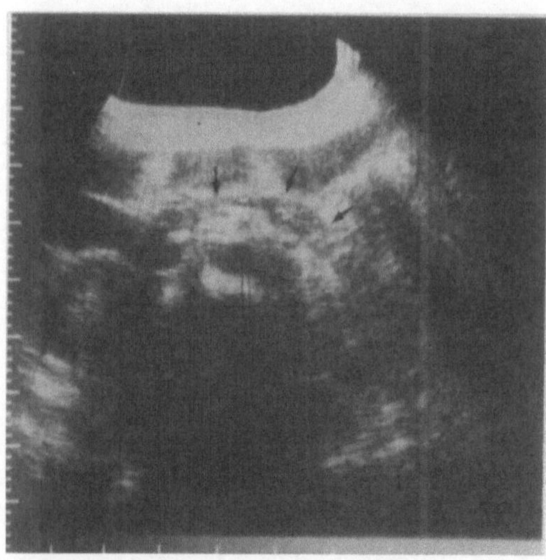

Abb. 22.12. Pankreashypotrophie durch chronische Pankreatitis. Hypotrophien dieser Art finden sich bei älteren Patienten sehr häufig

Bei der Mukoviszidose ist das Pankreas hypotrophiert. Seine Struktur ist echodicht und heterogen (WILLI, 1980; DANEMAN, 1983).

Die einer chronischen Pankreatitis aufgepfropfte akute oder subakute Pankreatitis

Es handelt sich um ein sehr häufiges Ereignis. Der akute Schub manifestiert sich durch eine echoarme Organvergrößerung, welche die vorbestehende noduläre Echostruktur überlagert und diese manchmal sogar verschleiert (Abb. 22.2, 22.11, 22.13, s. auch Abb. 20.12 und 20.13). Horiguchi und Mitarbeiter (1985) haben gezeigt, daß die Darstellung des Ductus Wirsungianus in einer umschriebenen Pankreasvergrößerung für einen entzündlichen Prozess spricht. Hat sich diese schalldurchlässige Zone weit ausgedehnt, was auf einen subakuten Verlauf hindeutet, so wird das Ultraschallbild dem eines Karzinoms immer ähnlicher. Das spezifische Bild einer stummen chronischen Pankreatitis ist verlorengegangen, und die Diagnose kann nur noch histologisch nach ultraschallgezielter Biopsie gestellt werden. Wenn nicht chirurgisch eingegriffen wird, ist hier eine echte Indikation zur Biopsie gegeben. Eine retrograde Pankreatographie ist in diesem Fall nur von begrenztem Wert, ebenso wie die Computertomographie. Tatsächlich kann man mit diesen Methoden spezifische Zeichen der chronischen Pankreatitis (segmentäre oder globale Verengung des Pankreasganges bei der endoskopisch retrograden Pankreatographie (ERCP), Mikrokalzifizierungen in der Computertomographie) erfassen. Sie lassen jedoch einen kleinen Tumor mit perifokaler Entzündung nicht sicher ausschließen.

Tubuläre Strukturen. Ductus pancreaticus (Wirsungianus)

Bei sämtlichen entzündlichen Vergrößerungen des Pankreas – seien sie akut, subakut oder chronisch (Pseudozysten eingeschlossen) – kann der Ductus choledochus komprimiert werden. Man muß also seinem Durchmesser einige Beachtung schenken und nach dem Doppelflintenzeichen, dem Indikator für eine Dilatation, suchen (s. Kap. 26).

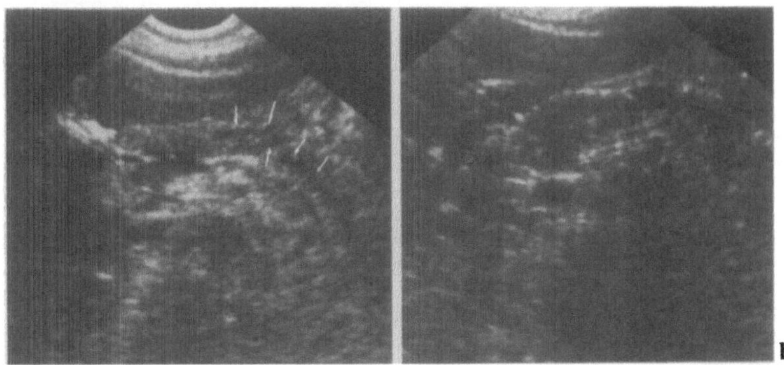

Abb. 22.13. a Erweiterter Ductus pancreaticus (*Pfeile*) mit zickzackförmigem Verlauf. Die Reflexivität des Pankreasparenchyms ist normal. **b** Kontrolluntersuchung. Die Schalltransparenz des Pankreas deutet auf einen akuten Schub einer chronischen Pankreatitis hin

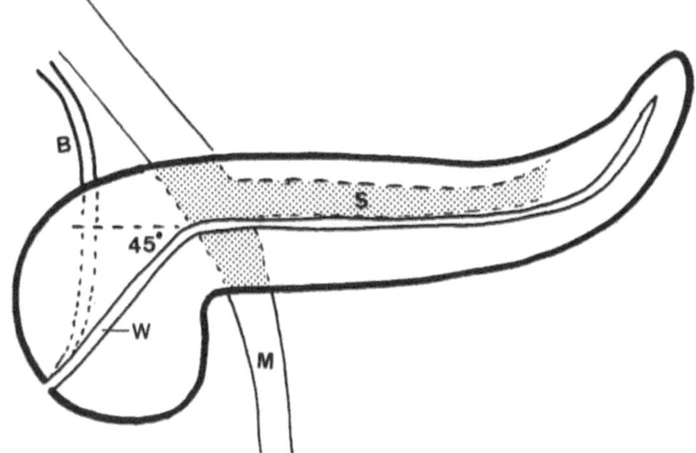

Abb. 22.14. Schematische Darstellung des Ductus Wirsungianus. Beziehung zum Ductus choledochus und zum Pfortadersystem (*B*: Ductus choledochus, *S*: V. lienalis, *M*: V. mesenterica superior, *W*: Ductus Wirsungianus)

Die andere wichtige tubuläre Struktur ist der Ductus pancreaticus. Als A. Eisenscher uns im Jahre 1975 mitteilte, daß es ihm gelungen sei, im Real-time-Verfahren den Ductus pancreaticus zu sehen, waren wir zuerst der Meinung, er habe seinem bekannten Hang zum Jux wieder einmal nachgegeben. Wir zweifelten nicht nur an seiner Ernsthaftigkeit, sondern hatten auch die ausgezeichnete Arbeit von Burger u. Blauenstein (1974) völlig vergessen, in der eine sehr schöne Abbildung des dilatierten Ductus pancreaticus zu finden ist. Wir haben ja bereits im Kap. 19 darauf hingewiesen, daß das Bild des normalen Ductus pancreaticus heutzutage als konstantes Element eines Ultraschallbildes zu gelten hat. Die Ultraschalldiagnostik der Pankreasgangdilatationen ist ohnehin zum Bestandteil der Routine geworden. Der Ductus pancreaticus findet sich in ungefähr gleicher Höhe mit der V. lienalis (Abb. 22.14). Auf Transversalschnitten des Pankreas ist oft nur ein Segment zu sehen, wogegen auf Schrägschnitten von 45° ein etwas längerer präpapillärer Abschnitt getroffen wird.

Ein dilatierter Pankreasgang zeigt sich dagegen mit seinem vollen Durchmesser (Abb. 22.15–22.19). Wegen seiner fibrotisch bedingten Deformation ist sein Verlauf häufig abgeknickt, ganz ähnlich wie ein Bajonett (Abb. 22.16–22.18). Manchmal sind segmentäre Gangerweiterungen schwierig darzustellen (Abb. 22.19). Die sonographische Demonstration einer Dilatation des Ductus pancreaticus oder auch der Ausschluß einer solchen sollte bei der Diskussion, ob eine retrograde Pankreatographie angezeigt ist, ein wichtiger Gesichtspunkt sein.

Eine vergleichende Studie der sonographischen und der radiologischen Pankreasgangdarstellung wurde in unserer Abteilung kürzlich erarbeitet (Didier u. Deschamps 1983). Im Vergleich zu den sonographischen Messungen ergaben die Messungen im Rahmen einer ERCP deutlich höhere Werte. Diese Diskrepanz wird weder durch den radiologisch projektionsbedingten Vergrößerungsfaktor noch durch die Gangdilatation bei retrograder Injektion völlig erklärt. Man muß eine Pankreasgangerweiterung annehmen, wenn der Gang im Kopf/Korpusbereich sonographisch mehr als 3 mm oder bei der ERCP mehr als 4 mm beträgt. Die Sonographie ist besonders zuverlässig bei ausgeprägteren Gangerweiterungen von

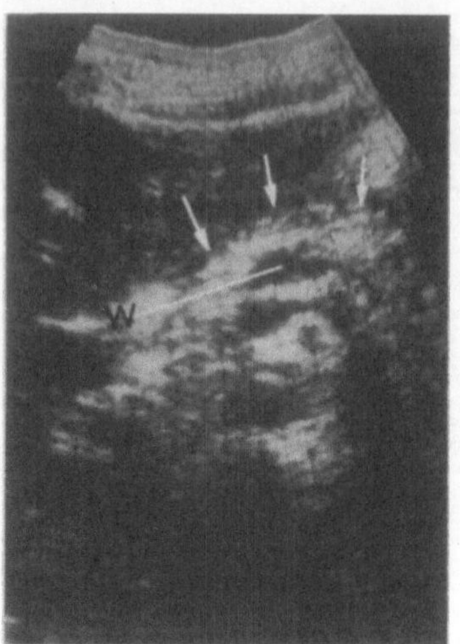

Abb. 22.15. Erweiterung des Ductus Wirsungianus: Der erweiterte Pankreasgang (*W*) ist in einem Pankreas mit unregelmäßigen Außenkonturen (*Pfeile*) erkennbar

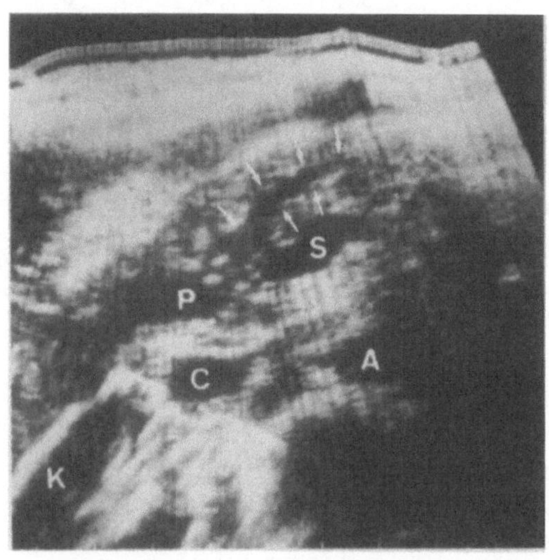

Abb. 22.16. Chronische Pankreatitis. Dilatation des Pankreasganges. Dieser Transversalschnitt des Oberbauches zeigt ventral der großen Gefäße (*A*, *C*) die Milzvene (*S*) und den splenoportalen Konfluens (*P*). Der Ductus Wirsungianus (*Pfeile*), dessen Durchmesser 7 mm erreicht, zeichnet sich deutlich im echodichten, mikronodulär strukturierten Pankreas ab

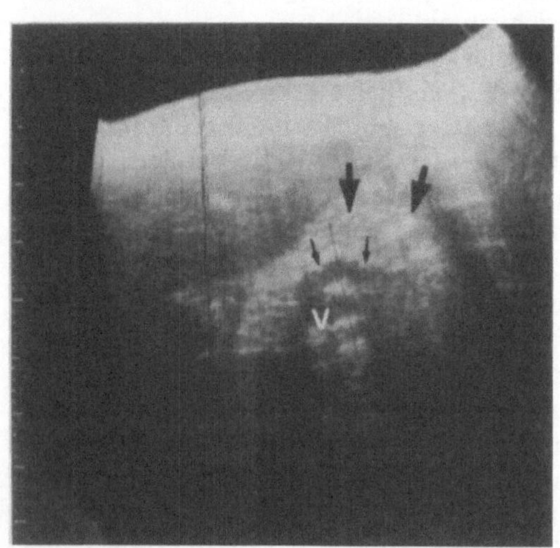

Abb. 22.17. Chronische Pankreatitis. Dilatation des Ductus pancreaticus. Auf diesem Transversalschnitt des Oberbauches zeigt das Pankreas eine vermehrte Echodichte und eine noduläre Struktur. Die vordere Begrenzung des Pankreas ist schlecht erkennbar (*große Pfeile*). Der Ductus Wirsungianus (*kleine Pfeile*) ist leicht erweitert (5 mm). Er ist ventral des splenoportalen Konfluens (*V*) zu erkennen

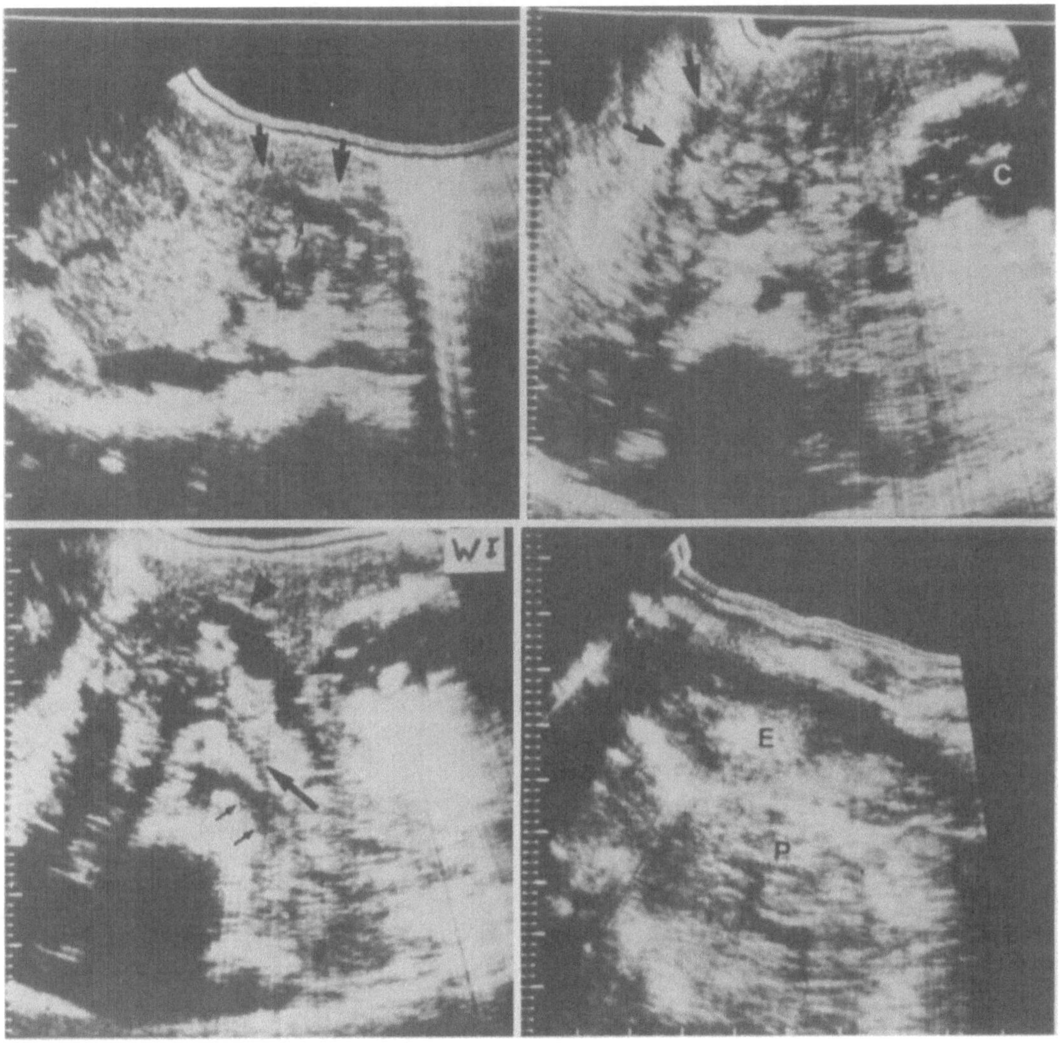

Abb. 22.18 a–d. Chronische Pankreatitis. Karikaturhafte Dilatation des Pankreasganges. **a** Der Sagittalschnitt durch die V. cava zeigt unterhalb der Leber den stark aufgetriebenen Pankreaskopf (*große Pfeile*). Sein Echomuster ist makronodulär und heterogen, insgesamt also typisch für eine chronische Pankreatitis. Der Ductus pancreaticus (*kleiner Pfeil*) hat einen Durchmesser von 8 mm. **b** Auf dem Transversalschnitt stellt sich ebenfalls der vergrößerte Pankreaskopf (*Pfeile*) mit seiner charakteristischen Echostruktur dar (*C*: Colon descendens). **c** Kaudaler Parallelschnitt: Folgende anatomische Strukturen lassen sich auf diesem Schnittbild von dorsal nach ventral identifizieren: linke Nierenarterie (*kleine Pfeile*), Milzvene (*großer Pfeil*) und – eingebettet in Pankreasgewebe – Ductus pancreaticus (*Pfeilspitzen*). Der Pankreasgang ist sehr stark dilatiert, manche Ektasiezonen haben einen Durchmesser von 12 mm. Auffällig auch der zickzackförmige Verlauf. **d** Dieser Sagittalschnitt durch den linken Oberbauch geht durch die große Magenkurvatur (*E*). Die Magenwände sind ungewöhnlich dick, was auf einen entzündlichen Prozeß hinweist (vgl. Kap. 25). Auch der Pankreasschwanz (*P*), der sich dorsal des Magens und ventral der in einem Segment angeschnittenen V. lienalis darstellt, ist mit 5 cm wesentlich dicker als gewöhnlich (Bild: P. Rohmer)

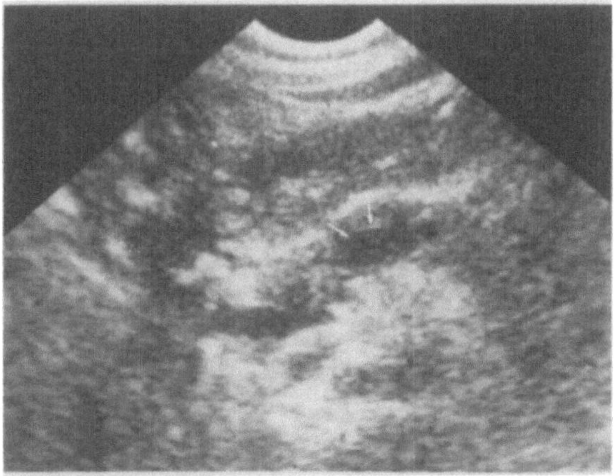

Abb. 22.19. Ausgeprägte segmentale Erweiterung des Pankreasganges (*Pfeile*) in einem hypotrophierten Pankreas. Der Durchmesser des Pankreasganges ist im Vergleich zum Pankreasdurchmesser besonders groß. Dieses Verhältnis deutet darauf hin, daß eine chronische Dilatation vorliegt

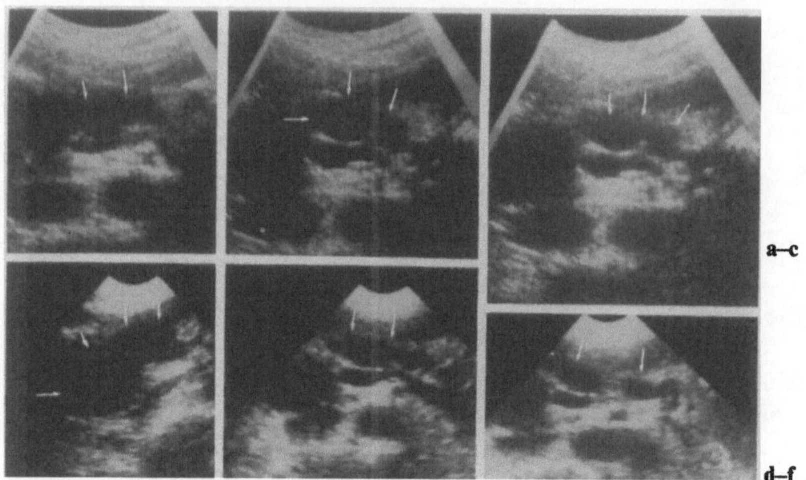

Abb. 22.20 a–f. Chronische Pankreasgangerweiterung auf dem Boden einer chronischen Pankreatitis: Diese Serie von Parallelschnitten zeigt, daß der segmental erweiterte Pankreasgang wie eine Reihe von Zystchen imponiert (*Pfeile*). Die Dilatation ist im Pankreaskopf besonders deutlich erkennbar

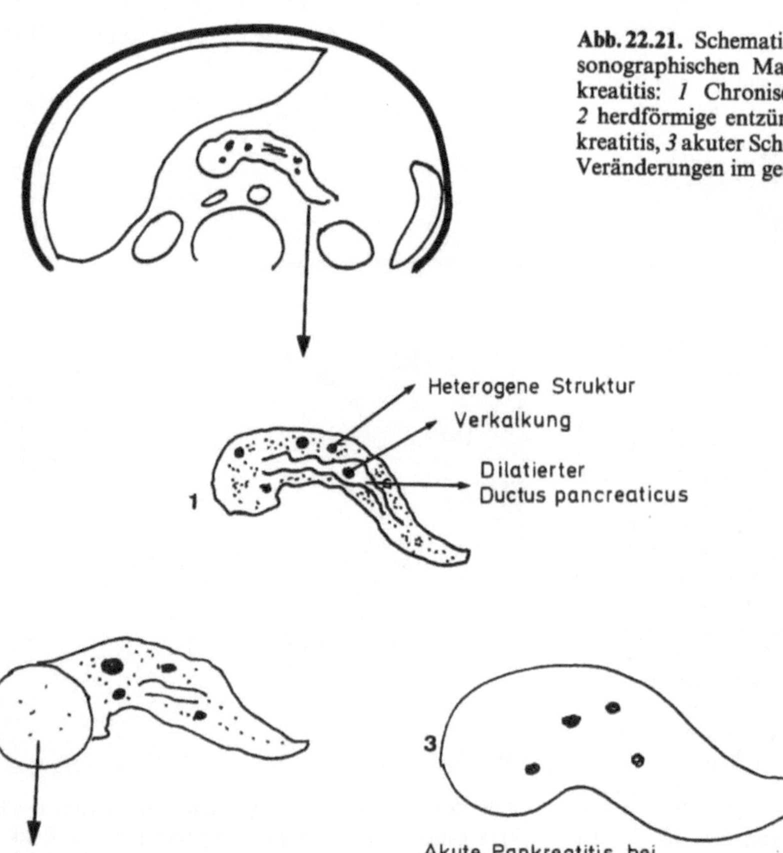

Abb. 22.21. Schematische Darstellung der verschiedenen sonographischen Manifestationen der chronischen Pankreatitis: *1* Chronische, klinisch stumme Pankreatitis, *2* herdförmige entzündliche Läsion bei chronischer Pankreatitis, *3* akuter Schub einer chronischen Pankreatitis mit Veränderungen im gesamten Organ

6 mm und mehr. Allerdings wird sonographisch die mäßige Dilatation sowie die segmentäre Gangerweiterung gelegentlich verkannt. Die ERCP hat ihre Berechtigung bei pankreastypischen Beschwerden, die sonographisch keine Erklärung finden. Eine transkutane Pankreatikographie unter Ultraschallführung kann bei bedeutenden Dilatationen des Ductus Wirsungianus durchgeführt werden (Cooperberg 1981; Bret et al. 1981).

In Kap. 21 haben wir die durch Obstruktion bedingte Pankreasgangerweiterung besprochen, bei der ein Teil des Pankreasganges ein zystisches Aussehen annehmen kann. Der übrige Gang ist jedoch in den meisten Fällen leicht zu erkennen (Abb. 22.20). Die in Zweifelsfällen durchgeführte Punktion ergibt klare Flüssigkeit und erlaubt die komplikationslose Injektion von Röntgenkontrastmittel.

Wie schon gesagt, sind Konkremente im Pankreasgang leicht darzustellen, wenn sie von Flüssigkeit umgeben sind (Abb. 22.6 und 22.7).

Begleitzeichen

Es sei nochmals an die Möglichkeit einer Pseudozyste oder einer Gallengangerweiterung erinnert. Auch an das gleichzeitige Vorkommen eines Pankreaskarzinoms und einer chronischen Pankreatitis sei erinnert.

In Tabelle 22.1 und Abb. 22.21 haben wir die verschiedenen sonographischen Zeichen einer chronischen Pankreatitis noch einmal aufgelistet.

Tabelle 22.1. Sonographische Zeichen der chronischen Pankreatitis

Veränderte Größe des Pankreas
(diskrete Größenzunahme oder Atrophie)
Noduläres echoreiches Strukturmuster
Unregelmäßige Konturen, Vorsprünge
Deformierung der retropankreatisch verlaufenden Venen
Dilatation und Deformation des Ductus pancreaticus
Pseudozysten
Dilatation der Gallenwege

Zuverlässigkeit der Ultraschalluntersuchung

Der Vergleich zwischen Sonographie und Computertomographie (Rohmer 1982) zeigt, daß bei der klinisch stummen chronischen Pankreatitis die Computertomographie sensitiver ist. Der Grund dafür ist das leichte Erkennen von Mikro- und Makroverkalkungen des Pankreasparenchyms in der Computertomographie.

Wie bereits angedeutet, kann das Auftreten eines subakuten Schubes das spezifische Bild einer chronischen Pankreatitis verändern. Der von Schmerzen und häufig von Abmagerung geprägte klinische Zustand des Patienten ist sehr trügerisch. Die sonographische Differenzierung zwischen subakuter Pankreatitis und Karzinom wird hier unmöglich, es sei denn, man kann bei ständigen Kontrolluntersuchungen eine progrediente Abschwellung beobachten. Ist dies nicht der Fall, so bietet sich als diagnostische Maßnahme der Wahl die ultraschallgezielte Punktion an, die von Holm (1976) (s. Kap. 24) entwickelt und beschrieben worden ist.

Die Computertomographie ist in diesen Fällen der Sonographie nicht überlegen.

Für eine Arteriographie besteht bei einer chronischen Pankreatitis kaum eine Indikation. Eine retrograde Pankreatikographie sollte bei rezidivierenden Schmerzzuständen ins Auge gefaßt werden, insbesondere wenn die Sonographie eine Dilatation des Pankreasganges ergeben hat.

Literatur

Barnett E, Morley P (1974) Abdominal echography. Butterworth, Borough Green

Bolondi L, Gandolfi L, Labo G (1979) Ultrasuoni in gastroenterologia. Piccin, Padua

Bret PM, Fond A, Bretagnolle M et al. (1981) La wirsungographie transcutanée sous repérage échographique en temps réel. JEMU 2:133–136

Burger J, Blauenstein VW (1974) Current aspects of ultrasonic scanning of the pancreas. AJR 122:406–412

Cooperberg PL, Cohen MM, Graham M (1979) Ultrasonographically guided percutaneous pancreatography: Report of two cases. AJR 132:662–663

Daneman A, Gaskin K, Martin DJ, Cutz E (1983) Pancreatic changes in cystic fibrosis: CT and sonographic appearances. AJR 141:653–655

Eisenscher A, Weill F (1976) Ultrasonographie du canal de Wirsung, illusion ou possibilité? Preliminary note, paper presented at the national meeting of the SFAUMB, Strasbourg, June 1976

Eisenscher A, Weill F (1979) Ultrasonic visualization of Wirsung's duct: Dream or reality? J Clin Ultrasound 7:41–44

Goldberg BB, Kotler MN, Ziskin MC, Waxham RD (1975) Diagnostic uses of ultrasound. Grune & Stratton, New York

Gosink BB, Leopold GR (1978) The dilated pancreatic duct: Ultrasonic evaluation. Radiology 126:475–478

Hassani N (1976) Ultrasonography of the abdomen. Springer, Berlin Heidelberg New York

Holm HH, Kristensen JK, Rasmussen SN, Pedersen JF, Hancke S (1980) Abdominal ultrasound, 2nd edn. Munksgaard, Copenhagen

Horiguchi Y, Kitano T, Ohsuki M, Tagushi H, Itoh M (1985) Ultrasonographic differentiation of inflammatory mass from pancreatic cancer. World congress of ultrasound, Sydney, Proceedings S. 151

Johnson ML, Mack LA (1978) Ultrasonic evaluation of the pancreas. Gastrointest Radiol 3:257–266

Kunstlinger F, Ghemard O, Bokobsa J, Sassoon C, Doyon D (1982) Intérêt du diagnostic échographique de dilatation du canal de Wirsung. Etude de 29 cas. J Radiol 63:25–30

Lawson TL, Berland LL, Foley WD, Stewart ET, Greenan JE, Hogan WJ (1982) Ultrasonic visualization of the pancreatic duct. Radiology 144:865–871

Leopold GR, Asher WM (1975) Fundamentals of abdominal and pelvic ultrasonography. Saunders, Philadelphia

Makuuchi M, Bandai Y, Ito T, Wada T (1980) Ultrasonically guided percutaneous transhepatic cholangiography and percutaneous pancreatography. Radiology 134:767–770

Taylor JW (1979) Diagnostic ultrasound in gastrointestinal disease. Livingstone, Edinburgh

Tscholakoff D von, Wittich G, Gotz M, Czembirek H, Stur O, Ponhold W (1982) Oberbauchsonographie bei zystischer Fibrose (CF). Fortschr Röntgenstr 137:18–21

Weill F (1977) Ultrasonographie digestive abdominale. Encyclopédie medico-chirurgicale, Radiodiagnosis IV, Fasc 33506 E 10:81–94

Weill F, Becker JC, Kraehenbuhl JR, Heriot G, Walter JP (1973) Atlas clinique de radiographie ultrasonore. Masson, Paris

Weill F, Bourgoin A, Aucant D, Eisenscher A, Gallinet D (1975a) Pancréatite chronique, cancer du pancréas, différenciation per ultrasons. Nouv Presse Méd 4:567–570

Weill F, Bourgoin A, Eisenscher A, Aucant D (1975b) Diagnostic ultrasonore des affections pancréatiques. J Radiol 56:673–683

Weill F, Kraehenbuhl JR, Becker JC, Gillet M, Bourgoin A (1975c) Echotomography of the pancreas: A critical and comparative study. In: Anacker H (ed) Efficiency and limits of radiological examination of the pancreas. Thieme, Stuttgart

Weill F, Marmier A, Paronneau P, Zeltner F, Bourgoin A (1979) Fiabilité de l'exploration ultrasonore du pancréas. Résultats de 266 observations contrôlées. J Radiol 60:9–11

Weill F, Bihr E, Zeltner F, Rohmer R, Paronneau P, Lorusso G (1980) Etude ultrasonore des dilations du canal de Wirsung. J Radiol 61/3:155–160

Weinstein DP, Weinstein BJ (1979) Ultrasonic demonstration of the pancreatic duct: An analysis of 41 cases. Radiology 130:729–734

Willi UV, Reddish JM, Teele RL (1980) Cystic fibrosis: Its characteristic appearance on abdominal sonography. AJR 134:1005–1010

Kapitel 23

Pankreastumoren

In erster Linie sind hierbei die Pankreaskarzinome gemeint, wobei es sonographisch natürlich kaum möglich ist, die Tumoren der Ampulla Vateri oder die im intrapankreatischen Segment entstandenen Cholangiokarzinome des Ductus choledochus davon abzugrenzen. Gelegentlich kommen auch Zystadenome oder endokrine Tumoren (Insulinome, Apudome) oder Metastasen vor.

Allgemeine sonographische Merkmale der Karzinome

Anhand von 107 Pankreastumoren ließen sich gemeinsame Merkmale herausarbeiten.

Pankreasvergrößerung

Am häufigsten tritt diese Vergrößerung lokalisiert im Pankreaskopf, -korpus oder -schwanz auf. Mitsamt den begleitenden Randausbuchtungen bedingt sie einen Verlust der Konturregelmäßigkeit und führt so zu einem Pankreasbild, das mit dem in Kap. 19 beschriebenen nichts mehr gemein hat (Abb. 23.1–23.5). Eine umschriebene Vergrößerung spricht für einen in seiner Größe noch begrenzten Tumor. Wie in Kap. 19 bereits bemerkt, beträgt die maximale Dicke des normalen Pankreas 35 mm. Ein sicher pathologischer Wert von 50 mm beispielsweise entspräche dann der regulären Stärke zuzüglich der des Tumors. Der Durchmesser der Neoplasie kann also unter 2 cm liegen, obwohl die Organvergrößerung insgesamt schon beachtlich ist (Abb. 23.2, 23.4–23.7). Diese noch als klein einzustufenden Tumoren sind fast ausschließlich im Pankreaskopf lokalisiert und werden aufgrund ihrer nahen Beziehung zum Ductus choledochus durch die frühe Manifestation eines Ikterus entdeckt (Abb. 23.7 und 23.8) (s. auch Kap. 26).

Sehr häufig kann aber wegen der geringen Symptome die Diagnose erst dann gestellt werden,

Abb. 23.1 a–c. Typisches Bild eines Pankreaskarzinoms. **a, b** Erster Fall: **a** Dieser Transversalschnitt zeigt eine ausgedehnte Läsion im Pankreaskopf (*schwarzer Pfeil*) mit polyzyklischer Begrenzung und semisolider Echostruktur. **b** Longitudinalschnitt. **c** Zweiter Fall: echoarme Läsion im Pankreaskorpus (*Pfeil*)

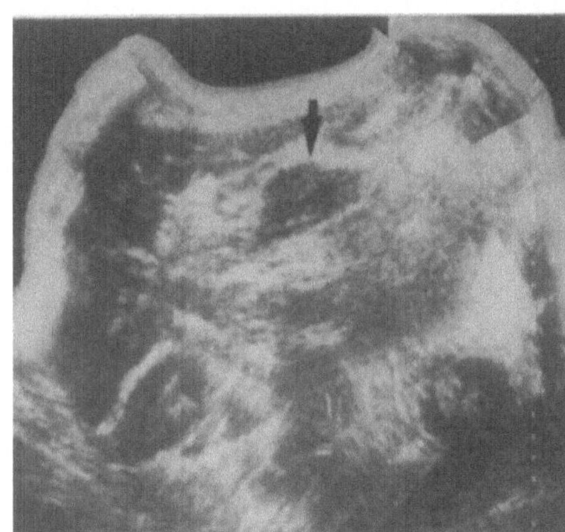
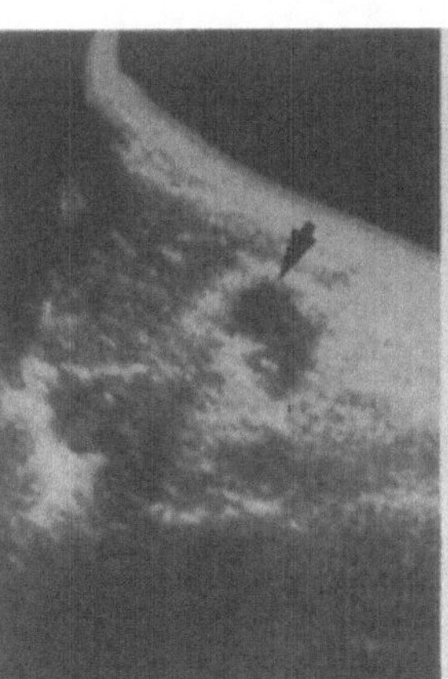
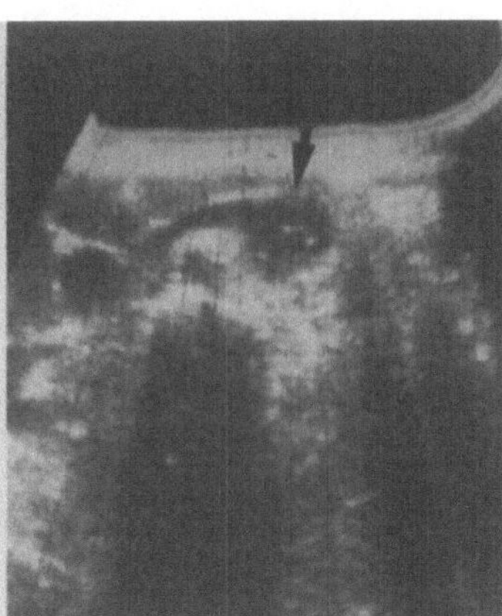

a–c

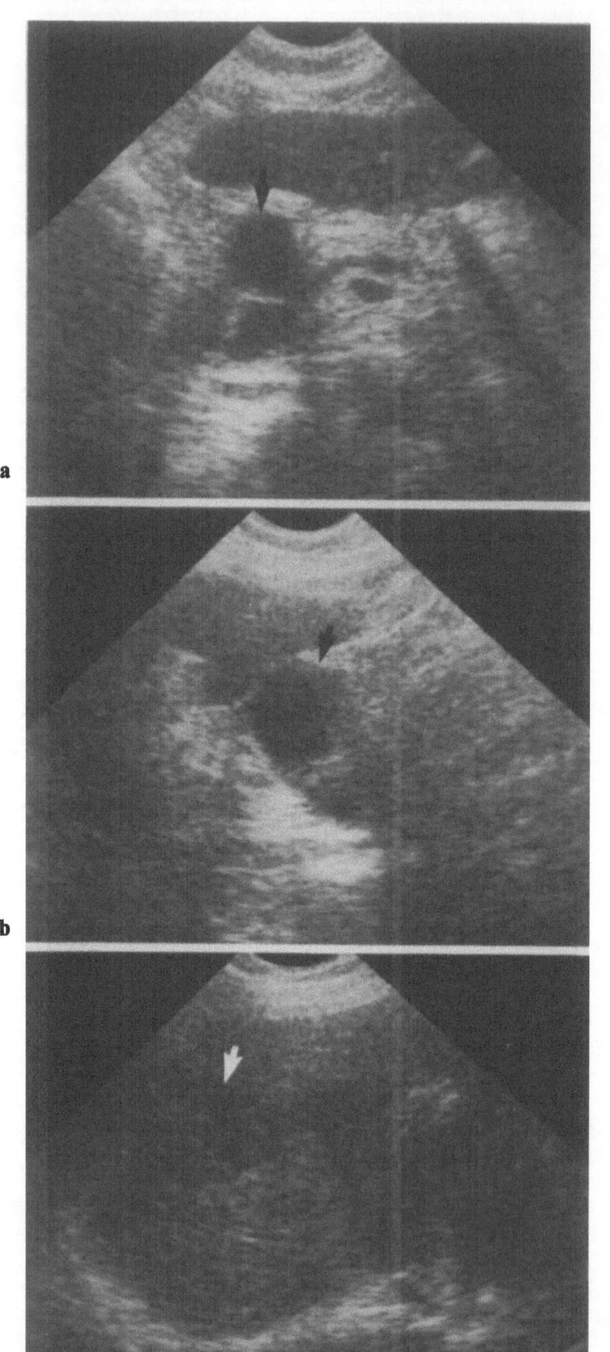

Abb. 23.2 a–c. Pankreaskopfkarzinom und Lebermetastasen. **a** Ein Transversalschnitt zeigt eine echoarme, regelmäßig begrenzte Läsion, die den Rand des Pankreas überragt (*Pfeil*). Die Grenzen des Pankreas sind dorsal durch die Milzvene, ventral durch die hintere Magenwand markiert. **b** Sagittalschnitt. **c** Subkostaler Schrägschnitt der Leber. Man erkennt metastatische Läsionen (*Pfeil*)

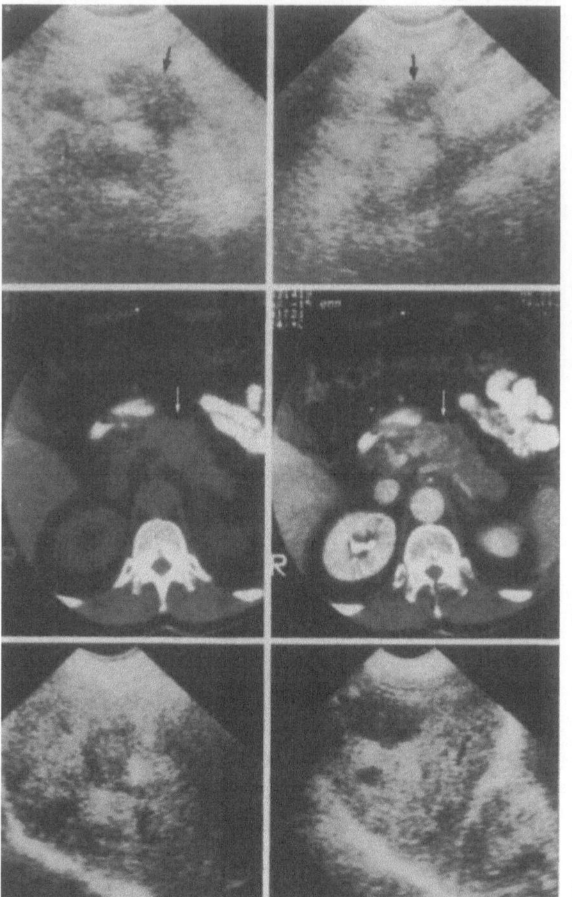

Abb. 23.3 a–f. Karzinom des Pankreaskorpus. Lebermetastasen. **a** Ein Transversalschnitt zeigt eine echoarme Läsion im Pankreaskorpus (*großer Pfeil*). In Höhe der Läsion ist die Milzvene (*kleiner Pfeil*) unterbrochen. **b** Sagittalschnitt. **c** Computertomographische Darstellung. Aufgrund der unterschiedlichen Röntgendichte ist das Pankreas im umgebenden peripankreatischen Fettgewebe besser abzugrenzen. Der Pankreastumor (*Pfeil*) dagegen unterscheidet sich vom normalen Pankreasgewebe computertomographisch nur wenig, während sonographisch ein deutlicher Reflektivitätsunterschied zu erkennen ist. **d** Computertomographie mit intravenöser Kontrastmittelapplikation. Der Tumor (*Pfeil*) stellt sich heterogen strukturiert dar, der Dichtegradient zum normalen Pankreasgewebe bleibt jedoch gering. **e, f** Metastasen in der Leber

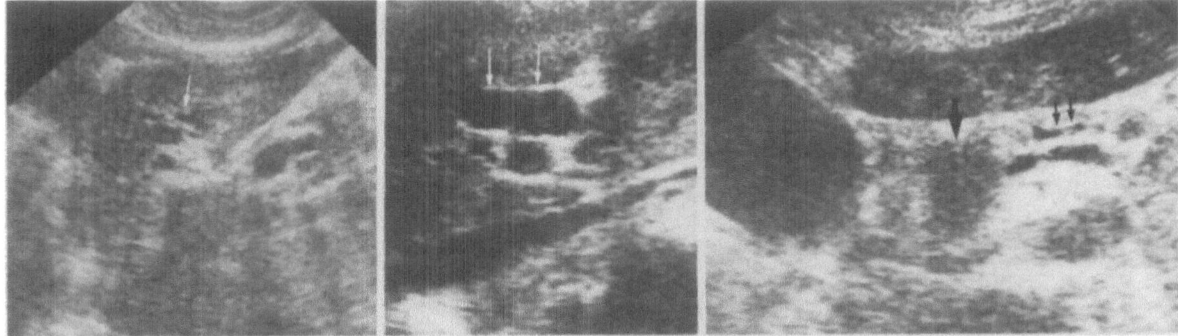

Abb. 23.4 a–c. Pankreaskopfkarzinom. **a** Ein Transversalschnitt zeigt erweiterte intrahepatische Gallenwege (*Pfeil*). **b** Auf dem Sagittalschnitt ist eine ausgeprägte Erweiterung des Ductus choledochus zu erkennen (*Pfeile*). **c** Der Transversalschnitt stellt den Pankreastumor (*schwarzer Pfeil*) dar, außerdem eine Dilatation des Ductus Wirsungianus (*Doppelpfeil*). Der Tumor muß also sehr weit distal gesucht werden

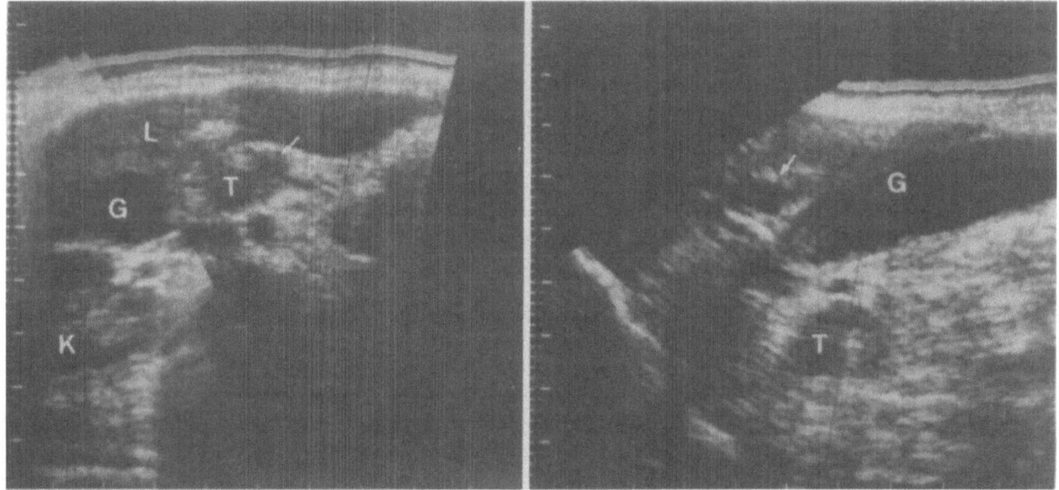

Abb. 23.5 a, b. Pankreaskopftumor. **a** Auf diesem Transversalschnitt stellt sich ventral der großen Gefäße ein echoarmer, ovaler Pankreaskopftumor (*T*) dar. Ventral hat die Läsion einen schwachen halbmondförmigen Ausläufer (*Pfeil*). Das echoarme Reflexmuster kontrastiert außerdem deutlich zu dem des restlichen, gesunden Pankreasgewebes (*L*: Leber, *G*: Gallenblase, *K*: rechte Niere). **b** Longitudinalschnitt: Hier findet sich eingebettet in einen im großen und ganzen echoarmen Tumor (*T*) eine reflexreiche Struktur. Die Gallenblase (*G*) ist sehr stark erweitert. Zu beachten ist im Bereich des Leberhilus (*Pfeil*) der ebenfalls dilatierte Gallenwegskonfluens (Hilusdoppelflintenzeichen). Zu beachten ist auf **a** die prästenotische Dilatation des Ductus Wirsungianus

wenn der Tumor schon eine beträchtliche Ausdehnung erreicht hat (Abb. 23.9–23.12).

Insbesondere trifft dies zu für die Mehrzahl der Pankreasschwanztumoren (Abb. 23.13), die lange Zeit klinisch stumm bleiben. Trotz der Möglichkeit, im Stehen das Pankreasschwanzgebiet von links interkostal eingehend zu explorieren, haben wir bislang noch nie einen kleinen Pankreasschwanztumor entdeckt.

Uns sind zwei Fälle begegnet, in denen das gesamte Pankreas neoplastisch vergrößert war und sonographisch fast wie eine akute Pankreatitis imponierte (Abb. 23.14).

Organkonturen

Sie sind scharf umrissen. Rettenmaier (1973) hat die umschriebenen Tumorauswüchse mit Pseudopodien verglichen (Abb. 23.1, 23.3–23.5, 23.10, 23.11). Diese Tumorausläufer fehlen (oder sind nur undeutlich erkennbar) bei ungefähr 50% der Fälle (Abb. 23.2, 23.6, 23.8, 23.9, 23.12, 23.13). Im allgemeinen sind die Konturen mehr polyzyklisch und unregelmäßiger gestaltet als bei einer akuten Pankreatitis (vgl. Kap. 20). Sie bieten aber nicht den ausgefransten Aspekt wie bei der chronischen Pankreatitis (vgl. Kap. 22).

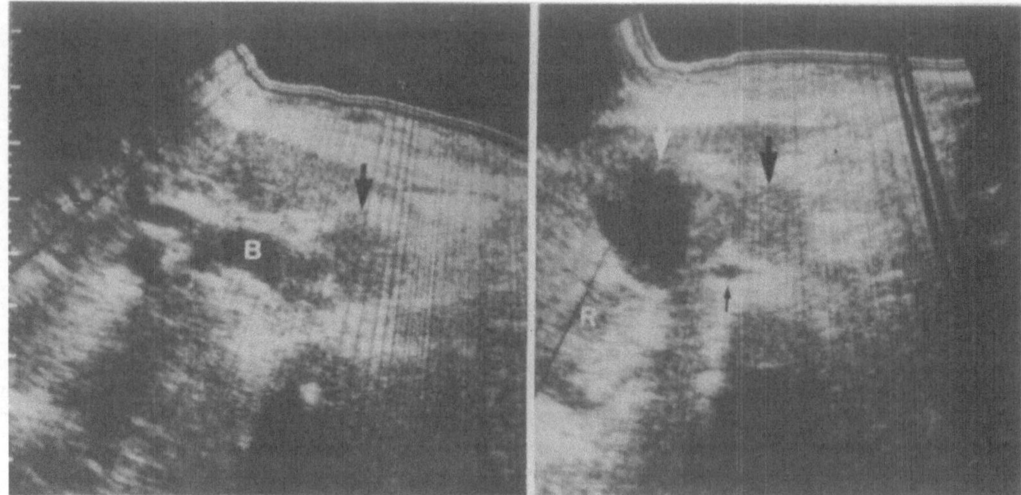

a b

Abb. 23.6 a, b. Kleiner Pankreaskopftumor, der bei der Abklärung eines Ikterus gefunden wurde. **a** Auffällig auf diesem subkostalen Schrägschnitt rechts ist der dilatierte Ductus hepatocholedochus (*B*), der an einer soliden Läsion abrupt abbricht (*Pfeil*). **b** Auf dem zugehörigen Transversalschnitt erkennt man die dilatierte Gallenblase (*weißer Pfeil*) ventral der rechten Niere (*R*). Der Tumor (*großer schwarzer Pfeil*) erscheint für ein Karzinom ungewöhnlich echoreich. Die V. cava (*kleiner Pfeil*) ist komprimiert. Derartige, kleine Tumoren liegen zumeist im Pankreaskopf und werden durch den relativ frühzeitig auftretenden Ikterus entdeckt

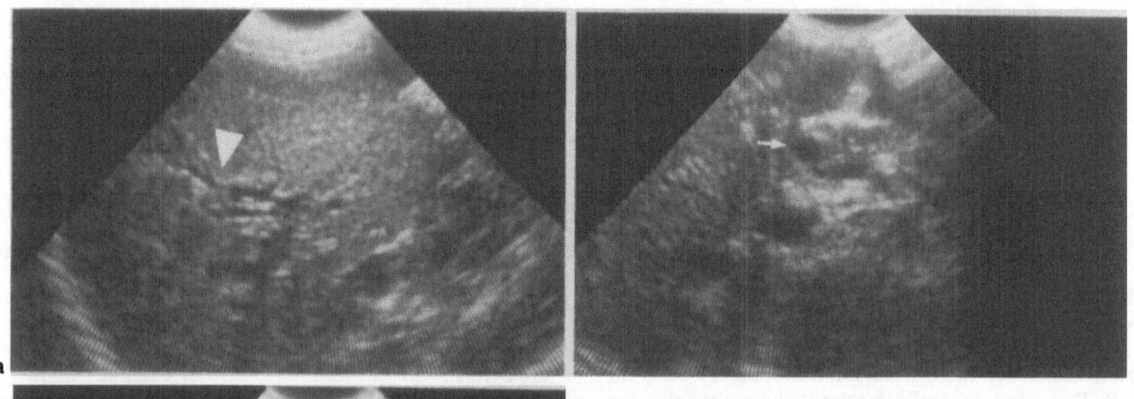

a b

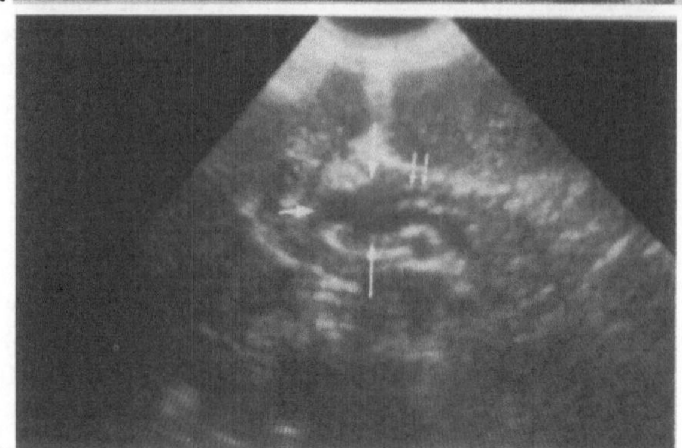

c

Abb. 23.7 a–c. Kleines Pankreaskarzinom, das bei der Abklärung eines Ikterus gefunden wurde. **a** Ein Sagittalschnitt der Leber zeigt die erweiterten intrahepatischen Gallenwege (*Pfeilspitze*). **b** Auf einem Transversalschnitt des Pankreas ist der erweiterte Ductus choledochus (*kleiner Pfeil*) zu erkennen. **c** Auf einem weiter kaudal gelegenen Parallelschnitt ist der Ductus choledochus (*kleiner Pfeil*) bis zu einer kleinen tumorösen Läsion (*lange Pfeile*) zu verfolgen. Der Ductus Wirsungianus ist leicht erweitert (*Doppelpfeil*). Die Erweiterung des Ductus Wirsungianus und Ductus choledochus deutet auf eine sehr weit distal gelegene Stenose, z. B. der Papilla Vateri oder des präpapillären Segmentes

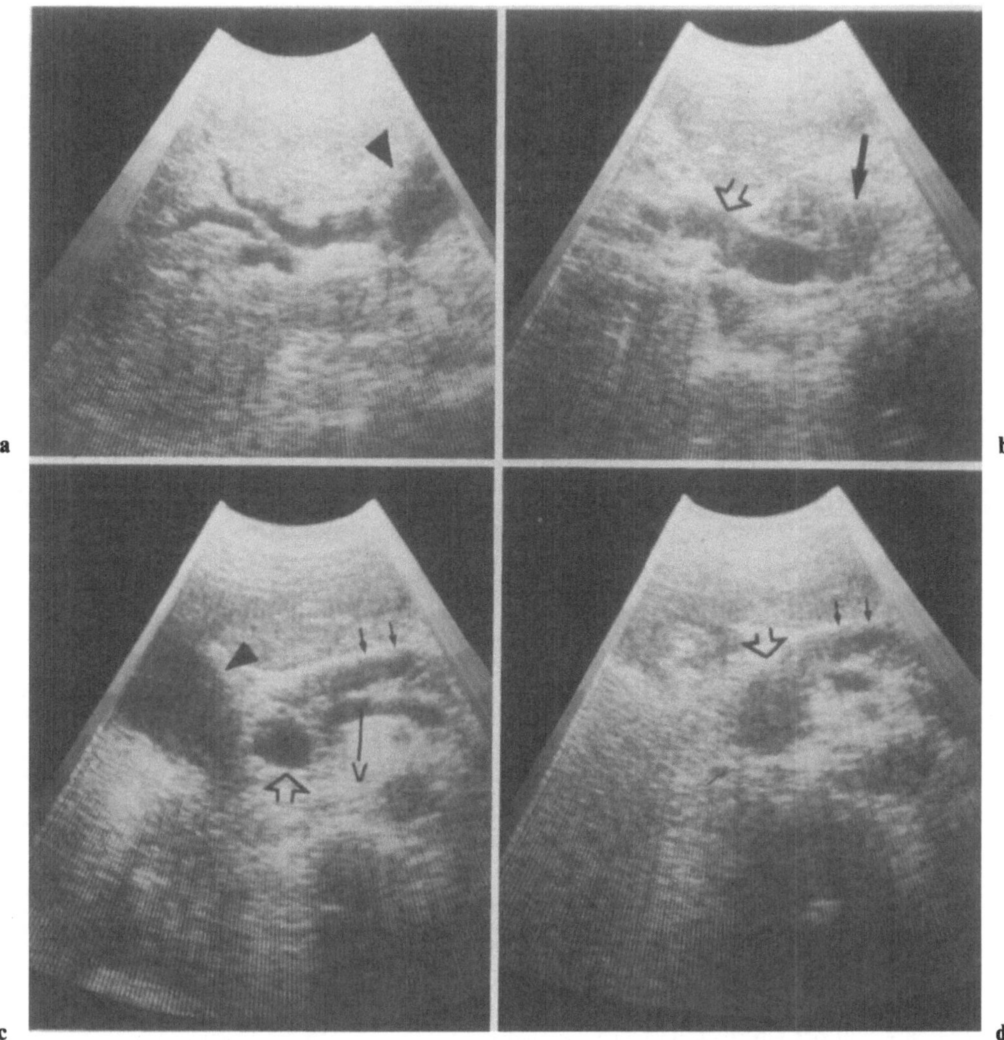

Abb. 23.8 a–d. Ampullom. **a** Auf diesem Schnitt durch das Gallenblaseninfundibulum (*Pfeilspitze*) fällt die Dilatation der intrahepatischen Gallenwege auf. **b** Auf diesem zweiten Schrägschnitt erkennt man den Ductus choledochus (*offener Pfeil*), der ebenfalls erweitert ist. Er läßt sich bis zu einer echoarmen Läsion (*Pfeil*) verfolgen, an der er abrupt abbricht. **c** Dieser epigastrische Transversalschnitt zeigt ventral der V. lienalis (*V*) den stark dilatierten Ductus pancreaticus (*kleine Pfeile*). Dieser Schnitt geht durch den unteren Teil des dilatierten Ductus choledochus (*offener Pfeil*), der hier in der Nähe des Pankreas verläuft. Außerdem wird die dilatierte Gallenblase (*Pfeilspitze*) sichtbar. **d** Dieser etwas weiter nach kaudal verschobene Parallelschnitt verläuft unterhalb des Ductus choledochus. Er erfaßt den Ampullentumor (*offener Pfeil*). Wiederum ist der dilatierte Ductus pancreaticus dargestellt. Die hier vorgestellten Schnittbilder lassen sowohl den Tumor als auch die tumorbedingte Dilatation des Ductus choledochus und des Ductus pancreaticus erkennen

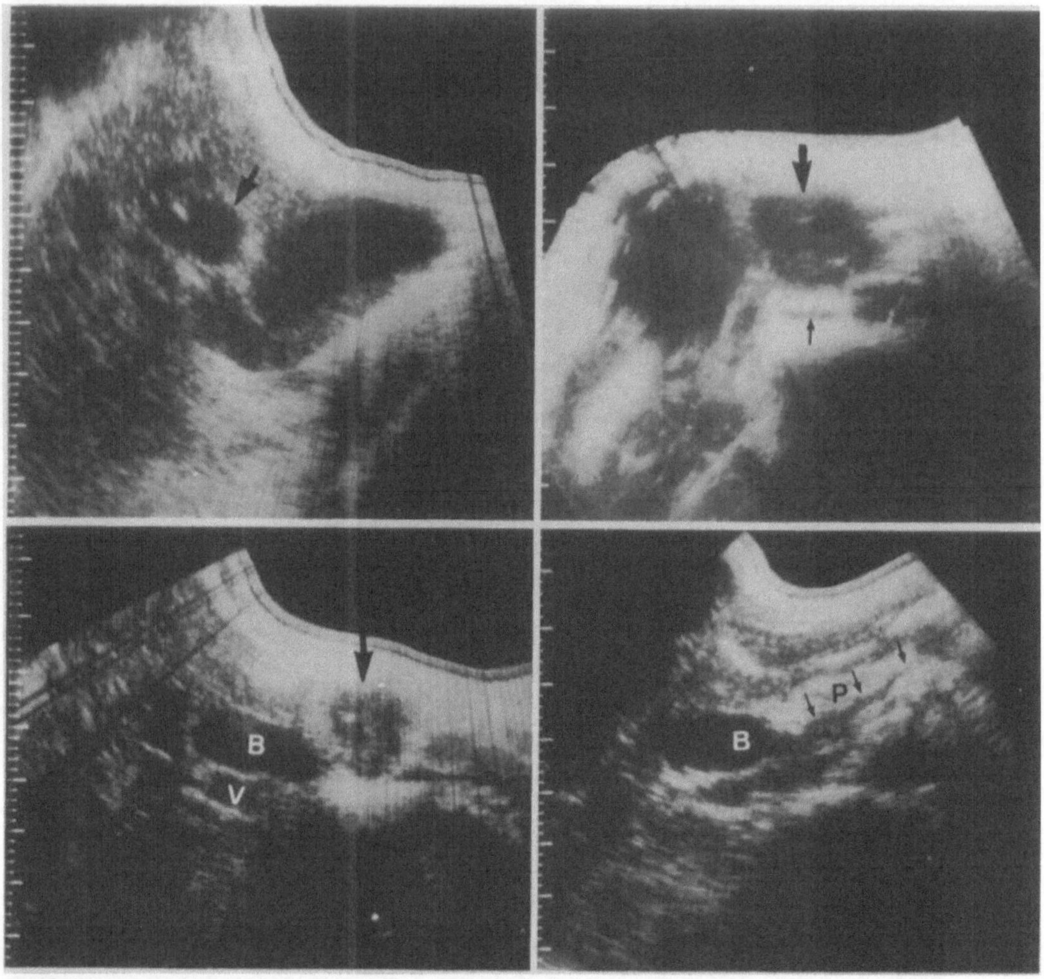

Abb. 23.9 a–d. Pankreaskarzinom. Ikterus. **a** Auf diesem Sagittalschnitt des Oberbauches fallen die dilatierte Gallenblase und der dilatierte Ductus hepatocholedochus (*Pfeil*) auf. **b** Dieser Transversalschnitt zeigt einen typischen echoarmen Tumor (*großer Pfeil*) mit mehreren Randausläufern. Daneben ist die sehr stark dilatierte Gallenblase zu erkennen. Die V. cava ist erheblich komprimiert (*kleiner Pfeil*). **c** Man erkennt auf diesem Schrägschnitt ventral der V. portae (*V*) den extrem dilatierten Ductus choledochus (*B*). Auffällig auch der abrupte Abbruch des Ductus choledochus am Tumor (*Pfeil*). **d** Der kranial von **b** angefertigte Transversalschnitt zeigt wiederum den Ductus choledochus, der sich bis zu dem präkaval gelegenen Tumor verfolgen läßt. Auffällig ist der Unterschied der Echostruktur von Tumor und Pankreasgewebe (*P*). Der sich kranial des Tumors darstellende Ductus Wirsungianus (*Pfeile*) ist ebenfalls deutlich erweitert

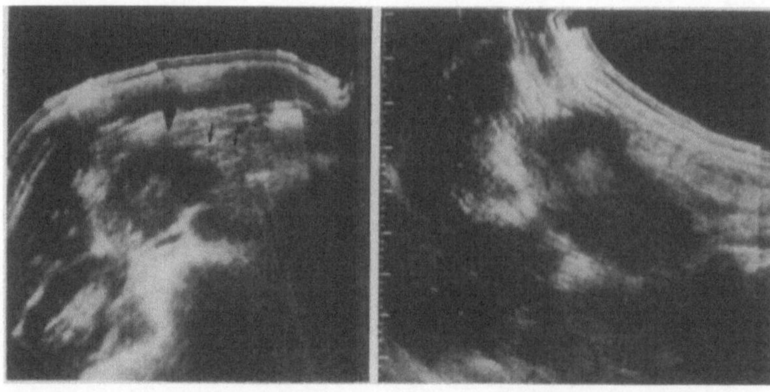

Abb. 23.10 a, b. Pankreaskopfkarzinom. **a** Auf diesem Transversalschnitt ist ein ausgedehnter Tumor (*großer Pfeil*) dargestellt. Sein Reflexmuster ist typisch: im großen und ganzen echoarm mit einer kleinen zentralen Reflexionsinsel. Auffällig sind die kleinen Ausläufer und Vorsprünge der Konturen. Die V. cava erscheint abgeflacht. Im benachbarten normalen Pankreasparenchym kann der leicht dilatierte Ductus pancreaticus (*kleine Pfeile*) ausgemacht werden. **b** Sagittalschnitt. Die kraniokaudale Ausdehnung des Tumors ist recht beträchtlich

Abb. 23.11 a, b. Karzinom des Pankreaskorpus. **a** Transversalschnitt: Der Tumor (*Pfeil*) stellt sich mit mehreren kleinen pseudopodienartigen Ausläufern dar. Diese Ausläufer werden durch das echogene peripankreatische Fettgewebe betont. **b** Sagittalschnitt. Zu beachten ist auf **a** die intakte V. lienalis und auf **b** die unversehrte A. mesenterica superior (*Pfeilspitze*)

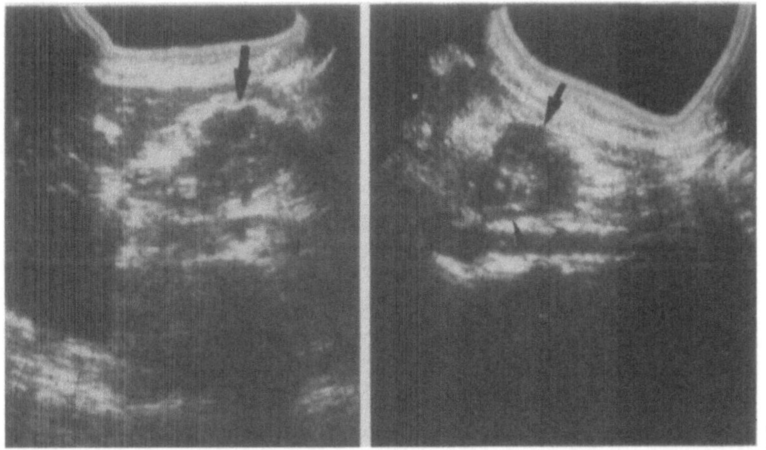

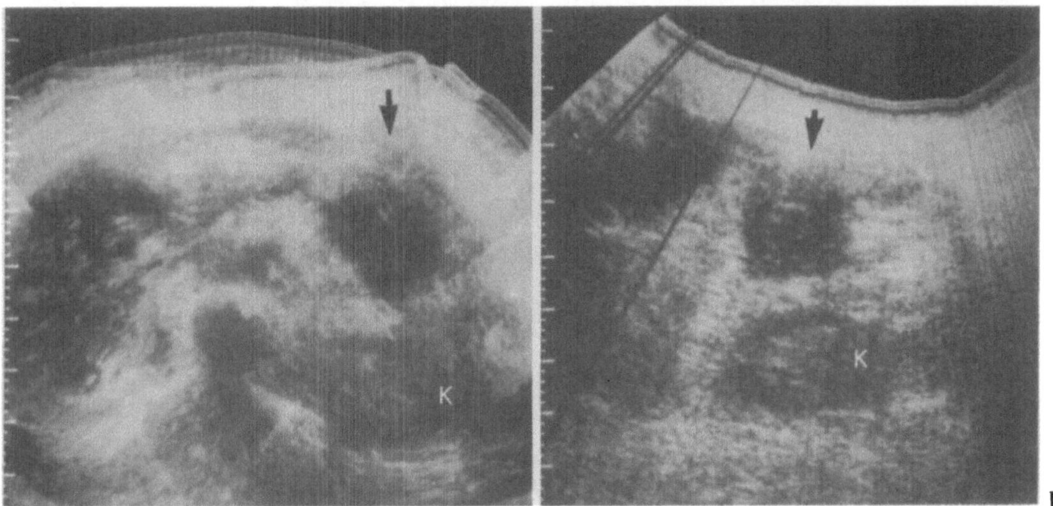

Abb. 23.12 a, b. Pankreasschwanzkarzinom. **a** Auf dem Transversalschnitt ist ventral der linken Niere (*K*) eine typische tumoröse Läsion (*Pfeil*) zu erkennen. **b** Sagittalschnitt

Echostruktur

Die Echostruktur der Karzinome ist praktisch immer echoarm, vom semisoliden Typ, mit nur wenigen Reflexionen oder einigen disseminierten Knötchen. Dieses Muster ähnelt sehr dem zweiten Typ der akuten Pankreatitis.

Uns sind insgesamt nur sechs Fälle mit echoreicher Binnenstruktur bekannt (Abb. 23.6). Häufiger sieht man einige Reflexionsinseln, die die echoarmen Felder begleiten und die im großen und ganzen den Aspekt einer akuten Pankreatitis bieten (Abb. 23.9–23.11). Die allgemeine Reflexivität des Tumors ist aber so schwach, daß sie sich deutlich von normalem oder chronisch entzündlich verändertem Pankreasgewebe unterscheidet. Zuweilen ist die Schalldurchlässigkeit so ausgeprägt (Abb. 23.15), daß man zunächst an eine Lymphadenopathie denkt (vgl. Kap. 25).

In der Mehrzahl der Fälle hebt sich das echoarme Areal scharf von dem wesentlich stärker reflektierenden tumoralen und benachbarten normalen Gewebe ab (Abb. 23.2, 23.3, 23.5, 23.10).

Bei manchen Pankreaskopftumoren gelingt es zudem, eine *prästenotische Dilatation des Ductus pancreaticus* aufzuzeigen (Abb. 23.7–23.9).

Die gleichzeitige Erweiterung des Pankreasganges und des Gallenganges beweist die Lokalisation der Obstruktion im papillären oder präpapillären Segment (Abb. 23.7).

Es sei noch einmal an die Ähnlichkeit erinnert, die die Echostrukturen der Karzinome und der auf dem Boden einer chronischen Pankreatitis entstandenen subakuten Bauchspeicheldrüsen-

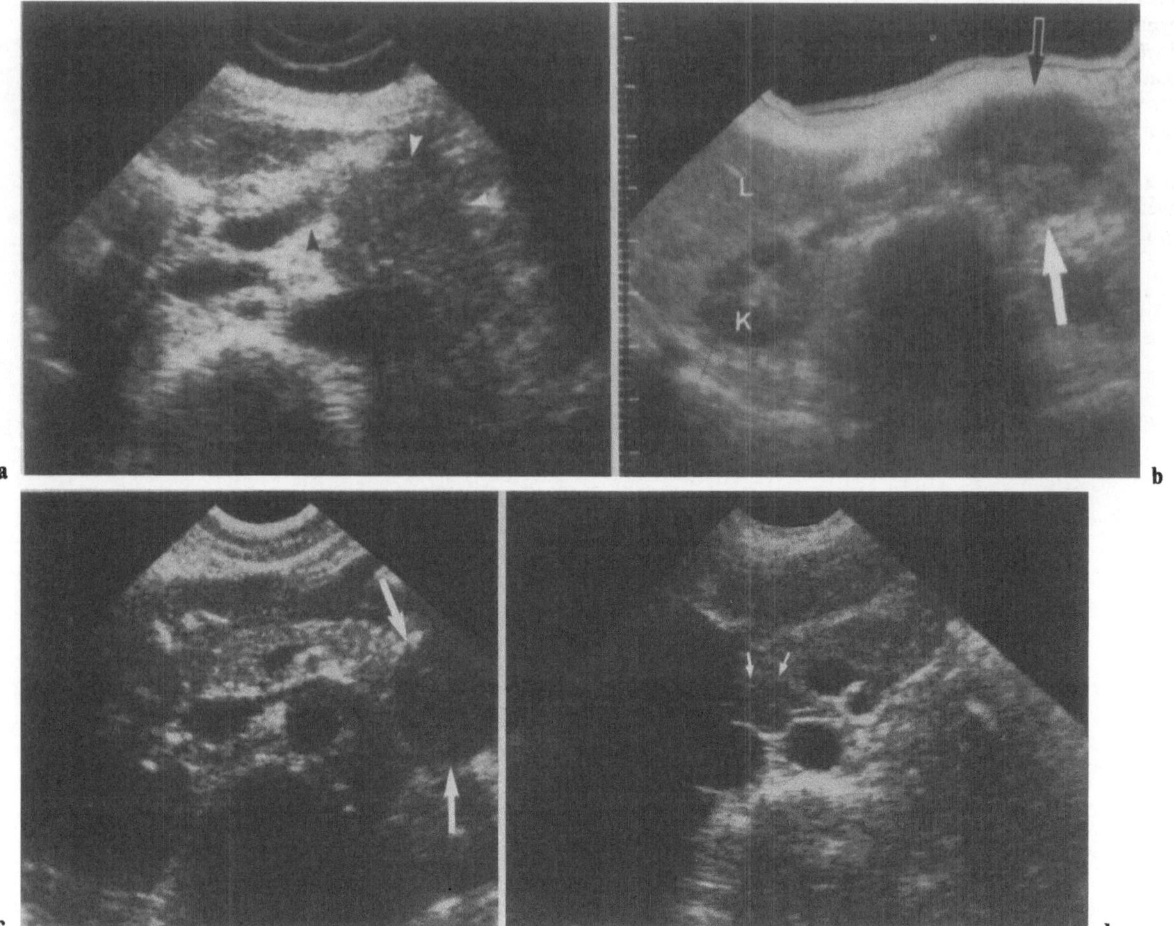

Abb. 23.13 a–d. Tumoren des Pankreasschwanzes. **a** Der Transversalschnitt zeigt ein großes Karzinom des Pankreaskorpus (*weiße Pfeilspitze*). Zu beachten ist die unterschiedliche Echogenität des Tumors und des normalen Pankreasgewebes. Zu achten ist außerdem auf die Einwucherung in die Milzvene (*schwarze Pfeilspitze*). **b** Transversalschnitt bei einem anderen Patienten: Der Tumor (*Pfeile*) ist so groß, daß er die Haut vorwölbt. Zu beachten ist die insgesamt echoarme Struktur, obwohl einige echoreichere Areale zu erkennen sind (*L*: Leber, *K*: rechte Niere). **c, d** Fehldeutungen. **c** Fehldeutung als Tumor des Pankreaskorpus/-schwanzes (*Pfeile*). Das Bild war bei Kontrolluntersuchungen nicht mehr nachweisbar und entsprach dem normalen Kolon. **d** Fehldeutung als Pankreaskopftumor (*Pfeile*). Dieses Bild war bei Kontrolluntersuchungen nicht mehr nachweisbar und entsprach der Pars horizontalis inferior des Duodenums (Bild: Didier)

entzündungen haben. Das Auftreten eines akuten Schubes bei chronischer Pankreatitis oder das gemeinsame Vorliegen einer Pseudozyste und eines Karzinoms tragen zu der stets imminenten morphologischen Verwirrung erheblich mit bei.

Begleitzeichen

Die V. cava inferior kann verdrängt sein (Abb. 23.9 b und 23.10). Die Registrierung der atemabhängigen Durchmesseränderungen der V. cava kann bei der Abklärung einer Kompression oder Invasion helfen. Tatsächlich bleibt die V. cava paradoxerweise sehr oft voll expansionsfähig, selbst wenn voluminöse Tumormassen sie erreicht haben. Die V. mesenterica superior wird normalerweise vollständig abgedrückt, wogegen die korrespondierende Arterie noch für längere Zeit der Kompression entgeht (Abb. 23.14 b). Die Verlagerung und Kompression der Milz- und Mesenterialgefäße geschieht *nach dorsal*, es sei denn, der Tumor entspringt dem Processus uncinatus (Abb. 23.16). Im Fall eines Ikterus manifestiert sich zusätzlich eine Dilatation der Gallenwege proximal des Tumors (Abb. 23.6–23.9).

Die Suche nach *Lebermetastasen* (Abb. 23.2 und 23.3) sollte an und für sich automatisch ge-

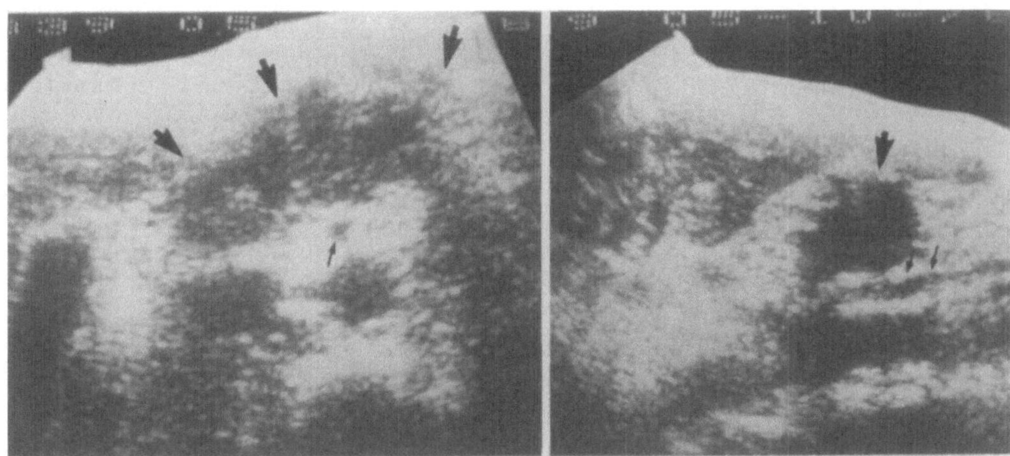

Abb. 23.14 a, b. Außergewöhnliches Bild eines das gesamte Organ umfassenden, ausgedehnten Pankreaskarzinoms (*große Pfeile*). **a** Transversalschnitt: Der kleine Pfeil markiert die A. mesenterica superior. **b** Auf diesem Longitudinalschnitt wird der echoarme Charakter des Tumors besonders deutlich. Die A. mesenterica superior (*kleine Pfeile*) ist nicht komprimiert (Bild: E. Bihr)

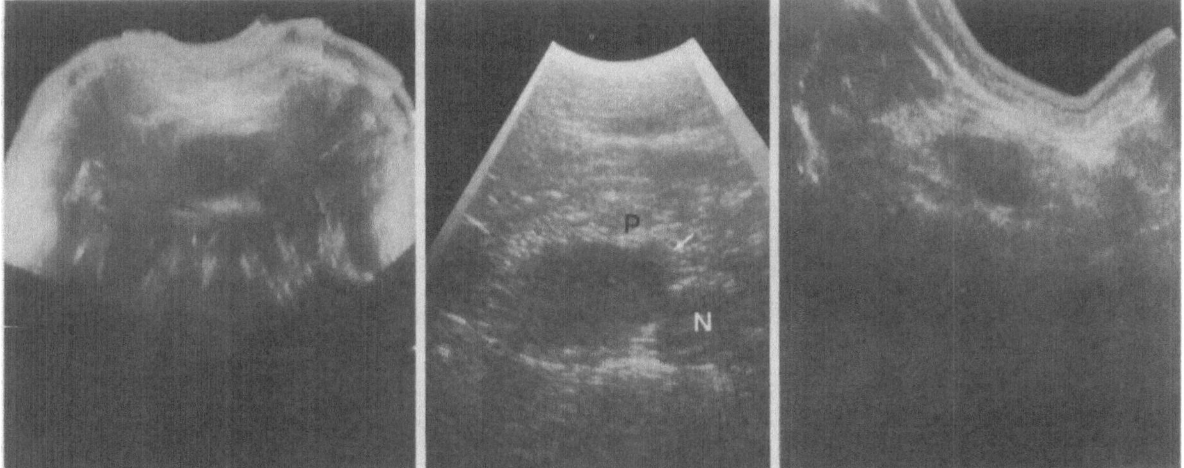

Abb. 23.15 a–c. Fehldeutungen. **a** Transversalschnitt durch das obere Abdomen einer Patientin, die über Schmerzen im Epigastrium klagte und stark an Gewicht verloren hatte. Auffällig ist ein ovales, regelmäßig begrenztes und vollkommen echofreies Gebilde. Diesen Aspekt bieten typischerweise Lymphknotenvergrößerungen. **b** Auf diesem Real-time-Transversalschnitt erkennt man, daß das Pankreas (*P*) nach ventral abgedrängt ist. Für Pseudopodien findet sich kein Anhalt, vielmehr stößt man auf einen zweiten derartigen Knoten (*N*), was die Hypothese einer Lymphknotenerkrankung bestärkt. Sowohl die Aorta als auch die V. cava sind komprimiert. **c** Longitudinalschnitt. Die Laparotomie brachte hingegen kein Lymphom zutage, sondern einen Pankreastumor. Die Verdrängung des nicht neoplastisch veränderten Pankreasgewebes nach ventral spricht für einen Tumor mit Sitz im Processus uncinatus. Das noduläre Gebilde (*N*) entspricht einer Lymphknotenmetastase

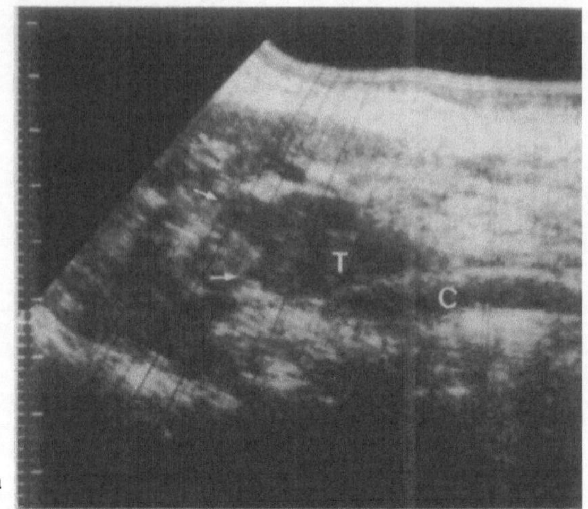

a

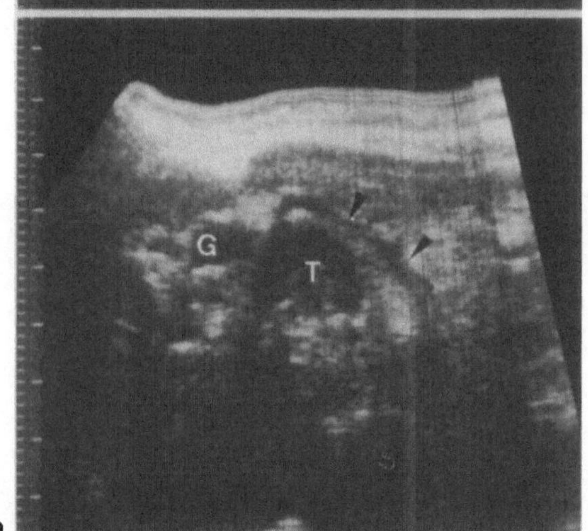

b

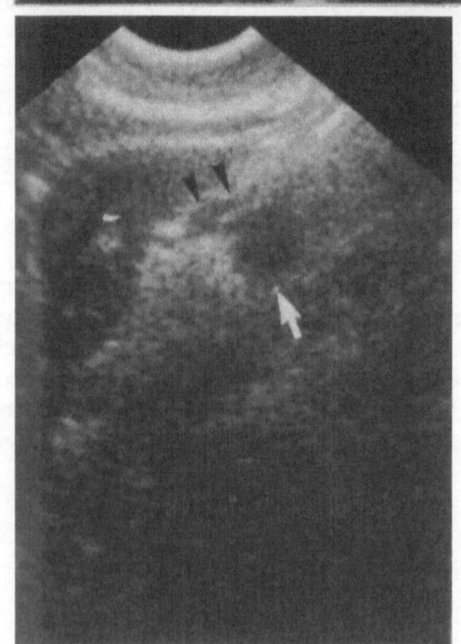

c

◄ **Abb. 23.16 a–c.** Im Processus uncinatus lokalisiertes Pankreaskarzinom. **a** Sagittalschnitt durch die V. cava (*C*). Der Tumor (*T*) weist pseudopodienartige Ausläufer auf. **b** Transversalschnitt. Der Tumor (*T*) verdrängt die Milzvene nach ventral (*Pfeilspitzen*). Dieses Zeichen weist darauf hin, daß das Karzinom im Processus uncinatus lokalisiert ist (*G*: Gallenblase) (Bilder: Graham, Vancouver) **c** Dieser Sagittalschnitt stammt von einem anderen Patienten. Er läßt ventral der Aorta einen Tumor im Pankreas erkennen (*Pfeil*), der die V. mesenterica superior (*Pfeilspitzen*) nach ventral verdrängt

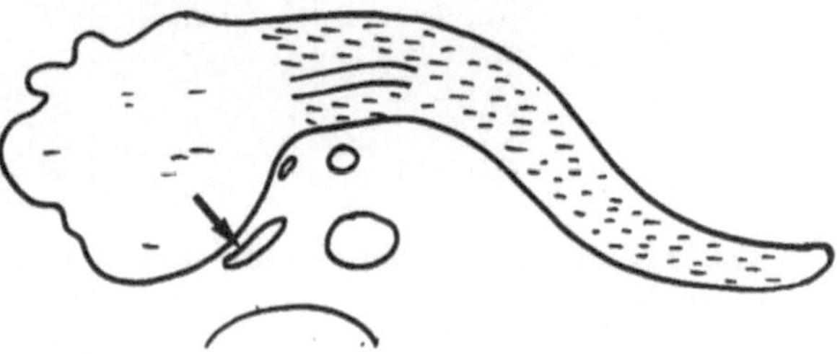

Abb. 23.17 Schematische Darstellung der sonographischen Zeichen eines Pankreastumors

schehen. Schließlich ist auch auf die Zeichen einer *Peritonealkarzinose* mit mehr oder weniger gekammertem Aszites zu achten.

In Abb. 23.17 sind die direkten Zeichen eines Pankreastumors noch einmal dargestellt. Tabelle 23.1 faßt die direkten und indirekten Zeichen zusammen.

Tabelle 23.1. Sonographische Zeichen des Pankreaskarzinoms

Größenzunahme, i. allg. umschrieben
Polyzyklische, ziemlich regelmäßige Organumrisse mit Pseudopodien
Echoarmes Strukturmuster vom semisoliden Typ
Begleitzeichen
Dilatation des Ductus pancreaticus
Kompression (Invasion) der V. cava und der V. mesenterica superior
Dilatation der Gallenwege
Lebermetastasen

Am Ende dieses Abschnittes soll noch einmal an den Tumor im Processus uncinatus erinnert werden, der das Pankreas und die Mesenterialgefäße nach ventral verlagert – genauso wie retroperitoneale Lymphome.

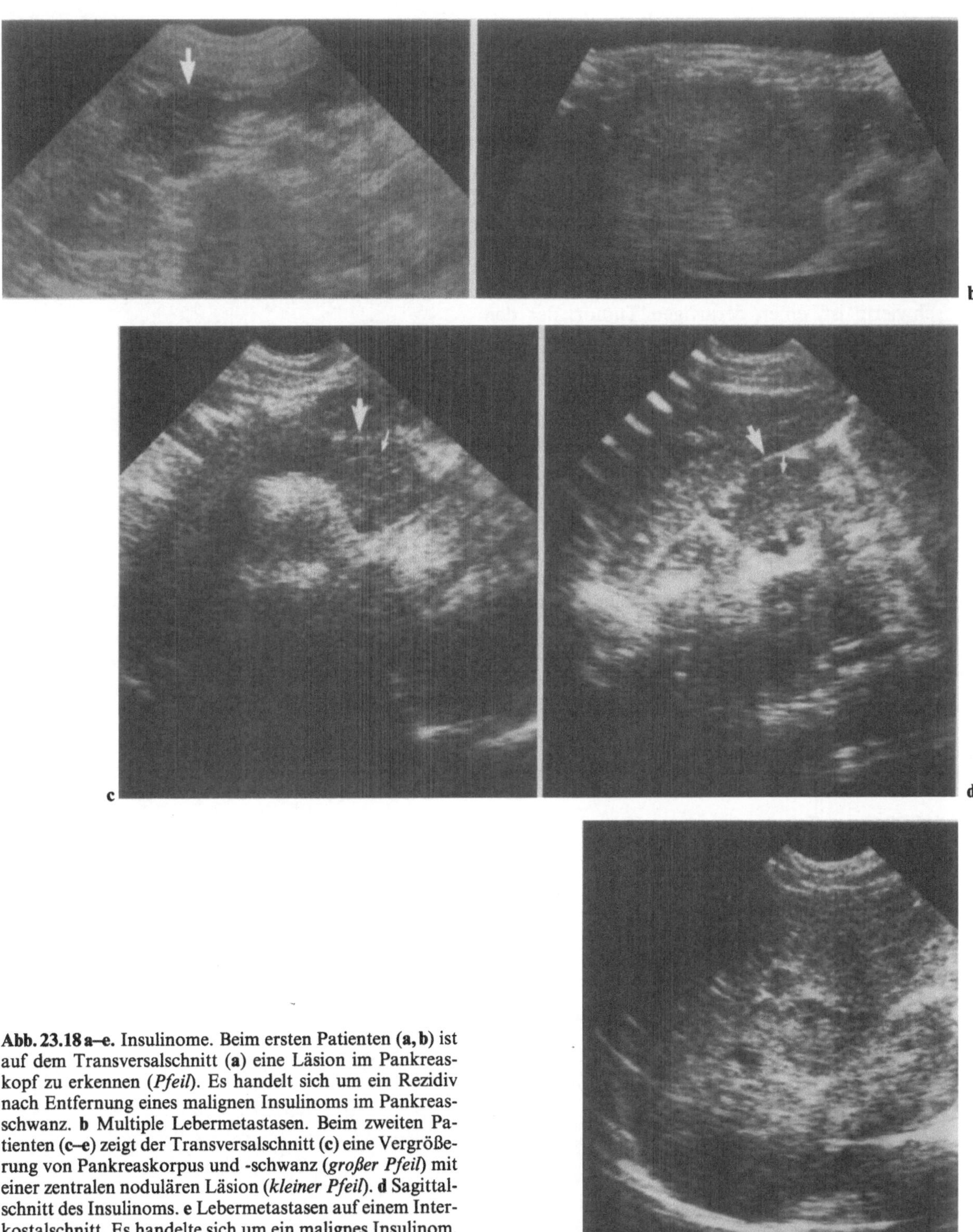

Abb. 23.18 a–e. Insulinome. Beim ersten Patienten (**a, b**) ist auf dem Transversalschnitt (**a**) eine Läsion im Pankreaskopf zu erkennen (*Pfeil*). Es handelt sich um ein Rezidiv nach Entfernung eines malignen Insulinoms im Pankreasschwanz. **b** Multiple Lebermetastasen. Beim zweiten Patienten (**c–e**) zeigt der Transversalschnitt (**c**) eine Vergrößerung von Pankreaskorpus und -schwanz (*großer Pfeil*) mit einer zentralen nodulären Läsion (*kleiner Pfeil*). **d** Sagittalschnitt des Insulinoms. **e** Lebermetastasen auf einem Interkostalschnitt. Es handelte sich um ein malignes Insulinom, das bei der Abklärung rezidivierender Hypoglykämien entdeckt wurde

Seltene Tumoren

Inselzelltumoren

Solange die Inselzelltumoren hormonal aktiv sind, erzeugen sie eine spezielle Symptomatik, auch wenn sie noch sehr klein sind. Wer mit der Angiographie und der Computertomographie des Pankreas vertraut ist, weiß, wie klein derartige Tumoren sein können (weniger als 1 cm Durchmesser). Das bedeutet aber auch, daß es sehr schwierig ist, einen derartigen Tumor, der den Mindestdurchmesser von 2 cm nicht erreicht, im Ultraschallbild darzustellen.

Verschiedene Autoren haben jedoch über eine erfolgreiche sonographische Darstellung berichtet (RAGHAVENDRA u. GLICKSTEIN 1981; FRIJA et al. 1982, MAIER et al. 1982; KUHN et al. 1982). Mit guten Sonographiegeräten kann man sich also an der Diagnostik dieser sehr kleinen Tumoren versuchen. Sonographisch stellen sie sich wie die Pankreaskarzinome dar (Abb. 23.18).

Die nicht sezernierenden Inselzelladenome fallen zu einem wesentlich späteren Zeitpunkt durch volumenbedingte mechanische Beschwerden auf. Sie sind daher dem sonographischen Nachweis viel besser zugänglich und erscheinen i. allg. als rundliche Areale mit semisolider, mehr oder weniger heterogener Echostruktur.

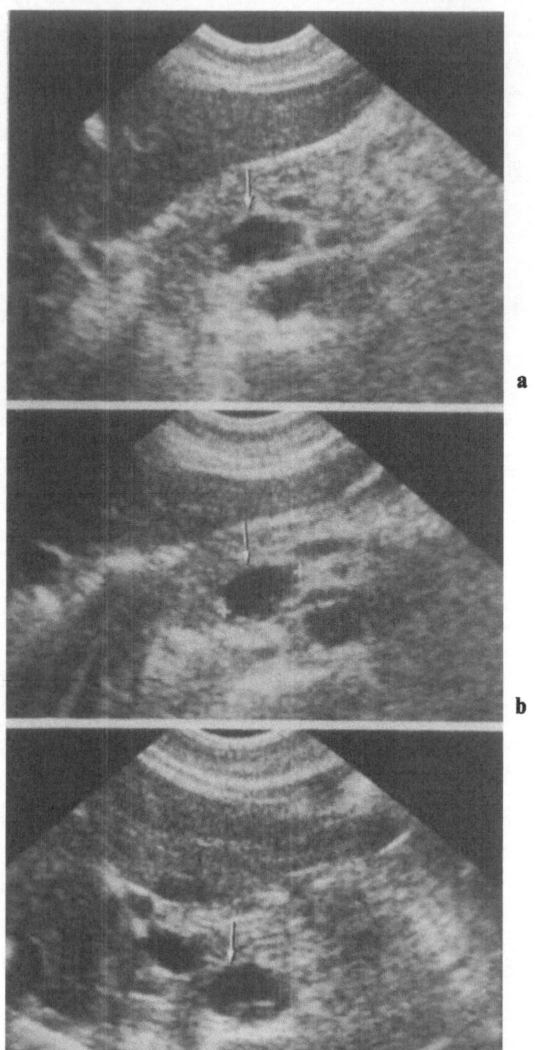

Abb. 23.19 a–c. Zystadenom. **a, b** Die Transversalschnitte zeigen eine kleine, zystische Läsion (*Pfeil*) im Processus uncinatus, **c** Sagittalschnitt ▶

Abb. 23.20 a–c. Zystadenom. **a, b** Die Transversalschnitte zeigen eine multilokuläre zystische Formation (*Pfeil*), **c** Sagittalschnitt

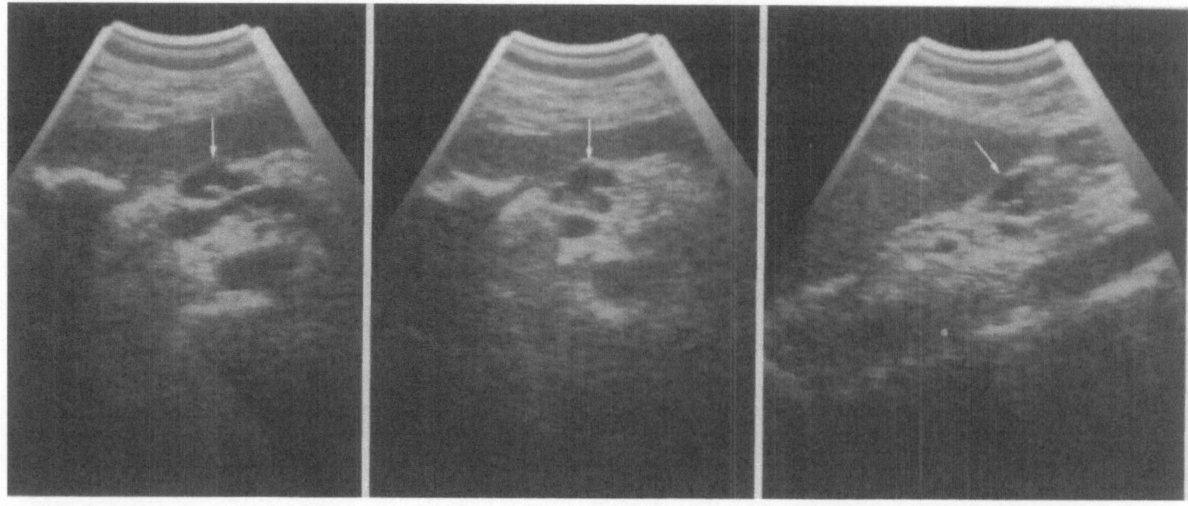

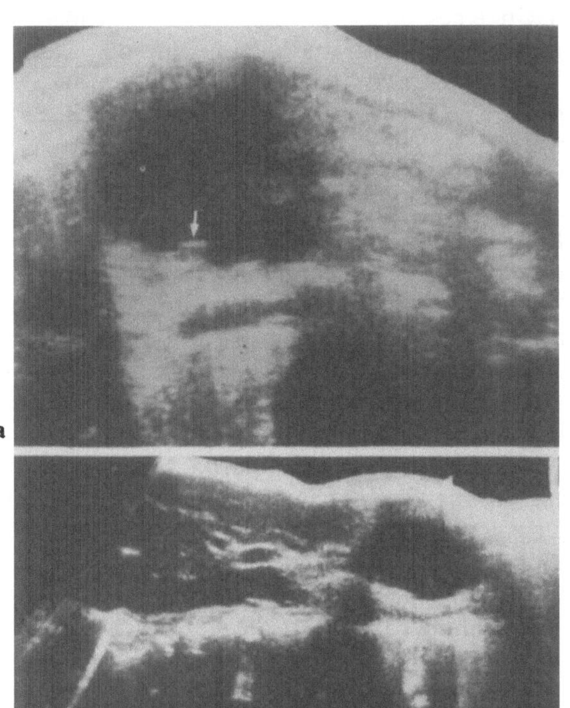

Abb. 23.21 a, b. Großes Zystadenom. a Transversalschnitt. Man erkennt eine kleine dorsal gelegene solide Struktur (*kleiner Pfeil*). b Sagittalschnitt (Bilder: G. Breton, Montréal)

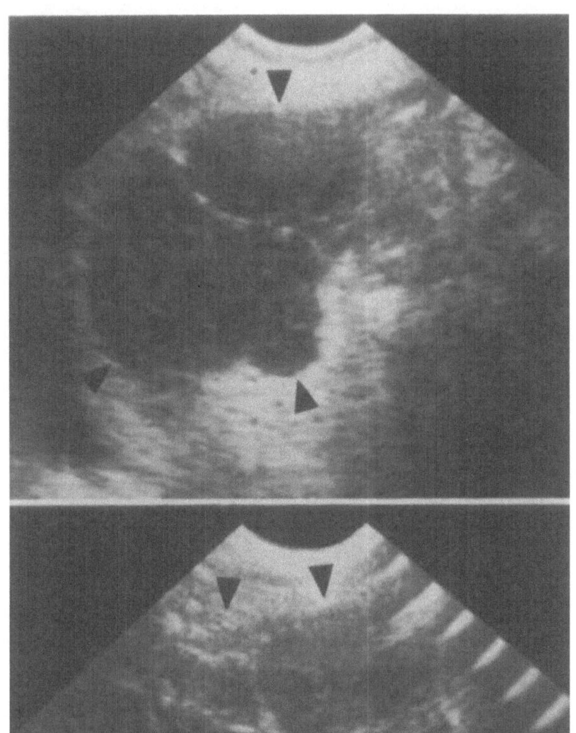

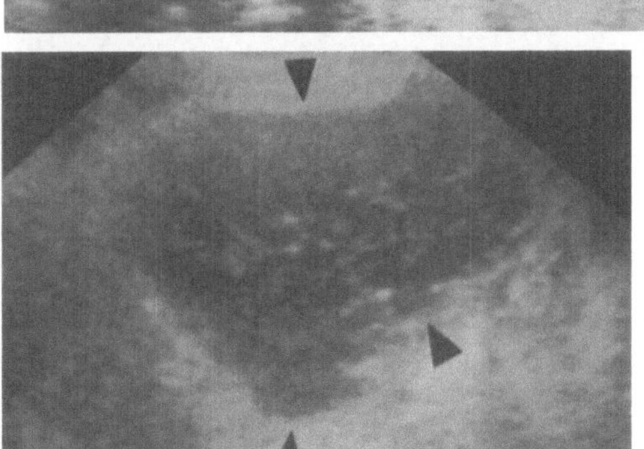

Abb. 23.22 a–c. Großes Zystadenom. a Sagittalschnitt: Der Tumor (*Pfeilspitzen*) enthält multiple Septen. b Transversalschnitt. c Parallelschnitt: Die Zysten sind klein, die Echostruktur ähnelt derjenigen einer malignen Blasenmole oder einer Echinokokkuszyste mit multiplen kleinen Tochterzysten

Zystadenome

Die Zystadenome bieten je nach Ausprägung des zystischen Anteils ein ganz unterschiedliches Bild. Erreicht der Durchmesser der Zysten bereits mehrere Zentimeter, so präsentieren sie sich als echte Flüssigkeitsansammlungen (WEILL et al. 1973), die leicht mit Pseudozysten verwechselt werden können (Abb. 23.19–23.21). Wenn Septierungen (Abb. 23.20) oder polypoide Strukturen existieren, gewinnt ihr Bild allerdings etwas an Spezifität (Abb. 23.22 und 23.23).

Sind die Zysten jedoch klein, so liegen die Verhältnisse vollkommen anders. Man stößt hier auf das gleiche Phänomen wie bei hydatiformen Molen, bei mit Tochterzysten angefüllten Echinokokkuszysten oder bei bestimmten Zystennieren. Jedes der multiplen Septen ist Ursprung einer Ultraschallreflexion, so daß insgesamt ein solides Bild entsteht (WOLSON u. WALLS 1976) (Abb. 23.22 und 23.24).

Die Computertomographie ist zur Beurteilung komplex strukturierter Tumoren wertvoll. Sie trägt zur Darstellung der soliden Tumoranteile und des Zysteninhaltes bei (WOLSON u. WALLS 1976; WOLFMAN et al. 1982). Der Malignitätsver-

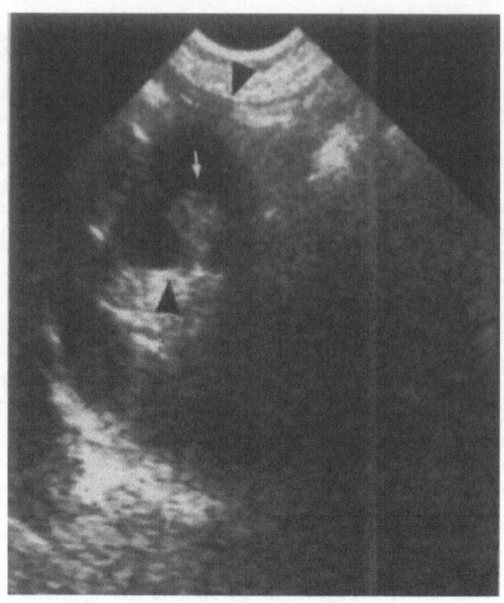

Abb. 23.23. Zystadenom (*Pfeilspitzen*). Intrazystische solide Anteile sind erkennbar (*weißer Pfeil*)

dacht eines Zystadenoms ist um so größer, je mehr solide Tumoranteile vorliegen.

Die Kontrastmittelinjektion im Bolus verursacht eine Dichteanhebung der „Zystenwände", wie sie bei Pankreaspseudozysten niemals erreicht wird. Schließlich sind einige Zystadenome so groß (Abb. 22.23), daß ihre Zugehörigkeit zum Pankreas sonographisch nicht zu sichern ist. Hier ist die Computertomographie aufschlußreicher.

Die sonographisch gesteuerte Punktion ist ein anderes, wichtiges diagnostisches Element. Zur Dignitätsbestimmung der Zystadenome ergänzen sich sonographischer Befund und sonographisch kontrollierte Punktion: Zystadenome mit kleinen Zysten sind in der Regel gutartig. Für Benignität spricht vor allem auch seröser Zysteninhalt. Im Gegensatz dazu sind 65% der Zystadenome mit großen Zysten maligne. Für Malignität spricht muköser Zysteninhalt.

Abbildung 23.25 führt die wesentlichen sonographischen Zeichen der Zystadenome auf.

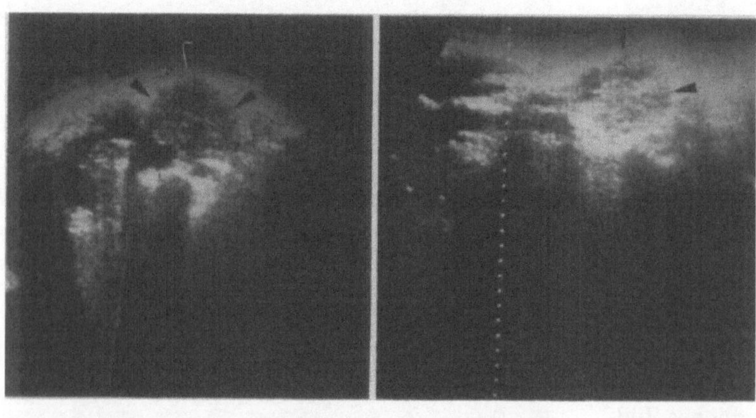

a, b

Abb. 23.24 a, b. Zystadenom (*Pfeilspitzen*). **a** Transversalschnitt, **b** Sagittalschnitt. Die Echostruktur ist fast solide. Die topographische Zuordnung zum Pankreas ist aufgrund dieser Bilder nicht evident. Bei diesem Patienten zeigte die Computertomographie nach intravenöser Kontrastmittelapplikation deutliche Septen. Die Zuordnung des Tumors zum Pankreas war computertomographisch möglich

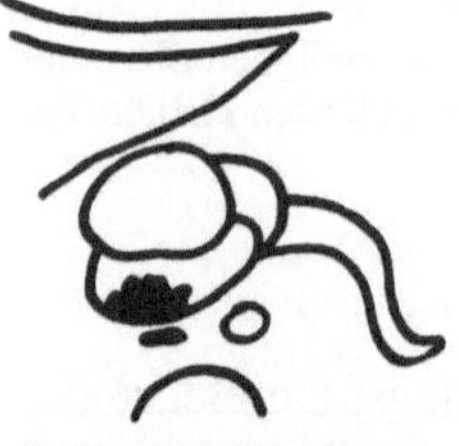

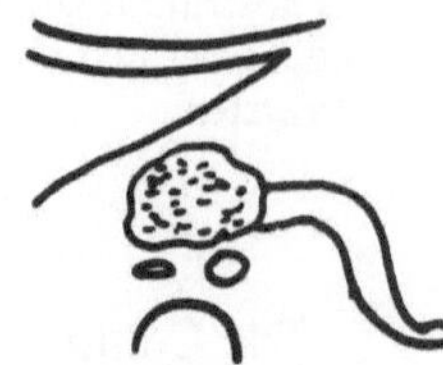

Abb. 23.25. Schematische Darstellung der verschiedenen sonographischen Zeichen der Zystadenome

Pankreasmetastasen

Sämtliche Autopsiestatistiken weisen auf Metastasen im Pankreas bei verschiedenen Tumoren, insbesondere Tumoren des Verdauungstraktes, hin. Man kann diese Diagnose in Betracht ziehen, wenn sonographisch regelmäßige noduläre Areale zu erkennen sind, die von normalem Pankreasgewebe eingefaßt werden (Abb. 23.26). Meist handelt es sich jedoch um eine zytologische oder histologische Zufallsdiagnose.

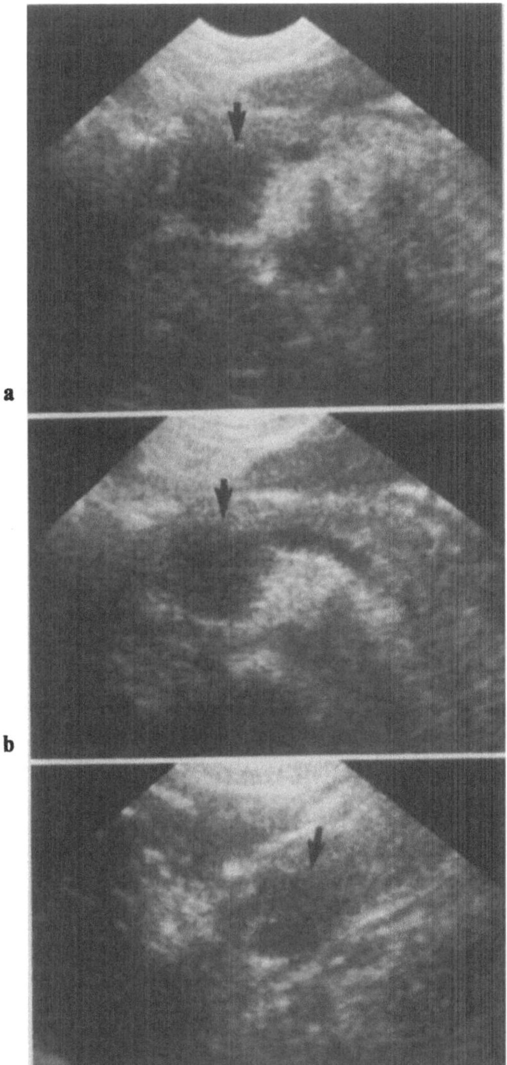

Abb. 23.26 a–c. Pankreasmetastase eines Bronchialkarzinoms. **a, b** Transversalschnitte, **c** Sagittalschnitt. Es handelt sich um eine regelmäßig strukturierte Läsion (*Pfeile*)

Zuverlässigkeit der Sonographie und Computertomographie

In Tabelle 23.2 stellen wir die Ergebnisse einer Vergleichsstudie zwischen Sonographie und Computertomographie vor (1982).

Man erkennt, daß die Ergebnisse der beiden Methoden sehr ähnlich sind. Aber die Fehldiagnosen decken sich nicht: Einige sonographisch kaum erkennbare Pankreaskarzinome sind computertomographisch leicht zu erkennen, insbesondere, wenn begleitende Anomalien bestehen, wie z. B. Pankreaspseudozysten. Umgekehrt sind einige kleinere Pankreaskarzinome sonographisch aufgrund des akustischen Impedanzunterschiedes zwischen Tumor und gesundem Pankreas leicht zu erkennen, während die computertomographische Darstellung nicht gelingt. Einerseits deformieren die kleinen Pankreastumoren nicht die Organkonturen, andererseits ist die relative Dichteanhebung nach Kontrastmittelinjektion zu gering, um eine computertomographische Diagnose zu erlauben (Abb. 23.3, 23.27, 23.28). Diese Ergebnisse haben großen Einfluß auf das jetzt zu besprechende diagnostische Vorgehen bei Pankreastumoren.

Die Hauptursache für sonographisch falsch-positive und falsch-negative Diagnosen ist, wie bereits bemerkt, die Verwechslung einer auf dem Boden einer chronischen Pankreatitis entstandenen akuten Pankreatitis mit einem Karzinom und umgekehrt. Es gibt übrigens noch eine Reihe weiterer Fallstricke, mit denen wir uns in Kap. 25 auseinandersetzen wollen. Einige Beispiele seien hier angeführt (Abb. 23.13 c, d, 23.29).

Trotz der hohen diagnostischen Trefferrate müssen wir bescheiden bleiben: Die Mehrzahl der Tumoren ist nämlich so groß, daß es weder ein Verdienst noch ein Erfolg ist, sie zu erkennen. Eine Therapie kommt jetzt zu spät. Dies hat WAGAI (1978, persönl. Mitteilung) denn auch dazu veranlaßt, einen Real-time-Scanner auf ein Ambulanzfahrzeug zu montieren und bestimmte japanische Bevölkerungsgruppen systematisch aufzusu-

Tabelle 23.2. Sensitivität von CT und Sonographie in einer Serie von 32 Pankreaskarzinomen

	Sensitivität (%)
Ultraschall	85
Computertomographie (CT)	82
Ultraschall + CT	97

chen, um sie einer Screeninguntersuchung zu unterziehen. Neuere statistische Ergebnisse liegen jedoch im Moment noch nicht vor. Es ist frappant festzustellen, wie selten ein kleiner Pankreastumor diagnostiziert wird, während doch gleichzeitig die abdominale Sonographie überall praktiziert wird. Ein positives Ergebnis der Sonographie ist die im Rahmen der Pankreasdiagnostik unvermutete Entdeckung von Nierentumoren oder retroperitonealen Lymphomen.

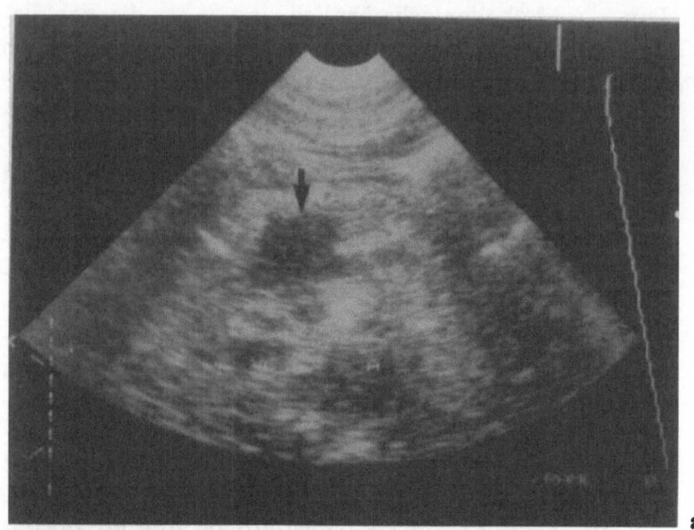

a

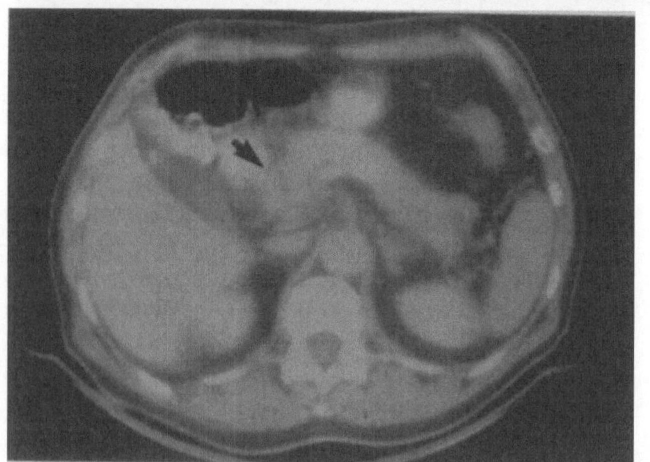

b

Abb. 23.27 a, b. Pankreaskarzinom. Sonographie und Computertomographie. **a** Sonographischer Transversalschnitt: Der Tumor (*Pfeil*) ist aufgrund der unterschiedlichen Echogenität zwischen Tumor und normalem Pankreasgewebe deutlich erkennbar (Bild: A. Eisenscher, Vesoul). **b** Computertomographie: Der Tumor (*Pfeil*) ist etwas unregelmäßiger strukturiert als das normale Pankreas, ein deutlicher Unterschied der Röntgendichte findet sich jedoch nicht

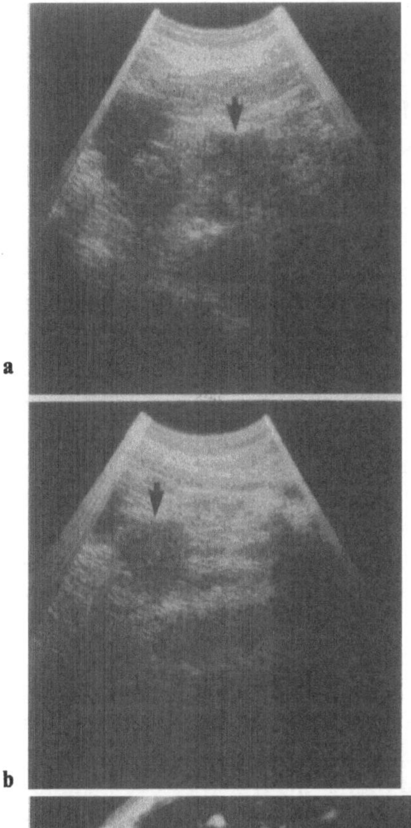

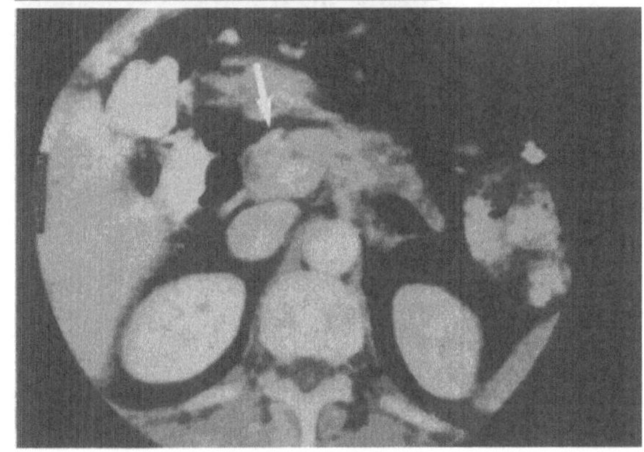

Abb. 23.28 a–c. Pankreaskarzinom. Sonographie und Computertomographie. **a** Sonographischer Transversalschnitt. **b** Sagittalschnitt: Der Tumor (*Pfeil*) ist weniger echogen als das umgebende normale Pankreasgewebe. **c** Computertomographischer Schnitt: heterogene Gewebsstruktur und schwacher Dichteunterschied zwischen Tumor (*Pfeil*) und normalem Pankreasgewebe

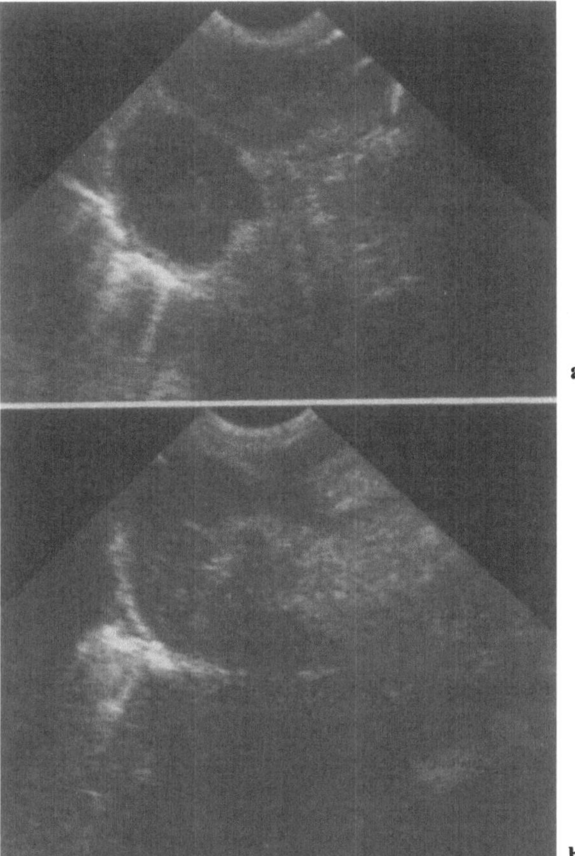

Abb. 23.29 a, b. Fehldiagnose. **a** Ein posterolateraler Schnitt zeigt in der Nachbarschaft des oberen Nierenpols eine große Raumforderung. **b** Im Stehen ist diese Struktur auf einem Schnitt von links-lateral nicht mehr nachweisbar. Es handelte sich um das Kolon

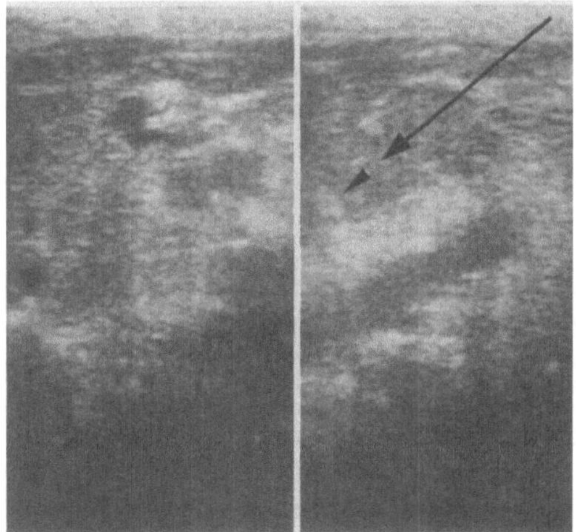

Abb. 23.30 a, b. Blockade des Ganglion coeliacum mit Alkohol bei einem Patienten mit inoperablem Pankreaskarzinom und heftigen Schmerzen. Sagittalschnitte. Die Spitze der Nadel, die auf den Solarplexus zielt, ist durch eine *Pfeilspitze* markiert

Verhältnis der Sonographie zu anderen diagnostischen Methoden

Auf der Abdomenübersichtsaufnahme sind Verkalkungen sofort zu erkennen. Ebenso wie die hypotone Duodenographie spielt diese Methode in der Pankreaskarzinomdiagnostik jedoch keine Rolle mehr.

Zur Abklärung der Apudome empfiehlt sich nach der Computertomographie mit Kontrastmittelinjektion die Angiographie. Wenn diese beiden Methoden versagen, kann man die Pfortader transhepatisch sondieren, um eine etagenweise Blutentnahme vorzunehmen. Für die Karzinomdiagnostik spielt die Angiographie selbst präoperativ keine Rolle mehr. Zumindest ist dies die Meinung unserer Chirurgen, die diese Untersuchung nur noch ausnahmsweise anfordern. Die intraoperative Sonographie ermöglicht die präzise Lokalisation der Pankreastumoren und ihr Verhältnis zu den Gefäßen.

Wie schon gesagt, gibt es für die Computertomographie zahlreiche Indikationen bei den Pankreastumoren:

1. Diagnose dieser Tumoren. Wie schon gesagt, können mit der Computertomographie kleine, sonographisch nicht erkennbare Tumoren dargestellt werden (umgekehrt gilt dieser Satz ebenso).
2. Zuordnung einer Raumforderung im linken Oberbauch. Sonographisch ist es oft schwierig, einen Pankreasschwanztumor von einem Nebennierentumor abzugrenzen.
3. Zuordnung großer retroperitonealer Raumforderungen. Sonographisch kann die Zuordnung einer Raumforderung zum Pankreas schwierig sein. Wie gesagt, erlaubt die Computertomographie mit Kontrastmittel aufgrund der besonderen Kontrastmittelaufnahme eine spezifische Diagnose des Zystadenoms.
4. Nicht zuletzt ist die Computertomographie auch unentbehrlich zur Beurteilung der lokalen Tumorausdehnung und -infiltration. Sie erlaubt eine exakte Beurteilung der in der Pankreasregion verlaufenden Gefäße und des peripankreatischen Fettgewebes. Sie zeigt eine Infiltration des Duodenums, des Magens, der Milz, während die Infiltration des Lig. hepatoduodenale schwerer zu erkennen ist. Die Stärke der Computertomographie ist die Beurteilung der Konturen, während die Sonographie die Strukturen besser erfaßt.

Schließlich erweist sich die Computertomographie nützlich in den seltenen Fällen, in denen die sonographische Abbildung des Pankreas nur schlecht gelingt.

Die beiden Methoden ergänzen sich also.

Die Pankreatikographie (ERP) hat in der Karzinomdiagnostik wenige Indikationen. In der Erkennung periduktaler Karzinome ist sie jedoch nützlich. Man kann sie daher in Betracht ziehen, wenn klinisch ein starker Verdacht auf ein Pankreaskarzinom besteht, aber Sonographie und Computertomographie negativ ausfielen. Mit der ERP ist auch ein Pancreas anulare zu beweisen, wenn bei unauffälliger Klinik eine Raumforderung nachgewiesen wurde.

Diese Ausführungen zeigen, daß die Sonographie ihren Platz in der Tumorsuche hat, daß evtl. eine ergänzende Computertomographie notwendig ist, und daß sich weitere Methoden (Angiographie, Pankreatikographie) anschließen können.

Man muß sich immer wieder daran erinnern, daß keine morphologisch-diagnostische Methode spezifisch ist, außer, wenn eine Infiltration von benachbarten Strukturen evident ist. Klinische Morphologie ist immer makroskopische Diagnostik. Nur die mikroskopische (histologische) Diagnose (z. B. durch die sonographisch geführte Punktion) ist eine präzise Diagnose.

Sonographisch gezielte Blockade des Truncus coeliacus

Wenn man den Ursprung des Truncus coeliacus und der A. mesenterica superior auf Sagittalschnitten aufsucht, lokalisiert man gleichzeitig das Ganglion coeliacum. Man kann dort sonographisch gezielte Alkoholinjektionen vornehmen, um Schmerzen durch Infiltration des Solarplexus bei Pankreaskarzinomen palliativ zu behandeln. Diese Methode ist ganz einfach auszuführen (Abb. 23.30). Eingeführt durch HOLM et al. (Kopenhagen), ist die – vorübergehende – Wirkung dieses Eingriffs so gut, daß die Patienten spontan die Wiederholung verlangen, bis der Effekt nach einigen Wochen nachläßt.

Literatur

Barnett E, Morley P (1974) Abdominal echography. Butterworth, Borough Green

Bolondi L, Gandolfi L, Labo G (1979) Ultrasuoni in gastroenterologia. Piccin, Padua

Dinn WM, Bryan PJ, Kieffer SA, Grossman ZD, Winston B (1976) Patterns of hepatic pathology in B-mode gray scale scanning and computerized tomography (Abstract No 538). World Federation of ultrasound in medicine and biology, San Francisco 1976

Engelhardt G, Blauenstein UW (1971) Ultraschall-Diagnostik von Tumoren des Pankreas-Gebiets. Med Hyg 29:118–122

Freeny PC, Weinstein CJ, Taft DA, Allen FH (1978) Cystic neoplasms of the pancreas: New angiographic and ultrasonographic findings. AJR 131:795–802

Frick MP, O'Leary JF, Walker HC, Goodale RL (1982) Accuracy of endoscopic retrograde cholangiopancreatography (ERCP) in differentiating benign and malignant pancreatic disease. Gastrointest Radiol 7:241–244

Frija J, Schmit P, Vadrot D, Katz M, Laval-Jeantet M (1982) Non-secreting islet cell adenoma of the pancreas evaluated by computed tomography and sonography. Report of a case. Eur J Radiol 2:99–174

Goldberg BB, Kotler MN, Ziskin MC, Waxham RD (1975) Diagnostic uses of ultrasound. Grune & Stratton, New York

Hancke S (1980) Ultrasound in the diagnosis of pancreatic cancer – scanning and percutaneous fine needle biopsy. Almqvist & Wiksell, Stockholm

Hassani N (1976) Ultrasonography of the abdomen. Springer, Berlin Heidelberg New York

Holm HH, Smith EH, Bartrum RJ (1976) Computerized tomography or ultrasound in abdominal diagnosis (Abstract No 548). World Federation of ultrasound in medicine and biology, San Francisco 1976

Holm HH, Kristensen JK, Rasmussen SN, Pedersen JF, Hancke S (1980) Abdominal ultrasound, 2nd edn. Munksgaard, Copenhagen

Horiguchi Y, Kitano T, Ohsuki M, Tagushi H, Itoh M (1985) Ultrasonographic differentiation of inflammatory mass from pancreatic cancer. World Congress of Ultrasound, Sydney, Proceedings S. 151

Johnson ML, Mack LA (1978) Ultrasonic evaluation of the pancreas. Gastrointest Radiol 3:257–266

Kreel L (1976) CT of the abdomen. Symposium Ultraschall, computerisierte Tomographie des Abdomens, Bern, Switzerland, Sept 4, 1976

Kreel L (1977) Computerized tomography using the EMI general purpose scanner. Br J Radiol 50:2–14

Kuhn FP, Günther R, Rückert K, Beyer J (1982) Ultrasonic demonstration of small pancreatic islet cell tumors. J Clin Ultrasound 10:173–175

Leopold GR, Asher WM (1975) Fundamentals of abdominal and pelvic ultrasonography. Saunders, Philadelphia

Maier W, Schumacher KA, Etzrodt H, Arlart I (1982) A neurotensinoma of the head of the pancreas. Demonstration by ultrasound and computed tomography. Eur J Radiol 2:125–127

Pietri H, Rosello R, Aimino R, Serafino X (1976) Diagnostic des petites tumeurs de la queue du pancréas. J Radiol 57:610

Raghavendra BN, Glickstein ML (1981) Sonography of islet cell tumor of the pancreas: Report of two cases. J Clin Ultrasound 9:331–333

Raskon MM, Cunningham JB, Vinning P, Salter J, Seyer K (1976) Comparative abdominal anatomy by ultrasound and computed tomography (Abstract No 598). World Federation of ultrasound in medicine and biology, San Francisco 1976

Rettenmaier G (1973) Pankreas-Diagnostik mit der Ultraschallschnittbild-Methode. Dtsch Med Wochenschr 98: 1975–1977

Rohmer P, Bagni A, Manzoni JM, Weill F (1982) Etude séméiologique et statistique comparative ultrasonore et scanographique des affections pancréatiques. J Radiol 63:353–542

Taylor JW (1979) Diagnostic ultrasound in gastrointestinal disease. Livingstone, Edinburgh

Weill F, Becker JC, Kraehenbuhl JR, Heriot G, Walter JP (1973) Atlas clinique de radiographie ultrasonore. Masson, Paris

Weill F, Bourgoin A, Eisenscher A, Aucant D (1975) Le diagnostic ultrasonore des affections pancréatiques: Une tentative d'approche rationelle fondée sur l'analyse de 260 observations contrôlées. J Radiol 56:673–683

Weill F, Marmier A, Paronneau P, Zeltner F, Bourgoin A (1979) Fiabilité de l'exploration ultrasonore du pancréas. Résultats de 266 observations contrôlées. J Radiol 60:9–11

Wolfman NT, Ramquist NA, Karstaedt N, Hopkins MB (1982) Cystic neoplasms of the pancreas: CT and sonography. AJR 138:37–41

Wolson AH, Walls WJ (1976) Ultrasonic characteristics of cystadenoma of the pancreas. Radiology 119:203–205

Kapitel 24

Synopsis der Pankreaserkrankungen. Diagnostische Strategie

Es folgt eine schematisch gegliederte Zusammenfassung sämtlicher in den vorausgegangenen Kapiteln besprochener Pankreasveränderungen (Abb. 24.1).

1. Pankreasvergrößerungen

a) akute Pankreatitis (+ bis + + +),
b) akute Pankreatitis auf dem Boden einer chronischen Pankreatitis (+ bis + +),
c) Tumoren (+ bis + +),
d) chronische Pankreatitis (0 bis ±).

2. Umrisse des Pankreas

a) akute Pankreatitis: regelmäßige Konturen, zuweilen polyzyklisch,
b) chronische Pankreatitis: mehr unregelmäßige Umrisse, zuweilen wie ausgefranst,
c) Tumoren: regelmäßige Umrisse, Pseudopodien.

3. Heterogenes echoreiches Strukturmuster

a) chronische Pankreatitis (Mikronoduli),
b) Tumoren, darunter Zystadenome mit soliden Anteilen oder zahlreichen winzigen Zystchen (ausnahmsweise),
c) akute Pankreatitis kurz vor dem Nekrosestadium (ausnahmsweise).

4. Echoarme Organvergrößerungen

a) akute Pankreatitis,
b) subakute Pankreatitis,
c) akute Pankreatitis bei chronischer Pankreatitis,
d) Abszesse und Hämatome der Bauchspeicheldrüse,
e) Tumoren.

5. Pankreatogene Flüssigkeitsansammlungen

a) akute nekrotisierende Pankreatitis,
b) Pseudozysten,
c) großzystische Zystadenome,
d) Ausbreitung von pankreatogener Flüssigkeit,
e) ausnahmsweise: kongenitale Zysten, Echinokokkuszysten.

In Tabelle 24.1 und 24.2 ist die vom sonographischen Befund ausgehende diagnostische Strategie noch einmal schematisch zusammengefaßt.

In diesen Tabellen soll die Aussagefähigkeit derjenigen diagnostischen Methoden deutlich werden, die als sinnvolle Ergänzung zur Ultraschalluntersuchung gelten können. Die *Computertomographie* nimmt hier einen besonderen Platz ein. Ergänzend wird die Computertomographie auch bei einigen Flüssigkeitsansammlungen eingesetzt. Besonders nützlich hat sie sich in der Beurteilung der Ausbreitung von pankreatogener Flüssigkeit erwiesen, insbesondere, wenn das Mediastinum betroffen ist. Auch die exakte Untersuchung der Zusammensetzung solider Zystadenome ist möglich.

Bei den Flüssigkeitsansammlungen scheint die retrograde Pankreatographie nicht angebracht zu sein. Sollte eine weitere präoperative Klärung notwendig sein, und befindet man sich nicht gerade in einem Gebiet einer endemischen Echinokokkose, so kann die von der dänischen Schule propagierte *ultraschallgezielte Feinnadelbiopsie* (Holm 1971, 1976; Hancke u. Heje 1975; Hancke et al. 1975) als beste diagnostische Zusatzmaßnahme empfohlen werden.

Bei der *akuten Pankreatitis* ist die Computertomographie mit Kontrastmittelapplikation unverzichtbar, wie wir in Kap. 20 gesehen haben. Einerseits ist der Zustand des Pankreasparenchyms (Nekrose, Pränekrose) zu beurteilen, andererseits kann eine echte Pankreasvergrößerung von einem peripankreatischen Ödem abgegrenzt werden.

Bei akuter Pankreatitis und Neoplasie bestehen kaum differentialdiagnostische Schwierigkeiten. Auch wenn sich die sonographischen Zeichen ähneln, so sind doch Symptomatik wie auch Verlauf

Akute Pankreatitis

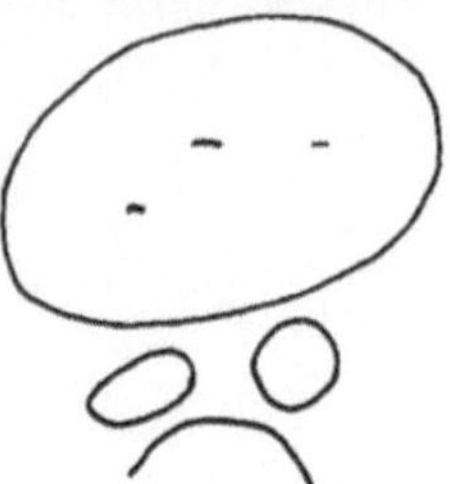

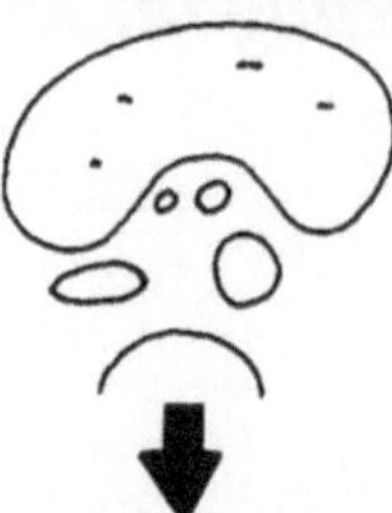

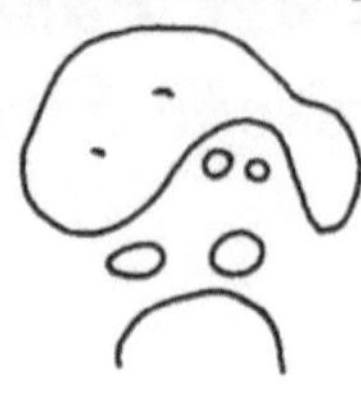

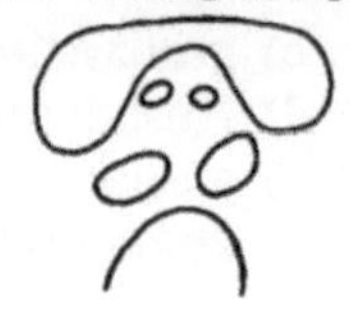

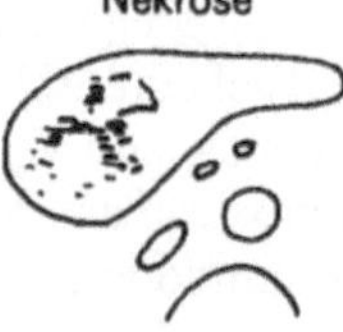

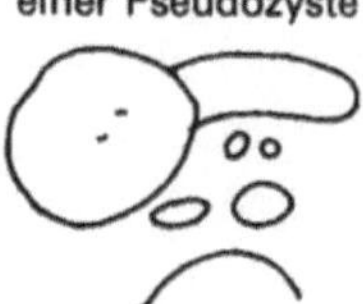

Chronische Pankreatitis

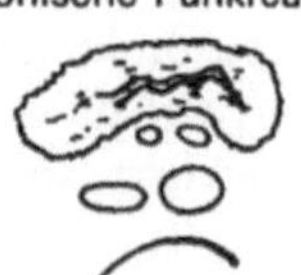

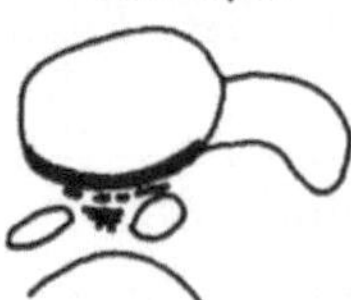

Tumoren

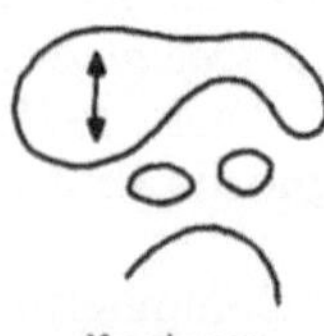

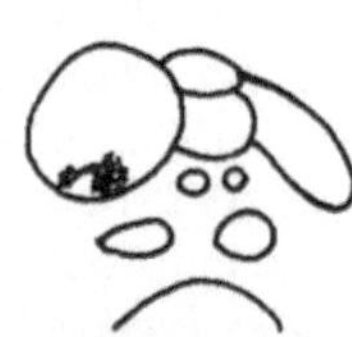

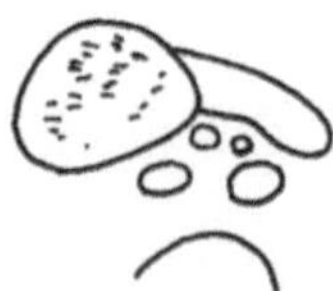

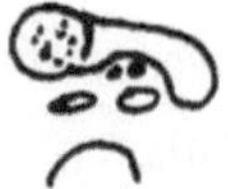

Abb. 24.1. Sonographische Zeichen der Pankreaserkrankungen

Tabelle 24.1. Diagnostischer Stufenplan beim Nachweis einer echoarmen Raumforderung

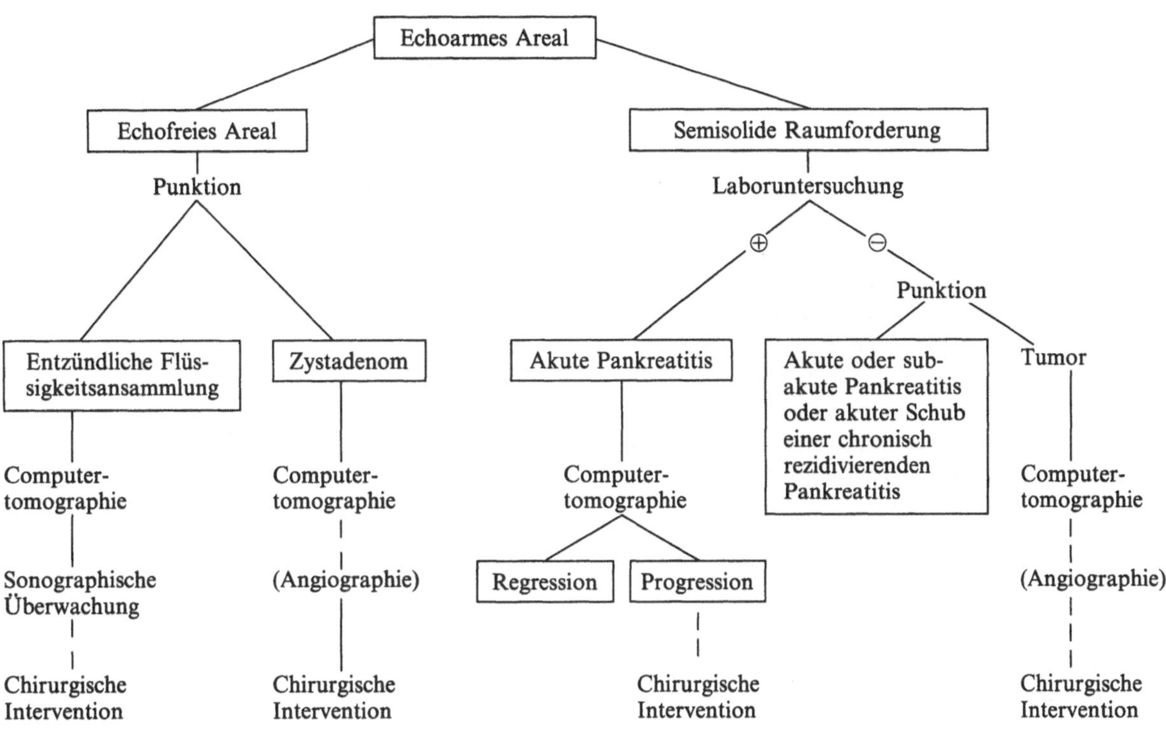

Tabelle 24.2. Diagnostischer Stufenplan beim Nachweis einer echoreichen Raumforderung

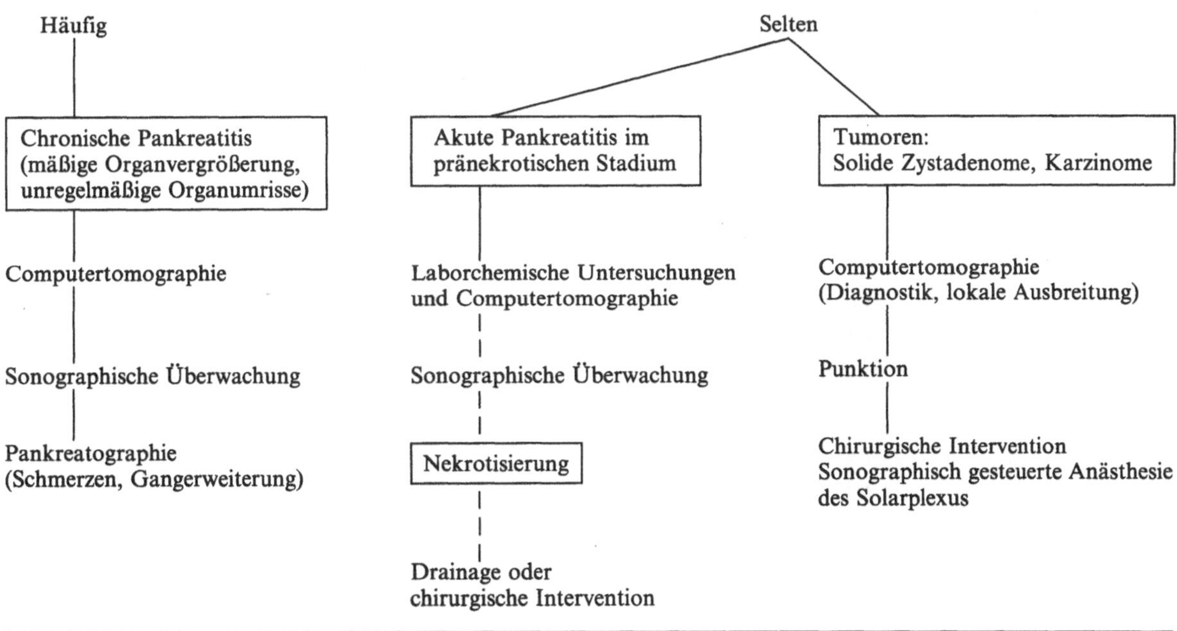

ganz unterschiedlich. Schwierigkeiten können jedoch auftreten, wenn ein akuter Schub bei chronisch rezidivierender Pankreatitis vorliegt.

In diesen Fällen ist auch der klinische Verlauf nur wenig charakteristisch. Schmerzen und Gewichtsverlust bestehen in dem einen wie in dem anderen Fall. In der Computertomographie imponiert ebenfalls nur eine Organvergrößerung ohne Dichteunterschiede. Die Arteriographie kann aufschlußreich sein, wenn typische, auf Neoplasie verdächtige Gefäßveränderungen aufgedeckt werden. Aber auch sie ist nicht wirklich spezifisch. Selbst ein Chirurg ist nicht immer in der Lage, aufgrund der makroskopischen Begutachtung eine Neoplasie von einer entzündlich bedingten Schwellung zu unterscheiden. Bis zur Duodenopankreatektomie sollte die Diagnostik nicht gehen. Hier hat die retrograde Pankreatikographie ihre Indikation. Die einfachste und effektivste Methode ist sicherlich die ultraschallgezielte Biopsie.

Die wenig imponierende Schwellung der chronischen Pankreatitis, ihr echoreiches, multinoduläres Echomuster, die unregelmäßigen Pankreasumrisse, die Dilatation und Deformierung des Ductus pancreaticus sind charakteristisch. Diese Charakteristika treten jedoch nicht bei allen Patienten mit chronischer Pankreatitis auf. Die Computertomographie erweist sich zur Darstellung von Mikroverkalkungen als nützlich.

Die *retrograde Pankreatikographie* (ERP) ist bei chronischen Pankreatitiden mit starker Schmerzsymptomatik indiziert. Mit ihrer Hilfe können schon geringgradige und segmentäre Pankreasgangerweiterungen nachgewiesen werden, die der Sonographie noch entgehen. Eine weitere Indikation der ERP ist die Suche nach kleinen Karzinomen bei Patienten, die von Schmerzen und Gewichtsverlust geplagt werden und bei denen die Sonographie und Computertomographie negativ verlaufen sind.

Eine erste Aussage mit recht spezifischen Ergebnissen wird somit immer durch die Sonographie ermöglicht (Rohmer et al. 1982).

Diese offensichtlich bemerkenswerten Resultate müssen jedoch mit großer Bescheidenheit betrachtet werden. Die meisten Pankreasveränderungen sind zum Zeitpunkt ihrer Entdeckung bereits so weit fortgeschritten, daß man sie bereits mit den vor 10 Jahren verfügbaren Geräten erkannt hätte. Sind diese Veränderungen maligne, so kommen therapeutische Maßnahmen ohnehin zu spät. Außerdem ist sonographisch die wichtigste Unterscheidung, nämlich die zwischen akutem Schub einer chronischen Pankreatitis und Karzinom, letztlich auch heute nicht möglich, trotz aller Fortschritte, was Auflösungsvermögen und Grauwertskala anbelangt.

Man führt also zunächst immer eine Sonographie durch. Die Indikationen für die weiterführenden Untersuchungen kann man schematisch folgendermaßen zusammenfassen:

1. Die Arteriographie hat zwei Indikationen, die Diagnostik der Apudome und – nach der Computertomographie – die Diagnostik der postnekrotischen Pseudoaneurysmen. Falls klinisch ein starker Pankreastumorverdacht besteht, Sonographie und Computertomographie jedoch negativ sind, so bleibt als sinnvolle diagnostische Möglichkeit die transhepatische, präoperative Pfortadersondierung zur etagenweisen Blutentnahme. Diese Untersuchung ist durch die intraoperative Sonographie wahrscheinlich zu ersetzen.
2. Die Computertomographie ergänzt die Sonographie. Sie hat ihren Platz in der Diagnostik der akuten Pankreatitis, der chronischen Pankreatitis und der Pankreastumoren.
3. Die Pankreatikographie (ERP) bleibt auf die chronische Pankreatitis mit Schmerzsymptomatik beschränkt.
4. Die intraoperative Sonographie hat drei Indikationen: Lokalisation kleiner Tumoren, z. B. Apudome; Erfassung der lokalen Ausdehnung eines Tumors; Lokalisation vor Punktion, z. B. des Ductus Wirsungianus.

Literatur

Barnett E, Morley P (1974) Abdominal echography. Butterworth, Borough Green

Bourgoin A (1971) L'échotomographie pancréatique: Étude critique comparative. Thesis. University of Besançon, Besançon

Burger J, Blauenstein UW (1974) Current aspects of ultrasonic scanning of the pancreas. AJR 122:406–412

Cooperberg PL, Cohen MM, Graham M (1979) Ultrasonographically guided percutaneous pancreatography: Report of two cases. AJR 132:662–663

Crass JR, Sutherland ER, Feinberg SB (1982) Sonography of the segmental human pancreatic transplant. J Clin Ultrasound 10:149–152

Dinn WM, Bryan PJ, Kieffer SA, Grossman ZD, Winston B (1976) Patterns of hepatic pathology in B-mode gray scale scanning and computerized tomography (Abstract No 538). World Federation of ultrasound in medicine and biology, San Francisco 1976

Filly RA, Freimanis A (1970) Echographic diagnosis of pancreatic lesions. Radiology 96:575–582

Foley WD, Stewart ET, Lawson TL, Geenan J, Loguidice J, Mahler L, Unger GF (1980) Computed tomography, ultrasonography and endoscopic retrograde cholangiopancreatography in the diagnosis of pancreatic disease: A comparative study. Gastrointest Radiol 5:29–35

Freeny PC, Ball TJ, Ryan J (1979) Impact of new diagnostic imaging methods on pancreatic angiography. AJR 133:619–624

Goldberg BB, Kotler MN, Ziskin MC, Waxham RD (1975) Diagnostic uses of ultrasound. Grune & Stratton, New York

Hancke S (1980) Ultrasound in the diagnosis of pancreatic cancer – scanning and percutaneous fine needle biopsy. Almqvist & Wiksell, Stockholm

Hancke S, Heje L (1975) The diagnosis of pancreatic lesions by means of ultrasonic scanning and ultrasonically guided puncture (Abstract No 99). Second European Congress, ultrasonics in medicine, Erlangen, 1975

Hancke S, Holm HH, Koch F (1975) Ultrasonically guided percutaneous fine needle biopsy of the pancreas. Surg Gynecol Obstet 140:361–364

Hassani N (1976) Ultrasonography of the abdomen. Springer, Berlin Heidelberg New York

Hessel SJ, Siegelman SS, McNeil BJ et al. (1982) A prospective evaluation of computed tomography and ultrasound of the pancreas. Radiology 143:129–133

Holm HH (1971) Ultrasonic scanning in the diagnosis of upper abdominal diseases. In: Böck T, Ossoinig V (eds) Ultrasonographia medica, vol 3. Verlag der Wiener Medizinischen Akademie, Wien

Holm HH, Kristensen JK, Rasmussen SN, Pedersen JF, Hancke S (1980) Abdominal ultrasound, 2nd edn. Munksgaard, Copenhagen

Holmes JH, Findley L, Franck B (1973) Diagnosis of pancreatic diseases using ultrasound. Trans Am Clin Climatol Assoc 85:224–234

Kitamura T, Kanagawa F, Morrii T, Kawai S (1971) Ultrasonogram of the pancreatic cancer. Med Ultrasound 9:73–74

Kitamura T, Kawai S, Nakagawa F, Horiuchi N, Morrii T (1973) Ultrasonic diagnosis of the pancreas. Jpn J Clin Med 31:562–568

Kobayashi N (1971) Diagnosis of pancreatic diseases by ultrasound. Med Ultrasound 9:1–2

Kreel L (1976a) CT of the abdomen. Symposium Ultraschall, computerisierte Tomographie des Abdomens, Bern, Switzerland, Sept 4, 1976

Kreel L (1977) Computerized tomography using the EMI general purpose scanner. Br J Radiol 50:2–14

Lackner K, Frommhold H, Grauthoff H, Modder U, Heuser L, Braun G, Baumann R, Scherer K (1980) Wertigkeit der Computertomographie und der Sonographie innerhalb der Pankreasdiagnostik. Fortschr Röntgenstr 132/5:509–513

Lamarque JL, Bruel JM, Dondelinger R et al. (1978) L'exploration tomodensitométrique d'une masse abdominale de l'adulte. Deuxième Journées Montpelliéraines de radiodiagnostic, Nov 10, 1978

Leopold GR (1975) Echographic study of the pancreas. JAMA 232:287–289

Leopold GR, Asher WM (1975) Fundamentals of abdominal and pelvic ultrasonography. Saunders, Philadelphia

Makuuchi M, Bandai Y, Ito T, Watnabe G, Wada T, Abe H, Muroi T (1980) Ultrasonically guided percutaneous transhepatic bile drainage. Radiology 136:165–169

Moss AA, Federle M, Shapiro HA, Ohto M, Goldberg H, Korobkin M, Clemett A (1980) The combined use of computed tomography and endoscopic retrograde cholangiopancreatography in the assessment of suspected pancreatic neoplasm: A blind clinical evaluation. Radiology 134:159–163

Murat J, Chenille E, Floyrac G, Garnier G, Crassas Y, Planiol T, Aron E (1973) Echographie et scintigraphie dans le diagnostic des affections pancréatiques. Arch Fr Mal App Dig 62:449–463

Ohto M, Karasawa E, Tsuchiya Y, Kimura K, Saisho H, Ono T, Okuda K (1980) Ultrasonically guided percutaneous contrast medium injection and aspiation biopsy using a real time puncture transducer. Radiology 136:171–176

Paling MR, Shawker TH, Dwyer A (1981) Ultrasonic evaluation of therapeutic response in tumors: Its value and implications. J Clin Ultrasound 9:281–288

Raskon MM, Cunningham JB, Vinning P, Salter J, Seyer K (1976) Comparative abdominal anatomy by ultrasound and computed tomography (Abstract No 598). World Federation of ultrasound in medicine and biology. San Francisco 1976

Rettenmaier G (1973) Pankreasdiagnostik mit der Ultraschallschnittbildmethode Pankreas-Sonographie. Dtsch Med Wochenschr 98:1975–1977

Rettenmaier G (1975) Sonography of the pancreas: Techniques of examination and results (Abstract No 97). Second European Congress, ultrasonics in medicine, Erlangen, Germany 1975

Rettenmaier G, Gail K (1972) Echographie pancréatique. J Radiol 53:745–746

Rohmer P, Bagni A, Manzoni JM, Weill F (1982) Etude séméiologique et statistique comparative, ultrasonore et scanographique des affections pancréatiques. J Radiol 63:535–542

Smith EH, Bartrum RJ Jr, Chang YC (1974) Ultrasonically guided percutaneous aspiration biopsy of the pancreas. Radiology 112:737–738

Sokoloff J, Gosink B, Leopold J, Forsythe JR (1974) Pitfalls in the echographic evolution of pancreatic disease. J Clin Ultrasound 2:321–326

Walls WJ, Gonzalez G, Martin NL, Templeton AW (1975) B-scan ultrasound evaluation of the pancreas. Advantages and accuracy compared to other diagnostic techniques. Radiology 114:127–134

Weill F, Kraehenbuhl JR, Ricatte JP, Gillet M, Becker JC (1971) L'exploration tomo-échographique du pancréas. Presse Méd 79:1641–1644

Weill F, Bourgoin A, Eisenscher A, Aucant D (1975a) Le diagnostic ultrasonore des affections pancréatiques: Une tentative d'approche rationelle fondée sur l'analyse de 260 observations contrôlées. J Radiol 56:673–683

Weill F, Kraehenbuhl JR, Becker JC, Gillet M, Bourgoin A (1975b) Echotomography of the pancreas: A critical and comparative study. In: Anacker H (ed) Efficiency and limits of radiological examination of the pancreas. Thieme, Stuttgart

Weill F, Marmier A, Paronneau P, Zeltner F, Bourgoin A (1979) Fiabilité de l'exploration ultrasonore du pancréas: Résultats de 266 observations contrôlées. J Radiol 60:9–11

Whalen JP (1979) Radiology of the abdomen: Impact of new imaging methods. AJR 133:585–618

Williford ME, Foster WL, Halvorsen RA, Thompson WM (1983) Pancreatic pseudocyst: Comparative evaluation by sonography and computed tomography. AJR 140:53–57

Wittenberg J (1978) CT examination of pancreatic masses. Deuxième Journées Montpelliéraines de Radiodiagnostic, Nov 10, 1978

Kapitel 25

Fehldeutungen in der sonographischen Pankreasdiagnostik. Gastrointestinaltrakt

Der normale Magen und Darm

Bislang haben wir uns ausschließlich mit parenchymatösen Organen befaßt, wenn man einmal von den Gefäßen und Gallenwegen absieht. Der Verdauungskanal selber wird in der Regel als störend empfunden, da die darin befindliche Luft mit ihren steinähnlichen Schallschatten das Pankreas verdeckt oder sogar durch pseudotubuläre Bilder Verwechslungen mit dem Ductus pancreaticus verursacht.

Die sonographischen „Bildermacher" haben es sich zur Gewohnheit werden lassen, ausschließlich parenchymatöse Organe zu untersuchen, indem sie Schnitt für Schnitt einen großen Teil des oberen Abdomens einfach unbeachtet lassen. Dabei können der Magen, das Duodenum und das Kolon ziemlich spezifisch identifiziert werden.

Duodenum und Magen

Duodenum. Mit dem Duodenum haben wir im parapankreatischen Bereich bereits Bekanntschaft geschlossen. Die Pars horizontalis superior und die Pars horizontalis inferior des Zwölffingerdarmes erscheinen auf Transversalschnitten als zirkuläre oder ovale Gebilde (Abb. 25.1). Die Pars descendens kann auf Sagittalschnitten vollständig dargestellt werden (Abb. 25.2). Die Pars horizontalis inferior ist auf Transversalschnitten als bandförmiges Element zu erkennen (Abb. 25.3). Der Bulbus duodeni besitzt eine ähnliche ringförmige Konfiguration, wie wir sie weiter unten beim Magen noch kennenlernen werden (Abb. 25.4).

Von jedem Abschnitt des Duodenums können Schallschatten ausgehen, die durch Luftblasen bewirkt werden. In Kap. 18 haben wir gesehen, daß man bei der Untersuchung des Pankreas die gastroduodenale Flüssigkeitsauffüllung benutzen kann: Das flüssigkeitsgefüllte Duodenum ist noch leichter zu erkennen. Man kann hier die Bewe-

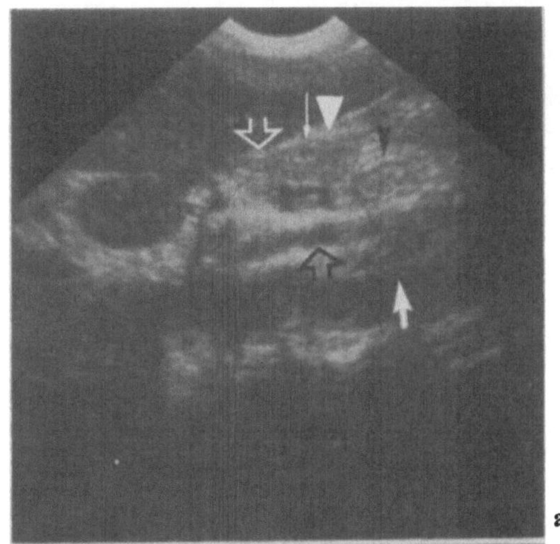

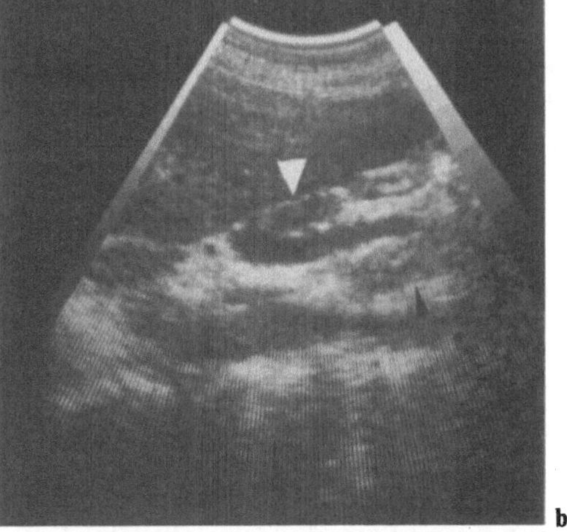

Abb. 25.1 a, b. Duodenum. **a** Dieser Sagittalschnitt des Pankreas (*weiße Pfeilspitze*), in dem man den angeschnittenen Ductus Wirsungianus erkennt (*kleiner Pfeil*), zeigt die Pars horizontalis superior des Duodenums (*offener weißer Pfeil*) und dorsal der A. mesenterica superior (*schwarzer offener Pfeil*) die Pars horizontalis inferior (*großer weißer Pfeil*). Zu beachten ist ventral der A. mesenterica superior das Kolon (*schwarze Pfeilspitze*). **b** Ein anderer Sagittalschnitt zeigt die Pars horizontalis superior (*weiße Pfeilspitze*) und die Pars horizontalis inferior (*schwarze Pfeilspitze*) des Duodenums, die durch die V. mesenterica superior voneinander getrennt sind

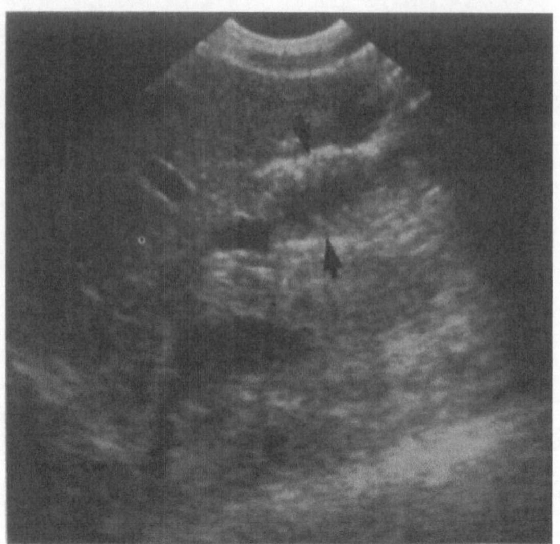

Abb. 25.2. Sagittalschnitt der Pars descendens des Duodenums (*Pfeile*) Zu beachten ist das Relief der Mukosa

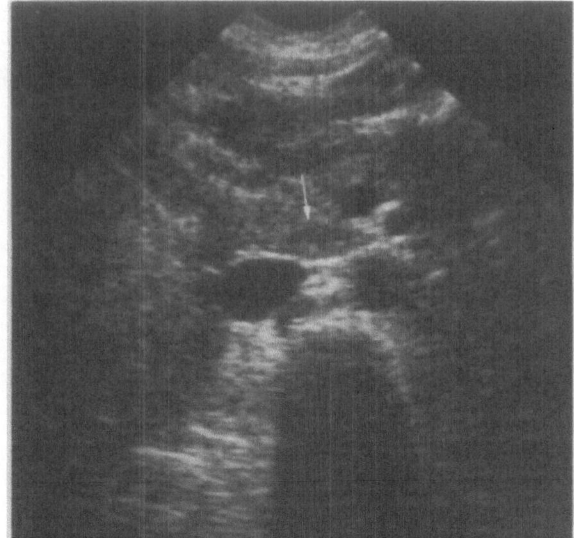

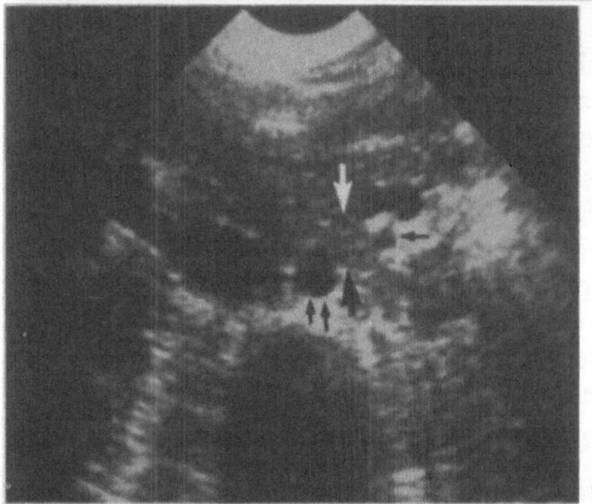

b

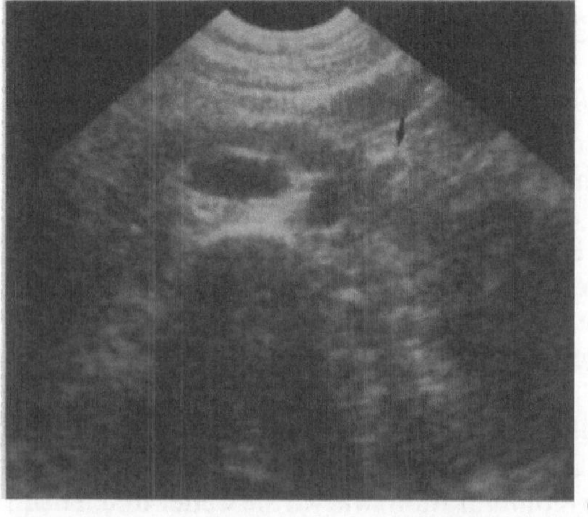

c

Abb. 25.3 a–c. Die Pars horizontalis inferior des Duodenums im Transversalschnitt. **a** Übergang der Pars descendens in die Pars horizontalis inferior (*Pfeil*) dorsal des Pankreas. **b** Die Pars horizontalis inferior (*schwarzer und weißer Pfeil*) zwischen A. mesenterica superior vorn (*kleiner Pfeil*) und Aorta hinten (*Doppelpfeil*). **c** Die Pars horizontalis inferior des Duodenums, die die großen Gefäße berührt. Zu beachten ist ventral des Duodenums die A. mesenterica superior (*Pfeil*)

gung des Darminhaltes, die wir im Detail weiter unten betrachten wollen, beobachten.

Magen. Der normale Magen imponiert sonographisch in drei Variationen, je nachdem, ob er leer, mit Magensaft oder Nahrung halb gefüllt, oder ob er ganz gefüllt ist.

Leerer Magen. Er bietet ein kokardenförmiges Bild, bestehend aus einer sehr reflexreichen zentralen Zone und einer echoarmen Korona, die nach außen hin von einer Bordüre eingefaßt erscheint. Dieses Aussehen rührt von den zentralen Reflexionen an den übereinandergelagerten Mukosafalten der Vorder- und Rückwand her, während die Muskularis an sich kaum echogen ist. Die genauere Analyse, insbesondere durch die endoskopische Sonographie, läßt nicht nur zwei, sondern fünf Magenwandschichten erkennen. Diese sonographische Magenwandstruktur ist histologisch nicht eindeutig zuzuordnen. Möglicherweise spielen Spiegelbildartefakte eine Rolle.

Entsprechend der Schnittrichtung im Verhältnis zum Magen und entsprechend der Länge des angeschnittenen Magensegmentes treten zirkuläre (Abb. 25.5 a), ovale oder abgeflachte Kokarden auf (Abb. 25.5 b) und schließlich noch langgezogene kokardenähnliche Figuren (Abb. 25.6). Ein Schnitt kann den ganzen Bereich von Antrum bis zum Duodenum darstellen (Abb. 25.4). Das der Magenwand entsprechende, echoarme Band ist zuweilen außerordentlich fein (Abb. 25.6 und

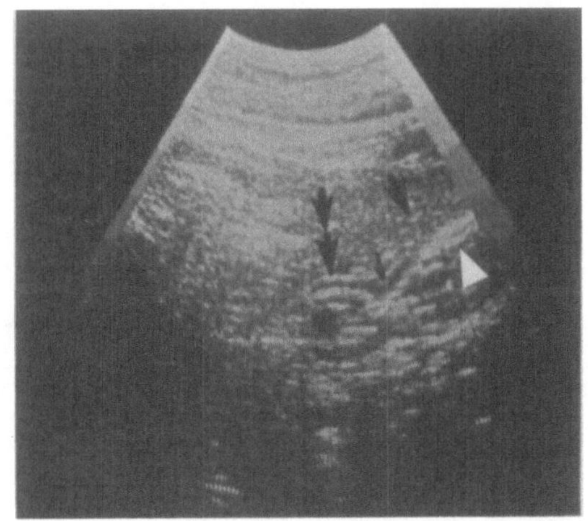

Abb. 25.4. Magen. Dieser Transversalschnitt zeigt das Antrum (*Pfeil*), den Pylorus (*kleiner Pfeil*) und den Bulbus (*Doppelpfeil*). Zu beachten ist das echoarme Aussehen der Magenwand. Die Mukosafalten (*weiße Pfeilspitze*) sind echogen

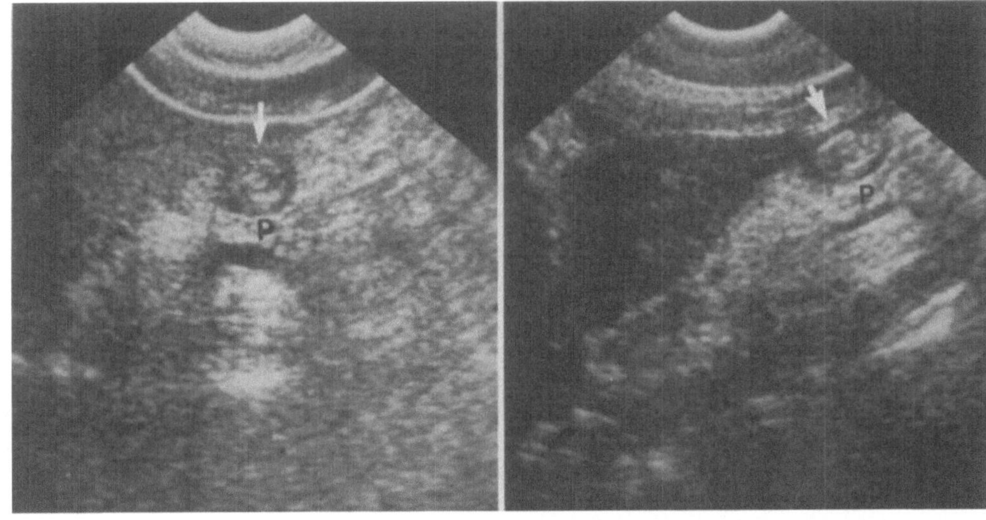

Abb. 25.5 a, b. Magen. **a** Transversalschnitt des Magenantrums. Typisches kokardenförmiges Bild ventral des Pankreas (*P*). **b** Sagittalschnitt

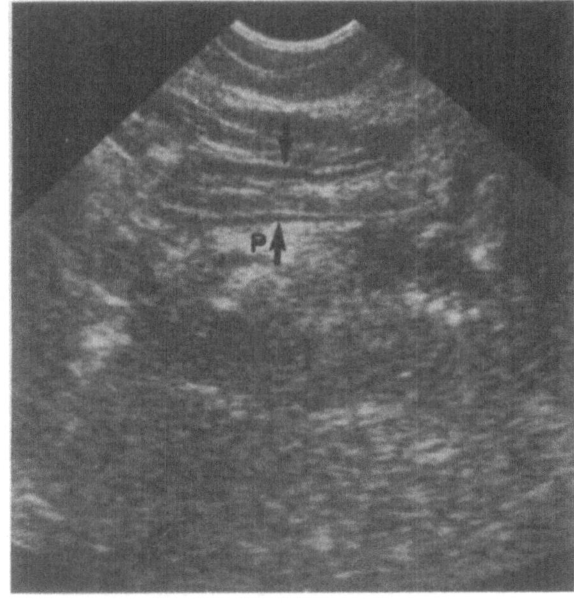

Abb. 25.6. Typisches Bild des Magens im Transversalschnitt: längliche Kokarde (*Pfeile*) mit linearer echoarmer Wand und echogenen Mukosafalten (*P*: Pankreas)

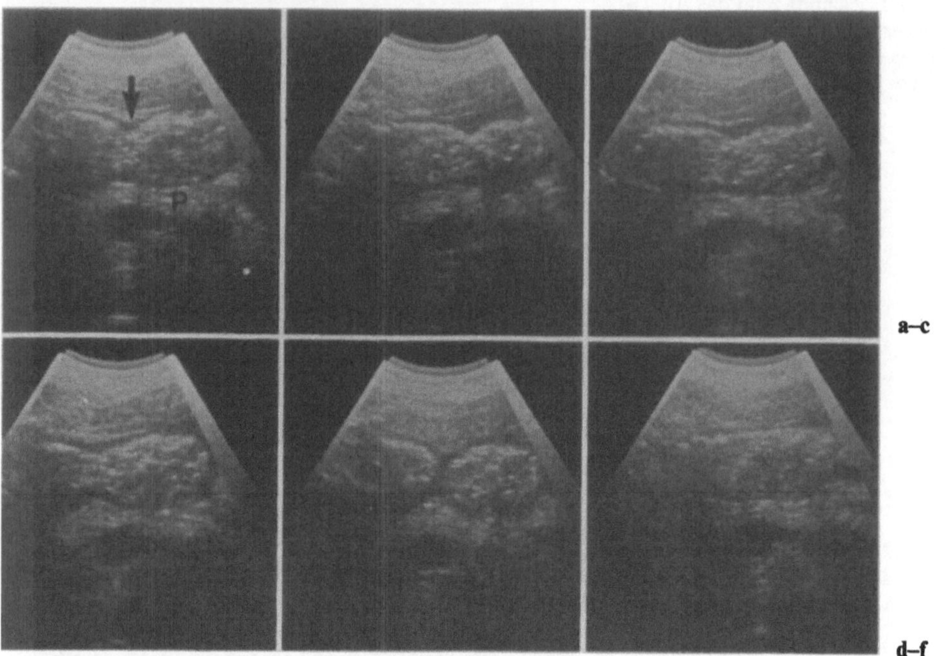

Abb. 25.7 a–f. Magenperistaltik. Sukzessive Transversalschnitte. Man erkennt auf **a** Antrum, Pylorus und Duodenum (*Pfeil*: Pylorus). Von **b** nach **f** ändert sich das Aussehen durch eine Kontraktion

25.7). Im Real-time-Verfahren können auch Kontraktionsabläufe verfolgt werden (Abb. 25.7).

Der halb mit Ingesta gefüllte Magen. Ist das Volumen nur gering, so wird der ursprüngliche Aspekt zumindest teilweise beibehalten (Abb. 25.8). Ist der Füllungszustand des Magens etwas größer, so erscheint er als eine semisolide, mehr oder weniger heterogene Masse. Das schallarme umrandete Echomuster kommt hier wesentlich weniger deutlich zum Ausdruck (Abb. 25.9). Die Beobachtungen der kontraktionsbedingten Form- und Größenveränderungen im Verlauf einer Real-time-Untersuchung sind ein äußerst wertvolles Erkennungsmerkmal. Im Zweifelsfall kann man etwas trinken lassen, wobei man sich jedoch im klaren sein muß, daß nur eine größere Menge (0,5 l) echte Veränderungen des Magenbildes – in Richtung Flüssigkeitsstruktur – bringen kann (Abb. 25.10).

Es gelingt also mit dem Real-time-Scan, charakteristische, dynamische Bewegungsabläufe zu erfassen, ähnlich wie bei anderen Teilen des Verdauungstraktes: Der Mageninhalt (oder Darminhalt) ist von kleinen Reflexen durchsetzt, die im Real-time-Scan außerordentlich beweglich sind (Abb. 25.11).

Flüssigkeitsgefüllter Magen. Ein im nüchternen Zustand durch Trinken von reichlich Wasser vollständig gefüllter Magen sieht aus wie eine Pseudozyste. Mobile kleine Luftblasen lassen sich i. allg. erkennen. Kontraktionen können direkt verfolgt werden, was bei Magenausgangsstenosen nicht mehr gelingt, obwohl die Bewegung der Reflexe auch in einem solchen Fall deutlich zu sehen ist (Abb. 25.12).

Diese beiden Aspekte haben sehr große Ähnlichkeit mit den Bildern, die man nach Einnahme von Methylzellulose (Garett und Kossoff) oder nach Genuß einer Gemüsesuppe (Eisenscher) (s. Kap. 18) enthält.

Prägastraler Ösophagus. Er ist als mehr oder weniger abgeflachte Kokarde zwischen der Leber einerseits und der Aorta mit dem Zwerchfellpfeiler andererseits zu erkennen (Abb. 25.13). Man kann diesen Abschnitt der Untersuchung des Magen-Darm-Traktes durch eine Untersuchung während einer Flüssigkeitsaufnahme komplettieren.

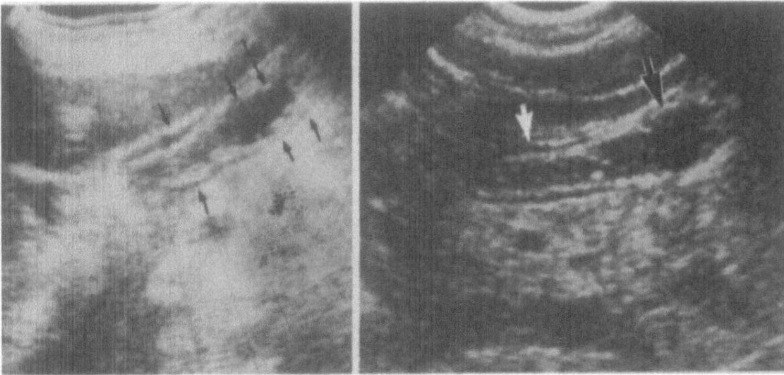

a, b

Abb. 25.8 a, b. Der Magen in halbgefülltem Zustand. **a** Das normale sonographische Bild des Magens findet man im Antrum (*Pfeile*). Das Korpus des Magens (*Doppelpfeil*) ist mit Flüssigkeit angefüllt. Hier ist die Magenwand weniger deutlich zu erkennen, während die Mukosafalten deutlich hervortreten. **b** Bei einem anderen Patienten ist das kokardenförmige Bild des Antrums (*weißer Pfeil*) deutlich vom Bild des Magenkorpus (*schwarzer Pfeil*) abgesetzt. Hier ist die transparente Linie der Magenwand verschwunden, während das Mukosarelief durch den Flüssigkeitsgehalt des Magens besonders deutlich hervortritt

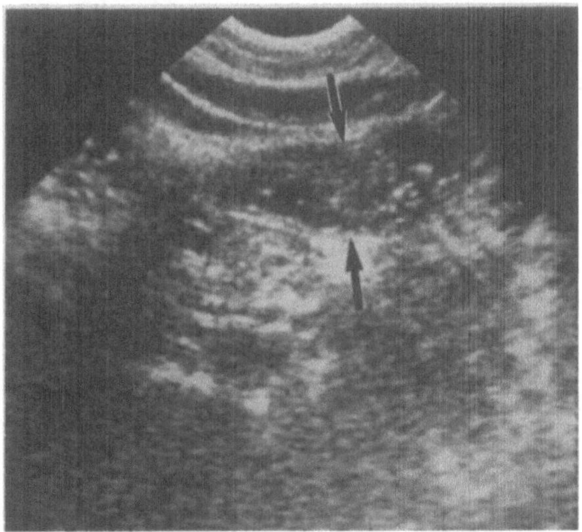

Abb. 25.9. Der flüssigkeitsgefüllte Magen (*Pfeile*). Die Magenwand stellt sich nicht mehr dar. Im Real-time-Verfahren erkennt man im Magen echogene Elemente, die sich kontinuierlich bewegen

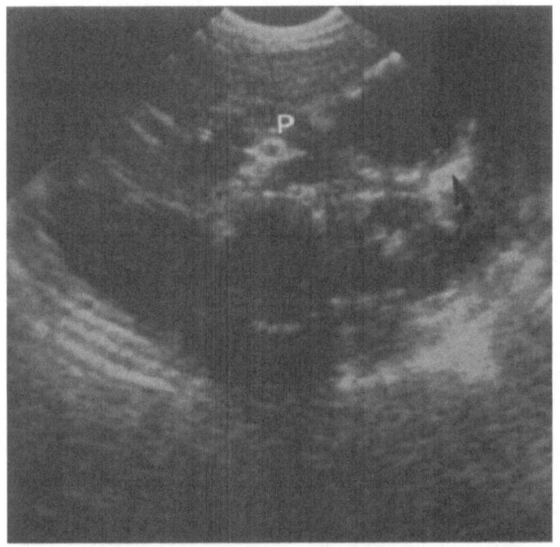

a

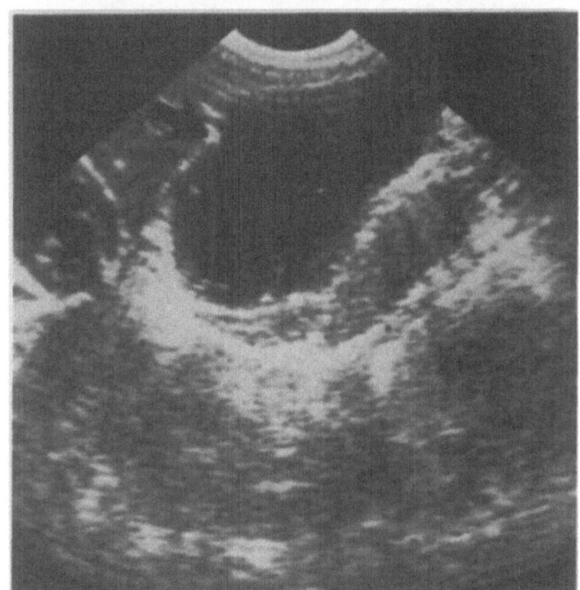

b

Abb. 25.10 a, b. Der flüssigkeitsgefüllte Magen. **a** Transversalschnitt. Der Magen (*Pfeil*) ist ventral des Pankreas (*P*) abzugrenzen. Zu beachten sind die Mukosafalten. **b** Sagittalschnitt. Zu beachten sind die echogenen Strukturen, die in der intragastralen Flüssigkeit flottieren ▶

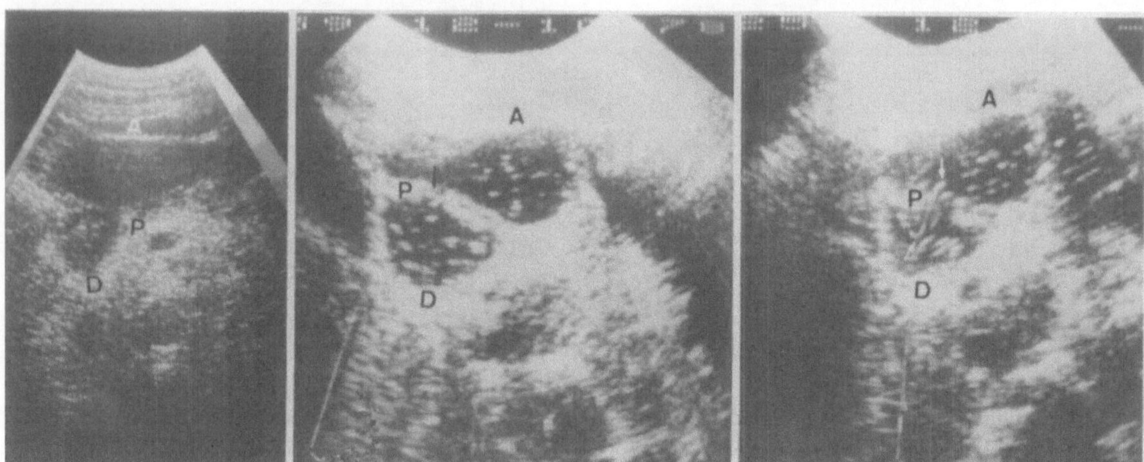

Abb. 25.11 a–c. Mobile, intraluminale Echos. **a** Auf diesem Real-time-Schnitt durch das Epigastrium sind Antrum (*A*), Pylorus (*P*) und Duodenum (*D*) abgebildet. Der Magen ist halb gefüllt, wodurch die echoarme Magenwand sich nicht darstellt. Dorsal des Magens sind das Pankreas und die transversal getroffene V. mesenterica erkennbar. **b** Ein entsprechender Compoundschnitt bei einem Patienten mit einer Stenose in der Pars descendens duodeni. Innerhalb des dilatierten Magens und des Bulbus erkennt man multiple mobile Partikelchen. **c** Bei der Konstruktion dieses Schnittbildes hat ein Nahrungspartikel den Pylorus verlassen. Sein Kurs wird als sinusförmige Linie (*Pfeil*) manifest. In diesem Fall wird die Mobilität der intraluminalen Echos offenkundig (Bild: F. Zeltner)

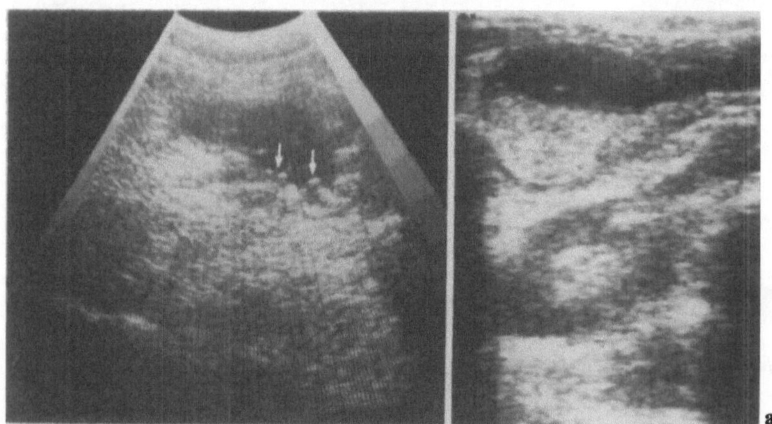

Abb. 25.12 a, b. Mobile intraluminale Echos. **a** Auf diesem Real-time-Sagittalschnitt durch das Epigastrium bildet sich das Korpus des Magens ab. Die Pfeile markieren einige Nahrungsteile (oder kleine Bläschen), die im Real-time-Scan mobil sind. **b** Magenerweiterung infolge einer Pylorusstenose im Transversalschnitt. Man erkennt eine lageabhängige Sedimentation. Einige punktförmige Strukturen flottieren in der Flüssigkeit des Magens

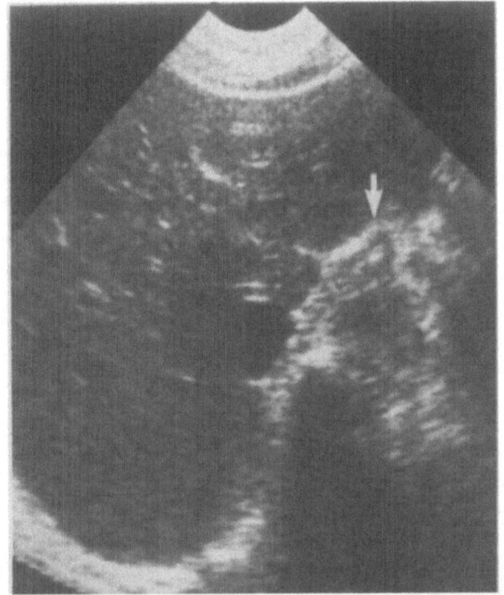

a

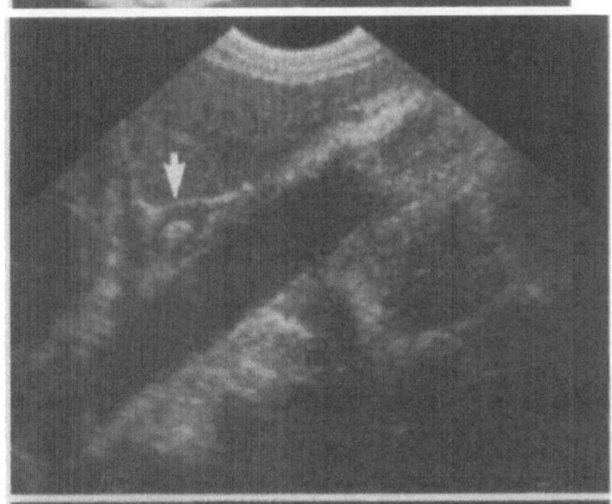

b

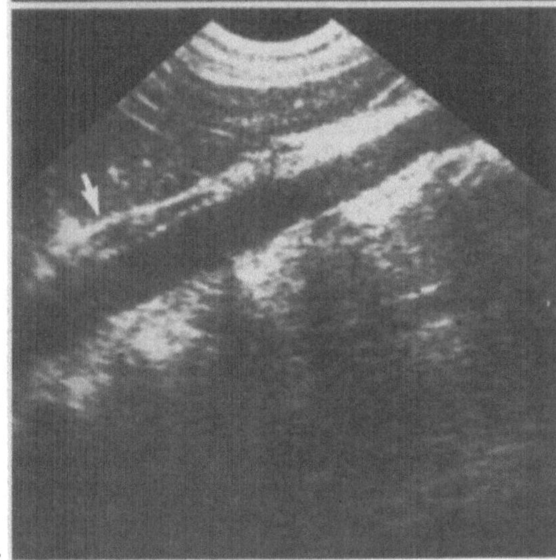

c

Abb. 25.13 a–c. Einmündung des Ösophagus in den Magen. **a** Transversalschnitt: Die Einmündung (*Pfeil*) sieht wie eine kleine Kokarde aus. **b, c** Sagittalschnitt der Kardia bei zwei verschiedenen Patienten

Dickdarm

Das leere Kolon kann ein kokardenähnliches Bild einnehmen (Abb. 25.14). Das gefüllte Kolon sieht sonographisch wie ein Flüssigkeitsareal aus (Abb. 25.15) oder häufiger wie eine solide oder semisolide Raumforderung (Abb. 25.16), deren Form und Größe sich während einer Real-time-Untersuchung ständig ändert (Abb. 25.17). Weiterhin kann es mit darmgasbedingten akustischen Schatten einhergehen. Das Colon transversum ergibt oft transversale oder ovale, weit dorsal gelegene bandförmige Bilder (Abb. 25.18). Das kann zu Verwechslungen mit retroperitonealen Tumoren Anlaß geben, wenn man nämlich versäumt, die zeitlichen Veränderungen, sei es direkt im Real-time-Verfahren, sei es durch wiederholte Kontrolluntersuchungen, zu registrieren. Ähnliche bandförmige Bilder haben wir bereits bei der Pars horizontalis inferior des Zwölffingerdarmes im Transversalschnitt kennengelernt (Abb. 25.3c). Das Kolon befindet sich im Unterschied dazu allerdings ventral der Mesenterialwurzel.

Ein isolierter Schnitt durch die linke Kolonflexur ist sehr leicht mit einem Pankreasschwanztumor zu verwechseln (Abb. 25.19). Das mit Luft gefüllte Colon transversum ist auf Transversalschnitten des Oberbauches oft zu erkennen. Wegen der luftbedingten akustischen Schatten ist nur die Kolonvorderwand abzugrenzen. Hier sind typische Haustrierungen erkennbar (Abb. 25.20).

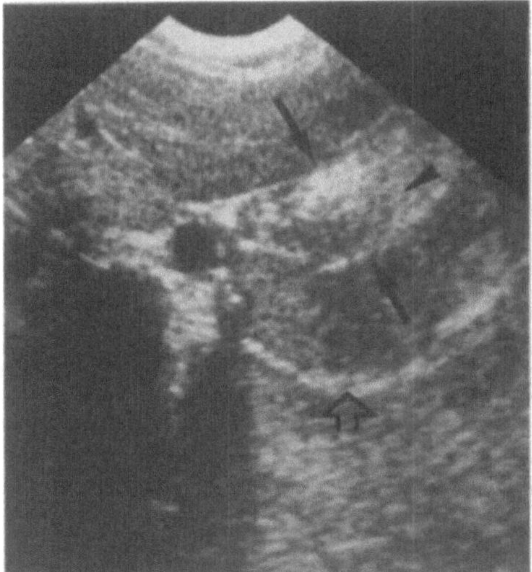

Abb. 25.14. Kolon. Dieser Transversalschnitt des linken Oberbauches zeigt zwischen Leber und Milz (*offener Pfeil*) den Magen (*vorderer Pfeil*) und die linke Kolonflexur (*Pfeilspitze*)

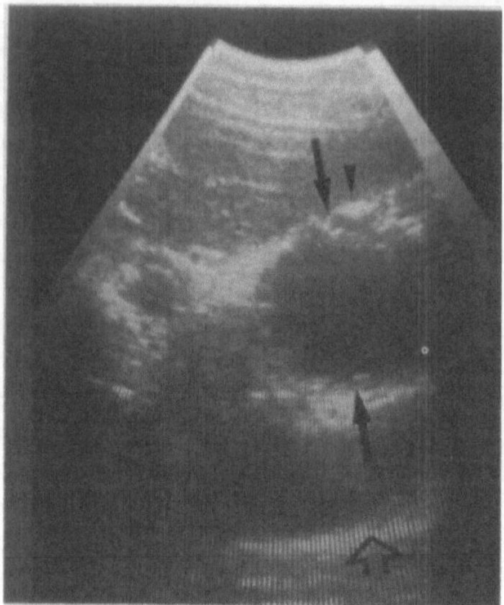

Abb. 25.15. Erweiterte linke Kolonflexur (*Pfeile*) zwischen Leber und Milz. Es handelt sich eindeutig um das Kolon, da die Magenkokarde weiter ventral (*Pfeilspitze*) zu erkennen ist

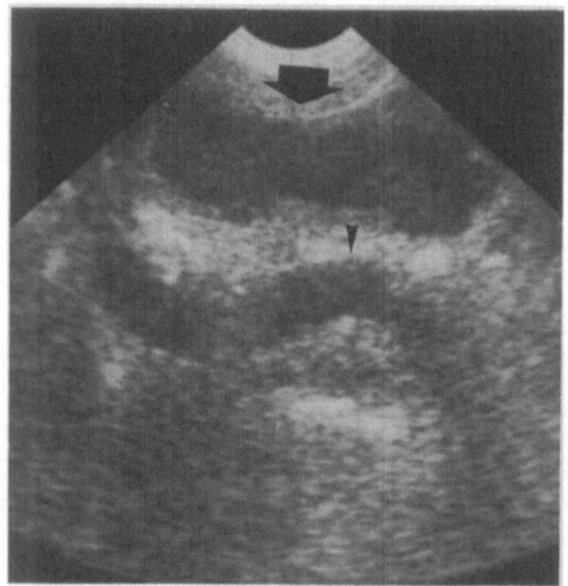

Abb. 25.16. Das Colon descendens (*Pfeil*) im Frontalschnitt. Zu beachten ist die Aorta (*Pfeilspitze*)

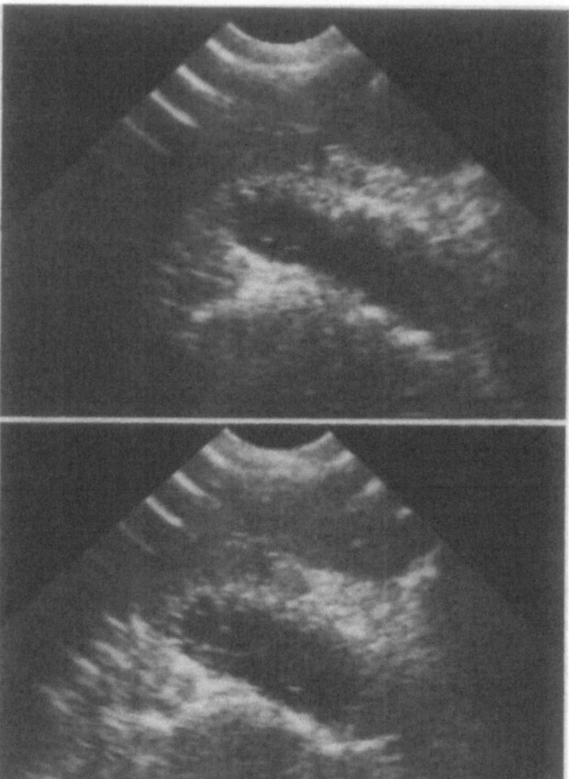

Abb. 25.17 a, b. Die linke Kolonflexur im Frontalschnitt. Sie liegt unterhalb der Milz. Das Aussehen des Kolons ist im Stehen grundlegend anders als im Liegen

Ein weiterer Aspekt des Dickdarmes ist sehr charakteristisch: das bandförmige Bild des Colon descendens, das sich longitudinal vor der linken Niere entlangzieht (Abb. 25.21). Auch dieses Bild ist während der Real-time-Untersuchung oder in wiederholten Darstellungen Variationen unterworfen. Gleichzeitig sind häufig darmgasbedingte Schallschatten zu beobachten. Man darf diese Erscheinung nicht als retroperitonealen Tumor interpretieren. Aber selbstverständlich liegt das Colon descendens im Retroperitoneum. Man muß die Zugehörigkeit dieses Kolonabschnittes zum linken pararenalen Raum gut im Gedächtnis behalten, damit man das in der Nähe der linken Niere angeschnittene Kolon nicht mit einem zystischen oder soliden Tumor verwechselt (Abb. 25.22).

Wie immer kann die Zugehörigkeit einer Struktur zum Verdauungstrakt durch Lageänderungen und spätere Kontrolluntersuchungen gesichert werden. Auf Transversalschnitten durch den Oberbauch ist die linke Kolonflexur oft neben dem Magen zu erkennen. Sie liegt zwischen Milz und linkem Leberlappen (Abb. 25.14). Das gleiche gilt für Interkostalschnitte (Abb. 25.23). Kontrolluntersuchungen kurze Zeit später lassen eine Verwechslung mit Pankreas- oder Nebennierentumoren vermeiden.

Computertomographisch darf die Kolonwand nicht dicker als 4 mm sein. Ob dieser Wert sonographisch anwendbar ist, ist noch unsicher.

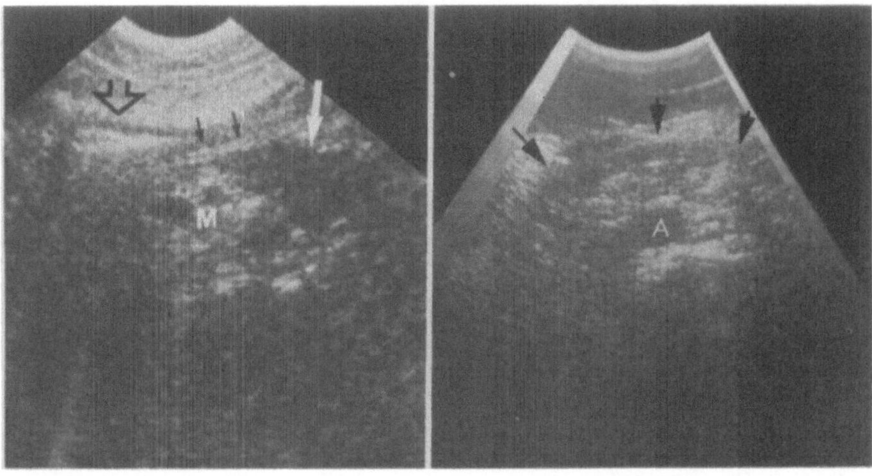

a, b

Abb. 25.18 a, b. Das Colon transversum. Transversalschnitte. **a** Fehldeutung des Colon transversum (*weißer Pfeil*) als Pankreastumor. Das Kolon liegt ventral der Mesenterialgefäße (*M*) und dorsal des Magens, dessen Hinterwand (*kleine Pfeile*) und Vorderwand (*offener Pfeil*) zu erkennen sind. **b** Sonographische Darstellung des gesamten Colon transversum (*Pfeilspitzen*) ventral der Aorta (*A*)

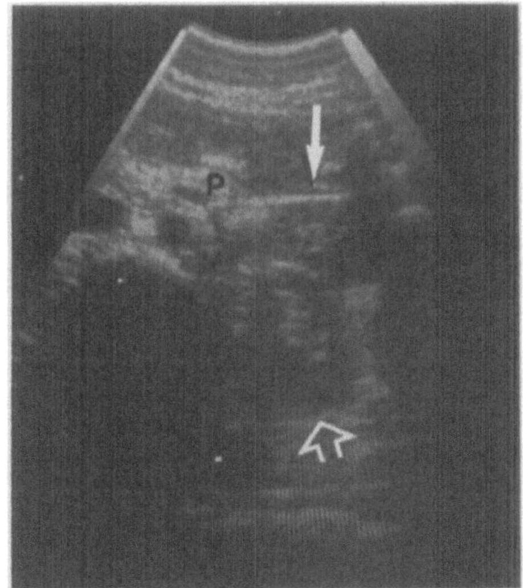

Abb. 25.19. Das Colon descendens im vorderen pararenalen Raum (*Pfeil*) steht in enger Beziehung zum Pankreas (*P*) und zur linken Niere (*offener Pfeil*)

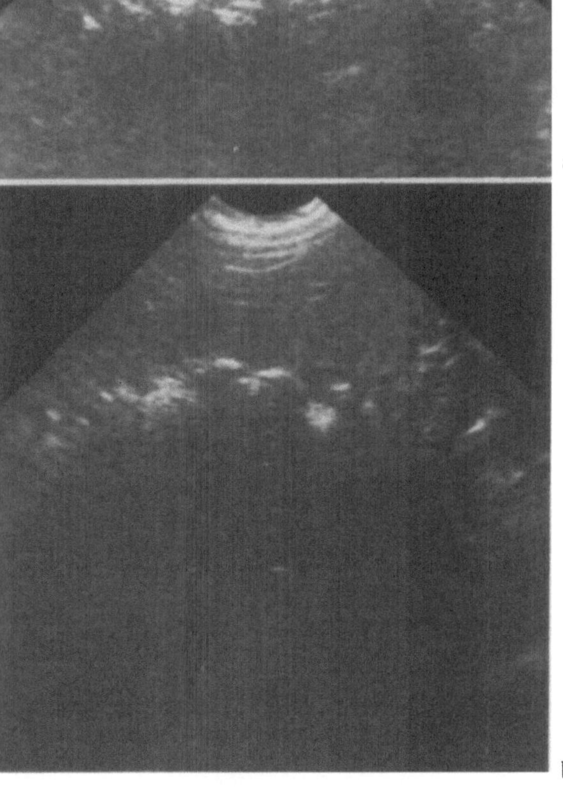

a

b

Abb. 25.20 a, b. Das luftgefüllte Colon transversum. Die ▶ Haustren (*Pfeile*) sind mit ihrem vorderen Relief und den davon ausgehenden Schallschatten auf diesen beiden Transversalschnitten zu erkennen

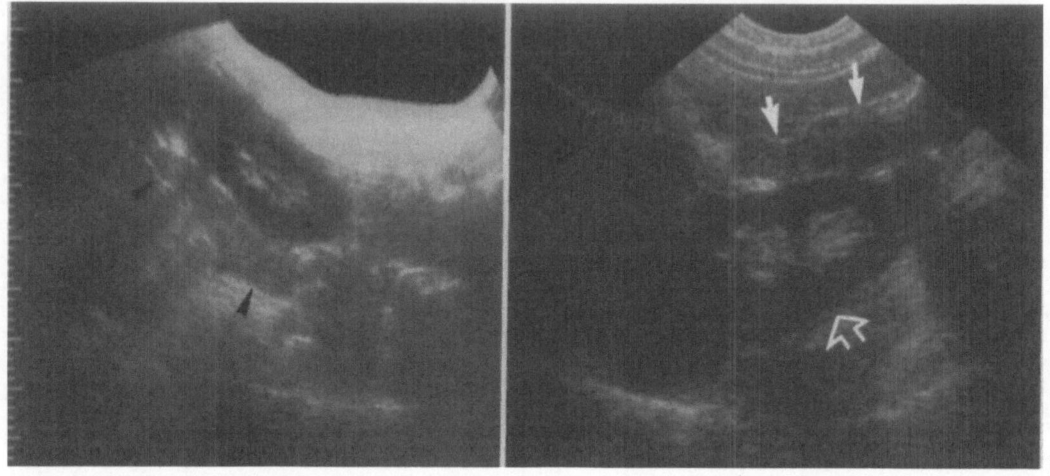

Abb. 25.21 a, b. Colon descendens. **a** Ein Sagittalschnitt durch die linke Niere (von dorsal) zeigt ventral dieser Niere eine bandförmige Struktur (*Pfeilspitzen*), von der einige Schallschatten ihren Ausgang nehmen. Es handelt sich um das Colon descendens, das im vorderen pararenalen Raum liegt. **b** Ein Sagittalschnitt des linken Oberbauches in Rükkenlage zeigt das Colon descendens (*Pfeile*) ventral der Niere (*offener Pfeil*) und unterhalb des Pankreasschwanzes

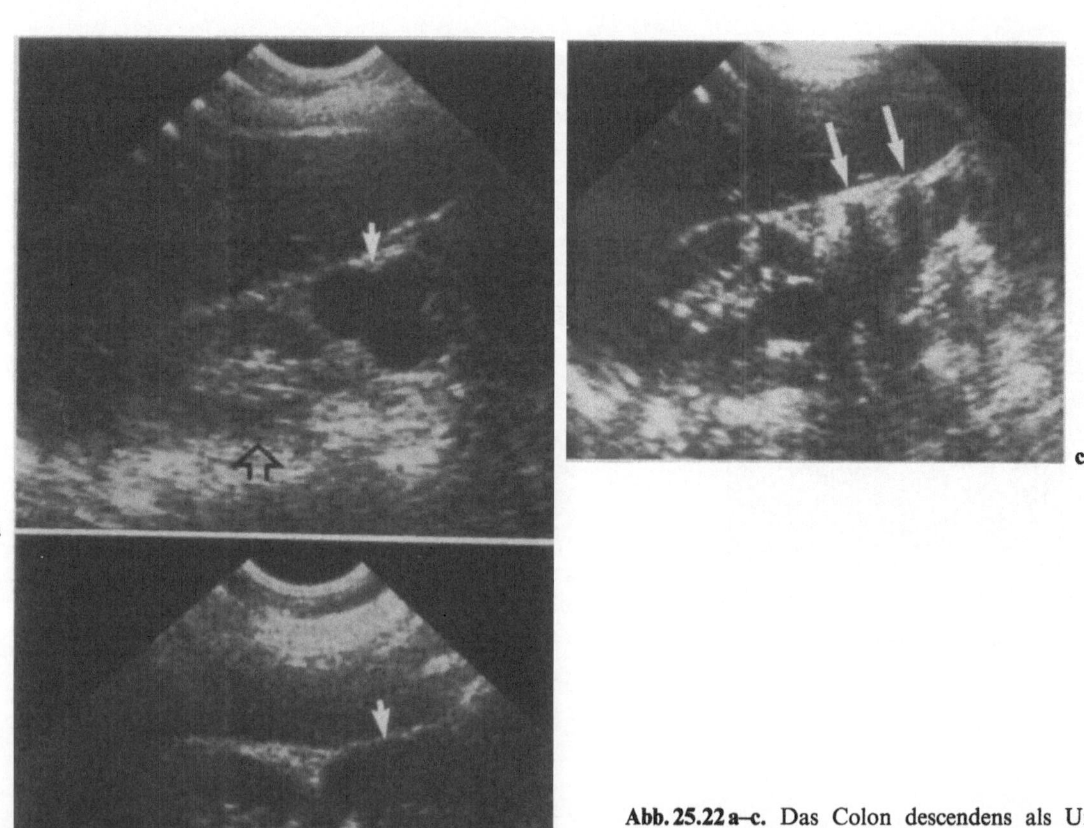

Abb. 25.22 a–c. Das Colon descendens als Ursache für Fehlinterpretationen. **a** Ein linksseitiger Interkostalschnitt zeigt eine echoarme Formation (*Pfeil*) unterhalb der rechten Niere (*offener Pfeil*). **b** Einige Momente später hat sich dieses Bild geändert: Es handelt sich um das Colon descendens, das im vorderen pararenalen Kompartiment liegt. **c** Ähnliches Bild eines Kolonabschnittes, der dieses Mal mit Luft gefüllt ist. Die Haustren (*Pfeile*) sind erkennbar

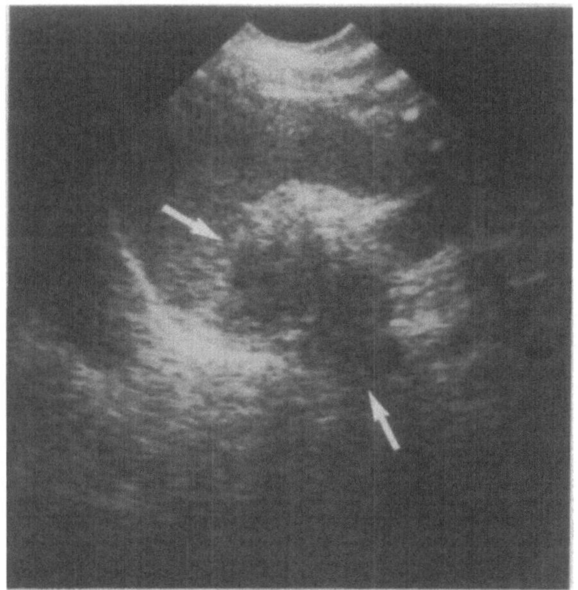

Abb. 25.23. Fehldeutungen der linken Kolonflexur. Die linke Kolonflexur ist auf einem linksseitigen Interkostalschnitt zwischen Milz und linker Niere zu erkennen (*Pfeile*). Wenn dieser Abschnitt des Kolons mit Flüssigkeit oder Skybala angefüllt ist, kann er wie eine Zyste oder ein Tumor imponieren – bis dann spätere Kontrollen oder Kontrollen in anderer Position Veränderungen der Größe und Form dieser Läsion zeigen

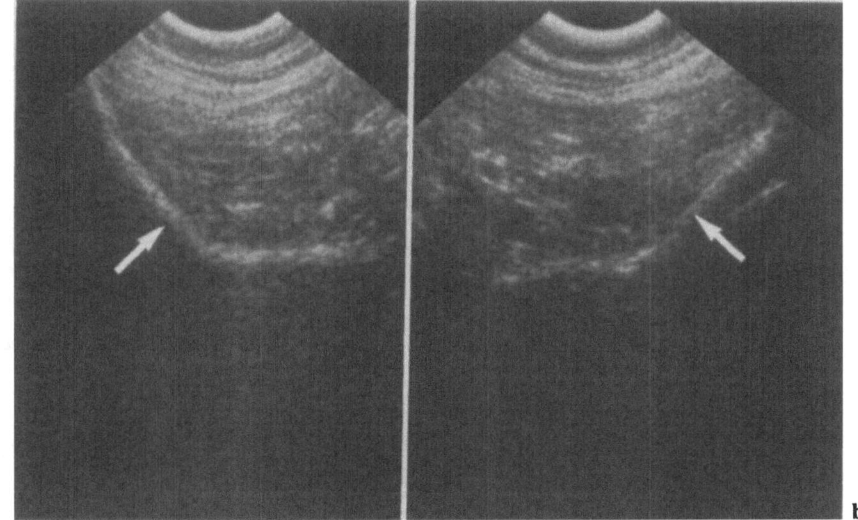

Abb. 25.24 a, b. Dünndarm: normales, symmetrisches, wenig spezifisches Bild der Fossae iliacae im Transversalschnitt. Der *Pfeil* markiert das Os ilium

Dünndarm

Die Dünndarmschlingen ergeben ein ungeordnetes Bild (Abb. 25.24). Einigermaßen charakteristische Darstellungen von ihnen erhält man nur, wenn Aszites (Abb. 25.25 und 25.26) oder eine Dilatation (Abb. 25.27) vorliegen, oder wenn sehr rasch eine größere Flüssigkeitsmenge aufgenommen wird. In den dilatierten Darmschlingen sind Kerckring-Falten zu erkennen (Abb. 25.27) (ZELTNER et al. 1978).

An die heterogenen soliden Bilder oder die entsprechenden gasbedingten Schallschatten des Rektums wollen wir nur kurz erinnern (Abb. 25.28).

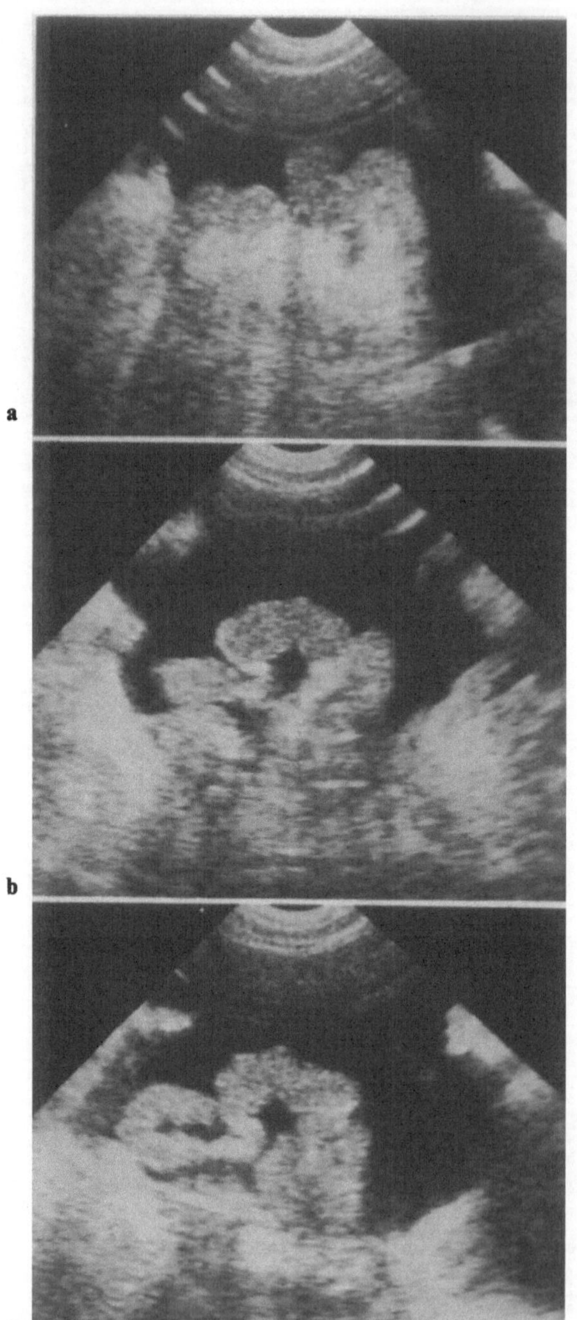

a

b

c

Abb. 25.25. a–c. Dünndarm. Auf diesen Real-time-Schnitten zeichnen sich die Dünndarmschlingen durch die Aszitesflüssigkeit deutlich ab. Die Mobilität und die Kontraktionen der Darmschlingen und die Mobilität des Darminhaltes sind im Real-time-Verfahren evident

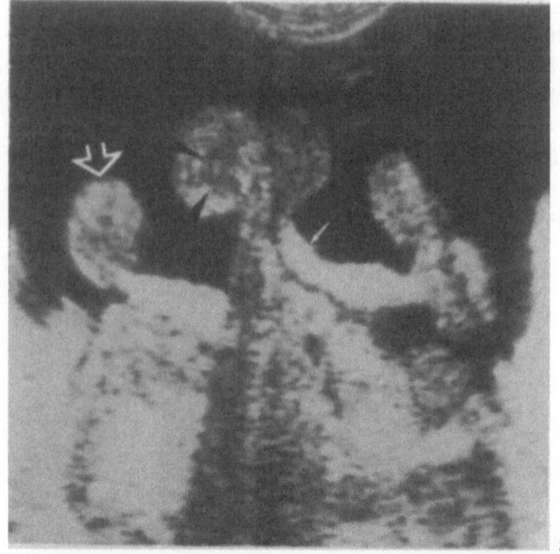

a

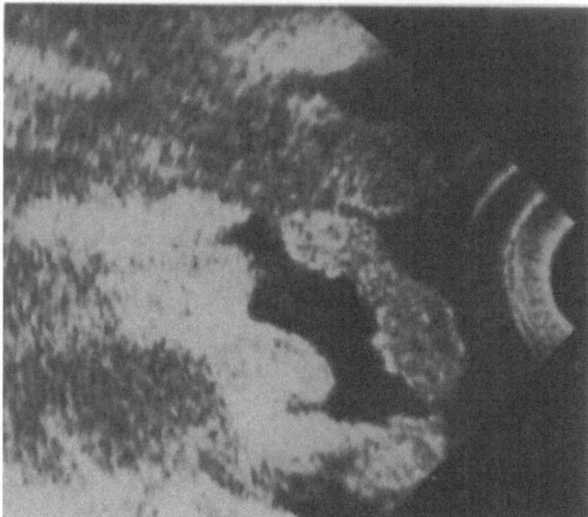

b

Abb. 25.26 a, b. Dünndarmschlingen, die durch Aszites erkennbar werden. **a** Subumbilikaler Schnitt. Die Dünndarmschlingen (*offener Pfeil*) und das zugehörige Mesenterium (*Pfeil*) sind erkennbar. Zu beachten ist das Bild des intestinalen Lumens (*Pfeilspitzen*). **b** Linksseitiger Frontalschnitt

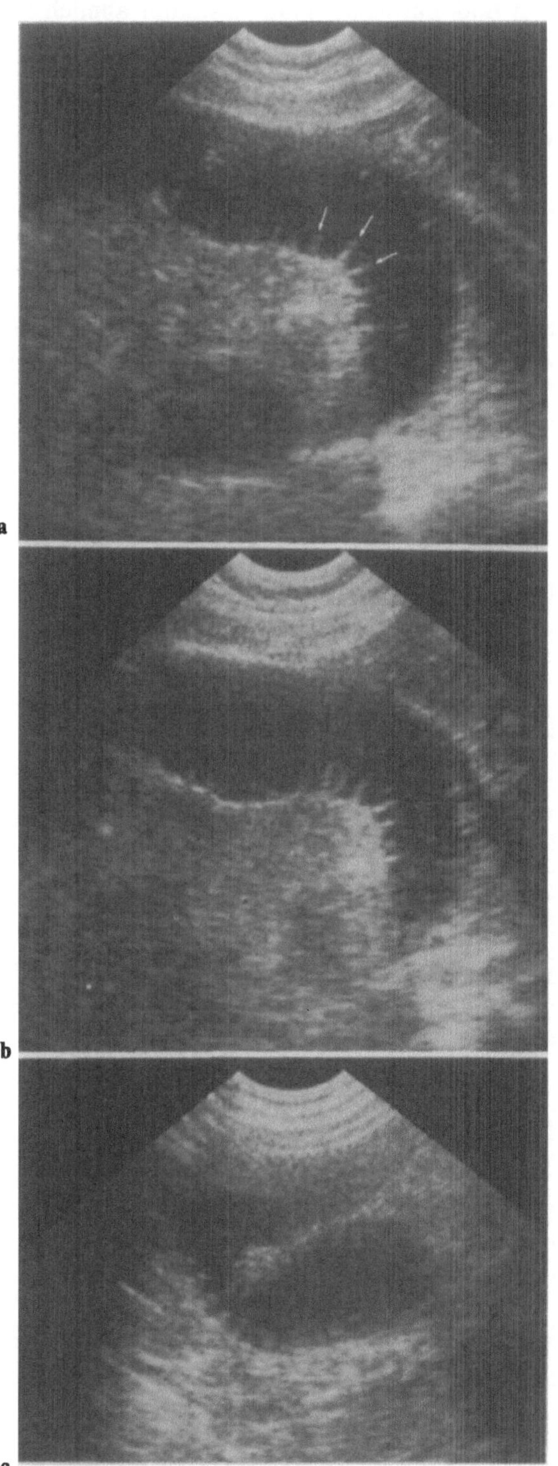

Abb. 25.27 a–c. Kerckring-Falten (*Pfeile*) in dilatierten Dünndarmschlingen

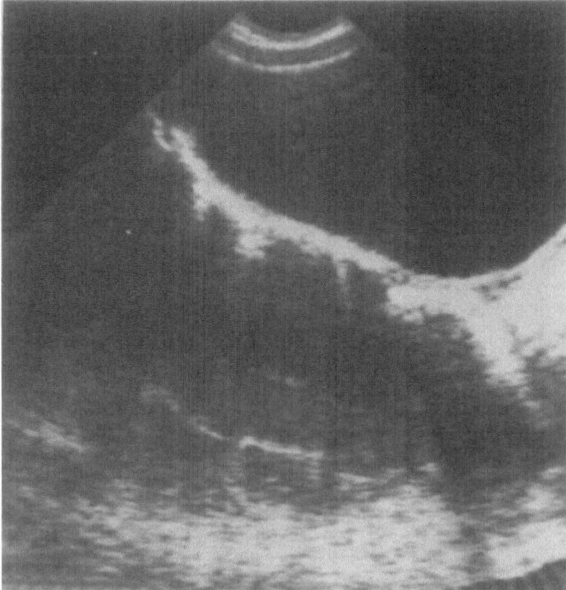

Abb. 25.28. Rektumampulle. Sagittalschnitt durch die Harnblase. Nur die Vorderwand des Rektums ist wegen des Darmgasgehaltes zu erkennen

Magen- und Darmtumoren

Diese Tumoren wurden von LUTZ et al. (1973), WINSBERG et al. (1974), HOLM (1976) und DERCHI et al. (1983) untersucht.

Sie stellen sich als kokardenförmige Struktur (LUTZ et al. 1973) dar, die dem Bild des normalen Magens sehr ähnlich sieht. Die Wand ist jedoch (logischerweise) durch die Tumorinfiltration erheblich verdickt (Abb. 25.29 und 25.30). Wenn der Tumor sich auf einen Teil der Zirkumferenz der Darmwand beschränkt, bewirkt er ein semisolides Bild, das einem Pankreastumor ähnlich sehen kann (Abb. 25.31 und 25.32). Man kann das Pankreas jedoch dorsal der Raumforderung erkennen (Abb. 25.29 und 25.30). Die Entdeckung einer epigastrischen Raumforderung, die keinem parenchymatösen Organ zuzuordnen ist, muß immer Anlaß zur Endoskopie sein.

Einige Magentumoren stellen sich sonographisch sehr irreführend dar. Wenn der Tumor nicht in das Lumen hinein, sondern exogastral wächst, kann er nur schwer zugeordnet werden (Abb. 25.33). Die Flüssigkeitsfüllung des Magens

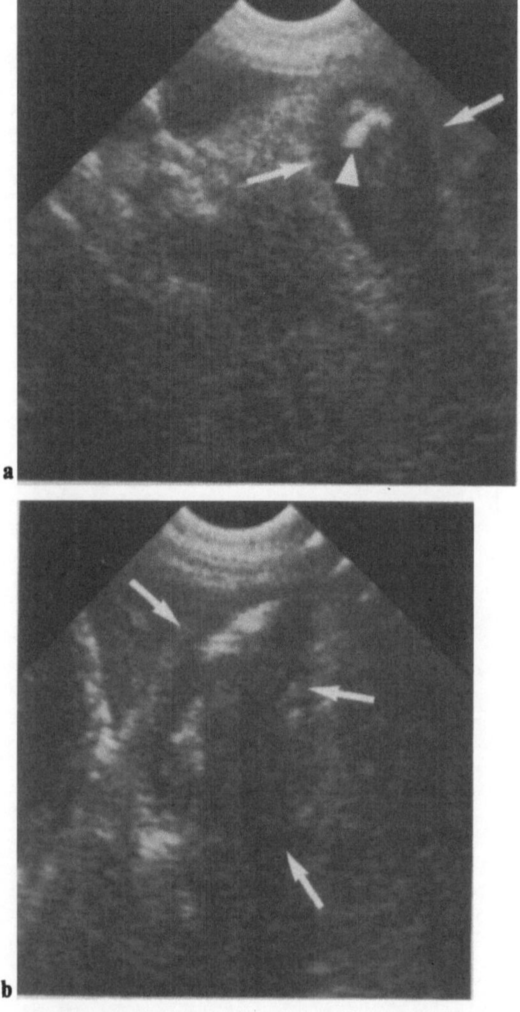

Abb. 25.29 a, b. Magenkarzinom. **a** Ein Transversalschnitt zeigt eine parietale Verdickung mit exzentrischem Lumen, das durch die Reflexe der Mukosa (*Pfeilspitze*) markiert ist. Ein solches Bild muß nach Flüssigkeitsfüllung des Magens sonographisch kontrolliert werden. **b** Sagittalschnitt. Ungewöhnlich dicke, exzentrische Kokarde

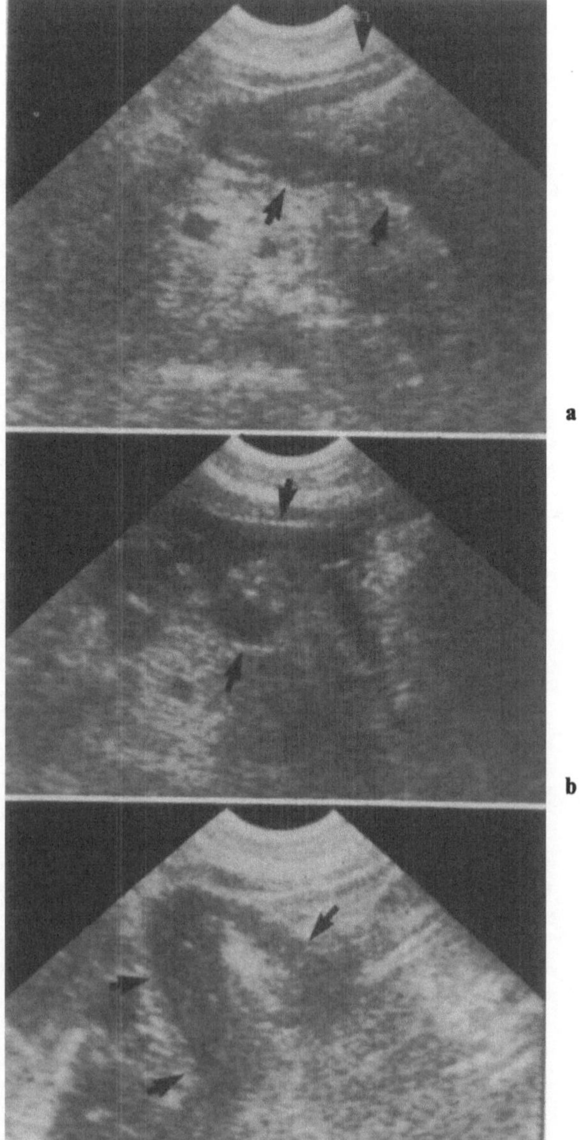

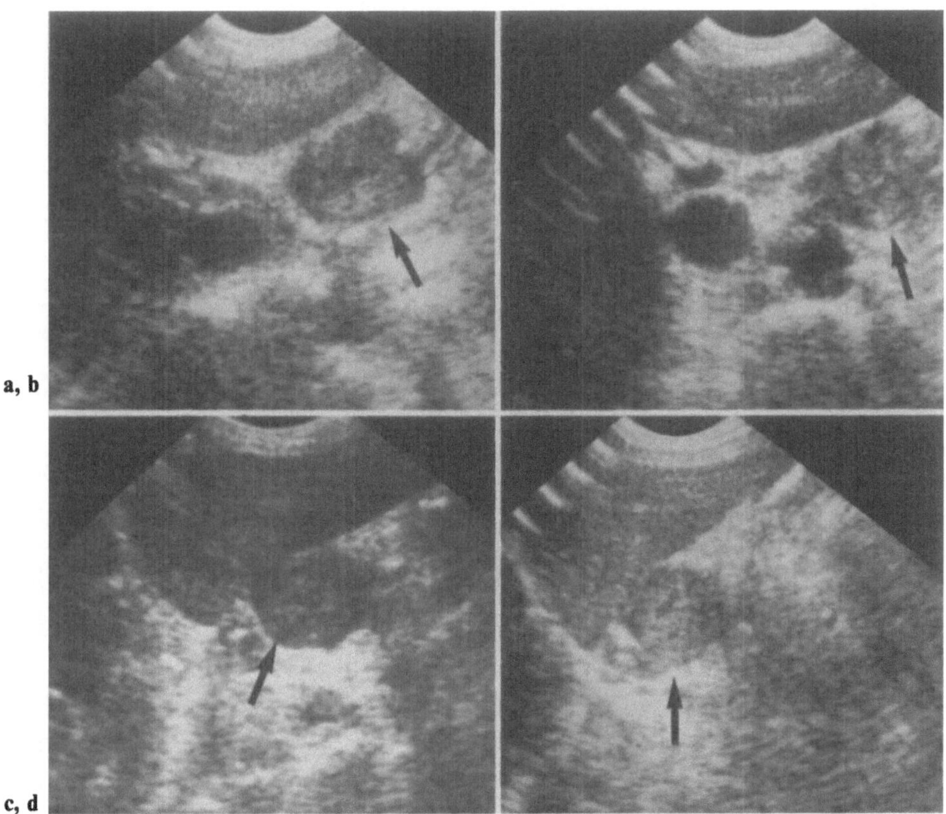

Abb. 25.31 a–d. Kardiakarzinom. Transversalschnitte: heterogene solide Raumforderung (*Pfeil*). Die Real-time-Untersuchung mit gleichzeitiger Flüssigkeitsaufnahme erlaubt die Zuordnung dieser Raumforderung zum Magen

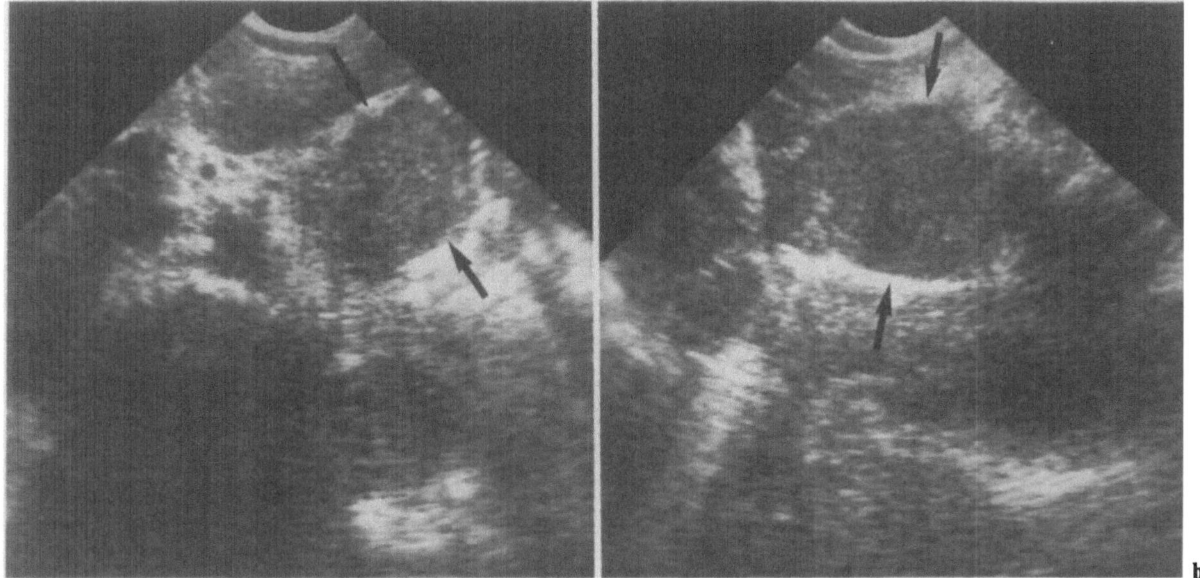

◀ **Abb. 25.30 a–c.** Magenkarzinom. **a** Transversalschnitt: Verdickung der gesamten Magenwand (*Pfeile*). **b** Parallelschnitt: unregelmäßige parietale Verdickung. **c** Sagittalschnitt: Verdickung der hinteren Magenwand und exzentrisches Magenlumen

Abb. 25.32 a, b. Großes Magenkarzinom (*Pfeile*). **a** Transversalschnitt, **b** linksseitiger Sagittalschnitt

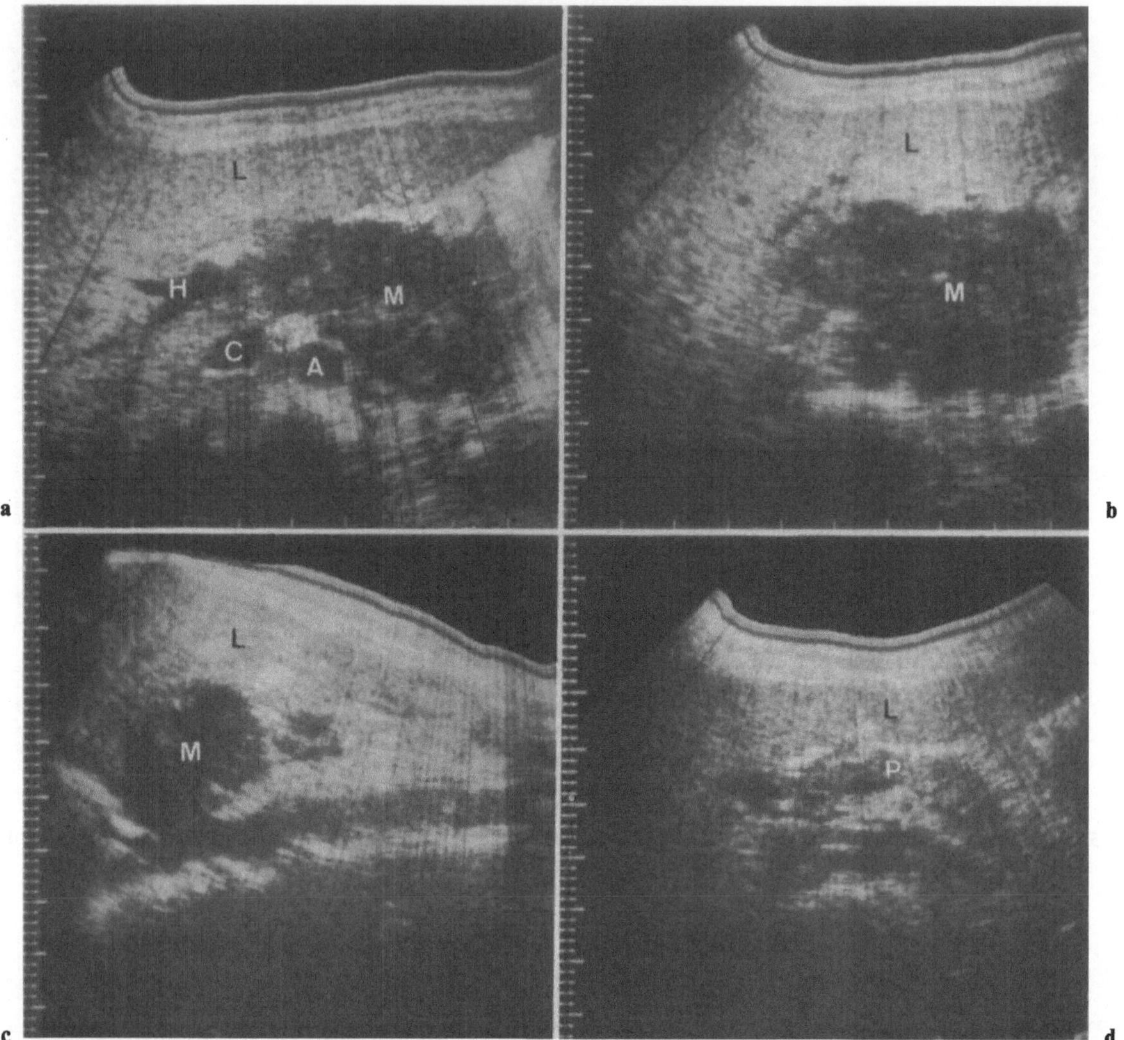

Abb. 25.33 a–d. Juxtapankreatische Raumforderung: Schwannom des Magens mit exogastralem Wachstum. **a** Transversalschnitt (*L*: Leber, *H*: Leberpforte, *M*: Raumforderung, *C*: V. cava, *A*: Aorta), **b** Parallelschnitt, **c** Sagittalschnitt, **d** Transversalschnitt des Pankreas (*P*)

und die bekannten Positionsänderungen können die Zugehörigkeit zum Magen beweisen. Oft handelt es sich bei diesen exogastral wachsenden Magentumoren um Schwannome (Abb. 26.34) oder Leiomyome.

Eine genauere Untersuchung ist die Computertomographie mit peroraler Kontrastmittelgabe (Abb. 25.35). Mehr als die Sonographie ermöglicht die Computertomographie eine Aussage über die lokale Ausbreitung der Magentumoren. Die endoskopische Sonographie hat in der Beurteilung parietaler Infiltrationen vielleicht eine Zukunft.

Lymphome, die sich im Magen manifestieren, verursachen eine erhebliche Magenwandverdikkung, die sonographisch als typische Kokarde imponiert (Abb. 25.36–25.39). Wenn keine weiteren vergrößerten Lymphknoten erkennbar sind, ist das Bild der Kokarde unspezifisch (Abb. 25.36). Tatsächlich ist das sonographische Bild der hypertrophischen Gastritis und des Morbus Ménétrier (Abb. 25.40) ganz ähnlich.

Die Kolontumoren sehen sonographisch wie die Magentumoren aus. Die Verdickung der Kolonwand führt zu typischen, kokardenähnlichen Bildern, die manchmal als „Pseudoniere" imponieren (Abb. 25.41 und 25.42).

Ähnliche Bilder finden sich auch bei Dünndarmtumoren (Abb. 25.43) und einigen peritonealen Metastasen (Abb. 25.44 a). Andere Er-

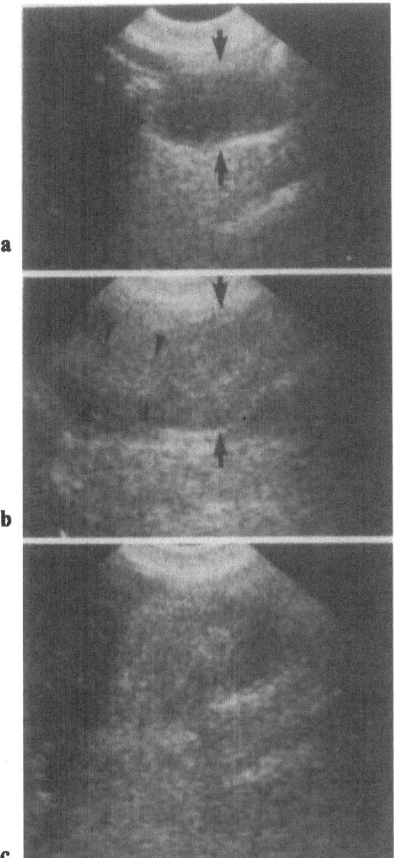

Abb. 25.34 a–c. Schwannom mit exogastraler Ausdehnung. Kontrolle nach Flüssigkeitsfüllung des Magens. **a** Epigastrischer Sagittalschnitt in Rückenlage: unspezifische Raumforderung (*Pfeile*). **b** Identischer Schnitt nach Flüssigkeitsfüllung des Magens: Das Magenlumen (*Pfeilspitzen*) steht in Verbindung mit der Raumforderung. **c** Kontrolle im Stehen

krankungen, die zu einer Verdickung der Darmwand führen wie der Morbus Crohn oder die Tuberkulose, können sich sonographisch ebenfalls als Kokarde darstellen (Abb. 25.44 b, c).

Es ist ganz klar, daß es nicht die Aufgabe der Sonographie ist, nach Magen-Darm-Tumoren zu suchen. Manchmal werden diese Tumoren jedoch bei Routineuntersuchungen oder Untersuchungen mit anderen Fragestellungen zufällig entdeckt. In diesem Fall muß man alle peritonealen Rezessus sorgfältig nach Aszites absuchen. Auch die Leber muß gründlich untersucht werden.

Zuletzt wollen wir an das kokardenähnliche Bild der Pylorusstenose des Säuglings erinnern (Teele 1977).

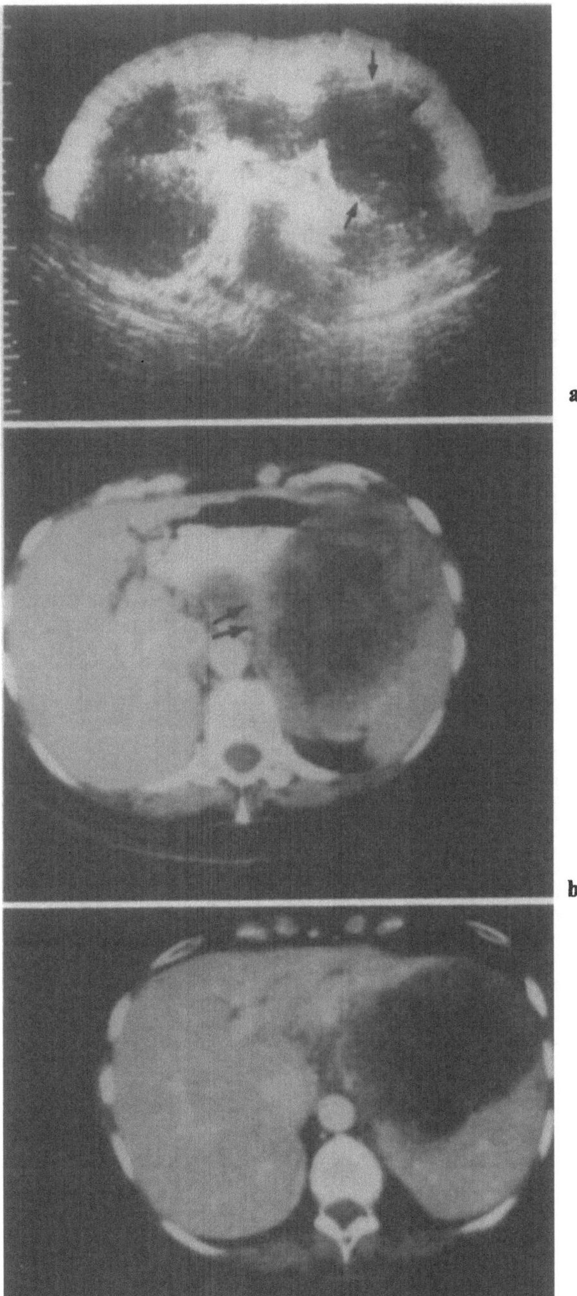

Abb. 25.35 a–c. Riesiges Schwannom. **a** Ein Schnitt des linken Oberbauches zeigt eine Raumforderung (*Pfeile*), die zunächst dem linken Lappen der Leber, später der Milz zugeordnet wird. Zu Unrecht: Denn sie ist rund. Außerdem ist die Milz weiter dorsal zu erkennen. **b, c** Zwei computertomographische Schnitte nach peroraler Kontrastmittelaufnahme zeigen, daß die Raumforderung der Magenwand angehört (*Pfeile*). Es handelt sich also um einen Magentumor. Die Bedeutung der Computertomographie für die Analyse der Umrisse wird hier erneut demonstriert

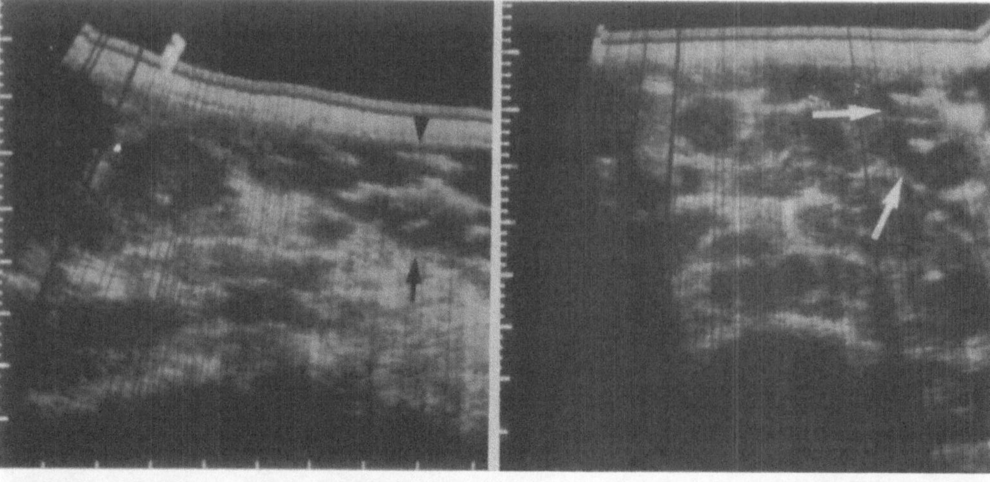

a, b

Abb. 25.36 a, b. Lymphosarkom des Magens. **a** Ein Sagittalschnitt zeigt unterhalb der Leber eine ovaläre tumoröse Struktur mit zentralen Echos und echoarmer Korona. Es handelt sich um eine Magenkokarde mit beträchtlicher Verdickung der Magenwände. Die linearen Reflexionen deuten auf eine Verdickung der Mukosafalten. **b** Ein Transversalschnitt zeigt den vergrößerten Magen (*Pfeile*) erneut. Man erkennt zahlreiche traubenförmig angeordnete vergrößerte Lymphknoten. Es handelt sich um retroperitoneale und gastrale Manifestationen eines Lymphosarkoms

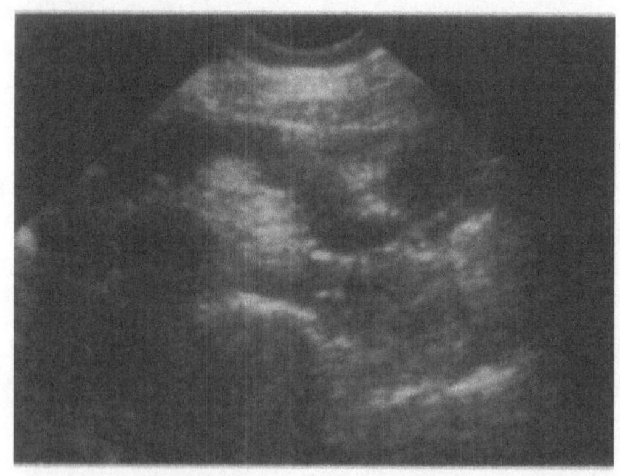

Abb. 25.37. Dieser Transversalschnitt des Magens zeigt eine unregelmäßige Verdickung der gesamten Magenwand. Es handelt sich um eine Manifestation eines Lymphosarkoms am Magen

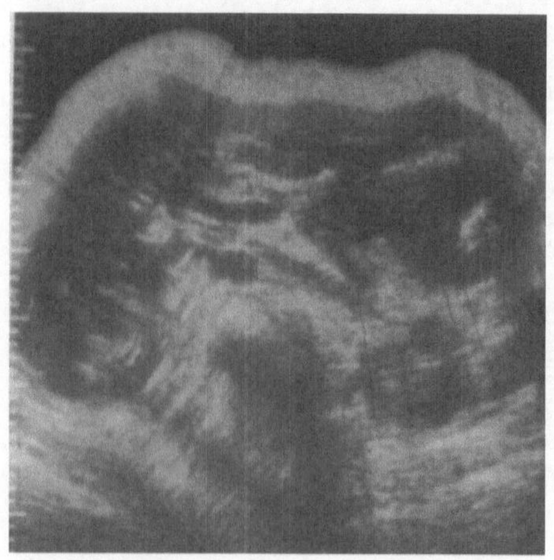

Abb. 25.38. Transversalschnitt des Magens: Verdickung der Magenwand und exzentrisches Magenlumen: gastrale Manifestation eines Lymphosarkoms

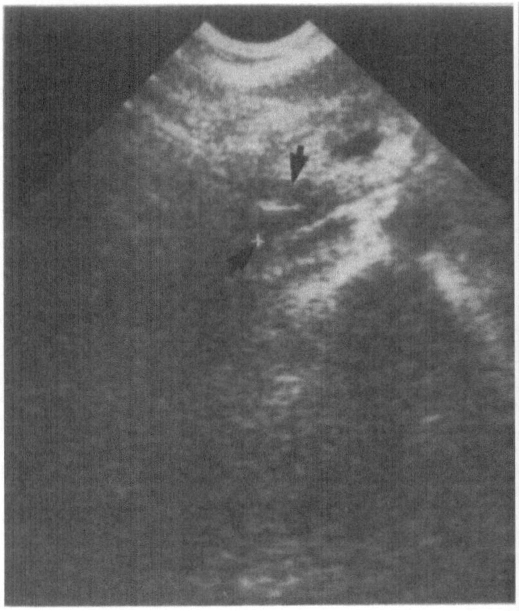

Abb. 25.39 a–c. Burkitt-Lymphom mit Manifestation am Verdauungstrakt. **a** Eine kokardenförmige Struktur (*Pfeile*) ist in Höhe der Pars descendens duodeni auszumachen. Gleichzeitig erkennt man retroperitoneale Lymphknoten. **b, c** Derselbe Patient einige Monate später, nach wenig erfolgreicher Chemotherapie

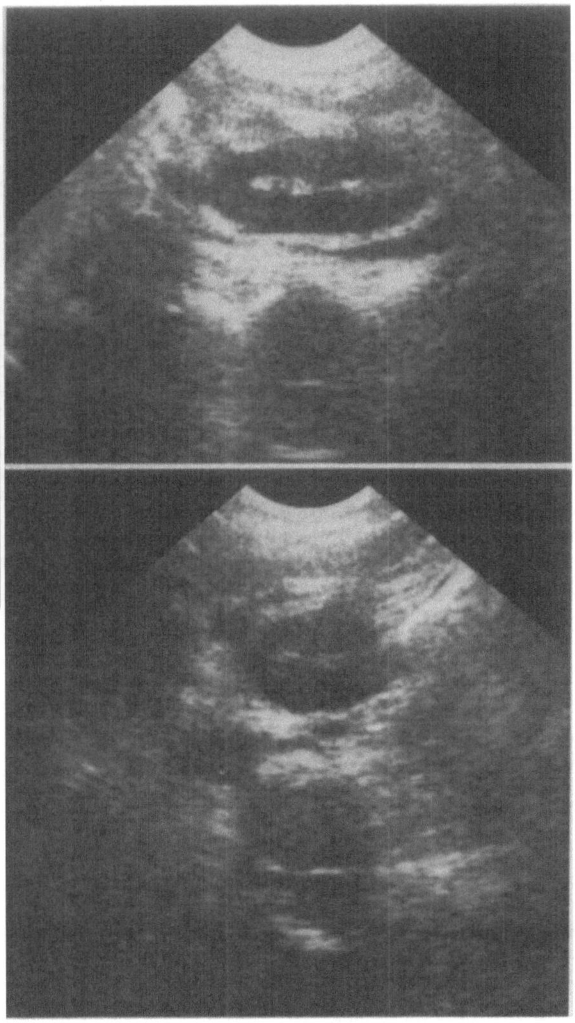

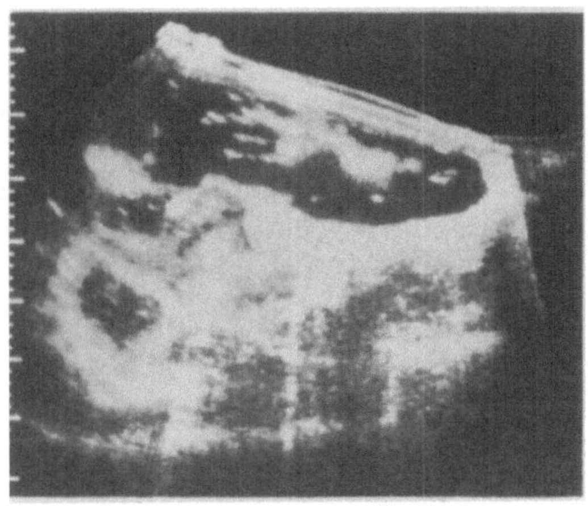

Abb. 25.40. Morbus Ménétrier: diffuse unregelmäßige Magenwandverdickung. Sagittalschnitt (Bild: A. Eisenscher, Vesoul)

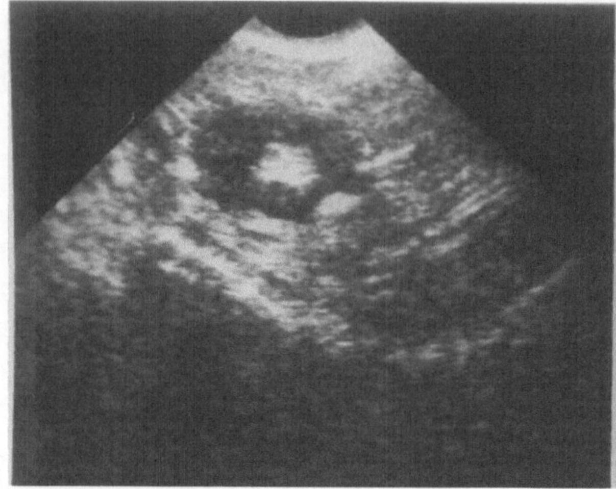

a b

Abb. 25.41 a, b. Ausgeprägte Kokarde, die unter dem Bild einer „Pseudoniere" für ein Kolonkarzinom spricht. **a** Transversalschnitt der rechten Fossa iliaca. **b** Sagittalschnitt. Es handelte sich um eine sonographische Erstdiagnose bei einem alten Patienten, der wegen einer Anämie untersucht wurde. Der Kolonkontrasteinlauf bestätigte die Diagnose eines Zökumkarzinoms

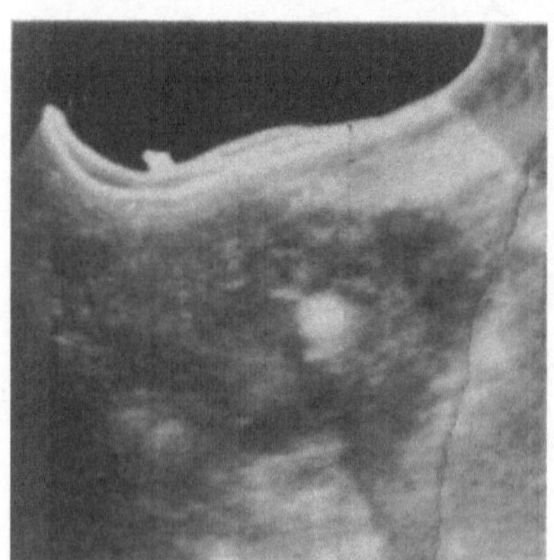

Abb. 25.42. Kolonkarzinom. Große Kokarde

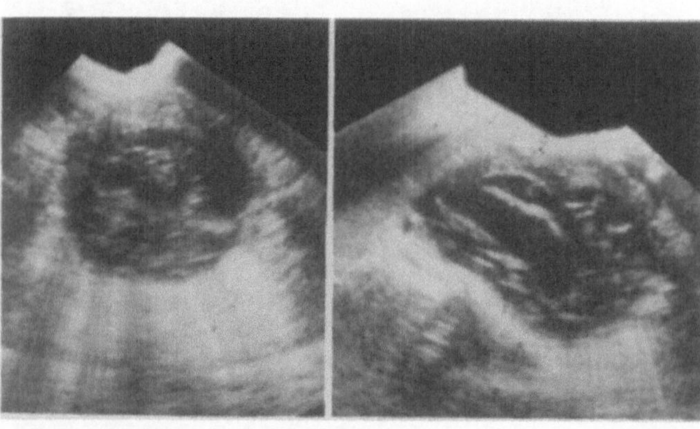

a, b

Abb. 25.43 a, b. Leiomyosarkom des Dünndarmes. **a** Transversalschnitt, **b** Sagittalschnitt (Bilder: P. Rohmer)

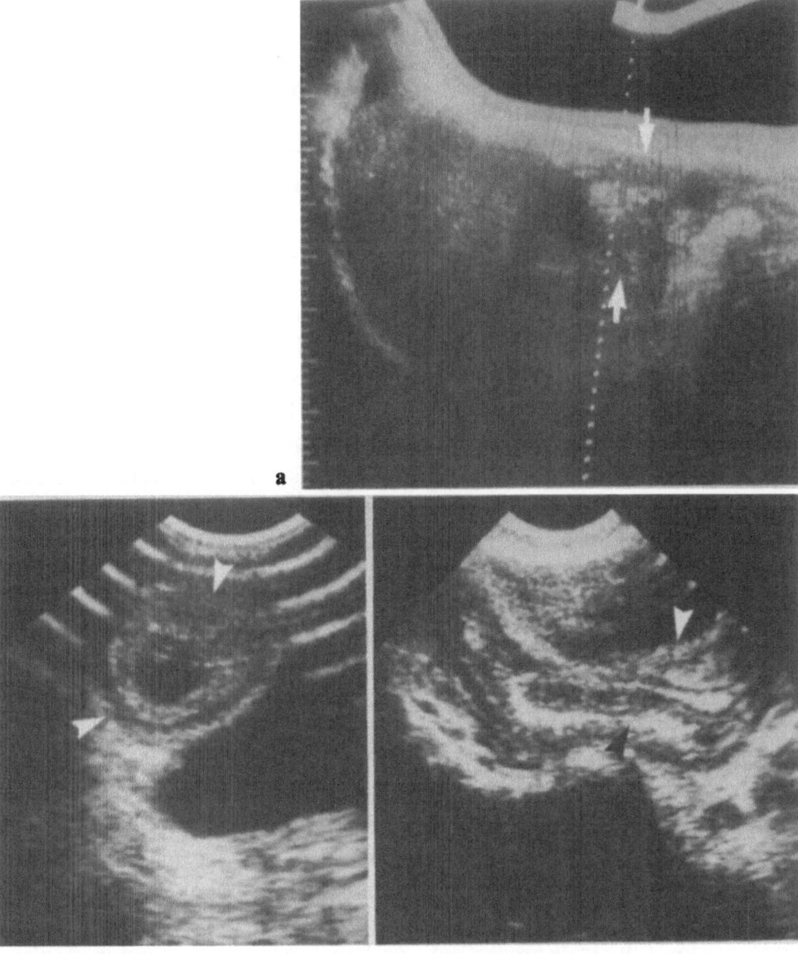

Abb. 25.44 a–c. Dieser Patient wurde wegen einer Hepatomegalie untersucht. Ein Sagittalschnitt zeigt unterhalb der normal großen Leber eine kokardenförmige Struktur (*Pfeile*). Magen-Darm-Passage und Kolonkontrasteinlauf waren jedoch normal. Bei der Operation ergab sich eine große Peritonealmetastase bei unbekanntem Primärtumor. Zu beachten ist der kleine Aszitesstreifen zwischen Leber und Zwerchfell. **b, c** Kokardenförmige Verdickung der Darmwand (*Pfeilspitzen*) bei einem Patienten mit Morbus Crohn. **b** Transversalschnitt der letzten Ileumschlinge. **c** Axialer Schnitt. Die Flüssigkeitsansammlung auf **b** entspricht Aszites (Bilder: P. Brun)

Abb. 25.45. Voller Magen. Dieser Transversalschnitt zeigt eine Erweiterung des Magens aufgrund einer ulkusbedingten Pylorusstenose

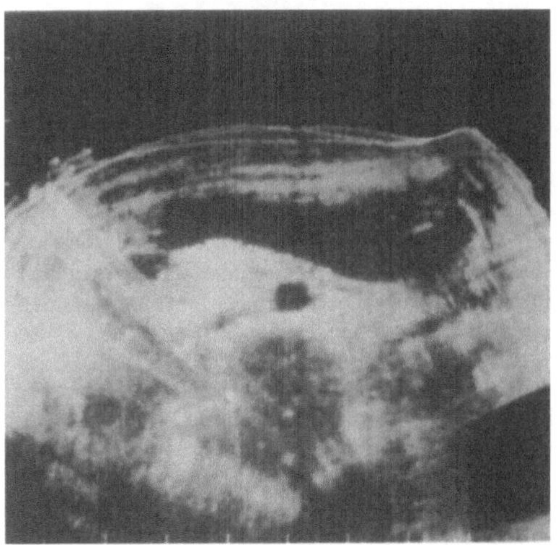

Echoarme Strukturen, die einen Pankreasprozeß vortäuschen können

Magen. Ein pseudozystisches Bild entsteht bei einer Magendilatation in der Folge einer Pylorusstenose (Abb. 25.45). Die Bildveränderungen bei Untersuchung in verschiedenen Körperstellungen erlauben, eine retroperitoneale Flüssigkeitsansammlung auszuschließen. Der Nachweis von Peristaltik und mobilen intraluminalen Echos und die Identifizierung des antropyloroduodenalen Profils (Abb. 25.45) lassen das Bild dem Magen zuordnen. Im Zweifelsfall kann natürlich ein Blick auf den Durchleuchtungsschirm nach Breischluck die endgültige Klärung bringen. Radiologische Untersuchungsmethoden müssen als zusammenhängendes Ganzes gesehen werden; die Beherrschung einer dieser Techniken darf die anderen nicht in Vergessenheit geraten lassen.

Die Kontrolle pathologischer Befunde nach Flüssigkeitszufuhr oder in nüchternem Zustand kann sich als nützlich erweisen. Diese Manöver ändern das äußerst seltene Bild einer Darmduplikation nicht (GORELIK et al. 1976), bringen aber ein Duodenalvertikel sehr schön zur Darstellung. Der in Abb. 25.46 wiedergegebene Fall gibt ein Beispiel, zu welchen Ergebnissen eine strenge Bildanalyse führen kann: Diese junge Frau, die nach einer abdominalen Schmerzattacke zur Untersuchung kam, zeigte eine beachtliche Flüssigkeitsansammlung im Epigastrium. Auf den ersten Blick erschien diese längliche, anterior gelegene Ansammlung einer stenotisch bedingten Magendilatation zu entsprechen. Zwei morphologische Elemente sprachen jedoch gegen diese Hypothese: Bewegliche Reflexe in dieser Flüssigkeitsansammlung waren nicht auszumachen; außerdem zeichnete sich dorsal dieser Struktur die magentypische, abgeflachte Kokarde ab.

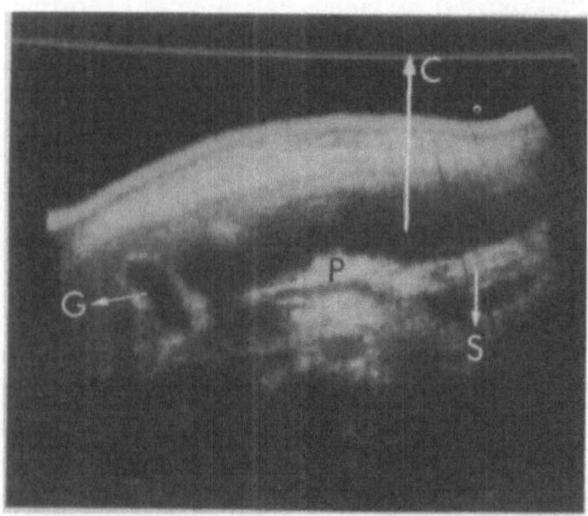

Abb. 25.46. Leerer Magen: Dieser Transversalschnitt bei einer jungen Patientin, die wegen heftiger Oberbauchschmerzen untersucht wurde, zeigte ein Bild, das auf den ersten Blick der Abb. 25.45 entsprach. Eine Magen-Darm-Passage ergab jedoch, daß es sich nicht um eine Erweiterung des Magens handelte. Die normale abgeflachte Magenkokarde (*S*) ist ja auch dorsal der Flüssigkeitsansammlung (*C*) erkennbar (*P*: Pankreas, *G*: Gallenblase). Es handelte sich letztlich um eine prägastrale Flüssigkeitsansammlung bei akuter Pankreatitis

Kolon

Eine Dickdarmschlinge kann eine Pankreasveränderung vortäuschen, insbesondere im Pankreasschwanzbereich (Abb. 25.19 und 25.23).

Um es noch einmal zu wiederholen: Bevor man eine derartige Läsion diagnostiziert, sollte man im Real-time-Verfahren auf Kontraktionen und mobile Reflexe in der Flüssigkeitsansammlung achten. Die Exploration sollte im Zweifelsfall unbedingt nach einigen Stunden wiederholt werden.

Pleuraerguß

Auf den ersten Blick scheint diese Fehlerquelle zu überraschen. Abbildung 25.47 zeigt eine Flüssigkeitsstruktur, die den ganzen linken Oberbauch einnimmt. Zunächst denkt man an eine nephrogene oder pankreatogene Zyste. In Wirklichkeit handelt es sich jedoch um einen subpulmonalen Pleuraerguß, der sich ins Cavum abdominale vorwölbt. Die Inversion der linken Zwerchfellkuppel durch einen Pleuraerguß ist ein klassischer Befund der Thoraxradiologie. Sagittale, dorsale oder laterale Schnitte werden die supradiaphragmale Lage dieser Flüssigkeitsansammlung bestätigen. Eine entsprechende Inversion der rechten Zwerchfellkuppel ist ebenfalls möglich (BOUVIER et al. 1979).

Aszites

HOLM (1976) hat auf die Fehlermöglichkeit hingewiesen, die aus einer Aszitesansammlung in der Bursa omentalis erwächst. Abgekapselter Aszites wirft differentialdiagnostische Probleme mit pankreatogenen Zysten auf. Ist eine solche Ansammlung vollkommen abgekapselt und schwimmen auch keine Darmschlingen auf der Flüssigkeit, so kann nur die Untersuchung von Punktionsmaterial eine endgültige Klärung bringen.

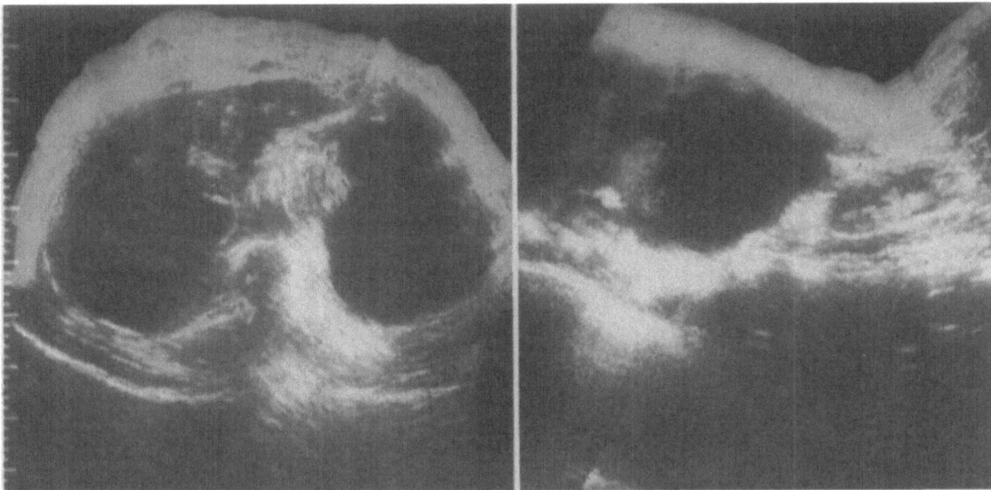

Abb. 25.47 a, b. Fehldeutung einer echoarmen Struktur. **a** Dieser Transversalschnitt des oberen Abdomens zeigt eine große linksseitige Flüssigkeitsansammlung, die einer Pankreaspseudozyste entsprechen könnte. **b** Ein lateraler axillärer Schnitt zeigt, daß es sich in Wirklichkeit um einen gekammerten Pleuraerguß handelt, der die Zwerchfellkuppel nach kaudal drängt

In Kap. 14 haben wir gesehen, daß kleine Flüssigkeitsansammlungen in der Bursa omentalis häufig vorkommen. Eine größere Flüssigkeitsansammlung in der Bursa omentalis ist prinzipiell nicht mehr frei auslaufend und wirft das Problem des abgekapselten Aszites auf, hier also die Frage einer akuten Pankreatitis.

Aortenaneurysmen

Sie ergeben in der Tiefe gelegene Flüssigkeitsbilder. Ihr mehr oder weniger sackförmiges Aussehen, ihre Zuordnung zu benachbarten Aortensegmenten (Abb. 25.48–25.50) und das Fehlen einer unveränderten, normalen Aorta auf Transversalschnitten erlauben eine sofortige Diagnose.

Zudem gibt der Nachweis von thrombotischen Ablagerungen der Mehrzahl der Aneurysmen einen ziemlich spezifischen Aspekt (Abb. 25.49 und 25.50). All diese Bilder sind auch in der Beckenetage anzutreffen.

Die Computertomographie mit Kontrastmittelapplikation oder die digitale Subtraktionsangiographie mit intravenöser Injektion des Kontrastmittels komplettiert die morphologische Abklärung des Aneurysmas und präzisiert die Lage des Aneurysmas im Verhältnis zum Abgang der großen Aortenäste, falls auch auf Frontalschnitten die Darstellung der rechten, retrokaval verlaufenden Nierenarterie nicht gelingt.
Diese ergänzenden Untersuchungen sind auch nützlich bei den doppelten oder konzentrischen Bildern der Gefäßprothese (Abb. 25.51), oder wenn neben dem Aneurysma ein weiterer pathologischer Befund erhoben wird (Abb. 25.52). In Kap. 4 haben wir auf die Möglichkeit hingewiesen, eine elongierte, gewundene Aorta als Aneurysma fehlzudeuten (Abb. 4.8).

Das Aneurysma eines Aortenastes wirft schon größere Probleme auf, denn in diesem Fall bietet der Schnitt keine aortale, sondern eine paraaortale Flüssigkeitsansammlung. In der Real-time-Untersuchung hingegen wird der Zusammenhang zwischen Ausbuchtung und davor oder dahinter gelegenen Arterien eindeutig offenbar (Abb. 25.53 und 25.54).

Mesenterialzysten. Nierenvenenvarizen

Diese Zysten, die in der Mesenterialwurzel und ventral der linken Niere und somit in der Nähe des Pankreasschwanzes liegen, lassen zunächst an eine Pankreasschwanzpseudozyste denken. Die Mesenterialzysten befinden sich in der Regel aber etwas weiter kaudal als der Pankreasschwanz. Sie sind ventral des unteren Nierenpols zu suchen. Außerdem sind sie häufig verkalkt, was bei einer Pseudozyste nur ausnahmsweise vorkommt.

Spira et al. (1982) haben auf das Bild einer Flüssigkeitsansammlung hingewiesen, das durch eine varikös erweiterte linke Nierenvene zustande kommt.

In Kap. 29 behandeln wir die Abszesse, Hämatome und Aneurysmarupturen, deren Klinik zur Verwechslung mit der akuten Pankreatitis führen kann.

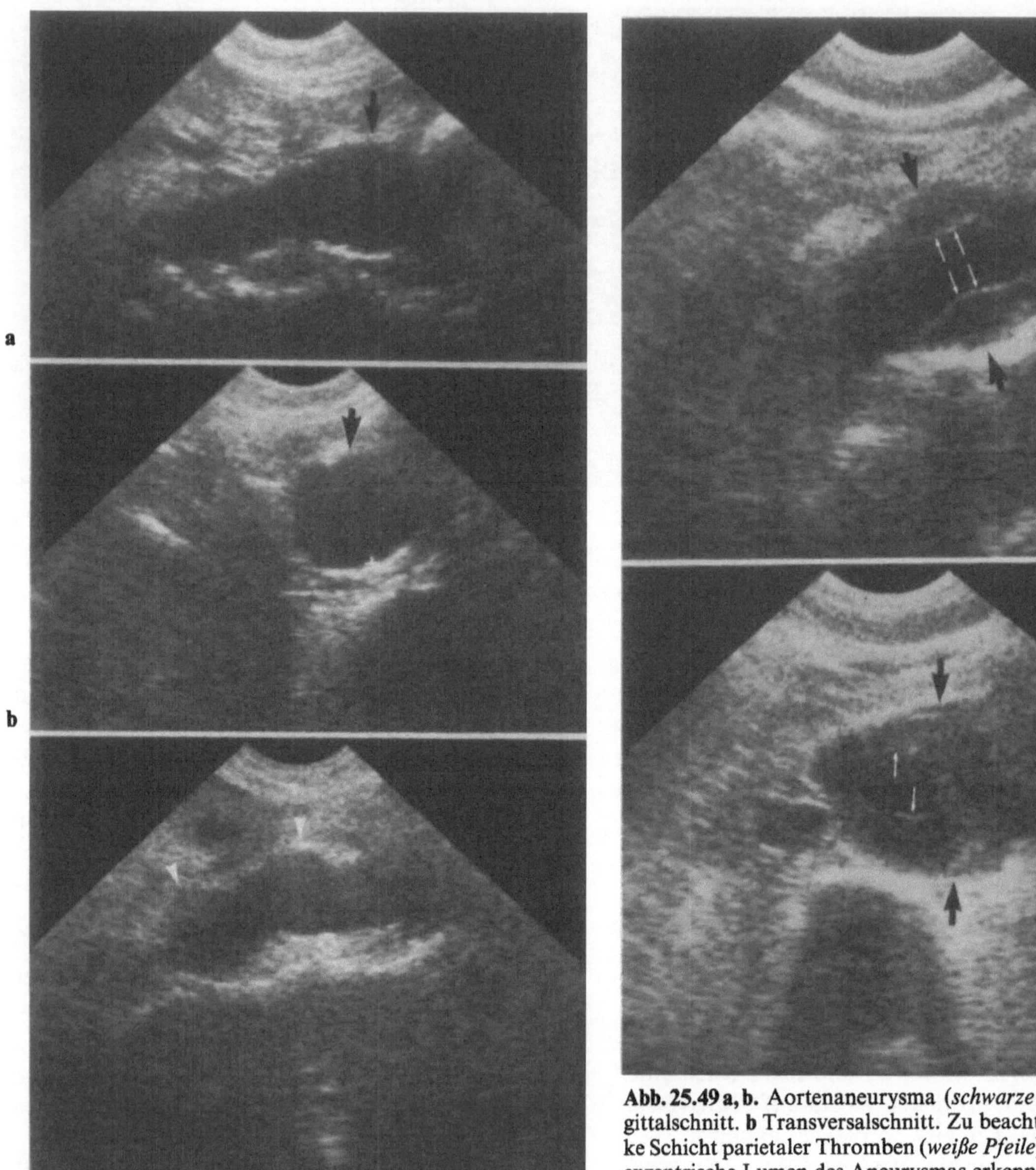

Abb. 25.48 a–c. Aortenaneurysma (*Pfeile*). **a** Sagittalschnitt, **b** Transversalschnitt, **c** sackförmige Ektasien (*Pfeilspitzen*)

Abb. 25.49 a, b. Aortenaneurysma (*schwarze Pfeile*). **a** Sagittalschnitt. **b** Transversalschnitt. Zu beachten ist die dikke Schicht parietaler Thromben (*weiße Pfeile*). Auf **b** ist das exzentrische Lumen des Aneurysmas erkennbar

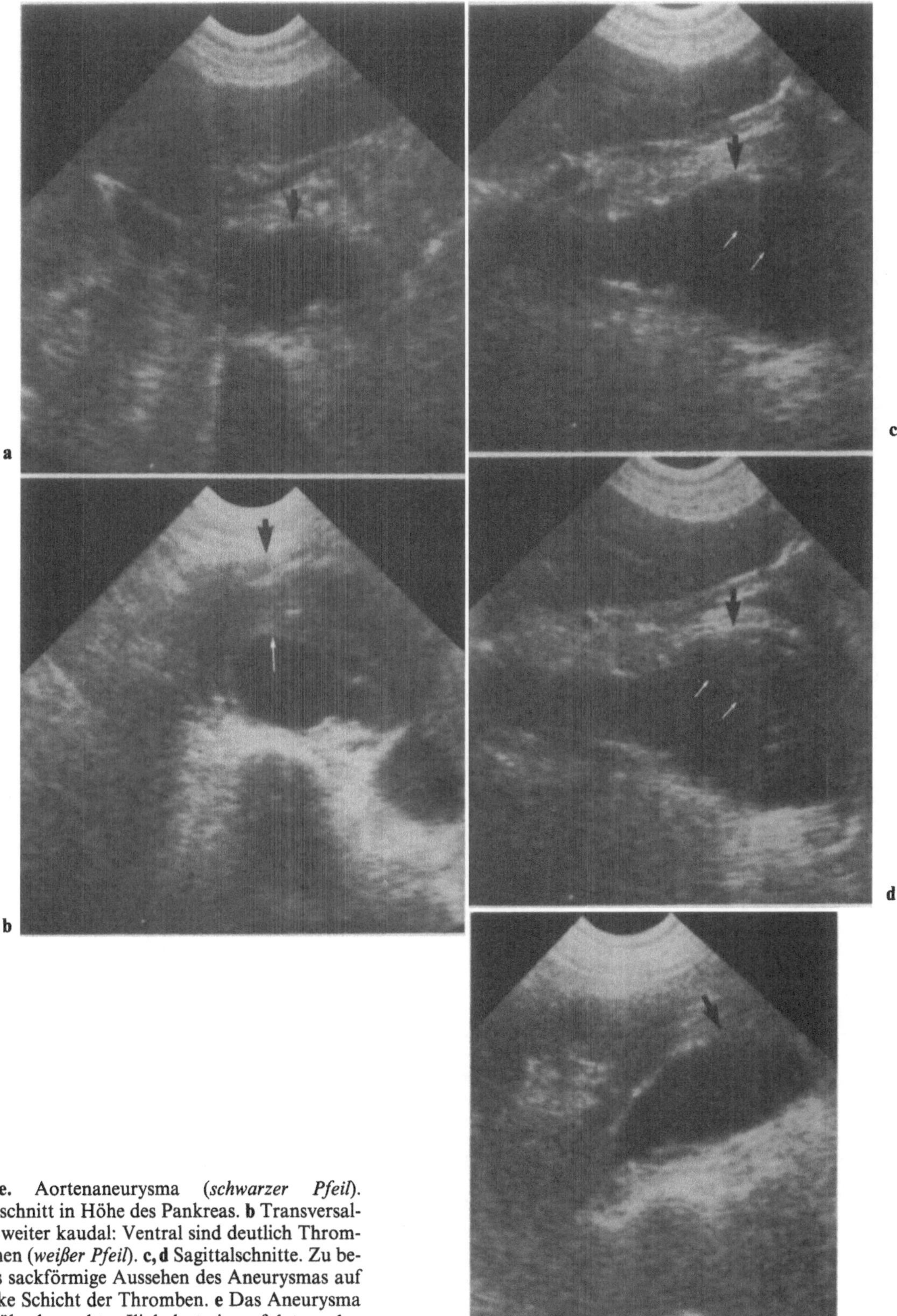

Abb. 25.50 a–e. Aortenaneurysma (*schwarzer Pfeil*). **a** Transversalschnitt in Höhe des Pankreas. **b** Transversalschnitt etwas weiter kaudal: Ventral sind deutlich Thromben zu erkennen (*weißer Pfeil*). **c, d** Sagittalschnitte. Zu beachten ist das sackförmige Aussehen des Aneurysmas auf **b** und die dicke Schicht der Thromben. **e** Das Aneurysma kann bis in Höhe der rechten Iliakalarterie verfolgt werden

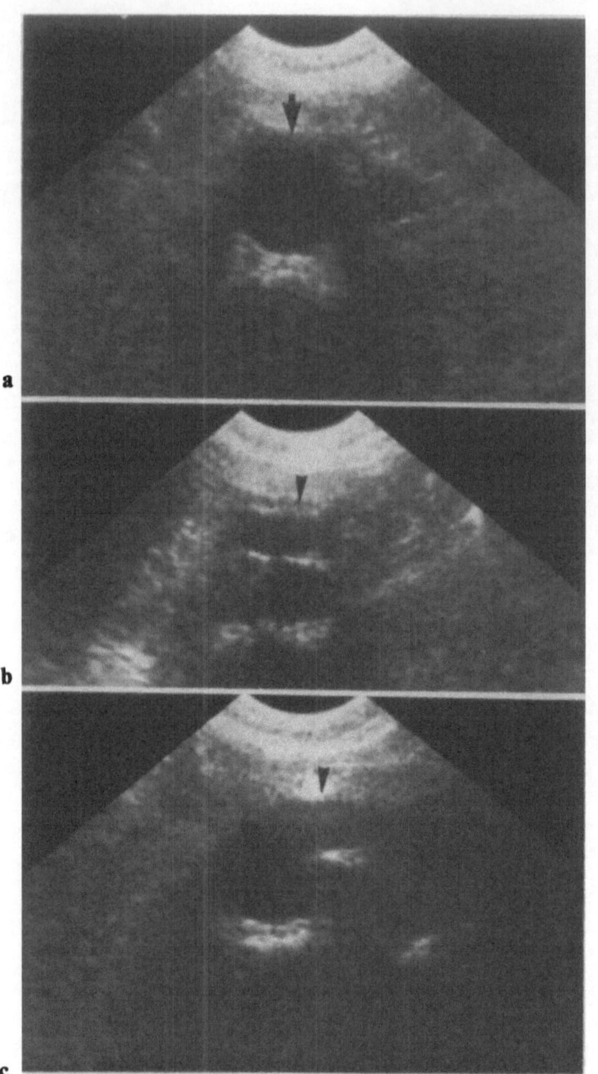

◂ **Abb. 25.51 a–c.** Fehldeutung als Aortenaneurysma. **a** Ein Transversalschnitt zeigt ein Aneurysma (*Pfeil*). **b** Ein weiter kaudal gelegener Parallelschnitt zeigt zwei Lumina (*Pfeilspitze*). **c** Auf einem Sagittalschnitt ist die Ursache zu erkennen. Man sieht den Ursprung einer Gefäßprothese (*Pfeilspitze*)

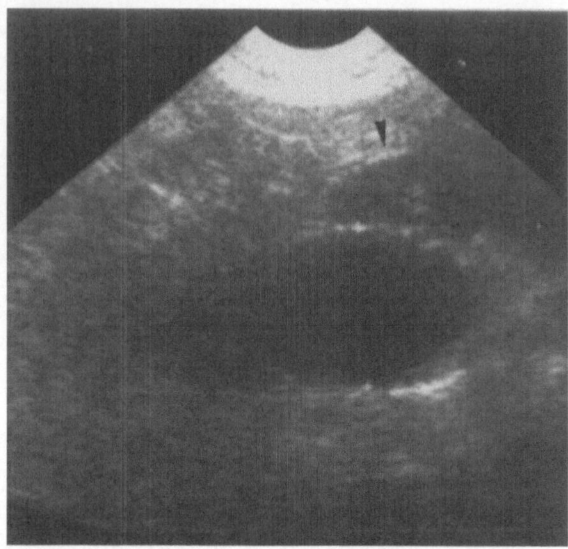

Abb. 25.52. Noch eine Fehlinterpretation: Ein Sagittalschnitt zeigt ventral eines Aneurysmas eine kleine solide Struktur (*Pfeilspitze*) oder ein zweites Lumen. Es handelt sich in Wirklichkeit um eine Raumforderung oder besser um eine Pseudoraumforderung: Hier ist der Isthmus einer Hufeisenniere abgebildet

Abb. 25.53 a, b. Aneurysma des Truncus coeliacus. **a** Ein Transversalschnitt zeigt vor der Aorta (*A*) eine kleine Flüssigkeitsansammlung (*Pfeil*), die zum Pankreas gehören könnte. **b** Ein Sagittalschnitt zeigt, daß diese Flüssigkeitsansammlung mit der Aorta kommuniziert. Es handelt sich um ein sackförmiges Aneurysma

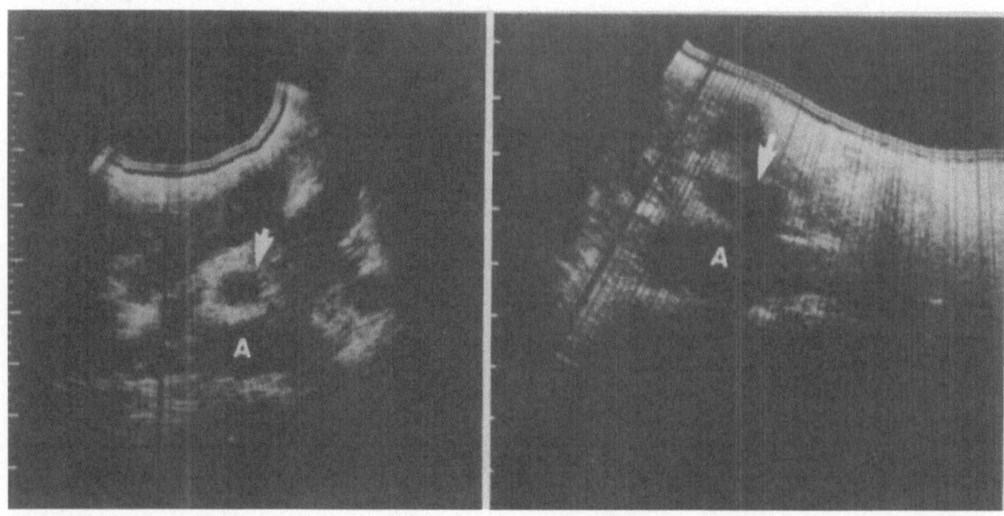

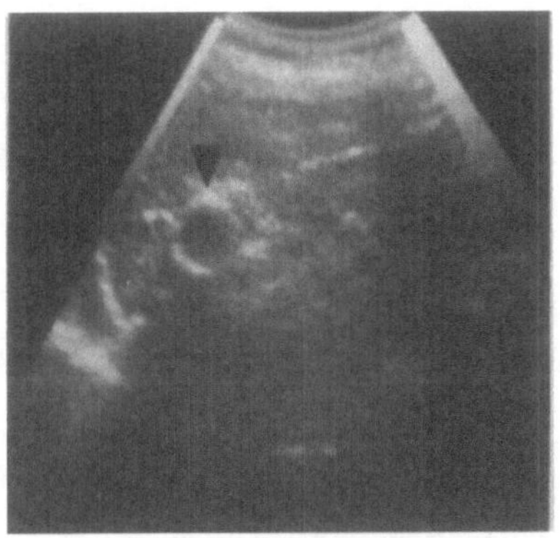

Abb. 25.54. Kalzifiziertes Aneurysma der Milzarterie (*Pfeilspitze*) auf einem linksseitigen Interkostalschnitt

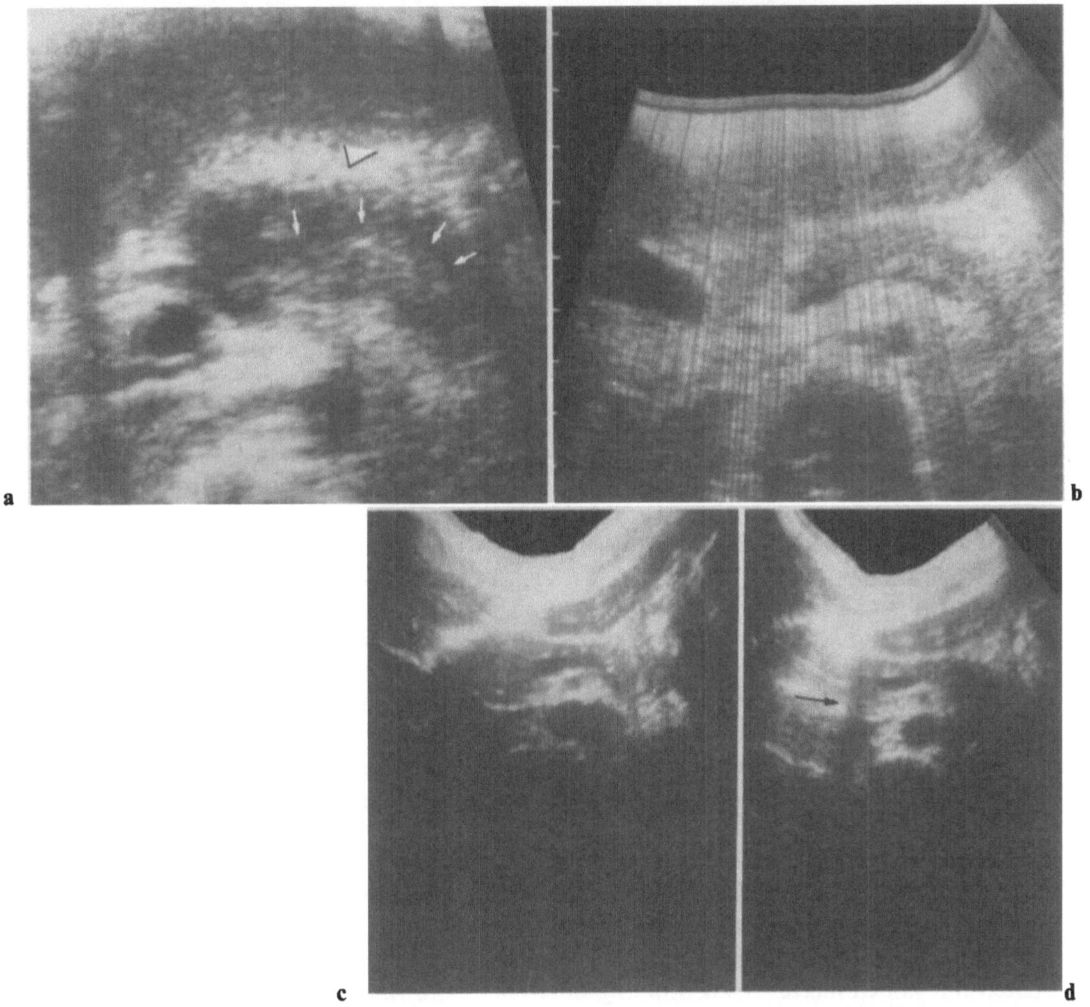

Abb. 25.55 a–d. Fehldeutungen des Verdauungstraktes als Pankreasläsion. **a** Bei diesem Patienten scheint eine solide Raumforderung des Pankreas zu existieren. Die genaue Betrachtung des Bildes läßt mitten in der Pseudoraumforderung eine bogenförmige echoarme Linie erkennen, die durch Pfeile markiert ist. Diese Linie entspricht der Hinterwand des Magens. Lediglich die Areale dorsal dieser Linie entsprechen dem Pankreas. **b** Der Patient wurde am Nachmittag – völlig nüchtern – erneut untersucht: Die Raumforderung ist verschwunden. **c, d** Ein anderer Patient. **c** Wiederum ist auf einem epigastrischen Transversalschnitt eine Raumforderung des Pankreaskopfes zu erkennen. **d** Eine Kontrolle einige Stunden später zeigt, daß die Raumforderung, die durch das Duodenum vorgetäuscht wurde, verschwunden ist. Ein Schallschatten (*Pfeil*) markiert die Pars descendens des Duodenums

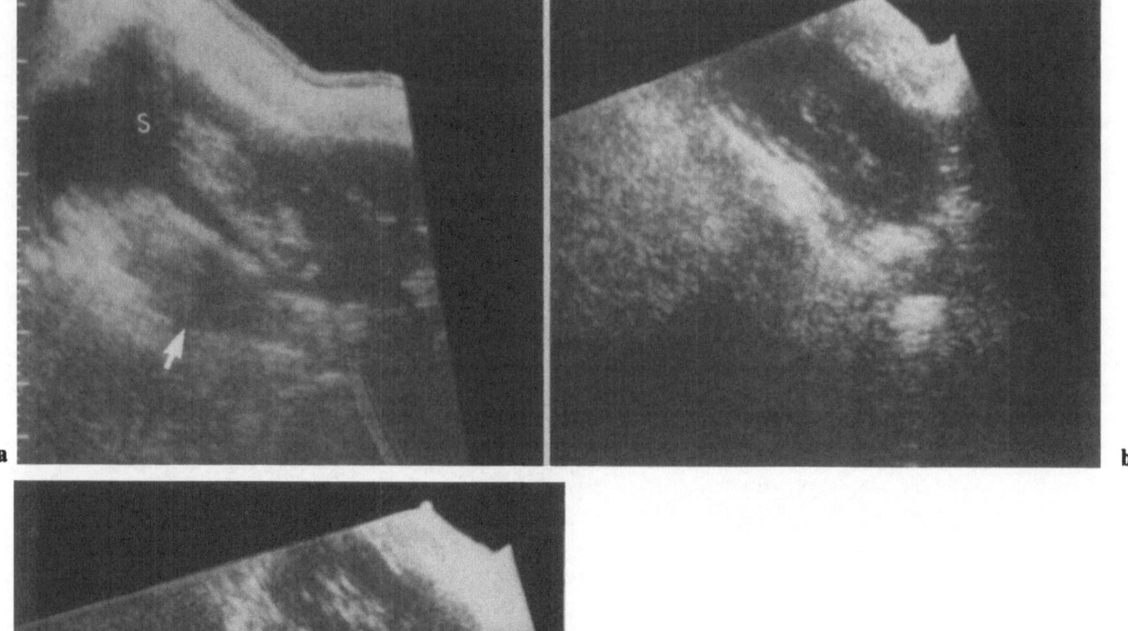

Abb. 25.56 a–c. Fehldeutungen des Verdauungstraktes. **a** Ein transrenaler Sagittalschnitt zeigt eine echte Raumforderung des Pankreasschwanzes (*Pfeil*) (*S*: Milz). **b** Bei einem anderen Patienten wird ein ähnliches Bild registriert. **c** 30 min später wird dieser Patient kontrolliert: Die Raumforderung ist verschwunden. Es handelte sich um das Kolon

Echoreiche Strukturen, die einen Pankreasprozeß vortäuschen können

Magen, Kolon und Milz

Die häufigsten Probleme auf diesem Sektor treten durch einen gefüllten Magen oder Dickdarm auf. Nichts ähnelt einem Pankreastumor so sehr wie ein gebratenes Steak im Magen. Die Schule von SHAMMAI ist bestrebt, sonographische Kriterien zur Differentialdiagnostik von Steak, Coq au vin und Saumon a' l'oseille aufzustellen. Die Schule von HILLEL dagegen begnügt sich mit einer Wiederholung der Untersuchung am nüchternen Patienten mit kontrollierter Magenfüllung oder einer einfachen Wiederholung nach einigen Minuten oder Stunden (Abb. 25.55).

Eine der schwierigsten Regionen in dieser Hinsicht ist das Pankreasschwanzgebiet, das sowohl in der Nachbarschaft des Colon descendens als auch in der Nähe der Milz liegt. Dem Dickdarm sind prärenale pseudotumorale Bilder zuzuschreiben, die nach wiederholten Untersuchungen immer wieder variieren oder gar gänzlich verschwinden (Abb. 25.56).

Der untere Milzpol berührt den oberen Nierenpol. Oft schiebt er sich auch etwas darüber. Bei statischen Untersuchungen von dorsal kann das zu Verwechslungen führen (Abb. 25.57). Im Realtime-Verfahren tritt dieses Risiko nicht mehr auf, wenn man das interkostale Schallfenster benutzt.

Die eigentliche differentialdiagnostische Schwierigkeit der soliden Pankreastumoren liegt bei den anderen retroperitonealen Tumoren.

Retroperitoneale Lymphknotenvergrößerungen

Die retroperitonealen Lymphknotenvergrößerungen, deren erste sonographische Beschreibung durch ASHER u. FREIMANIS (1969) erfolgte, sind nach unserer Erfahrung bedingt durch maligne Lymphome und Hodenteratome sowie seltener durch Karzinommetastasen. In einigen Fällen

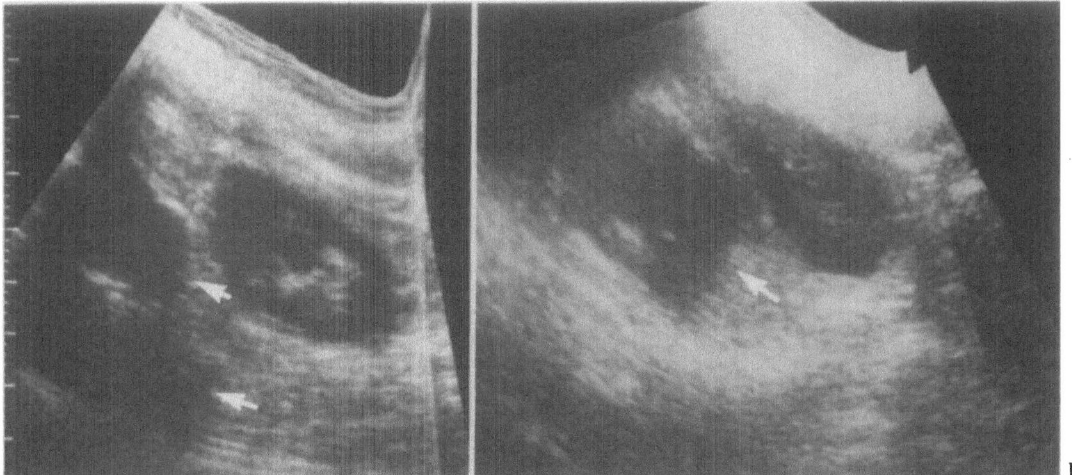

Abb. 25.57 a, b. Fehldeutungen. **a** Ein transrenaler Sagittalschnitt zeigt eine Raumforderung oberhalb der Niere, die einer Splenomegalie entspricht. **b** Bei einem anderen Patienten ist auf einem ähnlichen Schnitt eine Raumforderung zu erkennen, die zunächst der Milz zugeordnet wird. In Wirklichkeit handelte es sich um ein Karzinom des Pankreasschwanzes

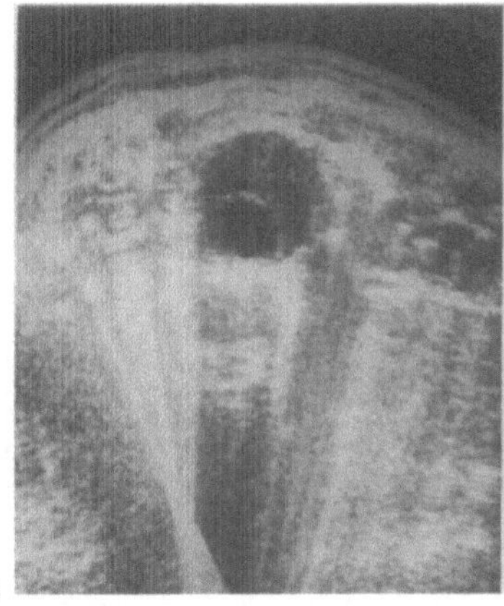

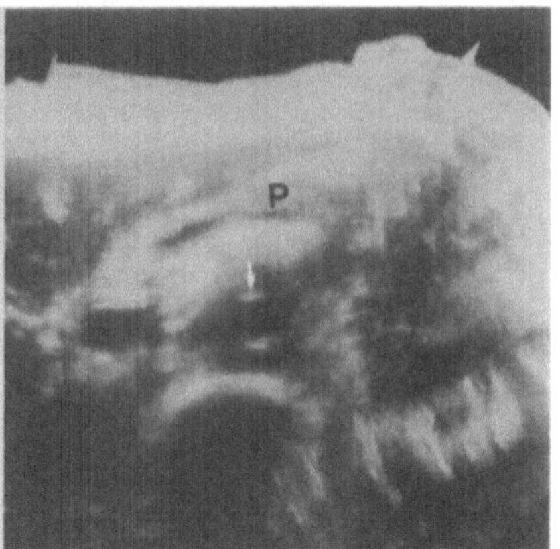

Abb. 25.58 a, b. Manschettenförmig angeordnete vergrößerte Lymphknoten. **a** Transversalschnitt eines Aortenaneurysmas mit Thromben. **b** Auf den ersten Blick könnte man erneut ein exzentrisches Aortenlumen vermuten. In Wirklichkeit handelt es sich hierbei um die Wand einer normalen Aorta (*Pfeil*), die von vergrößerten Lymphknoten umgeben ist. Die vergrößerte Distanz zwischen Aorta und Wirbelsäule ist charakteristisch. Zu beachten ist die Ventralverlagerung des Pankreas (*P*) und der Milzvene

können sie Form und Volumen eines normalen Pankreas annehmen. Zu ihrer Charakterisierung sind Kriterien wie Reflexivität, Größe, Form und Gefäßbeziehungen von Bedeutung.

Echostruktur

Während die Reflexivität des Pankreas gleich ist oder größer als die der Leber, sind Lymphknoten beim malignen Lymphom sehr echoarm und u. U. beinahe echofrei (Abb. 25.58–25.62). Nur bei einem einzigen von 80 Patienten mit Morbus Hodgkin sind uns Lymphome mit starken Binnenreflexen begegnet. Die bei Hodenteratomen auftretenden Lymphome sind normalerweise echoarm (Abb. 25.63), aber hier gibt es Ausnahmen. Lymphknotenmetastasen von Karzinomen können hingegen vom echoreichen Typ sein. Wir haben aber auch Lymphknotenmetastasen von Nierentumoren gesehen, die ebenso echoarm waren wie die malignen Lymphome (Abb. 25.62 und 25.64).

Größe, Form und Gefäßbeziehung

Lymphknotenvergrößerungen treten in verschiedenen morphologischen Varianten auf.

Perivaskuläre Lymphknotenvergrößerungen. Sie umgeben manschettenartig die großen Gefäße, die hierdurch ihre direkte Beziehung zur Wirbelsäule verlieren (Abb. 25.58–25.60)[1]. Unter Um-

[1] In ähnlicher Weise manifestieren sich sonographisch auch die seltenen Retroperitonealfibrosen.

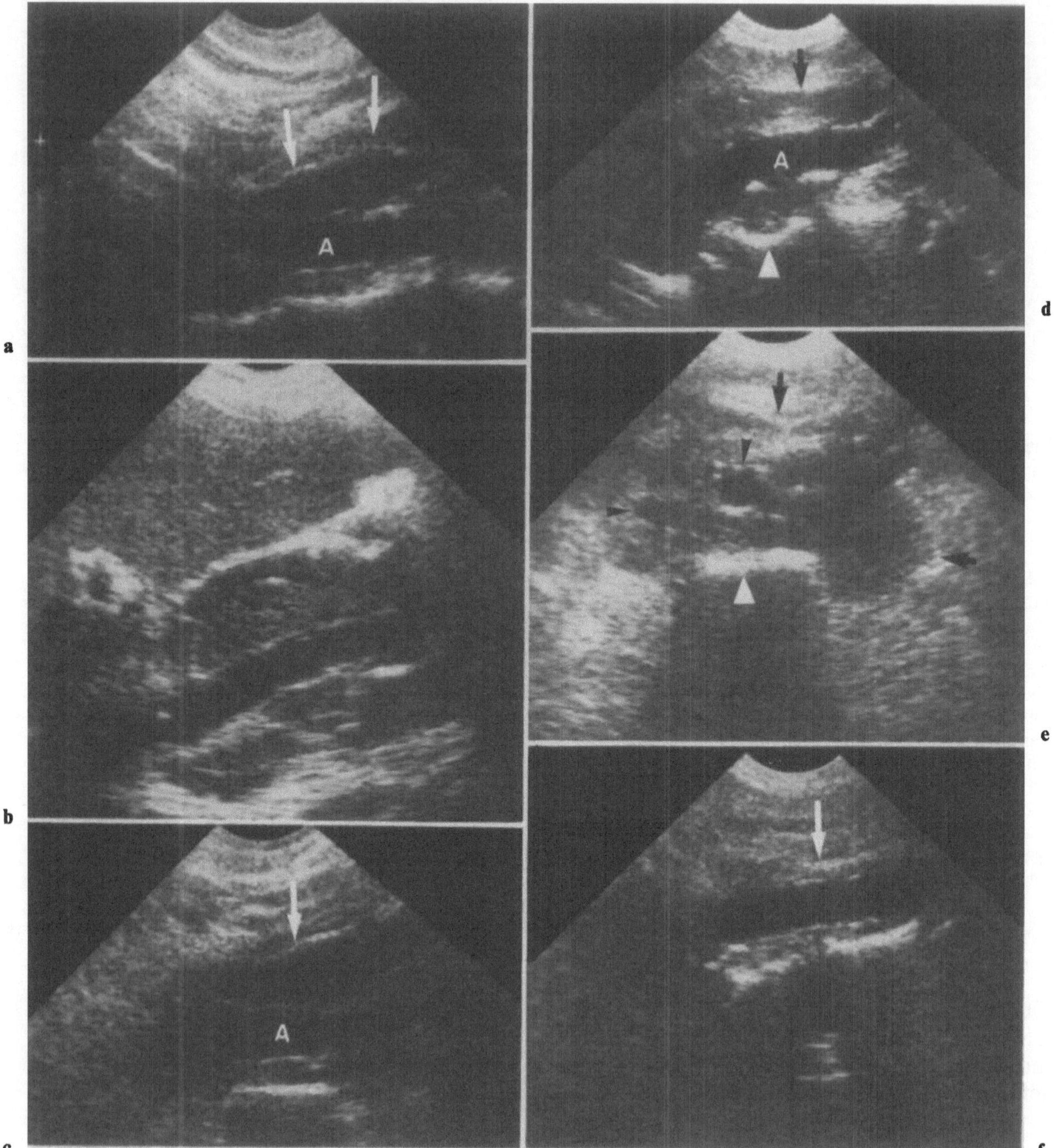

Abb. 25.59 a–f. Perivaskuläre, manschettenförmig angeordnete vergrößerte Lymphknoten. **a–c** Erster Patient. **a** Sagittalschnitt: Die Aorta (*A*) wird manschettenförmig von vergrößerten Lymphknoten (*Pfeile*) umgeben. Die Aorta liegt der Wirbelsäule nicht mehr direkt an. **b** Der Frontalschnitt zeigt, daß die Aorta von einer ausgedehnten Lymphknotenmanschette umgeben ist. **c** Transversalschnitt: Die Manschette (*Pfeil*) umgibt die Aorta (*A*) und die V. cava (Lymphosarkom). **d, e** Zweiter Patient. **d** Sagittalschnitt: Die Aorta (*A*), die von einer Manschette vergrößerter Lymphknoten umgeben ist (*Pfeil*), liegt der Wirbelsäule (*weiße Pfeilspitze*) nicht mehr direkt an. **e** Transversalschnitt: Multiple vergrößerte Lymphknoten umgeben die Aorta und die V. cava (*schwarze Pfeilspitzen*) (Lymphosarkom). **f** Der dritte Patient: manschettenförmige Residuen vergrößerter Lymphknoten nach Chemotherapie. Dieses fibröse Relikt (*Pfeil*) verändert sich nicht mehr. Ähnliche Bilder findet man bei den Retroperitonealfibrosen

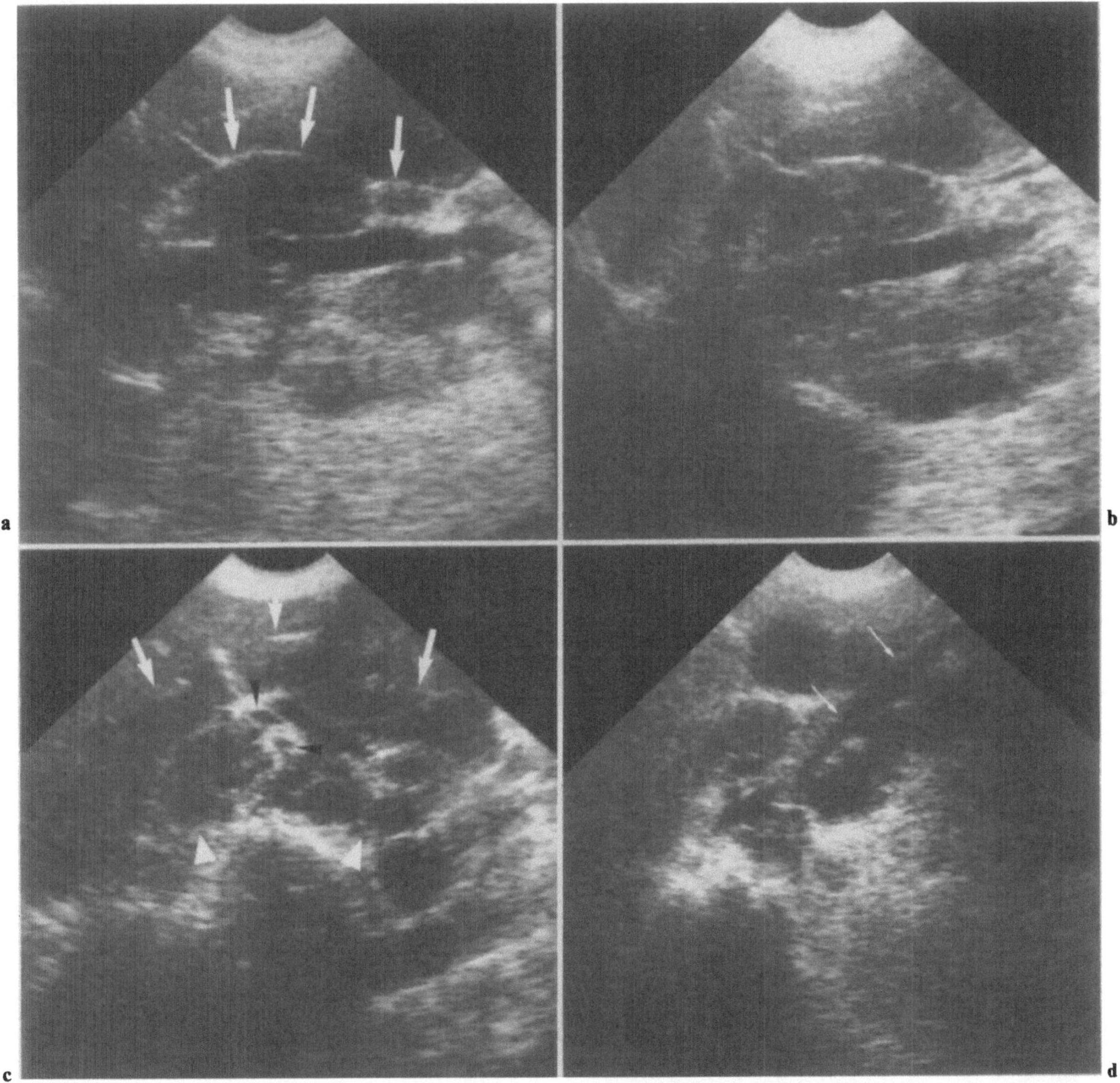

Abb. 25.60 a–d. Vergrößerte Lymphknoten. **a, b** Zwei Sagittalschnitte zeigen multiple, traubenförmig angeordnete, vergrößerte Lymphknoten (*Pfeile*) in der Umgebung der Aorta. **c** Transversalschnitt. Die vergrößerten Lymphknoten (*Pfeile*) liegen in zwei Gruppen. Einige dieser Lymphknoten umgeben die Mesenterialgefäße (*Pfeilspitzen*). Es handelt sich also um mesenteriale Lymphknoten. Andere Lymphknoten liegen in der Umgebung der großen Gefäße (*weiße Pfeilspitzen*). Sie liegen retroperitoneal. **d** Ein Sagittalschnitt der Leiste zeigt zusätzlich vergrößerte Lymphknoten in der Umgebung der V. femoralis (*Pfeile*)

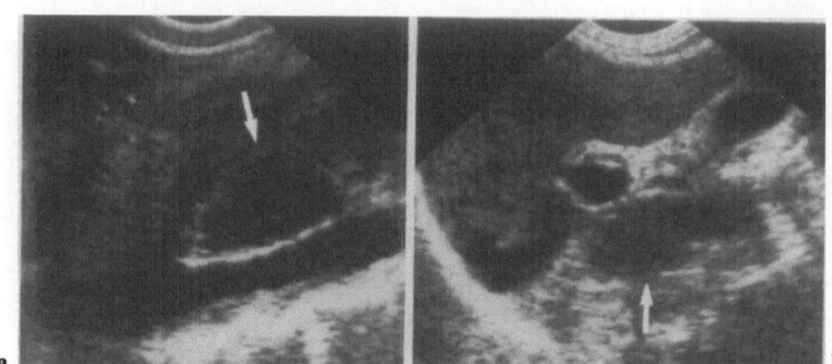

Abb. 25.61 a, b. Vergrößerte Lymphknoten in der Umgebung der großen Gefäße. Sagittalschnitte. **a** Präaortale vergrößerte Lymphknoten, die die Aorta komprimieren (*Pfeil*). **b** Retrokavale vergrößerte Lymphknoten, die die V. cava anheben und komprimieren (*Pfeil*)

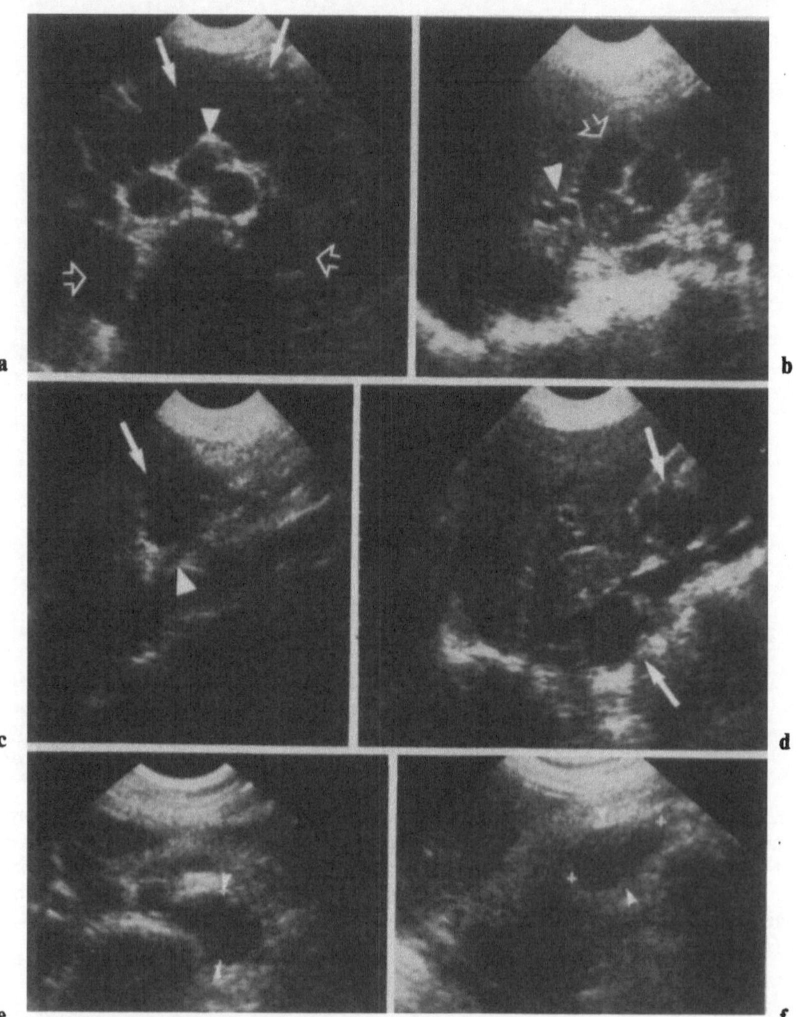

Abb. 25.62 a–f. Multiple vergrößerte Lymphknoten in der Umgebung der großen Gefäße. **a** Vergrößerte, retroperitoneale Lymphknoten: Diese voluminöse Ansammlung vergrößerter Lymphknoten (*Pfeile*) liegt z. T. zwischen Aorta und V. cava (*Pfeilspitze*), z. T. lateral der Wirbelsäule (*offene Pfeile*). Letztere dürfen nicht mit dem Psoas verwechselt werden. **b** Rosettenförmig angeordnete vergrößerte Lymphknoten (*offener Pfeil*) auf einem Sagittalschnitt in der Nachbarschaft der Pfortader und ihrer Begleitstrukturen (*Pfeilspitze*). Diese Lymphknoten liegen im Lig. hepatoduodenale. **c** Auf diesem Sagittalschnitt sind vergrößerte Lymphknoten (*Pfeil*) in der Umgebung des Truncus coeliacus (*Pfeilspitze*) erkennbar. **d** Schließlich sind auch vergrößerte Lymphknoten (*Pfeile*) vor und hinter der V. cava zu erkennen. **e, f** Vergrößerte Lymphknoten lateral der Wirbelsäule (*Pfeilspitzen*). **e** Transversalschnitt. **f** Sagittalschnitt. Diese Lymphknotenvergrößerungen wurden während einer Routinekontrolle fünf Monate nach linksseitiger Nephrektomie wegen eines Hypernephroms entdeckt

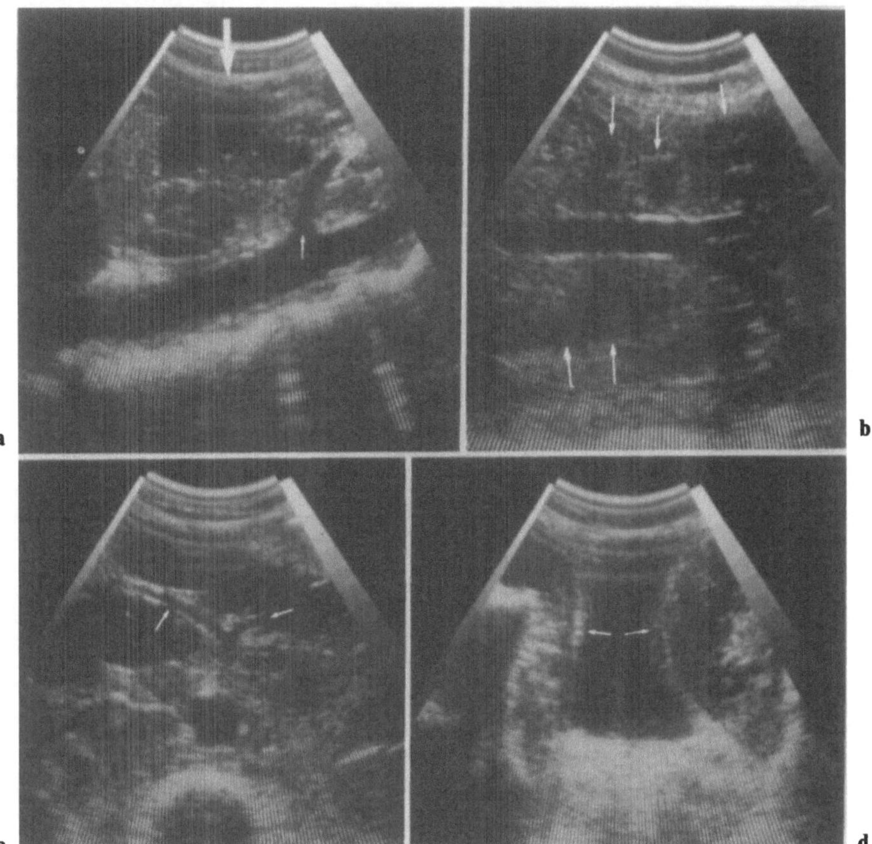

Abb. 25.63 a–d. Vergrößerte Lymphknoten im gesamten Retroperitonealraum (Hodenteratom). **a** Sagittalschnitt: traubenförmig angeordnete, vergrößerte Lymphknoten (*Pfeil*). Angedeutete periaortale Manschette. Der vergrößerte Winkel zwischen dem Ursprung der A. mesenterica superior (*Pfeil*) und der Aorta deutet auf hier lokalisiertes anomales Gewebe hin. **b** Frontalschnitt der Aorta und der Bifurkation. Man erkennt eine große perivaskuläre Manschette vergrößerter Lymphknoten (*Pfeile*). **c** Vergrößerte Lymphknoten, die die A. hepatica und die A. lienalis (*Pfeile*) umgeben. **d** Vergrößerte Lymphknoten im Becken, die die Blase imprimieren (*Pfeil*)

ständen kann der von Lymphknotengewebe umgebene Gefäßabschnitt bei zu oberflächlicher Betrachtung mit einem von Thromben ausgefüllten Aortenaneurysma verwechselt werden (Abb. 25.58). Es kommt auch vor, daß sich die perivaskulären Lymphome über die großen Gefäßstämme hinaus entlang den Gefäßästen entwickeln (Abb. 25.63).

Juxtavaskuläre und retrovaskuläre Lymphknotenvergrößerungen. Viele retroperitoneale Lymphknotenvergrößerungen treten in der Nähe der großen Gefäße auf, ohne sie jedoch gleich manschettenartig zu umgeben (Abb. 25.61, 25.62, 25.65, 25.66). Einige dieser juxtavaskulären Lymphknotenvergrößerungen liegen dorsal der V. cava und verlagern damit das Gefäß in ganz außergewöhnlicher Weise nach ventral (Abb. 25.61 und 25.62).

In Kap. 21 ist uns ja bereits eine retrokavale Pseudozyste begegnet. Dies ist die einzige Pankreasveränderung, die sich hinter diesem Gefäß etablieren kann. Bei einem dorsal der V. cava inferior liegenden Tumor muß man an einen Nebennierentumor, einen Nierentumor oder einen Bauchwandtumor denken. Man hüte sich jedoch vor einer Fehldeutung: Hinter der V. cava kann sich auch einmal der kraniale Teil des normalen Nierenhilus verbergen (Abb. 25.67) (Weill et al. 1979). Auf Transversalschnitten und gleitenden Longitudinalschnitten im Real-time-Scan wird jedoch die renale Genese dieses Pseudotumors evident, ebenso wie das Fehlen von tumortypischen Echomusterveränderungen. Außerdem zeigt hierbei auch der Verlauf der V. cava inferior keine auffälligen Abweichungen.

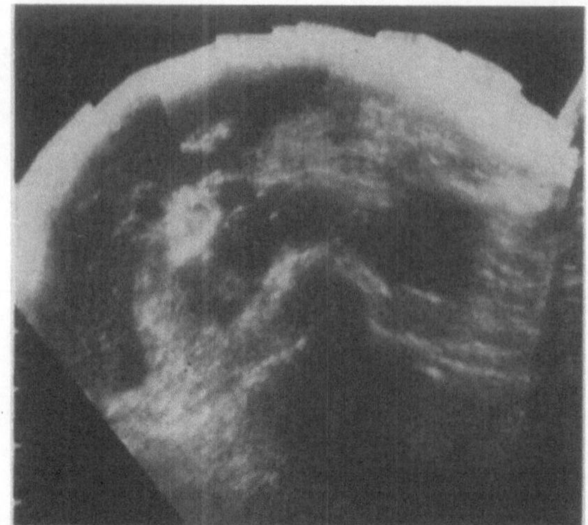

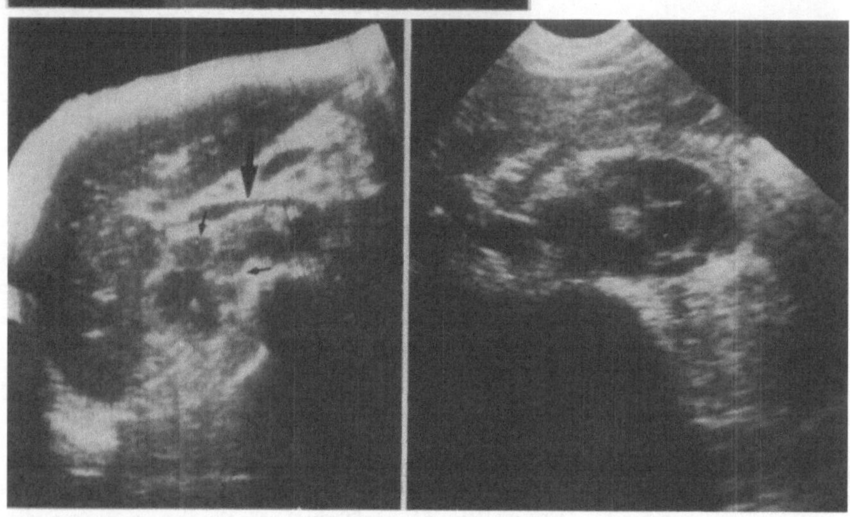

Abb. 25.64a–c. Metastasen und Primärtumor. **a** Ein Transversalschnitt zeigt eine echoarme gelappte Raumforderung vor der Wirbelsäule. Außerdem ist eine Raumforderung im rechten Nierenhilus zu erkennen. Es handelt sich um ein Nierenkarzinom mit retroperitonealen Metastasen. **b** Ein Parallelschnitt weiter kranial zeigt mehrere vergrößerte Lymphknoten neben der Niere (*kleine Pfeile*). Die V. cava und die linke Nierenvene (*großer Pfeil*) sind nach vorn verdrängt, ebenso wie der splenoportale Konfluens und das Pankreas. **c** Inhomogenes Aussehen eines z.T. nekrotischen Lymphknotenpaketes nach Chemotherapie

Polyzyklisch begrenzte Lymphknotenvergrößerungen. Hier handelt es sich um verschiedene Tumorformen, die letztendlich doch stereotyp sind und die sich sowohl in transversaler als auch in kraniokaudaler Richtung ausdehnen (Abb. 25.62b, 25.68). Isolierte, zyklisch begrenzte Adenopathien können in diese Gruppe miteingeschlossen werden (Abb. 25.62e, f).

Traubenförmige Lymphknotenvergrößerungen. Weniger miteinander verbacken als die soeben beschriebenen Lymphknotenveränderungen ist auch dieser Typ mit mehreren, voneinander abgrenzbaren vergrößerten Lymphknoten sehr charakteristisch (Abb. 25.65, 25.66, 25.69).

Vaskuläre Orientierungsmerkmale. Vergrößerte Lymphknoten verdrängen die V. und A. mesenterica superior nach ventral (Vena-mesenterica-Zeichen, WEILL et al. 1975) (Abb. 25.70). Im Gegensatz hierzu schiebt ein Pankreastumor die V. mesenterica nach dorsal. Die einzige Ausnahme dieser Regel sind Tumoren des dorsal der Mesenterialgefäße gelegenen Processus uncinatus, der diese Gefäße nach ventral verlagert. Wachsen die Lymphknotenpakete weiter nach ventral vor, so wird das ganze Pankreas mit der V. lienalis nach ventral verlagert (Abb. 25.68c).

Die vaskulären Orientierungsmerkmale ermöglichen die Unterscheidung von drei verschiedenen Lokalisationen der Lymphknoten:

1. die Lymphknotenvergrößerungen am Truncus coeliacus (Abb. 25.62c und 25.63c),
2. die Lymphknotenvergrößerungen in der Umgebung der Mesenterialgefäße, die oft ein „Sandwichbild“ verursachen (MÜLLER 1979) (Abb. 25.60c, 25.71, 25.72),
3. die Lymphknotenvergrößerungen im Lig. hepatoduodenale umgeben die V. portae und ihre Begleitstrukturen (A. hepatica, Ductus choledochus), wodurch ein rosettenähnliches Bild entsteht (Abb. 25.62b, 25.65c, 25.73–25.75).

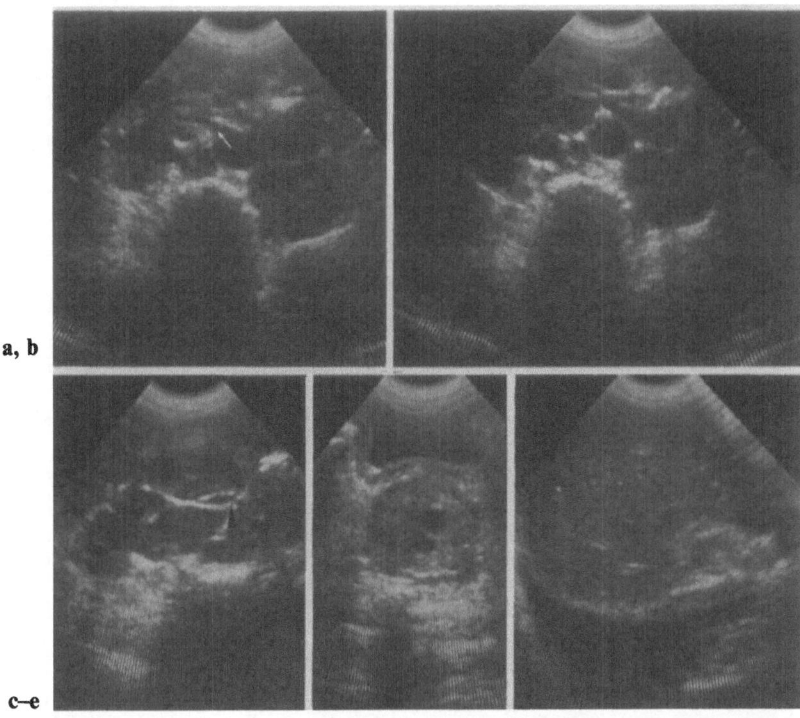

Abb. 25.65 a–e. Multiple vergrößerte Lymphknoten in der Umgebung der großen Gefäße. **a** Vergrößerte retroperitoneale Lymphknoten (Transversalschnitt). Zu beachten ist die Verdrängung der rechten Nierenarterie (*Pfeil*). **b** Parallelschnitt. **c** Rosettenförmige Anordnung der Lymphknoten um die ausgewalzte V. portae (*Pfeilspitze*) im Lig. hepatoduodenale. **d** Vergrößerte Lymphknoten im Becken in der Umgebung der Iliakalgefäße. **e** Begleitender Pleuraerguß (Morbus Hodgkin)

Verlauf

Nach Strahlen- und/oder Chemotherapie sind fibröse Relikte der Lymphknoten erkennbar (Abb. 25.59 f, 25.76).

Begleitzeichen

Bei Lymphomen beobachtet man häufig zusätzlich eine Splenomegalie (Abb. 25.68 a), Leberveränderungen und einen Pleuraerguß (Abb. 25.65e). Bei Metastasen von Karzinomen gelingt es zuweilen, den Primärtumor selbst darzustellen, besonders wenn es sich um ein Nierenkarzinom handelt (Abb. 25.64).

Die einzigen Lymphknotenveränderungen, die schließlich differentialdiagnostisch noch gegenüber einer Pankreasvergrößerung abzugrenzen sind, sind die isolierten oder polyzyklischen Adenopathien. Es sei noch einmal an die Probleme erinnert, die das normale Kolon verursachen kann. Das Kolon kann einer Raumforderung oder auch einem Lymphom sehr ähneln. Eine Abgrenzung ist durch spätere Kontrolluntersuchungen oder durch den Nachweis der Variabilität bei Positionsänderungen möglich (Abb. 25.77).

Eine vergleichende Studie zwischen Sonographie und Computertomographie (Drouet et al. 1983) hat gezeigt, daß die Ergebnisse der beiden Methoden bezüglich retroperitonealer Lymphome vergleichbar sind.

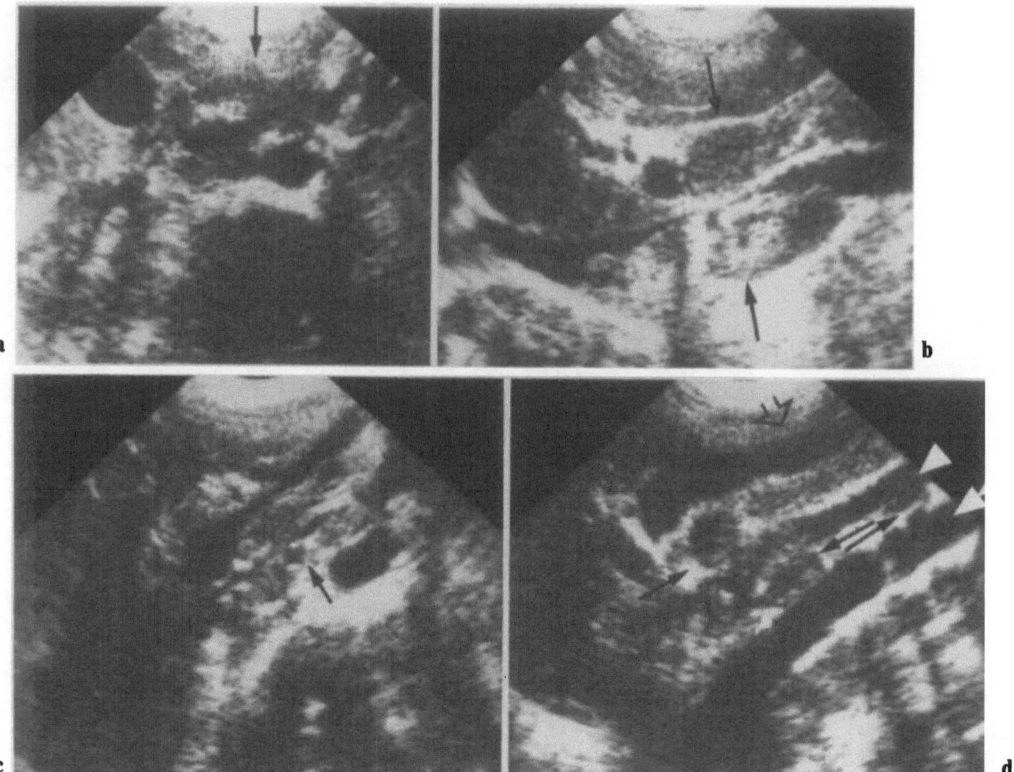

Abb. 25.66 a–d. Vergrößerte perivaskuläre Lymphknoten. **a** Transversalschnitt: Manschette (*Pfeil*) um die V. cava. **b** Sagittalschnitt. Vergrößerte Lymphknoten ventral und dorsal der V. cava (*Pfeile*). **c** Vergrößerte retroperitoneale und mesenteriale (*Pfeil*) Lymphknoten. **d** Frontalschnitt der V. cava (*Pfeilspitze*) und der Aorta (*doppelte Pfeilspitze*). Man erkennt unter anderem vergrößerte Lymphknoten zwischen der Aorta und der V. cava (*Pfeile*). Zu beachten sind Gallenblase (*offener Pfeil*) und Pfortader (*Pfeil*)

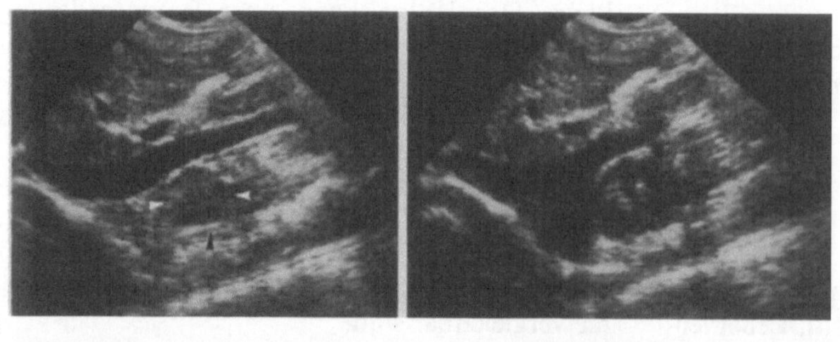

Abb. 25.67 a, b. Fehlinterpretation. **a** Ein Sagittalschnitt durch die V. cava zeigt eine retrokavale Raumforderung, die die Hinterwand des Gefäßes leicht anhebt (*Pfeilspitzen*). **b** Ein Parallelschnitt zeigt, daß diese Raumforderung zur rechten Niere gehört. Es handelt sich um einen retrokaval liegenden Nierenhilus

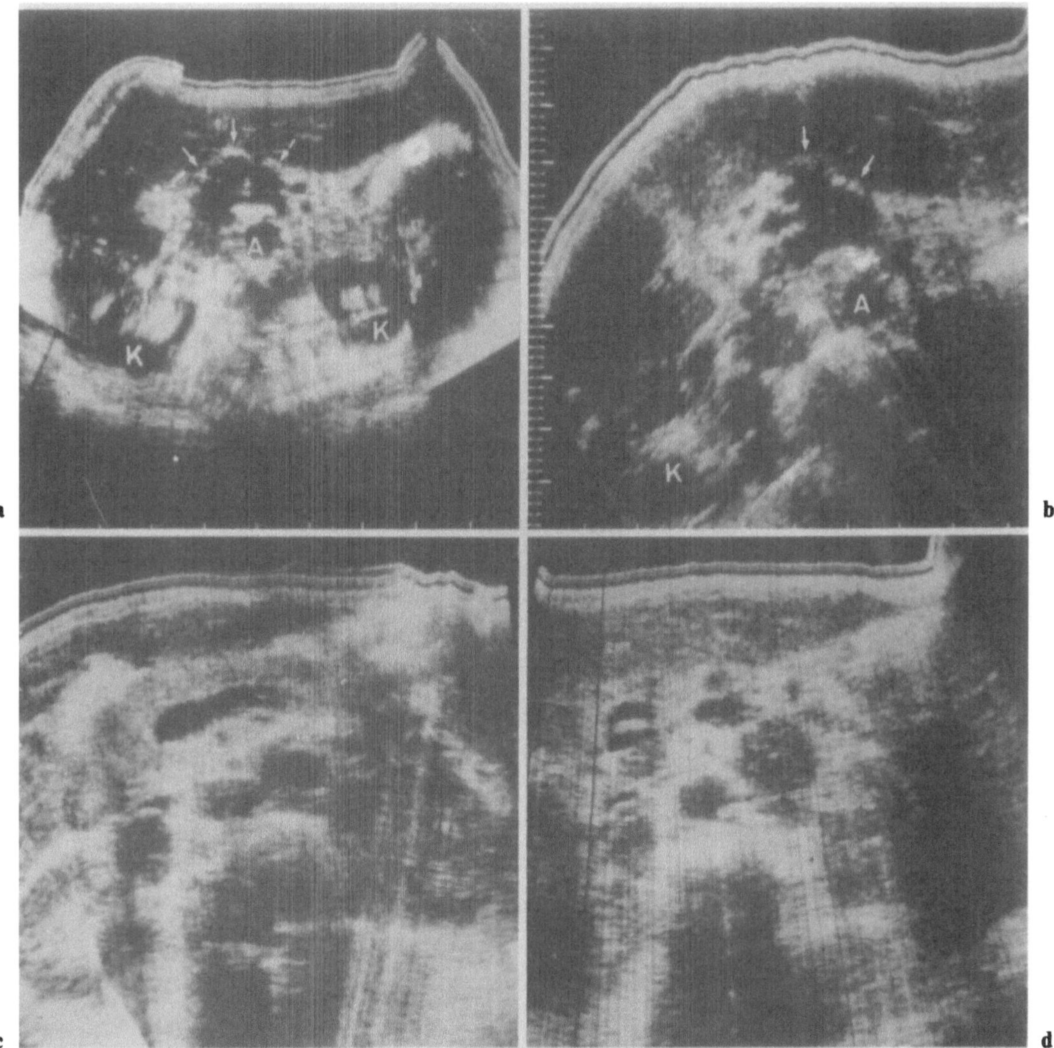

Abb. 25.68 a–d. Multiple polyzyklische und traubenförmig angeordnete vergrößerte Lymphknoten. **a** Dieser Patient kam wegen einer Gewichtsabnahme zur Untersuchung. Man erkennt auf dem Transversalschnitt eine präaortale Raumforderung (*Pfeile*) (*A*: Aorta), die einem Pankreaskarzinom entsprechen könnte. Die Milz ist vergrößert (*K*: Niere). **b** Parallelschnitt. **c** Ein weiter kaudal gelegener Schnitt zeigt das normale Pankreas. Gleichzeitig sind multiple vergrößerte Lymphknoten in der Umgebung der großen Gefäße und der Nierengefäße zu erkennen. **d** Dieser Schnitt liegt noch weiter kaudal. Es handelt sich um einen Morbus Hodgkin

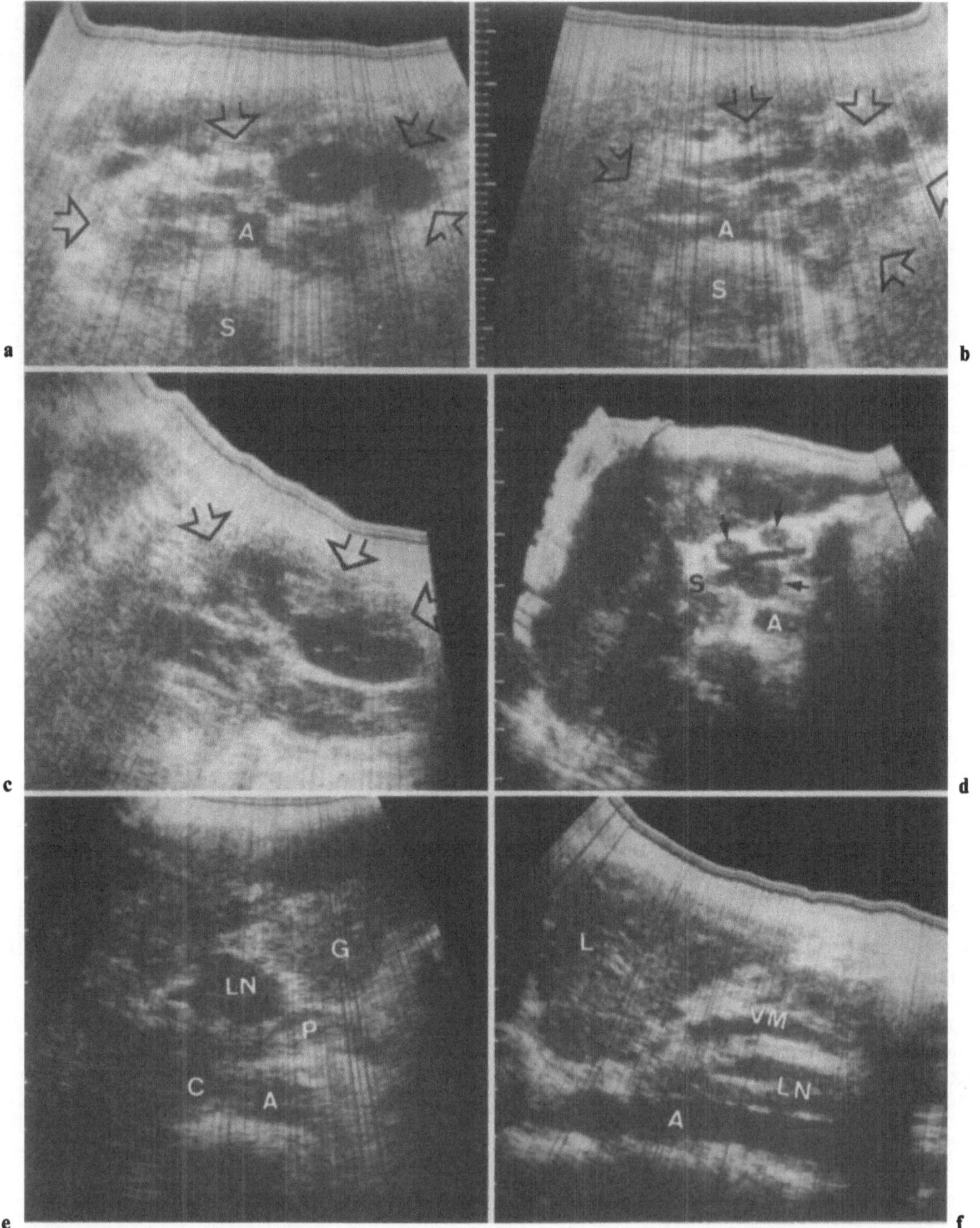

Abb. 25.69 a–f. Zwei Beispiele multipler traubenförmiger Lymphknotenvergrößerungen. **a** Auf diesem Transversalschnitt durch den Oberbauch fällt zunächst ein sehr echoarmes Gebilde auf, bei dem man zunächst an einen Pankreastumor denkt. Daneben existieren aber um die Wirbelsäule (*S*) herum mehrere ähnliche Formationen (*Pfeile*) (*A*: Aorta). **b** Auch auf dem kaudalen Parallelschnitt kommen die multiplen traubenförmigen Gebilde zur Darstellung. **c** Longitudinalschnitt: Was hier wiedergegeben ist, sind Lymphknotenvergrößerungen bei lymphatischer Leukämie. **d** Transversalschnitt durch das obere Abdomen bei einem anderen Patienten. Um die V. lienalis (*S*) liegen verschiedene rundliche echoarme Elemente (*Pfeile*). **e** Auf dem kaudalen Parallelschnitt läßt sich das Pankreas (*P*) mühelos abgrenzen. Ventral davon imponiert eine solide Läsion – ein Magentumor (*G*). Eingebettet zwischen Pankreas und Magentumor breiten sich vergrößerte Lymphknoten (*LN*) aus (*C*: V. cava, *A*: Aorta). **f** Longitudinalschnitt: Die vergrößerten Lymphknoten (*LN*) begleiten auch die nach ventral abgedrängte V. mesenterica (*VM*). Diese diversen echoarmen Läsionen entsprechen Lymphknotenmetastasen eines Magenkarzinoms (*L*: Leber)

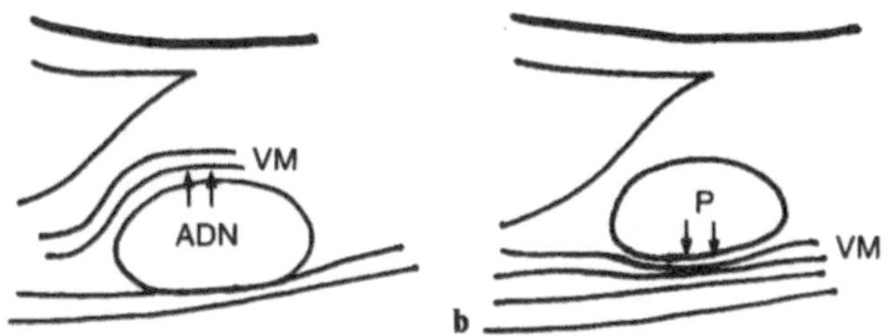

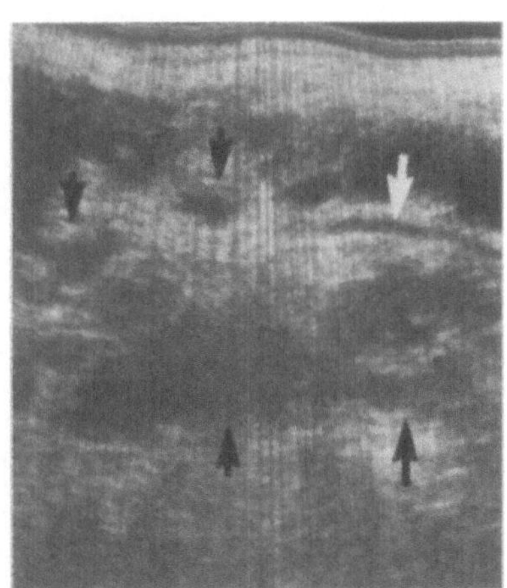

Abb. 25.70 a–c. Das Vena-mesenterica-Zeichen. **a** Vergrößerte Lymphknoten (*ADN*) drängen die V. mesenterica (*VM*) nach ventral ab. **b** Ein Pankreastumor (*P*) komprimiert die V. mesenterica und schiebt sie eher nach dorsal. **c** Beispiel: Dieser Sagittalschnitt zeigt multiple, traubenförmig angeordnete, vergrößerte Lymphknoten (*schwarze Pfeile*). Die Mesenterialvene (*weißer Pfeil*) ist nach ventral verlagert

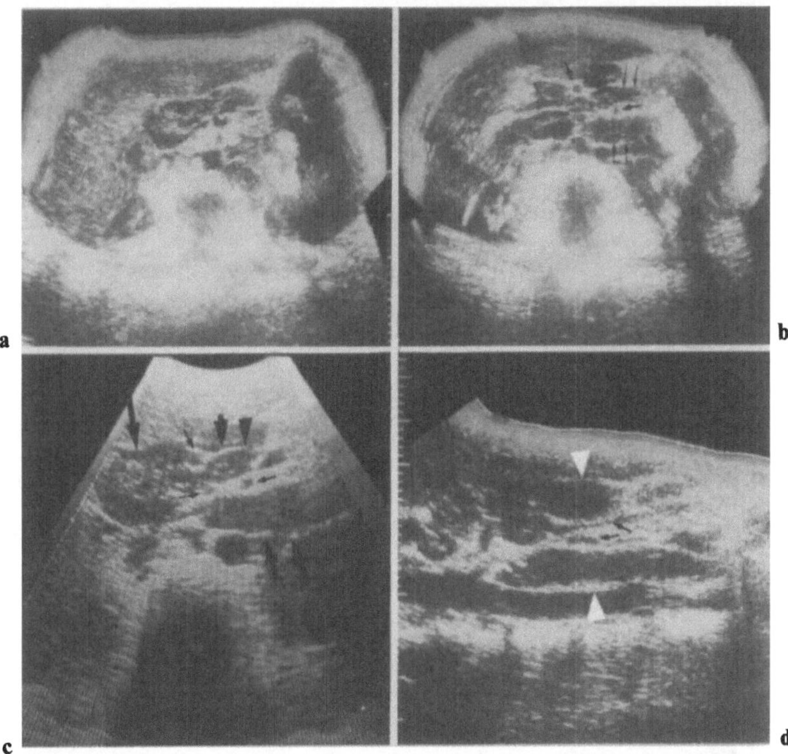

Abb. 25.71 a–d. Mesenteriale Lymphknoten: Sandwichbild. **a** Ein Transversalschnitt zeigt eine Anhäufung vergrößerter Lymphknoten vor den großen Gefäßen. **b** Auf einem Parallelschnitt sind verschiedene Lymphknotengruppen (*Doppelpfeil*) in der Umgebung der Mesenterialgefäße (*kleine Pfeile*) abzugrenzen. **c** Ein anderer Schnitt stellt diese Lymphknoten in der Umgebung der Mesenterialgefäße erneut dar: Die beiden Venen und die A. mesenterica sind voneinander getrennt. **d** Ein Sagittalschnitt zeigt die beiden Gruppen von Lymphknoten (*Pfeilspitzen*) beidseits der Mesenterialgefäße (*Pfeile*)

Abb. 25.72. Mesenteriale Lymphknoten in der Umgebung der Gefäße (*Pfeile*) ▶

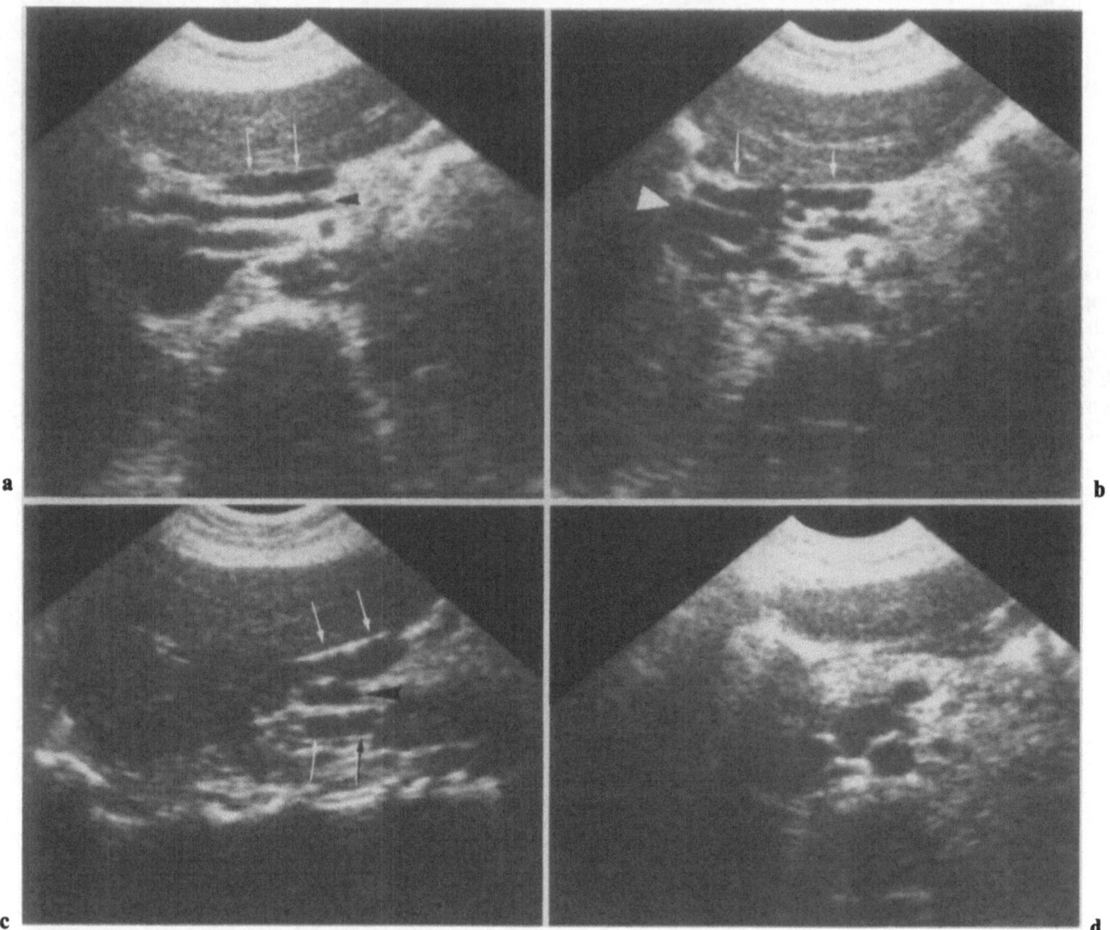

Abb. 25.73 a–d. Lymphknoten im Lig. hepatoduodenale. **a** Auf einem Schnitt des splenoportalen Konfluens (*Pfeilspitze*) sind vergrößerte Lymphknoten in der Umgebung der Gefäße (*Pfeile*) zu erkennen. **b** Weiter kranial gelegener Parallelschnitt: Die vergrößerten Lymphknoten umgeben die V. portae (*Pfeilspitze*). **c** Sagittalschnitt der V. portae. Das Gefäß (*Pfeilspitze*) ist von vergrößerten Lymphknoten (*Pfeile*) umgeben. **d** Ein Pankreasschnitt zeigt die vergrößerten Lymphknoten zwischen dem Pankreas und den großen Gefäßen

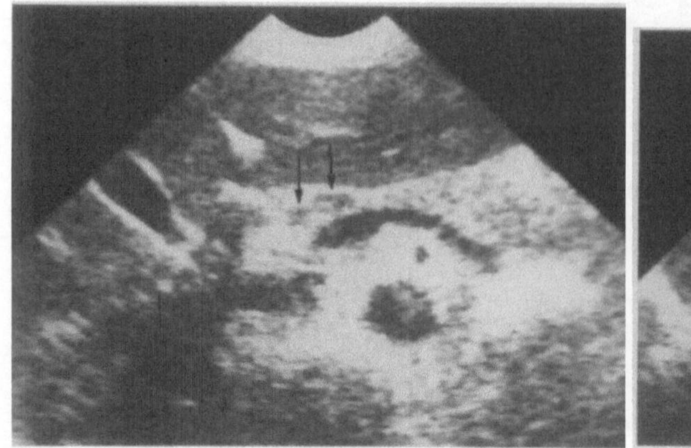

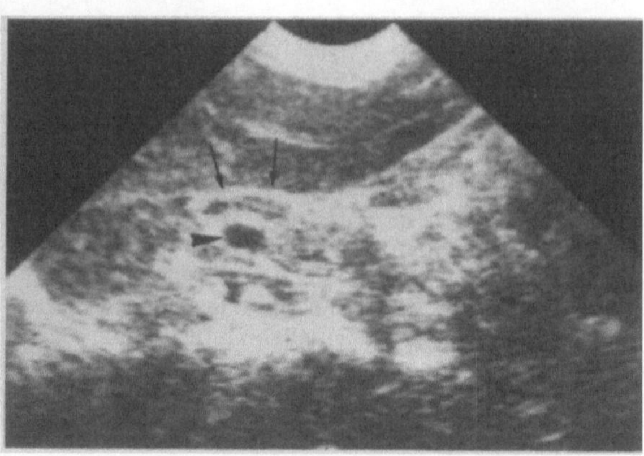

Abb. 25.74 a, b. Vergrößerte Lymphknoten im Lig. hepatoduodenale. **a** Ein Transversalschnitt durch das Pankreas zeigt zwei kleine Lymphknoten (*Pfeile*) neben dem Oberrand des Pankreaskopfes. **b** Ein Schnitt der Pfortader zeigt vergrößerte Lymphknoten neben dieser Vene (*Pfeil*)

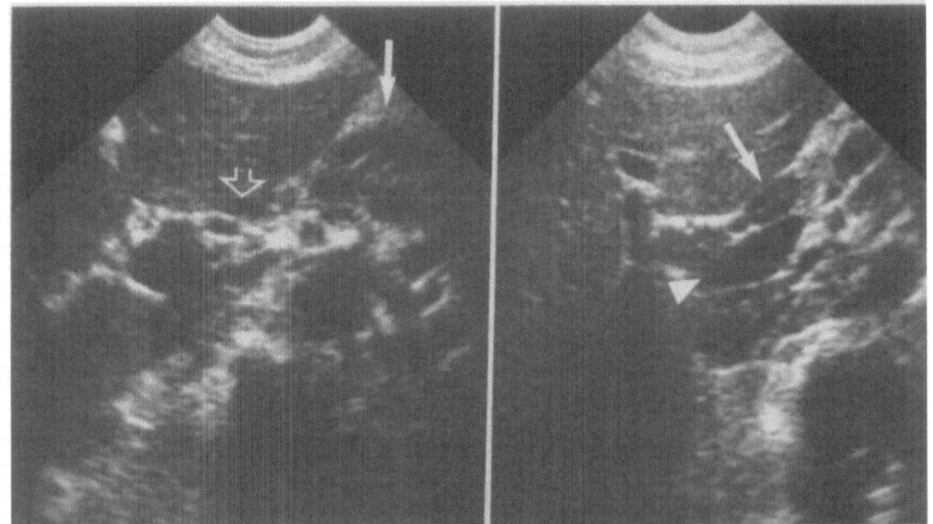

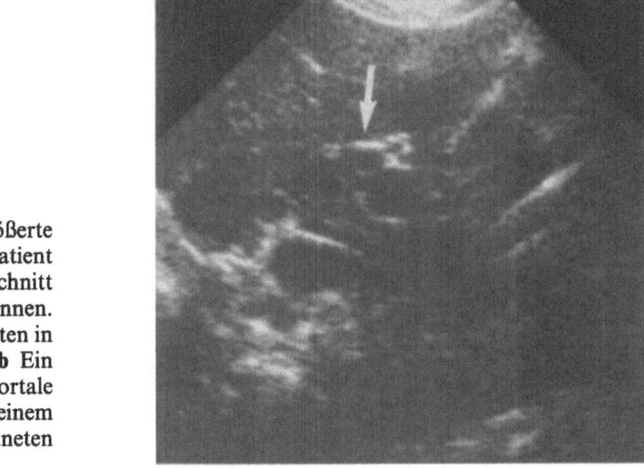

Abb. 25.75 a–c. Rosettenförmig angeordnete vergrößerte Lymphknoten im Lig. hepatoduodenale. **a** Dieser Patient hat einen Morbus Hodgkin. Auf einem Transversalschnitt sind mesenteriale Lymphknoten (*Pfeil*) zu erkennen. Gleichzeitig liegt eine zweite Gruppe von Lymphknoten in der Nachbarschaft der Leber (*offener Pfeil*) vor. **b** Ein Schrägschnitt zeigt rosettenförmig angeordnete periportale Lymphknoten (*Pfeil*) (*Pfeilspitze*: V. portae). **c** Auf einem letzten Schnitt sind die rosettenförmig angeordneten Lymphknoten ebenfalls darstellbar

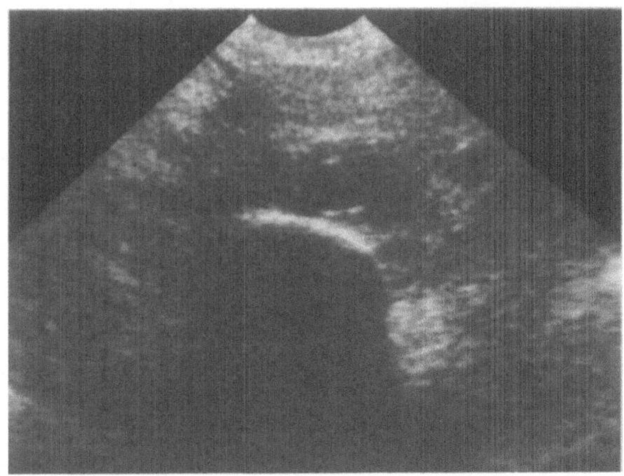

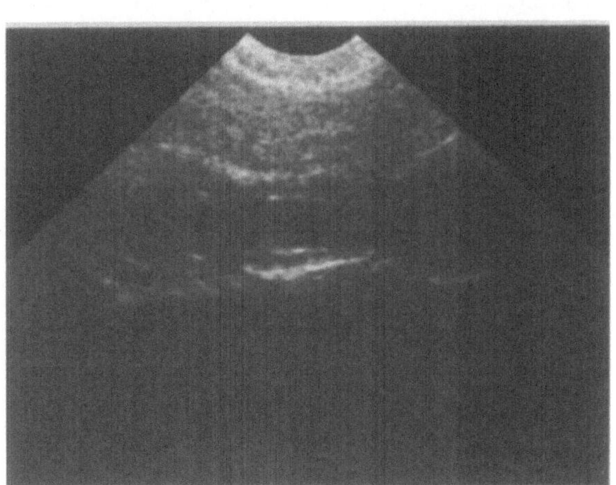

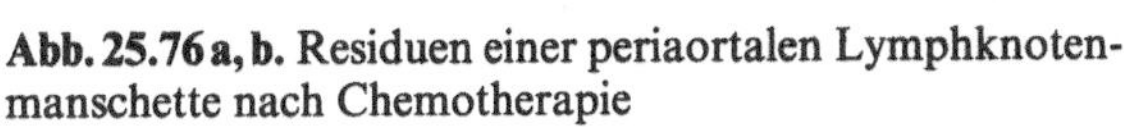

Abb. 25.76 a, b. Residuen einer periaortalen Lymphknotenmanschette nach Chemotherapie

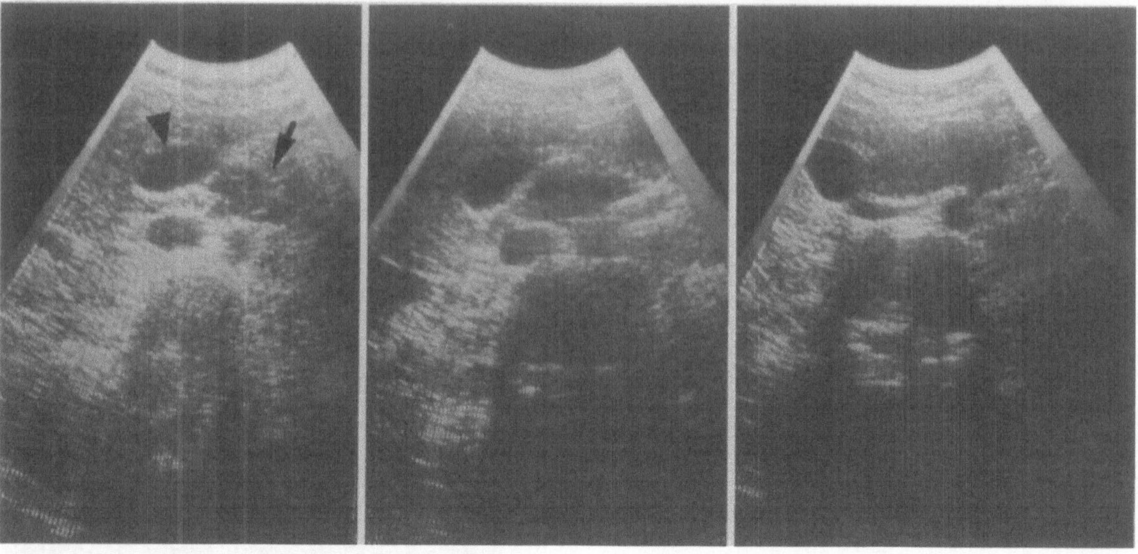

a–c

Abb. 25.77 a–c. Fehlinterpretationen. **a** Dieser junge Mann war wegen eines Dysgerminoms operiert und bestrahlt worden und befand sich in einem ausgezeichneten Allgemeinzustand. Anläßlich einer Routinekontrolle wurde ein prävaskulärer Tumor (*Pfeil*) konstatiert. Man vermutete eine metastatische Lymphknotenvergrößerung. **b, c** Die Exploration wurde mit einem Real-time-Gerät fortgesetzt. Die hier vorgestellten Bilder sind im Abstand von jeweils 30 s aufgenommen. Man sieht, daß sich der „Tumor“ in Form und Größe verändert. Außerdem sind innerhalb des „Tumors“ mobile Echos, wie sie für den Verdauungstrakt typisch sind, erkennbar. Hier war also das Kolon angeschnitten (Gallenblase: *Pfeilspitze*)

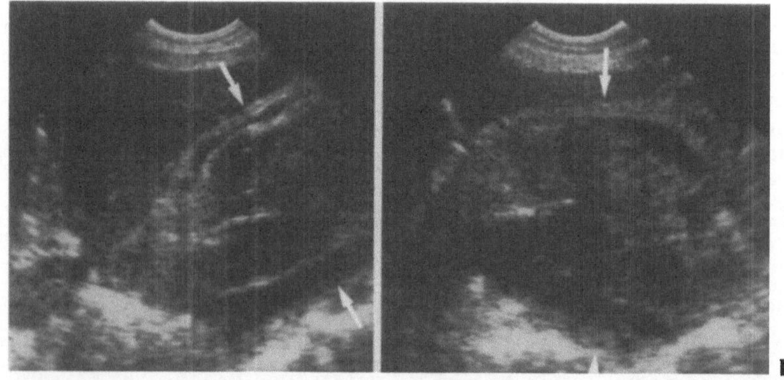

a b

Abb. 25.78 a, b. Malignes retroperitoneales Mesenchymom. **a** Der linksseitige Interkostalschnitt zeigt eine polyzyklisch begrenzte Raumforderung (*Pfeile*) neben der Milz. **b** Frontalschnitt

Weitere retroperitoneale Tumoren

Andere Tumoren, wie die mesenchymalen Neoplasien der Bauchwand (Liposarkome, Fibrosarkome, Rhabdomyosarkome usw.) können sonographisch ganz ähnlich aussehen wie Pankreastumoren. Derartige Tumoren verdrängen aber die V. mesenterica nach ventral und nicht nach dorsal. Sie können weiterhin die Aorta abdominalis nach lateral verlagern oder sie ganz umschließen (Abb. 25.78 und 25.79). Sehr schwierig zu interpretierende Bilder ergeben sich bei manchen Bauchfellmetastasen – schwierig solange, bis das unauffällige Pankreas selbst dargestellt worden ist.

Die beiden von uns beobachteten Liposarkome waren heterogen strukturiert und wiesen große, sehr echoarme Areale auf. Ein anderes Liposarkom, das so groß war, daß der Patient nicht in die Gantry des Computertomographiegerätes paßte, war heterogen strukturiert und zeigte eine ausgeprägte Schallabschwächung (Abb. 25.80). Retroperitoneale Metastasen, Rhabdomyosarkome und neurogene Tumoren sind i. allg. echoreicher.

Diese von der Bauchwand ausgehenden retroperitonealen Tumoren bleiben lange Zeit klinisch stumm. Sie können unbemerkt ein sehr großes Volumen erreichen (Abb. 25.81). Es stellt sich damit das Problem, sie von großen Pankreasschwanztumoren zu unterscheiden (hormonal nicht aktive Inselzelltumoren, Zystadenome), sowie weiter von einer Splenomegalie oder einem Nierentumor. Man muß die anatomischen Strukturen der gesamten Region untersuchen. Bei diesen großen Tumoren (und ganz allgemein bei allen retroperitonealen Tumoren) liefert die Computertomographie einen wesentlichen Beitrag: Sie zeigt die Grenzen und Lagebeziehungen dieser Tumoren bemerkenswert deutlich (Abb. 25.35).

In Tabelle 25.1 sind die verschiedenen Differentialdiagnosen noch einmal angeführt. Wir möchten zum Schluß noch einmal auf zwei Punkte hinweisen:

1. Jedes zweifelhafte Bild des Pankreas muß Anlaß zu einer erneuten sonographischen Untersuchung im nüchternen Zustand oder einige Stunden später sein.
2. Das Ergebnis der Ultraschalluntersuchung muß mit den Radiologen, die die weiterführenden Untersuchungen durchführen, besprochen werden, damit eine effiziente, rationelle, möglichst wenig eingreifende Diagnostik durchgeführt werden kann.

Die weiterführende Diagnostik wird meist aus einer Computertomographie, manchmal auch einer sonographisch geführten Punktion bestehen.

Tabelle 25.1. Differentialdiagnose intra- und extraperitonealer Raumforderungen

Retroperitoneale Raumforderungen
Aortenaneurysma
Dissezierendes Aortenaneurysma
Retroperitoneale Hämatome and Abszesse
Nichtlymphknotenbedingte retroperitoneale Tumoren
Retroperitoneale Lymphknotenvergrößerungen
Intraperitoneale Raumforderungen
Mesenterialzysten
Mesenterialhämatom
Aszites in der Bursa omentalis
Gekammerter Aszites
Magenausgangsstenose; flüssigkeitsgefüllter Magen
Magenduplikation; Duodenaldivertikel
Intestinale Stenose
Magentumor
Dickdarmtumor
Echoarme Raumforderungen
Aortenaneurysma
Dissezierendes Aortenaneurysma
Retroperitoneale Abszesse und Hämatome
Mesenterialhämatom
Mesenterialzysten
Variköse V. renalis
Magenausgangsstenose; flüssigkeitsgefüllter Magen
Duplikation und Divertikel
Intestinale Stenose
Echoreiche Raumforderungen
Solider Mageninhalt
Magentumor
Dickdarmtumor
Peritonealmetastasen
Retroperitoneale Lymphknotenvergrößerungen
Retroperitoneale Tumoren
Abszesse (mit feinverteilten Gasbläschen)
Wichtige morphologische Determinanten bei tief liegenden Raumforderungen
Beziehungen des Tumors zu:
Aorta und V. cava inferior
Mesenterialgefäße
Pfortader
Nieren
Wirbelsäule

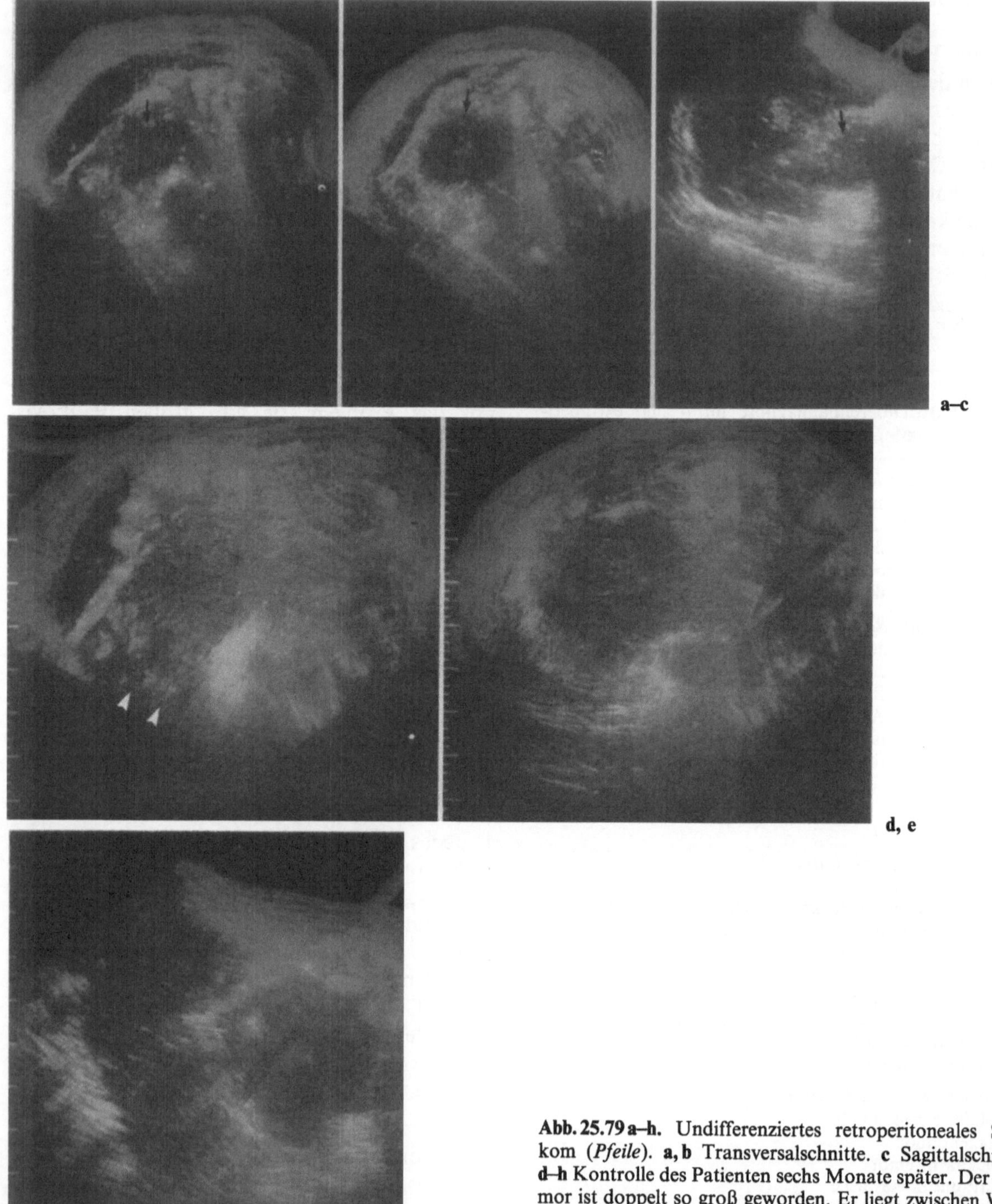

Abb. 25.79 a–h. Undifferenziertes retroperitoneales Sarkom (*Pfeile*). **a, b** Transversalschnitte. **c** Sagittalschnitt. **d–h** Kontrolle des Patienten sechs Monate später. Der Tumor ist doppelt so groß geworden. Er liegt zwischen Wirbelsäule und Niere und erstreckt sich bis vor die Aorta (*Pfeilspitze*)

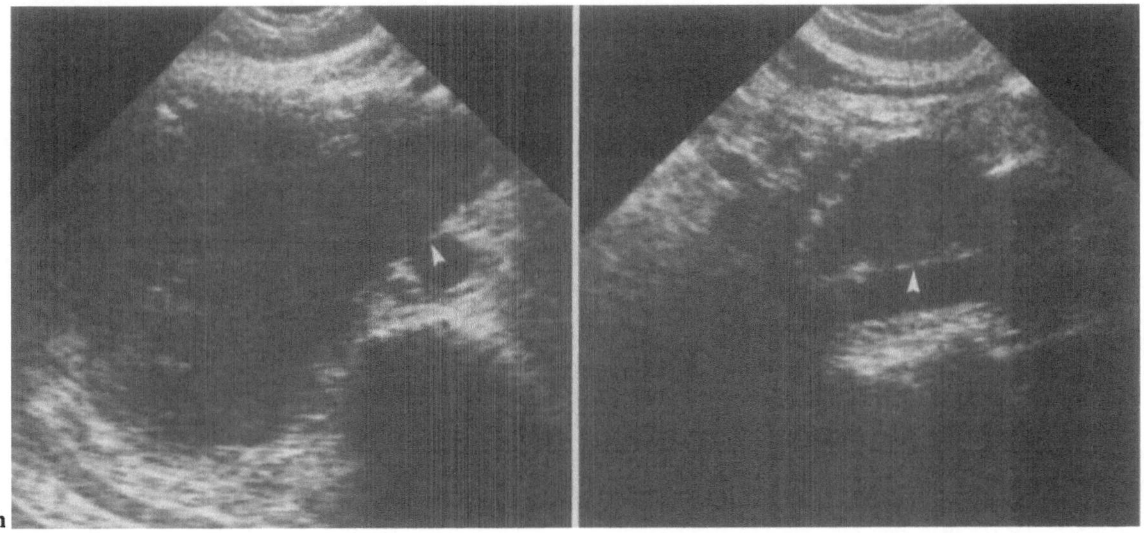
g, h

25.79

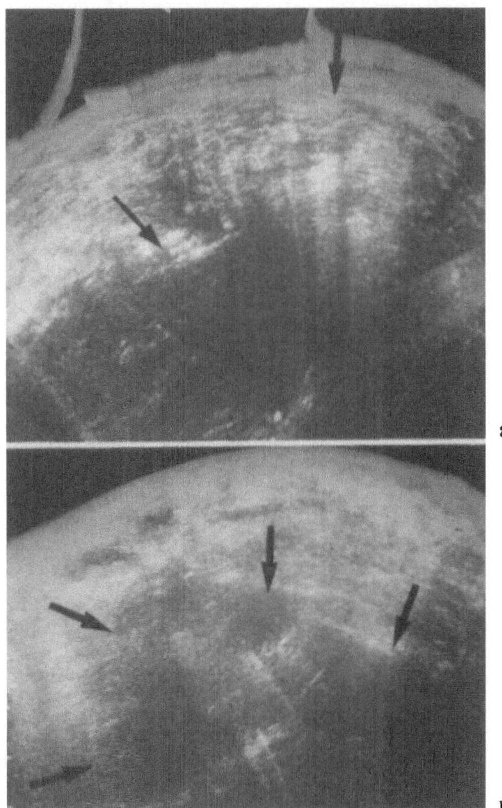

Abb. 25.80 a, b. Riesige, sehr schallabschwächende Raumforderung (*Pfeile*) bei einer Frau, die so adipös war, daß sie nicht in die Gantry des Computertomographiegerätes paßte. Transversalschnitte. Es handelt sich um ein Liposarkom von annähernd 20 kg

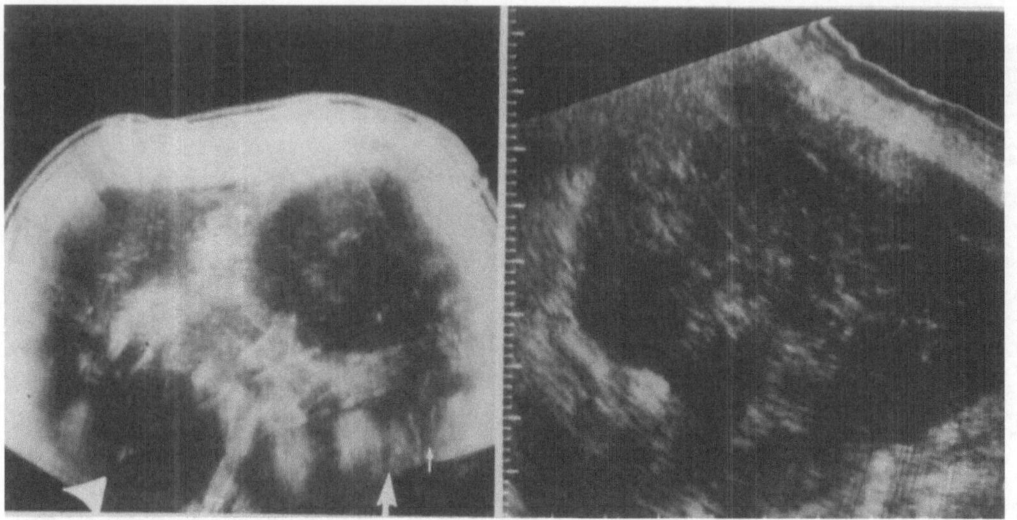

Abb. 25.81 a, b. Große retroperitoneale Raumforderung. **a** Ein Transversalschnitt zeigt eine runde Raumforderung im linken Oberbauch. Die Milz (*kleiner Pfeil*) und die Niere (*großer Pfeil*) sind schwierig abzugrenzen. **b** Sagittalschnitt. Es handelt sich um ein Rhabdomyosarkom. Die großen retroperitonealen Raumforderungen sind computertomographisch besser abzuklären. Die Computertomographie erlaubt eine bessere Analyse der Lagebeziehungen dieser retroperitonealen Tumoren

Literatur

Asher WM, Freimanis AK (1969) Echographic diagnosis of retroperitoneal lymph node enlargement. AJR 105:438–445

Barnett E, Morley P (1974) Abdominal echography. Butterworth, Borough Green

Blumhagen JD, Coombs JB (1981) Ultrasound in the diagnosis of hypertrophic pyloric stenosis. J Clin Ultrasound 9:289–292

Blumhagen JD, Noble HGS (1983) Muscle thickness in hypertrophic pyloric stenosis: Sonographic determination. AJR 140:221–223

Bouvier M, Frech M, Vivier G, Benoit JP (1979) Inversions diaphragmatiques droites lors d'épanchements pleuraux abondants. Etude tomoéchographique. J Radiol 60:739–742

Bowie JD, Bernstein JR (1976) Retroperitoneal fibrosis: Ultrasound findings and case report. J Clin Ultrasound 4/6:435–437

Damascelli B, Bomdonna G, Musumeci R, Uslenghi C (1969) Two dimensional pulsed echo detection of paraaortic lymph nodes. Surg Gynecol Obstet 128:772–776

David E, Van Kaick G, Ikinger U, Gerhardt P, Prager P (1982) Detection of neoplastic lymphnode involvement in the retroperitoneal space. Eur J Radiol 2:277–280

Derchi LE, Biggi E, Rollandi GA, Cicio GR, Neumaier CE (1983) Sonographic staging of gastric cancer. AJR 140:273–276

Derchi LE, Biggi E, Neumaier CE, Cicio GR (1983) Ultrasonographic appearances of gastric cancer. Br J Radiol 56:365–370

Doust BD, Doust VL (1976) Ultrasonic diagnosis of abdominal abscess. Am J Dig Dis 21:569–576

Drouet JC, Didier D, Bagni P, Weill F (1983) Apport comparé de l'ultrasonographie et de la tomodensitométrie dans le diagnostic des adénopathies rétropéritonéales. J Radiol 64:477–482

Duval JM, Mambrini A (1975) Intérêt de l'échotomographie dans le diagnostic des hématomes de la gaine des droits. Nouv Presse Méd 4:349–350

Engel JM, Deitch EA (1980) Omentum mimicking cystic masses in the pelvis. J Clin Ultrasound 8:31–33

Fagan CJ, Larrieu AT, Amparo E (1979) Retroperitoneal fibrosis: Ultrasound and CT features. AJR 133:239–243

Fakhry JR, Berk RN (1981) The "target" pattern: Characteristic feature of stomach and bowel abnormalities. AJR 137:969–972

Feiss JS (1977) A case of afferent loop obstruction secondary to recurrent carcinoma of the stomach with ultrasound and CT scan. Am J Gastroenterol 68:77–80

Freimanis AK (1975) Echographic diagnosis of lesions of the abdominal aorta and lymph nodes. Radiol Clin North Am 13:557

Friday RO, Barriga P, Crummy AP (1975) Detection and localisation of intra-abdominal abscesses by diagnostic ultrasound. Arch Surg 110:335–337

Goldberg BB, Kotler MN, Ziskin MC, Waxham RD (1975) Diagnostic uses of ultrasound. Grune & Stratton, New York

Gorelik I, Goldman SM, Minkin SD, Abrams SJ, Salik JO (1976) Gastric duplication originating from the tail of the pancreas – ultrasonically demonstrated. J Clin Ultrasound 4:429–432

Graham PM, Kelly CR, Booth JA (1983) Ultrasonic appearance of abdominal lymphnode in a case of Whipple's disease. JCU 7:388–390

Hassani N (1976) Ultrasonography of the abdomen. Springer, Berlin Heidelberg New York

Holm HH, Kristensen JK, Rasmussen SN, Pedersen JF, Hancke S (1980) Abdominal ultrasound, 2nd edn. Munksgaard, Copenhagen

Hsu CY, Wolf SB (1976) Ultrasonic contrast study to identify stomach contents (Abstract No 516). World Federation of ultrasound in medicine and biology, San Francisco 1976

Jacobson JB, Redman HC (1974) Ultrasound findings in a case of retroperitoneal fibrosis. Radiology 113/2:423–424

Jensen FL, Pedersen JF (1974) The value of ultrasonic scanning in the diagnosis of intra-abdominal abscesses. Surg Gynecol Obstet 139:326–328

Kaick G van, Knapp W, Lorenz D, Killian J (1975) Sonographic differentiation of retroperitoneal tumors (Abstract No 47–48). Second European Congress of ultrasonics in medicine, Munich, May 12–16, 1975

Kobayashi T, Sakai Y, Konda C, Schimoyama M, Sakano T (1975) Echographic features of malignant lymphoma. Clinical application of ultrasonic echography for the evaluation of abdominal tumor regression during chemotherapy. Jpn J Clin Hematol 16:313

Kobayashi T, Takatani O, Kimura K (1976) Echographic patterns of malignant lymphoma. J Clin Ultrasound 4:181–186

Kossoff G, Warren O, Garrett W (1978) The examination of the upper abdomen through the liquid filled stomach (Abstract No 17–18). 3rd European Congress of ultrasonics in medicine, Bologna, Oct 1–5, 1978

Kremer H, Lohmoeller G, Zollner N (1977) Primary ultrasonic detection of a double carcinoma of the colon. Radiology 124:481–482

Kressel HY, Filly RA (1978) Ultrasonographic appearance of gas-containing abscesses. AJR 130:71–73

Lee T, Brickman F, Avecilla L (1977) Ultrasound diagnosis of intramural intestinal hematoma. J Clin Ultrasound 5:423–424

Leopold GR (1970) Ultrasonic aortography. Radiology 96:9–14

Leopold GR (1973) A review of retroperitoneal ultrasonography. J Clin Ultrasound 1:82–87

Leopold G, Asher W (1972) Diagnosis of extra-organ retroperitoneal space lesions by B-scan ultrasonography. Radiology 103:130–133

Leopold GR, Asher WM (1975) Fundamentals of abdominal and pelvic ultrasonography. Saunders, Philadelphia

Lutz H, Petzoldt R (1976a) Real time and gray scale ultrasound in the diagnosis of gastroenterological diseases (Abstract No 529). World Federation of ultrasound in medicine and biology, San Francisco 1976

Lutz HT, Petzoldt R (1976b) Ultrasonic patterns of space occupying lesions of the stomach and the intestine. Ultrasound Med Biol 2:129–132

Lutz H, Sturm G, Hartwich G (1973) Comparative sonographic and lymphographic investigation of retroperitoneal lymph nodes in malignant lymphomas. Verh Dtsch Ges Inn Med 79:507–508

MacCullough DL, Leopold GR (1976) Diagnosis of retroperitoneal fluid collections by ultrasonography: A series of surgically proved cases. J Urol 115:656–659

Maklad NF, Doust BD, Baum JK (1974) Ultrasonic diagnosis of postoperative intra-abdominal abscess. Radiology 113:417–422

McDonald DG, Liberima JA (1976) Ultrasound diagnosis and evaluation of lymphoceles after renal transplantation. Urology 7:216–219

Meyer M (1976) Dynamic radiology of the abdomen. Springer, Berlin Heidelberg New York

Miller JH, Hindman BW, Lam AHK (1980) Ultrasound in the evaluation of small bowel lymphoma in children. Radiology 135:409–414

Mittelstaedt C (1975) Ultrasonic diagnosis of omental cysts. Radiology 117:673–677

Morgan CL, Trought WS, Oddson TA, Clark WM, Rice RP (1980) Ultrasound patterns of disorders affecting the gastrointestinal tract. Radiology 135:129–135

Mueller PR, Ferrucci JT, Harbin WP, Kirkpatrick RH, Simeone JF, Wittenberg J (1980) Appearance of lymphomatous involvement of the mesentery by ultrasonography and body computed tomography: The "sandwich sign". Radiology 134:467–473

Salem S, Hiltz CW (1978) Ultrasonographic appearance of gastric lymphosarcoma. J Clin Ultrasound 6:429–430

Sanders RC, Duffy T, McLoughlin MG, Walsh PC (1977) Sonography in the diagnosis of retroperitoneal fibrosis. J Urol 118:944–946

Schabel SI, Rittenberg GM, Johnson EG (1978) Carcinoma of the colon demonstrated by ultrasound. J Clin Ultrasound 6:436–437

Smith EH (1975) Ultrasound and abdominal abscesses. Arch Surg 110:245

Spira R, Kwan E, Gerzof SG, Widrich WC (1982) Left renal vein varix simulating a pancreatic pseudocyst by sonography. AJR 138:149–150

Strauss S, Itzchak Y, Manor A, Heyman Z, Graif M (1981) Sonography of hypertrophic pyloric stenosis. AJR 136/6:1057–1058

Vadrot D, Laval-Jeantet M, Vadrot M, Delmas PF, Bouzac H (1978) L'échotomographie dans l'étude des adénopathies abdominales. Technique d'examen et séméiologie. J Radiol 59:399–406

Walls WJ (1976) The evaluation of malignant gastric neoplasms by ultrasonic B-scanning. Radiology 118:159–163

Weill F, Kraehenbuhl JR, Becker JC, Milleret P, Gillet M (1973) Aspect tomoechographique des dissections artérielles et des fissurations anévrismales. Nouv Presse Méd 2:227–228

Weill F, Kraehenbuhl JR, Ricatte JP, Aucant D, Gillet M, Makridis D (1974) Le diagnostic ultrasonore des dissections aortiques et des fissurations anévrismales. Ann Radiol 17:49–54

Weill F, Eisenscher A, Aucant D, Bourgoin A (1975) Apport de l'échotomographie dans le diagnostic des masses rétropéritonéales. Ann Radiol 18:763–770

Weill F, Eisenscher A, Bourgoin A, Aucant D, Camelot G (1976) Aspect ultrasonore des abcès et hématomes abdominaux. J Chir (Paris) 112:409–418

Weill F, Eisenscher A, Zeltner F (1977) Diagnostic ultrasonore des compresses chirurgicales abdominales oubliées. Ann Radiol 20:631–633

Weill F, Bihr E, Zeltner F, Rohmer P, Sauget Y (1978) Apport de l'ultrasonographie dans l'étude de l'abdomen aigu et en particulier, de l'abdomen post-opératoire. Ann Radiol 21/7:585–590

Weill F, Bihr E, Rohmer P, Zeltner F, Le Mouel A (1979a) Une image ultrasonore piège: Les pseudomasses rétrocaves d'origine rénale. Ann Radiol 22/7:612

Weill F, Zeltner F, Rohmer P, Bihr E, Tuetey JB (1979b) Les images gastriques et intestinales en ultrasonographie abdominale – le signe du mouvement Brownien. J Radiol 60/10:579–590

Weill F, Le Mouel A, Bihr E, Rohmer P, Zeltner F, Sauget Y (1980a) Le diagnostic ultrasonore des collections intrapéritonéales dans le récessus hépatorénal (ou le récessus spléno-péritonéal): Le signe du croissant de lune. J Radiol 61/4:251–256

Weill F, Le Mouel A, Rohmer P, Zeltner F, Bihr E (1980b) L'ultrasonographie de l'abdomen aigu. Méd Hyg 38:1385, 2458–2471

Winsberg F, Cole-Beuglet C, Mulder DS (1974) Continuous ultrasound "B" scanning of abdominal aortic aneurysms. AJR 121:626–633

Yeh HC (1979) Ultrasonography of peritoneal tumors. Radiology 133:419–424

Yeh HC, Chahinian AP (1980) Ultrasonography and computed tomography of peritoneal mesothelioma. Radiology 135:705–712

Yeh HC, Rabinowitz JG (1981) Ultrasonography and computed tomography of gastric wall lesions. Radiology 141:147–155

Zeltner F, Rohmer P, Weill F (1978) Mise en évidence ultrasonore des valvules conniventes. Ann Radiol 22/7:577

Kapitel 26

Ikterus

Mit den verschiedenen, ursächlich in Frage kommenden Veränderungen der Leber, des Gallenwegssystems und des Pankreas haben wir uns ja bereits beschäftigt. Die Ultraschallexploration beim Ikterus vollzieht sich in logischen und einander ergänzenden Schritten. An erster Stelle steht die Beantwortung der Frage, ob eine Gallenwegsdilatation besteht oder nicht: Dilatation entweder des Ductus choledochus, der Hepatikusgabel, der intrahepatischen Gallenwege oder der Gallenblase. An zweiter Stelle strebt man danach, die Höhe des Abflußhindernisses zu präzisieren. Zuletzt versucht man eine Aussage über die Natur des Stops zu machen.

Man wird also daran gehen, die verschiedenen Abschnitte der Gallenwege zu untersuchen und dabei gleichzeitig die benachbarten Gebiete darzustellen: das Pankreas, den Retroperitonealraum und die Leber, die im Falle eines proximalen extrahepatischen Gallengangverschlusses als einzige verändert sein kann.

Untersuchungstechnik

Da die erweiterte Gallenblase auf Kontraktionsreiz ohnehin nicht mehr reagiert, ist es ratsam, den Kranken nüchtern zu untersuchen. So gelingt ja auch die Darstellung des Pankreas viel besser.

Der Real-time-Scan ist, wenn es um die Abklärung eines Ikterus geht, unverzichtbar. Seine Vielseitigkeit und der rasche Übergang in alle möglichen Schnittebenen erlauben es nicht nur, auf schnelle Weise in beliebigen Abschnitten wesentliche Informationen zu sammeln, sondern darüber hinaus hilft diese Technik, bestimmte Fehldiagnosen von vornherein auszuschließen. Es ist möglich, tubuläre Strukturen zu analysieren, ohne sie mit daneben gelegenen Gefäßen zu verwechseln. Durch die kontinuierliche Schnittbilduntersuchung läßt sich eine tubuläre Struktur mit ihren Ästen vom Anfang bis zum Ende verfolgen.

Diagnostik der Gallenwegsdilatation

Gallenblase

Die Gallenblasendilatation scheint auf den ersten Blick im Ultraschallbild leicht erkennbar zu sein (Abb. 26.1–26.3). Die Notwendigkeit der sonographischen Abklärung ist zunächst nicht einzusehen, da die dilatierte Gallenblase der Palpation ja direkt zugänglich ist. Diese ist jedoch ungenau, und nur allzuleicht verwechselt man die vergrößerte Gallenblase mit einer tumorösen Vergrößerung der Leber (Abb. 26.4). Andererseits bedeutet eine auch palpable Gallenblasendilatation nicht unbedingt, daß ein ikterischer Patient eine Abflußbehinderung im Ductus hepatocholedochus hat. Wir haben auch schon Fälle von Gallenblasenhydrops bei ikterischen Patienten mit Virushepatitis gesehen.

Bei der Besprechung des steinbedingten Gallenblasenhydrops (s. Kap. 15 und 16) haben wir uns bereits mit dem Problem auseinandergesetzt, das Normalvolumen der Gallenblase zu bestimmen. Wir haben die Schwelle zum pathologischen Bereich bei 200 ml angesetzt. Diese Zahl kann auch überschritten werden. Andererseits wird dieser Wert beileibe nicht immer erreicht. Liegt das aktuelle Gallenblasenvolumen unterhalb von 200 ml, so müssen Zusatzinformationen herangezogen werden: Beispielsweise kann ein Kontraktionsversuch hilfreich sein. Sein Wert wird noch gesteigert, wenn die Substanz intravenös verabreicht wird, wie Cholezystokinin. RETTENMAIER (1975, persönl. Mitteilung) spricht der bei gezielter Palpation unter Monitorkontrolle empfundenen Wandspannung einige Bedeutung zu. Wir konnten andererseits jedoch die Nichtdeformierbarkeit von normalen Gallenblasen demonstrieren.

Es gibt dagegen ein anderes, sehr gutes Zeichen, das auf eine Stase innerhalb der Gallenblase hinweist. Es handelt sich um die langsame Sedimen-

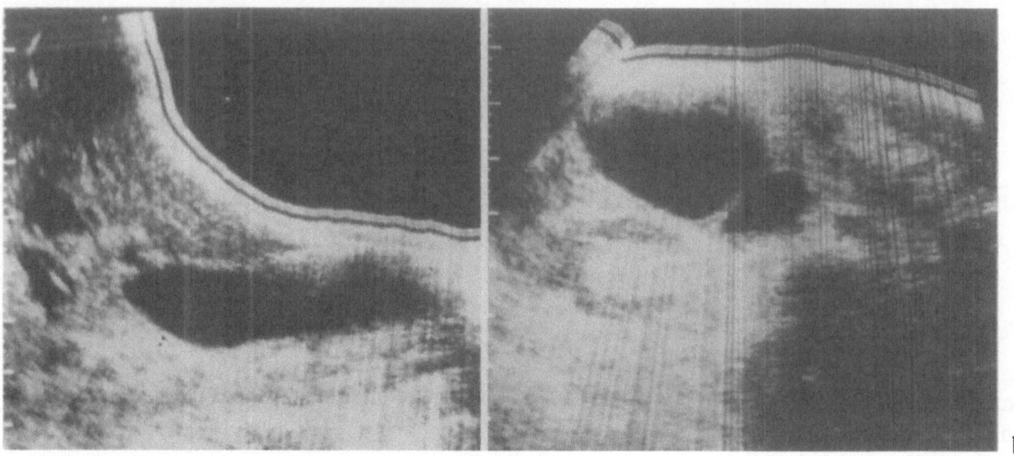

Abb. 26.1 a, b. Gallenblasenhydrops bei Verschlußikterus. a Longitudinalschnitt. b Transversalschnitt. Zu beachten ist die Septierung der Gallenblase

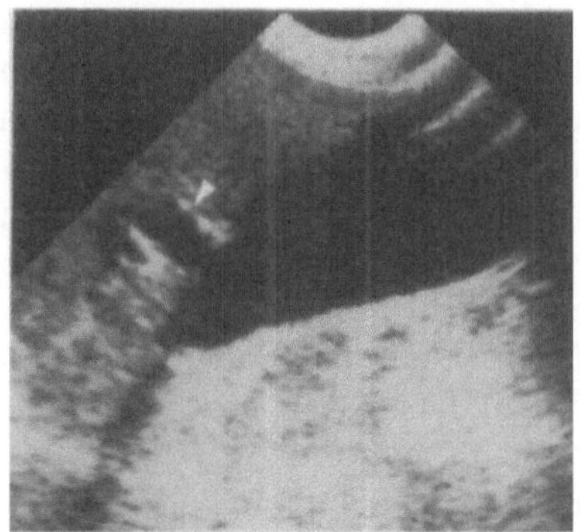

Abb. 26.2. Gallenblasenhydrops. Zu beachten ist die Erweiterung des Ductus hepaticus (*Pfeilspitze*)

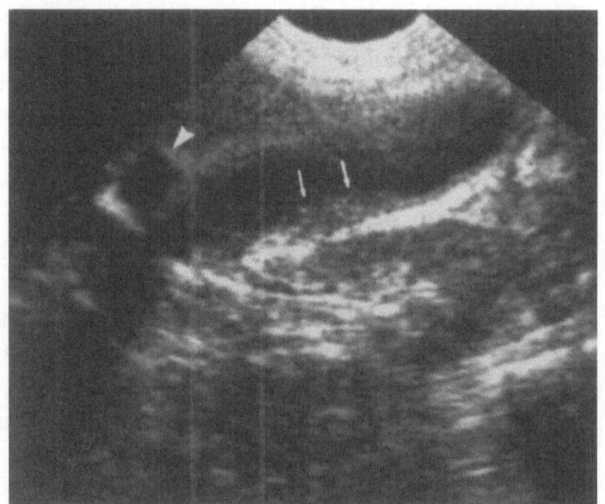

Abb. 26.3. Gallenblasenhydrops mit eingedickter Galle (*Pfeile*). Die Eindickung der Galle ist durch eine Stase bedingt. Zu beachten ist die Erweiterung des Ductus hepaticus (*Pfeilspitze*)

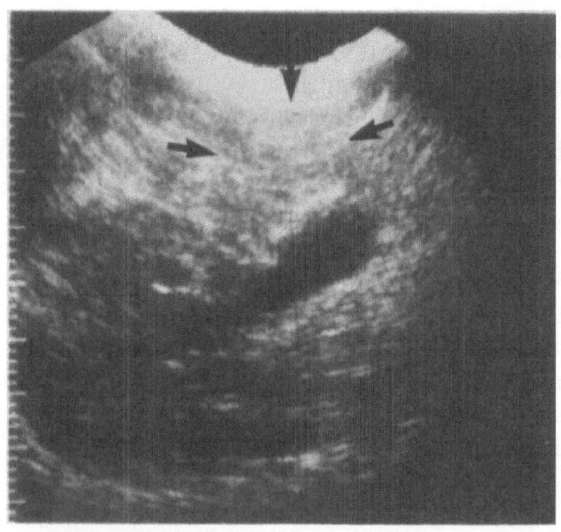

Abb. 26.4. Die Grenzen der klinischen Diagnostik des Gallenblasenhydrops. Dieser 32jährige ikterische Patient wurde zur Abklärung eines Verschlußikterus überwiesen. Die „Gallenblase" schien tastbar vergrößert. Der Sagittalschnitt läßt jedoch eine in Form und Größe vollkommen normale Gallenblase erkennen. Ein im Lebergewebe sitzender „Tumor" (*Pfeile*) hat sie jedoch nach dorsal abgedrängt. Dieser „Tumor" erwies sich als alveoläre Echinokokkose, die den Ductus hepaticus communis stenosierte, ohne die Gallenblase direkt zu tangieren

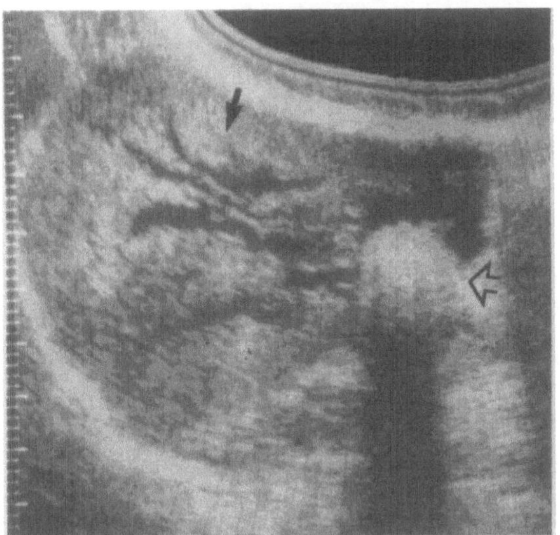

Abb. 26.5. Die Grenzen der Gallenblasendiagnostik. Man erkennt eine Cholezystolithiasis (*offener Pfeil*). Die Dilatation der intrahepatischen Gallenwege (*Pfeil*) ist jedoch durch ein Pankreaskarzinom verursacht

tation der eingedickten Galle mit Ausbildung eines „Spiegels“ (Abb. 26.3). Wie in Kap. 16 bereits ausgeführt, setzt sich die eingedickte Galle beim Übergang vom Liegen zum Stehen nur langsam ab, während Gallengrieß sofort zum tiefsten Punkt wandert. Eingedickte Galle ist bei einer durch Gallenwegsverschluß bedingten Stase jedoch nicht regelmäßig zu finden, während die funktionellen Stasen, z. B. bei parenteraler Ernährung, oft dieses Sedimentationsphänomen zeigen.

Die Suche nach Gallenblasenveränderungen (Cholezystitis, Lithiasis, Tumoren) ist integraler Bestandteil der Ultraschalluntersuchung am ikterischen Patienten. Man sollte jedoch immer daran denken, daß die Steinbildung auch in den intrahepatischen Gallenwegen stattfinden kann und daß die Entdeckung einer Cholezystolithiasis eine Choledocholithiasis keineswegs ausschließt. Auch kann ein Patient mit einem Pankreaskopfkarzinom gleichzeitig Konkremente in der Gallenblase haben (Abb. 26.5).

Alle diese Überlegungen sollen zeigen, daß wir, was den Ikterus anbelangt, der sonographischen Gallenblasenuntersuchung – abgesehen von den Neoplasien – nur eine untergeordnete Bedeutung beimessen. Wir konzentrieren uns vielmehr auf den Zustand des ableitenden Gallenwegssystems selbst.

Dilatation der extrahepatischen Gallenwege

Den Ductus hepatocholedochus haben wir bereits in Kap. 15 beschrieben. In Höhe des Gallenwegskonfluens (Hepatikusgabel) erscheint er als kleine tubuläre Struktur ventral der Pfortadergabelung.

Ein mehr oder weniger langes Segment des normalen Hauptgallenganges (Ductus hepatocholedochus) läßt sich ventral der V. portae (oder rechts-ventral davon) darstellen.

Transversalschnitte in Höhe der V. portae zeigen, daß dieses Gefäß von zwei tubulären Strukturen im Lig. hepatoduodenale begleitet wird, der A. hepatica links, und dem Ductus choledochus rechts (Ethier 1980). In Höhe des Pankreaskopfes ist der Ductus choledochus auf Sagittal-, Transversal- oder Schrägschnitten zu erkennen. Die Sichtbarkeitsgrenze des Hauptgallenganges liegt bei einem Durchmesser von 3 mm. In der konventionellen Cholangiographie beträgt der Maximaldurchmesser des Gallenganges 7–8 mm, nach Cholezystektomie 10 mm. Der Maximaldurchmesser der Pfortader beträgt 12 mm. Nach unserer Meinung ist der sonographisch meßbare Gallengangdurchmesser noch normal, wenn er weniger als die Hälfte des Wertes der Pfortader beträgt. Ein stark dilatierter Gallengang kann einen deutlich höheren Durchmesser als die V. portae aufweisen. Diese Werte entsprechen annähernd den in der Literatur angegebenen Werten (Cooperberg et al. 1980).

Doppelflintenzeichen (Zeichen der doppelläufigen Flinte)

Sobald der Ductus hepatocholedochus dilatiert ist, nähert sich sein Durchmesser dem der Pfortader an. Der Gallengang kann sogar weiter werden als der entsprechende Pfortaderabschnitt. Jedenfalls entsteht das Bild von zwei miteinander verschweißten Röhren, in etwa vergleichbar mit dem Doppellauf einer Jagdflinte (Weill 1977; Weill et al. 1978; Conrad et al. 1978).

Dieses Doppelflintenzeichen läßt sich extrahepatisch (Abb. 26.11 und 26.12), an der Leberpforte (Abb. 26.10–26.12) intrahepatisch (Abb. 26.6–26.9) und in der Pankreasregion (Abb. 26.13 und 26.14) nachweisen (extrahepatisches Doppelflintenzeichen, Hilusdoppelflintenzeichen, intrahepatisches Doppelflintenzeichen). Wenn die Dilatation der intrahepatischen Gallenwege sehr ausgeprägt ist, entsteht ein typisches tubuläres intra-

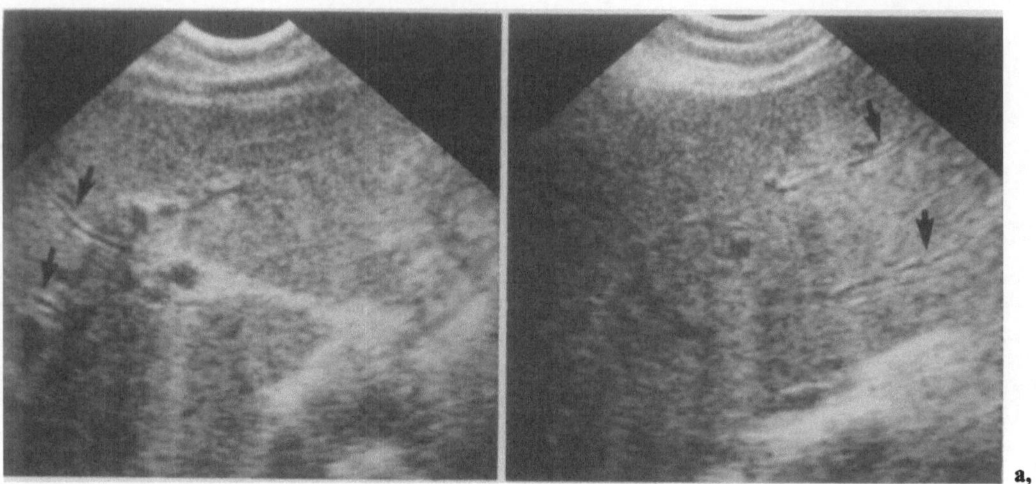

Abb. 26.6 a, b. Dilatation der intrahepatischen Gallenwege: Einige geringfügig erweiterte intrahepatische Gallenwegssegmente (*Pfeile*) bilden mit den zugehörigen Pfortaderästen typische doppelte tubuläre Strukturen (intrahepatisches Doppelflintenzeichen)

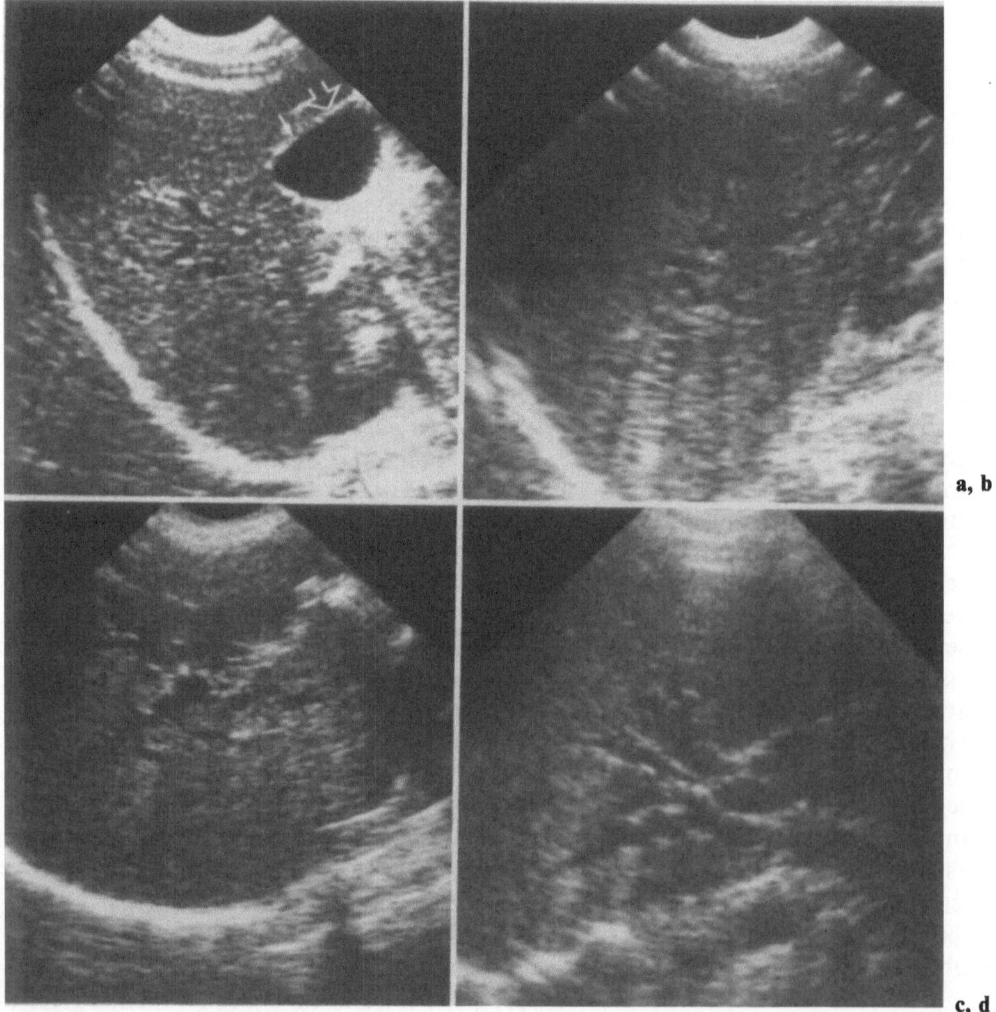

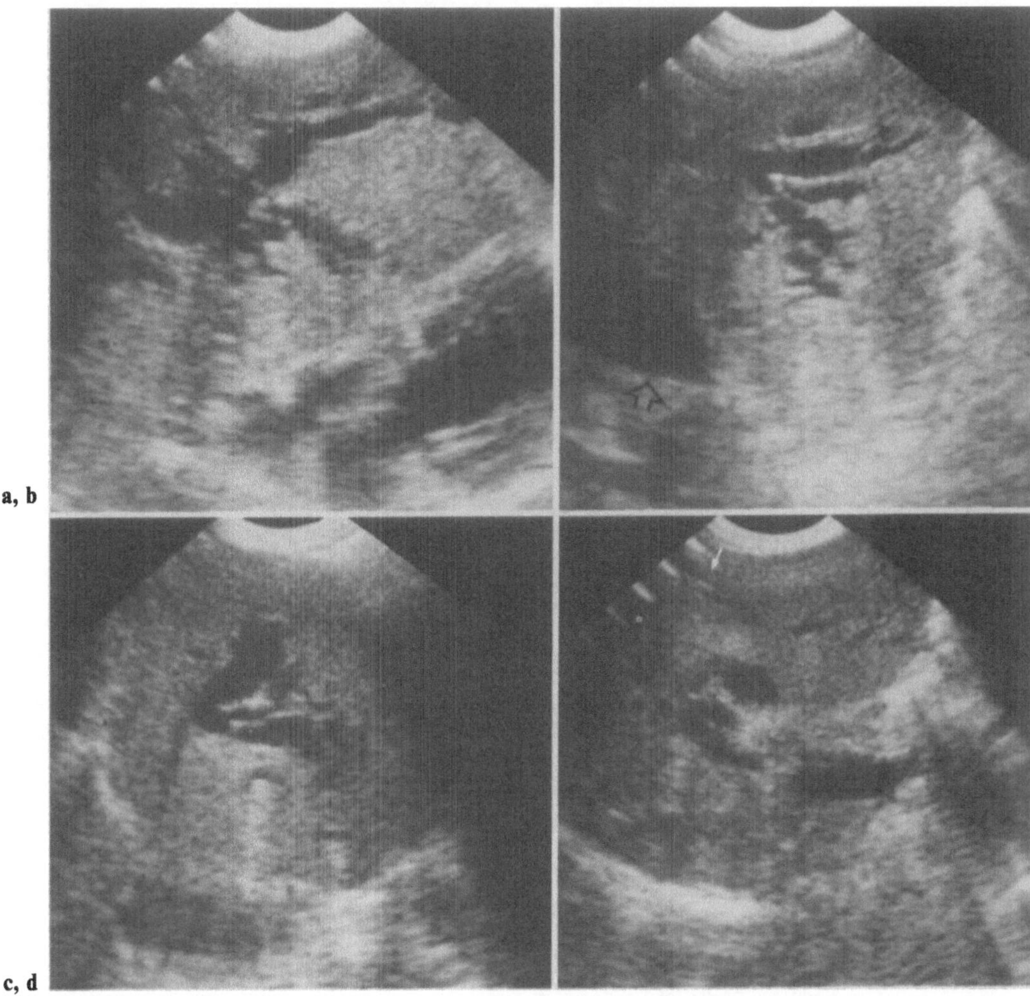

◂ **Abb. 26.7 a–d.** Dilatation der intrahepatischen Gallenwege. **a** Dieser Sagittalschnitt zeigt eine normale Gallenblase. Man erkennt tubuläre Strukturen im Leberparenchym. Ein Doppelflintenzeichen liegt nicht vor, so daß es sich um Pfortaderäste in einer normalen Leber handelt. **b–d** Bei drei verschiedenen Patienten findet sich ein Netz anomaler tubulärer Strukturen mit Ausbildung eines Doppelflintenzeichens

Abb. 26.8 a–d. Ausgeprägte Dilatation der intrahepatischen Gallenwege. Zu beachten ist auf **b** der Pleuraerguß (*offener Pfeil*) und auf **d** ein Doppelflintenzeichen (*Pfeil*)

Abb. 26.9 a, b. Dilatation der intráhepatischen Gallenwege (*Pfeile*) (*C*: V. cava, *A*: Aorta)

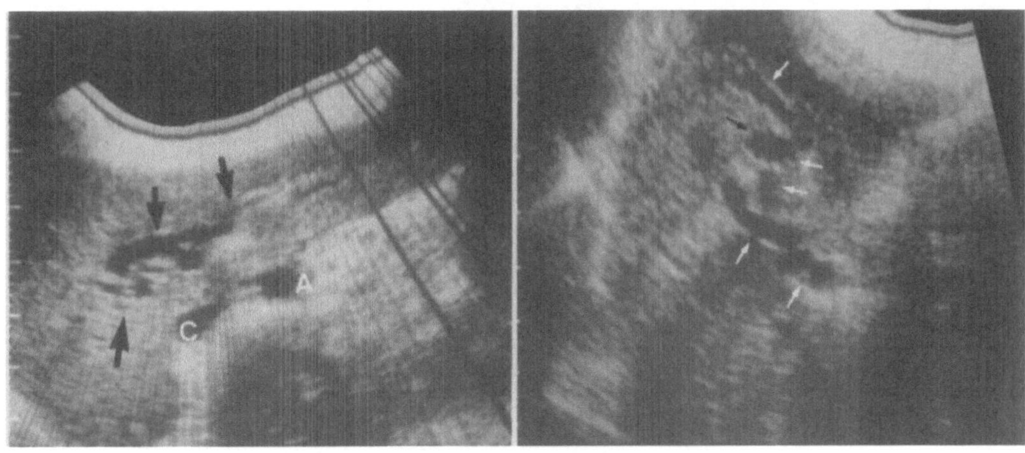

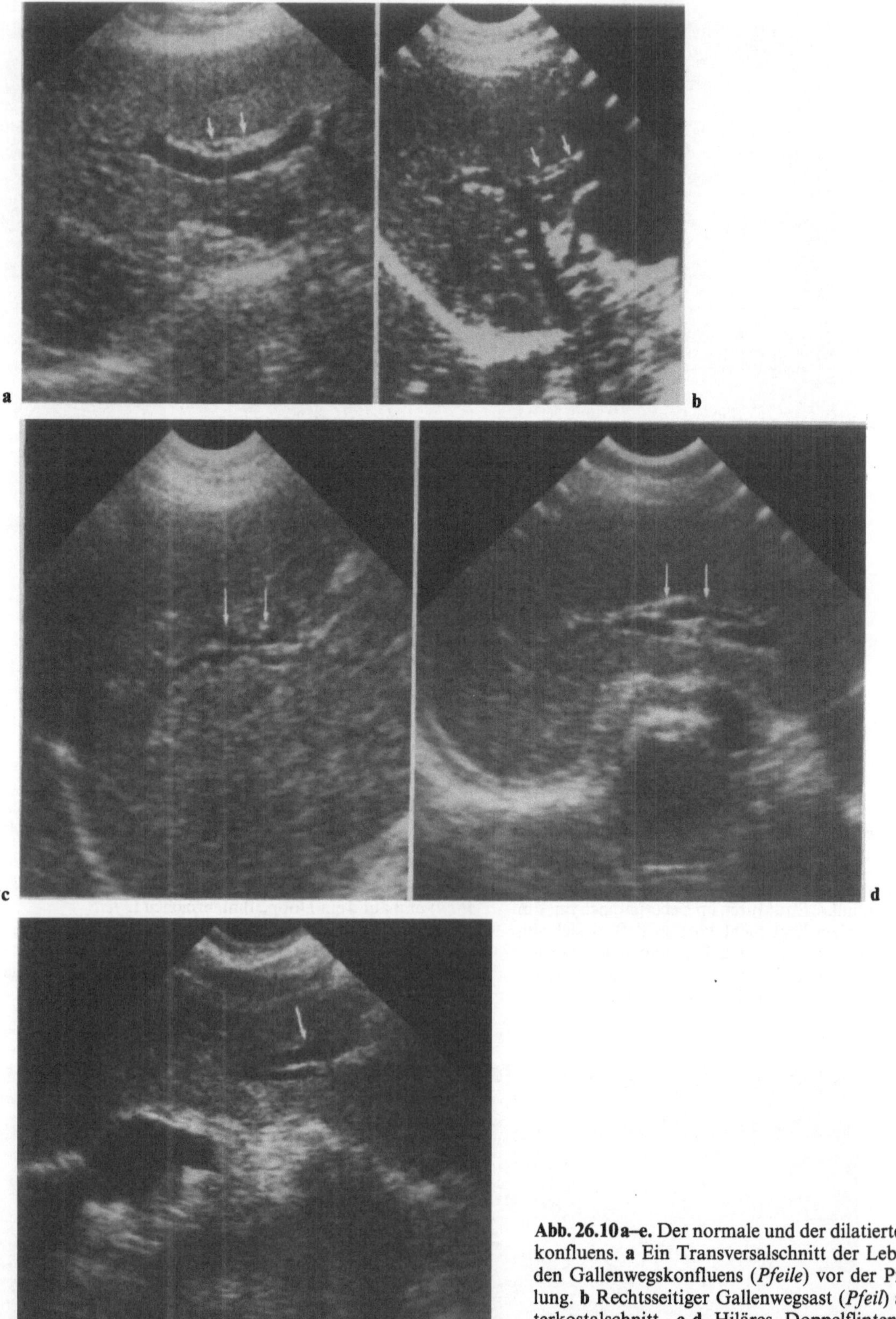

Abb. 26.10 a–e. Der normale und der dilatierte Gallenwegskonfluens. **a** Ein Transversalschnitt der Leberpforte zeigt den Gallenwegskonfluens (*Pfeile*) vor der Pfortadergabelung. **b** Rechtsseitiger Gallenwegsast (*Pfeil*) auf einem Interkostalschnitt. **c, d** Hiläres Doppelflintenzeichen: Der Gallenwegskonfluens (*Pfeile*) hat den gleichen Durchmesser wie die Pfortadergabelung. **e** Doppelflintenzeichen im linken Leberlappen (*Pfeil*)

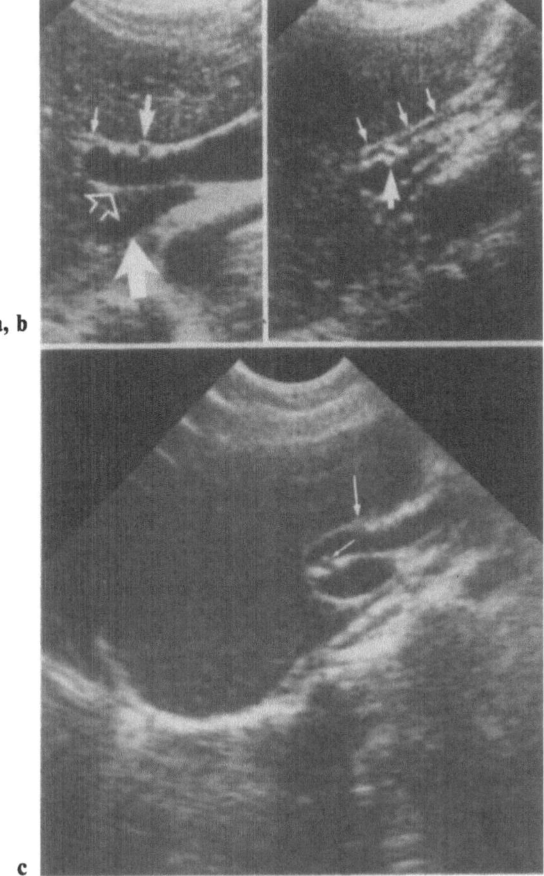

a, b

c

Abb. 26.11 a–c. Normaler und pathologischer Ductus hepatocholedochus. **a** Sagittalschnitt des Ductus hepatocholedochus bei einer Normalperson. Der Ductus hepatocholedochus (*kleiner Pfeil*) verläuft entlang der V. portae (*offener Pfeil*). Der Querschnitt der rechten Leberarterie (*mittlerer Pfeil*) ist ein wichtiges Merkmal, da er zwischen Ductus hepatocholedochus und Pfortader verläuft. Dorsal liegt die V. cava (*großer Pfeil*) und das Foramen Winslowi. **b** Ein normaler Ductus hepatocholedochus bei einem anderen Patienten. **c** Dilatierter Ductus hepatocholedochus (*Pfeil*). Zu beachten ist der Querschnitt der A. hepatica (*kleiner Pfeil*) und das Foramen epiploicum (Winslowi) zwischen Pfortader und V. cava

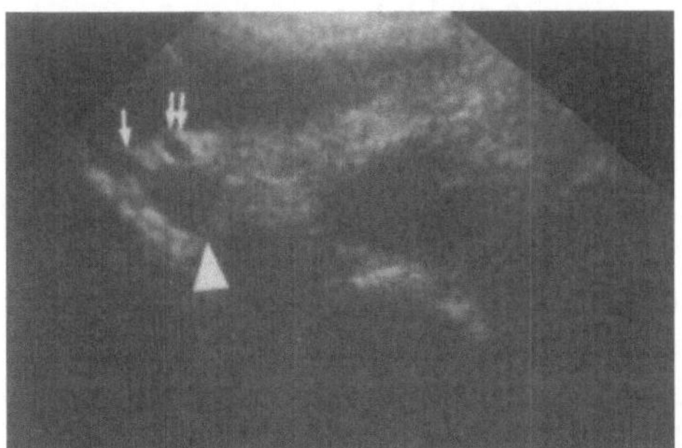

a

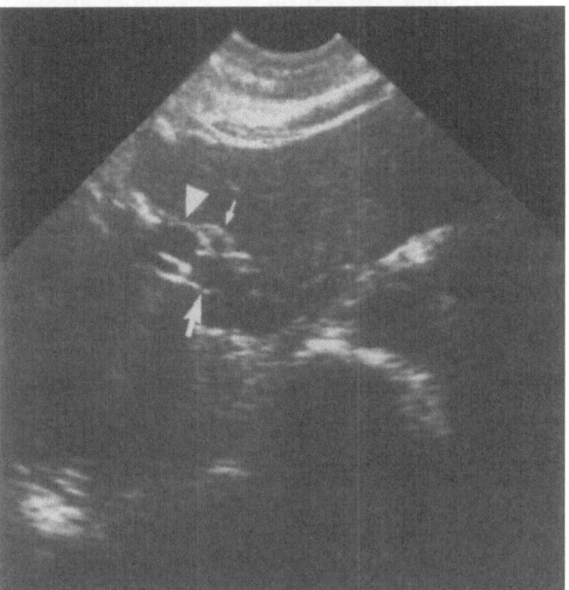

b

Abb. 26.12 a, b. Der Gefäßstiel der Leber im Transversalschnitt. **a** Normalperson. V. portae (*Pfeilspitze*) und A. hepatica (*Doppelpfeil*), Ductus choledochus (*Pfeil*). **b** Transversalschnitt des Lig. hepatoduodenale bei einem Patienten mit Verschlußikterus. Der Ductus hepatocholedochus (*Pfeilspitze*) liegt anterolateral der V. portae (*großer Pfeil*), deren Durchmesser er erreicht hat (*kleiner Pfeil*: A. hepatica)

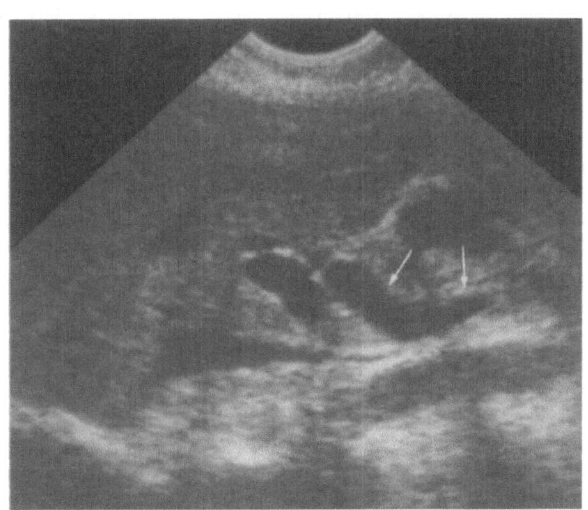

Abb. 26.13. Dilatation des Ductus choledochus (*Pfeile*), der bis zum M. sphincter Oddi verfolgt werden kann: Es handelt sich um eine Sphinktersklerose. Zu beachten ist das Doppelflintenzeichen oberhalb des Pankreas

hepatisches Bild, das wie ein knorriger Baum aussieht (Abb. 26.8 a–d und 26.9 a, b.)

Das Hilusdoppelflintenzeichen wird sowohl auf Transversal- als auch auf Longitudinal- und Schrägschnitten beobachtet. Das extrahepatische Doppelflintenzeichen kommt auf Longitudinal- oder Schrägschnitten vor. In Kap. 15 haben wir bereits darauf hingewiesen, daß der Hauptgallengang sich nicht nur ventral, sondern auch rechtsventral der V. portae befinden kann. Scheint keine Dilatation des ventral der Pfortader angelegten Ductus choledochus vorzuliegen, so ist es notwendig, bevor man ein Doppelflintenzeichen endgültig ausschließt, den subhepatischen Verlauf durch laterale interkostale Schnitte nochmals zu kontrollieren. Bei dieser Schnittführung kommen oftmals unerwartet, aber deutlich, Erweiterungen des Ductus hepatocholedochus zum Vorschein. Bei einigen Patienten befindet sich der dilatierte Gallengang direkt rechts neben der Pfortader (Abb. 26.15). Gallengang und Pfortader bilden hier miteinander ein langgezogenes X.

Der Durchmesser des Ductus choledochus kann dabei so zunehmen, daß die V. portae dorsal davon komprimiert wird und sich die gefundenen Größenverhältnisse umkehren (Abb. 26.16–26.18).

Wenn die Identifizierung des Ductus hepatocholedochus Schwierigkeiten bereitet, ist der Querschnitt der rechten Leberarterie ein nützlicher Orientierungspunkt. Diese Arterie verläuft zwischen Pfortader und Gallengang (Abb. 26.11 c, 26.14, 26.16–26.18). Man sollte jedoch daran denken, daß die A. hepatica dextra einen retroportalen Verlauf nehmen kann, wenn sie aus der A. mesenterica superior entspringt.

Wenn der Gallengangdurchmesser grenzwertig ist, schlagen Simeone et al. (1982) eine Reizmahlzeit vor, die eine ähnliche Wirkung wie die Flüssigkeitsbelastung bei Ureterstenosen hat. Eine eindeutige Erweiterung des Gallenganges, die einige Zeit persistiert, spricht für ein latentes Abflußhindernis.

Die Untersuchung des präpapillären Ductus choledochus gelingt im Real-time-Verfahren sehr gut. Dazu sucht man den splenoportalen Konfluens im Transversalschnitt auf. Wenn man jetzt etwas mit dem Schallkopf spielt, erkennt man alternativ den Gallengang oder die Pfortader, die in ihrer Längsachse etwas voneinander abweichen (Abb. 26.19). Die Identifizierung des Ductus choledochus ist also leicht. Diese Untersuchungstechnik ist einerseits nützlich bei den mäßigen Gallenwegserweiterungen, damit man sicher sein kann, den Ductus choledochus bis zur Mündung verfolgt zu haben, andererseits bei den ausgeprägten Gallengangerweiterungen, wegen der Windungen, die der dilatierte Ductus choledochus beschreibt (Ralls et al. 1981). Während ja die Portomesenterialachse fast geradlinig ist, verläuft der Ductus choledochus eher gebogen und neigt im Fall einer Dilatation dazu, sich noch mehr zu krümmen (Abb. 26.18, 26.20, 26.21).

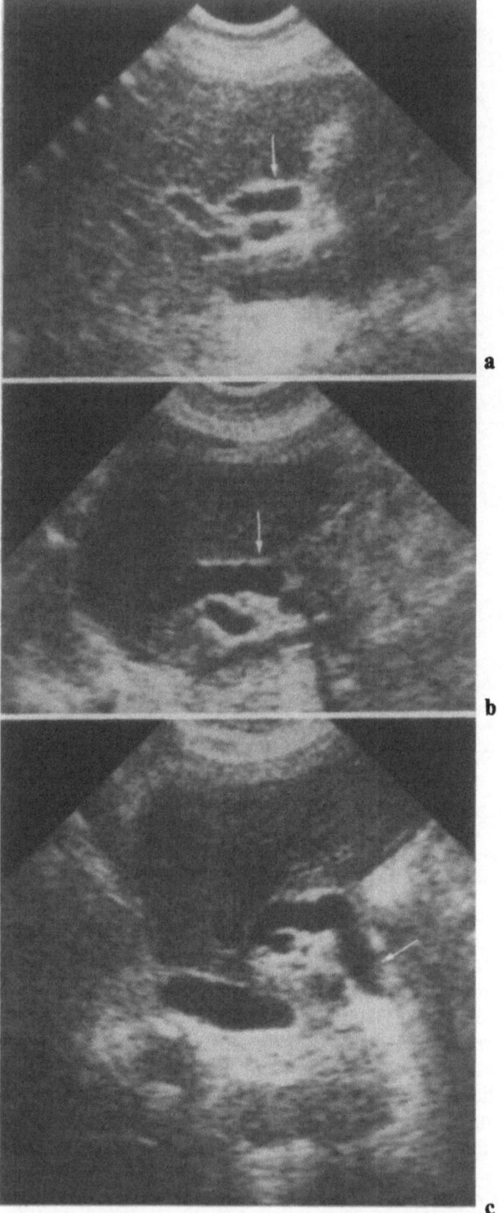

Abb. 26.14 a–c. Dilatation des Ductus hepatocholedochus. **a, b** Extrahepatisches Doppelflintenzeichen. **c** Allmähliche Verengung des präpapillären Choledochus (*Pfeil*). Der Befund spricht für eine Sphinktersklerose

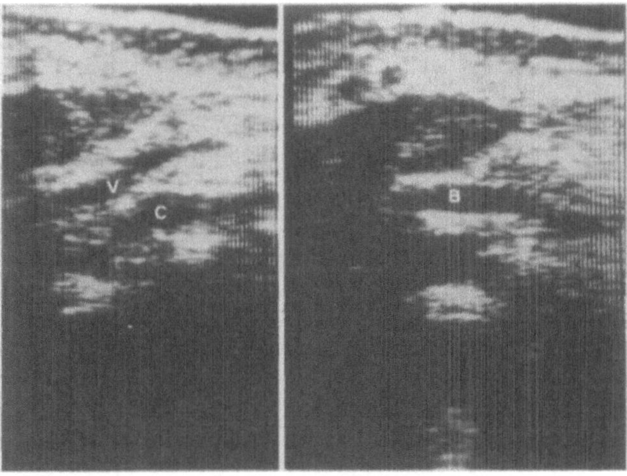

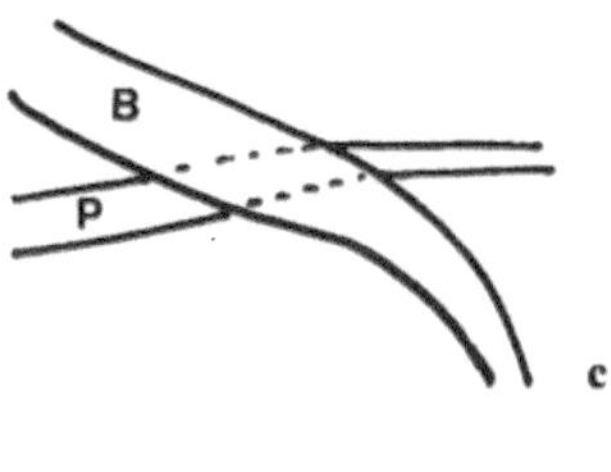

a, b

Abb. 26.15 a–c. Beispiel eines Gallenganges, der in einigem Abstand von der Pfortader verläuft. **a** Dieser paramediane Longitudinalschnitt rechts zeigt die ventral der V. cava (*C*) verlaufende Mesenterikoportalachse (*V*). **b** Auf einem ungefähr 1 cm weiter nach lateral verschobenen Parallelschnitt rückt der dilatierte Choledochus (*B*) ins Blickfeld. Der Ductus choledochus befindet sich hier nicht ventral der V. portae. Das Doppelflintenzeichen wird auf einem Interkostalschnitt zu erkennen sein, jedoch nicht auf einem Sagittalschnitt wie hier. Zu beachten ist die unterschiedliche Verlaufsrichtung der beiden tubulären Strukturen. **c** Schematische Darstellung von Pfortader (*P*) und Ductus choledochus (*B*) in lateraler Projektion. Die beiden tubulären Strukturen bilden ein langgezogenes X

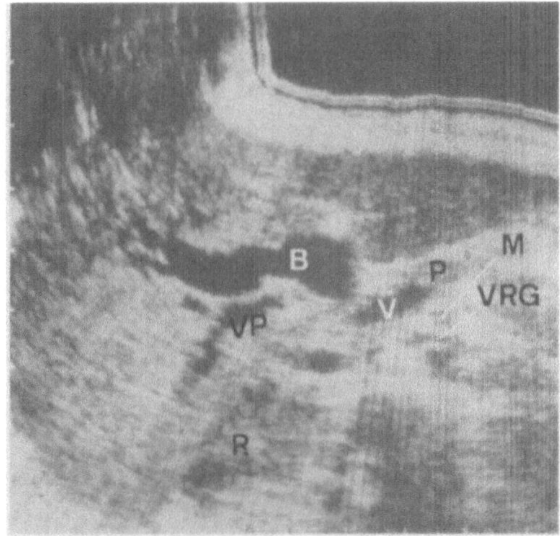

Abb. 26.16. Extrahepatisches Doppelflintenzeichen (*B*: Choledochus, *VP*: V. portae, *V*: V. cava, *P*: Pankreas, *M*: A. mesenterica superior, *VRG*: linke Nierenvene)

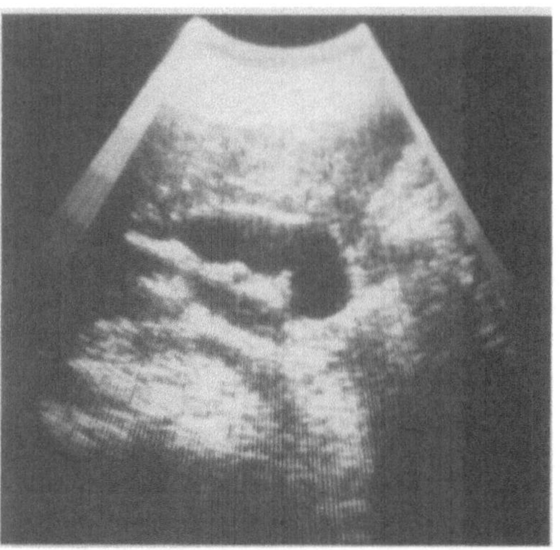

Abb. 26.17. Doppelflintenzeichen mit maximaler Dilatation des Choledochus. Zu beachten ist der angeschnittene rechte Ast der A. hepatica

Die Entdeckung eines „Doppelflintenzeichens" erfordert eine vollständige Untersuchung der Gallenwege.

Wie bereits angedeutet, kann man im Realtime-Scan die V. portae von der Leberpforte über den Konfluens von V. lienalis und V. mesenterica superior bis in deren Quellgebiete verfolgen. Im Gegensatz dazu ist der Gallengang auf kontinuierlichen Schnitten in Höhe des Verschlusses jäh unterbrochen (Abb. 26.22, 26.23).

Die Untersuchung des Gallenwegskonfluens und der Pfortadergabelung geschieht mit der gleichen Technik und nach gleichen anatomischen Gesichtspunkten. So gelingt auch die Erkennung und Unterscheidung der beiden benachbarten tubulären Strukturen.

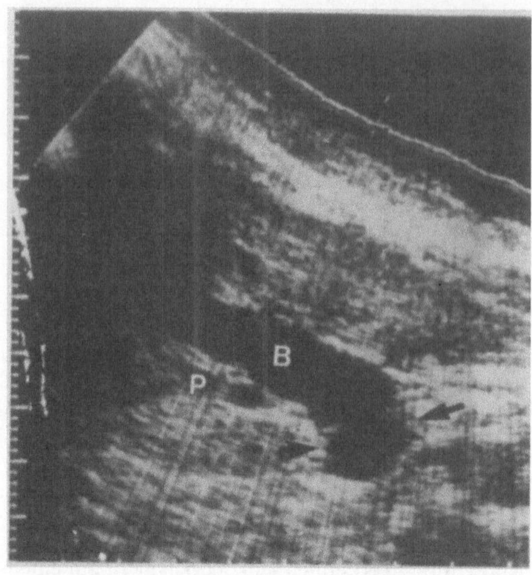

Abb. 26.18. Longitudinalschnitt eines erheblich dilatierten Ductus choledochus (*B*). Der Durchmesser des Ductus choledochus beträgt hier mehr als 2 cm. Die V. portae (*P*) erscheint abgeflacht. Der distale Anteil des Ductus choledochus bietet hier einen rundlichen Aspekt (*Pfeile*), der durch eine Windung des Gallenganges bedingt ist

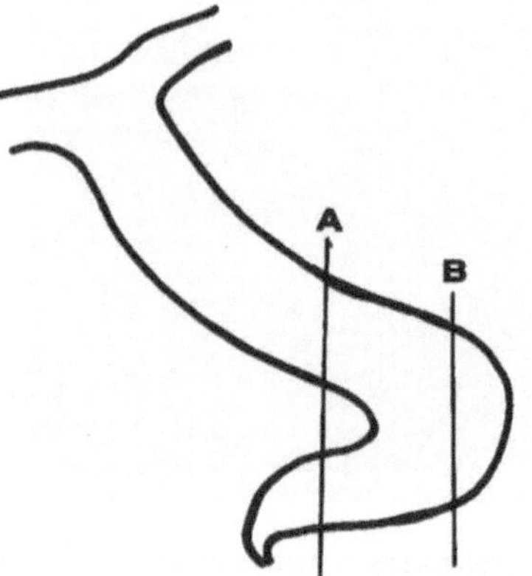

Abb. 26.20. Elongierter Choledochus: Bei ausgeprägten Choledochusdilatationen treten Windungen auf, die für ungewöhnliche Schnittbilder verantwortlich sind. Siehe auch Abb. 26.21

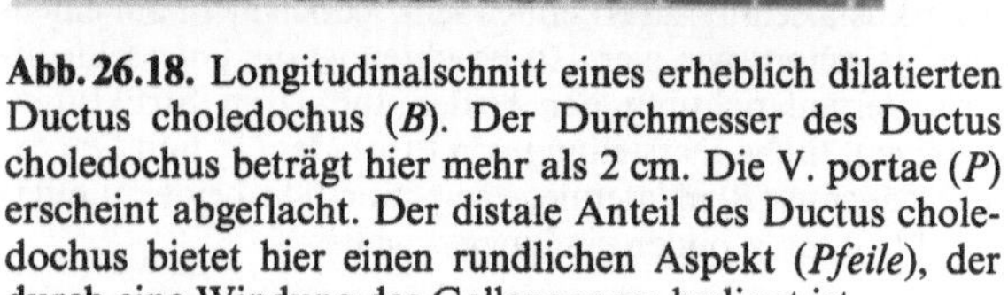

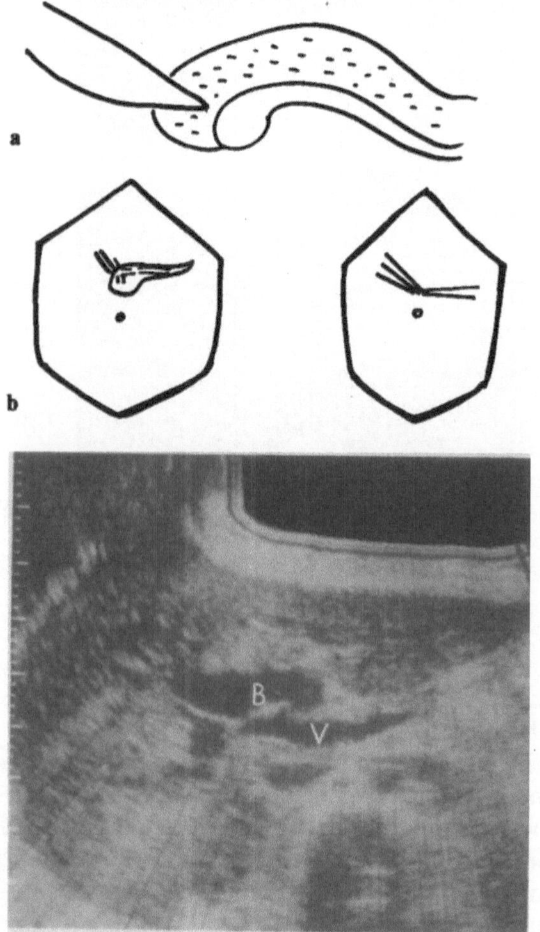

◄ **Abb. 26.19 a–c.** Untersuchungstechnik des distalen Choledochus, die sich v. a. bei gewundenem und abgeknicktem Verlauf bewährt hat. **a** Konvergierender Verlauf der leicht voneinander abweichenden Längsachsen der Milzvene und des präpapillären Choledochus, der oberhalb des Pankreas abknickt. **b** Die Schnittebenen: Ausgehend von der Schnittebene des Gallenganges kann man durch eine leichte Angulation die Milzvene aufsuchen und dann die beiden tubulären Strukturen in verschiedenen Schnittebenen lokalisieren. Durch eine Drehung des Schallkopfes kann man alternativ die Splenoportalachse oder die Gallenwegsachse aufsuchen. **c** Der Ductus choledochus (*B*) und die Milzvene (*V*) in einer mittleren Schnittebene

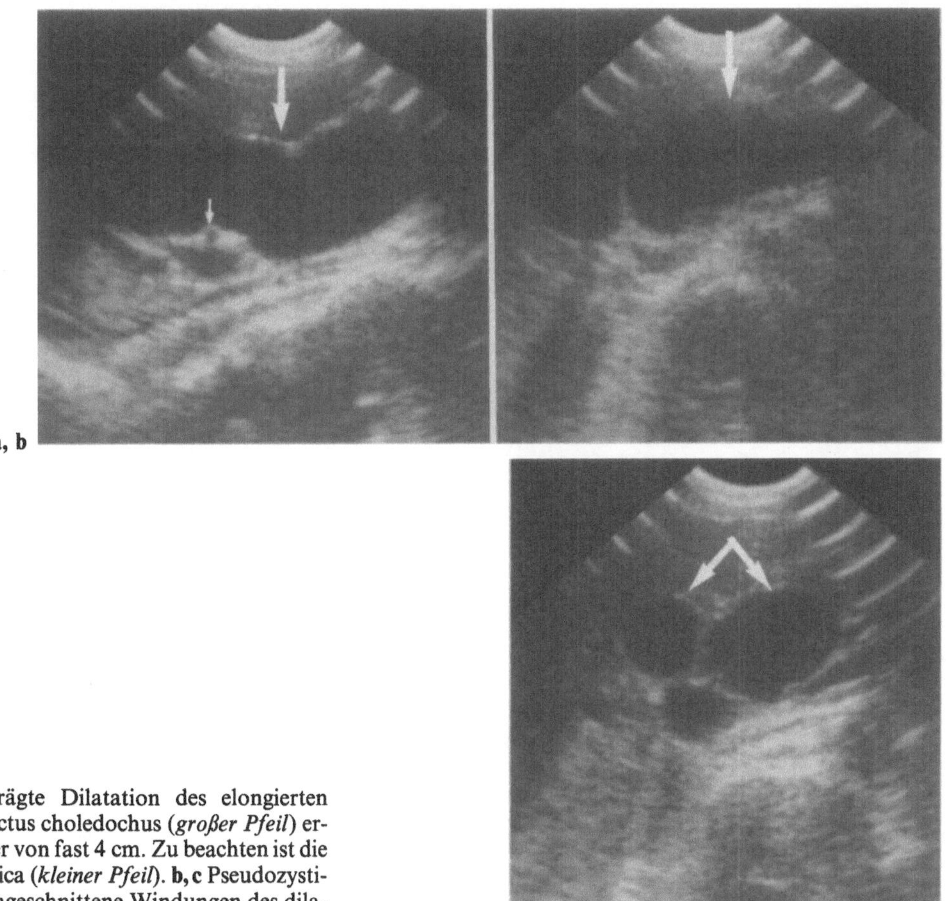

Abb. 26.21 a–c. Ausgeprägte Dilatation des elongierten Choledochus. **a** Der Ductus choledochus (*großer Pfeil*) erreicht einen Durchmesser von fast 4 cm. Zu beachten ist die angeschnittene A. hepatica (*kleiner Pfeil*). **b, c** Pseudozystische Bilder, die durch angeschnittene Windungen des dilatierten Choledochus verursacht werden (*Pfeile*)

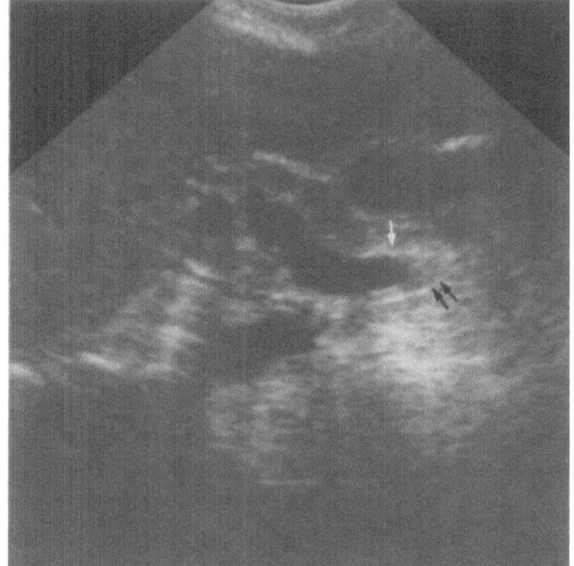

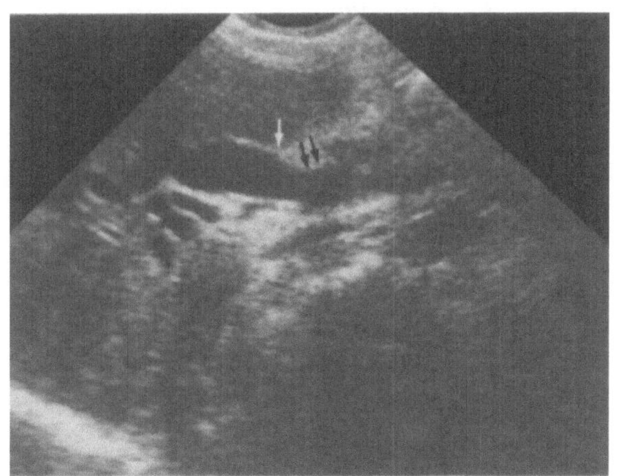

Abb. 26.22 a, b. Untersuchung des Abflußhindernisses. **a** Unterhalb der Choledochuserweiterung (*weißer Pfeil*) ist ein kleiner Tumor (*Doppelpfeil*) zu erkennen. **b** Ein ähnliches Bild bei einem anderen Patienten

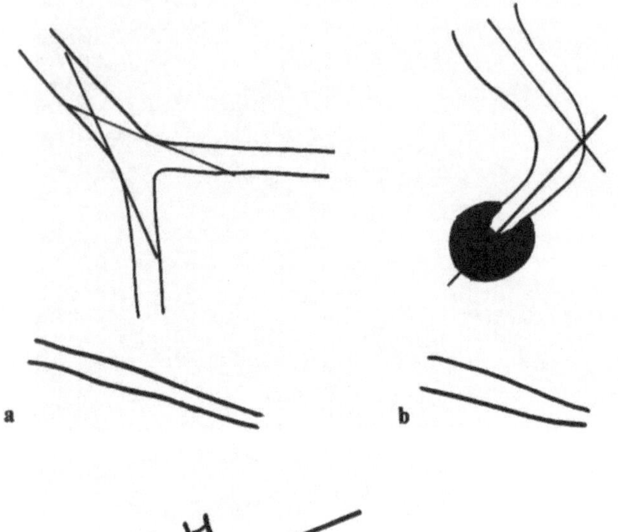

Abb. 26.23 a, b. Pfortaderachse und Gallengangachse. **a** Pfortaderachse: Ein Schnitt in der Mesenterikoportalachse oder in der Splenoportalachse zeigt eine lange tubuläre Struktur. **b** Gallenwegsachse: Obwohl eine beträchtliche Dilatation vorhanden ist, ist die Länge des abgebildeten Choledochussegmentes nur gering

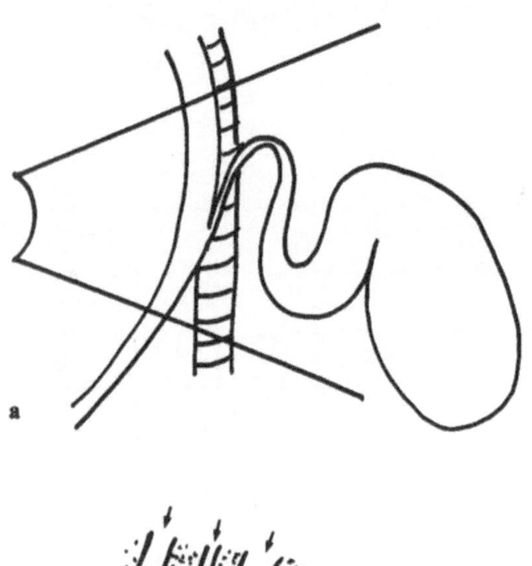

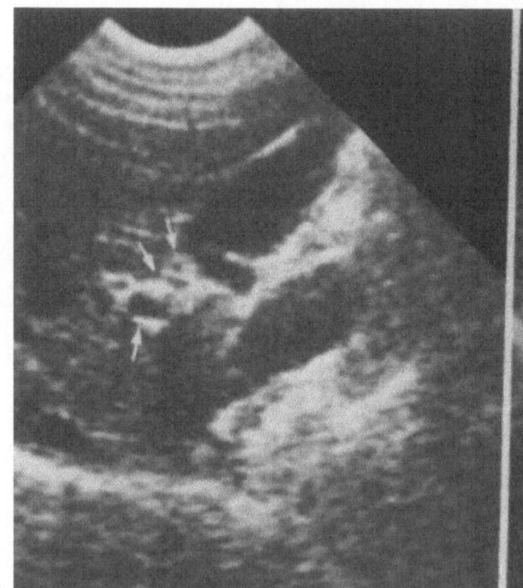

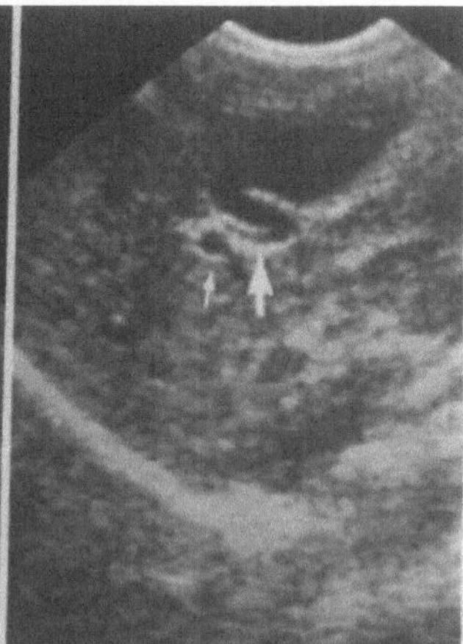

Abb. 26.24 a–d. Falsche Doppelflinten: der Ductus cysticus. **a** Schematische Darstellung der Untersuchung des Ductus cysticus. **b** Auf diesem Schema sind mehrere parallele tubuläre Strukturen, die alle nicht sehr lang sind, zu erkennen. **c, d** Beispiele bei zwei verschiedenen Patienten (*Pfeile*)

Fehlermöglichkeiten (die falschen Doppelflinten)

Nicht jede Abbildung von zwei tubulären Strukturen ist gleichbedeutend mit einer Gallenwegsdilatation.

Ein Längsschnitt durch den distalen Teil des *Gallenblaseninfundibulums*, das sich an die Pfortadergabelung anlehnt, kann ein falsches Hilusdoppelflintenbild zeigen (Abb. 26.24). Dieses Bild ist aber offensichtlich isoliert, denn Transversal- oder Schrägschnitte durch den Leberhilus zeigen deutlich, daß kein echtes Doppelflintenzeichen vorliegt. Es handelt sich hier um einen Interpretationsfehler, der beim Auswerten eines Compoundscanbildes auftritt, nicht dagegen im Realtime-Verfahren.

Der *Ductus cysticus* oder auch eine Windung dieses Ganges können, entsprechend angeschnitten, eine doppelte oder sogar dreifache tubuläre Struktur verursachen (Abb. 26.24). Dieses Bild ist jedoch auf die Infundibulumregion beschränkt und sollte – nach anatomisch vollständiger Untersuchung – nicht zur Verwechslung mit einer Gallenwegserweiterung führen.

Andere Fehlermöglichkeiten ergeben sich durch Gefäßstrukturen:

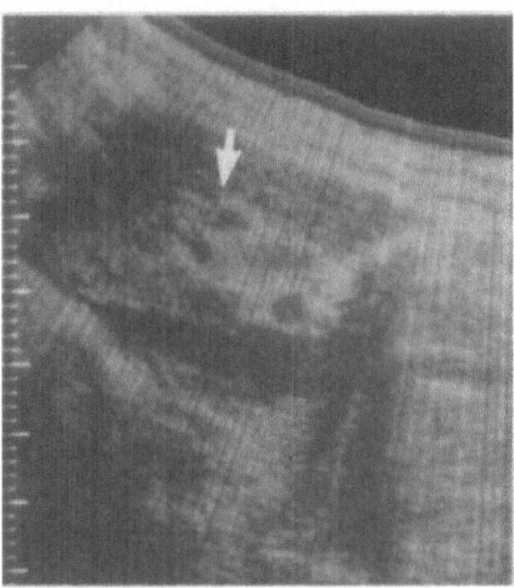

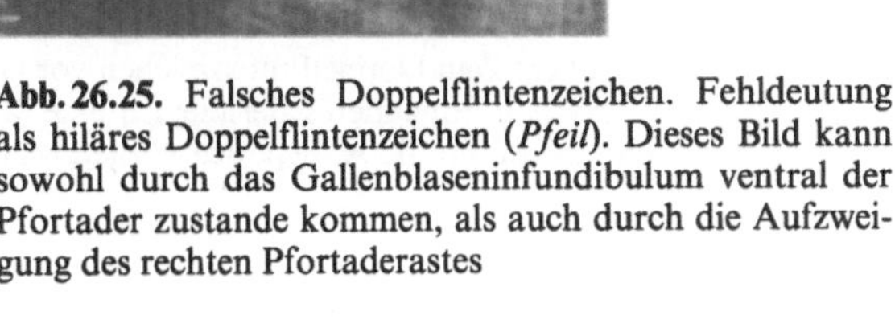

Abb. 26.25. Falsches Doppelflintenzeichen. Fehldeutung als hiläres Doppelflintenzeichen (*Pfeil*). Dieses Bild kann sowohl durch das Gallenblaseninfundibulum ventral der Pfortader zustande kommen, als auch durch die Aufzweigung des rechten Pfortaderastes

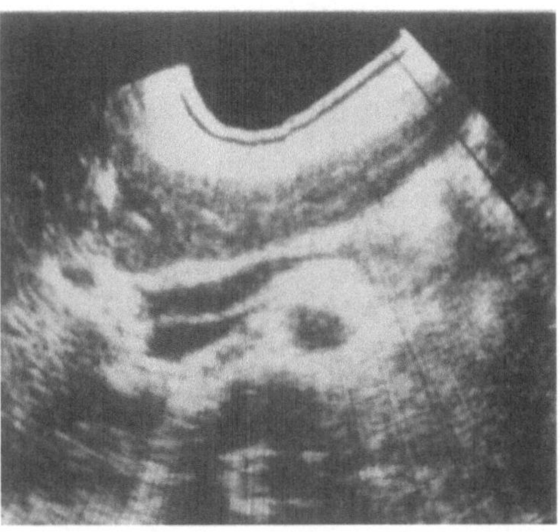

Abb. 26.26. Falsche Doppelflinte: Die auf diesem Transversalschnitt erkennbaren beiden tubulären Strukturen entsprechen dem splenoportalen Konfluens und der benachbarten V. cava

- Ein Sagittalschnitt der *Gabelung des rechten Pfortaderastes* zeigt mehrere, nahe beieinanderliegende Strukturen (Abb. 26.25). Es handelt sich natürlich um einen Effekt, der im Real-time-Verfahren nicht zu Verwechslungen führen kann.
- Eine andere grobe Fehldeutung kommt durch das enge Verhältnis zwischen *V. cava und splenoportalem Konfluens* zustande. Diese beiden Gefäße verursachen das Bild von zwei nebeneinanderliegenden tubulären Strukturen (Abb. 26.26), das natürlich auf Transversalschnitten in Höhe des Pankreas nicht mehr existiert.
- Die Fehldeutung der *A. hepatica* ist viel subtiler. Die A. hepatica liegt ja ventral der Vene. Eine großlumige A. hepatica communis kann daher ein Doppelflintenzeichen hervorrufen (Abb. 26.27). Im Real-time-Verfahren läßt sich jedoch die Arterie bis zu ihrem Ursprung am Truncus coeliacus zurückverfolgen. Die Untersuchung des Hilus und des proximalen Gallenganges zeigt weiterhin, daß eine Gallenwegsdilatation nicht existiert.
- Das Bild der dreifachen tubulären Struktur (Abb. 4.13, 4.14) mit der V. portae in der Mitte wurde schon erwähnt. Es tritt auf, wenn einer der Äste der A. hepatica aus der A. mesenterica superior entspringt. Dieser Ast verläuft hinter der V. portae.
- Auch das *Foramen epiploicum (Winslowi)* darf man nicht mit einer tubulären Struktur verwechseln. Diese Struktur trennt auf Sagittalschnitten die V. portae von der V. cava (siehe Kap. 14: Lig. hepatoduodenale) (Abb. 26.28 und 26.11 c). Man könnte nämlich sonst, ausgehend von der V. cava, die V. portae als das dritte tubuläre Element betrachten und sie mit einem erweiterten Ductus choledochus verwechseln. In einem solchen Fall ließe sich jedoch keine Dilatation an der Leberpforte erkennen. Die Analyse des Konfluens wäre negativ. Tatsächlich kommt bei der aktuellen Graustufentechnik eine solche Fehlinterpretation kaum vor, da diese peritoneale Region mit der entsprechenden Echogenität wiedergegeben wird.

Transitorische Dilatationen. Filly (1982) hat auf die transitorische Gallengangerweiterung nach Reizmahlzeit hingewiesen. Der Durchmesser des Gallenganges vergrößert sich in einer Phase von forcierter Cholerese und gleichzeitigem Verschluß des M. sphincter Oddi. Man sollte die Gangerweiterung nach einiger Zeit kontrollieren, wenn sie zunächst nur gering ist oder auf den Ductus choledochus beschränkt ist oder mit Klinik und Labor nicht in Übereinstimmung zu bringen ist (Abb. 26.29).

In Tabelle 26.1 sind noch einmal die möglichen Fehlerquellen zusammengefaßt.

Tabelle 26.1. Falsche „doppelläufige Flinten“

Infundibulum oder Zystikus und Ductus hepatocholedochus
A. hepatica und V. portae
Gabelung des rechten Pfortaderastes
Foramen epiploicum (Winslowi)
Transitorische Dilatation

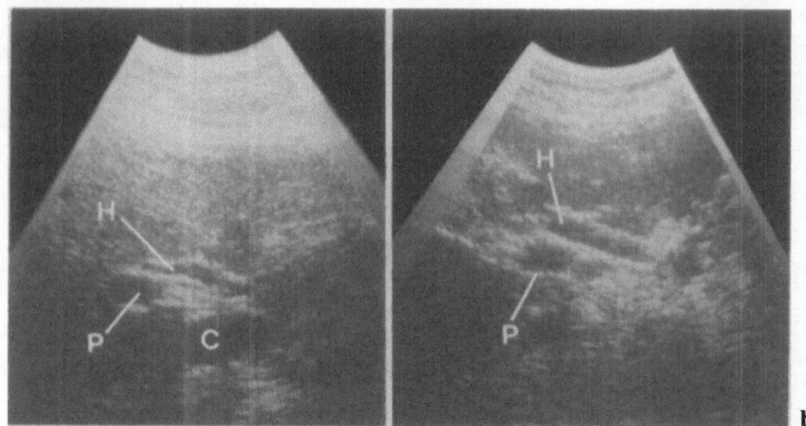

Abb. 26.27. **a** Falsches Doppelflintenzeichen durch die A. hepatica: Ein Segment der A. hepatica (*H*) ist stets vor der V. portae zu erkennen. Im Real-time-Verfahren ist es jedoch möglich, die A. hepatica bis zum Truncus coeliacus einerseits und bis zur Leberpforte andererseits zu verfolgen. Im Leberhilus liegt kein Doppelflintenzeichen vor (*P*: Pfortader, *C*: V. cava). **b** Ein anderes Beispiel für eine falsche Doppelflinte, die durch die A. hepatica vorgetäuscht wird

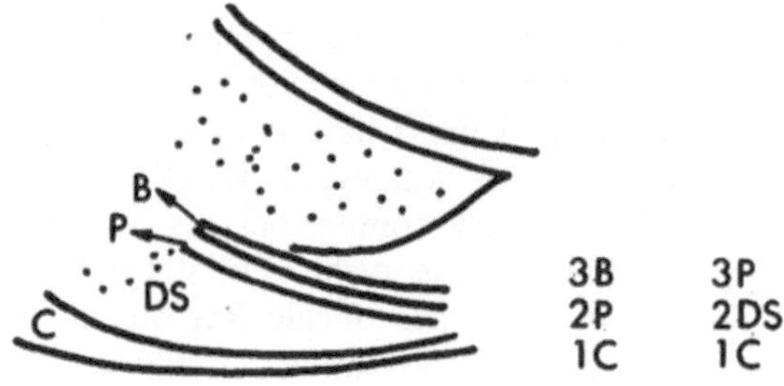

Abb. 26.28. Falsche Doppelflinte durch das Foramen Winslowi das zwischen V. portae und V. cava liegt (Sagittalschnitt). Der Ductus choledochus ist die dritte hier erkennbare Struktur. Wenn man das Foramen Winslowi mit einer tubulären Struktur verwechselt, muß man die Pfortader als Gallengang ansehen [*B*: Gallengang, *P*: Pfortader, *C*: V. cava, *DS*: Foramen epiploicum (Winslowi)]

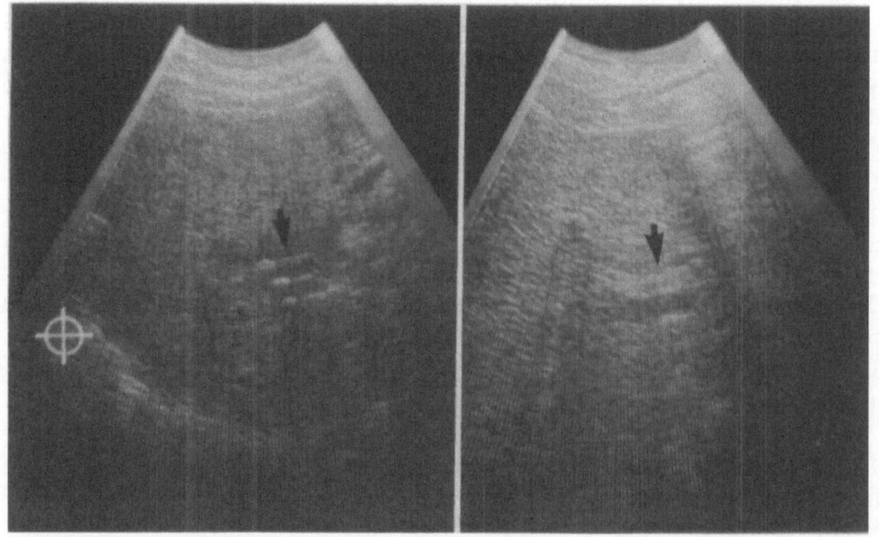

Abb. 26.29 a, b. Transitorische falsche Doppelflinte. **a** Hilusdoppelflintenzeichen (*Pfeil*). **b** Eine halbe Stunde später hat der Gallengang (*Pfeil*) wieder seinen normalen Durchmesser erreicht. Eine transitorische Dilatation sieht man bei forcierter Cholerese und gleichzeitigem Verschluß des M. sphincter Oddi

Abb. 26.30 a–c. Dilatation der intrahepatischen Gallenwege (Doppelflintenzeichen). **a** Auf diesem Sagittalschnitt der Leber bei einem ikterischen Patienten ist ein intrahepatisches Doppelflintenzeichen (*kleine Pfeile*) zu erkennen. Man erkennt außerdem eine große, solide Raumforderung (*großer Pfeil*): Es handelt sich um ein Leberzellkarzinom, das die prästenotischen Gallenwege dilatiert. **b** Bei einem anderen Patienten stellt sich auf diesem Transversalschnitt ein Doppelflintenzeichen (*kleiner weißer Pfeil*) im linken Leberlappen dar. Diese Gallenwegsdilatation wird durch eine rundliche echoarme Raumforderung (*großer schwarzer Pfeil*) bewirkt. Es handelt sich in diesem Fall um Metastasen eines gastrointestinalen Tumors. **c** Typisches intrahepatisches Doppelflintenzeichen (*Pfeil*) bei einem Pankreaskarzinom

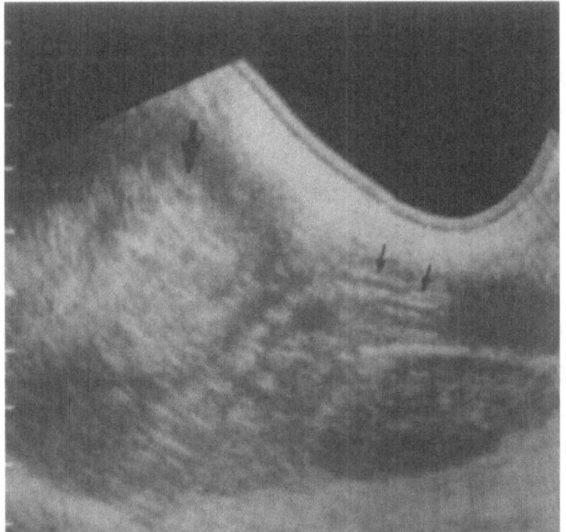

a

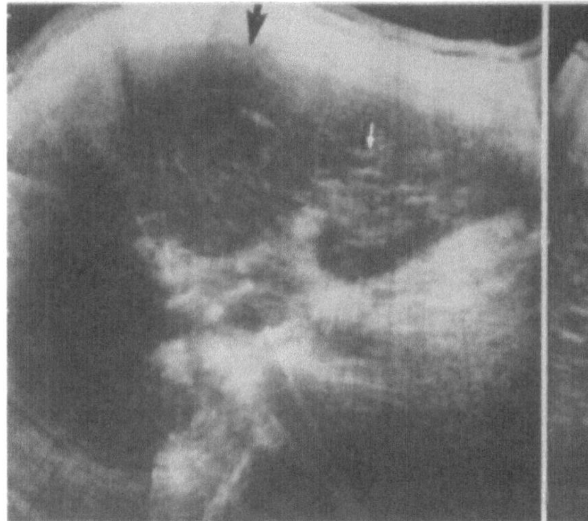

b

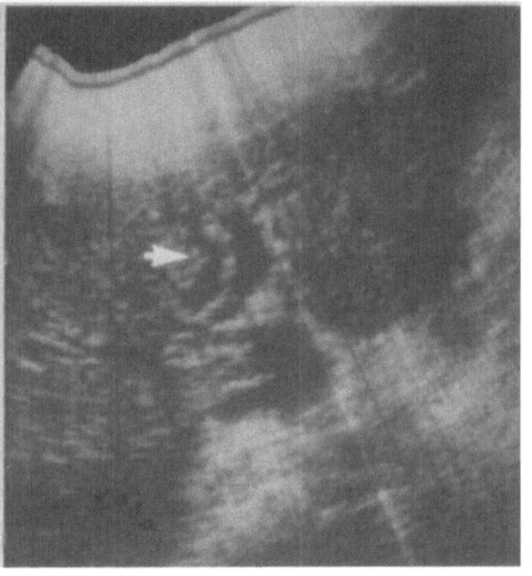

c

Dilatation der intrahepatischen Gallenwege

Wir haben oben gesehen, daß es kaum gelingt, die Verzweigungen der Pfortader und der nicht erweiterten Gallenwege über die ersten paar Zentimeter vom Hilus aus ins Lebergewebe hinein zu verfolgen (Abb. 26.10). Dagegen lassen sich die in die reichhaltige Echostruktur des Leberparenchyms eingebetteten dilatierten Gallengänge sehr gut sichtbar machen (Abb. 26.6–26.9). Man begegnet also in der Leberperipherie, wo sich niemals Venen mit einem solchen Durchmesser befinden können, den stark erweiterten Gallenwegen. Die Vielzahl der erweiterten Äste, ihr Aussehen wie ein knorriger Baum (Abb. 26.9), die Mündung der zentralen, erweiterten Ductus in den Konfluens – erkennbar am Hilusdoppelflintenzeichen – sind die wesentlichsten Erkennungsmerkmale. Ein weiteres spezifisches Bild ist das intrahepatische Doppelflintenzeichen: Zwei tubuläre Strukturen, die sehr dünn sein können, liegen inmitten des Leberparenchyms dicht nebeneinander (Abb. 26.6 und 26.30). Mit der heutzutage verfügbaren Auflösung stellt sich das differentialdiagnostische Problem zwischen erweiterten Gallengängen und Metastasen nicht mehr. Diese intraparenchymatösen Bilder sind eindeutig, zuverlässig und im Verlauf früh erkennbar.

Alle diese Zeichen erlauben es ohne Schwierigkeiten, das erweiterte Gallengangnetz zu identifizieren, ohne dabei Gefahr zu laufen, es mit dem Pfortadersystem zu verwechseln. Cosgrove u. Dunn (1976) haben hinter den Gallenwegen einen Schallverstärkungsstreifen beschrieben, der hinter Venen nicht beobachtet werden kann. Diese Schallverstärkung soll auf den geringeren Schallwellenwiderstand der Gallenflüssigkeit zurückzuführen sein. Nach unserer Erfahrung kommt diese Schallverstärkung jedoch keineswegs regelmäßig vor. Die Fließrichtungsbestimmung mit gerichtetem Doppler-Impuls könnte für diejenigen eine große Hilfe darstellen, die ohne Real-time-Scan die Schwierigkeiten, das Gallenwegssystem zu identifizieren, umgehen möchten.

Bei positiver Diagnose einer Gallenwegsobstruktion existieren derartige Schwierigkeiten nicht. Allerdings gibt es doch eine Reihe von steinbedingten Abflußhindernissen, die, obgleich komplett, nicht mit einer Dilatation einhergehen. Außerdem kennen wir Erweiterungszustände, die nicht durch eine komplette Obstruktion hervorgerufen worden sind. Darauf werden wir noch einmal zurückkommen.

Lokalisation der Abflußbehinderung

Die Lokalisation der Obstruktion beruht ganz offensichtlich auf der kontinuierlichen Schnittbilduntersuchung der verschiedenen Gallengangelemente von der Leber bis hin zum Pankreas (Abb. 26.31).

Der *präpapilläre Abschnitt des Choledochus* kann aus zweierlei Gründen schwer darstellbar sein. Einerseits können Darmgase bei einem Kranken, dessen Zustand eine Untersuchung im Stehen verbietet, Schwierigkeiten bereiten, andererseits kann sich eine stark erweiterte Gallenblase nach medial verlagert haben. Paradoxerweise

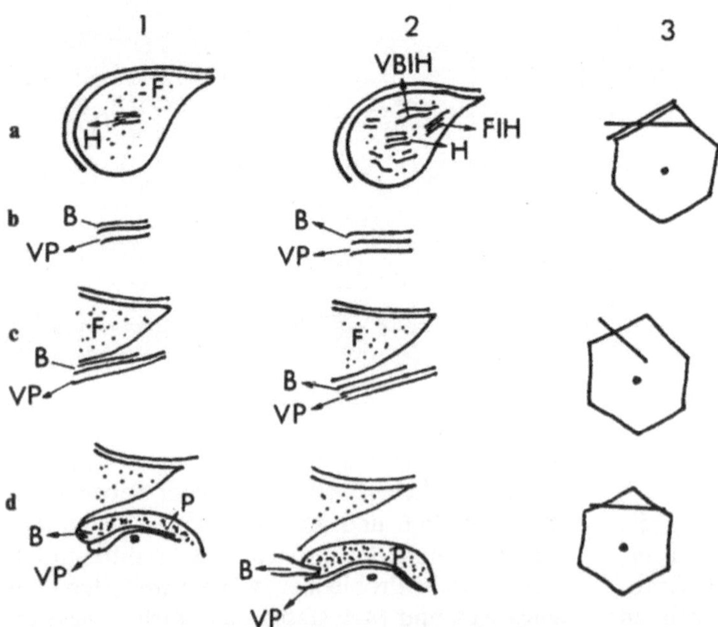

Abb. 26.31 a–d. Schematische Darstellung der Diagnostik der Höhe des Abflußhindernisses. **a, b** Hiläres und intrahepatisches Doppelflintenzeichen. *1* Bei einer Normalperson läßt sich im Hilus (*H*) auf den Schnittbildern ein schmaler Ductus hepaticus communis (*B*) ausmachen, dessen Durchmesser höchstens die Hälfte von dem des begleitenden Pfortaderastes (*VP*) betragen darf. Die höheren intrahepatischen Gallenwege sind nicht erkennbar (*F*: Leber). *2* Bei einer Dilatation wird der Ductus hepaticus communis weiter. Zusammen mit der Pfortader bildet er jetzt das Doppelflintenzeichen, d. h. die beiden übereinander liegenden tubulären Strukturen sehen aus wie der Doppellauf einer Jagdflinte. Die ebenfalls dilatierten intrahepatischen Gallenwege (*VBIH*) durchziehen in unregelmäßiger Anordnung das Leberparenchym. Gelegentlich beobachtet man auch ein intraparenchymatöses Doppelflintenzeichen (*FIH*), wenn in entsprechender Weise zwei tubuläre Strukturen nebeneinander angeordnet sind. *3* Die Schnittebenen der Schemata *1* und *2*. **c** Das extrahepatische Doppelflintenzeichen. *1* Ein Schräg- oder Frontalschnitt durch den rechten Oberbauch läßt ventral der Pfortader den schmalen Ductus choledochus erkennen. *2* Im Falle eines Gallenaufstaus imponieren die beiden nebeneinander liegenden tubulären Strukturen wiederum als Doppelflintenzeichen. *3* Die entsprechende Schnittebene. **d** Der Ductus choledochus in seinem präpapillären Segment: *1* Auf einem Transversalschnitt kommt der Ductus choledochus in Höhe des Pankreaskopfes (*P*) als dünne, kurze tubuläre Struktur oder auch als rundliches Element zur Darstellung. *2* Im Falle einer Dilatation läßt sich der ventral der Pfortaderebene angeordnete Gallengang bis zum Pankreaskopf verfolgen. *3* Entsprechende Schnittebene

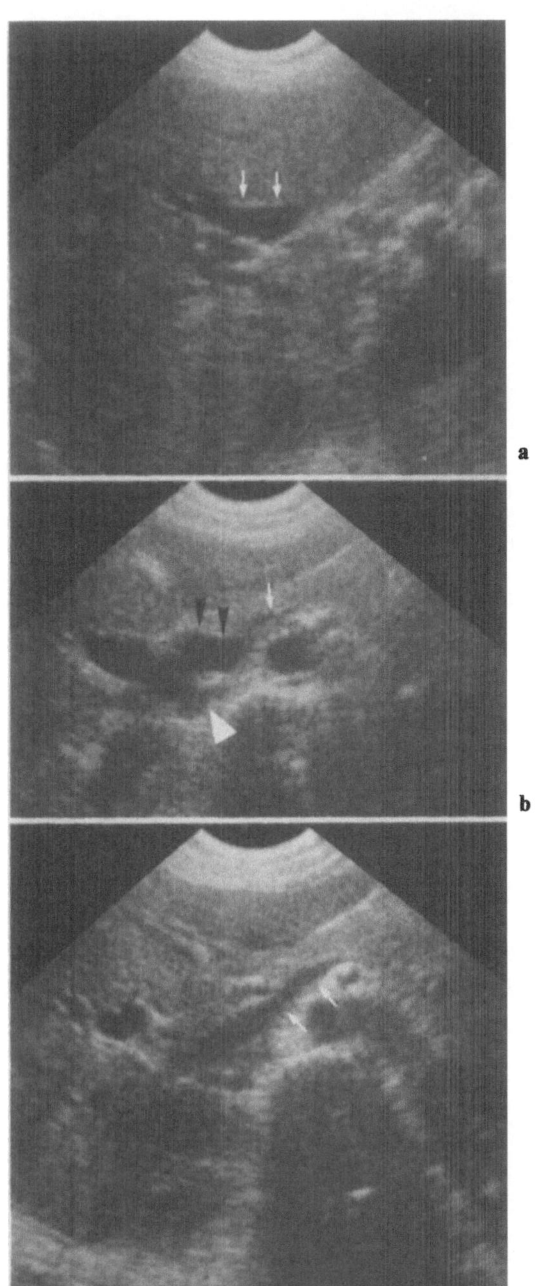

Abb. 26.32 a–c. Die Diagnostik der Höhe des Abflußhindernisses. **a** Hiläres Doppelflintenzeichen (*Pfeile*). **b** Untersuchung der Pankreasregion. Das oberhalb des Pankreas gelegene Segment des Ductus choledochus (*schwarze Pfeilspitzen*) ist erheblich dilatiert und darf nicht mit der V. cava (*weiße Pfeilspitze*) verwechselt werden. Der dilatierte Ductus Wirsungianus (*weißer Pfeil*) ist ebenfalls angeschnitten. Die Kombination des dilatierten Choledochus und des dilatierten Wirsungianus spricht für ein sehr weit distal gelegenes Abflußhindernis. **c** Ein Schnitt etwas weiter kaudal zeigt Pfortader und Milzvene, die in ihrer Verlaufsrichtung leicht von der Richtung des Choledochus abweichen

taucht in einem solchen Fall das vesikuläre akustische Fenster, anstatt sich im physikalischen Sinne günstig auszuwirken, das Pankreaskopfgebiet und die darüber gelegene Region in seine Schallverstärkungszone.

Wie gesagt, kann man durch eine in der Choledochus- bzw. Pfortaderachse alternierende Realtime-Untersuchung den präpapillären Choledochus lokalisieren. Dieser kann anschließend auf Axialschnitten untersucht werden. Die Entdekkung einer gleichzeitig vorliegenden Erweiterung des Ductus pancreaticus erlaubt es, die Obstruktion in der Gegend der Papille zu lokalisieren (Erweiterung des Ductus hepatocholedochus + Pankreasgangerweiterung = Verschluß in der Papillenregion, WEILL 1980) (Abb. 26.32, 23.7–23.9).

Der *Ductus hepaticus, der Konfluens und die intrahepatischen Gallenwege* sind in Schräg- und Interkostalschnitten immer darstellbar. Es ist somit im Prinzip immer möglich, zu differenzieren, ob die Abflußbehinderung infrahepatisch, hilär oder intrahepatisch zu suchen ist.

Falschbestimmungen rühren meist von Interpretationsfehlern her. Der Ductus hepaticus communis oder ein stark dilatierter linker Hepaticus können in der Tat mit dem Ductus choledochus verwechselt werden.

Am Schluß dieses Kapitels werden wir mit einigen persönlichen statistischen Zahlen zu diesem Problem aufwarten.

Ätiologie der Abflußbehinderung

Choledocholithiasis

Dies ist eine der schwierigsten Diagnosen überhaupt, die einzige, bei der man zuweilen Enttäuschungen erlebt. Wie bereits ausgeführt, ist der Befund der Cholezystolithiasis von geringem Wert für die Diagnose einer Choledocholithiasis.

In Kap. 16 haben wir bereits auf die Schwierigkeiten hingewiesen, eine Lithiasis im Gangsystem direkt nachzuweisen. Ein einzeln gelegener, von Gallenflüssigkeit umspülter Stein ist in einem dilatierten Gang leicht auszumachen (Abb. 26.33–26.36). Der durch Steine angefüllte Choledochus kann sich zuweilen auch durch multiple Echos in einem dilatierten Gang manifestieren (Abb. 26.37). Wie schon in Kap. 15 bemerkt, sind akustische Schatten hinter Gallengangkonkrementen eine Seltenheit (Abb. 26.33 a und 26.37 b). Transversalschnitte des Pankreas können inkrustierte Konkremente als deutliche Reflexe zeigen

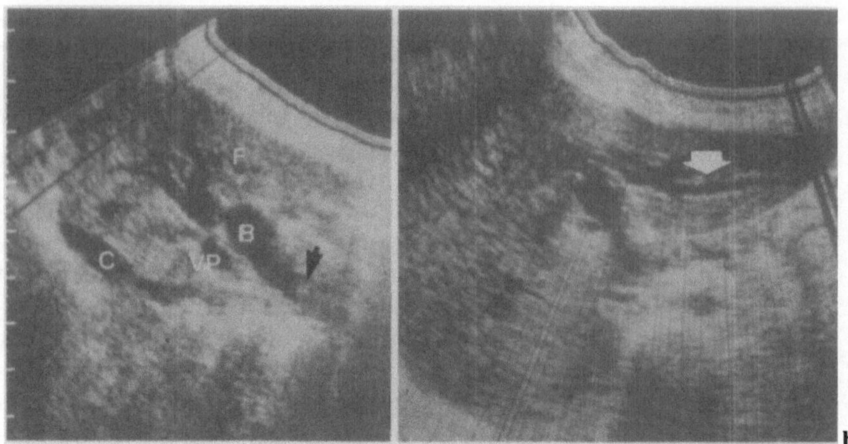

Abb. 26.33 a, b. Steinbedingter Verschlußikterus. **a** Auf diesem Sagittalschnitt wird der stark erweiterte Ductus hepatocholedochus von der Leberpforte bis zur Papillenregion abgebildet. In der Nähe der Mündung fällt eine intratubuläre, umschriebene, echodichte Struktur (*Pfeil*) auf. Da die V. portae (*VP*) hier wesentlich schräger verläuft als der Ductus choledochus, wird sie hier oval abgebildet (*C*: V. cava, *F*: Leber). **b** Auf diesem Transversalschnitt imponiert ein intrahepatisches Doppelflintenzeichen (*Pfeil*). Der Fall ist geradezu beispielhaft. Der Ikterus hatte sich bei einer 32jährigen Frau ausgebildet, die im sechsten Monat schwanger war. Die Diagnose konnte ohne jegliche Röntgenaufnahme richtig gestellt werden

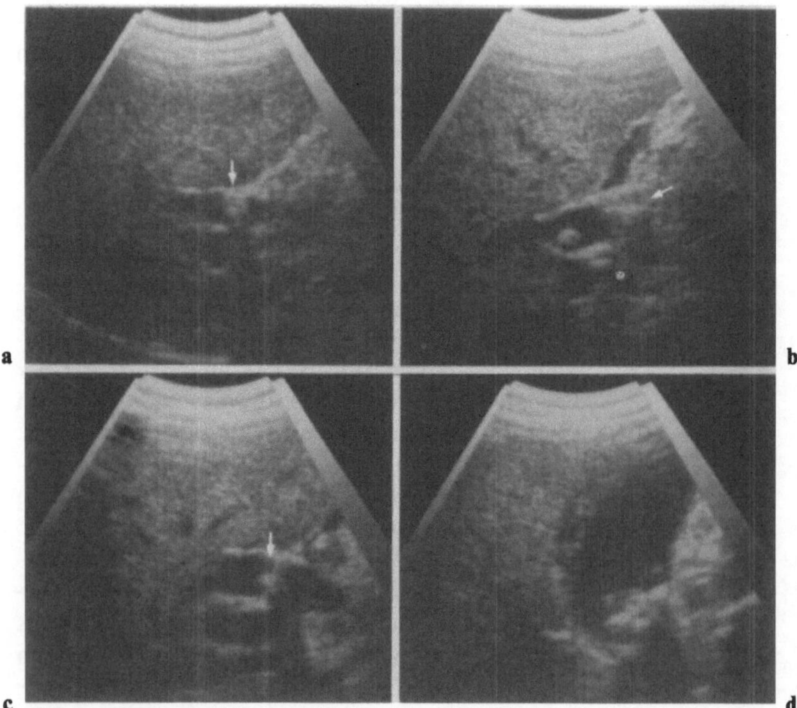

Abb. 26.34 a–d. Choledocholithiasis. **a** Extrahepatisches Doppelflintenzeichen. Im Ductus choledochus ist ein Konkrement (*Pfeil*) mit Schallschatten zu erkennen. Der auf allen Seiten von Galle umgebene Stein kommt jedoch als Ursache der Abflußbehinderung nicht in Betracht. **b** Weiter kaudal stellen sich auf einem Schrägschnitt inkrustierte Konkremente (*Pfeil*) dar. **c** Das freie Konkrement. **d** Begleitende Cholezystolithiasis. Zu beachten ist die Verdikkung der Gallenblasenwand

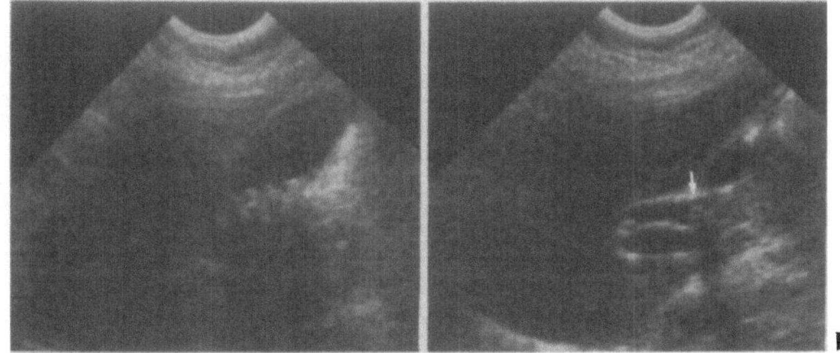

Abb. 26.35 a, b. Choledocholithiasis als Ursache eines Verschlußikterus. **a** Cholezystolithiasis. **b** Doppelflintenzeichen. Man erkennt ein Konkrement (*Pfeil*). Der Stein, der für den Verschlußikterus verantwortlich ist, kann nicht mit Sicherheit dargestellt werden

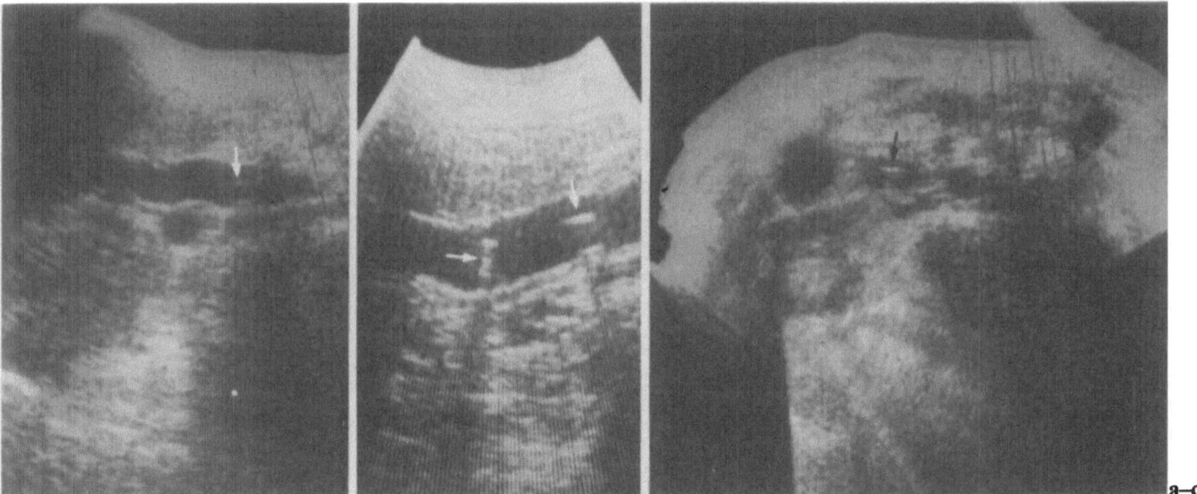

Abb. 26.36 a–c. Choledocholithiasis: multiple frei bewegliche Konkremente im Choledochus (*Pfeil*). Sagittalschnitte. Der eingeklemmte Stein, der für den Ikterus verantwortlich ist, nicht dargestellt. **c** Transversalschnitt

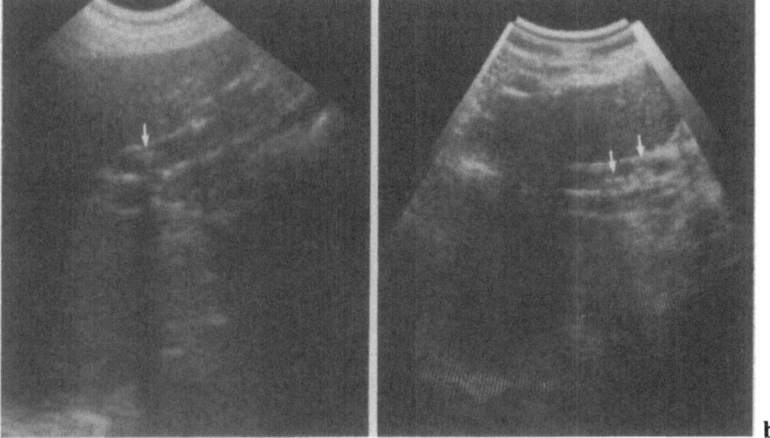

Abb. 26.37 a, b. Steinbedingter Ikterus. **a** Frei bewegliches Konkrement (*Pfeil*) mit Schallschatten. **b** Kleine freie Konkremente (*Pfeile*) ohne Schallschatten im Ductus choledochus

(Abb. 16.31). Dabei ist zu bedenken, daß sich die Reflexivität der meisten Steine durch nichts von den benachbarten Weichteilen unterscheidet.

Somit bleibt nur ein indirektes Zeichen: Die Dilatation des Gallenganges oberhalb der Stenosierung (Abb. 26.33–26.37). Dieses Zeichen kann aber in beinahe 20% der steinbedingten Verschlüsse (8% aller Fälle eines Verschlußikterus) entweder wegen fulminanter Krankheitsentwicklung oder aufgrund einer chronischen Infektion mit sklerosierender Cholangitis negativ ausfallen (Abb. 26.38). Auf die Folgen dieser wichtigen Ausnahmen werden wir bei der Besprechung von Zuverlässigkeit und Ergebnissen der Ultraschalldiagnostik noch einmal zu sprechen kommen.

Die sklerosierende Cholangitis stellt sich sonographisch durch segmentäre Dilatation und Wandverdickung der Gallenwege dar (Singcharoen, 1985).

Unsere eigenen Ergebnisse entsprechen denen der Literatur. Sonographisch können nur weniger als 30% der Choledochuskonkremente diagnostiziert werden (Gross et al. 1983, 25%; Cronan et al. 1983, 20%; Laing u. Jeffrey 1983, 30%). Unsere Abbildungen könnten zur Selbsttäuschung führen: Sie illustrieren nur die Erfolge.

Ein Sonderfall ist durch die Papillensklerosen gegeben. Hier ist das gesamte Gallenwegssystem dilatiert, ohne daß der Nachweis eines Abflußhindernisses gelingt (Abb. 26.39). Die Szintigraphie kann eine Restpassage an der Obstruktion bestätigen. Die exakte Ätiologie kann jedoch nur durch die perkutan antegrade oder endoskopisch retrograde Cholangiographie oder eine Operation gesichert werden. Das Risiko einer Fehldiagnose besteht nur bei einer Dilatation des Gallenganges ohne Obstruktion, z. B. nach Cholezystektomie oder bei einer akuten Hepatitis. Allerdings ist dieser Fehler durch eine sorgfältige Untersuchung insbesondere des intrapankreatischen Choledochus mit einem hochauflösenden, modernen Sonographiegerät zu vermeiden.

Das gleichzeitige Vorkommen von zwei verschiedenen pathologischen Prozessen, die beide eine Obstruktion verursachen können, verursacht schwierige Probleme (Abb. 26.40).

Die Indikationen der interventionellen (perkutan antegrad, endoskopisch retrograd) Cholangiographie werden weiter unten diskutiert. Mit der Computertomographie können einige Choledochuskonkremente nachgewiesen werden.

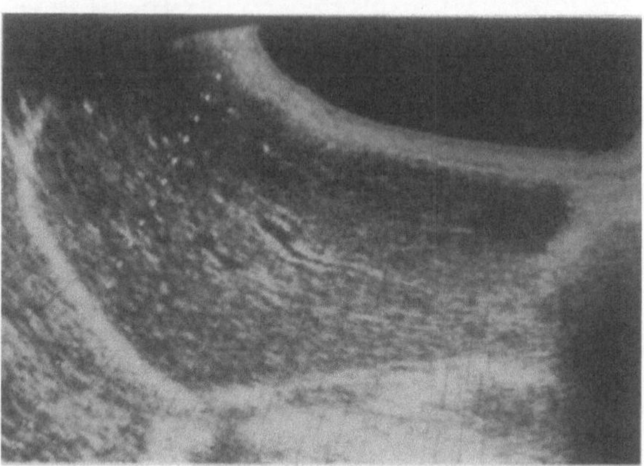

Abb. 26.38. Sklerosierende Cholangitis. Man erkennt die isolierte Dilatation einiger intrahepatischer Gallenwegsabschnitte

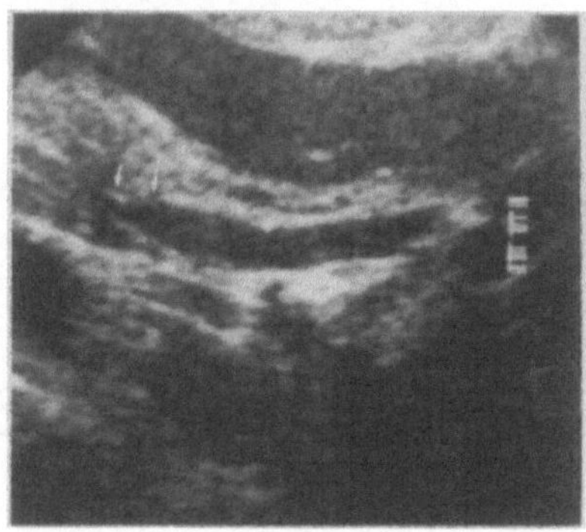

Abb. 26.39. Typische Verengung (*Pfeile*) einer Sphinktersklerose

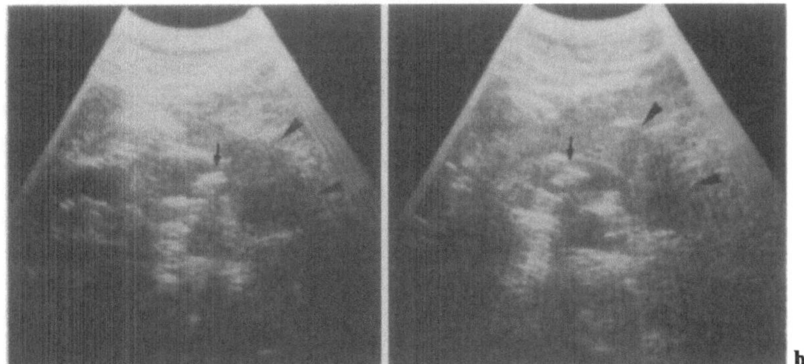

Abb. 26.40 a, b. Ikterus. Fehlinterpretation. **a** Ein von Galle umspültes Konkrement (*Pfeil*). Ursache des Ikterus ist dagegen ein gleichzeitig vorhandener Pankreastumor (*Pfeilspitzen*). **b** Parallelschnitt (Bild: P. Rohmer)

Abflußbehinderungen im Pankreas und Ampullome

Sämtliche *entzündlichen Vergrößerungen des Pankreas*, seien sie nun akut, chronisch oder chronisch-rezidivierend, können den Ductus choledochus komprimieren und so einen Verschlußikterus provozieren.

Auf die sonographischen Symptome dieser Veränderungen werden wir im einzelnen nicht noch einmal eingehen. Wir haben einen Ikterus infolge einer chronischen Pankreatitis (Abb. 26.41), einer Pseudozyste (Abb. 26.42), von rezidivierenden subakuten Pankreatitiden (Abb. 26.43) und sogar von akuten Pankreatitiden gesehen.

Die Mehrzahl der pankreatogenen Gelbsuchtfälle ist jedoch auf einen *Pankreaskopftumor* zurückzuführen (dies gilt in einem erweiterten Sinne, da es häufig unmöglich ist, zwischen einer Pankreasneoplasie, einem Ampullom oder einem originären Gallengangtumor zu unterscheiden) (Abb. 26.44–26.46, 23.7, 23.8).

Manche in der Nähe des Ductus hepatocholedochus sich entwickelnde Tumoren führen frühzeitig, bei noch geringer Größe, zu einer Retention (Abb. 26.44–26.46). Andererseits ist man oft überrascht über die Größe, die diese Pankreaskopftumoren, ohne sich durch einen Ikterus zu verraten, erreichen konnten (Abb. 26.47). Der Abbruch des Ductus choledochus ist i. allg. deutlich zu erkennen, zuweilen sind intratubuläre Wucherungen sichtbar (Abb. 26.44 und 26.45 b).

Einige der Gallenganginfiltrationen sind sichtbar: Der Ductus choledochus ist verengt, seine Wand verdickt und unregelmäßig (Abb. 26.48).

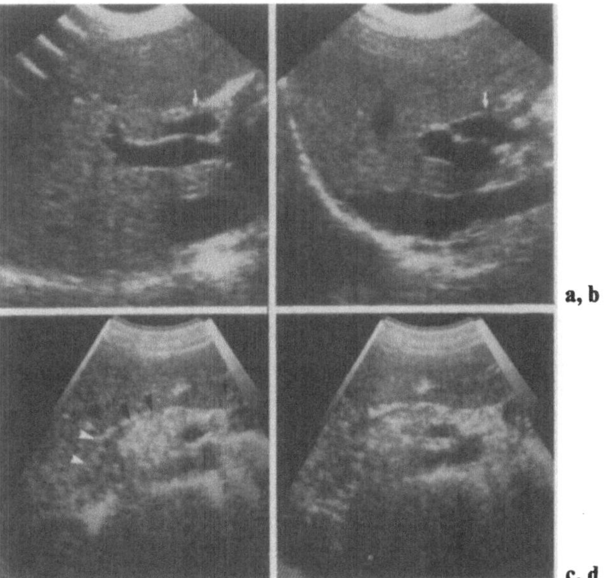

Abb. 26.41 a–d. Ikterus, dessen Ursache eine chronische Pankreatitis ist. **a, b** Extrahepatisches Doppelflintenzeichen mit Dilatation der Gallenwege (*Pfeil*). **c, d** Transversalschnitte: echogene Läsion im Pankreaskopf (*schwarze Pfeilspitzen*), der vom Duodenum (*weiße Pfeilspitzen*) umgeben ist

Die Gallengangkarzinome des intrapankreatischen Choledochusanteiles unterscheiden sich sonographisch nicht von den Pankreaskopftumoren.

Trotz der angeführten Schwierigkeiten muß man den Ort der Choledochusobstruktion besonders sorgfältig untersuchen. Dabei darf man keinesfalls die immer wieder angeführte Technik vernachlässigen: Positionsänderungen, Untersuchung in aufrechter Position, Flüssigkeitsfüllung

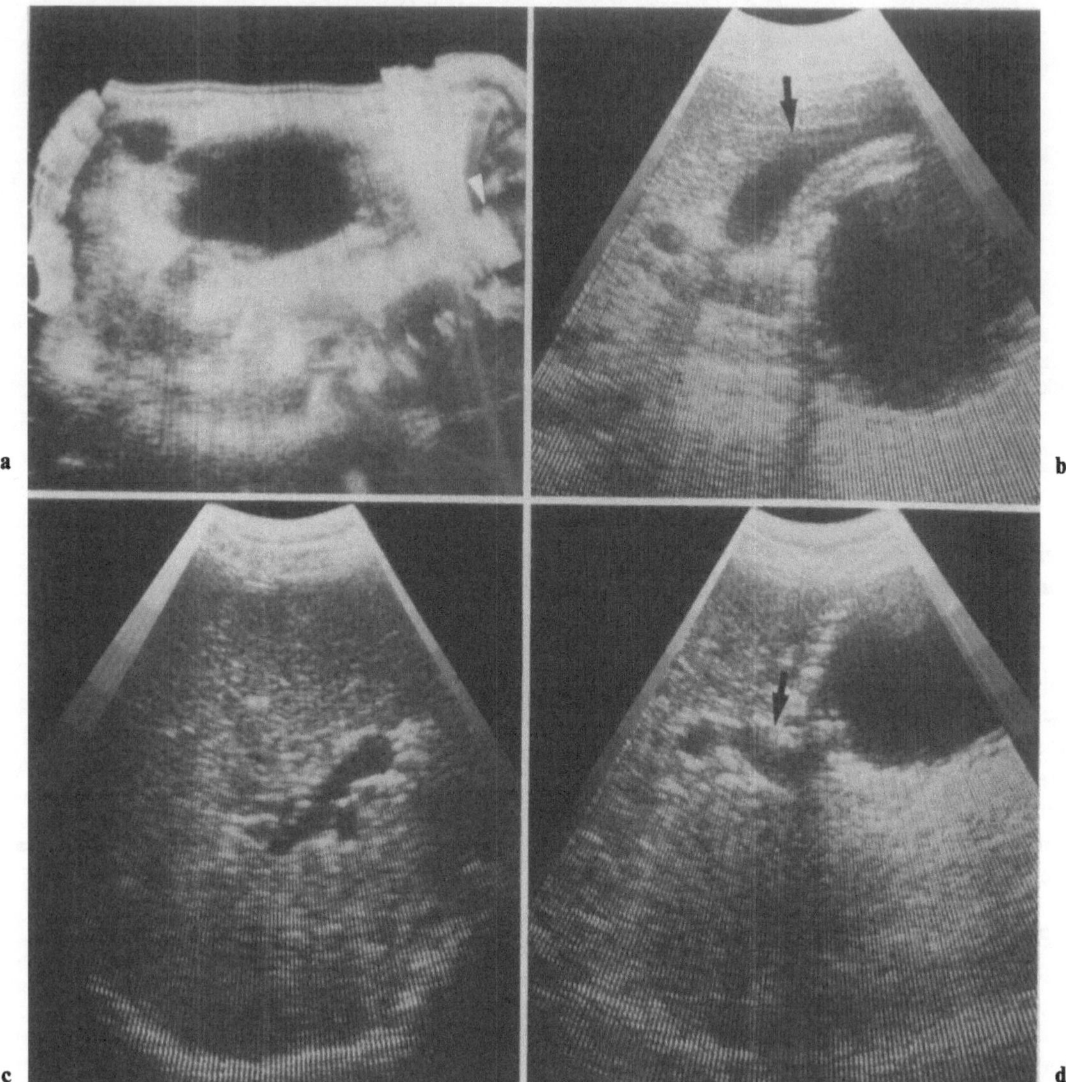

Abb. 26.42 a–d. Ikterus durch eine Pseudozyste. **a** Auf diesem Transversalschnitt kommt eine große Pankreaspseudozyste zur Darstellung, die lateral von der ebenfalls angeschnittenen Gallenblase flankiert wird. **b** Auf diesem Interkostalschnitt sieht man die Gallenblase (*Pfeil*) in unmittelbarer Nachbarschaft der Pseudozyste, die sie abdrängt und deformiert. **c** Nachweis einer intrahepatischen Gallenwegsdilatation im subkostalen Schrägschnitt. **d** Auf diesem Sagittalschnitt wird ein dilatierter und windungsreicher Ductus choledochus (*Pfeil*) oberhalb der Pseudozyste abgebildet. Der Ductus choledochus verläuft hier wieder einmal weit entfernt von der V. portae, so daß man auf einem solchen Schnitt nach einem Doppelflintenzeichen vergebens suchen wird

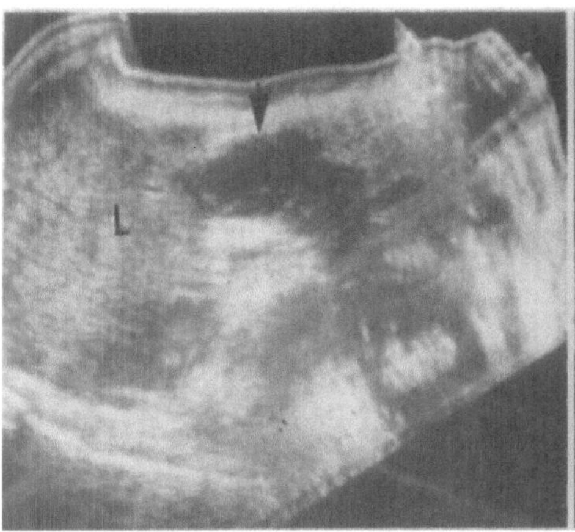

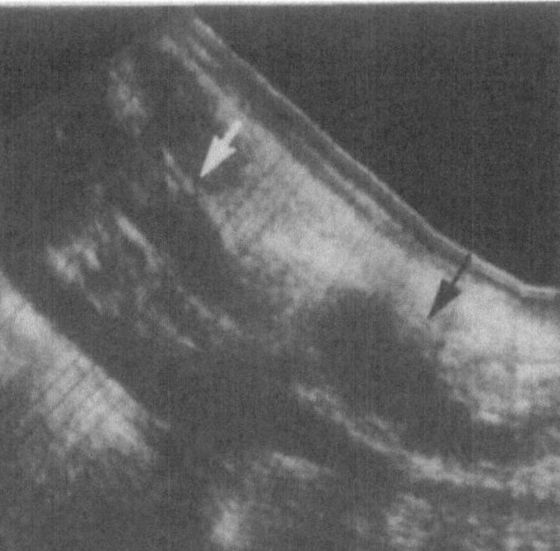

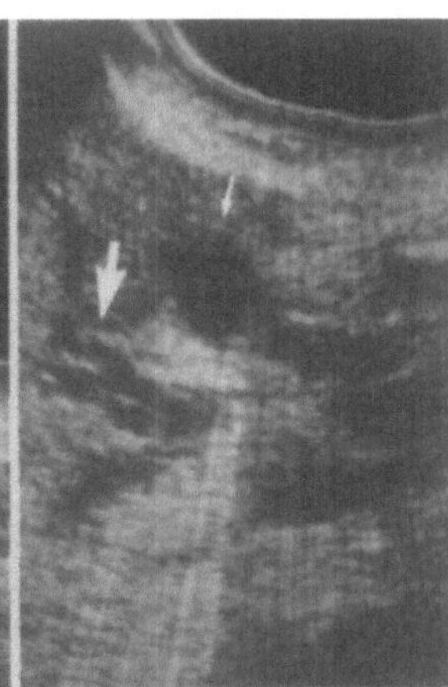

a–c

Abb. 26.43 a–c. Verschlußikterus durch entzündliche Pankreasveränderungen. Dieser Patient wurde bereits mehrfach wegen akut rezidivierender Pankreatitiden behandelt. **a** Auf diesem Transversalschnitt fällt die massive Vergrößerung des Pankreas (*Pfeil*) auf. Die Echostruktur ist semisolide (*L*: Leber). **b** Sagittalschnitt: Oberhalb des entzündlichen Pankreastumors (*schwarzer Pfeil*), der übrigens dorsal bis zur V. cava reicht, zeichnet sich der stark dilatierte Ductus hepatocholedochus (*weißer Pfeil*) ab. **c** Dieser Interkostalschnitt zeigt ein intrahepatisches Doppelflintenzeichen (*großer Pfeil*) sowie das dilatierte Gallenblaseninfundibulum (*kleiner Pfeil*)

von Magen und Duodenum. Auf diese Weise kann man bei vielen Fällen von Obstruktionsikterus eine exakte morphologische Vorstellung gewinnen.

Möglich ist in einigen Fällen auch eine weitere Abklärung der Ursache. Ein sonographisch unscheinbares Karzinom, das unbemerkt den Gefäßbindegewebsstiel infiltriert hat und jetzt eine Obstruktion hervorruft, kann sich manchmal bei der chirurgischen Intervention als ausgedehnter Prozeß entpuppen. Für diese Unstimmigkeit haben wir keine Erklärung, es sei denn eine unzureichende Exploration der kranialen und kaudalen Abschnitte. Wurde einmal das Niveau und die Natur des Hindernisses festgestellt, so sollte man sich bei den nachfolgenden Untersuchungen auf die kaudal gelegenen Horizontalschnitte (Abb. 26.49) konzentrieren. Form und Ausdehnung des Tumors sind computertomographisch noch besser zu erfassen. Aber sogar die Computertomographie täuscht gelegentlich bei der Frage der Infiltration tubulärer Strukturen.

Im Fall von Pankreaskarzinomen ist die Erweiterung des Gallengangsystems immer deutlich ausgeprägt. Der Ductus choledochus verläuft hier oft abgewinkelt und liegt nicht mehr in unmittelbarer Nachbarschaft der V. portae. Das Doppelflintenzeichen tritt also in der Nähe des Pankreas nicht mehr in Erscheinung. Man muß schon etwas mit der Schnittebene spielen, um die beiden tubulären Strukturen zu Gesicht zu bekommen.

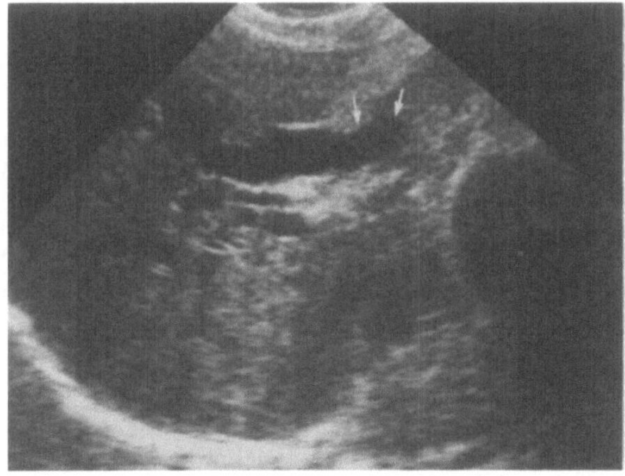

Abb. 26.44. Kleines Ampullom (*Pfeile*). Vergleichen Sie den Abbruch des Choledochus mit dem Choledochusverschluß der Abb. 23.69

Wir konnten sogar schon einmal beobachten, daß sie sich x-förmig kreuzten (Abb. 26.15) und in ganz paradoxer Beziehung zueinander standen (Abb. 26.20 und 26.21).

Wie bereits angedeutet, sind die Ampullome und Tumoren des distalen Gallenganges gewöhnlich von Pankreaskopftumoren nicht zu unterscheiden. Trotzdem gelingt es zuweilen, spezifischere intratubuläre Tumorknospen nachzuweisen (Abb. 26.50 und 26.51).

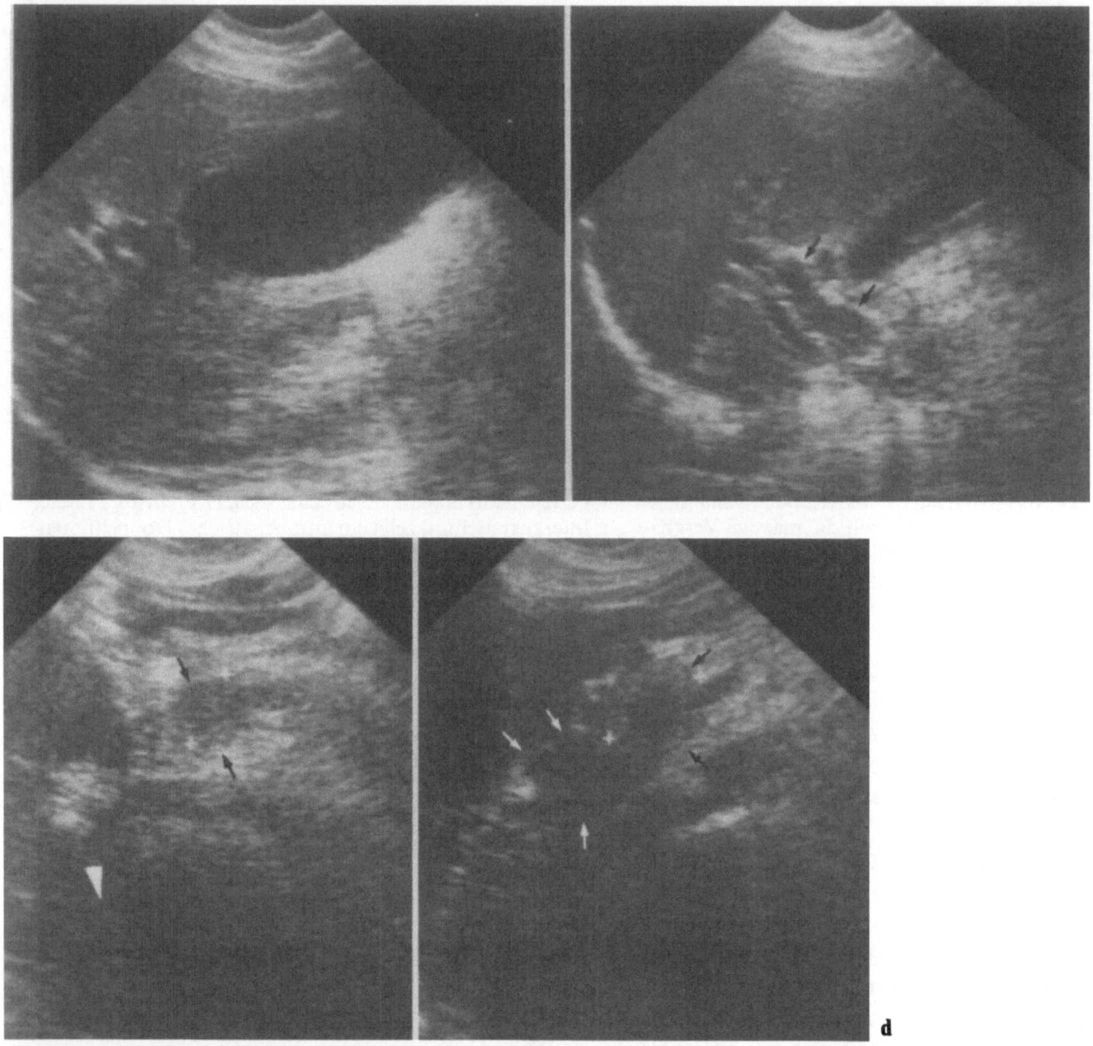

a b

c d

Abb. 26.45 a–d. Kleines Pankreaskopfkarzinom. **a** Dilatierte Gallenblase, die eingedickte Galle enthält. **b** Dilatation der extrahepatischen Gallenwege (*Pfeil*) mit extrahepatischem Doppelflintenzeichen. Distaler Choledochusverschluß. **c** Auf dem Transversalschnitt ist ein Pankreastumor (*Pfeile*) zu erkennen. **d** Der Sagittalschnitt zeigt, daß der Tumor wesentlich größer ist, als man nach dem Transversalschnitt vermuten konnte, da er sich nach kranial (*weiße Pfeile*) ausdehnt

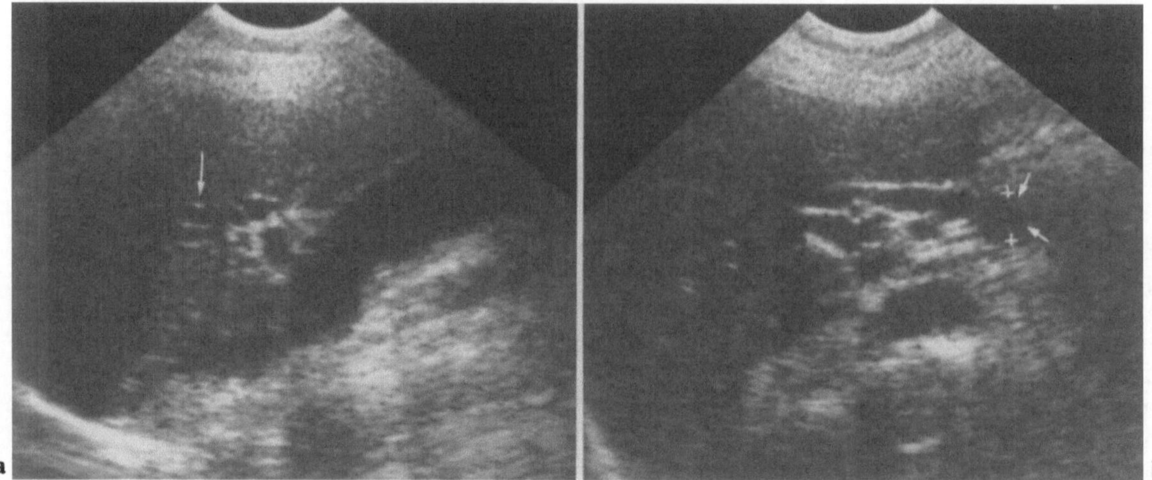

a b

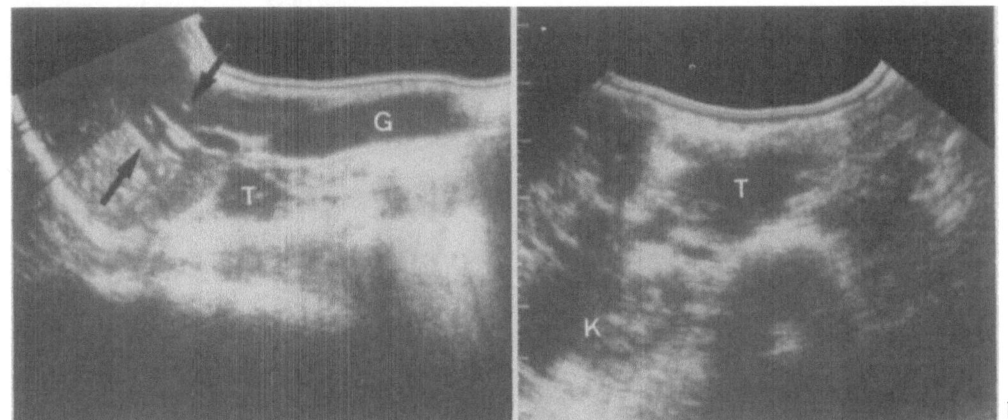

Abb. 26.47 a, b. Verschlußikterus durch einen Pankreaskopftumor. **a** Der Sagittalschnitt zeigt ein hiläres Doppelflintenzeichen (*Pfeile*) und eine Dilatation der Gallenblase (*G*). Der Pankreaskopftumor (*T*) ist erkennbar. **b** Auf dem Transversalschnitt ist der echoarme Tumor (*T*) mit seinen pseudopodienartigen Ausläufern erkennbar. Die Pankreaskopftumoren stellen sich sehr häufig auf Schnitten dar, die weiter kaudal liegen als der erweiterte Ductus choledochus. So gewinnt man leicht den Eindruck, daß der Hauptgallengang auf einen normalen Pankreaskopf zuläuft (*K*: rechte Niere)

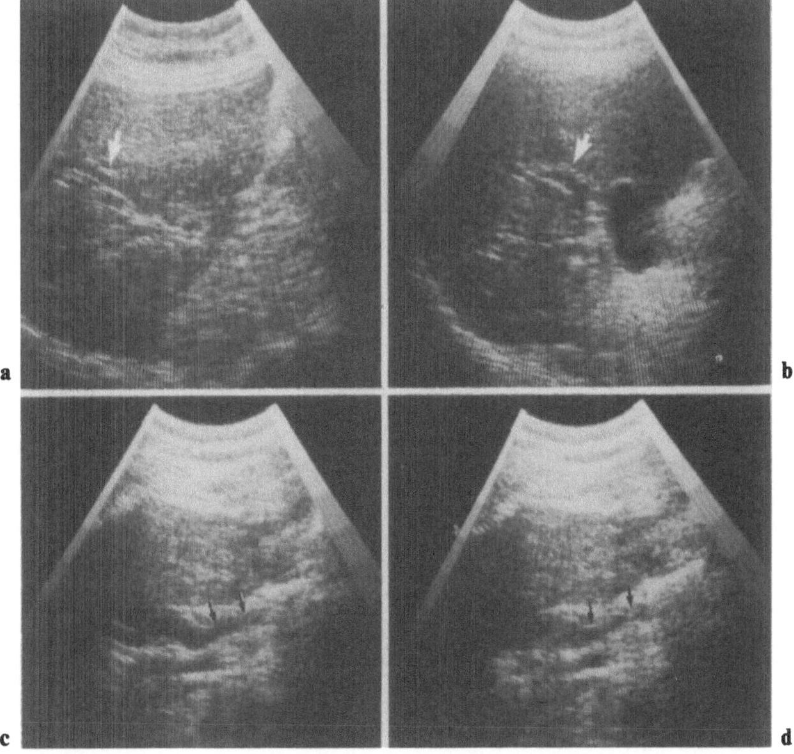

◄ **Abb. 26.46 a, b.** Kleines Pankreaskopfkarzinom. **a** Hilusdoppelflintenzeichen (*Pfeil*), Dilatation der Gallenblase. **b** Tumor (*Pfeile*). Auch hier fällt der stumpfe Abbruch des Choledochus auf

Abb. 26.48 a–d. Verschlußikterus. Dieser Patient wurde vor vier Jahren wegen eines Magenkarzinoms operiert. **a** Intrahepatisches Doppelflintenzeichen. **b** Extrahepatisches Doppelflintenzeichen. **c, d** Untersuchung des präpapillären Choledochussegmentes: Der Ductus choledochus ist verengt, seine Wände sind unregelmäßig, so daß man auf einen infiltrierenden tumorösen Prozeß schließen muß. Eine diffuse Karzinomatose wurde operativ bestätigt

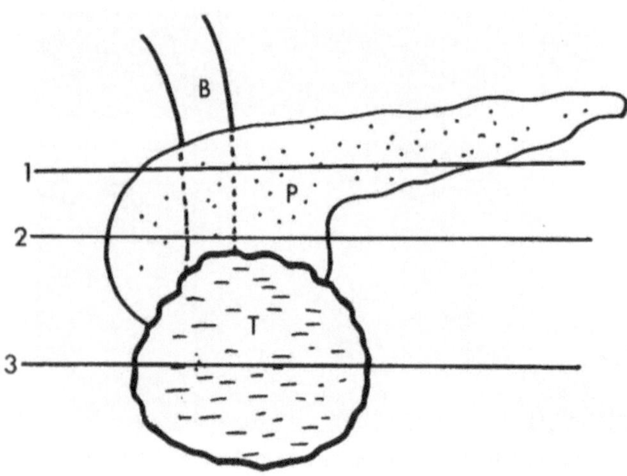

Abb. 26.49. Fehler bei der Suche nach dem Abflußhindernis. Man darf sich nicht mit der Untersuchung der kranial gelegenen Abschnitte begnügen (Schnitt *1* und *2*), die lediglich den Pankreaskopf zeigen, sondern muß die Untersuchung weiter nach kaudal ausdehnen (Schnitt *3*) (*P*: Pankreas, *B*: Ductus choledochus)

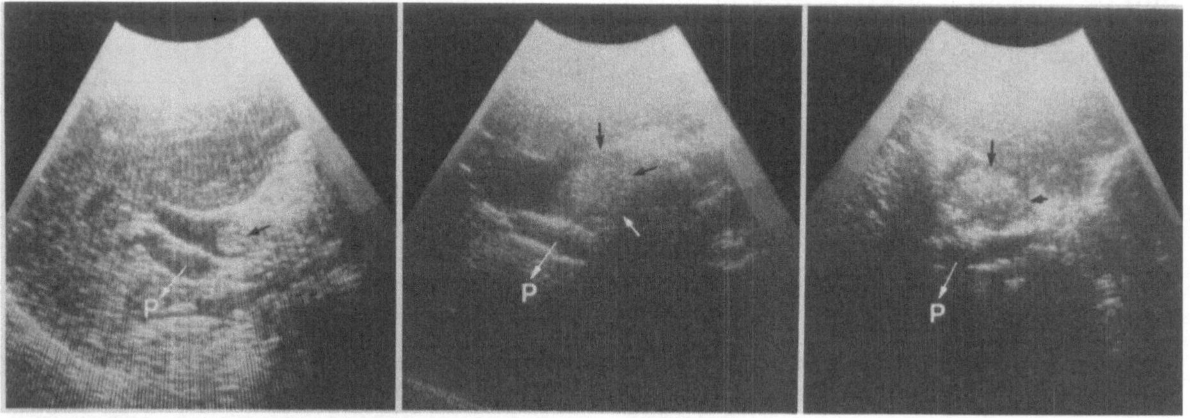

Abb. 26.50 a–c. Ampullom. **a** Erster Fall. Ein kleiner Tumor (*Pfeil*) wölbt sich in den erweiterten Gallengang vor (*P*: V. portae). **b, c** Zweiter Fall: großer intratubulärer Tumor (*Pfeile*), der von Galle umgeben ist (**b** Sagittalschnitt, **c** Transversalschnitt) (*P*: V. portae)

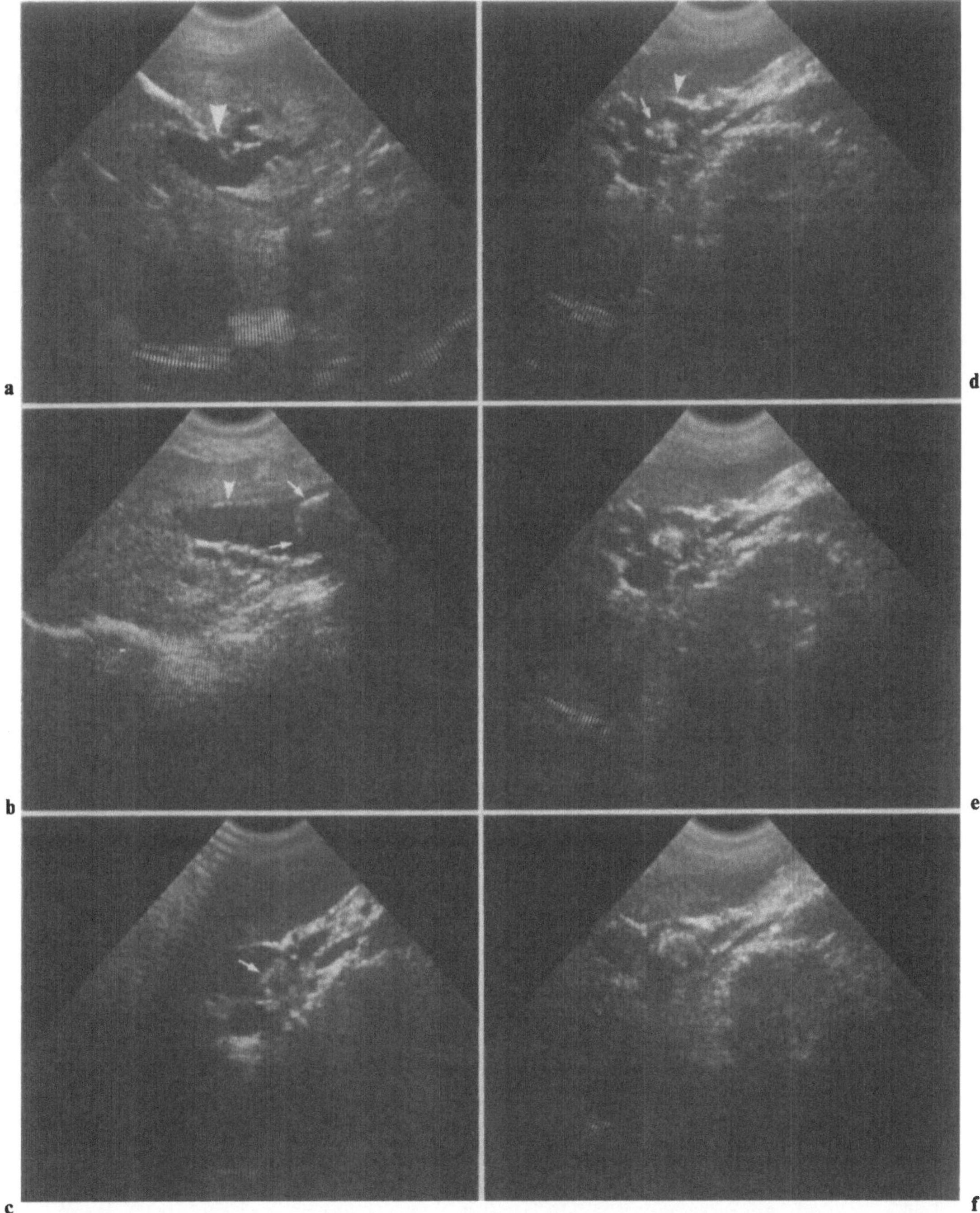

Abb. 26.51 a–f. Ampullom. **a** Dilatation des Ductus choledochus. **b** Ein Sagittalschnitt zeigt den intratubulären Tumor (*Pfeile*), der sich in den erheblich erweiterten Ductus choledochus (*Pfeilspitze*) vorwölbt. **c** Schrägschnitt. **d–f** Auf diesen Transversalschnitten ist der von Gallenflüssigkeit (*Pfeilspitze*) umgebene intratubuläre Tumor (*Pfeil*) zu erkennen

Oberhalb des Pankreas gelegene Abflußbehinderungen

Die proximal des Pankreas lokalisierten Gallenwegskarzinome und die infiltrierenden benachbarten Tumoren verursachen das Bild einer Stenose mit prästenotischer Gallenwegsdilatation (Abb. 26.48). Auch vergrößerte Lymphknoten können den Gallengang komprimieren. Da sie in der Nähe des Pankreas lokalisiert sind, sind sie sonographisch nur schwer von Bauchspeicheldrüsentumoren zu differenzieren (Abb. 26.52). Liegen sie in der Nähe der Leberpforte, lassen sie sich kaum von Lebermetastasen oder -tumoren abgrenzen.

An der Leberpforte oder intrahepatisch gelegene Abflußbehinderungen

Mit den Tumoren der Gallenblase haben wir uns bereits auseinandergesetzt (Kap. 17). Sie sind durch eine infrahepatische Raumforderung charakterisiert, die mit von intratumoralen Verkalkungen hervorgerufenen Schallschatten einhergeht. Reicht die Infiltration bis zur Leberpforte, so verursacht sie eine prästenotische Gallenwegserweiterung (hiläres oder intrahepatisches Doppelflintenzeichen).

Gallengangkarzinome an der Leberpforte führen ebenfalls zu einer Dilatation der intrahepatischen Gallenwege, wobei die infrahepatischen

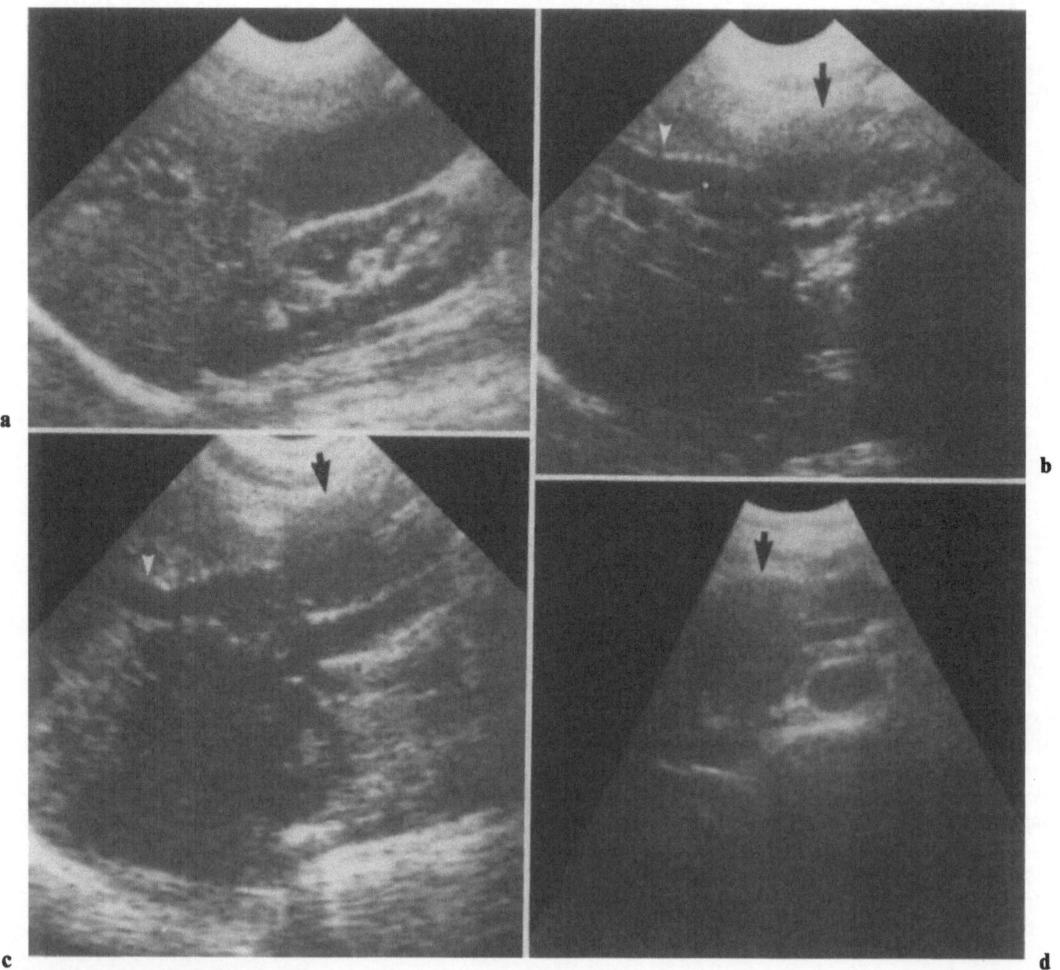

Abb. 26.52 a–d. Verschlußikterus durch leukämische Infiltrate. **a** Ein Sagittalschnitt zeigt dilatierte intrahepatische Gallenwege und eine große Gallenblase. **b, c** Auf den beiden Sagittalschnitten ist eine Dilatation des Ductus hepatocholedochus (*Pfeilspitze*) oberhalb einer tumorösen Raumforderung (*Pfeil*) zu erkennen. **d** Nach diesem Transversalschnitt könnte man einen Pankreaskopftumor in Betracht ziehen (*Pfeil*). Es handelte sich jedoch um eine leukämische Infiltration bei akuter Myeloblastenleukämie

Anteile ihren normalen Aspekt beibehalten (Abb. 26.53).

Wenn der Tumor sich nur im rechten oder linken Ductus hepaticus (oder in einem peripheren Gallenwegsast) befindet, bildet sich eine asymmetrische Dilatation aus, die die proximal der Stenose gelegenen Abschnitte betrifft.

Kennzeichnend für die Infiltration der Leberpforte sind die heterogenen Gewebselemente vom Mischtyp (Abb. 26.54), die daher auch nur diskret ausgeprägt sein können.

Ein intrahepatisches Doppelflintenzeichen kann man bei primären und sekundären Lebertumoren im terminalen Ikterusstadium ausmachen (Abb. 26.55 und 26.56). Ein solches intrahepatisches Doppelflintenzeichen wird auch ohne Ikterus oberhalb von tumoralen Einzelläsionen beobachtet. Auf die Entstehung eines Ikterus bei Leberzirrhosen (Kap. 10) wollen wir an dieser Stelle nicht noch einmal eingehen. Beim zirrhotischen Ikterus existiert die Erweiterung der intrahepatischen Gallenwege nicht. Die Gallenwegserweiterung beweist also einen obstruierenden Prozeß (Verschlußikterus).

Echinokokkuszysten können den Gallenwegskonfluens komprimieren oder auch in die Gallenwege einbrechen. Detritus der Echinokokkuszyste findet sich dann bei etwa 10% in der Gallenblase (Abdeselem et al. 1982).

Ein Ikterus ist die häufigste Komplikation bei der alveolären Echinokokkose. Diese Erkrankung führt zu einer Infiltration der Gallenwege (s. Kap. 11, Abb. 26.57). Häufig ist deshalb eine asymmetrische, prästenotische Dilatation der Gallenwege zu erkennen.

Auf die Notwendigkeit einer perkutanen Cholangiographie bei einem Verschluß der Gallenwege in Höhe des Leberhilus kommen wir weiter unten zu sprechen (Abb. 26.57).

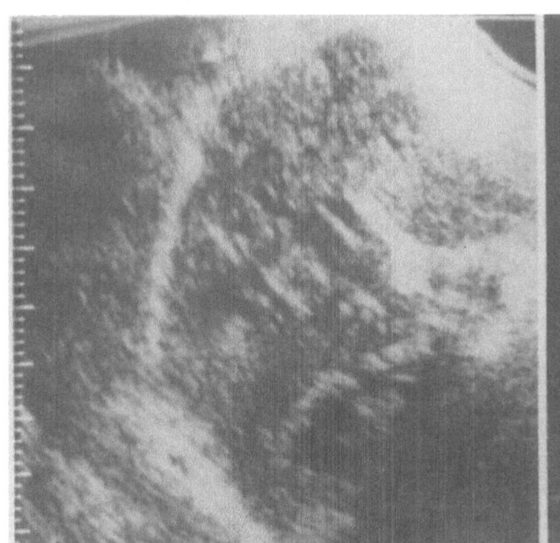

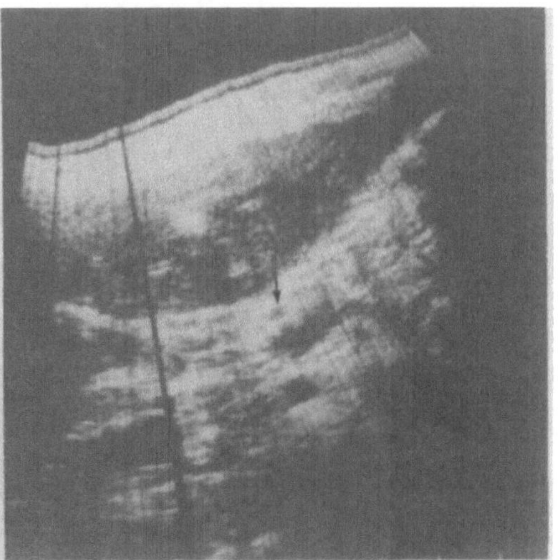

Abb. 26.53 a, b. Verschlußikterus durch ein Gallengangkarzinom der Leberpforte. **a** Bei diesem ikterischen Patienten konnten auf einem Sagittalschnitt der Leber ein Hilusdoppelflintenzeichen sowie dilatierte intrahepatische Gallenwege dargestellt werden. Unterhalb der Leberpforte imponiert ein schallundurchlässiges Gebilde, das einen den unteren Nierenpol verdeckenden Schallschatten wirft. Das Leberparenchym ist hier heterogen. **b** Der Transversalschnitt in Höhe des Pankreas zeigt, daß der Ductus choledochus normal weit ist (*Pfeil*). Demnach muß man das Abflußhindernis an der Leberpforte suchen. Es handelte sich hierbei um ein vom Ductus hepaticus ausgehendes Malignom, das bereits ins Lebergewebe vorgewuchert war

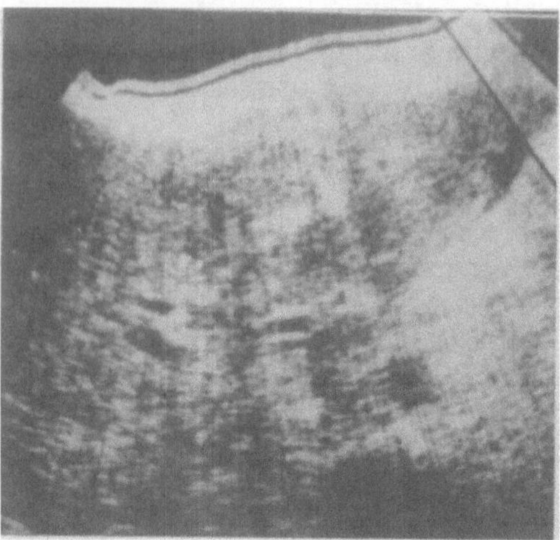

Abb. 26.54. Verschlußikterus durch ein Gallenwegskarzinom an der Leberpforte. Auf diesem Transversalschnitt der Leber zeigt sich ein hiläres Doppelflintenzeichen. Man erkennt außerdem die perihiläre heterogene Leberstruktur. Auch hierbei handelt es sich um ein vom Ductus hepaticus ausgehendes Gallengangkarzinom, das eine perihiläre Ausbreitung zeigt

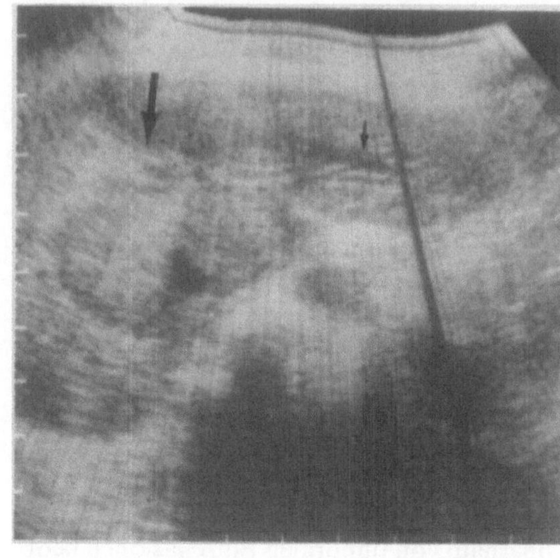

Abb. 26.56. Verschlußikterus mit intrahepatischer Abflußbehinderung. Man erkennt auf diesem Transversalschnitt der Leber ein intrahepatisches Doppelflintenzeichen im linken Leberlappen (*kleiner Pfeil*). Im rechten Leberlappen findet sich ein zunächst von einer echoarmen und dann peripher von einer echoreichen Korona umgebenes kokardenförmiges Gebilde: Es handelt sich um ein Leberzellkarzinom, das die ableitenden Gallenwege komprimiert (*Pfeil*)

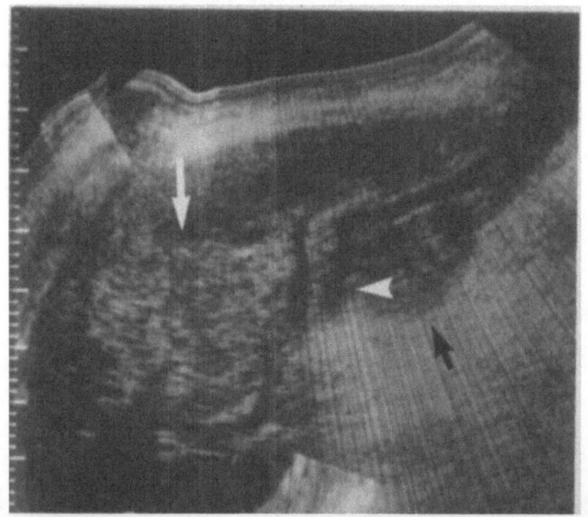

a

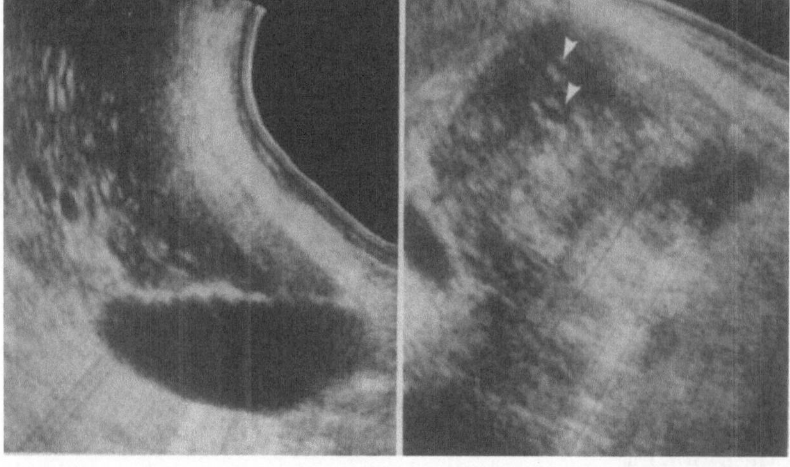

b c

Abb. 26.55 a–c. Verschlußikterus durch Metastasen an der Leberpforte. **a** Ein Transversalschnitt zeigt ein Doppelflintenzeichen (*weiße Pfeilspitze*) zwischen einem Leberrandzeichen (*schwarzer Pfeil*) und einer großen intrahepatischen Raumforderung (*Pfeil*). **b** Dieser Sagittalschnitt zeigt eine nicht erweiterte Gallenblase: Das Abflußhindernis (oder die Abflußhindernisse) muß (müssen) also oberhalb des Ductus cysticus liegen. **c** Auf diesem Parallelschnitt sind multiple noduläre Läsionen zu erkennen. Außerdem liegen segmental erweiterte Gallenwege vor (*Pfeilspitzen*)

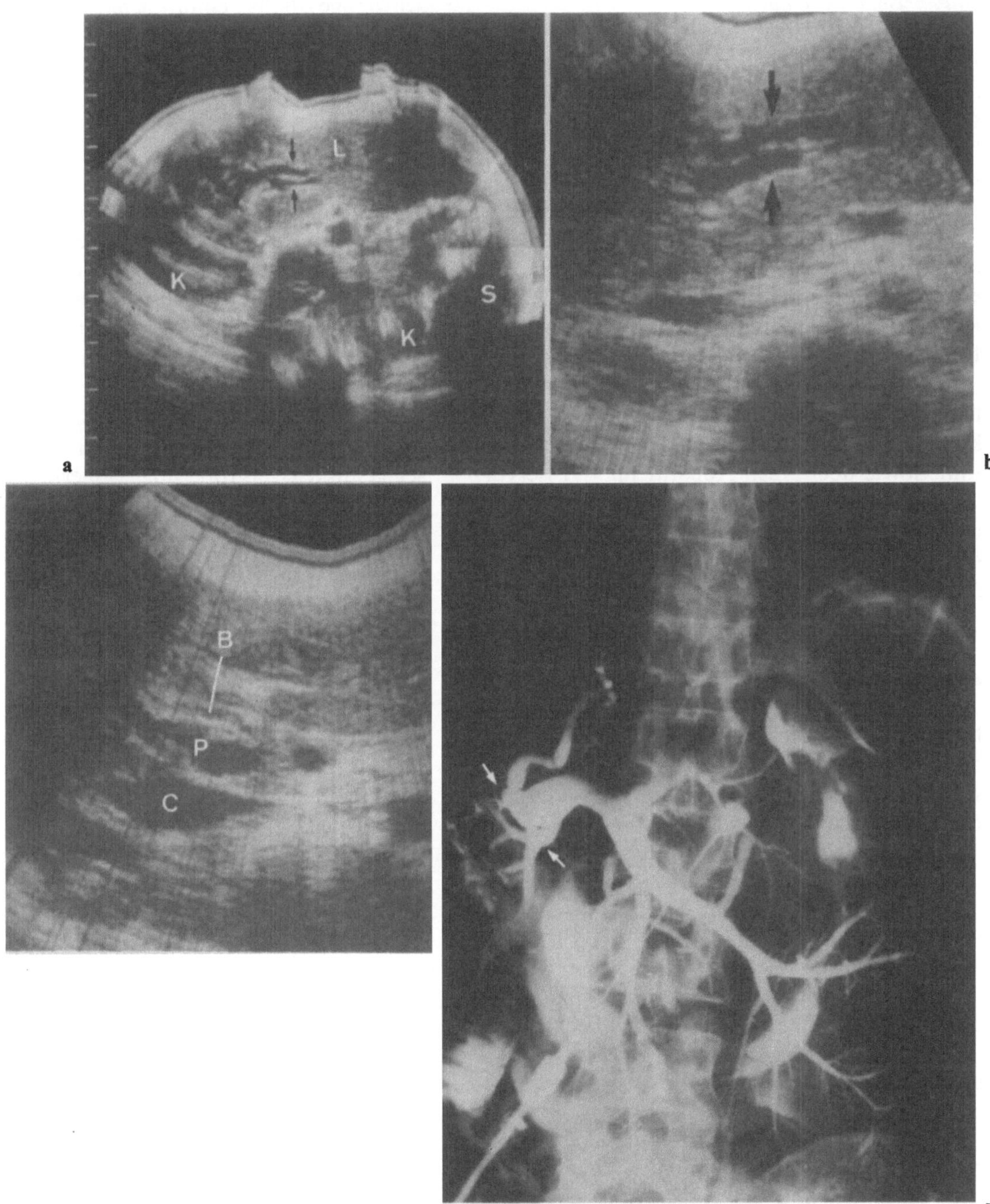

Abb. 26.57 a–d. Verschlußikterus in Höhe der Leberpforte. Dieser Patient wurde wegen einer alveolären Echinokokkose rechtsseitig hemihepatektomiert. Einige Monate später trat ein transitorischer Ikterus auf. **a** Der Transversalschnitt zeigt den verbliebenen linken Leberlappen (*L*). Man erkennt ein intrahepatisches Doppelflintenzeichen (*Pfeile*) (*K*: Nieren, *S*: Milz). **b** Ausschnittsvergrößerung. **c** Ein Schrägschnitt zeigt ventral der V. cava (*C*) und der Pfortader (*P*) den normal weiten Ductus choledochus (*B*): Das Abflußhindernis liegt also an der Leberpforte. **d** Die perkutane transhepatische Cholangiographie bestätigt diesen Befund (*Pfeile*). Deutlich erkennbar ist, daß eine Läsion des linken Ductus hepaticus für das Doppelflintenzeichen verantwortlich ist. Das Hindernis wurde durch eine narbige Stenosierung bedingt

Angeborene Anomalien

Die angeborenen Gallenwegsdilatationen oberhalb von Stenosen oder Fehleinmündungen geben sich durch die gleichen Zeichen wie die erworbenen Dilatationen im Erwachsenenalter zu erkennen.

Vor allem die kongenitalen Choledochuszysten verursachen eine ausgeprägte Gallenwegsdilatation. Bei den totalen Gallenwegsaplasien fehlt ebenso wie bei den kongenitalen Leberfibrosen jegliche Gallenwegserweiterung (METREWELI 1982).

Für die Ultraschalluntersuchung in der Pädiatrie wäre es wünschenswert, über 5-MHz-Schallköpfe zu verfügen, die auf 4 oder 5 cm fokussiert sind, sowie über einen Apparat mit Wasservorlauf oder eine Plastikfolie. Darmgase sind bei einem Säugling sehr reichlich vorhanden. Als einziger Ausweg bleibt oft nur die Untersuchung von interkostal.

Postoperativer Ikterus

Nach chirurgischer Entfernung von Abflußhindernissen oder rekonstruktiven Eingriffen bildet sich die Mehrzahl der Dilatationen innerhalb einer Woche deutlich zurück.

Durch Einlegen eines T-Drain kann die Durchgängigkeit immer wieder überprüft werden. Ist eine solche Kontrolle nicht möglich, so muß die Persistenz dieser Dilatation als anomal gewertet werden.

Oberhalb einer Stenose gelegene Dilatationen (Abb. 26.58) sind besonders deutlich bei akzidentellen Ligaturen des Ductus choledochus. Es gelingt hier auch, die Stenose selbst sichtbar zu machen.

Die biliodigestiven Anastomosen sind schwierig darzustellen. Die zuführende Schlinge kann Luft enthalten und die Hilusregion verdecken. Positionsänderungen und Flüssigkeitsfüllung von Magen und Duodenum werden noch einmal für schwierige Fälle empfohlen. Eine Dilatation oberhalb der Anastomose ist pathologisch (Abb. 26.59).

Intrahepatische Cholostase einer Hepatitis

Auf sie kommen wir zum Schluß dieses Kapitels zu sprechen, da es sich hierbei, streng radiologisch genommen, um eine Ausschlußdiagnose handelt – mit Ausnahme der Fälle, in denen ein Gallenblasenhydrops, eine Cholezystolithiasis oder eine Papillenstenose schon von vornherein bestanden.

Wir müssen uns noch einmal an die als Begleitreaktion zur Virushepatitis auftretende transitorische Pankreasvergrößerung erinnern, die bei präexistenter Gallenwegsdilatation zu Fehlinterpretationen Anlaß geben kann.

Zuverlässigkeit. Radiologische Untersuchungsstrategie

Wir haben unsere Untersuchungsergebnisse anhand von 199 Fällen mit Verschlußikterus analysiert (WEILL et al. 1979). Entsprechend dem technologischen Fortschritt ergab sich eine Unterteilung in zwei Serien (Tabelle 26.2).

Der technologische Fortschritt und die verbesserte semiologische Aufgliederung machten bei der Abklärung von Gallengangdilatationen eine Verbesserung der Trefferquote von 83 auf 92% möglich. Die 8% falsch-negativen Diagnosen sind auf Gallengangkonkremente zurückzuführen. Hierbei handelt es sich um Konkremente, die keine Dilatation hervorgerufen haben, und nicht um die Nichterkennung einer Dilatation. Die Gefahr, bei steinbedingtem Ikterus eine Fehldiagnose zu stellen, muß bei der Konzipierung eines radiologischen Diagnoseplanes in Rechnung gestellt werden.

Nicht in der Tabelle erscheinen unsere zwei falsch-positiven Diagnosen bei 50 nichtobstrukti-

Tabelle 26.2

	Anzahl der Kranken	Erkennung der Dilatation	Erkennung der Lokalisation des Abflußhindernisses	Ätiologische Diagnose	
				Pankreas-erkrankungen	Sämtliche Erkrankungen
1. 1. 1972 bis 28. 2. 1977	136	83%	61%	93%	58%
1. 3. 1977 bis 31. 1. 1978	63	92%	92%	95%	61%

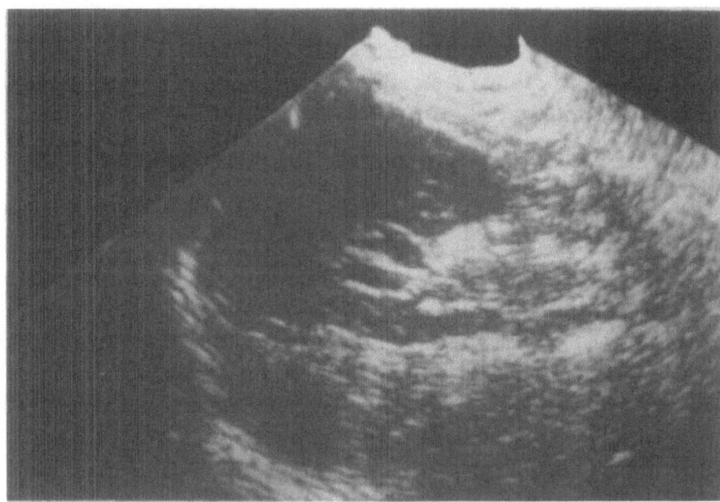

Abb. 26.58. Akzidentelle Ligatur des Ductus hepaticus. Ein Longitudinalschnitt zeigt von dorsal nach ventral die V. cava, die V. portae und den dilatierten Ductus hepaticus. Es gelingt in keiner Schnittebene, den Ductus choledochus in seinem Verlauf bis zum Duodenum zu verfolgen

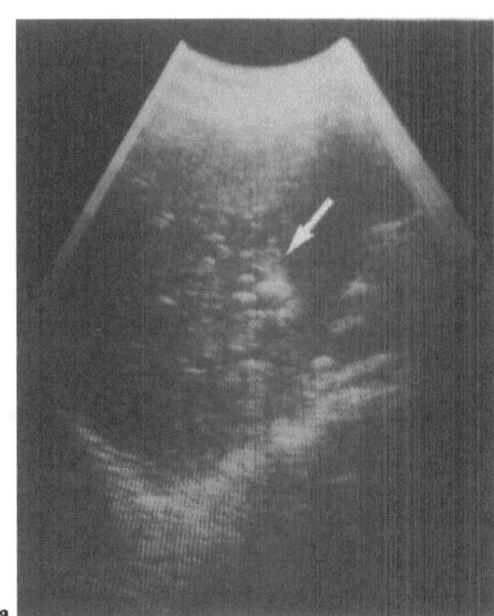

a

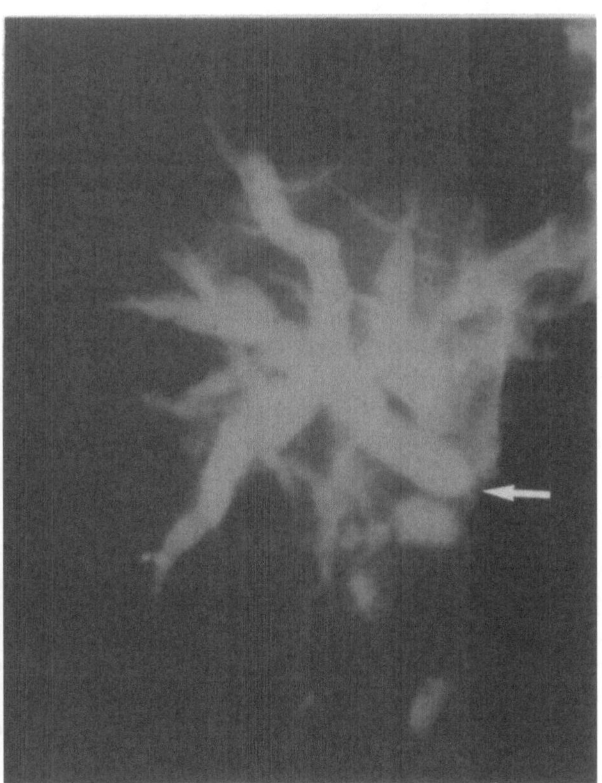

b

Abb. 26.59 a, b. Abflußhindernis an der Leberpforte. **a** Bei diesem Patienten wurde zwei Jahre zuvor eine choledochojejunale Anastomose wegen intra- und extrahepatischer Gallenwegskonkremente angelegt. Der Patient stellte sich erneut mit einem Ikterus vor. Man erkennt eine Dilatation der Gallenwege an der Leberpforte (*Pfeil*). **b** Die perkutane transhepatische Cholangiographie zeigt, daß das Abflußhindernis in Höhe der Leberpforte liegt. Es handelte sich um eine narbige Stenosierung ven Ikterusfällen. In beiden Fällen war tatsächlich eine Gallengangerweiterung aufgrund einer Papillenstenose – ohne Obstruktion – vorhanden, wobei der Patient jeweils an einer ikterischen Hepatitis erkrankt war.

Die Höhe der Abflußbehinderung konnte bei etwa 92% der Fälle bestimmt werden. Störende Darmgase oder eine Gallenblasendilatation mit entsprechender Schallverstärkungszone können die infrahepatischen Gallenwege verdecken und sie somit einer Beurteilung entziehen.

Die Ursache der Abflußbehinderung kann bei etwa 95% der Pankreasvergrößerungen ausgemacht werden. In diesem Zusammenhang sei auf die in Kap. 23 bei der Besprechung der Bauchspeicheldrüsenkarzinome angegebenen Ergebnisse hingewiesen. Diese scheinen zwar auf den ersten Blick ausgezeichnet zu sein, sie mahnen aber auch zur Bescheidenheit: Viele dieser Tumoren haben bereits ein beachtliches Ausmaß erreicht. Aus den vielen Fehler- und Verwechslungsmöglichkeiten beim direkten sonographischen Steinnachweis resultiert eine globale Erfolgsrate von alles in allem 61%, was die Eruierung der Natur einer Abflußbehinderung anbelangt.

Diese Untersuchung wurde durch unseren gastroenterologischen Kollegen DESCHAMPS kürzlich vervollständigt, der einen Vergleich zwischen Sonographie und retrograder Cholangiographie angestellt hat. Danach ist die Sonographie sehr spezifisch (positiver Voraussagewert 90%). Wegen der manchmal geringen Dilatation bei einem Steinverschluß der Gallenwege ist der Voraussagewert bei einem negativen Untersuchungsergebnis allerdings gering (60%). Diese Ergebnisse haben unser diagnostisches Vorgehen ausgesprochen beeinflußt.

Schließlich muß auch die zwischen Sonographie und Computertomographie vergleichende Studie von BARON et al. (1982) zitiert werden. Bei der positiven Diagnose einer Obstruktion haben sich diese beiden Methoden als gleichwertig erwiesen. Die Computertomographie ist nur bei der topographischen (88%, Sonographie 60% richtige Diagnosen) und bei der ätiologischen Diagnose (70%, Sonographie 30%) überlegen. Aber wie bei allen vergleichenden Studien spielt die sonographische Untersuchungstechnik eine überragende Rolle, d.h. in verschiedenen Institutionen fällt der Vergleich unterschiedlich aus.

Die Analyse dieser Ergebnisse hat bei der Abklärung eines Verschlußikterus zu folgendem diagnostischen Stufenplan geführt (BISMUTH u. HOUSSIN 1978), der von unseren Radiologen, Internisten und Chirurgen seit Jahren eingehalten wird:

Die Sonographie steht an erster Stelle bei der Diagnostik eines Ikterus, der mittels klinischer und laborchemischer Methoden nur unzureichend charakterisierbar ist.

Neue Radionuklide können zur Erkennung einer Obstruktion beitragen.

Die Computertomographie trägt zur ätiologischen Abklärung eines Tumors und zur genaueren Abschätzung der lokalen Tumorausbreitung bei. In einigen Fällen trägt sie zur Diagnostik distaler Choledochuskonkremente bei.

In der überwiegenden Mehrzahl der Fälle erlaubt die Sonographie, wie wir soeben gesehen haben, wenn nicht eine vollständige, so doch zumindest eine richtungsweisende Diagnose. In dem Moment, in dem die Dilatation und die Höhe der Abflußbehinderung erkannt sind, sind weitere invasive Verfahren nicht mehr angezeigt.

Die *interventionelle Cholangiographie* hat ihre Berechtigung unter zwei Bedingungen:

1. Abflußbehinderungen im Bereich der Leberpforte. Mit ihrer Hilfe läßt sich die Entscheidung zwischen chirurgischer Intervention oder palliativer interventioneller Drainage besser treffen. Die Technik der Wahl in diesem Fall wäre die perkutane transhepatische Cholangiographie.
2. Diskrepanz zwischen klinischem Bild und sonographischem Befund. Das sind die Fälle, die gewöhnlich auf ein nicht mit Dilatation einhergehendes Gallengangkonkrement zurückzuführen sind. Zeigt eine nach einer Woche durchgeführte Kontrolluntersuchung keine Gallengangerweiterung, obwohl Schmerzen und laborchemische Zeichen einer Cholestase persistieren, so sollte eine Kontrastdarstellung des Gallenwegssystems angestrebt werden, wenn die Computertomographie nicht zu einer Diagnose führt.

Die *perkutane Cholangiographie* eignet sich nicht gut für Kranke, deren intrahepatische Gallenwege nicht dilatiert sind. Die endoskopisch retrograde Cholangiographie würde in diesen Fällen größere Vorteile bringen, was insbesondere für einen Patienten in fortgeschrittenem Alter gilt, da sich gleichzeitig die Möglichkeit zur endoskopischen Papillotomie bietet.

Dank der Sonographie ist es möglich, wie bereits mehrfach ausgeführt, die Indikation zu aggressiveren Verfahren vernünftig und gezielt zu stellen. Auch läßt sich so die geeignetste Methode besser auswählen.

Auf diese Weise kann ein Untersuchungsplan den individuellen Gegebenheiten eines Patienten wesentlich besser angepaßt werden.

Literatur

Abdeselem K, Hassine W, Gharbi HA (1982) Complications biliaires du kyste hydatique du foie. Méd Chir Dig 11:189–191

Barnett E, Morley P (1974) Abdominal echography. Butterworth, Borough Green

Baron RL, Stanley RJ, Lee JKT, Koehler RE, Melson GL, Belfe DM, Weyman PJ (1982) A prospective comparison of the evaluation of biliary obstruction using computed tomography and ultrasonography. Radiology 145:91–98

Berk RN, Cooperberg PL, Gold RP, Rohrmann CA, Ferrucci JT (1982) Radiography of the bile ducts. Radiology 145:1–9

Bismuth H, Houssin D (1978) Economie de moyens dans le diagnostic des ictères: Attitude décisionelle contre attitude diagnostique. Nouv Presse Méd 7/26:2629–2833

Bolondi L, Gandolfi L, Labo G (1979) Ultrasuoni in gastroenterologia. Piccin, Padua

Conrad MR, Landay MJ, Janes JO (1978) Sonographic "parallel channel" sign of biliary tree enlargement in mild to moderate obstruction jaundice. AJR 130:279–286

Cooperberg PL, Li D, Wong P, Cohen MM, Burhenne HJ (1980) Accuracy of common hepatic duct size in the evaluation of extrahepatic biliary obstruction. Radiology 135:141–144

Cosgrove DO, Dunn F (1976) Ultrasonic differentiation between blood and bile vessels in the liver (Abstract No 551). World Federation of ultrasound in medicine and biology, San Francisco 1976

Cronan JJ, Mueller PR, Simeone JF, O'Connell RS, van Sonnenberg E, Wittenberg J, Ferrucci JT (1983) Prospective diagnosis of choledocholithiasis. Radiology 146:467–469

Cunningham JJ, Carswell EL (1982) Strong acoustical shadowing from the gallbladder bed: Ultrasonic-pathologic correlation. Gastrointest Radiol 7:367–369

Dalla-Palma L, Rizzatto G, Bazzocchi M, Pozzi-Mucelli RS (1982) Grey-scale ultrasonography in the evaluation of primary carcinomas of the bile ducts. Eur J Radiol 2:135

Eisenscher A, Sauget Y (1980) Aspect ultrasonore des ascaridioses et distomatoses des voies biliaires. J Radiol 61/5:319–322

Ethier S, Fontaine A (1980) L'image de la tourelle: Un signe échographique utile dans l'obstruction biliaire basse. Union Méd Can 109:1204–1206

Ethier S, Fontaine A, Laperriere J, Gregoire A, Boisjoli A, Magnan F (1980) Séméiologie ultrasonore de l'ictère rétention. Union Méd Can 109:1–6

Ferruci JT, Adson MA, Mueller PR, Stanley RJ, Stewart ET (1983) Advances in the radiology of jaundice. A symposium and review. AJR 141:1–20

Filly R (1982) Artifacts in ultrasound. Leading edge in ultrasound. Atlantic City, May 5, 1982

Ginestal-Cruz A, Correia JP, Camilo E et al. (1981) Combined approach to the differential diagnosis of cholestatic jaundice with endoscopic retrograde cholangiopancreatography, percutaneous transhepatic cholangiography, ultrasonography and liver biopsy. Gastrointest Radiol 6:177–183

Glazer GM, Filly RA, Laing FC (1981) Rapid change in caliber of the nonobstructed duct. Radiology 140:161–162

Goldberg BB (1976) Ultrasonic cholangiography gray scale B-scan evaluation of the common bile duct. Radiology 118:400–404

Gross BH, Harter LP, Gore RM, Callen PW, Filly RA, Shapiro HA, Goldberg H (1983) Ultrasonic evaluation of common bile duct stones: Prospective comparison with endoscopic retrograde cholangiopancreatography. Radiology 146:471–474

Hadidi A (1982) Normal and obstructed main bile duct evaluated by a modified ultrasound technique. Acta Radiol [Diagn] (Stockh) 23/1:37–41

Hassani N (1976) Ultrasonography of the abdomen. Springer, Berlin Heidelberg New York

Hoevels J (1978) Topographic relation of portal vein to extrahepatic bile ducts. Fortschr Röntgenstr 129/2:217–222

Holm HH, Kristensen JK, Rasmussen SN, Pedersen JF, Hancke S (1980) Abdominal ultrasound, 2nd edn. Munksgaard, Copenhagen

Janus C, Hertz I, Horner N, Waye J (1982) Diagnostic retrospective in pancreaticobiliary imaging: Ultrasound and ERCP. Gastrointest Radiol 7:363–365

Koenigsberg M, Wiener SN, Walzer A (1979) The accuracy of sonography in the differential diagnosis of obstructive jaundice: A comparison with cholangiography. Radiology 133:157–165

Laing FC, Jeffrey RB (1983) Choledocholithiasis and cystic duct obstruction: Difficult ultrasonographic diagnosis. Radiology 146:475–479

Lee JKT, Melson GL (1979) Unusual sonographic appearance of a Courvoisier gallbladder. Radiology 7/8:93–94

Leopold GR, Asher WM (1975) Fundamentals of abdominal and pelvic ultrasonography. Saunders, Philadelphia

Levine E, Maklad NF, Wright CH, Lee KR (1979) Computed tomographic and ultrasonic appearances of primary carcinoma of the common bile duct. Gastrointest Radiol 4:147–151

Metreweli C (1982) Abdominal sonopediatrics. 7th International Course "Ultrasound in Besançon" 1982, Besançon

Mueller PR, Cronan JJ, Simeone JF, van Sonnenberg E, Hall DA (1983) Choledocholithiasis: Ultrasonographic caveats. J Ultrasound Med 2:13–16

Perlmutter GS, Goldberg BB (1975) Ultrasonic evaluation of the common bile duct. J Clin Ultrasound 4:107–111

Phillips G, Bank S, Kumari-Subaiya S, Kurtz LM (1982) Percutaneous ultrasound-guided puncture of the gallbladder. Radiology 145:769–772

Ralls PW, Quinn MF, Halls J (1981) Biliary sonography: Ventral bowing of the dilated common duct. AJR 137:1127–1129

Simeone JF, Mueller PR, Ferrucci JT et al. (1982) Sonography of the bile ducts after a fatty meal: An aid in detection of obstruction. Radiology 143:211–215

Singcharoen T, Baddeley H, Benson H, Ward M (1985) World congress of ultrasound, Sydney, Proceedings S. 135

Stone LB, Ferrucci JT Jr, Warshaw AL, Wittenberg J, Slutsky M (1975) Gray scale ultrasound diagnosis of obstructive biliary disease. AJR 125:47–50

Suzuki M, Takashima T, Funaki H et al. (1983) CT diagnosis of common bile duct stone. Gastrointest Radiol 8:327–331

Taylor JW (1979) Diagnostic ultrasound in gastrointestinal disease. Livingstone, Edinburgh

Taylor KJW, Carpenter DA, McCready VR (1974) Ultrasound and scintigraphy in the differential diagnosis of obstructive jaundice. J Clin Ultrasound 2:105–115

Weill F (1977) Ultrasonographie digestive abdominale. Encycl Méd Chir Radiodiagnostic IV, fasc 33506 E 10:85

Weill F, Gisselbrecht H, Ricatte JP, Kraehenbuhl JR, Schraub S, Becker JC (1971) Diagnostic tomo-échographique des dilatations vésiculaires. Arch Fr Mal App Dig 60:49–54

Weill F, Becker JC, Kraehenbuhl JR, Heriot G, Walter JP (1973) Atlas clinique de radiographie ultrasonore. Masson, Paris

Weill F, Bourgoin A, Aucant D, Eisenscher A, Faivre M, Gillet M (1974) L'exploration tomo-échographique des dilatations de la voie biliaire principale. Sa place dans le bilan radiologique d'un ictère. Arch Fr Mal App Dig 63:453–472

Weill F, Eisenscher A, Zeltner F (1978 a) Ultrasonic study of the normal and dilated biliary tree. The shotgun sign. Radiology 12:221–224

Weill F, Marmier A, Paronneau P, Zeltner F, Charton MN (1978 b) Diagnostic ultrasonore des ictères, 199 malades. Nouv Presse Méd 7/41:3729–3731

Weill F, Marmier A, Paronneau P, Zeltner F, Rohmer P (1979) Etude ultrasonore des ictères. Séméiologie. Résultats à propos de 199 cas. J Radiol 59:659–668

Weinstein BJ, Weinstein DP (1980) Biliary tract dilatation in the nonjaundiced patient. AJR 134:899–906

Zeman R, Taylor KJW, Burrel MI, Gold J (1980) Ultrasound demonstration of an icteric dilatation of the biliary tree. Radiology 134:689–692

Zeman RK, Lee C, Stahl RS et al. (1982) Ultrasonography and hepatobiliary scintigraphy in the assessment of biliary-enteric anastomoses. Radiology 145:109–115

Teil V

Milz

Kapitel 27

Untersuchungstechnik und Echoanatomie

Untersuchungstechnik

Bei der Untersuchung der Milz muß man von vornherein zwei Dinge auseinanderhalten: Die Untersuchung eines palpatorisch nicht vergrößerten Milz einerseits und die Untersuchung der Splenomegalie andererseits.

Untersuchung der palpatorisch nicht vergrößerten Milz

Die Untersuchung der Milz wird mit einem kleinen Sektorschallkopf von interkostal ausgeführt. Zunächst befindet sich der Patient in Rückenlage (Abb. 27.1). Um die Milz ausmessen zu können, sollte der Patient nach einer tiefen Inspiration die Luft kurz anhalten. Indem man den Schallkopf entlang der Interkostalräume bewegt und angulierende Bewegungen ausführt, gelingt die Darstellung des gesamten Organs einschließlich des oberen Pols. Wenn mit diesem Vorgehen nicht die gesamte Milz abzubilden ist, gibt es weitere nützliche Manöver:

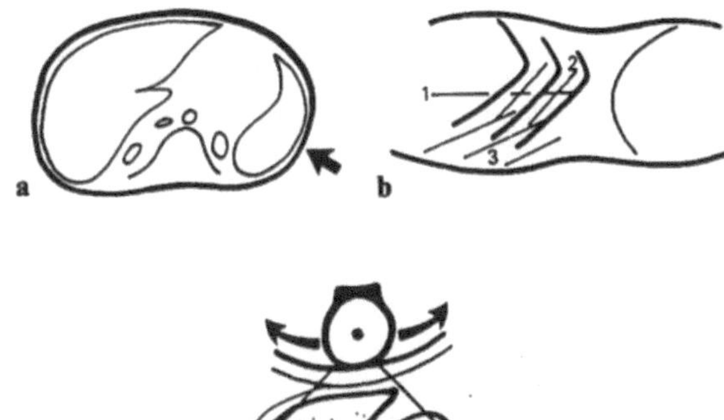

Abb. 27.1 a–c. Einstellungen und Schnittebenen in Rückenlage. **a** Die Untersuchung der Milz in Rückenlage. **b** Schnittebenen: *1.* Frontalschnitt, *2.* Interkostalschnitt, *3.* Posterolateraler Interkostalschnitt. **c** Applikation des Schallkopfes zur Untersuchung der Milz. Angulation des Transducers nach kranial und kaudal, damit die Milz vollständig exploriert wird

Abb. 27.2. Einstellungen und Schnittebenen in Rechtsseitenlage

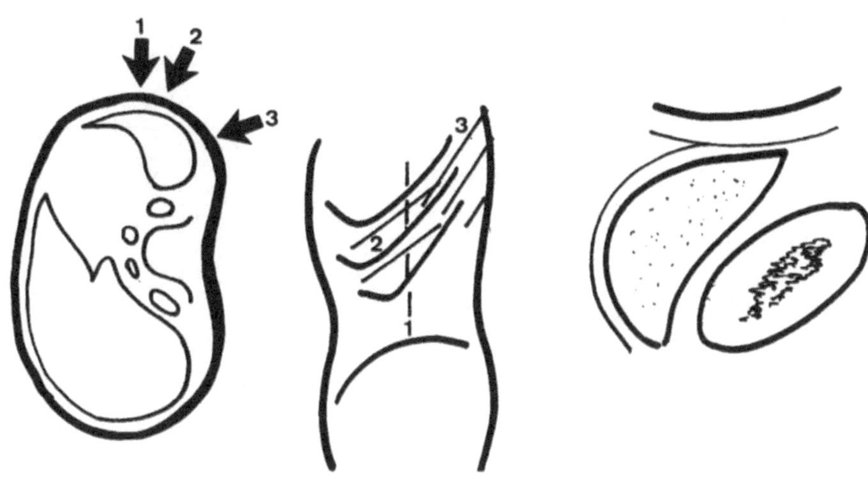

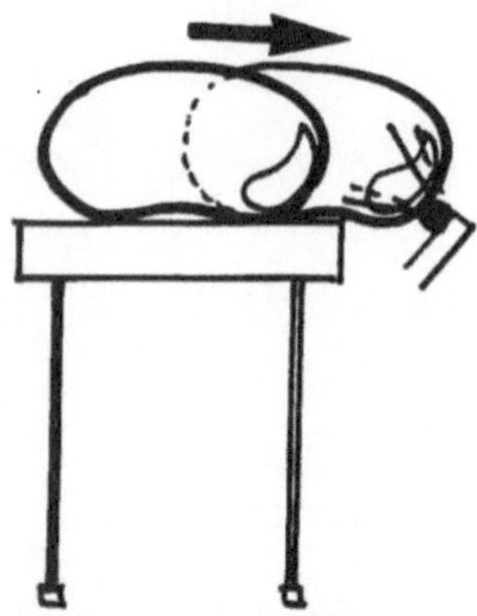

Abb. 27.3. Der posterolaterale Zugang zur Milz. Wenn der Patient sich nicht auf die Seite drehen kann, wird er so gelagert, daß er die Untersuchungsliege überragt. Auf diese Weise ist die Untersuchung von posterolateral auch bei schwerkranken Patienten möglich

- Der mobile Patient kann in Rechtsseitenlage untersucht werden, wobei nicht nur ein weiter lateral gelegenes interkostales Schallfenster Anwendung findet, sondern auch ein ganz dorsal gelegenes (Abb. 27.2). Zusätzlich kann in aufrechter Position mit denselben Schnittebenen untersucht werden.
- Der immobile Patient (v. a. der traumatisierte) wird auf der Untersuchungsliege (-trage) ganz lateral gelagert, so daß der Thorax die Liege um 10–15 cm seitlich überragt (Abb. 27.3). Der posterolaterale oder posteriore Zugang ist dann ebenfalls möglich.

Mit dieser Technik ist in jedem Fall eine vollständige Untersuchung der Milz, selbst wenn sie klein ist, möglich.

Untersuchung der vergrößerten Milz

Für die Untersuchung der Splenomegalie spielen zwei gegensätzliche Elemente eine Rolle:

Das erste erleichtert die Untersuchung: Die Milz überragt den Rippenbogen ventral und lateral. Der Zugang von ventral und subkostal ist daher leicht möglich. Ein subkostaler Schrägschnitt links in Rückenlage ermöglicht ausgezeichnete Abbildungen (Abb. 27.4), oft auch der linksseitige Frontalschnitt (Abb. 27.5).

Das zweite erschwert die Untersuchung: Oft überragt die Milz den Real-time-Sektor erheblich, so daß Messungen schwierig werden. Die Abklärung einer Splenomegalie profitiert vom Compoundverfahren, falls eines dieser alten Geräte verfügbar ist (Abb. 27.6).

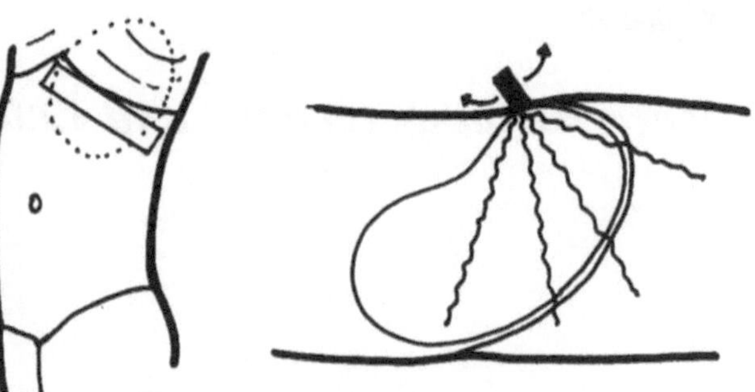

Abb. 27.4. Linksseitiger subkostaler Schrägschnitt zur Untersuchung einer Splenomegalie

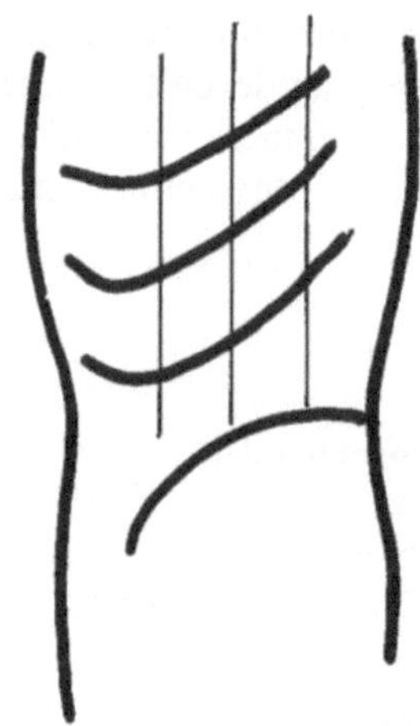

Abb. 27.5. Frontalschnitt zur Untersuchung einer Splenomegalie

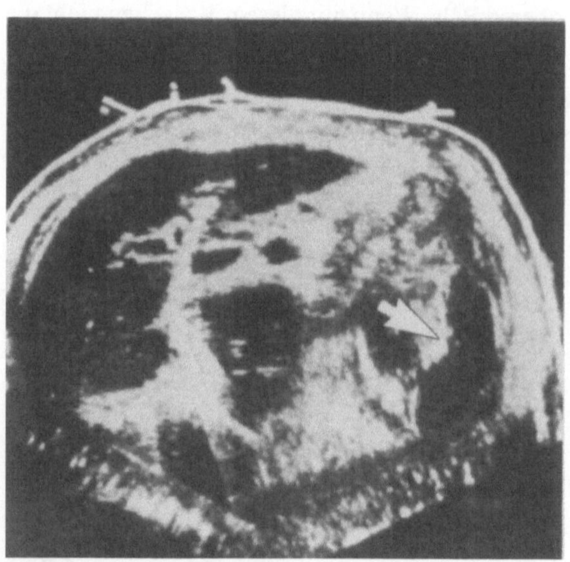

Abb. 27.6. Die Milz auf einem globalen Transversalschnitt des Abdomens. Zu beachten ist die Konkavität der medialen Milzoberfläche (*Pfeil*)

Bei Kindern und Säuglingen findet die gleiche Technik Anwendung. Eine zwischen Haut und Transducer applizierte Plastikfolie verbessert die Fokussierung und vermindert die rippenbedingten Schallschatten. Die interponierte Plastikfolie hat noch einen anderen Effekt: Selten ist etwas so amüsant (aber auch so unproduktiv), wie die Rippen eines kleinen Mädchens mit dem Transducer zu kitzeln.

Bei Kindern und Erwachsenen mit gut entwickeltem linken Leberlappen oder vollem Magen ist die Milz auch auf Transversalschnitten des Oberbauches zu erkennen.

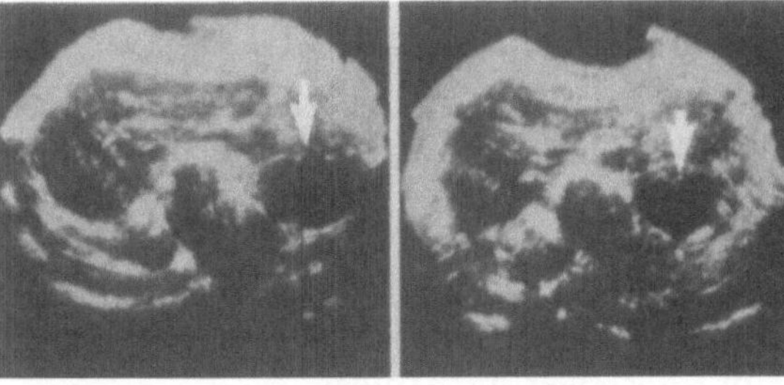

Abb. 27.7 a, b. Oberer Abschnitt der Milz auf Transversalschnitten des Abdomens. Die Schnittebene muß etwas nach kranial geneigt werden. Die Konturen der Milz sind runder, konvexer wenn der obere Pol der Milz angeschnitten wird (*Pfeil*)

Echoanatomie

Form und Organumrisse

Die Abbildungen 27.6–27.8 stellen die Milz noch einmal zur Erinnerung im Compoundverfahren dar. Auf Interkostalschnitten erkennt man die diaphragmale, die kostale und die mediale Milzoberfläche. Die Milzoberfläche ist überall glatt und regelmäßig konturiert. Die mediale Milzoberfläche stellt sich im Schnittbild linear oder konkav begrenzt dar. In der Hilusregion sind die Zuflüsse der Milzvene zu erkennen (Abb. 27.9 und 27.12). Oberhalb des Zwerchfelles sieht man sehr oft einen Spiegelbildartefakt der Milz (Abb. 27.9).

Die Konturen der Milz sind auf Transversalschnitten genauso gut auszumachen (Abb. 27.13).

Die besonderen Aspekte beim Vorliegen einer Nebenmilz betrachten wir weiter unten.

Gelegentlich findet sich eine bewegliche Milz, die prärenal zu sehen ist, wenn sie mehr ventral lokalisiert ist (Abb. 27.14 und 27.15). Der Situs inversus, die Agenesie der Milz und die Polysplenie, die von kardialen Hemmungsbildungen und einer median lokalisierten Leber begleitet werden, sollen hier nur kurz erwähnt werden (Tonkin 1982) (Abb. 27.23).

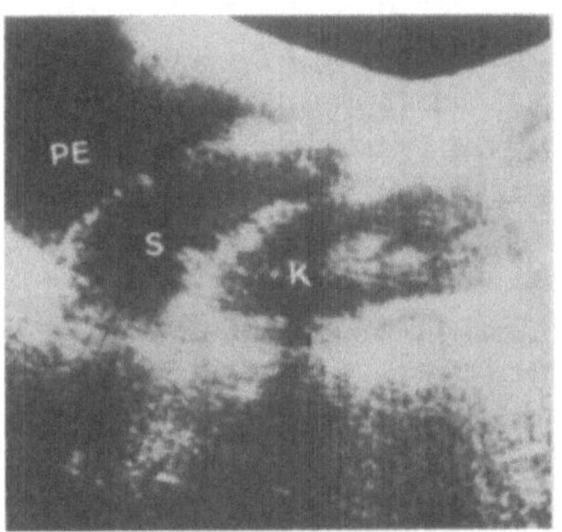

Abb. 27.8. Frontalschnitt der linken Niere (*K*) und der Milz (*S*). Der Pleuraerguß (*PE*) läßt das Zwerchfell und den oberen Milzpol deutlich hervortreten

Abb. 27.9 a, b. Normale Milz. Interkostalschnitte. Zu beachten ist auf **a** der angeschnittene Ursprung der Milzvene (*Pfeil*). Auf **b** ist die Milzvene zu erkennen. Sie verläuft parallel zum Pankreasschwanz (*Pfeile*), der sich bis zum Milzhilus erstreckt. Die Pfeilspitze markiert die A. lienalis, die weißen Pfeile den Ductus Wirsungianus. Die Echos oberhalb der Leber entsprechen einem Spiegelbildartefakt

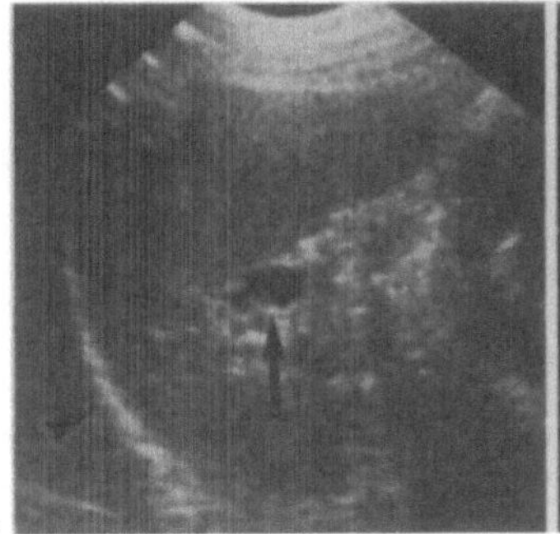

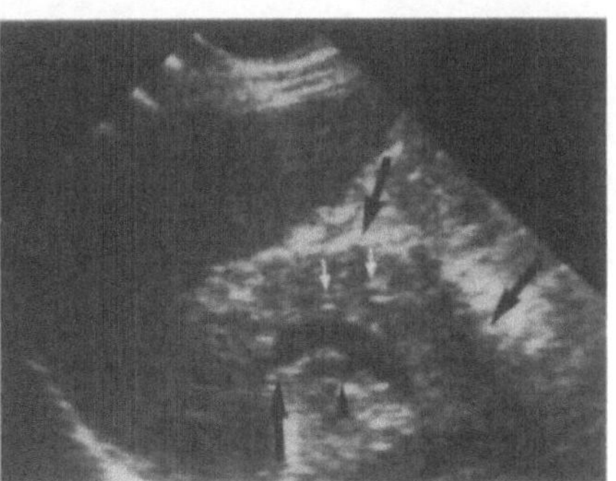

Echostruktur

Die Milz verursacht kräftige und dichte Echos. Wenn Milz und Leber gleichzeitig auf einem Schnitt abgebildet werden, erkennt man, daß die Milz nicht so echogen ist wie die Leber. Die Echostruktur der Milz ist sehr homogen. Jede Inhomogenität muß als pathologisch angesehen werden. Es gibt jedoch vier Ausnahmen:

1. Intraparenchymatös sind in Hilusnähe vaskuläre Strukturen zu erkennen (Abb. 27.12).
2. Die Rippenschatten (Abb. 27.16).
3. Tangentiale Schatten, meist am oberen Milzpol. Es handelt sich um Brechungsartefakte (Abb. 27.17): Diese echoarmen Zonen verändern ihr Aussehen mit der Atemphase und der Richtung des Schallstrahles. Im Gegensatz dazu sind die echten Läsionen in jedem Fall in verschiedenen Ebenen reproduzierbar.
4. Das Fettgewebe des Milzhilus. Der tief einschneidende konkave Milzhilus verursacht gelegentlich Bilder, die intraparenchymatöse hilusnahe Herde zeigen, während es sich in Wirklichkeit um extraparenchymatöses Gewebe handelt (Abb. 27.18 und 27.19).

Nebenmilzen

Bei 2% aller Patienten sind marginale Ausziehungen der Milz oder echte autonome Inseln von Milzgewebe zu erkennen. Einige dieser Befunde stellen praktisch autonome Organe dar, die nur durch eine winzige Gewebebrücke mit der Hauptmilz verbunden sind (Abb. 27.20–27.23). Die Milzstruktur ist in diesen Nebenmilzen i. allg. evident. Im Zweifelsfall zeigt die Computertomographie mit intravenöser Kontrastmittelgabe das densitometrisch synchrone Verhalten von Haupt- und Nebenmilz.

Nebenmilzen können sich in den perisplenischen peritonealen Rezessus finden. Bei einer Splenektomie werden die Nebenmilzen gelegentlich übersehen. Sie können dann kompensatorisch hypertrophieren, so daß die splenektomierten Patienten plötzlich „wieder eine Milz haben". Hier kann sich natürlich von neuem ein pathologischer Prozeß abspielen.

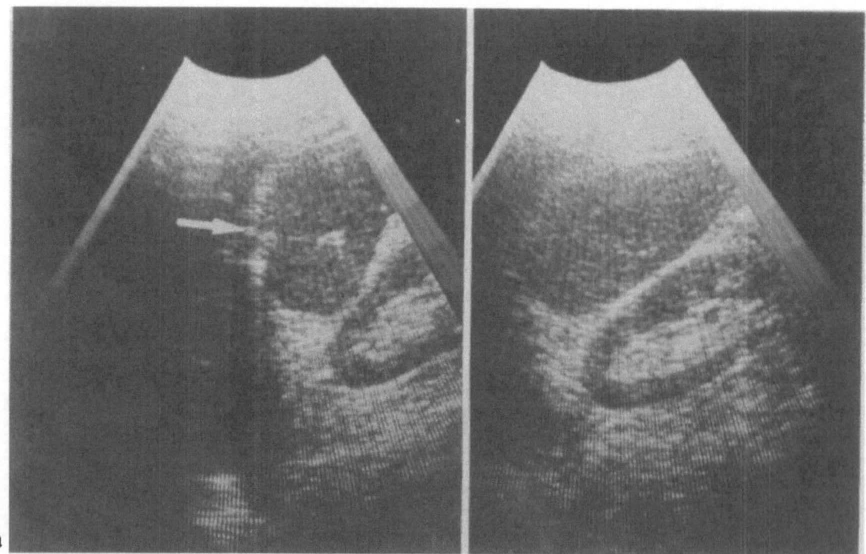

Abb. 27.10 a, b. Exploration mit einem kleinen Real-time-Schallkopf, der unterhalb des Rippenbogens aufgesetzt wird, wie in Abb. 27.1 a–c und 27.2 illustriert. **a** Mit kranialer Transducerneigung gelingt es, den oberen Milzpol und den oberen Nierenpol darzustellen. Deutlich zeichnet sich das Diaphragma ab (*Pfeil*). **b** Der Transducer ist diesmal nach kaudal gerichtet. Der obere Milzpol erscheint etwas unschärfer; das restliche Organ sowie die linke Niere können jedoch gut beurteilt werden

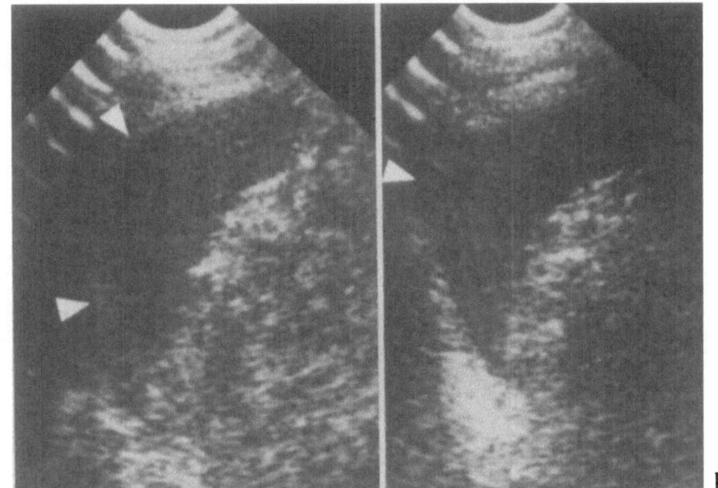

Abb. 27.11 a, b Normale Milz: interkostale Untersuchung des oberen Milzpols und des benachbarten Zwerchfelles (*Pfeilspitze*)

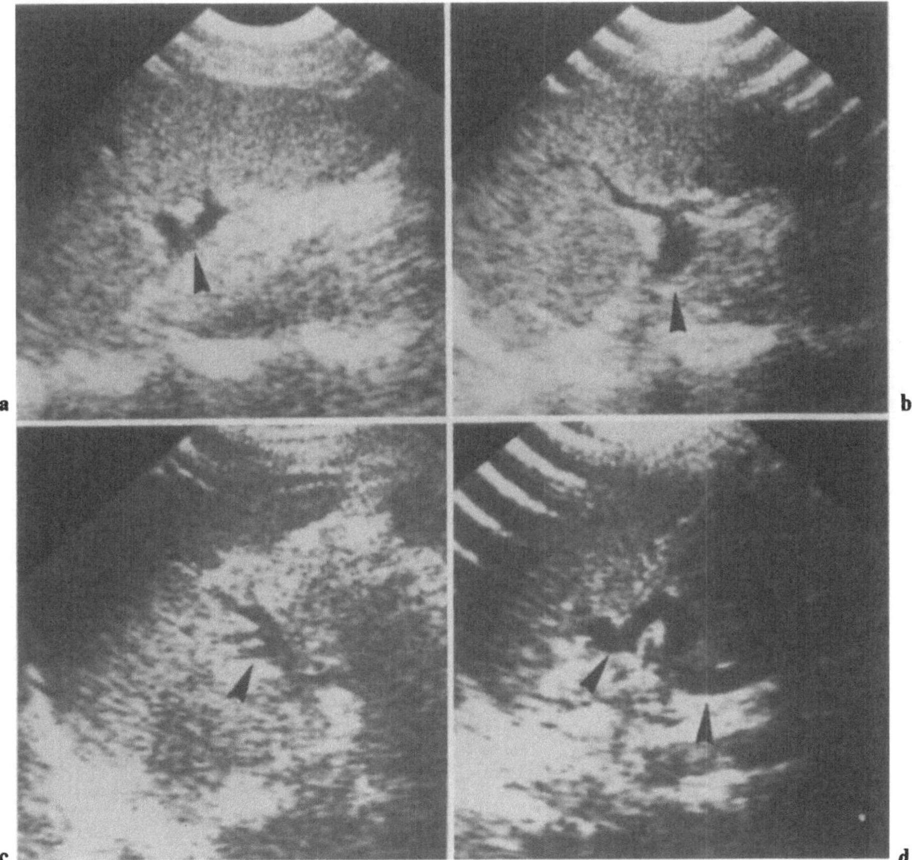

Abb. 27.12 a–d. Zuflüsse der Milzvene. **a, b** Intralienale Zuflüsse, **c** extralienale Zuflüsse, **d** Milzvene

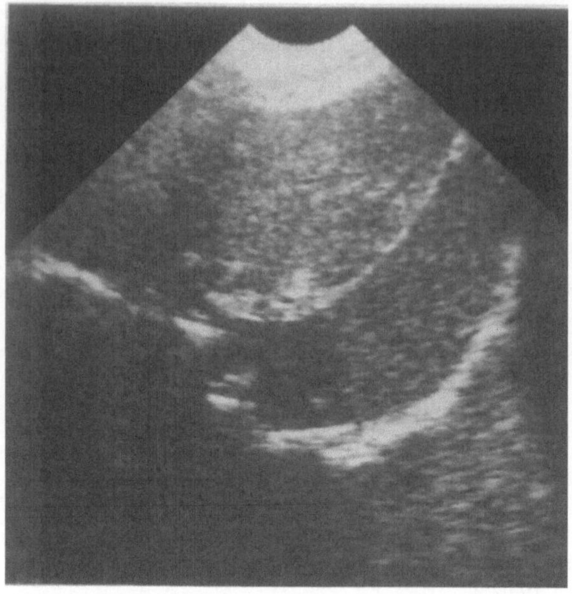

Abb. 27.13. Die Milz im epigastrischen Transversalschnitt

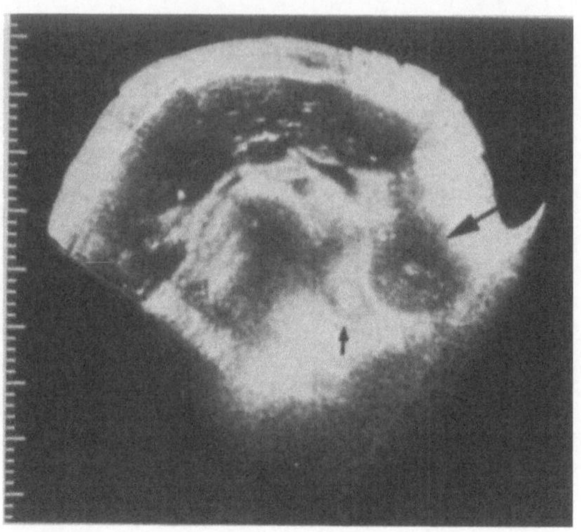

Abb. 27.15. Mobile Milz von ungewöhnlichem Aussehen

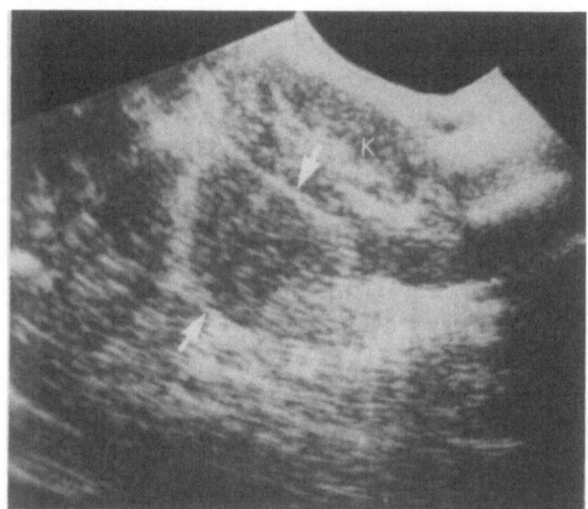

Abb. 27.14. Tief gelegene Milz. Dieser Sagittalschnitt in Bauchlage zeigt ventral der linken Niere (*K*) die Milz (*Pfeile*), die nicht oberhalb des oberen Nierenpols, sondern ventral der Niere liegt. Man findet solche Bilder v. a. bei akzessorischen Milzen

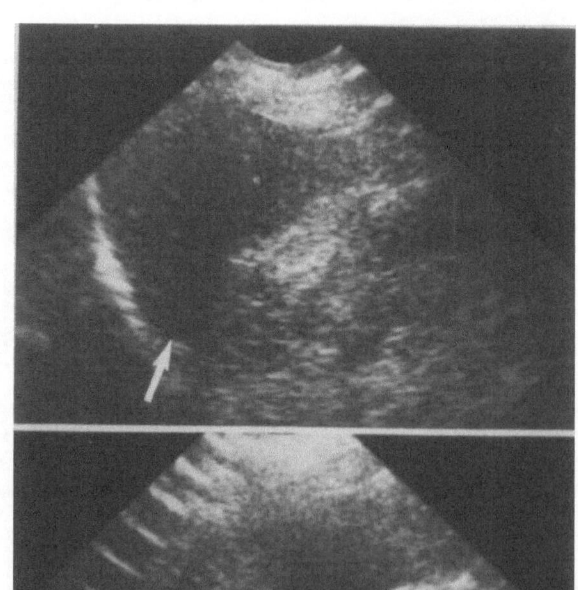

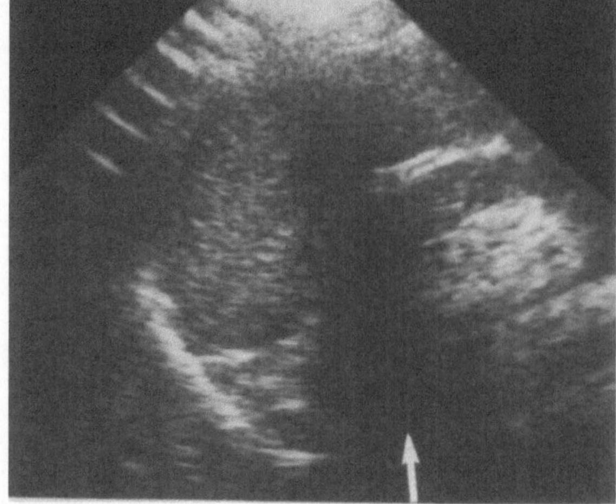

Abb. 27.16 a, b. Artefakte: Schallschatten der Rippen (*Pfeile*)

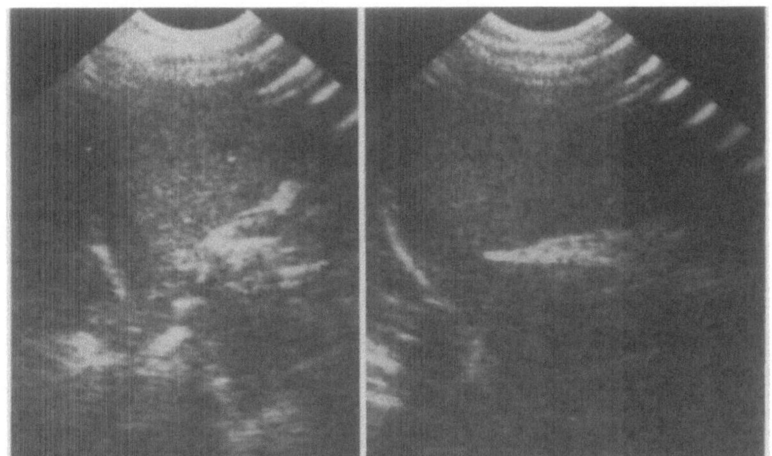

Abb. 27.17 a, b. Artefakte: Brechungsartefakte. Diese Artefakte, die tangential zur Milzoberfläche verlaufen, können mit einem Hämatom verwechselt werden. Sie verändern sich jedoch mit der Position des Schallkopfes und sind inkonstant

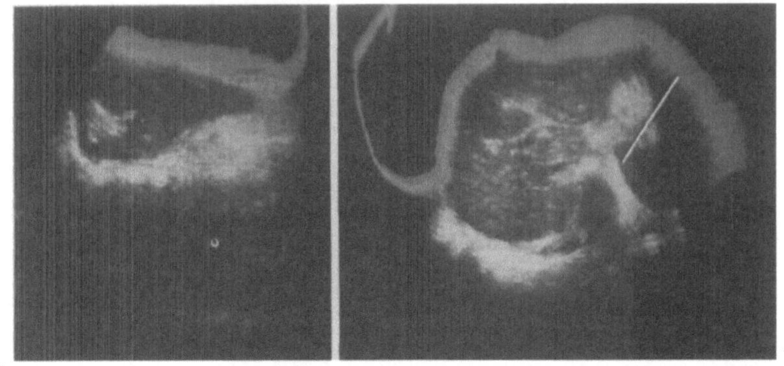

Abb. 27.18 a, b. Fehldeutung. **a** Der Frontalschnitt zeigt eine intralienale Läsion. **b** Auf dem Transversalschnitt – hier ist die Richtung des Schnittes **a** markiert – ist der tief eingeschnittene Hilus der Milz zu erkennen: Das echogene Areal liegt in Wirklichkeit extralienal

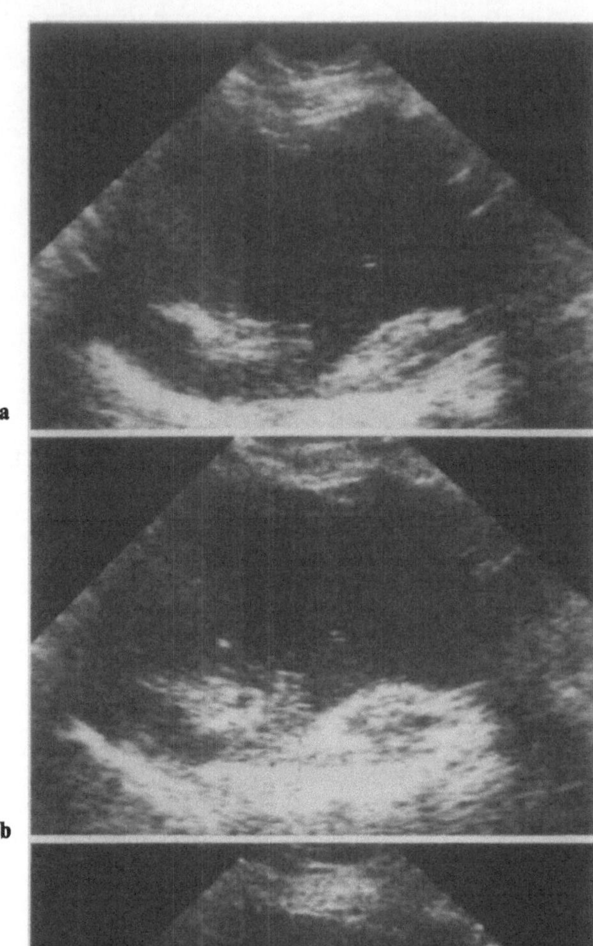

a

b

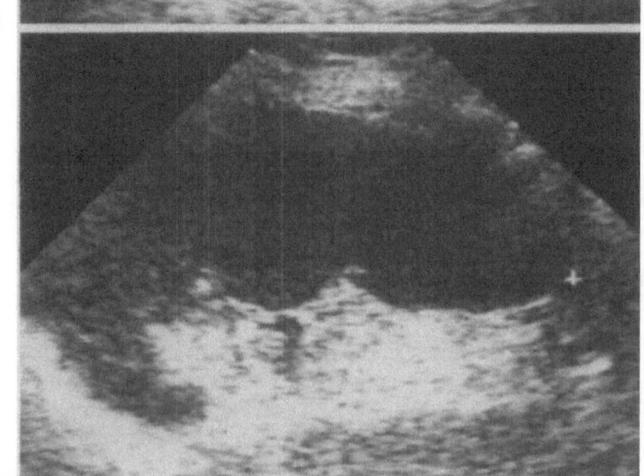

c

Abb. 27.19 a–c. Ein anderes Beispiel einer Fehldeutung des tief eingeschnittenen Milzhilus. **a** Auf dem Interkostalschnitt könnte man eine intralienale echogene, pathologische Zone diagnostizieren. **b, c** Auf Parallelschnitten kann man diese Struktur extralienalem Gewebe zuordnen

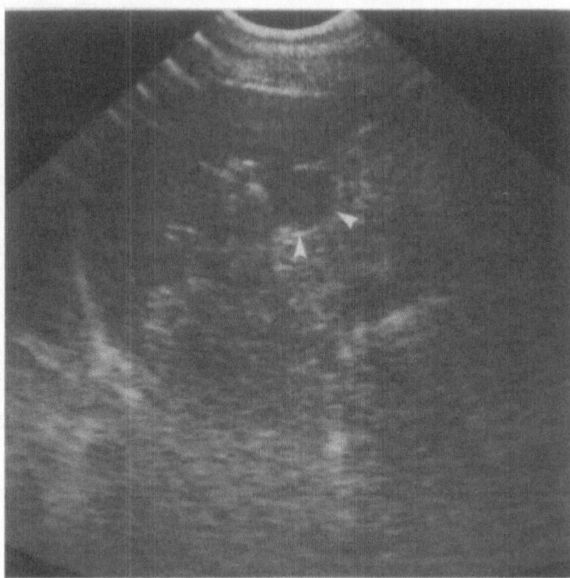

Abb. 27.20. Akzessorische Milz: Eine runde Struktur (*Pfeilspitzen*) überragt die Milz, mit der sie durch eine winzige Parenchymbrücke verbunden ist

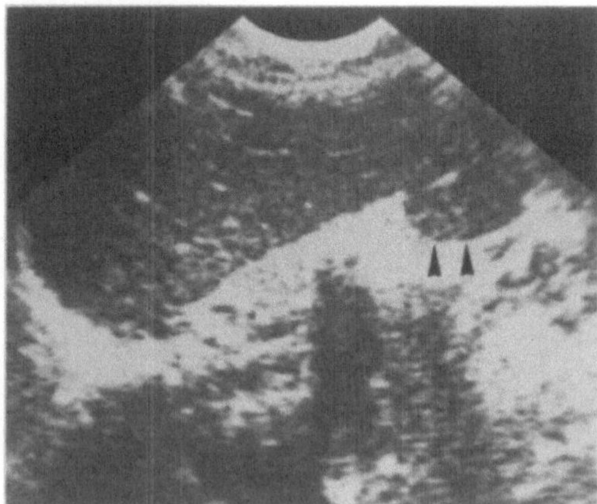

Abb. 27.21. Akzessorische Milz. Die akzessorische Milz ist in diesem Fall völlig isoliert (*Pfeilspitzen*)

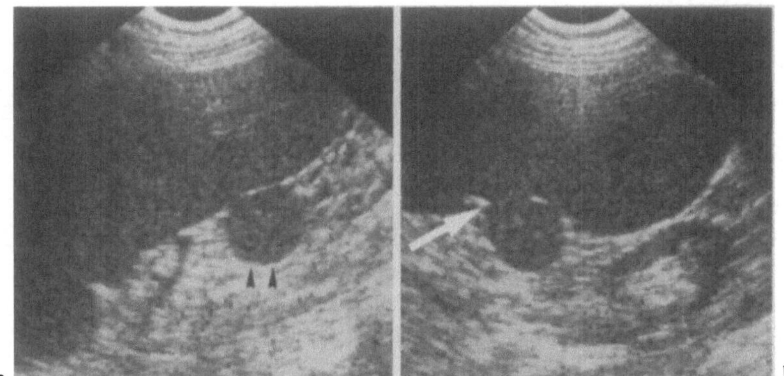

Abb. 27.22 a, b. Akzessorische Milz. **a** Die akzessorische Struktur (*Pfeilspitzen*), scheint völlig isoliert zu liegen. **b** Auf der etwas verschobenen Schnittebene ist dagegen die Gewebebrücke (*Pfeil*) zu erkennen

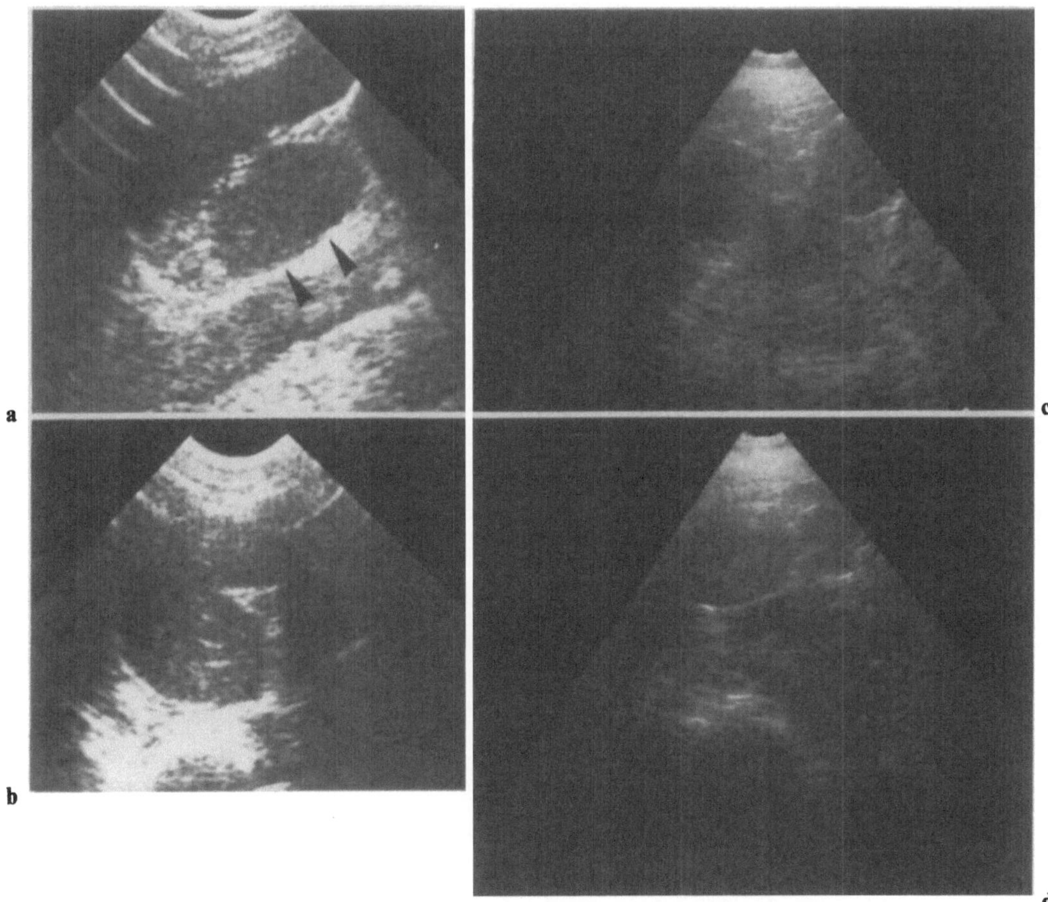

Abb. 27.23. a, b Akzessorische Milz (*Pfeilspitzen*) mit Parenchymbrücke. **c, d** Polysplenie

Lagebeziehungen

Die Milz liegt in enger Nachbarschaft zur linken Niere, die auf Horizontalschnitten und besonders auch auf Interkostalschnitten (Abb. 27.8 und 27.10) getroffen wird. Eine etwas weiter ventral gelegene Milz tritt in Kontakt mit dem linken Leberlappen (Abb. 27.13 und 27.18), was gewöhnlich jedoch nur im Fall einer Splenomegalie geschieht. Bei manchen Patienten mit hypoplastischem linkem Leberlappen kann sich eine ventral gelegene, mobile Milz sogar in das Epigastrium hinein verlagern. Eine weitere wichtige Beziehung besteht zwischen Milz und Pankreasschwanz. Diese Beziehung erlaubt – wie schon gesagt – den Zugang von interkostal links zum Pankreasschwanz (Abb. 27.24). Sie erklärt andererseits (s. Kap. 19) die subkapsuläre Ausbreitung pankreatogener Flüssigkeit in der Milz.

In Kap. 14 haben wir die peritonealen Lagebeziehungen der Milz betrachtet (Lig. phrenicolienale, Lig. gastrolienale, Lig. phrenicocolicum), in Kap. 25 die engen Beziehungen zwischen Magen und linker Kolonflexur einerseits und Milz und linkem Leberlappen andererseits.

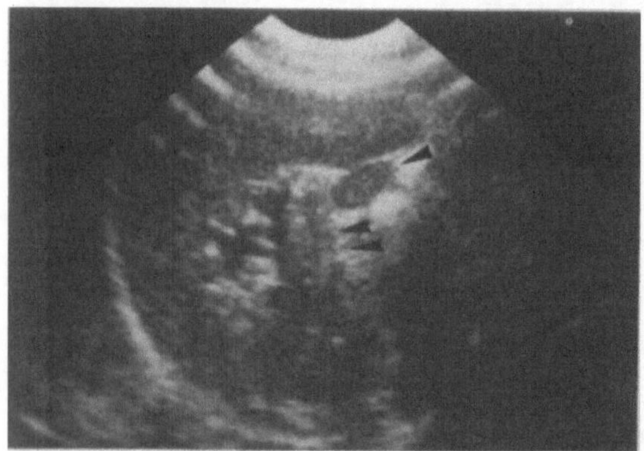

Abb. 24.24. Akzessorische Milz (*Pfeilspitze*) in der Nachbarschaft des Pankreasschwanzes (*doppelte Pfeilspitze*)

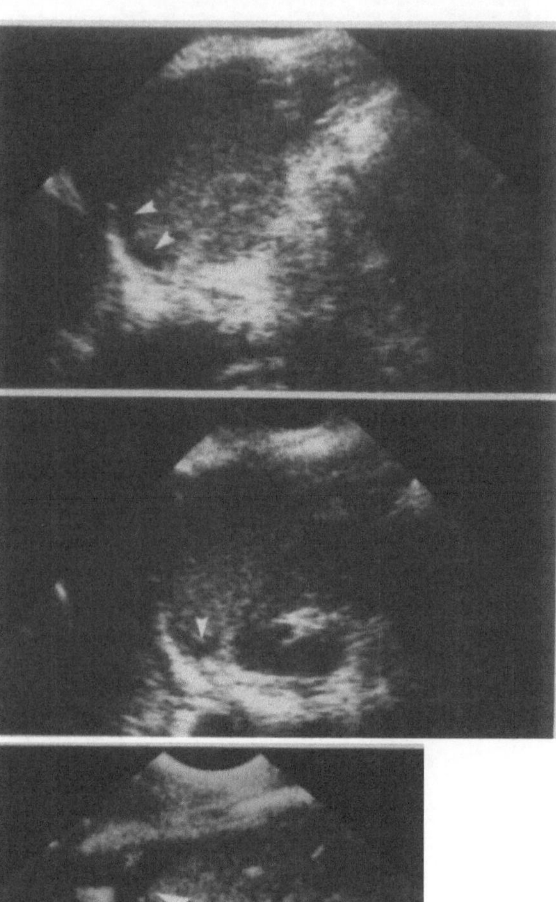

Abb. 27.25 a–c. Flüssigkeitsansammlungen in der Umgebung der Milz. **a, b** Die Milz ist durch Aszites (*Pfeilspitzen*) vom Zwerchfell getrennt. **c** Man erkennt gleichzeitig einen Pleuraerguß (*Pfeil*) und Aszites (*Pfeilspitze*). Zu beachten ist das Lig. phrenicolienale (*Doppelpfeil*)

Besonderheiten

Zwei in der Gegend der Milz evtl. sich bemerkbar machende Flüssigkeitsbilder müssen bekannt sein. Das erste wird hervorgerufen durch Aszites. Ist der *Aszites* noch relativ gering, erscheint ein echofreier Bezirk zwischen Milz und Rumpfwand (Abb. 27.25). Die Dicke dieser echofreien Zone variiert in Abhängigkeit von der Körperlage. Dies ist ein sehr wichtiger Punkt bei der Abgrenzung gegenüber einem Hämatom. Das andere Flüssigkeitsbild wird durch das Auftreten eines Pleuraergusses bedingt (Abb. 27.25 und 27.26). Bestehen einmal Zweifel, ob ein *Pleuraerguß* vorliegt oder nicht, so kann man dies leicht durch Longitudinalschnitte von dorsal und lateral in sitzender Haltung überprüfen (Abb. 27.27).

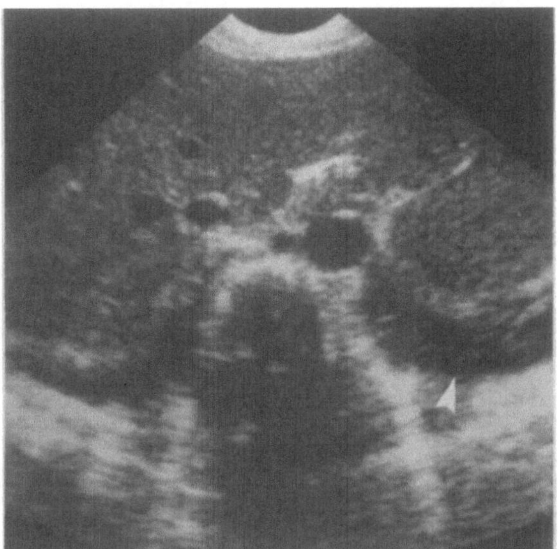

Abb. 27.26. Flüssigkeitsansammlung in der Umgebung der Milz: linksseitiger Pleuraerguß (*Pfeilspitze*)

Kriterien der normalen Milz

Auf zwei Punkte haben wir ja bereits hingewiesen. Das sind erstens der konkave Aspekt der medialen Milzoberfläche und zweitens die homogene Echostruktur.

Es erscheint weiterhin angebracht, die Parameter für die normale Organgröße festzulegen. Die normal große, nicht abnorm bewegliche Milz darf den Rippenbogen nicht überschreiten. Daneben lassen sich Milzschnitte auch ausmessen (Abb. 27.28): Unserer Meinung nach sollte der sagittale Milzdurchmesser 12 cm nicht überschreiten, der mittlere Transversaldurchmesser 8 cm und der vertikale Milzdurchmesser 14 cm. Finden sich für zwei der angegebenen Meßstrecken höhere Werte, so liegt unserer Meinung nach eine Milzvergrößerung vor. Diese Messungen müssen selbstverständlich an der Milz selber vorgenommen werden und nicht nur an ihrem unteren Pol.

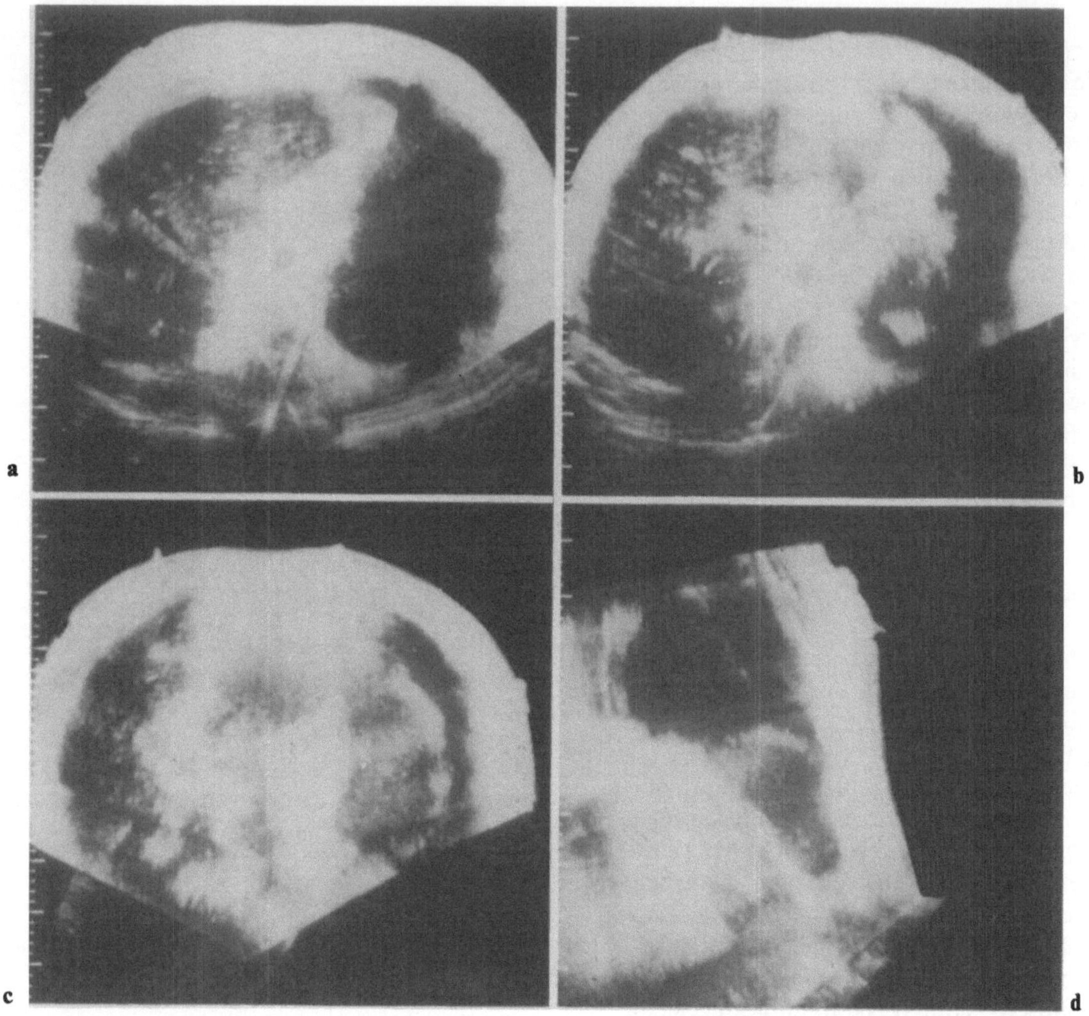

Abb. 27.27 a–d. Vermeintliche Splenomegalie durch einen ausgedehnten Pleuraerguß. **a, b** Auf diesen beiden globalen Transversalschnitten erkennt man im linken Oberbauch ein ausgedehntes echofreies Areal, das etwa die Form der Milz hat. **c** Auf einem Schnitt etwas weiter kaudal kommt die Milz zur Darstellung. Die kranial-lateral gelegene Flüssigkeitsansammlung entspricht einem Pleuraerguß. **d** Diese Hypothese wird durch einen lateralen Axillarschnitt im Sitzen bestätigt. Der Erguß hat das Zwerchfell und die Milz nach kaudal verdrängt

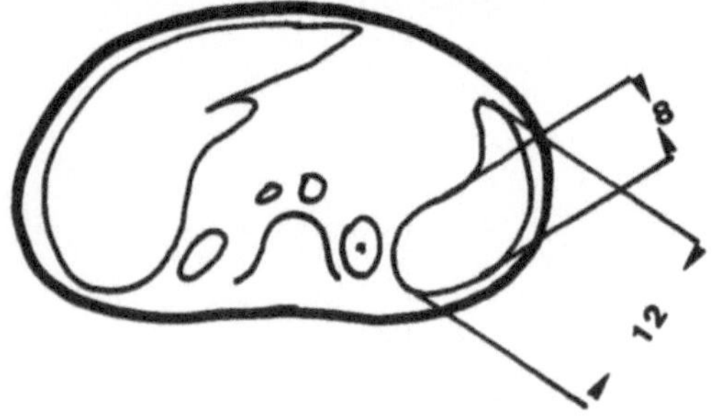

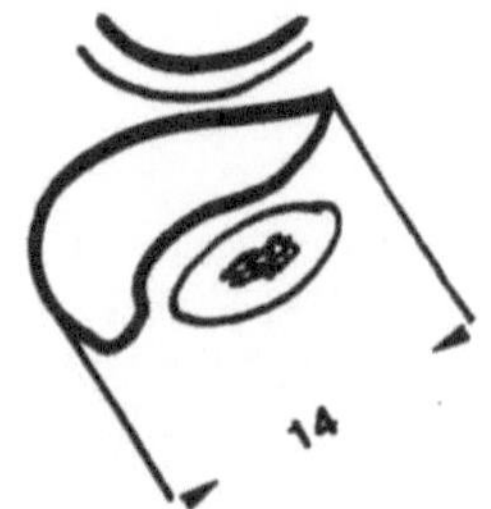

Abb. 27.28. Sonographisch meßbare Kriterien der normalen Milzgröße

Kapitel 28

Pathologische Milzveränderungen

Unspezifische Splenomegalie

Nimmt aus irgendeinem Grund das Volumen der Milz zu, so wird sie für die Ultraschalluntersuchung besser zugänglich, auch wenn sie nicht unter dem Rippenbogen hervorgetreten ist. Ab wann von einer Splenomegalie zu sprechen ist, haben wir gerade erörtert. Die Milz dehnt sich entlang der sagittalen Achse aus und kann dann von der Niere bis zum linken Leberlappen reichen (Abb. 28.1–28.6)[1]. Die Ausdehnung nach rechts kann so ausgeprägt sein, daß der linke Leberlappen scheinbar zurückgedrängt wird (Abb. 28.2, 28.3, 28.5). Auch der Transversaldurchmesser wird größer, dabei kann die Innenfläche leicht konvex werden (Abb. 28.1 und 28.5). In Ausnahmefällen erscheint die Milz auch als pseudotumoröses rundliches Gebilde (Abb. 28.5). Die Transversalvergrößerung kann mit einer Abflachung der Niere einhergehen (Abb. 28.7). Schließlich wird das Organ auch in kraniokaudaler Richtung an Größe zunehmen und den unteren Pol der Niere überragen. Diese Lagebeziehung ist auf lateralen Longitudinalschnitten deutlich zu erkennen (Abb. 28.3 und 28.7).

[1] Sie sehen, daß die Anzahl der notwendigen Compound-Schnittbilder proportional zur Milzgröße ist.

Auf Sagittalschnitten des linken Oberbauches ist die vergrößerte Milz hinter dem linken Leberlappen zu erkennen (Abb. 28.8).

Definitionsgemäß bleibt bei den unspezifischen Splenomegalien die Echostruktur vollkommen homogen. Sie ist vielleicht im Vergleich zum Normalgewebe etwas echoärmer (Abb. 28.6 und 28.8) oder auch echoreicher (Abb. 28.2 und 28.3), ohne daß diese besondere Echogenität eine spezielle Bedeutung hätte.

Eine häufige Ursache für eine unspezifische Splenomegalie ist die *Leberzirrhose*. Eine zirrhotisch bedingte Milzvergrößerung erreicht selten das Ausmaß von *leukämischen* oder durch *maligne Lymphome* bedingte Milzvergrößerungen. Ein wichtiger Nebenbefund hierbei ist außerdem die Demonstration von Pfortadererweiterungen, die bereits in Kap. 10 erwähnt worden sind.

Unspezifische Splenomegalien treten auch in Begleitung von *Infektionskrankheiten* auf (Abb. 28.4).

Eine andere Ursache stellen die hämatologischen Erkrankungen dar.

Abb. 28.1 a, b. Unspezifische Splenomegalie. **a** Transversalschnitt des Oberbauches. Zu beachten ist die Konvexität der medialen Milzkontur. **b** Linksseitiger Interkostalschnitt bei einem anderen Patienten. Zu beachten ist die Abflachung der Niere

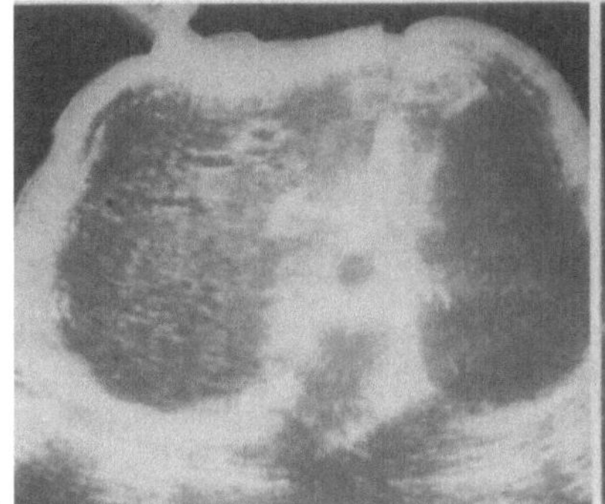
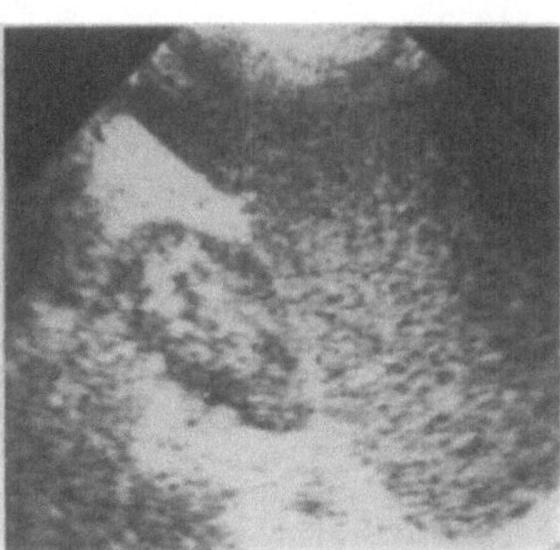

a, b

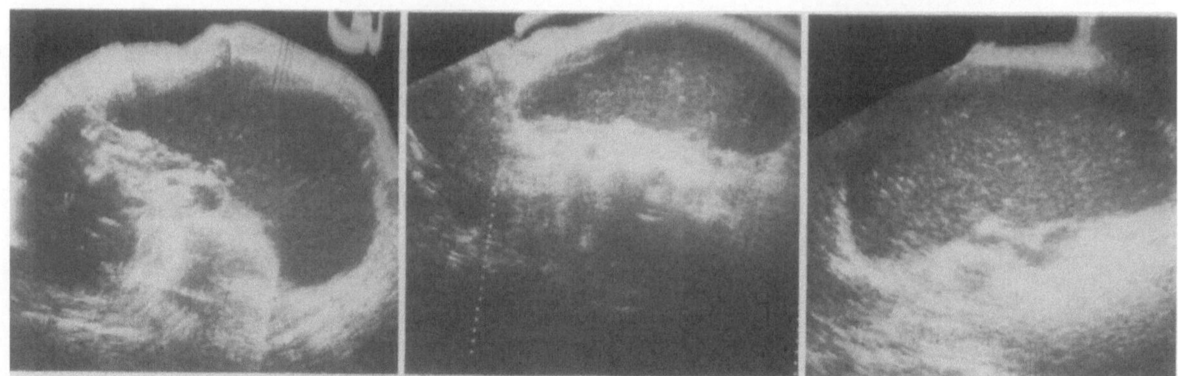

Abb. 28.2 a–c. Ausgeprägte Splenomegalie bei einem Patienten mit myeloischer Leukämie. **a** Transversalschnitt. Auf diesem Schnitt erscheint die Milz größer als die Leber. **b** Linksseitiger Sagittalschnitt. **c** Frontalschnitt. Die ausgeprägten Splenomegalien sind auf Compoundschnitten besser darzustellen als im Real-time-Verfahren, da der Bildausschnitt in letzterem begrenzt ist

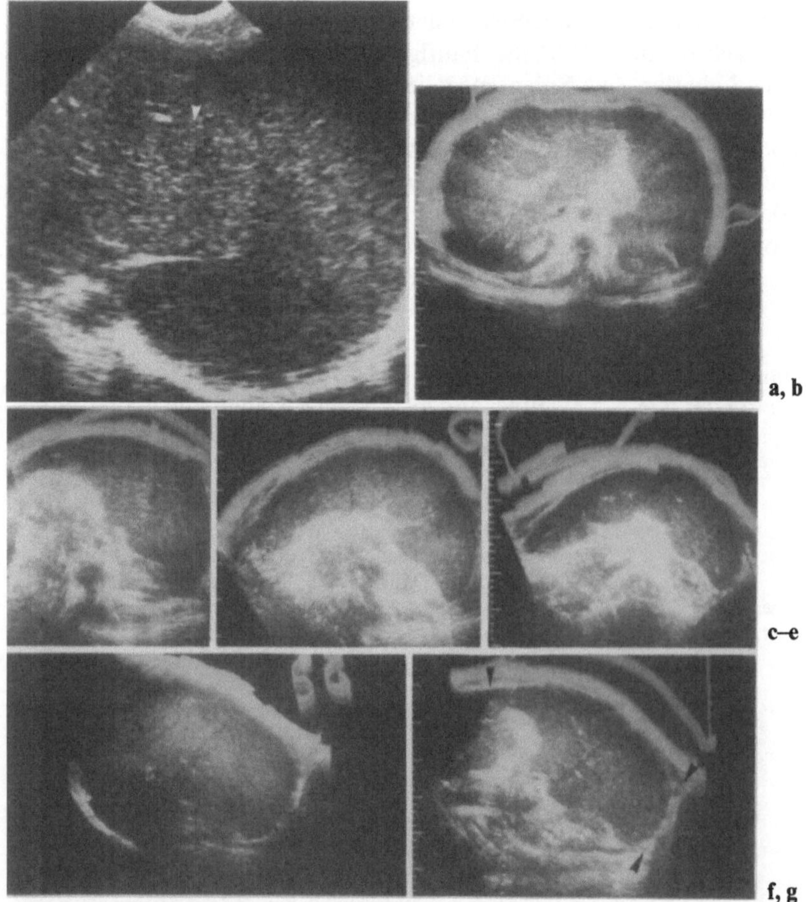

Abb. 28.3 a–g. Ausgeprägte Splenomegalie bei Morbus Hodgkin. **a** Interkostalschnitt im Real-time-Verfahren. Die Milz ist heterogen strukturiert. Man erkennt echogene Areale und knötchenförmige Verdichtungen (*Pfeilspitze*). **b** Transversalschnitt. **c–e** Weiter kaudal gelegene parallele Transversalschnitte. Die Milz erstreckt sich bis in den rechten Oberbauch. **f, g** Sagittalschnitte. Zu beachten sind auf **g** die Oberflächen von Milz und Niere. Die Milz reicht kranial bis an den linken Leberlappen (*Pfeilspitze*). Sie erstreckt sich nach kaudal bis zur Leiste (*Pfeilspitzen*)

Bei bestimmten malignen Lymphomen erreicht die Splenomegalie beachtliche Ausmaße (Abb. 28.3, 28.5, 28.7). Das gleiche gilt für die myeloisch-leukämischen Milzvergrößerungen (Abb. 28.2). Bei den generalisierten malignen Lymphomen hat der zusätzliche Nachweis von Lymphknotenvergrößerungen große Bedeutung (Abb. 28.9 und 28.10). Auf die anderen Ursachen einer Splenomegalie, die ja alle bekannt sein dürften (Parasitosen, Amyloidose usw.), wollen wir hier nicht eingehen.

Wie schon in Kap. 10 gesagt, hat die Erweiterung der Milzvene (Abb. 28.8 b) in Verbindung mit einer Splenomegalie keine spezifische Bedeutung. Indem man die Durchmesser des Pfortadersystems bei angehaltener Inspiration und angehaltener Exspiration vergleicht, kann man eine portale Hypertension ausschließen.

Abb. 28.4. Septische Milz auf einem Interkostalschnitt. Die Milzlänge beträgt 13,3 cm. Dieser Wert wäre für einen Erwachsenen normal, hier handelt es sich allerdings um ein 14jähriges Kind

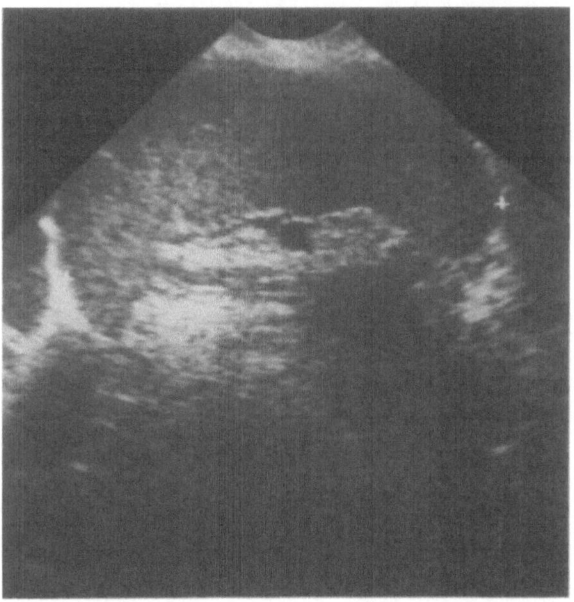

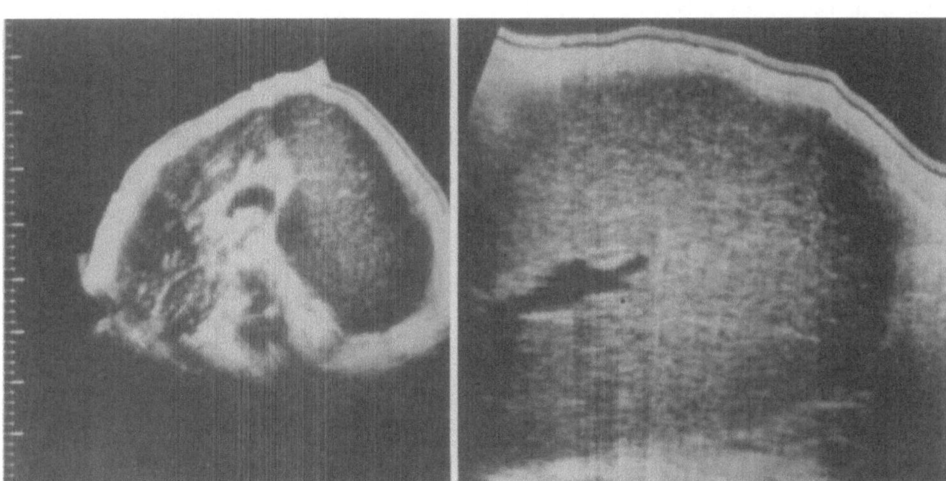

Abb. 28.5 a, b. Riesige Milzvergrößerung bei einem Lymphosarkom. **a** Transversalschnitt. **b** Subkostaler Schrägschnitt. Zu beachten ist der Durchmesser der V. lienalis am Milzhilus (Bilder: P. Rohmer)

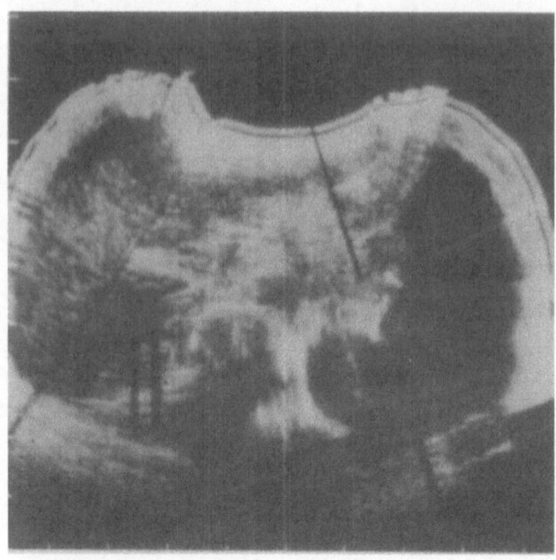

Abb. 28.6. Splenomegalie bei chronisch-lymphatischer Leukämie. Zu beachten ist der echoarme Charakter der Milz und der konkave Aspekt des medialen Milzrandes

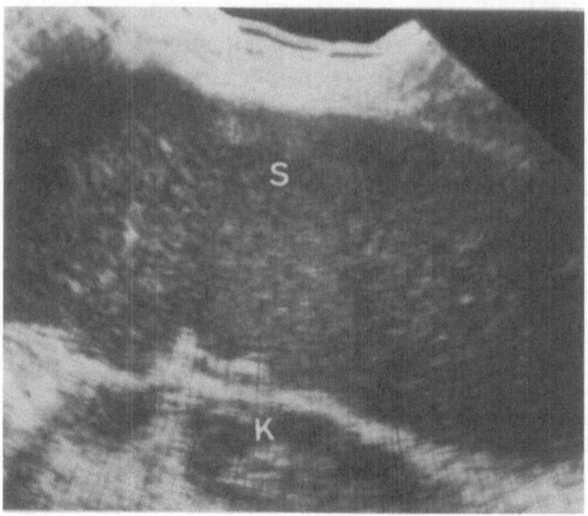

Abb. 28.7. Ausgeprägte Milzvergrößerung (*S*: Milz) bei lymphatischer Leukämie. Die linke Niere (*K*) ist etwas abgeflacht

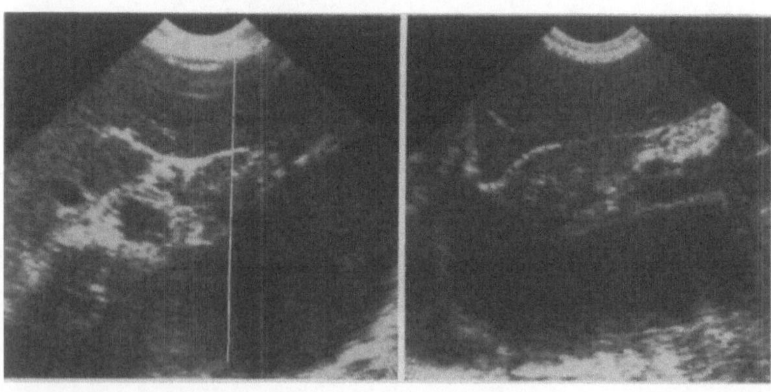

a, b

Abb. 28.8 a, b. Mäßiggradige Splenomegalie. **a** Epigastrischer Transversalschnitt. **b** Linksseitiger Sagittalschnitt entsprechend der auf **a** markierten Schnittebene. Der Schnitt zeigt den linken Leberlappen, den Magen, das Colon descendens und die Milz, die bis hinter den linken Leberlappen reicht. Die Reflexivität der Milz ist geringer als die der Leber. Zu beachten ist der beachtliche Durchmesser der Milzvene

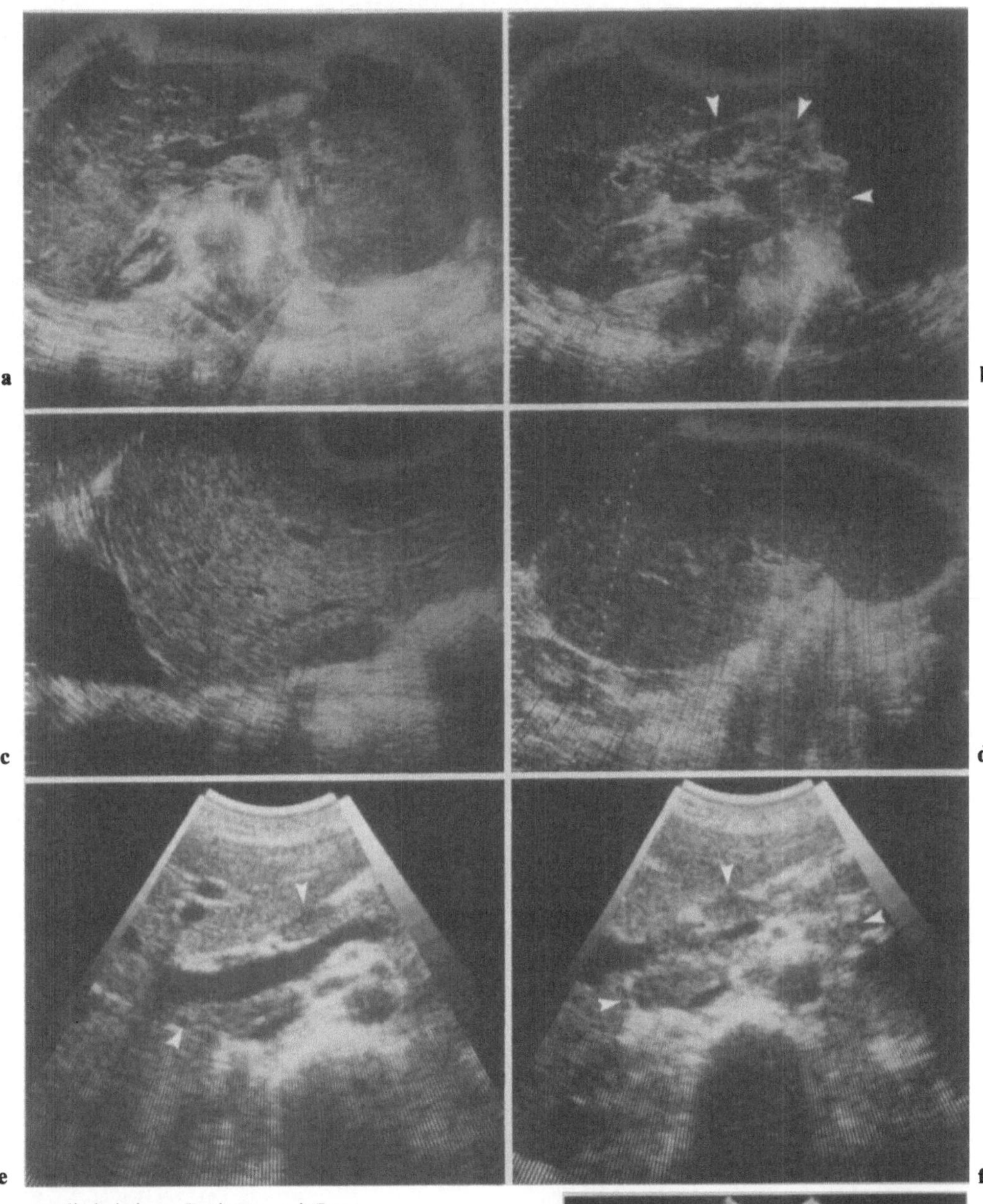

Abb. 28.9a–g. Splenomegalie bei einem Patienten mit Lymphosarkom. **a** Transversalschnitt. Zu beachten ist die Vergrößerung der Milzvene. **b** Parallelschnitt. Man erkennt vergrößerte Lymphknoten (*Pfeilspitzen*). **c** Sagittalschnitt der erheblich vergrößerten Leber. Man erkennt einen rechtsseitigen Pleuraerguß. **d** Linksseitiger Sagittalschnitt. Die Milz reicht bis in die Leistengegend. Die Größe der Milz kann im Vergleich mit der Niere abgeschätzt werden. **e** Transversalschnitt der Pankreasregion. Auf diesem Schnitt sind vergrößerte Lymphknoten im Retroperitoneum sowie im Lig. hepatoduodenale zu erkennen. **f** Parallelschnitt. Retroperitoneale und mesenteriale vergrößerte Lymphknoten (*Pfeilspitzen*). **g** Ein anderer Patient mit Lymphoblastosarkom. Zu erkennen ist eine fokale Milzläsion (*Pfeil*)

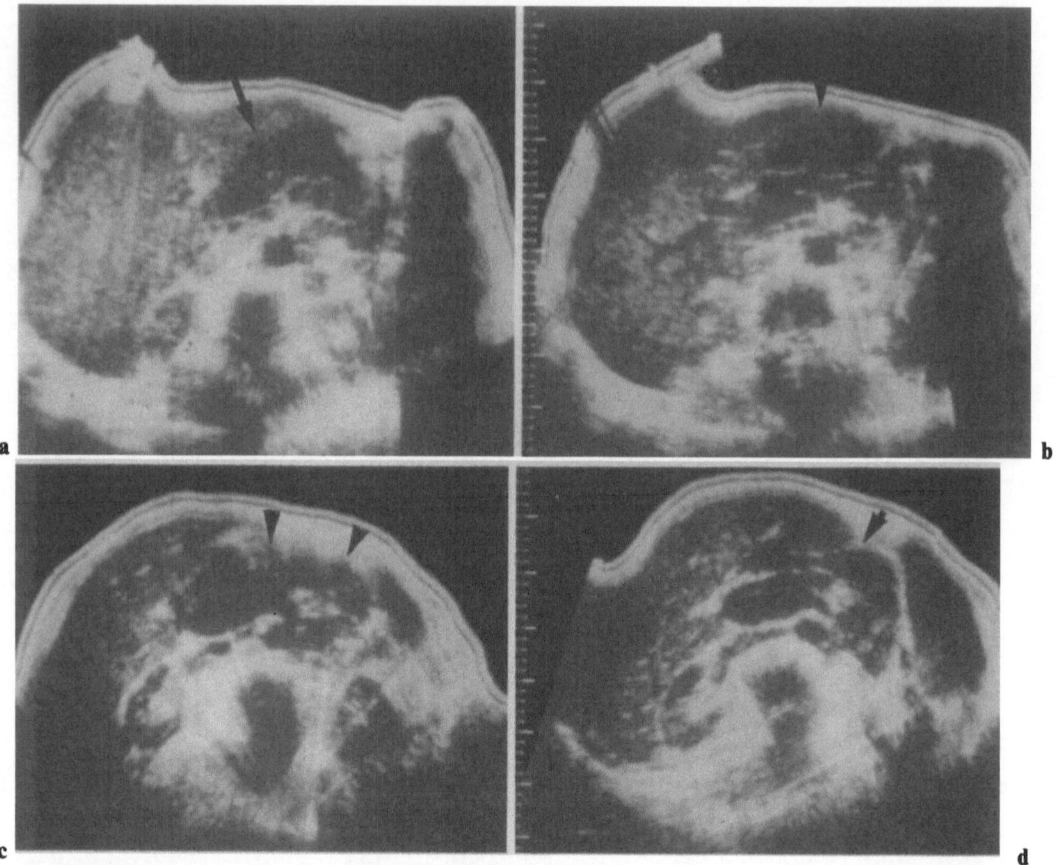

Abb. 28.10 a–d. Begleitzeichen: vergrößerte Lymphknoten. **a** Auf diesem Transversalschnitt durch den Oberbauch erkennt man eine vergrößerte Milz. Zwischen Leber und großen Gefäßen zeichnet sich ein polyzyklisch begrenzter Tumor ab (*Pfeil*). **b–d** Auf Parallelschnitten läßt sich dieser Tumor aus traubenförmig zusammenliegenden vergrößerten Lymphknoten besser darstellen. Es handelte sich um eine chronische lymphatische Leukämie (Bilder: P. Rohmer)

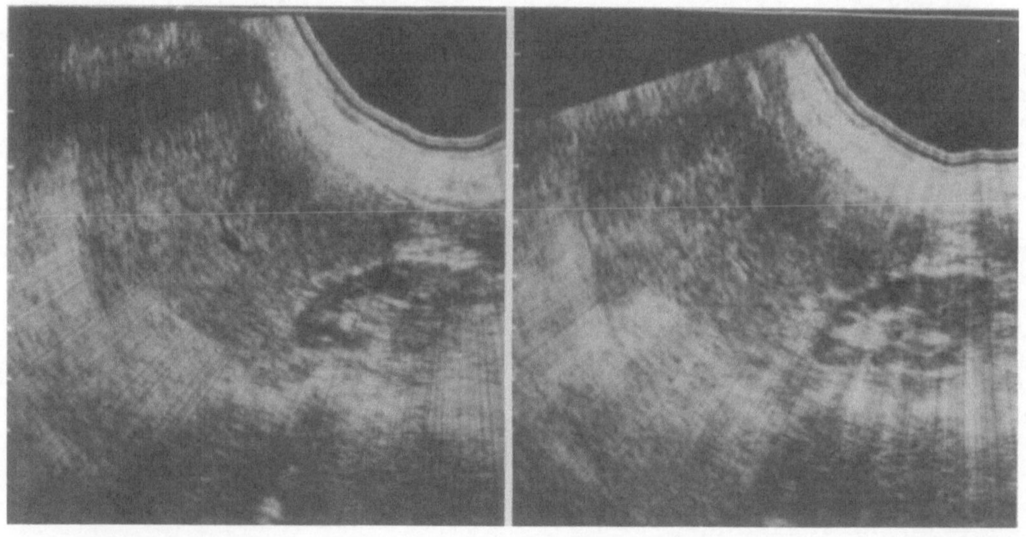

Maligne Lymphome

Bei 20% der malignen Lymphome kann die Sonographie mehr oder weniger umschriebene Läsionen in der Milz aufzeigen. Hierbei kann es sich um Solitärherde handeln (Abb. 28.9g), wie auch von VICARY u. SOUHAMI (1977) beschrieben wurde. Auch echoreiche Areale vom Infiltrationstyp (Abb. 28.3a) oder Zonen vom Mischtyp (Abb. 28.11) sind möglich.

Tumoren

Gutartige Tumoren. Es gibt in der Milz Hämangiome. Sonographisch stellen sie sich wie Leberhämangiome dar (Kap. 9): echoreiche Areale bei kapillären Hämangiomen; heterogene Areale mit echofreien Bezirken bei kavernösen Angiomen (SOLBIATI et al. 1983). Die Diagnose kann durch eine Computertomographie mit intravenöser Kontrastmittelapplikation gesichert werden. Die Lymphangiome besitzen eine multilokuläre Konfiguration (Abb. 28.12).

Maligne Tumoren. Einige der malignen Tumoren haben wir bereits im Abschnitt der unspezifischen Splenomegalie kennengelernt (Retikulosarkom, Lymphosarkom usw.). Diese Tumoren bewirken gelegentlich nur eine heterogene Milzvergrößerung. Es gibt keine spezifischen sonographischen Symptome, die es erlauben, z. B. Milzsarkome von einer lienalen Manifestation eines malignen Lymphoms zu unterscheiden. Oft genug verursachen die Milzsarkome wie auch die malignen Lymphome Milzinfarkte mit Ausbildung von Hämatomen (Abb. 28.13).

Nach MURPHY u. BERNARDINO (1979) sehen lienale Metastasen ganz ähnlich aus wie die entsprechenden Lebermetastasen (Abb. 28.14 und 28.15). Man ist sich nicht ganz darüber einig, ob eine sonographisch geführte Punktion einer umschriebenen Milzläsion gerechtfertigt ist (SOLBIATI et al. 1983).

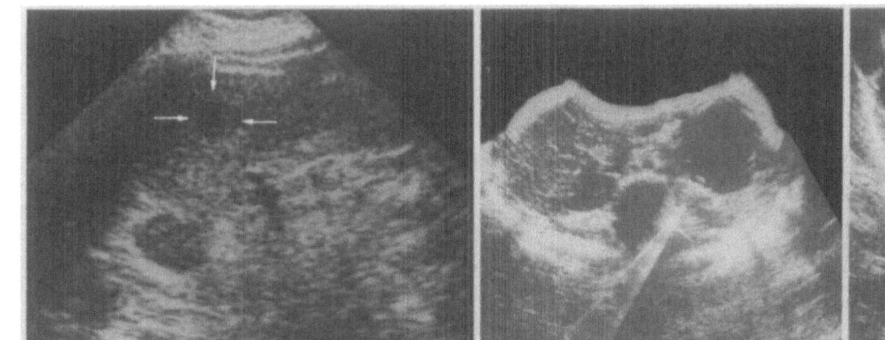

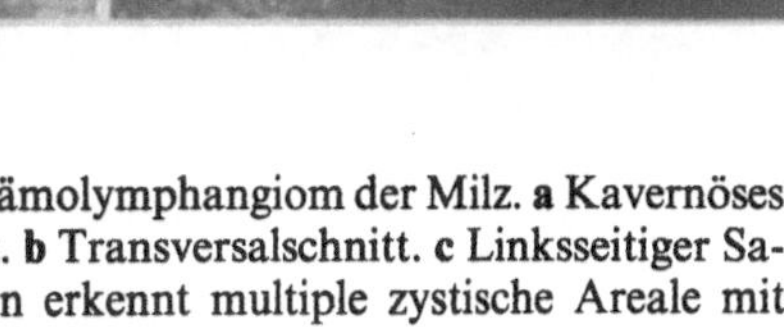

a–c

◄ **Abb. 28.11 a, b.** Heterogen strukturierte Milz bei Morbus Hodgkin. Diese beiden Schnitte zeigen in der Milz echodichte, noduläre Areale

Abb. 28.12 a–c. Hämolymphangiom der Milz. **a** Kavernöses Angiom der Milz. **b** Transversalschnitt. **c** Linksseitiger Sagittalschnitt. Man erkennt multiple zystische Areale mit dünnen Septen

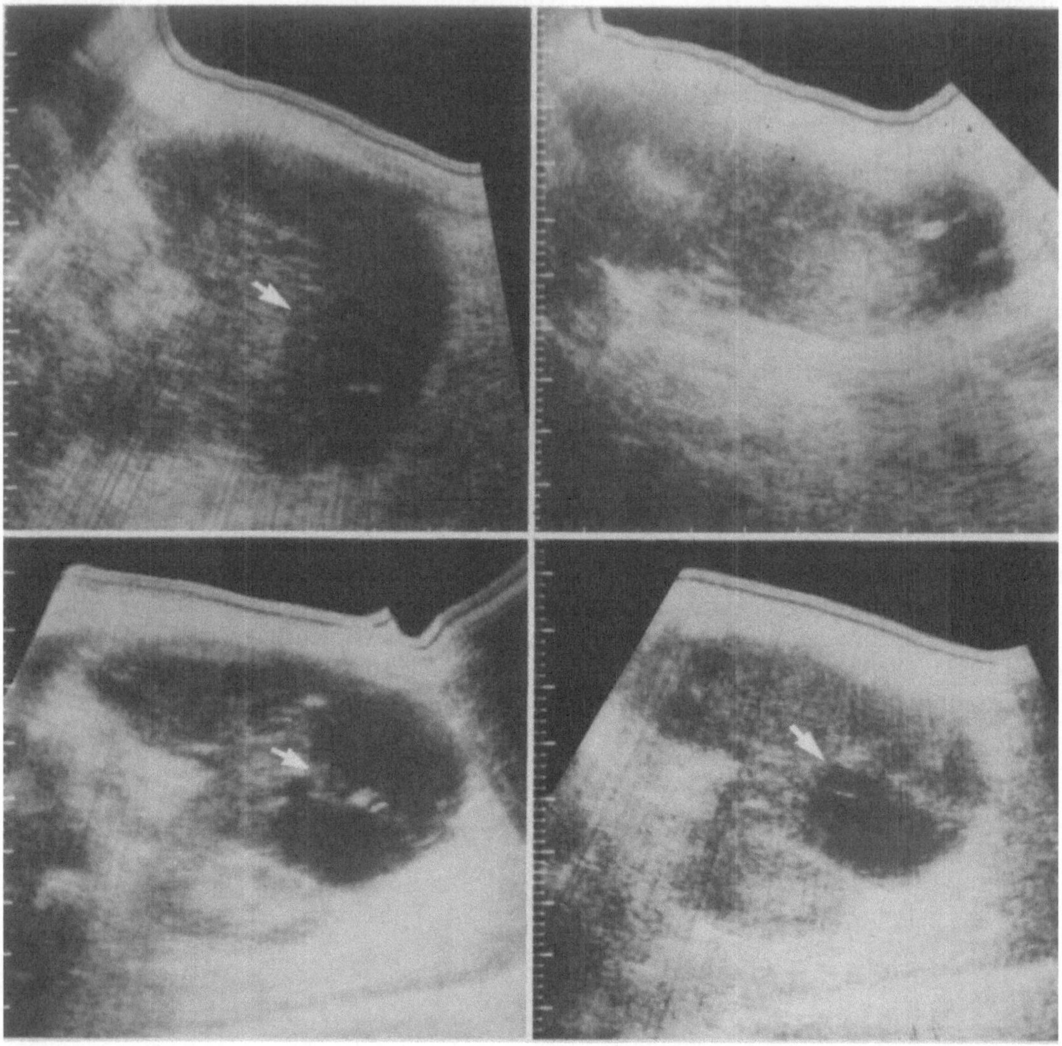

Abb. 28.13 a–d. Milzinfarkt. Es handelt sich um einen Patienten mit malignem Lymphom. **a** Dieser kurz nach dem Ereignis angefertigte subkostale Schrägschnitt zeigt einen peripher gelegenen, breiten, echoarmen Streifen (*Pfeil*). **b** Der laterale Axillarschnitt läßt das diffus heterogen veränderte Milzgewebe besser erkennen. Im Bereich des unteren Milzpols fällt ein echoarmes Areal auf. Die Schmerzen haben bereits nachgelassen. Der Patient wird nicht laparotomiert. **c** Kontrolluntersuchung 15 Tage später. Auf dem Frontalschnitt zeigen sich im Bereich des unteren Milzpols zwei liquide Strukturen (*Pfeil*). **d** Parallelschnitt

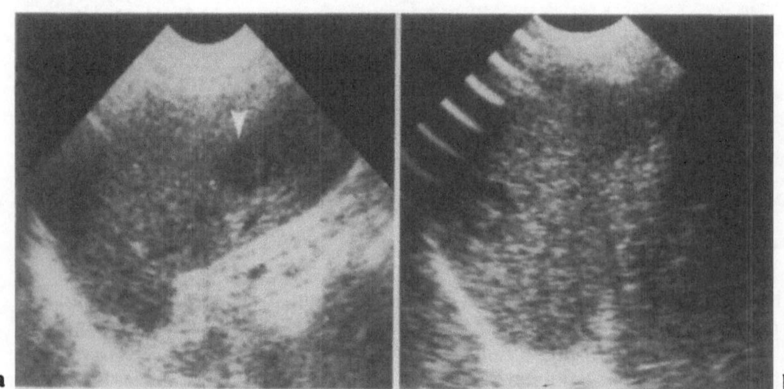

Abb. 28.14 a, b. Milzmetastasen. **a** Metastase mit echoarmer Struktur (*Pfeilspitze*). Der Primärtumor ist im Pankreas lokalisiert. **b** Kokardenförmige Milzmetastase eines Kolonkarzinoms

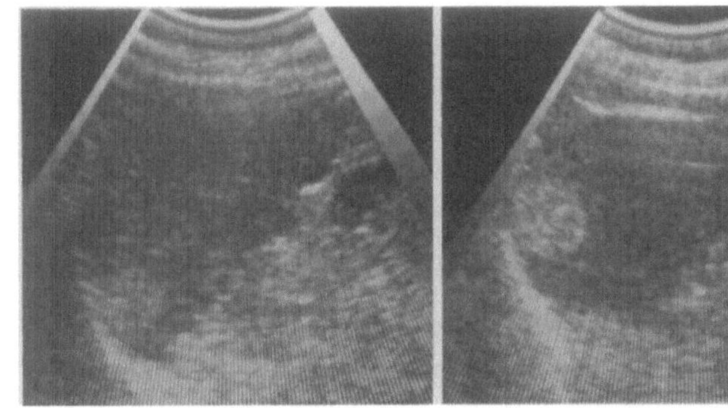
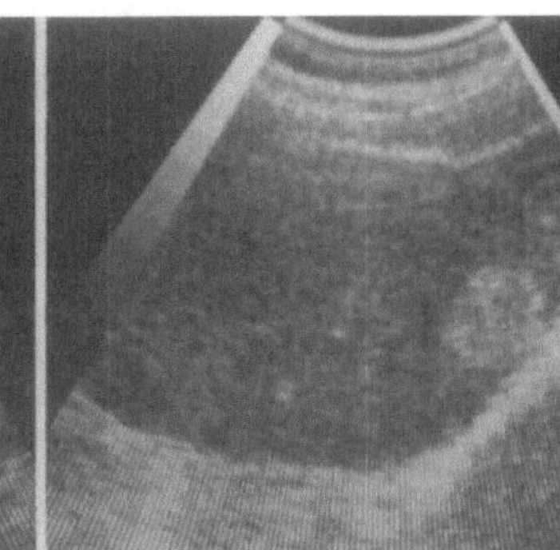

a–c

Abb. 28.15 a–c. Multiple Milzmetastasen. Die Metastasen sind echodicht („Wachsfleck"). Der Primärtumor ist im Kolon lokalisiert

Zysten

Kongenitale Zysten. Sie bieten eine charakteristische echofreie Struktur (Abb. 28.16 und 28.17) und können multilokulär aussehen (Abb. 28.18).

Parasitäre Zysten. Sie erscheinen in Abhängigkeit von ihrem Reifungszustand unter der gleichen Vielfalt von Aspekten wie in der Leber (s. Kap. 11). Eine Struktur mit eindeutigem Flüssigkeitscharakter (Abb. 28.19) wird im Laufe der Zeit von sonographisch nachweisbaren Randverkalkungen abgelöst (Abb. 28.20). Ein solides Echomuster schließlich zeigt das Auftreten von Tochterbläschen und Verkalkungen an (Abb. 28.21). Eine kalzifizierte Zyste kann auf dem sonographischen Schnittbild einem verkalkten Aneurysma sehr ähnlich sehen (Abb. 28.22).

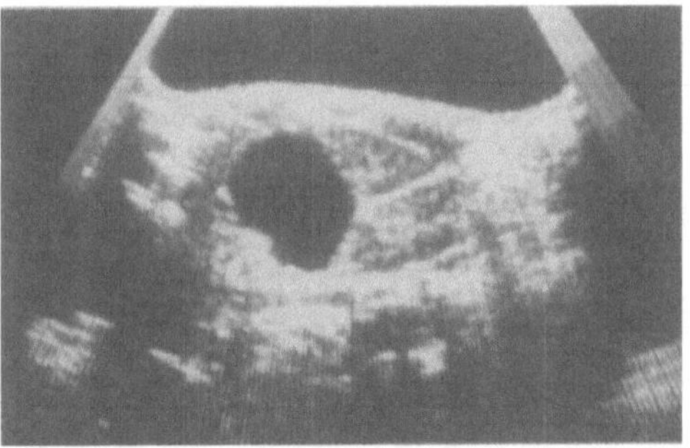

Abb. 28.16. Kongenitale Milzzyste. Dieser Real-time-Interkostalschnitt mit Wasservorlauf bei einem Neugeborenen mit tastbar vergrößerter Milz zeigt eine große Milzzyste, die sich bis zum oberen Nierenpol erstreckt

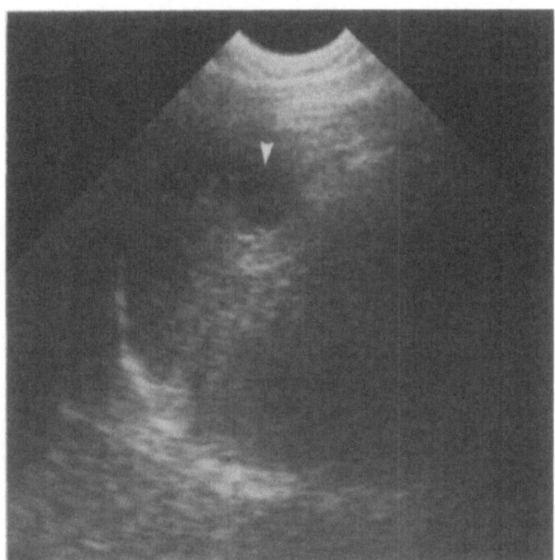

Abb. 28.17. Solitäre Milzzyste (*Pfeilspitze*)

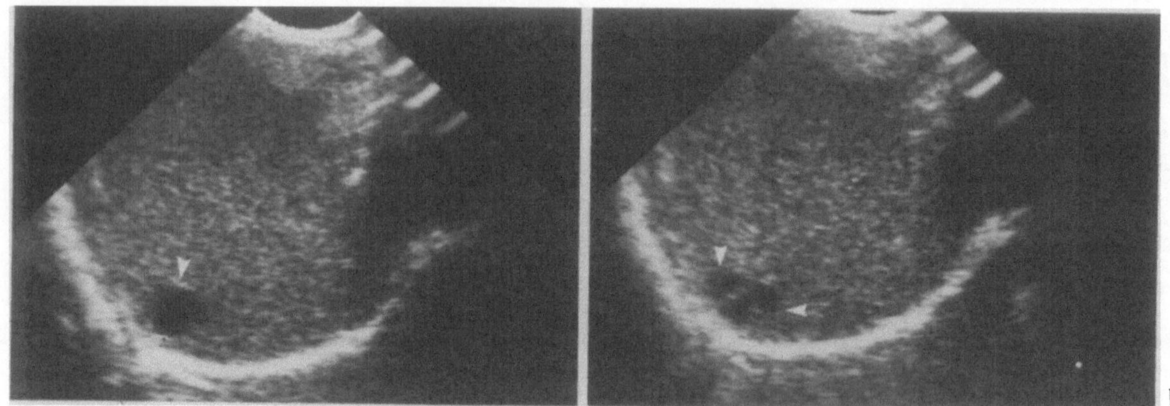

Abb. 28.18 a, b. Multilokuläre Milzzyste (*Pfeilspitzen*)

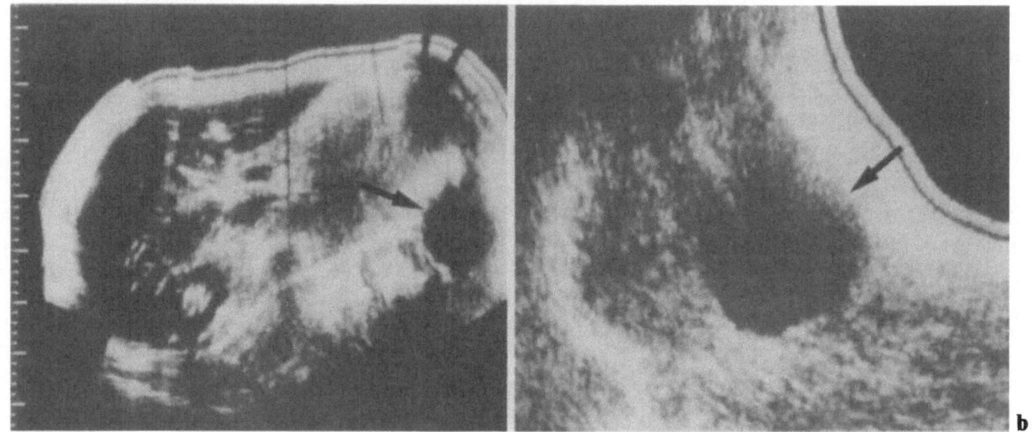

Abb. 28.19 a, b. Echinokokkuszyste in der Milz (*Pfeil*). **a** Transversalschnitt, **b** Lateralschnitt

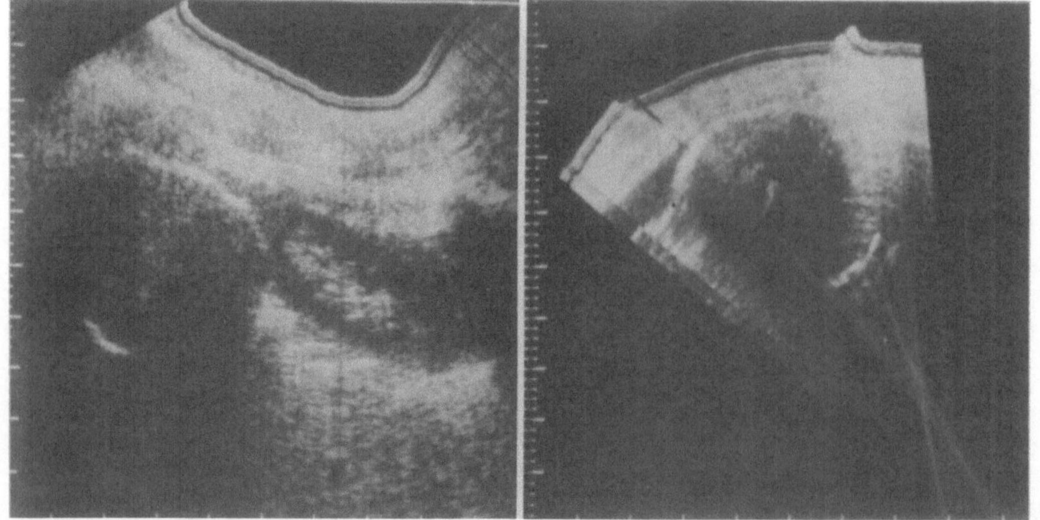

Abb. 28.20 a, b. Kalzifizierte Echinokokkuszyste in der Milz. **a** Auf diesem Sagittalschnitt durch die linke Niere in Bauchlage erkennt man kranial des oberen Nierenpols einen echodichten, verkalkten Streifen. **b** Transversalschnitt: Der von der verkalkten Vorderwand ausgehende Schallschatten verdeckt die Hinterwand der Zyste

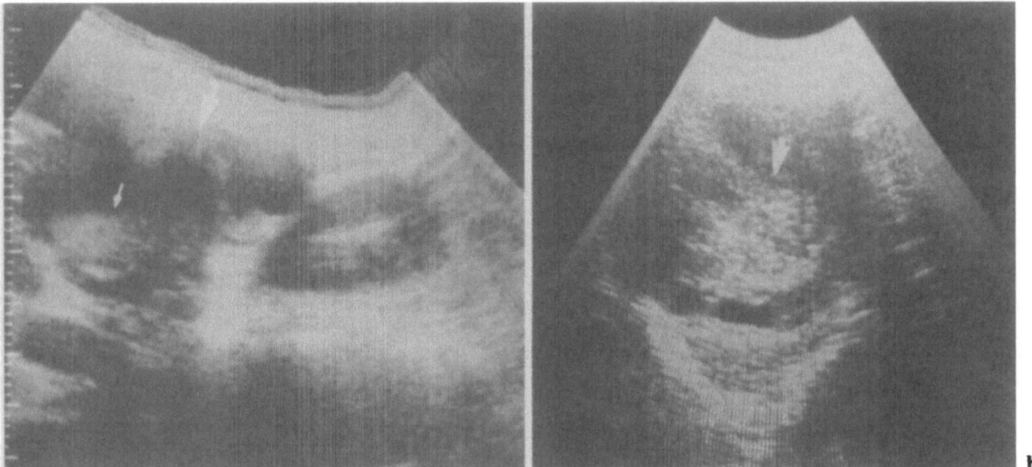

Abb. 28.21 a, b. Echinokokkuszysten. **a** Reife Echinokokkuszyste: Auf dem lateralen Axillarschnitt zeigt sich im Inneren der Milz (*großer Pfeil*) eine stark reflektierende noduläre Formation (*kleiner Pfeil*). **b** Ein ganz ähnliches Bild auf einem interkostalen Real-time-Schnitt der Milz: Derartige Bilder einer soliden Echostruktur sind auf reife Echinokokkuszysten zurückzuführen. Sie sind durchaus vergleichbar mit denen, die wir in der Leber (vgl. Kap. 11) bereits kennengelernt haben

Abb. 28.22 a, b. Differentialdiagnose der verkalkten Echinokokkuszysten: verkalkte Aneurysmen der Milzarterie

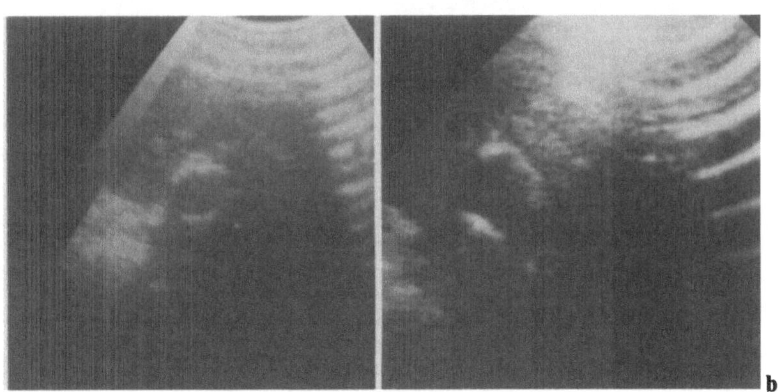

Milzinfarkte, spontane Milzhämatome, Milzabszesse

Spontane Hämatome

Subkapsuläre Hämatome können einen Milzinfarkt komplizieren. Diese selbst sind wiederum eine häufige Erscheinung bei hämatologischen Erkrankungen, die die Milz miteinbeziehen (Abb. 28.23 und 28.13). Wenn Milzinfarkte bei normal großen Milzen auftreten, liegt immer eine vaskuläre Genese zugrunde: Es handelt sich um eine arterielle oder venöse Durchblutungsstörung. Der Milzinfarkt durch eine Milzvenenthrombose ist eine klassische Komplikation der akuten Pankreatitis (Abb. 28.24). Sie sieht ganz ähnlich aus wie eine subkapsuläre Flüssigkeitsansammlung pankreatogenen Ursprungs (s. Kap. 19).

Milzinfarkte

Im wesentlichen stellt sich der Milzinfarkt unter zwei Bildern dar:

1. Auftreten eines heterogenen Echomusters vom Mischtyp, später evtl. Auftreten einiger echofreier Areale (Abb. 28.13 und 28.23). Die Computertomographie mit intravenöser Kontrastmittelapplikation stellt die noch vaskulari-

a
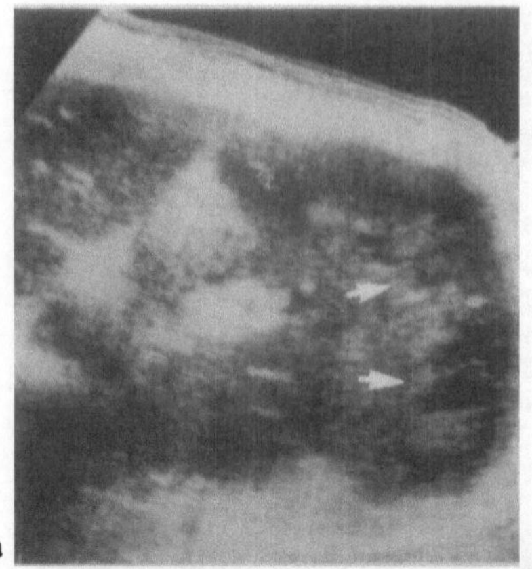

b
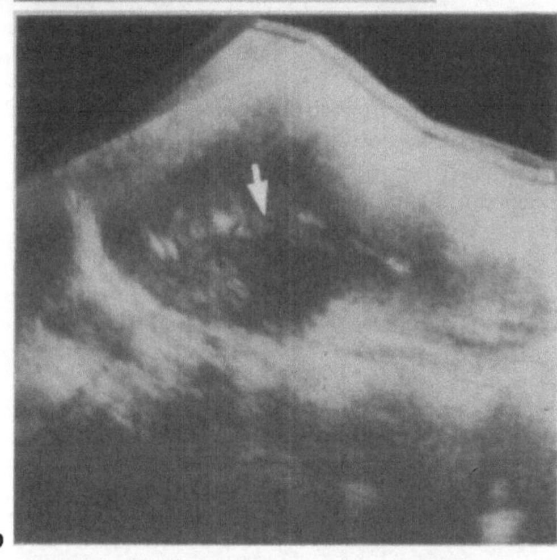

Abb. 28.23 a, b. Milzinfarkt bei einem Patienten mit bekannter Splenomegalie (Morbus Hodgkin), der über Schmerzen klagte. **a** Der Transversalschnitt offenbart ein extrem heterogenes Echomuster mit nebeneinander vorkommenden irregulären Reflexionsinseln und echofreien Arealen (*Pfeile*). **b** Der laterale Axillarschnitt erlaubt eine bessere Darstellung der echofreien Infarktzone (*Pfeil*)

sierten Parenchymanteile ebenso wie die Nekrosen und die Hämatome dar. Besonders wertvoll ist sie bei den alten Infarkten, da sich die organisierten Hämatome sonographisch kaum von normalem Milzgewebe unterscheiden.

2. Darstellung subkapsulärer Hämatome, die recht häufig zu erkennen sind und der Milz ein geschichtetes Aussehen verleihen (Abb. 28.24). Einige subkapsuläre Milzhämatome sind so diskret, daß sie lediglich das Bild einer Doppelkontur der Milzoberfläche verursachen. Ähnlich wie bei subkapsulären Leberhämatomen bleibt bei derartigen Bildern nur ein Aszites als differentialdiagnostische Möglichkeit übrig. Man müßte also jetzt nach einer perihepatischen Flüssigkeitszone suchen bzw. eine solche ausschließen. Aber auch dieses Negativzeichen hat nur geringen Wert, da man es ja auch mit einem Begleithämatoperitoneum zu tun haben könnte. Die beste Kontrollmöglichkeit ist durch kombinierte Untersuchung im Liegen und im Stehen gegeben. Ein echofreies perilienales Hämatom wird sich bei einem solchen Manöver nicht verändern, wogegen sich freie intraperitoneale Flüssigkeit sofort den veränderten Gegebenheiten anpaßt. Dieses diagnostische Problem betrachten wir im Detail im Abschnitt der Milztraumen.

Abszesse

Die Milzabszesse verursachen eine schmerzhafte Splenomegalie. Die Schnittbilder zeigen in der Milz eine oder mehrere Läsionen, die mehr oder weniger regelmäßig begrenzt sind (Ralls et al. 1982). Je nach Zustand des Abszeßinhaltes, je nach Vorkommen von Gasbläschen, ist die Echostruktur des Abszesses echoarm oder echoreich (Abb. 28.25). Ein echoreicheres Sediment spricht für Detritus. Echos im oberen Abschnitt des Abszesses deuten dagegen auf Gasbläschen, die evtl. computertomographisch bestätigt werden können. Diese ergänzende Untersuchung scheint uns bei Milzabszessen ebenso nützlich zu sein wie beim offensichtlichen Milzinfarkt.

Spontane Rupturen

Diese Komplikation der progressiv nekrotisierenden Milzläsionen werden wir in Kap. 29 betrachten. Sonographisch ist eine ausgeprägte Heterogenität der Milz zu beobachten. Gleichzeitig findet sich freie, hämorrhagische oder purulente intraperitoneale Flüssigkeit.

Milztraumen

Diese werden in Kap. 29 besprochen.

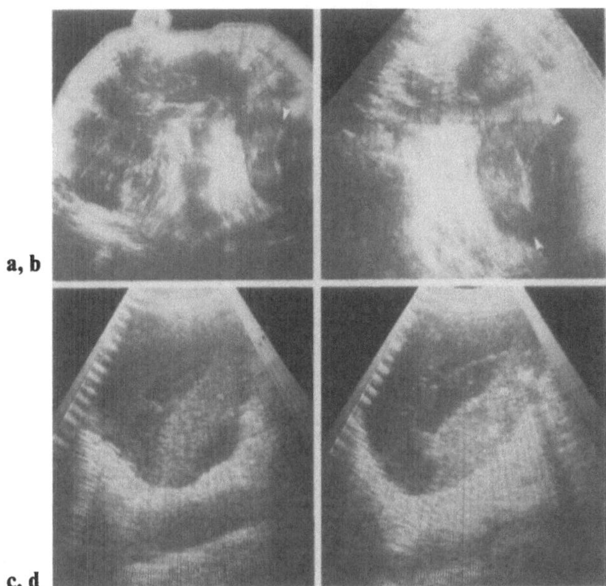

Abb. 28.24 a–d. Milzinfarkt mit Hämatom in Organisation. **a** Transversalschnitt (*Pfeilspitzen*). **b** Ausschnittsvergrößerung. Die echoarme Läsion ist uhrglasartig konfiguriert. Es liegt also eine subkapsuläre Flüssigkeitsansammlung vor. **c, d** Interkostalschnitte. Auf **c** ist zu erkennen, daß das Hämatom das Milzgewebe völlig umgibt. Die Milzkapsel wird vom Parenchym abgehoben

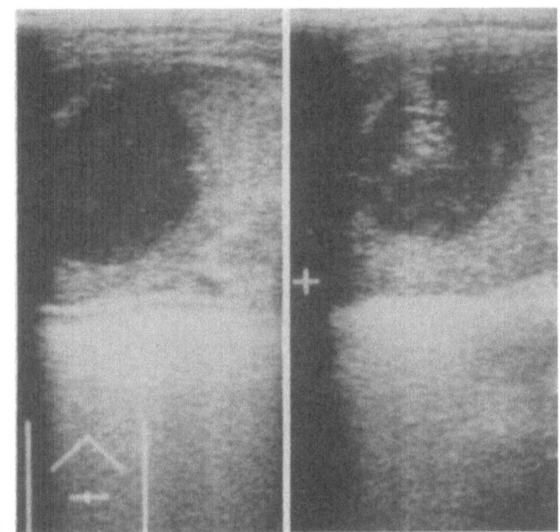

Abb. 28.25 a, b. Bakterieller Milzabszeß. Interkostalschnitte

Differentialdiagnostik

Eine nur mäßig vergrößerte Milz kann leicht zwischen Thoraxwand und linker Niere identifiziert werden. Ist jedoch im linken Oberbauch eine ausgedehnte Raumforderung zu erkennen, so stellt sich die Frage, ob es sich hierbei um eine Splenomegalie oder um einen Tumor handelt. In einem solchen Fall wäre die Milz nämlich abgeflacht und verdrängt, so daß eine Abbildung von ihr nur schwer oder gar nicht zu erkennen wäre. Prinzipiell behält auch eine stark vergrößerte Milz ihre ursprüngliche Form. Die mediale Milzoberfläche bleibt konkav oder gradlinig oder nur angedeutet konvex. Nur in den allerseltensten Fällen präsentiert sich ein Milztumor im Transversalschnitt als eindeutig rundliches Gebilde. Eine solche Form nehmen dagegen sehr häufig Nieren- oder Nebennierentumoren an (Abb. 28.26). Auch die von der hinteren Rumpfwand ausgehenden Sarkome haben häufig ein derartiges Aussehen (Abb. 28.27).

Wir konnten einmal eine Pseudosplenomegalie beobachten, die in Wirklichkeit einem enormen, am linken Leberlappen sitzenden Lebertumor entsprach (Abb. 28.28). In Kap. 25 haben wir bereits die differentialdiagnostischen Schwierigkeiten zwischen bestimmten Pankreasschwanztumoren und Milzvergrößerungen beleuchtet. Auch ein riesiger Magentumor kann zunächst als Splenomegalie fehlgedeutet werden (Abb. 25.35).

Man muß sich i. allg. also die Mühe machen, den raumfordernden Prozeß, die Milz und die Niere jeweils getrennt darzustellen. Läßt sich eins dieser Organe nicht abbilden, so muß der Tumor entweder von der Milz oder von der Niere ausgehen. Gewöhnlich nehmen diese Tumoren ganz verschiedene Formen an. Ein splenogener Prozeß behält normalerweise ein milzähnliches Aussehen, während nephrogene Tumoren rundlich erscheinen (Abb. 28.26). All diese Veränderungen sind jedoch nicht eindeutig: Hier muß man die Nützlichkeit der Computertomographie besonders unterstreichen. Die Computertomographie erlaubt eine detaillierte Analyse der Organkonturen und der Beziehungen zu den benachbarten Faszien und Organen. Topographie und Zuordnung eines Tumors werden sicher erkannt. Nur wenn diese Methode nicht verfügbar ist, wird man auf die Ausscheidungsurographie oder Milzszintigraphie zurückkommen.

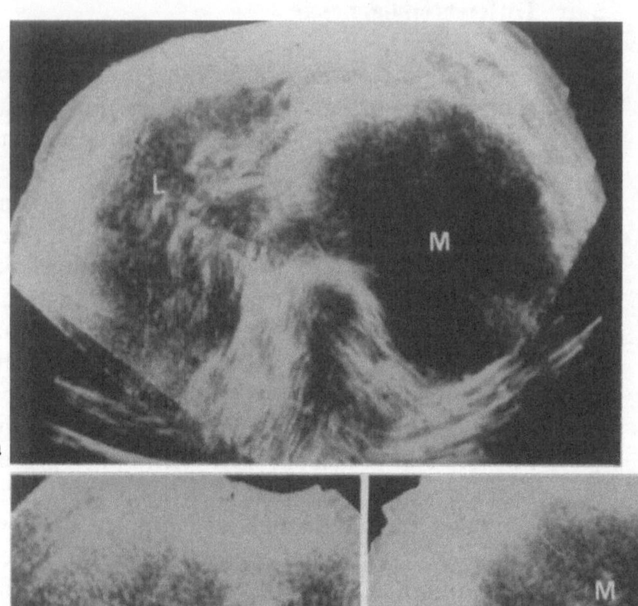

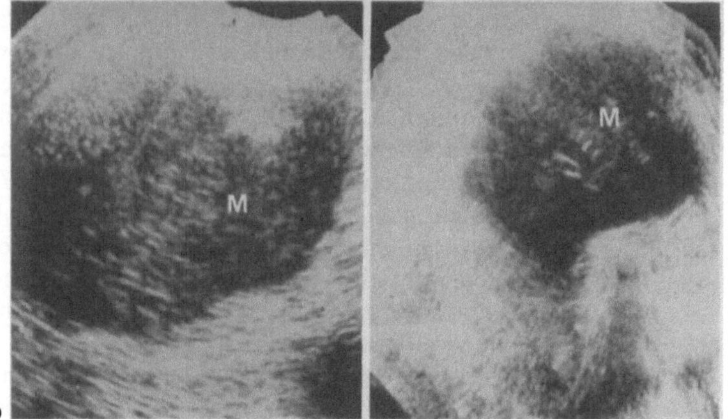

Abb. 28.26 a–c. Differentialdiagnose: renale Raumforderung. Dieser Patient wurde zur Abklärung einer Splenomegalie überwiesen. **a** Ein Transversalschnitt des Oberbauches zeigt eine echoarme Raumforderung (*M*), die den gesamten linken Oberbauch (*L*: Leber) einnimmt. **b** Untersuchung der Raumforderung von interkostal. **c** Transversalschnitt in Rechtsseitenlage. Die rundliche Begrenzung der Raumforderung spricht nicht für eine Splenomegalie. Eine normale Niere läßt sich nicht darstellen. Urographisch kann die Raumforderung der Niere zugeordnet werden

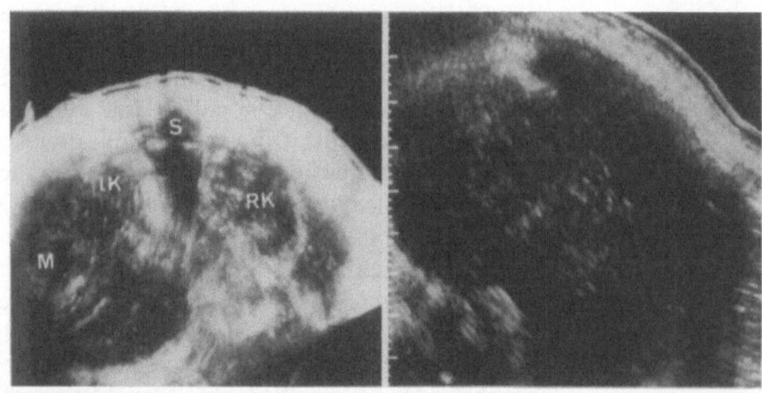

Abb. 28.27 a, b. Fehldiagnose einer Splenomegalie. **a** Transversalschnitt in Bauchlage. Man erkennt eine heterogen strukturierte Raumforderung links. Die Niere (*LK*) ist im Vergleich mit der kontralateralen Niere (*RK*) deutlich abgeflacht (*S*: Wirbelsäule). **b** Ein Interkostalschnitt zeigt die Begrenzung dieser Raumforderung und ihre heterogene Binnenstruktur. Die Raumforderung wurde sonographisch der Milz zugeordnet. In Wirklichkeit handelte es sich um ein von der dorsalen Bauchwand ausgehendes Rhabdomyosarkom

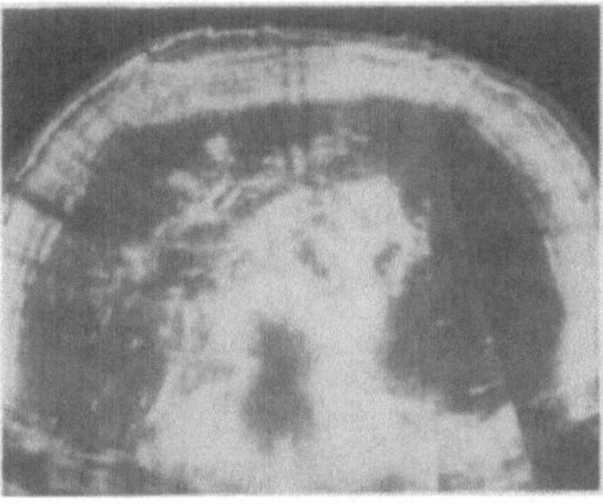
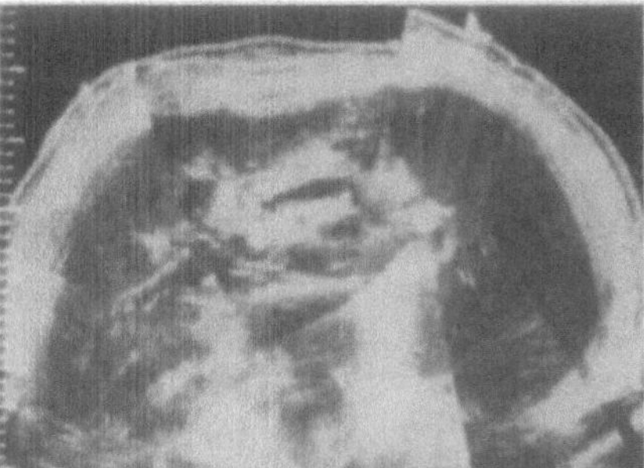
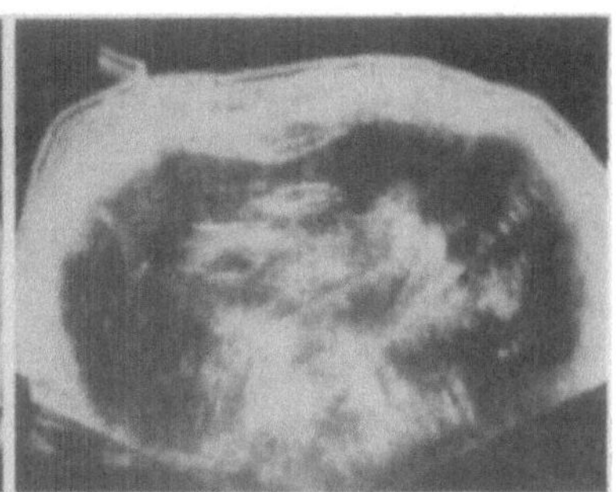

a–c

Abb. 28.28 a–c. Fehldiagnose einer Splenomegalie. **a, b** Transversalschnitte des Oberbauches zeigen eine Splenomegalie. **c** Bei einem anderen Patienten ist ein ganz ähnliches Bild zu erkennen. Zwischen der Milz und dem linken Leberlappen ist jedoch kaum noch eine Abgrenzung auszumachen. In Wirklichkeit handelt es sich um ein großes Leberzellkarzinom im linken Leberlappen, das sich nach dorsal ausbreitet

Zuverlässigkeit. Diagnostische Strategie

Leider können wir derzeit – außer für die traumatischen Milzläsionen (s. Kap. 29) – keine Statistik über die Ergebnisse der sonographischen Milzdiagnostik vorlegen.

Die soeben angestellten Überlegungen zeigen jedoch, daß eine spezifische, histologisch fundierte Diagnose nur selten gestellt werden kann, z. B. bei Zysten oder akuten Läsionen. Hämangiome sind nach einer Computertomographie mit intravenöser Kontrastmittelapplikation erkennbar. Bei anderen Läsionen ist aber häufig eine Punktion notwendig, wenn keine Splenektomie vorgesehen ist. Viele dieser Läsionen sind gutartig.

Man kann drei klinische oder klinisch-radiologische Situationen mit verschiedener diagnostischer Strategie unterscheiden:

1. Die pathologische Milzveränderung ist auf Anhieb klar zu erkennen: Echinokkose, Abszeß, lienale Manifestation hämatologischer Erkrankungen mit begleitenden Lymphknotenvergrößerungen, eindeutige Leberzirrhose mit entsprechenden Leberveränderungen sowie Milzvenenerweiterung (einschließlich klinischer und labor-chemischer Hinweise), Milzinfarkte. Das diagnostische und therapeutische Problem liegt mehr im klinisch-anatomischen Gesamtbild als nur in der Milzveränderung allein. Weitere die Milz betreffende Untersuchungen sind hier gewöhnlich nicht notwendig.
2. Sonographisch ist eine isolierte Milzläsion ohne spezifische Diagnose erkennbar. Man sollte hier zur endgültigen Klärung entweder eine Computertomographie (eine Angiographie? eine Punktion?) oder auch eine Splenektomie ins Auge fassen.
3. Die Sonographie ist nicht in der Lage, mit Sicherheit zu entscheiden, ob ein im linken Hypochondrium aufgedeckter raumfordernder Prozeß, von der Milz ausgeht oder nicht. Die Computertomographie ist in diesen Fällen praktisch immer entscheidend, so daß man auf die konventionellen radiologischen Verfahren und die Szintigraphie nur zurückgreift, wenn kein Computertomographiegerät verfügbar ist.

Literatur

Adler DD, Silver TM, Abrams GD (1982) The sonographic appearance of splenic plasmacytoma. J Ultrasound Med 1:323–324

Asher WM, Paruin S, Virgilio RW, Haber K (1976) Echographic evaluation of splenic injury after blunt trauma. Radiology 118:411–415

De Graaff CS, Taylor JW, Jacobson P (1979) Grey scale echography of the spleen. Follow-up in 67 patients. Ultrasound Med Biol 5/1:13–22

Jaschke W, van Kaick G (1978) Echographische Diagnostik des subkapsulären Milzhämatoms. ROFO 129:435–437

Johnson MA, Cooperberg PL, Boisvert J, Stoller JL, Winrob H (1981) Spontaneous splenic rupture in infectious mononucleosis: Sonographic diagnosis and follow-up. AJR 136:111–114

Kristensen JK, Buemann B, Kuhl E (1971) Ultrasonic scanning in the diagnosis of splenic hematomas. Acta Chir Scand 137:653–657

Lee TG, Forsberg FG, Koehler PR (1980) Post-splenectomy: True mass and pseudomass ultrasound diagnosis. Radiology 134:707–711

Lorenz R von, Beyer D, Friedmann G, Moddler U (1983) Grenzen der Differenzierung fokaler Milzläsionen durch Sonographie und Computertomographie. Fortschr Röntgenstr 138:447–452

Meyers M (1976) Dynamic radiology of the abdomen. Springer, Berlin Heidelberg New York

Mittelstaedt CA, Partain CL (1980) Ultrasonic-pathologic classification of splenic abnormalitites: Gray scale patterns. Radiology 134:697–705

Murphy JF, Bernardino NE (1979) The sonographic findings of splenic metastases. J Clin Ultrasound 7:195–197

Ralls PW, Quinn MF, Colletti P, Lapin SA, Halls J (1982) Sonography of pyogenic splenic abscess. AJR 138:523–525

Siler J, Hunter TB, Weiss J, Haber K (1980) Increased echogenicity of the spleen in benign and malignant disease. AJR 134:1011–1014

Solbiati L, Bossi MC, Bellotti E, Ravetto C, Montali G (1983) Focal lesions in the spleen: Sonographic patterns and guided biopsy. AJR 140:59–65

Taylor JW (1979) Diagnostic ultrasound in gastrointestinal disease. Livingstone, Edinburgh

Tonkin LD, Tonkin AK (1982) Visceral situs abnormalities: Sonographic and computed tomographic appearance. AJR 138:509–515

Vicary FR, Souhami RL (1977) Ultrasound and Hodgkin's disease of the spleen. Br J Radiol 50:521–522

Weill F, Bihr E, Rohmer P, Zeltner F, Le Mouel A, Perriguey F (1981) Ultrasonic study of hepatic and splenic traumatic lesions. Eur J Radiol 1:245–249

Kapitel 29

Akutes Abdomen. Abszesse, Hämatome, postoperative Flüssigkeitsansammlungen

Technische Vorbemerkungen

Die sonographische Untersuchung von notfallmäßig eingewiesenen oder postoperativen Patienten steht in dem nicht immer ungerechtfertigten Ruf, besonders schwierig zu sein. Es handelt sich um Patienten, die durch einen Ileus intestinal derart viel Gas aufweisen können, daß die Untersuchung erheblich behindert wird. Daher muß v. a. mit dem interkostalen Zugang gearbeitet werden. Hier bietet ein kleiner Sektorschallkopf Vorteile. Die subphrenischen Regionen sind mit dieser Methode praktisch vollständig einsehbar.

Andere Probleme entstehen durch Verbände, Drainagen und Operationswunden: einerseits Probleme der Sterilität, andererseits Probleme des Schallfensters. Nach Entfernung der Verbände verwendet man eine sterile, adhäsive Plastikfolie, um die Wunde breitflächig abzudecken. Die Untersuchung ist dann mit leichter Verstärkung möglich.

Mit Hilfe dieser Technik ist die Notfallsonographie nur selten völlig unmöglich. Meistens sind die Resultate dieser Untersuchung recht gut.

Abszesse

Allgemeine Merkmale

Echostruktur

Die Echostruktur der Abszesse unterscheidet sich nach dem Reifungsgrad, nach der Menge von Detritus und nach dem Fehlen oder Vorhandensein von Gasblasen:

- echofrei, mit dorsaler Schallverstärkung (Abb. 29.1 und 29.2)
- echofrei, mit sedimentierten Echos (Abb. 29.3 und 29.4)
- echoarm (semisolide) ohne dorsale Schallverstärkung (Abb. 29.5)

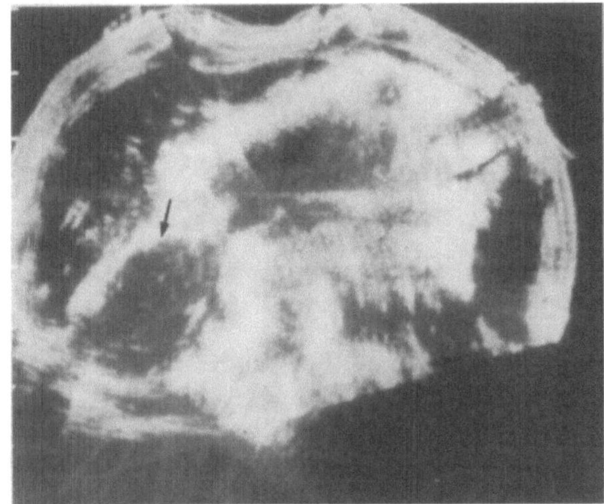
a

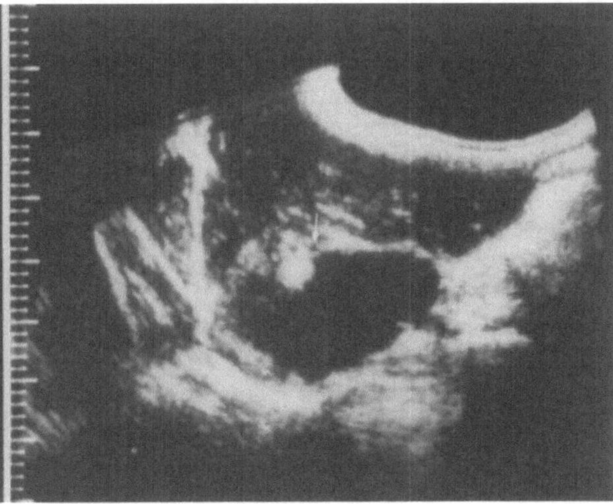
b

Abb. 29.1 a, b. Kalter Abszeß in der rechten Psoasloge (*Pfeil*). Die Struktur des Abszesses ist echoarm. Man erkennt eine dorsale Schallverstärkung. **a** Transversalschnitt, **b** Sagittalschnitt

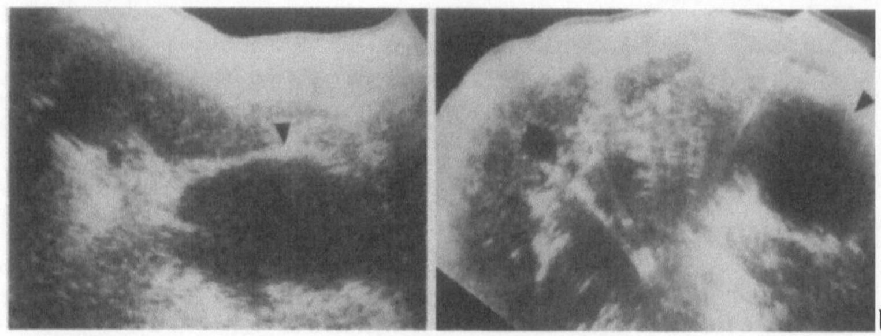

Abb. 29.2 a, b. Linksseitiger subphrenischer Abszeß nach einer Sectio caesarea. **a** Sagittalschnitt. Der Abszeß (*Pfeilspitze*) berührt den unteren Milzpol. Er ist echoarm strukturiert und weist eine dorsale Schallverstärkung auf. **b** Transversalschnitt

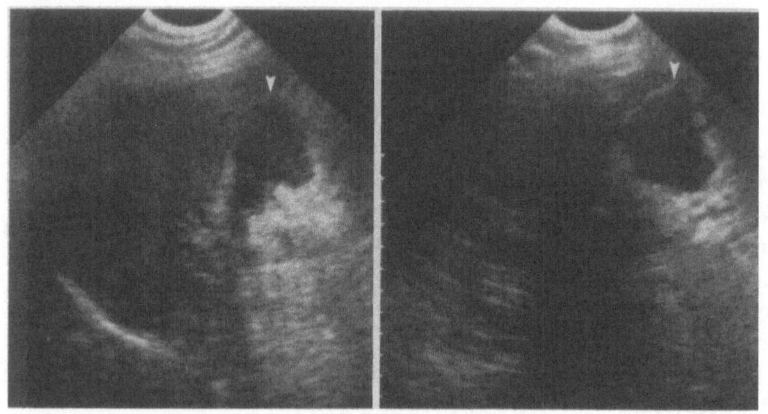

Abb. 29.3 a, b. Abszeß im Gallenblasenbett nach Cholezystektomie (*Pfeilspitze*). **a** Sagittalschnitt. **b** Transversalschnitt. Man erkennt sedimentierte Echos innerhalb der Läsion. Außerdem liegt eine dorsale Schallverstärkung vor

- echoreich (solide) durch kleine Gasbläschen (KRESSEL 1979) (Abb. 29.6 und 29.7)
- größere Gasansammlungen führen an der Oberfläche zur Totalreflexion, so daß an der Abszeßoberfläche intensive Echos mit dorsalem Schallschatten entstehen. Kleinere und größere Gasbläschen sind computertomographisch erkennbar.

Konturen

Nur die sehr echoarmen und gering schallabschwächenden Abszesse weisen eine dorsale Schallverstärkung auf (Abb. 29.1 und 29.2).

Die Konturen des Abszesses entsprechen den benachbarten anatomischen Strukturen, wenn sich der Abszeß in der Peritonealhöhle oder in den retroperitonealen Kompartimenten bildet. Diese Grenzen sind vorgegeben durch die Oberfläche benachbarter Organe, durch das Peritoneum (Abb. 29.5, 29.7 c, d) oder durch die Faszien (Abb. 29.1 und 29.8).

Bei den intraparenchymatösen Abszessen sind vier verschiedene Arten der Begrenzung möglich:

1. Kapselartige Verdickung an der Peripherie oberflächlich gelegener Abszesse (Leber, Milz, Niere).
2. Regelmäßige Kontur (Abb. 11.2).
3. Unregelmäßige Kontur (Abb. 11.3).
4. In einigen Fällen ist in der Umgebung des Abszesses eine echogene Zone aus komprimiertem, perifokalem Gewebe zu erkennen. Man findet diesen Typ besonders bei Leberabszessen (Abb. 11.4).

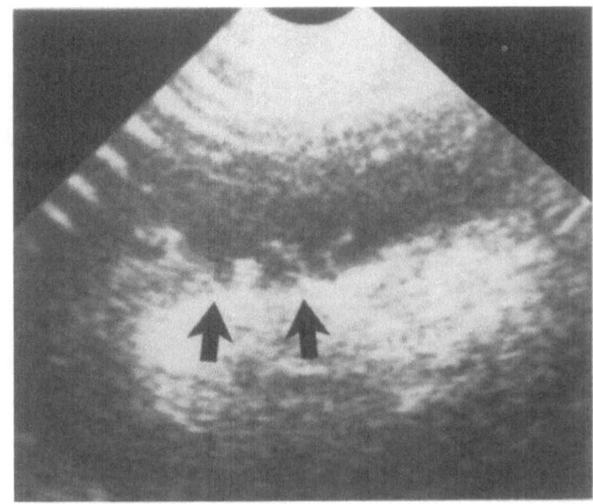

Abb. 29.4. Linksseitiger subphrenischer Abszeß nach Gastrektomie. Auf diesem Frontalschnitt ist zu erkennen, daß der Abszeß die Bauchwand berührt. Sedimentierter Detritus (*Pfeile*) kann zunächst als Kolonhaustrierung fehlgedeutet werden. Untersuchungen in verschiedenen Körperstellungen erlauben die Abgrenzung

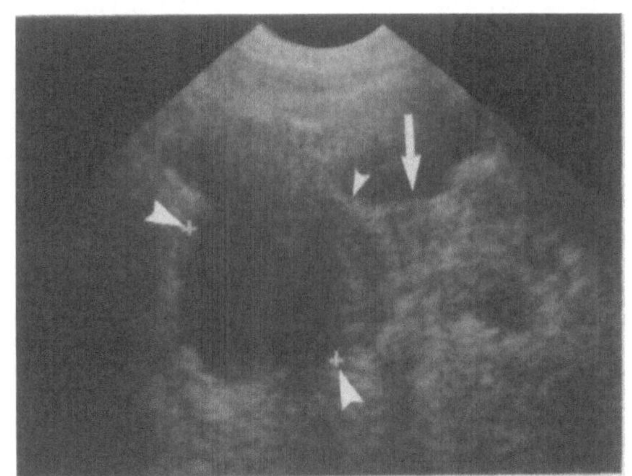

Abb. 29.5. Abszeß im Becken nach Appendektomie bei einem Mädchen. Der Uterus (*Pfeil*) und das rechte Lig. latum (*kleine Pfeilspitze*) erlauben es, den Abszeß zu lokalisieren (*große Pfeilspitzen*). Der Abszeß ist echoarm strukturiert, gleichzeitig jedoch schallabschwächend. Eine dorsale Schallverstärkung liegt nicht vor. Einige randständige Echos sind wahrscheinlich durch einen Randartefakt bedingt

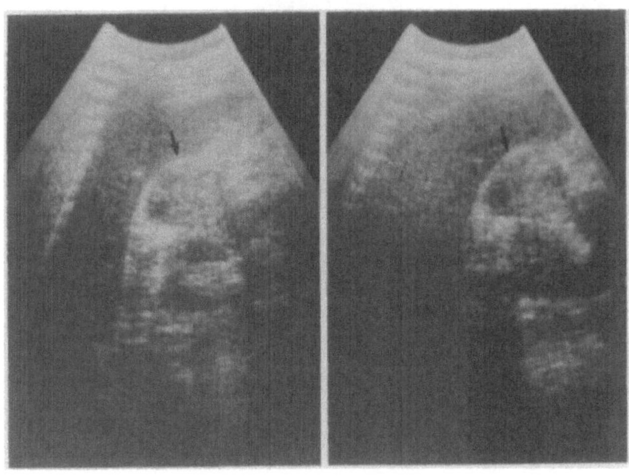

Abb. 29.6 a, b. Abszeß mit solider Echostruktur nach Cholezystektomie (*Pfeil*). Die echoreiche Struktur kommt durch Gaseinschlüsse zustande. Parallele Sagittalschnitte

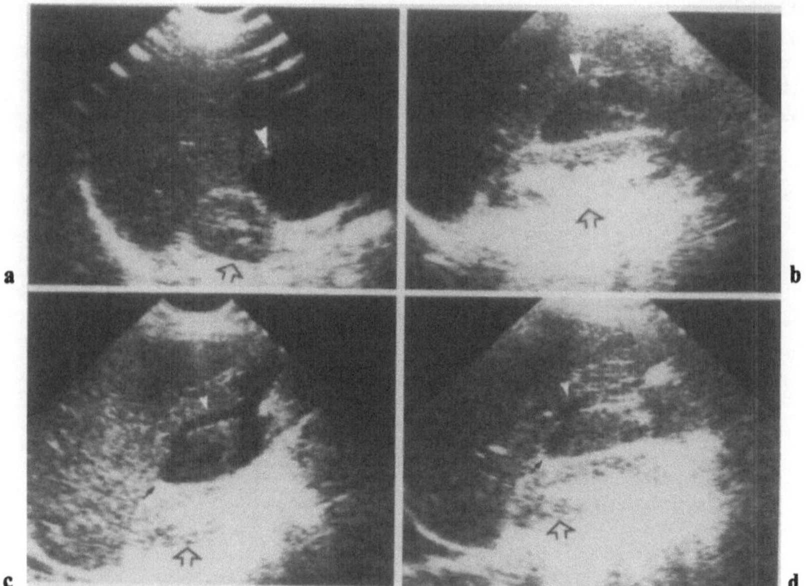

Abb. 29.7 a–d. Ungewöhnlich lokalisierter Abszeß nach Cholezystektomie. Allmähliche Entwicklung einer soliden Echostruktur. **a, b** Erstuntersuchung. **a** Der Transversalschnitt zeigt eine Flüssigkeitsansammlung (*Pfeilspitze*) zwischen Leber und Niere (*offener Pfeil*). **b** Sagittalschnitt. Unser Vorschlag, eine sonographisch gezielte Drainage anzulegen, stieß auf taube Ohren. Eine Woche später wird der Patient erneut vorgestellt. **c, d** Kontrolluntersuchung. Die Flüssigkeitsansammlung ist sehr echoreich. Der Abszeß befindet sich im vorderen pararenalen Raum. Gleichzeitig liegt im Recessus subhepaticus dorsalis (*Pfeilspitze*) ein kleiner Flüssigkeitsstreifen. **d** Parallelschnitt. Zu beachten ist auf **c** und **d** der Pleuraerguß

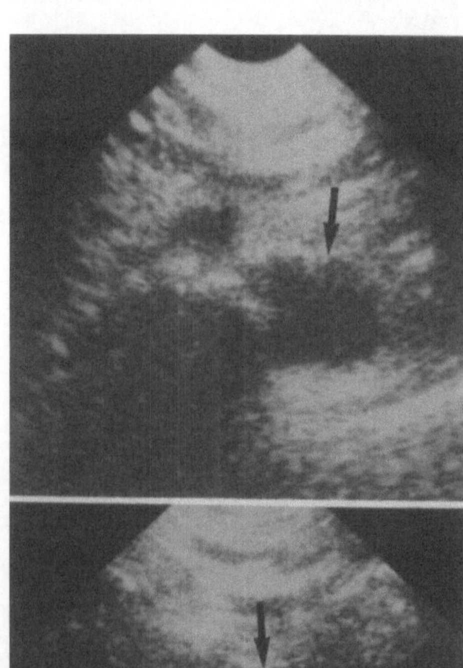

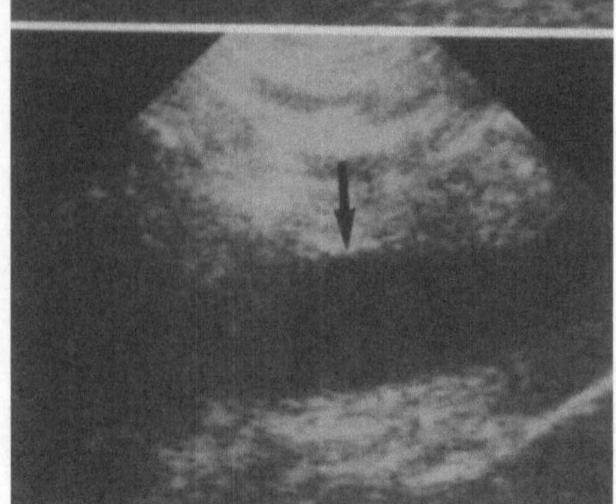

◄ **Abb. 29.8 a, b.** Bakterieller Abszeß in der Psoasloge (*Pfeil*). **a** Transversalschnitt, **b** Sagittalschnitt

Topographie[1]

Die Abszesse liegen entweder intraparenchymatös (Leber s. Kap. 11, Milz s. Kap. 28, Niere, Gallenblasenwand s. Kap. 16) oder extraparenchymatös. Im letzteren Fall können sie intraperitoneal oder extraperitoneal lokalisiert sein.

Extraperitoneale Abszesse

Bauchwandabszesse. Im allgemeinen handelt es sich um postoperative Abszesse. Eine an die oberflächliche Lage der Läsionen adaptierte Technik (Schallfrequenz, Fokussierung, Vorlaufmedium) sollte die topographische Zuordnung erlauben. Liegt der Abszeß oberflächlicher als die Muskelschicht, ist die Diagnose leicht. Liegt der Abszeß tiefer als die Muskulatur, so ist ein extraperitonealer Abszeß oft schwierig von einem oberfläch-

[1] Die Topographie der Abszesse deckt sich mit der Topographie der Hämatome.

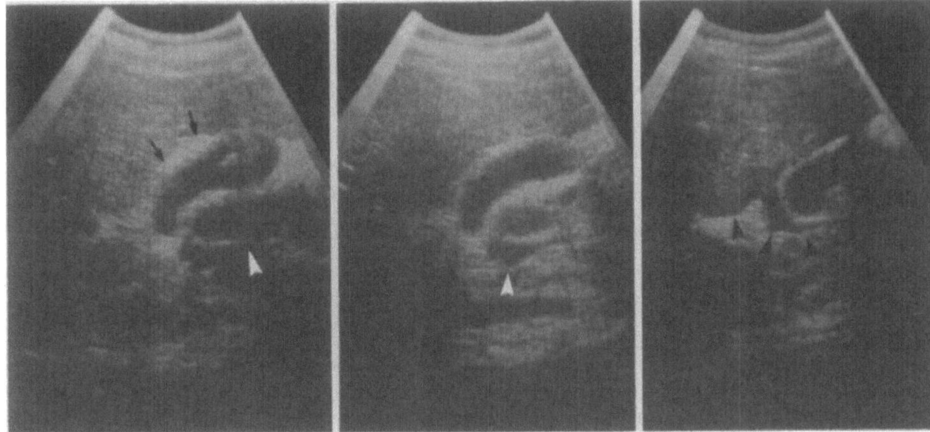

Abb. 29.9 a–c. Peritoneale Reaktion bei einer akuten Cholezystitis. **a** Ein Sagittalschnitt zeigt die verdickte Gallenblasenwand (*schwarze Pfeile*). Die druckempfindliche Gallenblase enthält ein flottierendes Konkrement. In der Umgebung der Gallenblase sind umschriebene Flüssigkeitsansammlungen (*weiße Pfeilspitze*) zu erkennen, die dilatierten Dünndarmschlingen bei einem Ileus entsprechen. **b** Parallelschnitt weiter lateral. **c** Noch weiter lateral wird die Gallenblase nicht mehr erfaßt. Zwischen Leber und Dünndarmschlingen ist intraperitoneale Flüssigkeit (*schwarze Pfeilspitzen*) zu erkennen

lich gelegenen intraperitonealen Abszeß abzugrenzen. Diese Unterscheidung ist für die geplante Therapie von grundlegender Bedeutung. Die Computertomographie kann im Zweifelsfall entscheidende morphologische Informationen liefern.

Abszesse der verschiedenen retroperitonealen Kompartimente

Erinnern wir uns an diese Kompartimente:

- vorderer pararenaler Raum (hier liegen Pankreas und Colon ascendens und descendens)
- perirenaler Raum
- hinterer pararenaler Raum.

Die beiden pararenalen Kompartimente hängen im kaudalen Teil des Retroperitonealraumes zusammen. Der hintere Pararenalraum geht nach lateral in die Bauchwand über. Diesen Kompartimenten ist noch anzufügen:

- Psoasloge. Der perimuskuläre Raum liegt zwischen Psoas und Psoasscheide und erstreckt sich bis ins Becken (Abb. 29.1 und 29.8).
- Retzius-Raum. Hier sind Abszesse nach schweren Harnwegsinfektionen oder nach beckenchirurgischen Eingriffen lokalisiert. Der Retzius-Raum wird dorsal von der Prostata begrenzt, ventral vom Schambein, kaudal von der subpubischen Faszie und kranial vom Lig. pubovesicale. Dieses Ligament bildet die Grenze zum kranialer gelegenen Prävesikalraum (s. Abb. 29.16, die ein Hämatom in dieser Region zeigt).

Intraperitoneale Abszesse

Es handelt sich um Abszesse in der Nachbarschaft infizierter Organe oder um Abszesse nach primär intraperitonealer Entzündung.

Mit den Abszessen bei akuter Cholezystitis haben wir uns bereits beschäftigt (Kap. 16). Zunächst entstehen diese Abszesse in der Gallenblasenwand, die sie ganz erheblich auftreiben. Die Abszedierung verursacht das Bild einer intraparietalen Flüssigkeitsansammlung (Abb. 16.36), manchmal mit Ablösung der Mukosa. Wenn Gasblasen auftreten, sind sie als echogene Zonen zu erkennen (Abb. 16.39). Falls eine Perforation auftritt, kommt es zu perivesikulären Abszessen, die durch die Nachbarorgane (Leber, Duodenum, Kolon) begrenzt werden (Abb. 29.9). Diese Be-

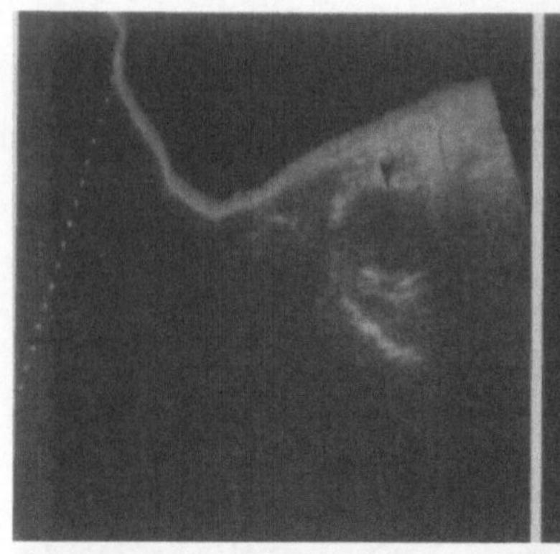
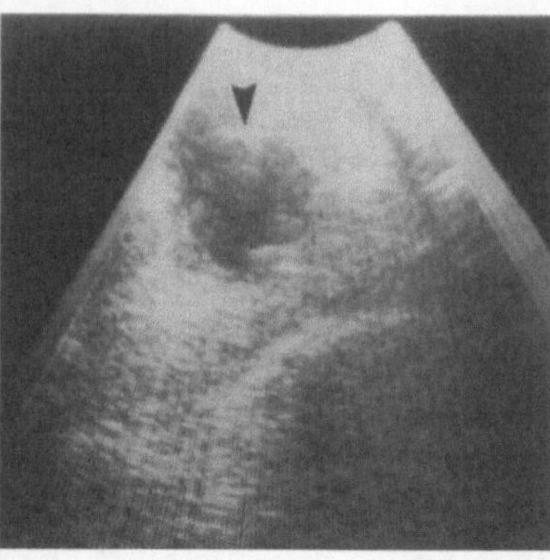

Abb. 29.10 a, b. Perityphlitischer Abszeß (*Pfeilspitze*). **a** Transversalschnitt der rechten Fossa iliaca, **b** Sagittalschnitt

a, b

grenzungen sind manchmal schlecht darzustellen, besonders, wenn das benachbarte Segment des Verdauungstraktes nicht flüssigkeitsgefüllt ist. Praktisch immer liegt zusätzlich freie intraperitoneale Flüssigkeit vor.

Die perityphlitischen Abszesse sind als mehr oder weniger begrenzte Flüssigkeitsansammlungen in der Fossa iliaca zu erkennen (Abb. 29.10). Aber auch eine weit entfernte Lokalisation ist möglich (Abb. 29.5). Eine Verdickung des Mesozökums kann unspezifische echoarme Bilder verursachen. Bei der akuten Appendizitis ist die verdickte Appendix gelegentlich als im Querschnitt runde oder kokardenförmige Struktur darzustellen (SWENSEN 1984).

Ähnliche unspezifische Bilder finden sich bei einer abszedierten Sigma- oder Kolondivertikulitis, wobei daran erinnert sei, daß Colon ascendens und Colon descendens retroperitoneal liegen. Die perirenalen Abszesse wollen wir in diesem Zusammenhang nicht noch einmal abhandeln. Die Möglichkeit eines intraabdominalen Abszesses bei primär extraabdominalem entzündlichem Prozeß (z. B. Senkungsabszeß in der Psoasloge) wollen wir nur andeuten (Abb. 29.1).

Postoperative Flüssigkeitsansammlungen

Abszesse

Es wäre langweilig, für jeden bauchchirurgischen Eingriff sämtliche Möglichkeiten von postoperativen Abszessen aufzuzählen. Im wesentlichen werden hier die subphrenischen Abszesse beschrieben.

Die rechtsseitigen subphrenischen Abszesse liegen i. allg. lateral des Lig. falciforme. Sie liegen zwischen Leber und Zwerchfell (Abb. 14.4 und 14.5). Andere Flüssigkeitsansammlungen sind subhepatisch zu finden, besonders nach Cholezystektomie (Abb. 29.3 und 29.6). Ein reaktiver Pleuraerguß begleitet die subphrenischen Abszesse oft. Nachdem der Abszeß diagnostiziert ist, muß die Ausbreitung in die parakolischen Rinnen und in das Foramen Winslowi (Abb. 29.11) beurteilt werden. Auch eine retroperitoneale Lokalisation eines Abszesses ist nach abdominalen chirurgischen Eingriffen möglich (Abb. 29.7).

Eine Fehldeutung ist in diesem Zusammenhang unbedingt zu vermeiden: Die rechte Kolonflexur kann nach Cholezystektomie in der Fossa vesicae felleae liegen und einen Abszeß vortäuschen. Die üblichen Zeichen erlauben die Identifizierung (mobile Echos, Peristaltik).

Bei linksseitigen subphrenischen Abszessen sind ähnliche Bilder in der Umgebung der Milz zu

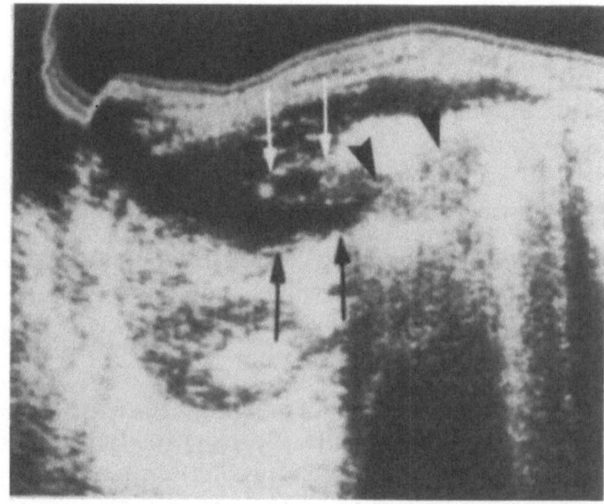

Abb. 29.11. Abszeß nach Gastrektomie. Ein Transversalschnitt der rechten Flanke zeigt einen Abszeß ventral der Niere. Der Abszeß erstreckt sich hinter einer rundlichen Struktur (*weißer Doppelpfeil*), bei der es sich um die V. portae und ihre Begleitstrukturen handelt. Der Abszeß reicht also bis an die Bursa omentalis heran, die jedoch noch nicht involviert ist. Man erkennt das daran, daß die hintere Magenwand (*Pfeilspitzen*) der Pankreasvorderwand anliegt

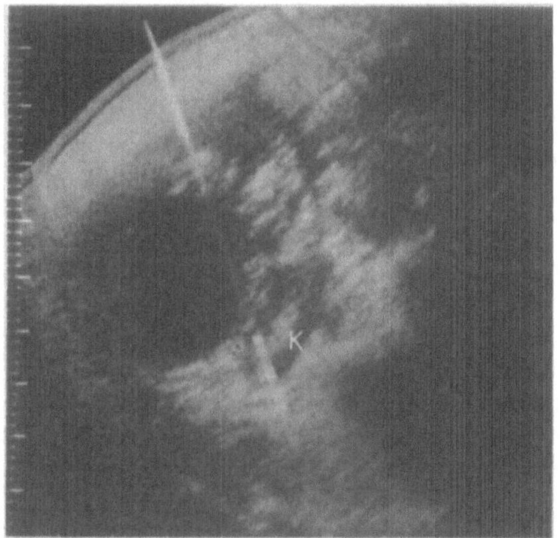

Abb. 29.12. Bilom. Bei diesem Patienten trat nach der Cholezystektomie Fieber auf. Man erkennt in der rechten Flanke eine Flüssigkeitsansammlung, die durch ein Leck im T-Drain bedingt ist (*K*: rechte Niere)

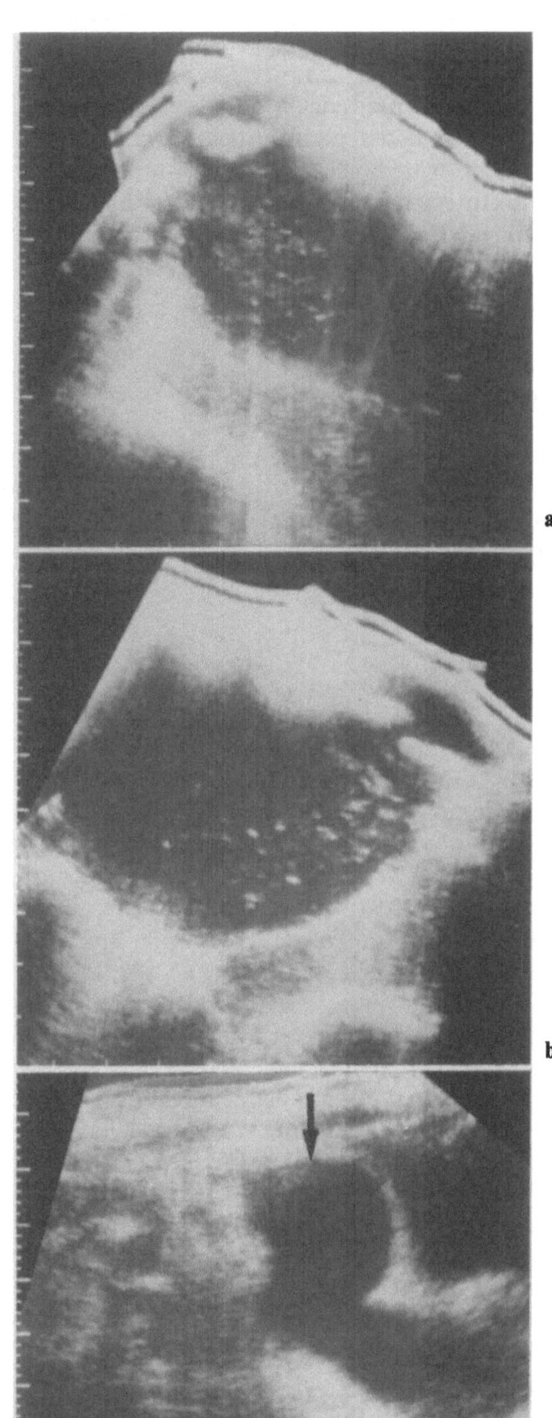

Abb. 29.13 a–c. Lymphozele. Bei diesem Patienten stellte ► sich nach Ureteronephrektomie hohes Fieber ein. **a** Sagittalschnitt des rechten Oberbauches. **b** Transversalschnitt. Die voluminöse Flüssigkeitsstruktur ist evident. Für die ins Innere der Lymphozele eingestreuten Reflexionen haben wir keine Erklärung, da keine Infektion vorlag. **c** Ein anderes Beispiel für eine Lymphozele. Dieser Patient stellte sich mit Verdauungsstörungen nach Lymphadenektomie wegen eines Hodentumors vor. Ein Sagittalschnitt des Beckens zeigt oberhalb der Harnblase eine bedeutende Flüssigkeitsansammlung (*Pfeil*). Es handelte sich um eine Lymphozele

erkennen (Abb. 29.2). Die Ausbreitung der linksseitigen subphrenischen Abszesse wird durch das Lig. phrenicocolicum begrenzt. Abgesehen von sehr großen Abszessen lassen sich sämtliche subphrenischen Abszesse optimal mit interkostalem Zugang darstellen.

Nichtabszedierte Flüssigkeitsansammlungen

Die postoperativen, nichtabszedierten Flüssigkeitsansammlungen sind i. allg. ganz echofrei. In den peritonealen Rezessus können diese Flüssigkeitsansammlungen gut dargestellt werden (s. Halbmondzeichen, Schmetterlingszeichen, s. Kap. 14). Es handelt sich dabei um Galle, Lymphe, Urin, Blut oder sogar Darminhalt. Ursache sind intraoperative Verletzungen oder Nahtinsuffizienz (Abb. 29.12 und 29.13). Ohne diagnostische Feinnadelpunktion kann über die Art der

Flüssigkeit keine Aussage gemacht werden. Die Feinnadelpunktion sollte viel öfter angewendet werden: NEFF (1983) hat gezeigt, daß auch einfache Exsudate ohne jede pathologische Bedeutung postoperativ in den peritonealen Rezessus zu finden sind.

Die Unterscheidung zwischen intra- und extraperitonealem Abszeß hat etwas Artefizielles an sich. Abszesse können in beiden Kompartimenten gleichzeitig vorkommen (Abb. 29.7).

Fremdkörper

Intraoperativ vergessene Kompressen stellen sich sonographisch unter einem komplexen Bild dar, obwohl manchmal die Textilstruktur zu erkennen ist (Abb. 29.14). Vor allem existiert ein deutlicher akustischer Schatten (WEILL 1977).

Therapie

Mit Ausnahme der auf konservative Therapie meist gut ansprechenden Amöbenleberabszesse muß jede postoperative Flüssigkeitsansammlung drainiert werden. Die interventionelle Sonographie spielt eine wesentliche Rolle zur Applikation eines Katheters für eine Lavage und Drainage oder auch zur Applikation eines Saug-Spül-Katheters (GRONVALL 1982; BRET et al. 1982).

Nach der Drainage verschwindet die Flüssigkeitsansammlung. Die verdrängten Nachbarorgane nehmen ihren normalen Platz wieder ein. Eine inkomplette Drainage oder ein Rezidiv sind an der Persistenz oder dem Wiederauftreten der Flüssigkeitsansammlung zu erkennen.

Wenn in seltenen Fällen ein Abszeß ohne Drainage abheilt, kommt es zu einer entzündlichen Resorption und Vernarbung, die sonographisch an einer echoreichen Struktur zu erkennen ist.

Hämatome

Es gibt drei Hauptursachen für die Hämatome: Traumen, Gerinnungsstörungen, Antikoagulantienintoxikation. Die letzte Ursache spielt klinisch die größte Rolle, da mit den Aktivitäten der Herz- und Gefäßchirurgen die Ordination von Antikoagulantien ansteigt. Anamnestisch sind neu aufgetretene Schmerzen oder eine Nervenkompressionssymptomatik führend, klinisch eine Schwellung.

Allgemeine Kriterien der Hämatome

Frisches Blut ist echofrei, während Thromben echoreich sind. Ganz schematisch könnte man folgern, daß frische Hämatome echofrei sind (Abb. 29.15), während ältere Hämatome sich echoreich darstellen. Das stimmt tatsächlich oft. Rasch entstandene Thromben können jedoch auch einem frischen Hämatom einen echoreichen Aspekt verleihen (Abb. 29.16). Andererseits gibt es ältere Thromben, die völlig echofrei erscheinen – wenigstens bei den relativ niedrigen Schallfrequenzen, die bei der abdominalen Ultraschalldiagnostik verwendet werden. Thrombosierte Arterien können ebenfalls echofrei erscheinen, während die thrombosierte V. cava in der Regel einen soliden, echoreichen Aspekt bietet: Die Diagnose der Kavathrombose ist wesentlich sicherer als die der Aortenthrombose.

Topographie

Die Hämatome kommen wie die Abszesse ubiquitär vor. Nach der Lokalisation kann man die Spontanhämatome (einschließlich Antikoagulantienblutung) einteilen (persönliche Beobachtung von 50 Hämatomen):

a) *Klassische Rektusscheidenhämatome* – Ihre spindelförmige Gestalt (Abb. 29.15) beruht auf der besonderen Form des geraden Bauchmuskels mit seinen zwischengeschalteten Aponeurosen,
b) *Retroperitoneale Hämatome* (Abb. 29.17) – v. a. die Hämatome der Psoasloge (Abb. 29.18, 29.19),
c) *Beckenhämatome* (Abb. 29.20–29.22) – v. a. die perivesikalen Hämatome einschließlich der Hämatome im Retzius-Raum (Abb. 29.16, 29.21, 29.22).

Bei der Untersuchung des Psoas ist die Füllung der Harnblase eine wertvolle Hilfe. Eine geringe Asymmetrie kann hinweisend sein. Im Zweifel kann sich die ergänzende Computertomographie als nützlich erweisen. Frische Hämatome weisen computertomographisch eine viel höhere Dichte als ältere Hämatome auf. Die subkapsulären Hämatome der Bauchorgane werden im Abschnitt „Abdominale Traumen“ (S. 582) behandelt.

„Dieser Aufzählung muß man die postoperativen Hämatome (Abb. 29.23) und die Hämatome in der Mesenterialwurzel (Abb. 29.24) hinzufügen. Darmwandhämatome verursachen das un-

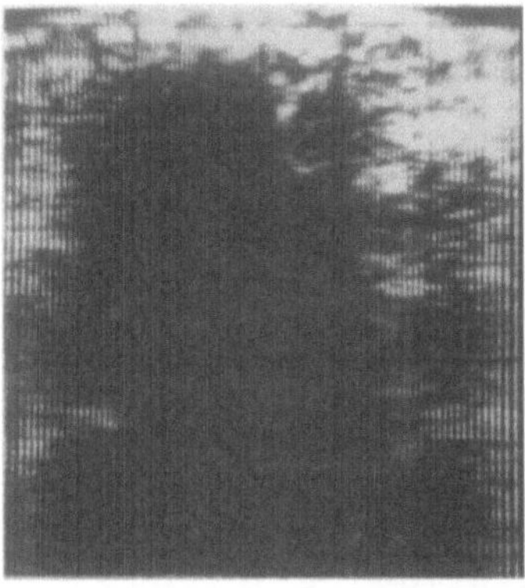
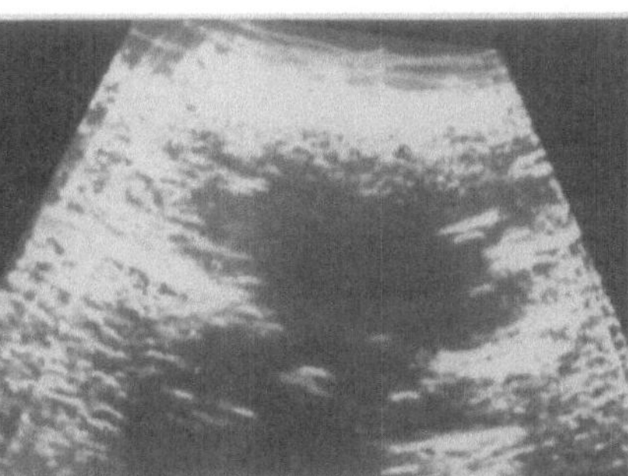
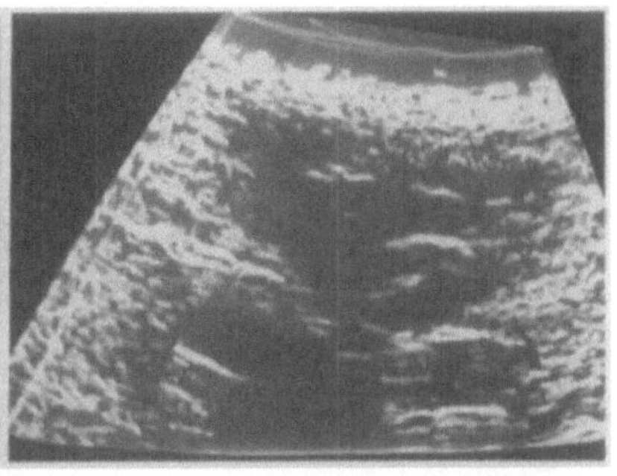

a–c

Abb. 29.14 a–c. Dieses Mädchen, bei dem zwei Monate zuvor ein gynäkologischer Eingriff vorgenommen worden war, stellte sich jetzt mit einem palpablen subumbilikalen Tumor vor. **a** Auf diesem Real-time-Bild imponiert ein Meermuschelzeichen. **b** Dieser Transversalschnitt im Compoundverfahren mit 1,5 MHz erlaubt es, die hintere Begrenzung zu beurteilen. **c** Bei 1 MHz ist dieses Gebilde in seinen Umrissen vollkommen abgrenzbar. Im Inneren bemerkt man einige streifenförmige Reflexionen. Insgesamt ergibt sich daraus das Bild eines vergessenen Tupfers. Dieses Bild war die erste publizierte sonographische Abbildung einer vergessenen Kompresse. Die Abbildung ist alt, aber unsere Chirurgen haben (glücklicherweise) neuere Abbildungen verhindert

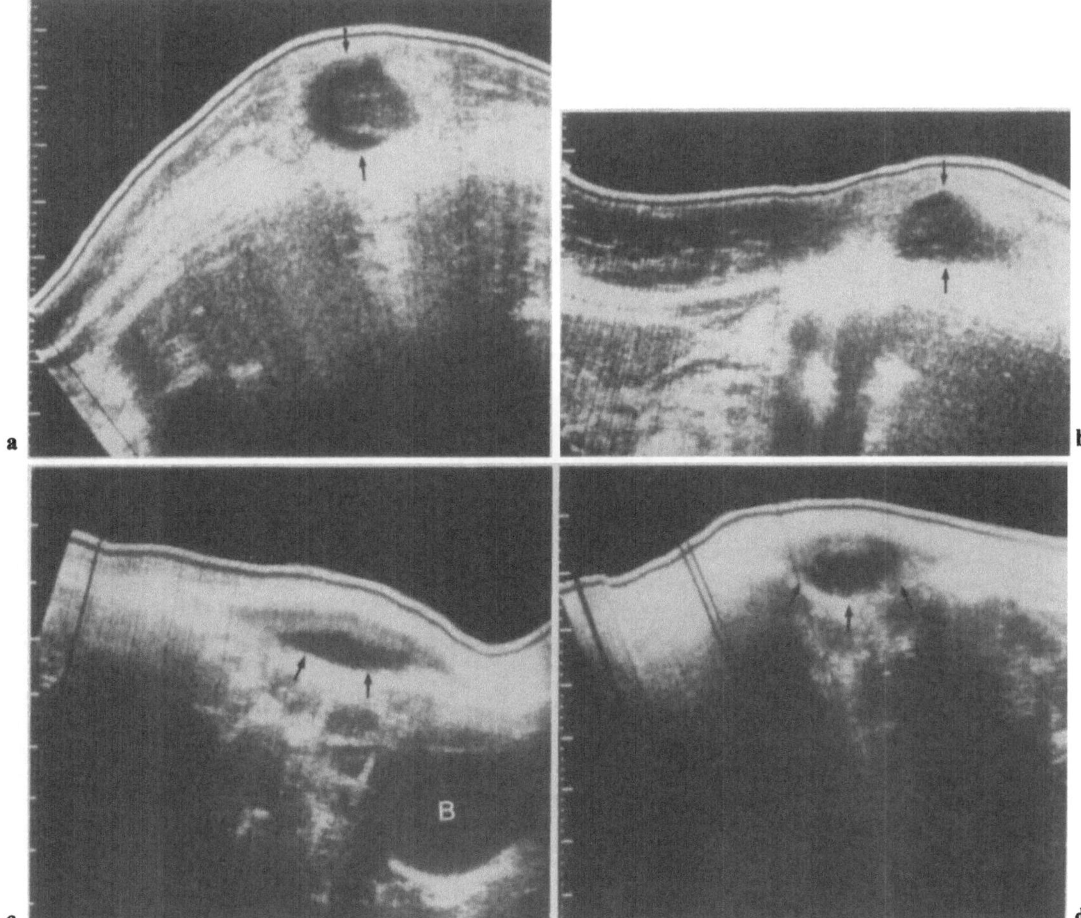

Abb. 29.15 a–d. Hämatom in der Rektusscheide (*Pfeile*). **a** Transversalschnitt, **b** Sagittalschnitt, **c, d** Sagittal- und Transversalschnitt bei einem anderen Patienten (*B*: Harnblase)

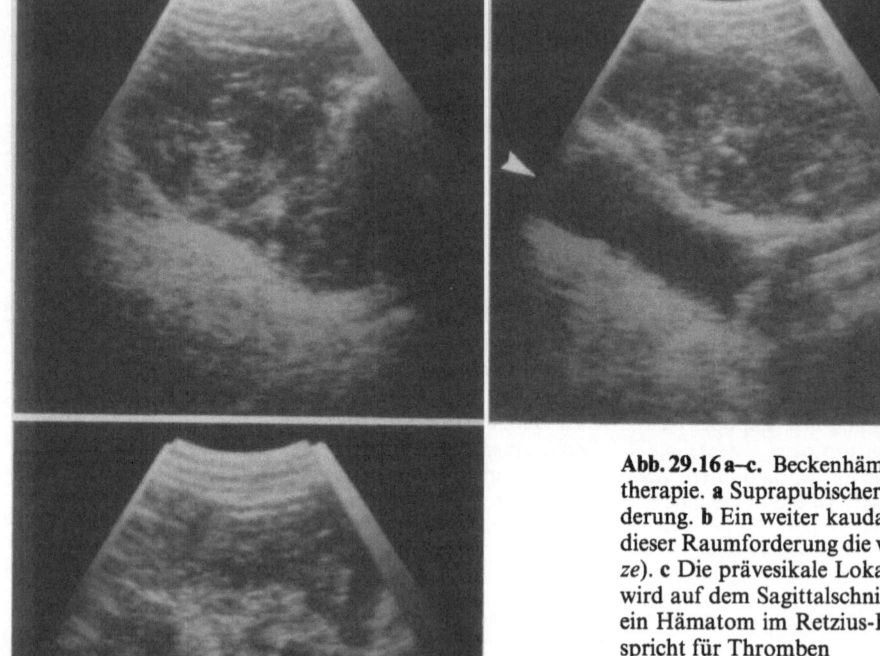

Abb. 29.16 a–c. Beckenhämatom unter Antikoagulantientherapie. **a** Suprapubischer Schnitt. Heterogene Raumforderung. **b** Ein weiter kaudal gelegener Schnitt zeigt dorsal dieser Raumforderung die verdrängte Harnblase (*Pfeilspitze*). **c** Die prävesikale Lokalisation dieser Raumforderung wird auf dem Sagittalschnitt bestätigt. Es handelt sich um ein Hämatom im Retzius-Raum. Die echoreiche Struktur spricht für Thromben

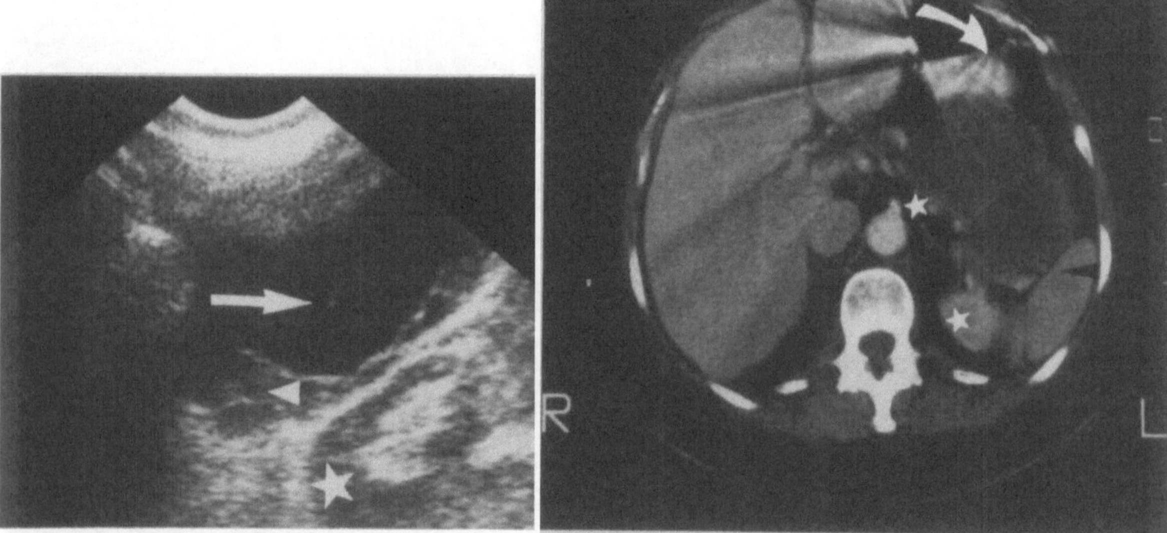

Abb. 29.17 a, b. Hämatom im vorderen pararenalen Raum unter Antikoagulantientherapie. **a** Dieser Real-time-Schnitt des linken Oberbauches zeigt vor der linken Niere (*) eine Flüssigkeitsansammlung mit gemischter Echostruktur, die teilweise echoarm (*Pfeil*), teilweise echoreich (*Pfeilspitze*) ist. **b** Computertomographie nach intravenöser Kontrastmittelapplikation. Das Hämatom liegt ventral der Niere (*) und des Pankreas (*) und ventral der Milz. Es verdrängt den kontrastierten Magen nach vorn (*Pfeil*)

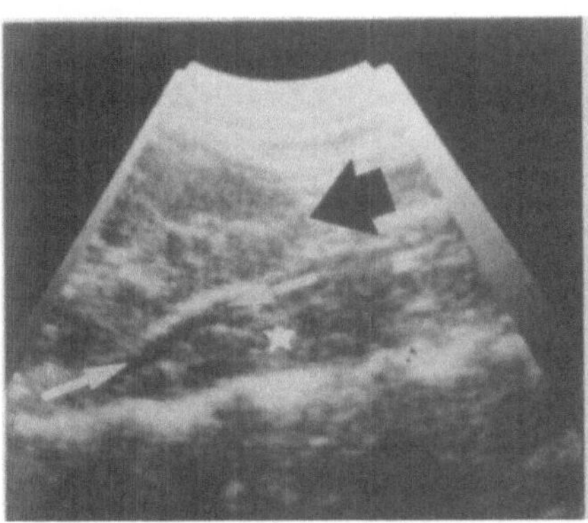
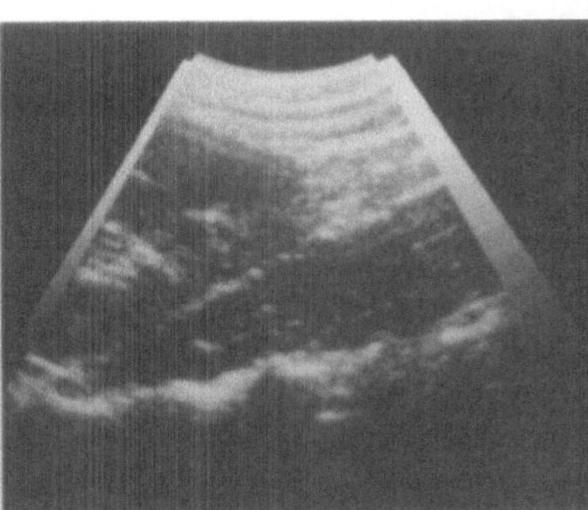
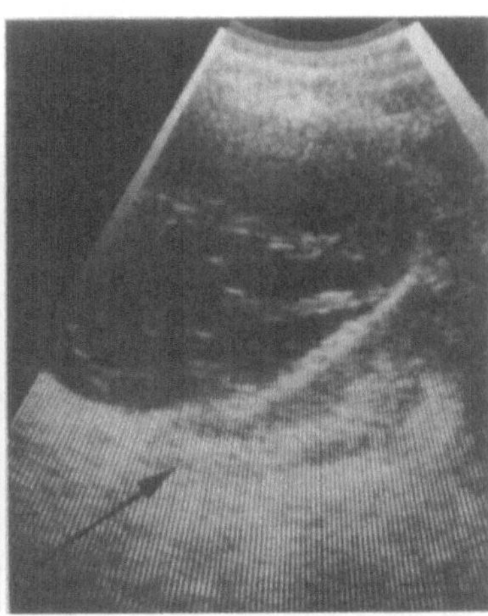

a–c

Abb. 29.18 a–c. Hämatom in der linken Psoasloge unter Antikoagulantientherapie. **a** Frontalschnitt im Real-time-Verfahren der linken Flanke. Man erkennt neben der Niere (*schwarzer Pfeil*) den Psoas (*), der heterogen strukturiert ist. Eine dünne Flüssigkeitsansammlung zeichnet sich unmittelbar unterhalb der Aponeurose ab (*weiße Pfeile*). **b** Derselbe Schnitt mit größerer Verstärkung. **c** Schrägschnitt des Beckens. Der Musculus iliacus (*schwarzer Pfeil*) ist deformiert. Neben ihm ist eine große heterogen strukturierte Flüssigkeitsansammlung zu erkennen. Sie liegt im unteren Abschnitt der Psoasloge

spezifische Bild einer Flüssigkeitsansammlung. Nur selten kann das Hämatom aufgrund der spezifischen anatomischen Verhältnisse (Duodenalhämatom) genau zugeordnet werden (Abb. 29.77). Die Diagnose wird durch eine konventionelle oder computertomographische Kontrastdarstellung des Verdauungstraktes bestätigt.

Allgemeine Therapie der Hämatome

Man kann eine Entleerung des Hämatoms über eine Drainage versuchen. In der Regel ist diese Prozedur ineffektiv oder wenigstens inkomplett. Das Verfahren der Wahl ist die Operation, insbesondere dann, wenn man das Risiko einer retroperitonealen Fibrose mit nachfolgenden neurologischen Komplikationen nicht eingehen will.

Falls das Hämatom nicht völlig entleert wird, organisiert es sich und bekommt eine echoreiche Struktur. Es ist dann vom Parenchymgewebe manchmal schwierig abzugrenzen.

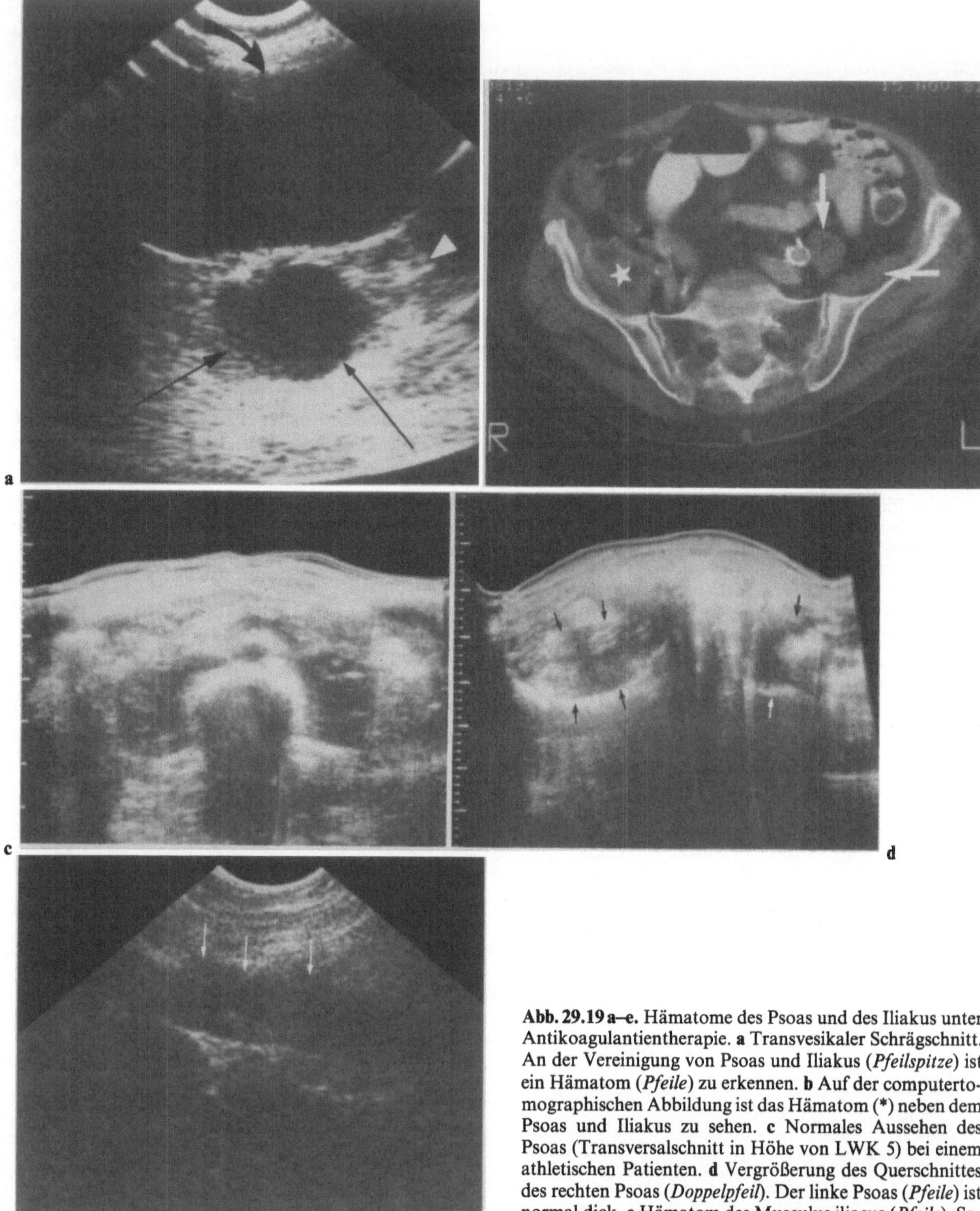

Abb. 29.19 a–e. Hämatome des Psoas und des Iliakus unter Antikoagulantientherapie. **a** Transvesikaler Schrägschnitt. An der Vereinigung von Psoas und Iliakus (*Pfeilspitze*) ist ein Hämatom (*Pfeile*) zu erkennen. **b** Auf der computertomographischen Abbildung ist das Hämatom (*) neben dem Psoas und Iliakus zu sehen. **c** Normales Aussehen des Psoas (Transversalschnitt in Höhe von LWK 5) bei einem athletischen Patienten. **d** Vergrößerung des Querschnittes des rechten Psoas (*Doppelpfeil*). Der linke Psoas (*Pfeile*) ist normal dick. **e** Hämatom des Musculus iliacus (*Pfeile*). Sagittalschnitt der rechten Fossa iliaca

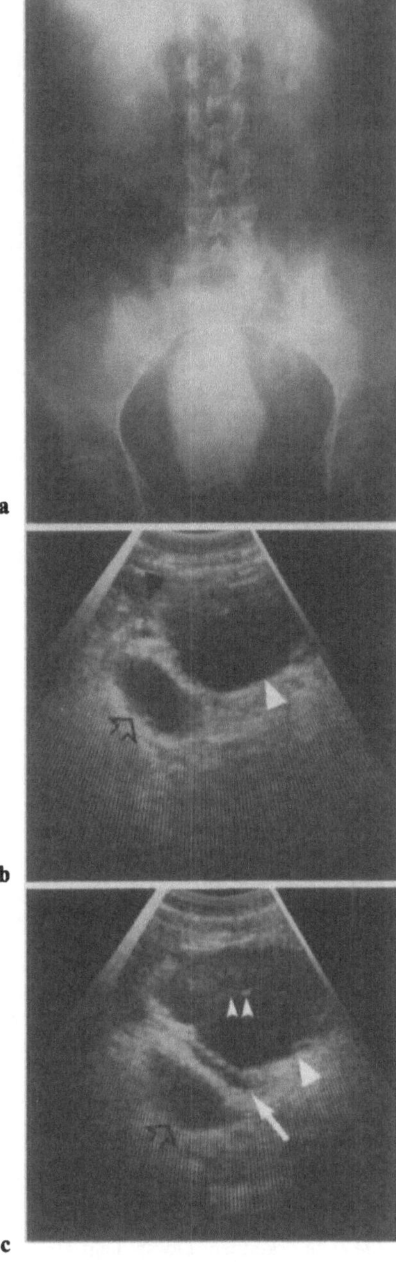

Abb. 29.20 a–c. Posttraumatisches Beckenhämatom. **a** Eine Ausscheidungsurographie zeigt eine deformierte Harnblase. **b** Auf dem suprapubischen Sagittalschnitt, der am Krankenbett angefertigt wurde, meint man zunächst, eine retrovesikale Flüssigkeitsansammlung zu erkennen. Bei genauerem Hinsehen erkennt man, daß die pathologische Flüssigkeitsansammlung in Wirklichkeit ventral liegt (*weiße Pfeilspitze*). Von dorsal nach ventral sind der ungewöhnlich echoarme Uterus (*offener Pfeil*), der Ballonkatheter in der Harnblase (*schwarze Pfeilspitze*) und die Flüssigkeitsansammlung zu erkennen. **c** Einige Minuten nach dem Abstöpseln des Harnblasenkatheters läßt sich in gleicher Höhe zwischen Uterus und Flüssigkeitsansammlung die Harnblase (*Pfeil*) darstellen. Die Flüssigkeitsansammlung entspricht einem Hämatom im Retzius-Raum. Man erkennt ein dünnes Septum im Hämatom (*doppelte Pfeilspitze*). Das Hämatom im Retzius-Raum liegt dorsal dieser Pfeilspitzen. Ventral handelt es sich um ein Hämatom im unteren Abschnitt der Rektusscheide (Bilder: A. Belloir)

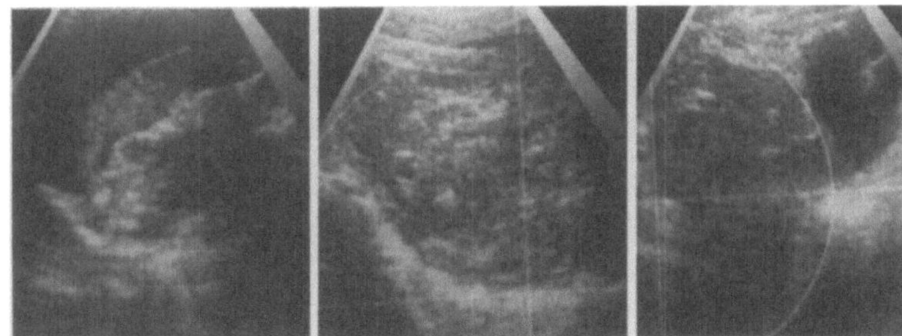

Abb. 29.21 a–c. Hämatome, die unter Antikoagulantientherapie aufgetreten sind. **a** Subkapsuläres Milzhämatom. **b** Im Becken lokalisiertes Hämatom. **c** Weiter kranial ist die Beziehung des Hämatoms zur Blase zu erkennen

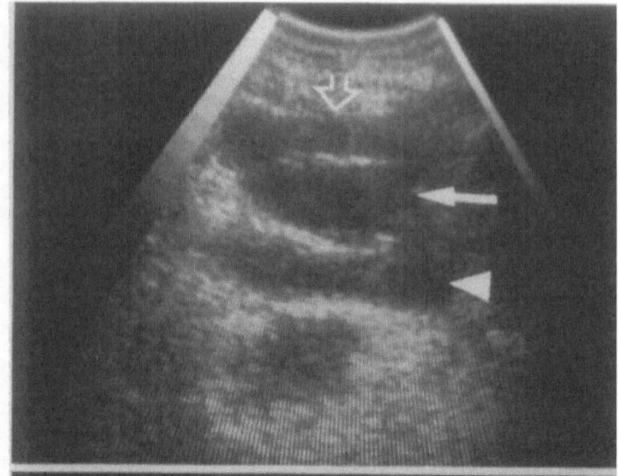

a

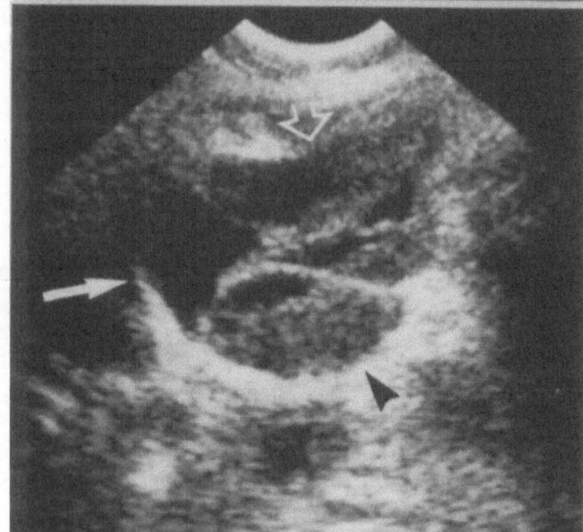

b

Abb. 29.22 a, b. Hämatom im Retzius-Raum unter Antikoagulantientherapie. **a** Ein suprapubischer Transversalschnitt, der am Krankenbett ausgeführt wurde, zeigt beidseits der Harnblase (*Pfeil*) je eine Flüssigkeitsansammlung. Ventral handelt es sich um ein Hämatom im Retzius-Raum (*offener Pfeil*). Die dorsal der Harnblase gelegene Flüssigkeitsansammlung liegt intraperitoneal, im Douglas-Raum. Die Aspiration zeigt, daß es sich um serös-hämorrhagische Flüssigkeit handelt. **b** Bei einem anderen Patienten ist auf einem transversalen suprapubischen Schnitt ventral der Harnblase (*Pfeil*) ein Hämatom im Retzius-Raum (*offener Pfeil*) zu erkennen. Dorsal liegt gleichzeitig ein Hämatom zwischen Harnblase und Rektum vor (*Pfeilspitze*). Die Harnblase liegt zwischen diesen beiden Flüssigkeitsansammlungen

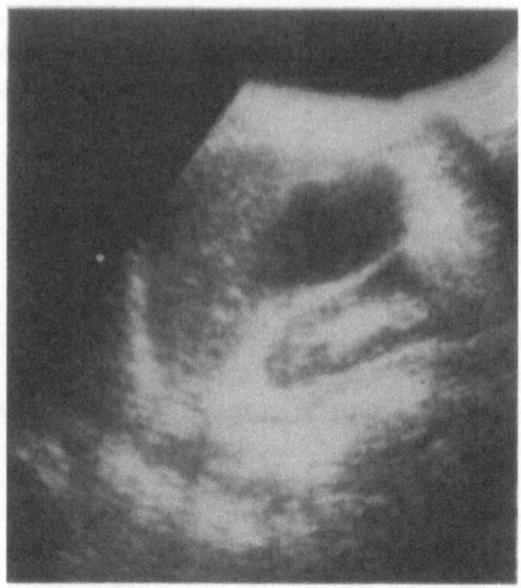

Abb. 29.23. Flüssigkeitsansammlung im Gallenblasenbett nach Cholezystektomie. Es handelt sich um ein Hämatom

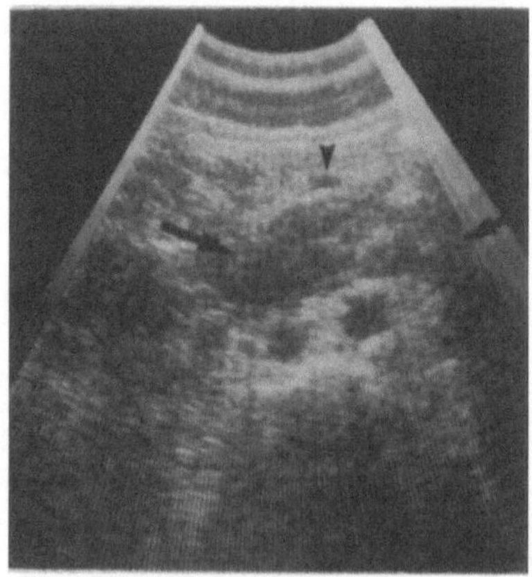

Abb. 29.24. Akutes Abdomen: Der Transversalschnitt zeigt ein echoarmes umschriebenes Areal (*Pfeile*) ventral der großen Gefäße. Man könnte eine akute Pankreatitis diskutieren. Der Querschnitt der A. mesenterica superior (*Pfeilspitze*) deutet darauf hin, daß die Flüssigkeitsansammlung in der Mesenterialwurzel liegt: Es handelt sich um ein Hämatom unter Antikoagulantientherapie in der Mesenterialwurzel

Akutes Abdomen

Die Untersuchung eines akuten Abdomens besteht aus einer minutiösen Durchsicht des Abdomens und des kaudalen Thorax. Man analysiert sämtliche in Kap. 14 beschriebene peritonealen Rezessus. In Tabelle 29.1 findet sich noch einmal eine Aufzählung dieser Rezessus.

Es sei noch einmal daran erinnert, daß Flüssigkeit im Recessus subhepaticus dorsalis (MORRISON) das Halbmondzeichen verursacht. Das gleichzeitiges Auftreten von Flüssigkeit in der Bursa omentalis und in der übrigen Peritonealhöhle verursacht das Schmetterlingszeichen (Abb. 29.25). Der Nachweis freier intraperitonealer Flüssigkeit ist ein wesentlicher diagnostischer Hinweis (Abb. 29.26).

Der Nachweis freier intraperitonealer Flüssigkeit sagt jedoch noch nichts über die Zusammensetzung der Flüssigkeitsansammlung aus (Tabelle 29.2).

Um die Art der Flüssigkeit mit Sicherheit diagnostizieren zu können, muß man auf die Feinnadelpunktion zurückgreifen.

Der Nachweis freier intraperitonealer Flüssigkeit ist immer pathologisch – mit zwei Ausnahmen:

Tabelle 29.1. Peritoneale Rezessus

Rezessus in der Umgebung der Gallenblase
Perihepatische Rezessus, v. a. der Recessus subhepaticus dorsalis
Perilienale Rezessus
Bursa omentalis
Interenterische Rezessus
Parakolische Rinnen
Douglas-Raum

Tabelle 29.2. Intraperitoneale Flüssigkeitsansammlungen

1. Spontanes Auftreten
   - Entzündliches Exsudat oder Pus
   - Blut
   - Pankreatogene Flüssigkeit
   - Darminhalt (nach Perforation)
   - Galle (selten)
   - Urin (selten)
2. Nach Trauma oder chirurgischen/interventionellen Eingriffen
   - Blut
   - Urin
   - Galle
   - Lymphe
   - Exsudat
   - Darminhalt

1. Der Follikelsprung wird von einer (meist geringfügigen) im Becken lokalisierten Flüssigkeitsansammlung begleitet. Hier ist der Übergang vom Physiologischen zum Pathologischen fließend: Die Ruptur sehr großer Follikel mit Freisetzung größerer Flüssigkeitsmengen ist in der Tat sehr schmerzhaft und nähert sich dem Bereich des akuten Abdomens (Abb. 29.27).
2. Die andere Ausnahme betrifft die postoperativen Zustände. Wir haben schon gesehen, daß postoperativ manchmal freie Flüssigkeit im Abdomen nachzuweisen ist.

Die Untersuchung des Peritonealraumes schließt ein:

- die Untersuchung der intraperitonealen Organe (Leber, Milz usw.)
- die Untersuchung der retroperitonealen Organe und Kompartimente
- die Untersuchung der basalen Thoraxanteile durch subkostale (subxiphoidale) und interkostale Schnitte. Pleurale, perikardiale oder mediastinale Flüssigkeitsansammlungen lassen sich so erkennen.

All diese Untersuchungen erfolgen simultan. Trotzdem muß die ganze Untersuchung vollständig und genau ausgeführt werden, damit nichts übersehen wird.

Im folgenden Abschnitt wollen wir uns einige klinische Situationen ansehen.

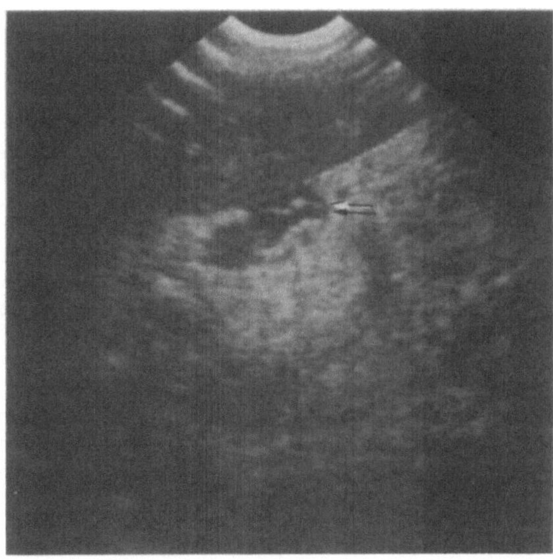

Abb. 29.25. Schmetterlingszeichen. Man erkennt die Flügel des Schmetterlings beidseits des kleinen Netzes (*Pfeil*)

a–c

d, e

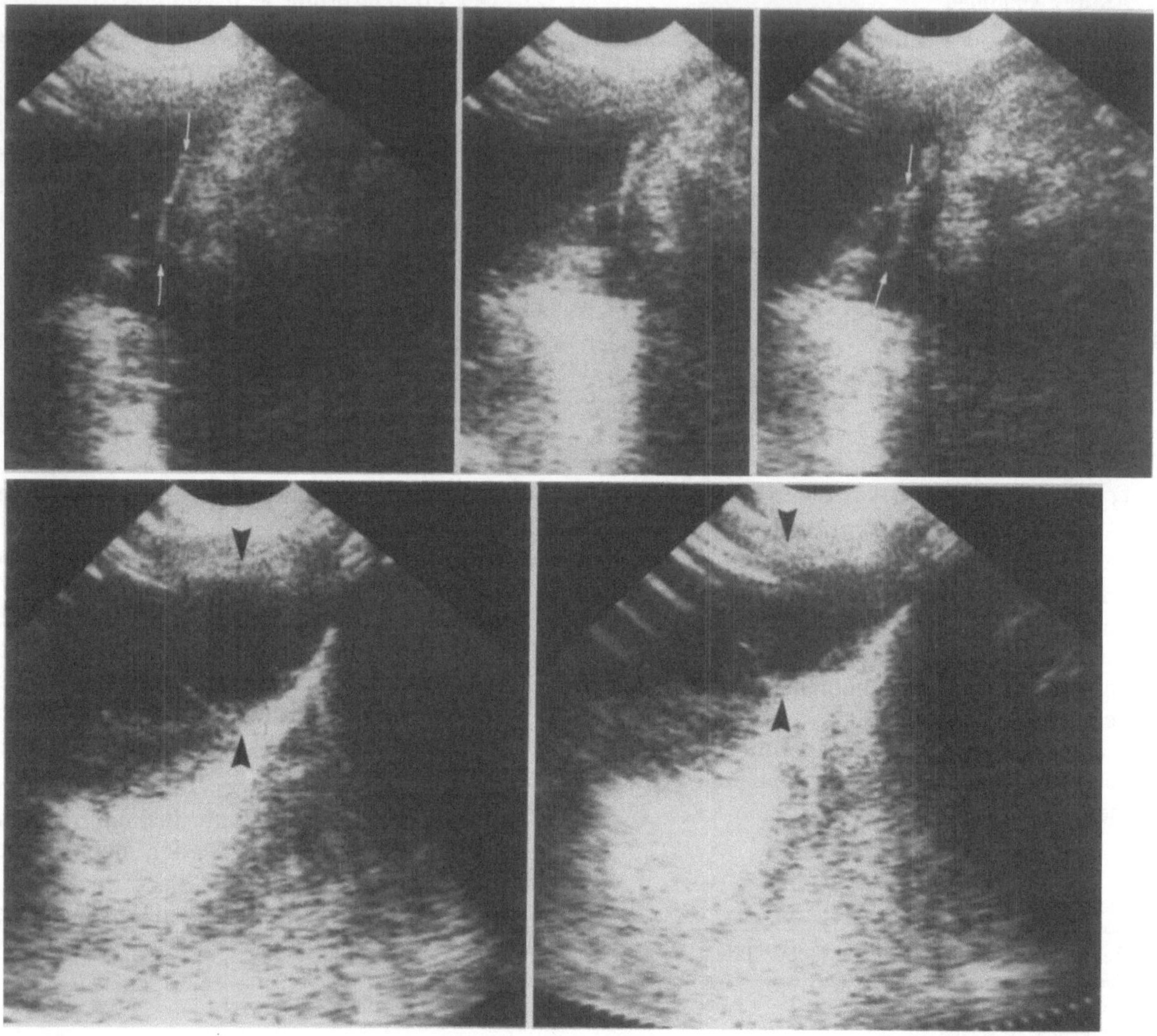

Abb. 29.26 a–e. Schmetterlingszeichen beim akuten Abdomen. Dieser Patient erholte sich nach einer linksseitigen Nephrektomie wegen einer Nierenzerreißung nicht. Er war anämisch. Die Sonographie und die Computertomographie zeigten zunächst keinen pathologischen Befund. Drei Tage darauf wurde erneut eine Sonographie durchgeführt. **a–c** Linksseitige Interkostalschnitte zeigen ein Schmetterlingszeichen in der Nachbarschaft der Milz. Die Flüssigkeit (Schmetterlingsflügel) liegt beidseits des Lig. gastrolienale (*Pfeile*). Daraus kann man schließen, daß die Ursache der Flüssigkeitsansammlung in einem der die Bursa omentalis umgebenden Organe zu suchen ist. **d, e** Interkostalschnitte der Milz zeigen ein Milzhämatom (*Pfeilspitzen*), das sich langsam entwickelt hat und bei den vorhergehenden Untersuchungen nicht erkennbar war

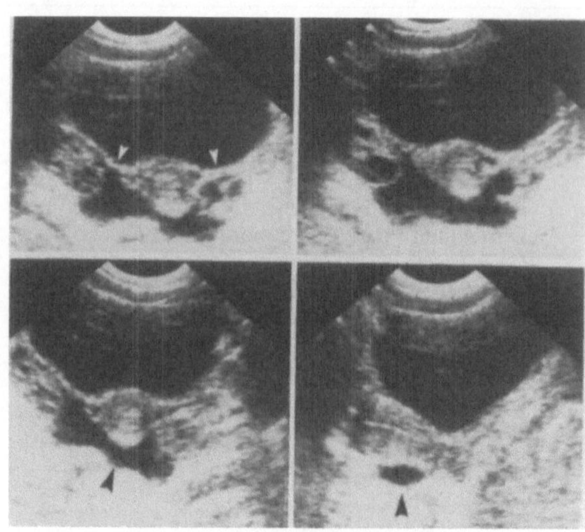

Es handelt sich wohlgemerkt um einige Beispiele der täglichen Notfallsonographie und nicht um eine vollständige Liste aller Prozesse, die ein akutes Abdomen verursachen können.

Syndrom des schmerzhaften rechten Oberbauches

Bei der Untersuchung eines Patienten mit Schmerzen im rechten Oberbauch ist gelegentlich eine *akute Cholezystitis* zu erkennen. In Kap. 16 wurden die sonographischen Zeichen dieser Erkrankung beschrieben. Festzuhalten ist, daß die Verdickung der Gallenblasenwand kein spezifisches Zeichen ist. Die verschiedenen Ursachen der Gallenblasenwandverdickung sind in Tabelle 29.3 zusammengefaßt.

Der lokalisierte Druckschmerz und die exakte Übereinstimmung der Hauptschmerzzone mit der auf dem Bildschirm erkennbaren Gallenblase sind spezifische diagnostische Zeichen.

Der *akute Gallengangverschluß* ist schwierig zu diagnostizieren, da der eingeklemmte Stein nicht von Galle umgeben ist. Die prästenotische Dilatation der Gallenwege entwickelt sich ja erst allmählich (s. Kap. 16 und 26). Diese akuten Choledochusobstruktionen werden manchmal von subkapsulären Galleansammlungen in der Leber („Bilom") begleitet (Abb. 29.28). Etwas weiter unten werden wir sie genauer ansehen.

Es gibt Erkrankungen, die klinisch eine akute Cholezystitis vortäuschen. Der Schmerz im rechten Oberbauch und eine vermehrte Konsistenz des rechten Oberbauches können fälschlich zur Diagnose einer Abwehrspannung führen. Die richtige Diagnose ist sonographisch sofort zu stellen: In Wirklichkeit handelt es sich nicht um eine Abwehrspannung, sondern um eine riesige Leber, deren Unterrand „fast im kleinen Becken" zu palpieren ist. Derartige Lebervergrößerungen finden sich bei einer Rechtsherzinsuffizienz und v. a. bei malignen Lymphomen.

◄ **Abb. 29.27 a–d.** Die peritonealen Rezessus beim akuten Abdomen. Diese Patientin klagte über heftige Unterbauchschmerzen, die mitten im Menstruationszyklus aufgetreten waren. Sie hatte außerdem einen Ileus. **a–c** Transversalschnitte zeigen beidseits des Uterus die Ligg. lata (*weiße Pfeilspitzen auf* **a**). Man erkennt im Douglas-Raum eine nicht unbeträchtliche Menge freier Flüssigkeit (*schwarze Pfeilspitze* auf **c**), durch die die Ligg. lata erkennbar werden. **d** Ein Sagittalschnitt bestätigt das Vorhandensein freier Flüssigkeit im Douglas-Raum (*schwarze Pfeilspitze*). Es handelt sich um einen normalen Follikelsprung mit außergewöhnlich reichlicher Flüssigkeitsfreisetzung

Tabelle 29.3. Ursachen der Verdickung der Gallenblasenwand

Partielle Gallenblasenkontraktion
Akute Cholezystitis
Chronische Cholezystitis
Ödem – Hypoproteinämie
– kardial, renal, hepatisch
– Lymphabflußstörung
Tumorinfiltration

Tabelle 29.4. Subkapsuläre Flüssigkeitsansammlungen der Leber

Galle
Blut
Pus
Pankreatogene Flüssigkeit (s. Kap. 21)

Die Rechtsherzinsuffizienz äußert sich durch eine massive Dilatation der V. cava und der Lebervenen.

Andere Lebererkrankungen, die für Schmerzen im rechten Oberbauch verantwortlich sein können, sind:

- *Leberabszesse* (s. Kap. 11). Sie werden oft von Pleuraergüssen begleitet
- *Komplikationen der zystischen Echinokokkose* (Ablösung der Membran, Ruptur in die Gallenwege, s. Kap. 11)
- *Tumorblutungen*, evtl. mit Ausbildung subkapsulärer Hämatome (s. unten)
- *subkapsuläre Flüssigkeitsansammlungen.* Sie lassen sich in der Peripherie der Leber unabhängig vom Respirationszyklus und von Lageänderungen konstant nachweisen. Ein anderes morphologisches Kriterium für subkapsuläre Flüssigkeitsansammlungen ist ihre Begrenzung. Diese Flüssigkeitsansammlungen verdrängen das Leberparenchym, das dadurch eine konkave Oberfläche bekommt (Abb. 29.28, 21.20–21.22). Die extrahepatischen Flüssigkeitsansammlungen bewirken demgegenüber keine konkave Begrenzung der benachbarten Leber.

Tabelle 29.4 faßt die verschiedenen subkapsulären Flüssigkeitsansammlungen zusammen.

Durch eine diagnostische Feinnadelaspiration kann die Art der subkapsulär angesammelten Flüssigkeit leicht identifiziert werden. Einige Autoren empfehlen die sofortige (therapeutische) Entlastungspunktion.

Die Erkrankungen, die mit Schmerzen im rechten Oberbauch einhergehen, können retroperito-

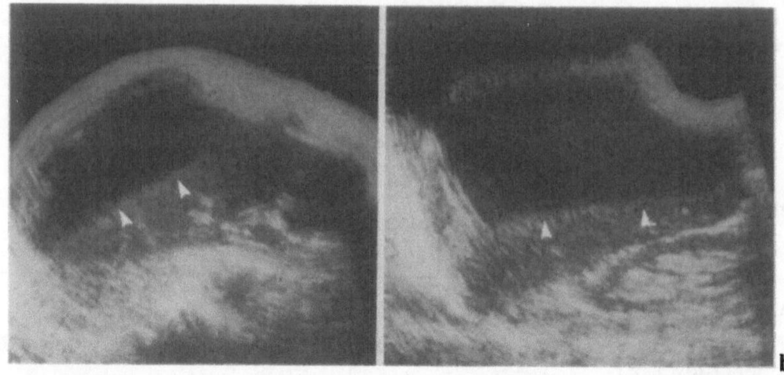

Abb. 29.28 a, b. Akutes Abdomen. Schmerzen im rechten Oberbauch. Klinisch wurde eine akute Cholezystitis vermutet. Man erkennt eine subkapsuläre Flüssigkeitsansammlung in der Leber, die das Parenchym (*Pfeilspitzen*) von der Leberkapsel abhebt. **a** Transversalschnitt, **b** Sagittalschnitt. Es handelt sich um eine Galleansammlung („Bilom") durch einen konkrementbedingten Choledochusverschluß

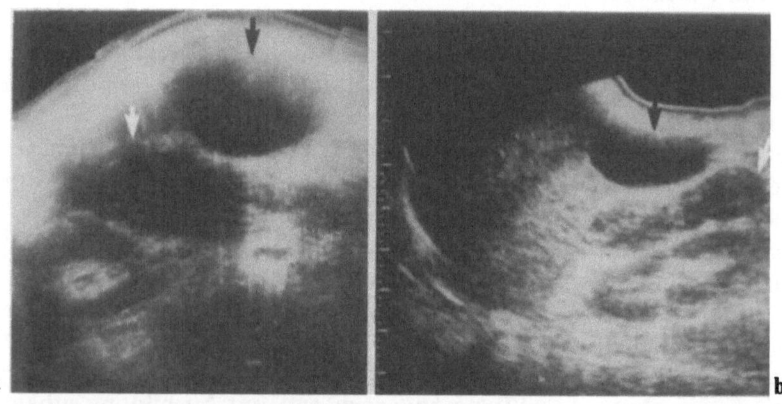

Abb. 29.29 a, b. Akutes Abdomen. Dieser antikoagulierte Patient klagt über Schmerzen im rechten Oberbauch. Man tastet eine Raumforderung. Klinisch wird die Diagnose einer akuten Cholezystitis gestellt. **a** Der Transversalschnitt zeigt eine große Gallenblase (*schwarzer Pfeil*). Ein Konkrement oder eine Verdickung der Gallenblasenwand findet sich jedoch nicht. Eine Flüssigkeitsansammlung (*weißer Pfeil*) zeichnet sich zwischen Gallenblase und rechter Niere ab. **b** Sagittalschnitt mit anderer Verstärkung: Das Hämatom (*weißer Pfeil*) entwickelt sich ventral der Niere im Pararenalraum. Der obere Anteil des Hämatoms besitzt eine solide Echostruktur, die durch die Schallverstärkung hinter der Gallenblase (*schwarzer Pfeil*) bedingt ist

neal lokalisiert sein. Es kann sich z. B. um ein *retroperitoneales Hämatom* (Abb. 29.29) oder eine *Nierenerkrankung* handeln (Konkremente, Urinom durch Nierenbeckenruptur, perinephritischer Abszeß).

Die Verschiedenheit der Erkrankungen, die zu Schmerzen im rechten Oberbauch führen können, machen die Sonographie zu einem wertvollen diagnostischen Instrument, das stets die erste Untersuchung darstellen sollte. Die Meinung von BARTRUM teilen wir nicht, der wegen der fehlenden Spezifität der Gallenblasenwandverdickung die Sonographie zugunsten der Gallenwegsszintigraphie aufgibt: Man weiß nämlich im voraus nicht, ob es sich wirklich um einen Prozeß der Gallenwege handelt.

Abb. 29.31 a–e. Die peritonealen Rezessus beim akuten Abdomen. Diese junge Frau wurde zu einer Ausscheidungsurographie wegen akuter Schmerzen im linken Oberbauch überwiesen. Anamnestisch fällt eine Schmerzausstrahlung in die Skapula auf, die uns an einen pathologischen Milzprozeß denken läßt. Statt der Ausscheidungsurographie führen wir eine sonographische Untersuchung durch. **a** Auf einem rechtsseitigen Interkostalschnitt erkennt man eine sichelförmige Flüssigkeitsansammlung (Halbmondzeichen) (*Pfeilspitze*). **b** Ein rechtsseitiger Transversalschnitt zeigt, daß die Leber von Flüssigkeit umgeben ist (*Pfeilspitzen*). **c–e** Auf diesen drei linksseitigen Interkostalschnitten ist die vermutete Milzläsion erkennbar. Die heterogen strukturierte Milz ist rupturiert. Die Patientin wird sofort operiert. Es handelte sich um die Erstmanifestation einer Sarkoidose

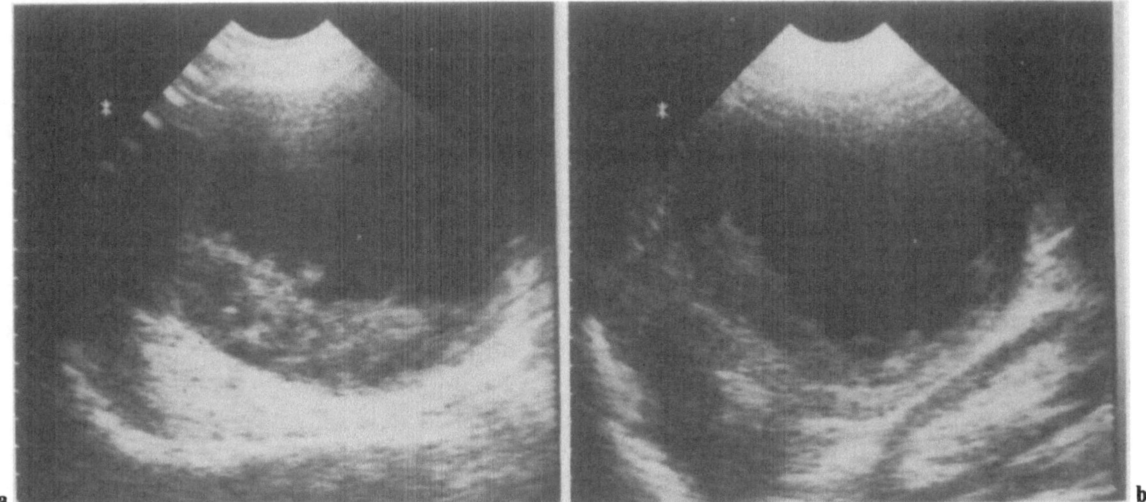

Abb. 29.30 a, b. Bakterieller Milzabszeß

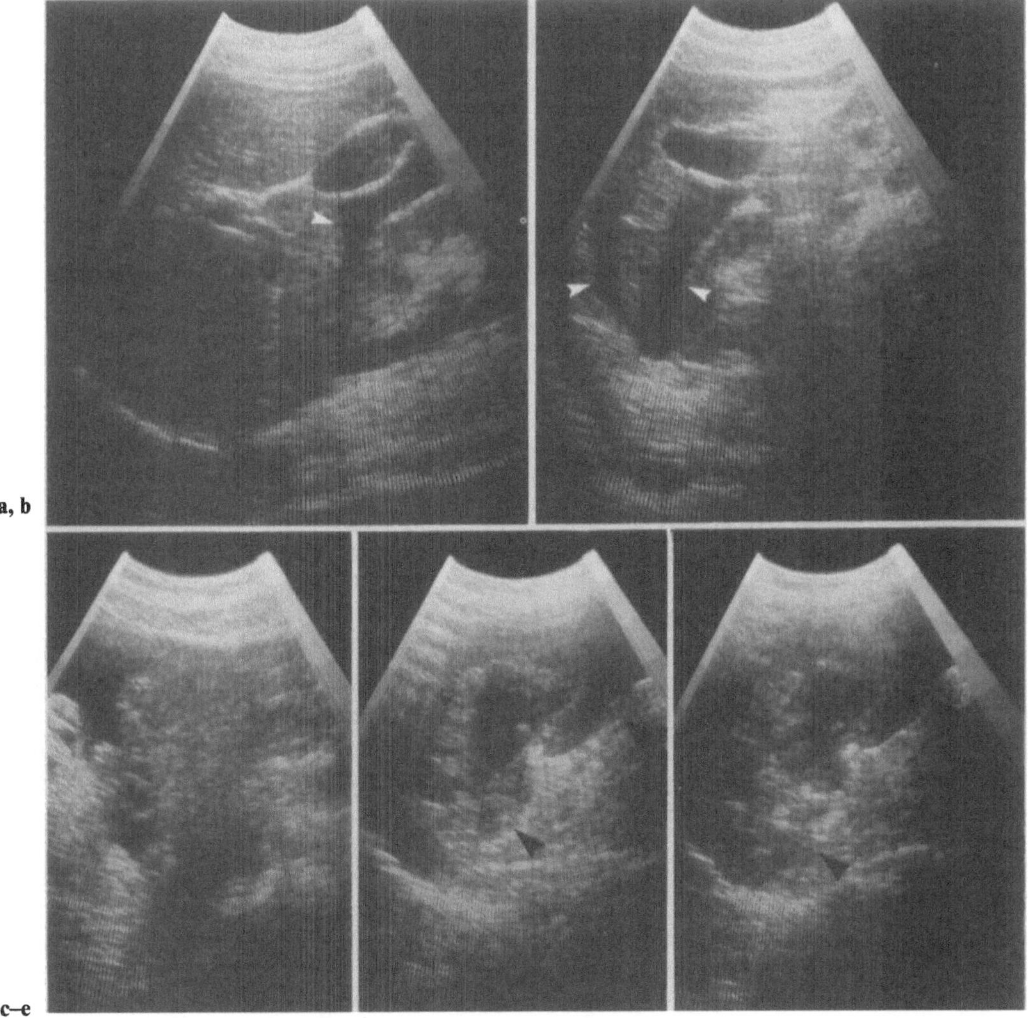

Syndrom des schmerzhaften linken Oberbauches

Wie auch bei den rechtsseitigen Oberbauchschmerzen kann die Ursache retroperitoneal lokalisiert sein. Vor allem handelt es sich aber um akute Milzerkrankungen, d.h. *Milzabszesse* (Abb. 29.30) und *Milzinfarkte* (Abb. 28.23, 28.24). Letztere können vaskulärer oder parenchymatöser Genese sein. An die *Milzvenenthrombose* in der Folge einer akuten Pankreatitis sei hier noch einmal erinnert. Die *subkapsulären Flüssigkeitsansammlungen in der Milz* als Folge einer akuten Pankreatitis können zwei verschiedene Ursachen haben: erstens den hämorrhagischen Milzinfarkt, zweitens pankreatogene Flüssigkeit, die sich retroperitoneal vom Pankreasschwanz entlang des Milzgefäßstieles ausbreitet (Abb. 21.23). Milzinfarkte treten auch bei lienaler Manifestation eines malignen Lymphoms auf, auch ohne daß eine Splenomegalie vorliegt. Sie können zu einer Spontanruptur der Milz führen (Tabelle 29.5).

Diese Spontanrupturen verursachen eine heterogene Struktur der Milz und ein Hämatoperitoneum (Abb. 29.31).

Tabelle 29.5. Ursache der Spontanruptur der Milz

Abszeß
Milzinfarkt vaskulärer Genese
Maligne Lymphome
Infektiöse Mononukleose
Sichelzellanämie
Hämoglobinopathien

Schmerzhafte Oberbauchsyndrome mit Kollaps

Eine Ursache haben wir gerade kennengelernt, die spontane *Milzruptur*. Eine andere Ursache ist die *Tumorblutung der Leber*.

Die Sonographie zeigt neben dem Hämatoperitoneum den Lebertumor. Dabei kann es sich um maligne oder auch benigne Lebertumoren handeln, v.a. um Hämangiome (Abb. 29.32 und 29.33).

Zu diesen Syndromen gehören auch die *Rupturen von arteriellen Aneurysmen*, die v.a. bei größeren Aneurysmen vorkommen. Dabei tritt ein Spontanschmerz oder eine Druckdolenz des Aneurysmas auf.

Bei der drohenden Ruptur nehmen die parietalen Thromben durch das Eindringen von Blut ein geschichtetes Aussehen an. Das heterogene Aussehen dieser Thromben ist ein sonographisches Warnzeichen (Abb. 29.34 und 29.35). Später können folgende Komplikationen auftreten:

- Durch Intimaeinriß entsteht ein Aneurysma dissecans, das ein falsches Lumen (Abb. 29.37) und eine doppelte Wand aufweist (Abb. 29.36). Manchmal ist die abgelöste, flottierende Intima zu erkennen (Abb. 29.37)
- Durch komplette Ruptur der Wand entsteht ein – manchmal sehr kleines (Abb. 29.37b, 29.38, 29.39) – Hämatom in der Umgebung des Aneurysmas oder ein Hämatoperitoneum. Sonographisch ist beim Hämatoperitoneum lediglich freie Flüssigkeit im Abdomen zu diagnostizieren. Die endgültige Diagnose ist durch eine Feinnadelaspiration zu sichern (Abb. 29.36).

In Tabelle 29.6 sind die Zeichen der Aneurysmaruptur zusammengefaßt (Weill 1973, 1974, 1980; Winsberg 1974).

Tabelle 29.6. Sonographische Zeichen der Aneurysmaruptur

Druckdolenz bei sonographisch gezielter Palpation
Heterogene Struktur der parietalen Thromben
Doppeltes Lumen
Flottierende Intima
Hämatom in der Umgebung des Aneurysmas
Hämatoperitoneum

Die Diagnostik ist schwieriger, wenn die Ruptur nicht ein *Aortenaneurysma*, sondern ein *Aneurysma der Bauchorganarterien* betrifft. Sonographisch ist meist nur freie intraperitoneale Flüssigkeit zu erkennen, wenn ein intraperitoneales Aneurysma vorliegt (A. hepatica, A. lienalis), oder eine in der Tiefe lokalisierte Flüssigkeitsansammlung, wenn das Aneurysma retroperitoneal liegt (A. renalis).

Ab einer gewissen Größe können diese peripher gelegenen Aneurysmen jedoch auch mit Hilfe geeigneter Schnitte direkt dargestellt werden.

Dissezierende Aneurysmen, die sich auf die abdominale Aorta beschränken (De-Bakey-Typ III) können sonographisch nur selten diagnostiziert werden (Abb. 29.40 und 29.41). Die flottierende Intima befindet sich nur selten senkrecht zum Schallstrahl. Die dringliche Diagnostik von dissezierenden abdominalen Aneurysmen ist v.a. eine Sache der Computertomographie mit Kontrastmittelapplikation und der Angiographie.

Die *rupturierte Extrauterinschwangerschaft* kann unter dem Bild einer Erkrankung des Ver-

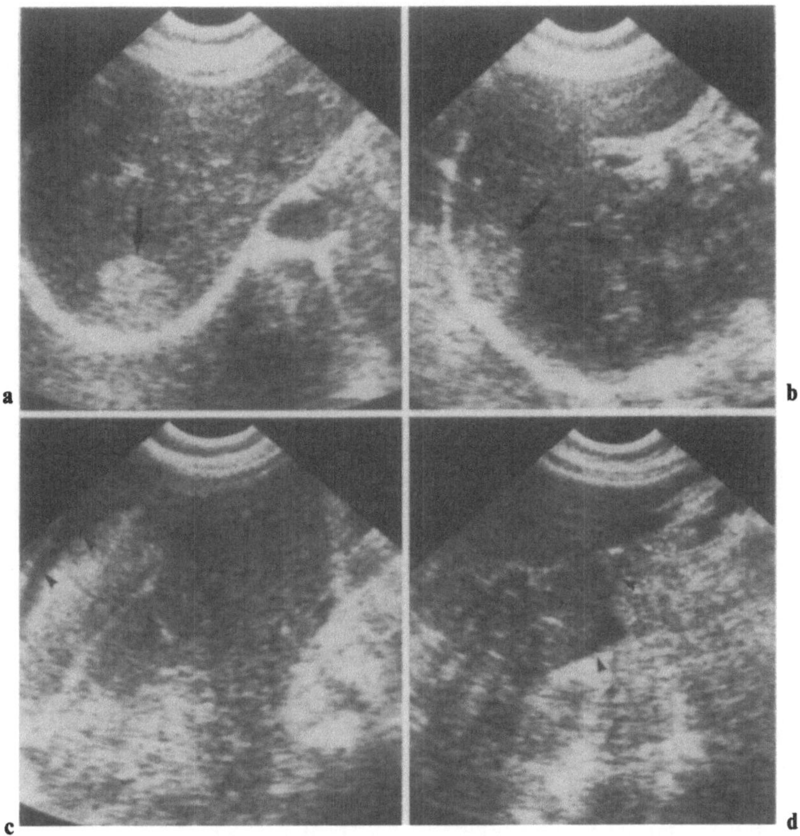

Abb. 29.32 a–d. Dieser Patient war mit Schmerzen im rechten Oberbauch kollabiert. **a** Ein subkostaler Schrägschnitt der Leber zeigt eine echoreiche Läsion („Wachsfleck") (*Pfeil*) in der Leber, die an ein Angiom denken läßt. **b** Sagittalschnitt. **c** Ein anderer Sagittalschnitt läßt oberhalb der Leber freie intraperitoneale Flüssigkeit erkennen (*Pfeilspitzen*). **d** Dieser letzte Schnitt zeigt Flüssigkeit (*Pfeilspitzen*) unterhalb der Leber. Es handelte sich um ein Hämatoperitoneum bei einer transkapsulären Ruptur des Hämangioms

dauungstraktes erscheinen. Im Liegen wandert das Blut nach kranial und kann eine reflektorische gastrointestinale Symptomatik verursachen (Ileus, Übelkeit, Erbrechen). Das Hämatoperitoneum ist sonographisch leicht erkennbar (Abb. 29.42). Die sonographische Untersuchung des Abdomens muß in jedem Fall das Becken einschließen.

Auch die großen *spontanen Hämatome* unter Antikoagulantientherapie gehören in diesen Abschnitt der Oberbauchschmerzen mit Kollaps (Abb. 29.43).

Schließlich ist hier auch die akute Pankreatitis einzuordnen. Die sonographischen Zeichen, das Auftreten pankreatogener Flüssigkeit (Schmetterlingszeichen, Abb. 29.44) oder die Flüssigkeitsstraßen, die manchmal auch intraparenchymatös (Abb. 29.45) oder subkapsulär vorkommen, wurden weiter oben beschrieben. Wie bei allen pathologischen Prozessen der Organe, die die Bursa omentalis begrenzen, ist die Entdeckung eines „Schmetterlingszeichens" von größter diagnostischer Bedeutung.

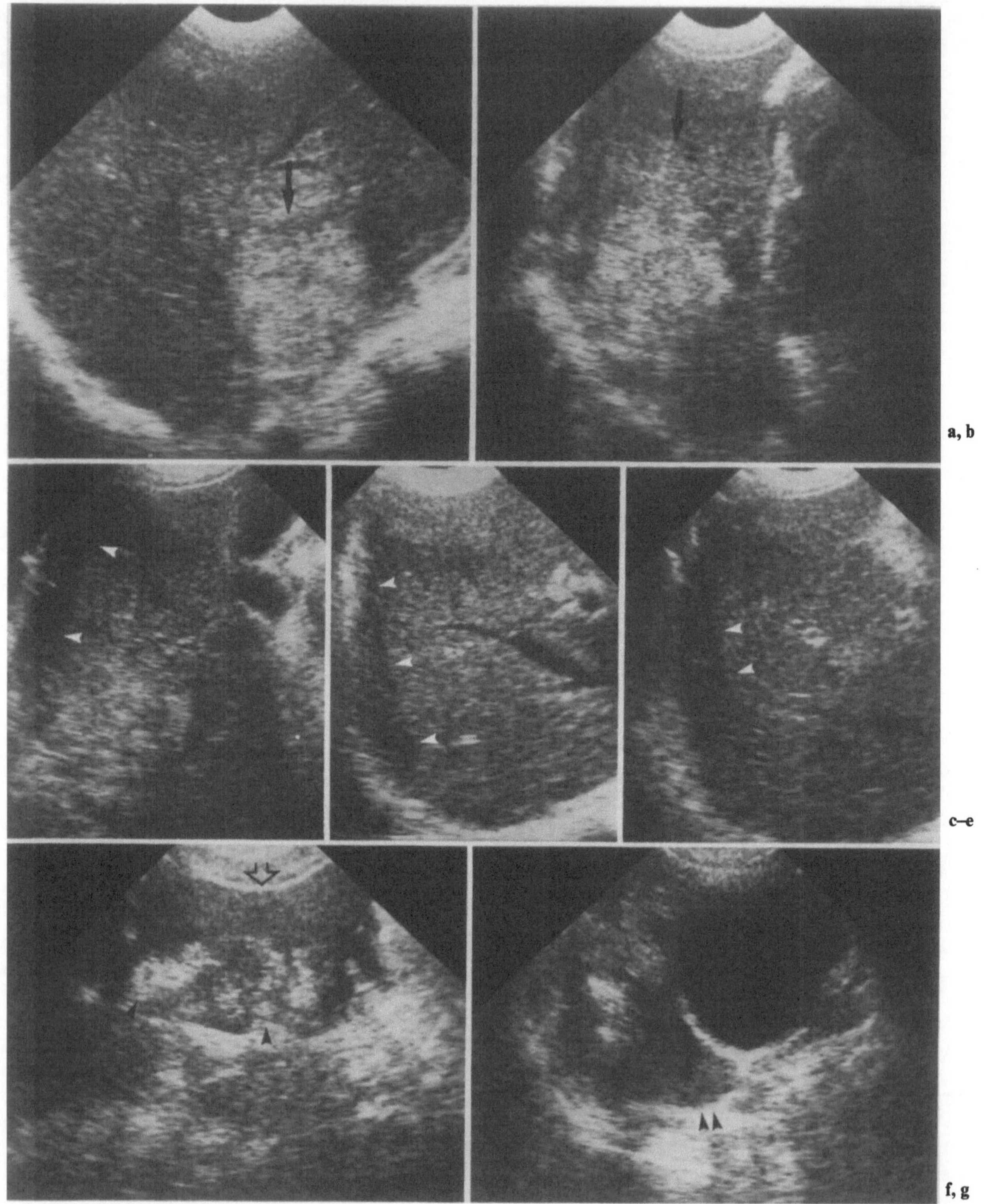
a, b
c–e
f, g

◄ **Abb. 29.33 a–g.** Auch dieser Patient wurde mit Schmerzen im rechten Oberbauch nach einem Kollaps eingeliefert. **a** Ein Sagittalschnitt zeigt eine Läsion (*Pfeil*), die an ein Hämangiom denken läßt. **b** Die Läsion läßt sich auch auf dem Interkostalschnitt darstellen. **c–e** Die Transversal- und Schrägschnitte zeigen zwischen Leber und Zwerchfell freie Flüssigkeit (*Pfeilspitzen*). Die Abbildung unterscheidet sich jedoch erheblich von der des vorhergehenden Patienten: Das Leberparenchym wird durch eine uhrglasförmige Flüssigkeitsansammlung verdrängt: Es handelt sich also um ein subkapsuläres Hämatom. **f** Auf dem Frontalschnitt der linken Flanke ist eine echoreiche Flüssigkeitsansammlung (*offener Pfeil*) in der Umgebung der Darmschlingen (*Pfeilspitzen*) zu erkennen. **g** Diese Flüssigkeitsansammlung findet sich auch im Douglas-Raum (*doppelte Pfeilspitze*) (suprapubischer Sagittalschnitt). Es handelt sich um eine subkapsuläre, gleichzeitig auch um eine intraperitoneale Blutung eines Hämangioms

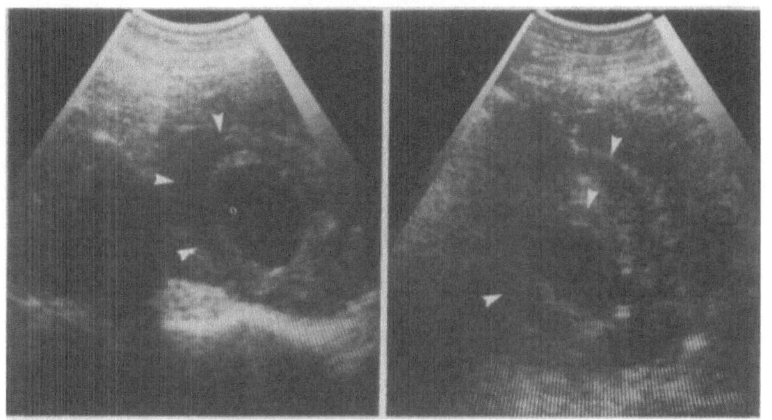

Abb. 29.34 a, b. Beginnende Ruptur eines Aortenaneurysmas. Die sonographisch gezielte Palpation der Aorta ist bei diesen beiden Patienten schmerzhaft. Auf dem Transversalschnitt erkennt man zwiebelschalenartig geschichtete Thromben innerhalb des Aneurysmas

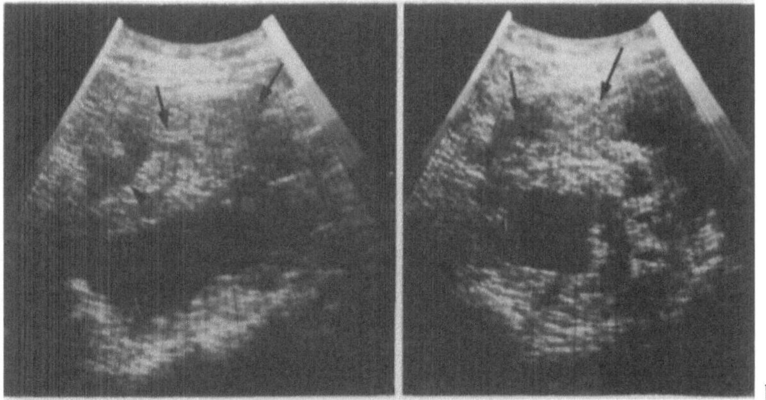

Abb. 29.35 a, b. Beginnende Ruptur eines Aortenaneurysmas. **a** Transversalschnitt. **b** Sagittalschnitt. Es liegen auffällig heterogen strukturierte Thromben vor (*Pfeile, Pfeilspitzen*). Die gezielte sonographische Palpation ergibt einen lokalisierten Druckschmerz der Aorta

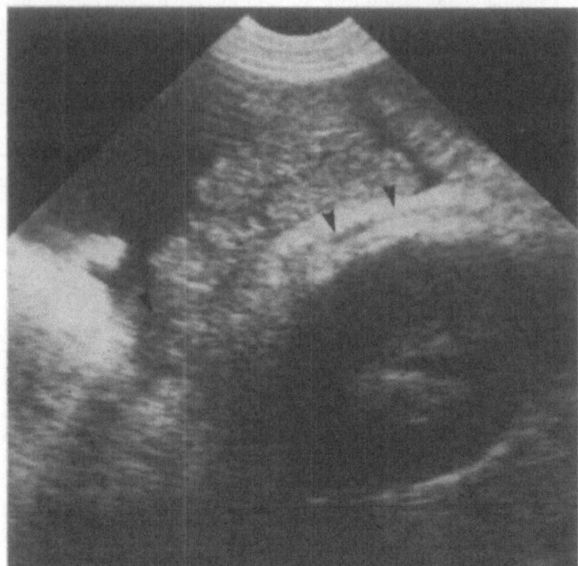

Abb. 29.36. Aortendissektion (linksseitiger Frontalschnitt). Man erkennt eine doppelte Aortenwand (*Pfeilspitzen*), die auf eine Dissektion hinweist. Die intraperitoneale Flüssigkeitsansammlung, die besonders gut in der Umgebung der Darmschlingen erkennbar ist, ließ an ein Hämatoperitoneum denken. Es handelte sich jedoch nur um Aszites

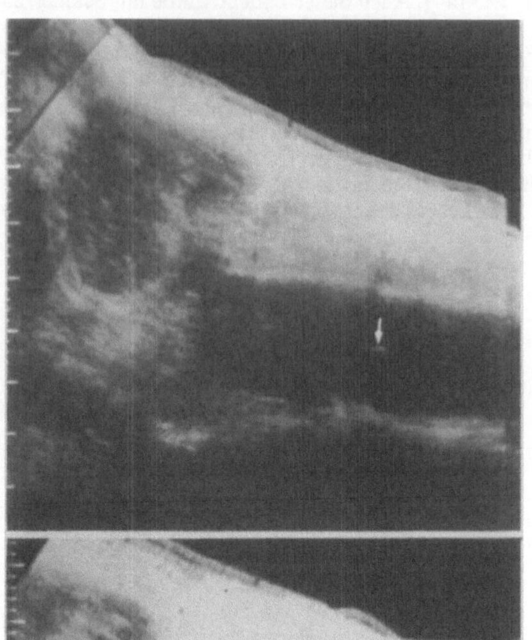

a

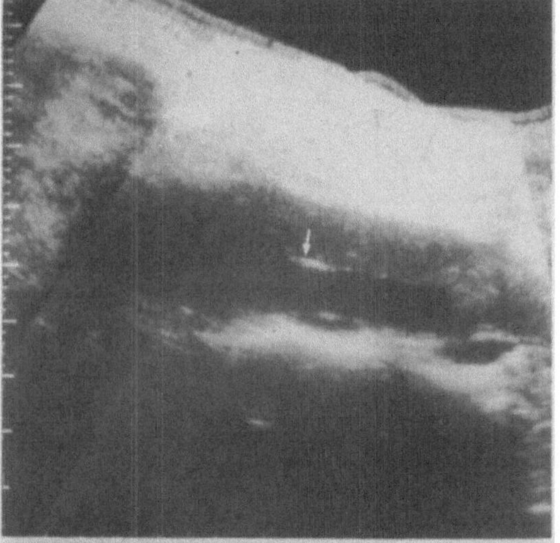

b

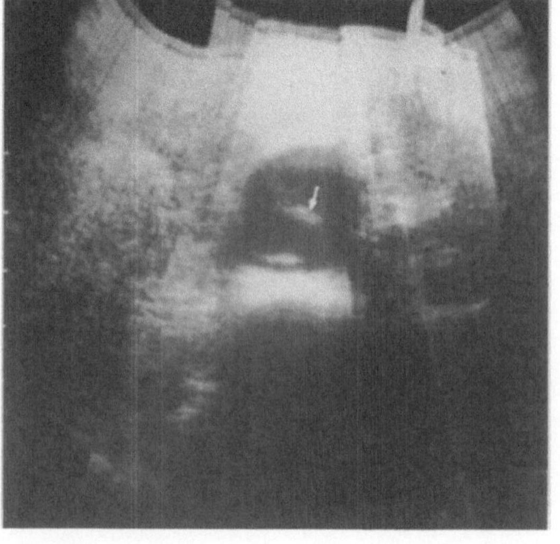

c

Abb. 29.37 a–c. Dissezierendes Aortenaneurysma. **a** Der ▶ Sagittalschnitt zeigt das erweiterte Aortenlumen. Das Flottieren der Intima (*Pfeil*) ist im Real-time-Verfahren zu verfolgen. **b** Bei höherer Verstärkung sind die Lumina deutlicher zu erkennen. **c** Transversalschnitt. Zu beachten ist auf **b** die kleine retroaortale Flüssigkeitsansammlung durch die Aortenruptur

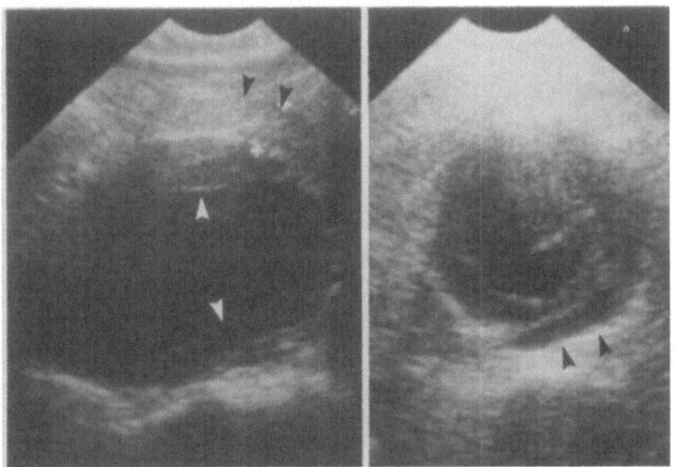

Abb. 29.38 a, b. Rupturiertes Aortenaneurysma. **a** Ein Sagittalschnitt zeigt die flottierende Intima (*weiße Pfeilspitzen*), die im Real-time-Verfahren pulssynchrone Bewegungen ausführt. Man erkennt periaortal Flüssigkeit (*schwarze Pfeilspitzen*). **b** Im Transversalschnitt ist ein retroaortales Hämatom zu sehen (*Pfeilspitzen*)

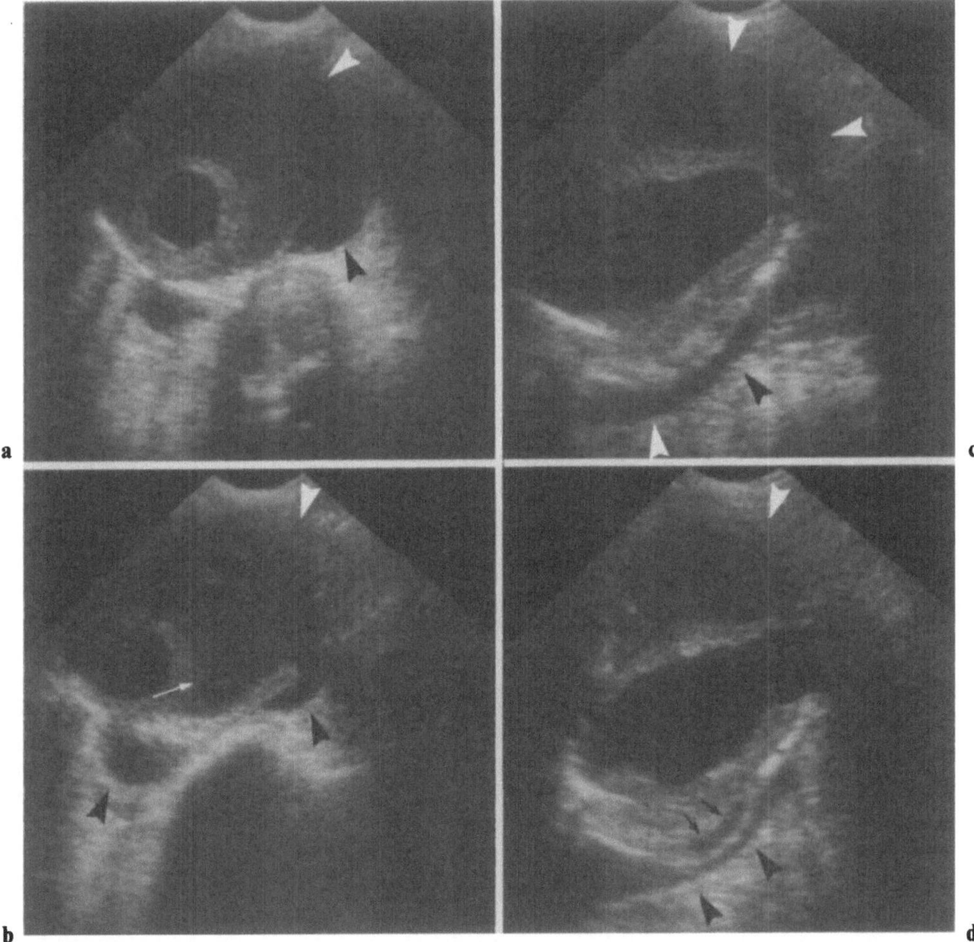

Abb. 29.39 a–d. Rupturiertes Aortenaneurysma. **a, b** Transversalschnitte zeigen ein beträchtliches periaortales Hämatom (*Pfeilspitzen*). Zu beachten ist die zwiebelschalenartige Konfiguration der endoluminalen Thromben. **c, d** Sagittalschnitte zeigen das periaortale Hämatom ebenfalls. Auch die Dissektion ist erkennbar (*Pfeile*)

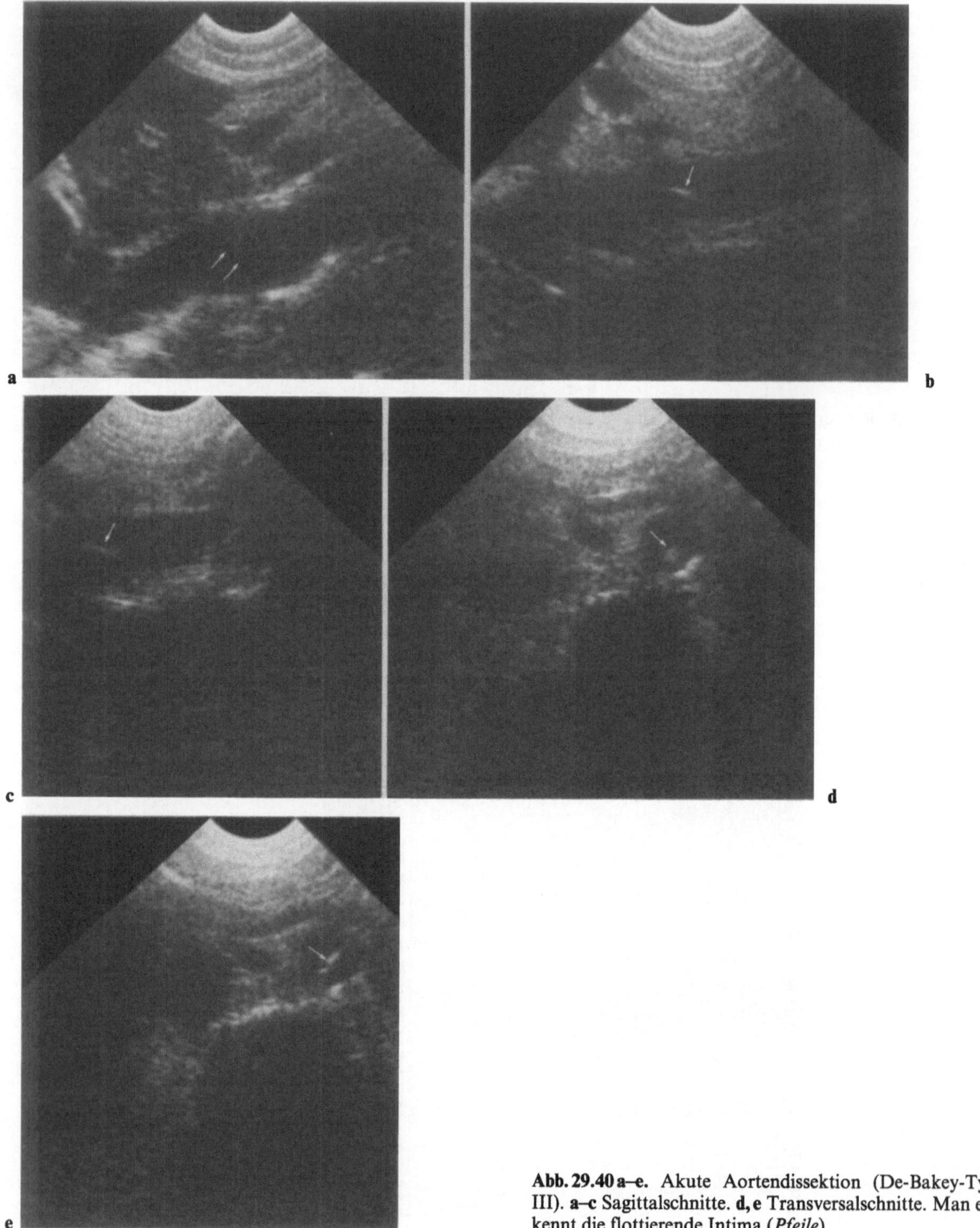

Abb. 29.40 a–e. Akute Aortendissektion (De-Bakey-Typ III). **a–c** Sagittalschnitte. **d, e** Transversalschnitte. Man erkennt die flottierende Intima (*Pfeile*)

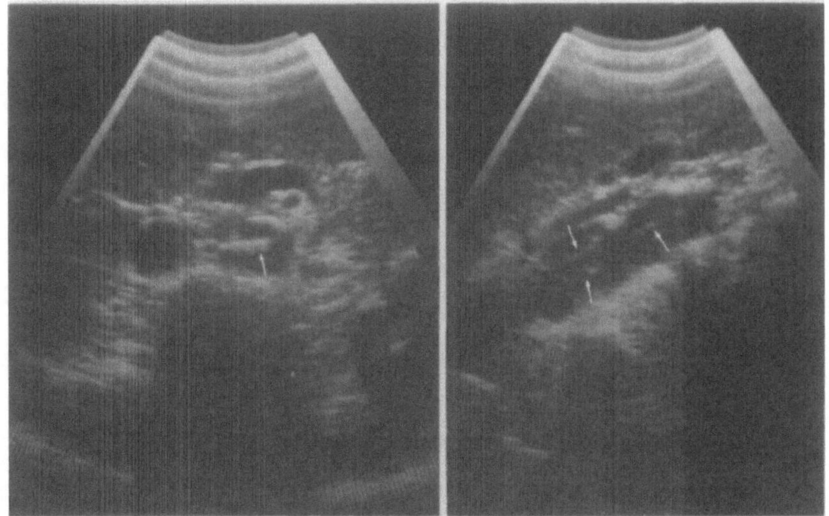

Abb. 29.41 a, b. Chronische Dissektion der Aorta (De-Bakey-Typ III). **a** Transversalschnitt, **b** Sagittalschnitt. Die flottierende Intima und das doppelte Lumen sind auf **a** zu erkennen. Auf **b** liegt ein dreifaches Aortenlumen vor

Abb. 29.42. Akutes Abdomen und Kollaps. Auf einem Transversalschnitt ist eine sichelförmige Flüssigkeitsansammlung (Halbmondzeichen) zu finden (*Pfeil*). Da die Patientin Schmerzen und Fieber von 38,5 °C hat, wird dieses Bild als Ausdruck eines intraperitonealen Abszesses gedeutet. In Wirklichkeit handelte es sich um eine hämorrhagische Flüssigkeitsansammlung nach einer rupturierten Extrauterinschwangerschaft (*G*: Gallenblase, *K*: Niere)

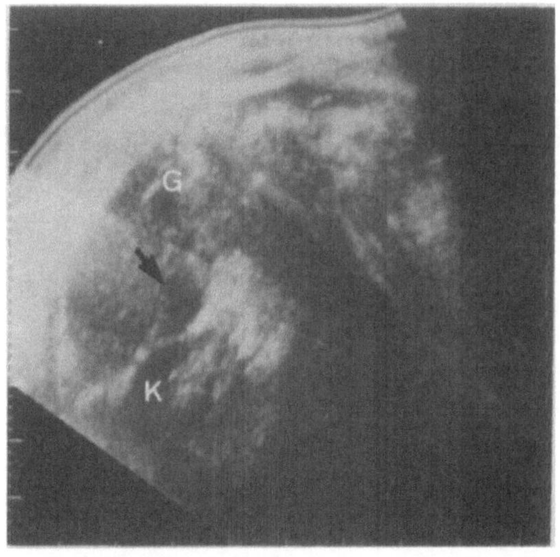

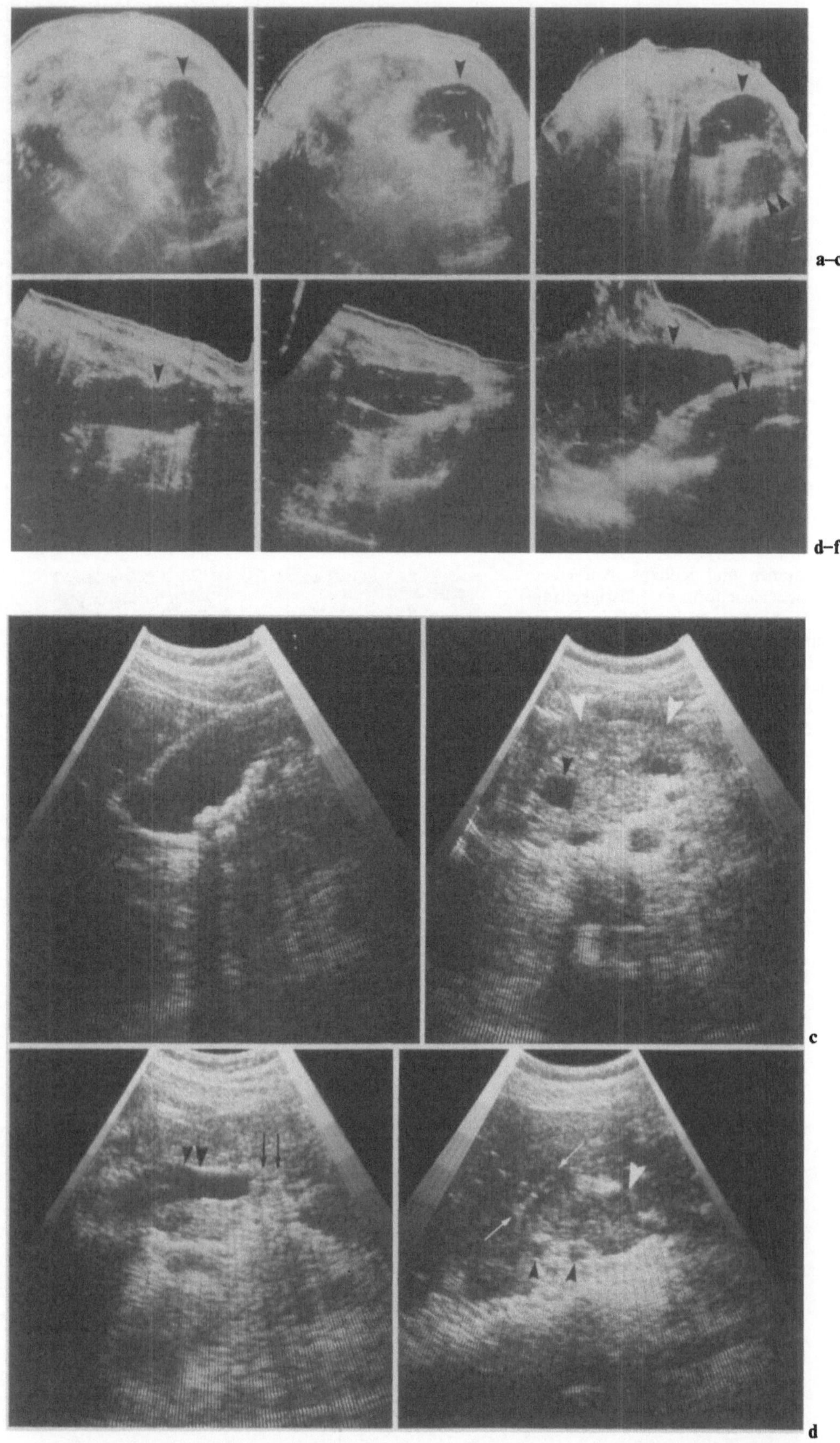
a–c
d–f
a
c
b
d

◀ **Abb. 25.43 a–f.** Akutes Abdomen mit Kollaps. **a–c** Transversalschnitte zeigen eine Flüssigkeitsansammlung in der linken Fossa iliaca (*Pfeilspitzen*). Auf **c** ist eine zweite Flüssigkeitsansammlung zu erkennen (*doppelte Pfeilspitze*). **d–f** Sagittalschnitte der linken Fossa iliaca zeigen erneut eine große Flüssigkeitsansammlung (*Pfeilspitze*) und eine weiter dorsal gelegene zweite Flüssigkeitsansammlung (*doppelte Pfeilspitze*). Die größere Flüssigkeitsansammlung liegt retroperitoneal. Die weiter dorsal gelegene Flüssigkeitsansammlung ist in der Psoasloge lokalisiert. Es handelte sich um zwei große Hämatome, die unter Antikoagulantientherapie aufgetreten waren

◀ **Abb. 29.44 a–d.** Akutes Abdomen mit Kollaps bei einer 34jährigen Frau. **a** Der Sagittalschnitt zeigt eine Cholezystolithiasis. **b** Auf diesem Sagittalschnitt erkennt man eine Dilatation des Ductus choledochus (*Doppelpfeilspitze*). Daneben sind aber auch Konkremente mit zugehörigem Schallschatten im Choledochus zu erkennen (*Pfeile*). **c** Auf dem Transversalschnitt sieht man eine Vergrößerung des Pankreas (*Pfeilspitzen*). Das Pankreas ist normal strukturiert. Eine akute Pankreatitis könnte diskutiert werden. Die tubuläre Struktur (*Pfeilspitze*) entspricht dem Ductus choledochus, der oberhalb der Konkremente transversal angeschnitten ist. **d** Der Sagittalschnitt des Isthmus pancreaticus (*weiße Pfeilspitze*) zeigt die Milzgefäße (*schwarze Pfeilspitzen*). Ein kleines Schmetterlingszeichen (Schmetterling mit zusammengefalteten Flügeln) ist oberhalb des Pankreas beidseits des kleinen Netzes (*Pfeile*) zu erkennen. Dieses Zeichen bestätigt die akute Pankreatitis. Eine akute Cholezystitis könnte freie Flüssigkeit in der Peritonealhöhle verursachen, nicht jedoch in der Bursa omentalis

a

b

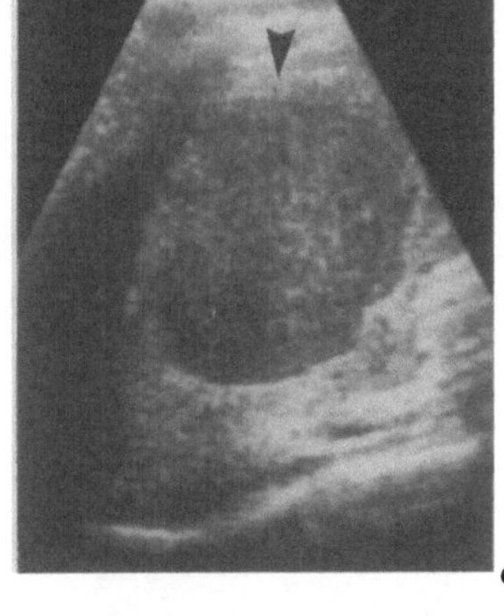

c

Abb. 29.45 a–c. Akutes Abdomen: epigastrische Schmerzen und Kollaps. Dieser Patient wurde einige Stunden zuvor wegen einer akuten nekrotisierenden Pankreatitis operiert. **a** Der Transversalschnitt der Leber zeigt eine heterogen strukturierte Läsion im linken Leberlappen (*Pfeilspitzen*). **b** Diese Läsion mit einer deutlichen Flüssigkeitsansammlung ist auf einem Sagittalschnitt durch die Aorta wiederzufinden. **c** Dieser Schnitt geht durch die V. cava. Es handelt sich um eine subkapsuläre pankreatogene Flüssigkeitsansammlung in der Leber

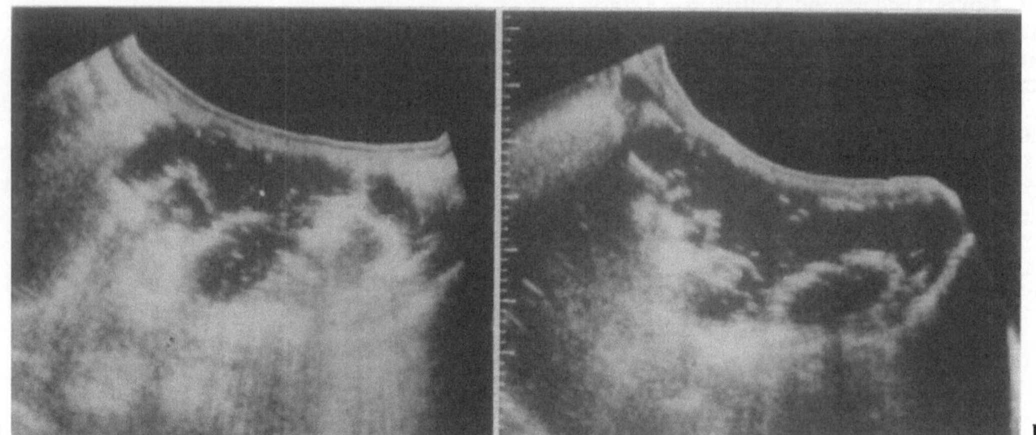

Abb. 29.46 a, b. Mechanischer Ileus. Unspezifische Dilatation der Darmschlingen. Paraumbilikale Sagittalschnitte

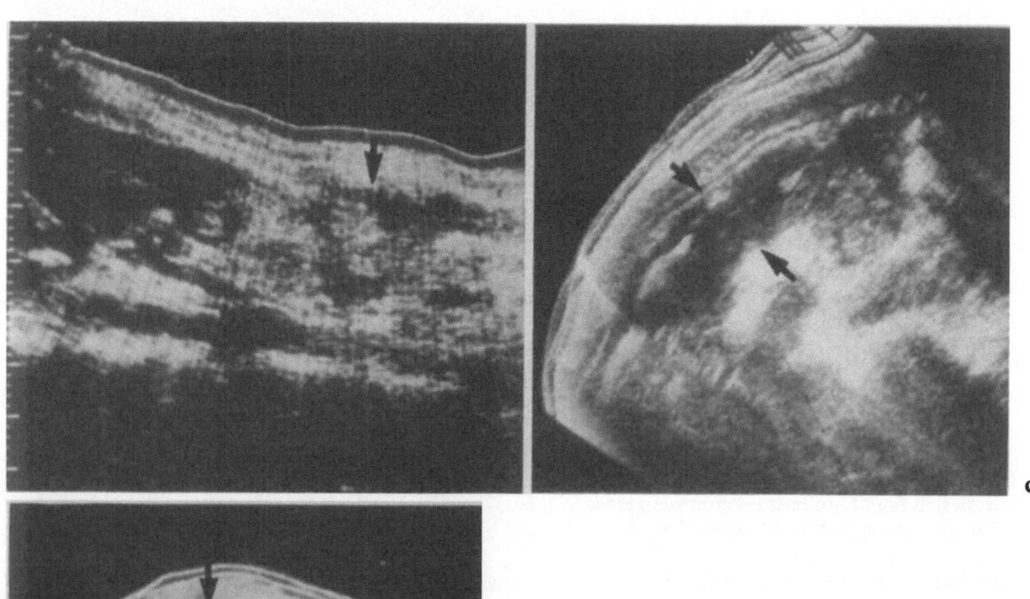

Abb. 29.47 a–c. Postoperativer Ileus. **a** Auf diesem Longitudinalschnitt durch Leber, V. mesenterica und Aorta wird ein heterogenes Feld mit solidem Echomuster (*Pfeil*) sichtbar. **b** Auch auf dem korrespondierenden Transversalschnitt findet sich dieses gut abgegrenzte Gebilde (*großer Pfeil*). Auf der rechten Seite imponiert ein Meermuschelzeichen (*kleiner Pfeil*) mit ausgeprägtem Schallschatten. Das solide Feld entspricht den im Gefolge einer Peritonitis miteinander verbackenen Darmschlingen. Das Meermuschelzeichen ist Ausdruck von Luft, die sich in einer geblähten und fixierten Darmschlinge angesammelt hat. **c** Transversalschnitt

Mechanischer Ileus

Die Sonographie nützt in der Diagnostik des mechanischen Ileus nur wenig. Wichtiger ist hier die konventionelle Radiologie. Sonographisch sind unspezifische Bilder von flüssigkeitsgefüllten Darmschlingen darzustellen (Abb. 29.46). Gelegentlich ist eine entzündliche Raumforderung darzustellen, die ebenfalls keine spezifische Bedeutung hat (Abb. 29.47). Freie Flüssigkeit ist nach einer Perforation von Hohlorganen intraperitoneal zu finden (Abb. 29.48).

Eine intestinale Invagination wurde sonographisch diagnostiziert (KAUDE 1981, BOWERMAN 1982). Sie stellt sich als kokardenförmige Raumforderung dar (Abb. 29.49).

Eine Aerobilie nach einer Perforation in die Gallenwege ist sonographisch darstellbar.

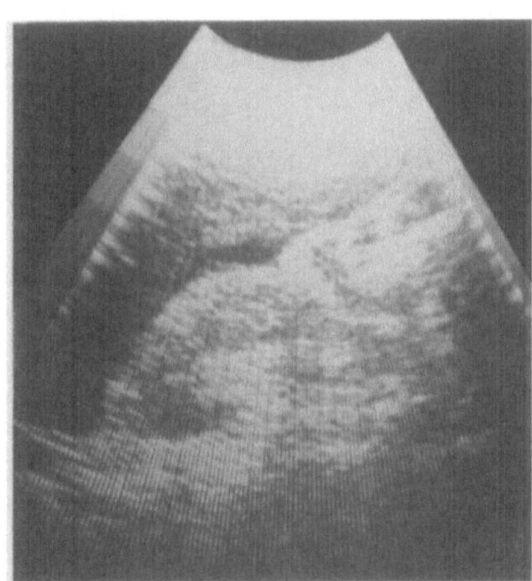

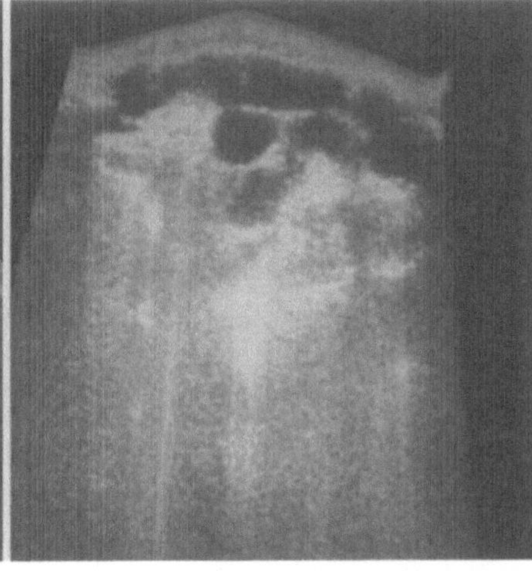

a, b

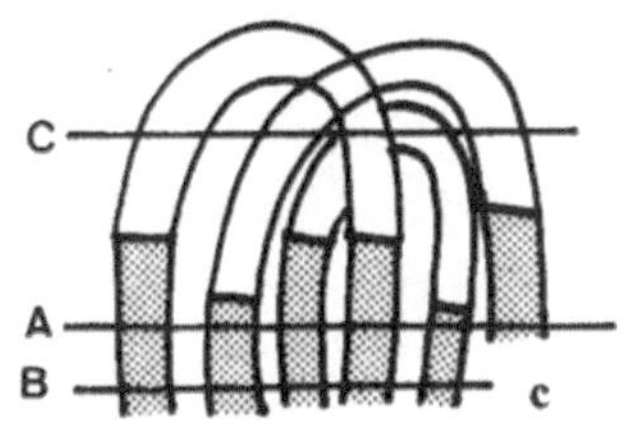

Abb. 29.48 a–c. Akutes Abdomen bei einem 92jährigen Patienten. **a** Auf dem rechtsseitigen Interkostalschnitt fällt eine sichelförmige Flüssigkeitsansammlung (Halbmondzeichen) auf. **b** Der Transversalschnitt zeigt multiple okkludierte Darmschlingen. Die chirurgische Intervention bestätigt das Vorhandensein von intraperitonealer Flüssigkeit, die aus einer unscheinbaren Dünndarmperforation stammt. **c** Schematische Darstellung der Abbildungen intestinaler Dilatationen: Die Schnitte A oder B entsprechen den oben gezeigten Bildern. Die Schnitte der Ebene C, die durch gasgefüllte Darmschlingen verlaufen, zeigen lediglich Schallschatten

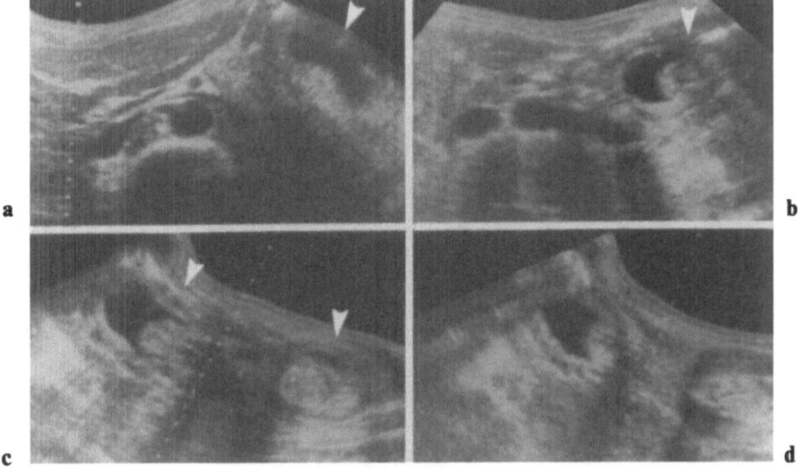

Abb. 29.49 a–d. Invagination eines benignen Tumors. **a** Ein Transversalschnitt zeigt eine ungewöhnliche Darmschlinge (*Pfeilspitze*). **b** Auf dem weiter kaudal gelegenen Schnitt ist eine Kokarde (*Pfeilspitze*) zu erkennen. **c, d** Sagittalschnitte stellen die invaginierte Darmschlinge dar (Bilder: Dr. P. Pelckman, Belgien)

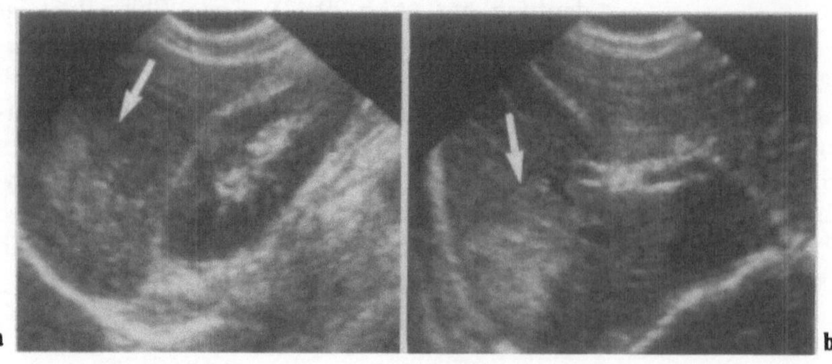

Abb. 29.50 a, b. Leberkontusion. a Der Sagittalschnitt stellt eine echogene Läsion (*Pfeil*) dar, b subkostaler Schrägschnitt

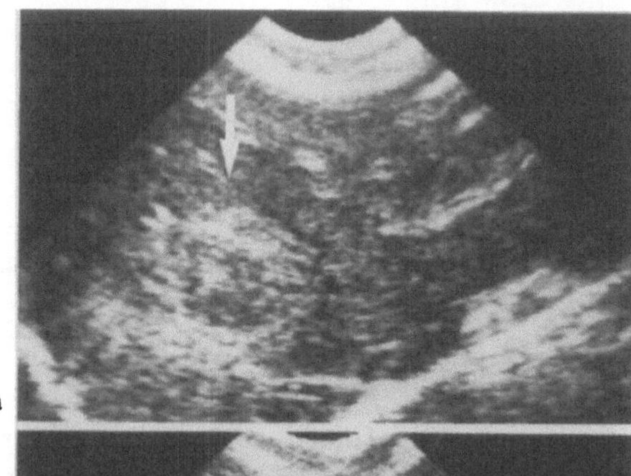

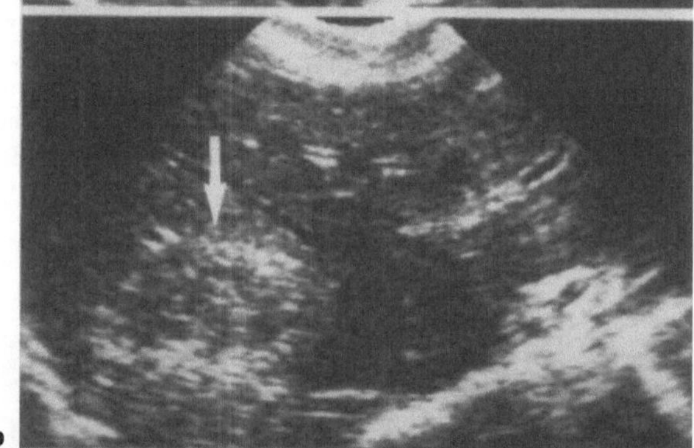

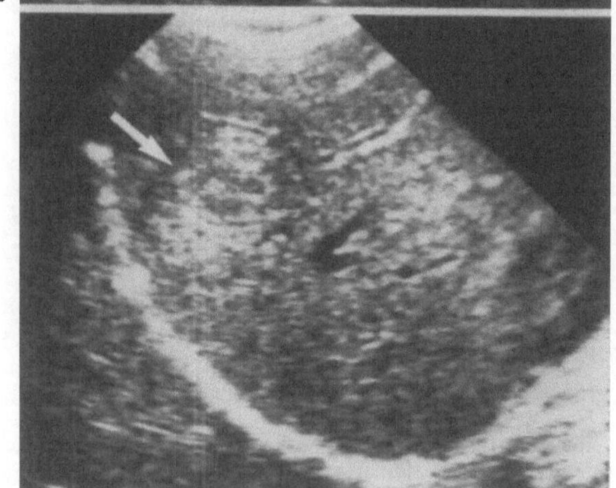

◂ Abb. 29.51 a–c. Leberkontusion. a, b Die subkostalen Schrägschnitte demonstrieren eine heterogen strukturierte Läsion (*Pfeil*). Das Verhältnis der Läsion zur medialen Lebervene erlaubt die Zuordnung zum anterioren Sektor des rechten Leberlappens. c Sagittalschnitt

Abdominale Traumen

Jede Kontusion oder Ruptur von intraabdominalen Organen kann mit einer intra- oder retroperitonealen Flüssigkeitsansammlung einhergehen. Auf die Diagnostik dieser Flüssigkeitsansammlungen soll an dieser Stelle nicht nochmals eingegangen werden. Erinnert sei an die Ausbreitung intraabdominaler Flüssigkeit ins kleine Becken (Douglas-Raum), die auch im Liegen auftritt. Die Untersuchung des Douglas-Raumes ist daher ein wesentlicher Bestandteil der Untersuchung, selbst wenn das eigentliche Trauma den Oberbauch betrifft.

Traumatische Läsionen der Leber

Die Leberkontusion verändert die Parenchymstruktur der Leber. Heterogene oder echoreiche Läsionen sind erkennbar (Abb. 29.50 und 29.51).

Intraparenchymatöse Hämatome stellen sich als unregelmäßig begrenzte, das normale Parenchym verdrängende, intraparenchymatöse Flüssigkeitsansammlungen dar (Abb. 29.52). Der zerrissene Aspekt des Parenchyms kann sehr erheblich sein (Abb. 29.53 und 29.54). Auch ohne progressive Blutung ist eine völlige Restitution oft nicht möglich (Abb. 29.55 und 29.56).

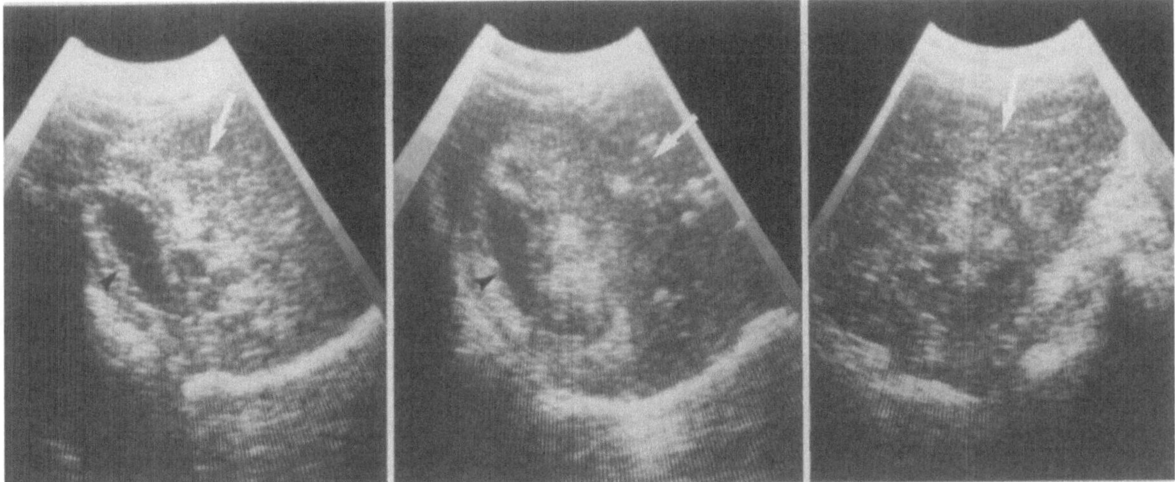

Abb. 29.52 a–c. Lebertrauma: kontusionierte Areale (*Pfeile*) mit intraparenchymatösem Hämatom (*Pfeilspitzen*). Sagittalschnitte

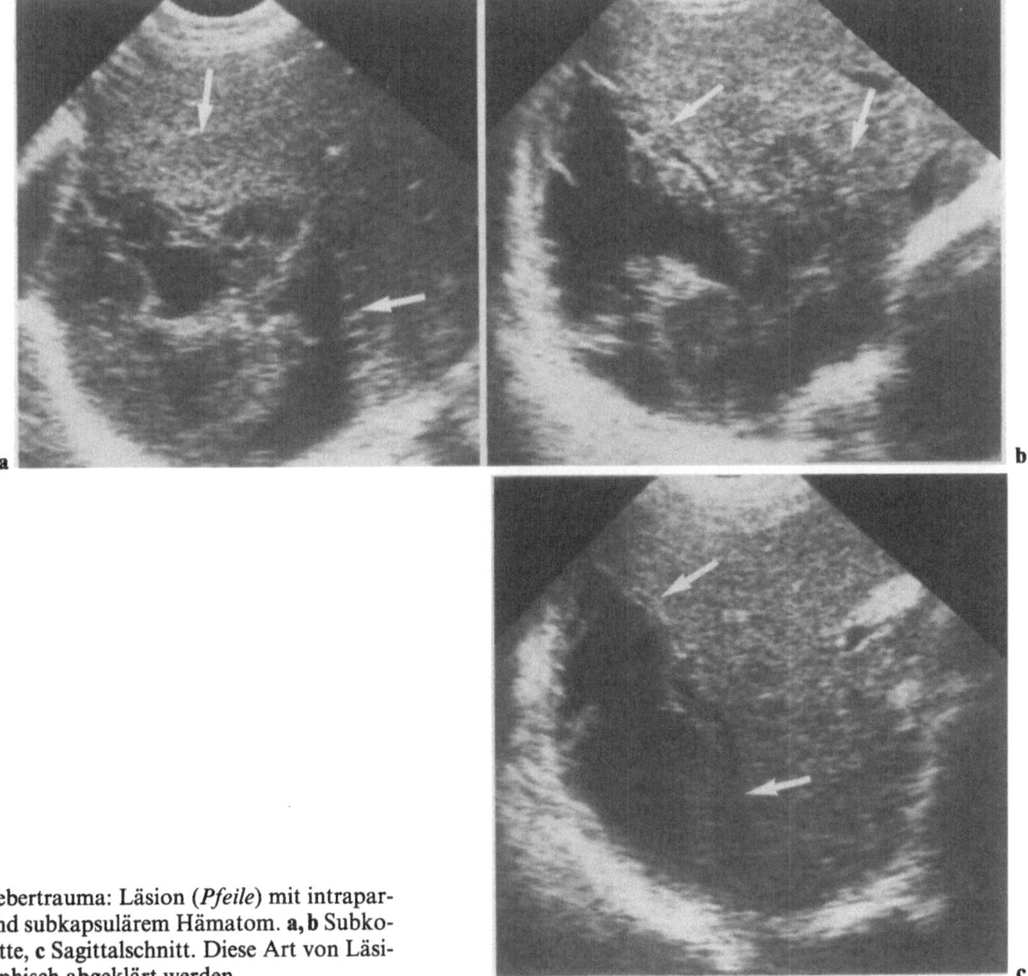

Abb. 29.53 a–c. Lebertrauma: Läsion (*Pfeile*) mit intraparenchymatösem und subkapsulärem Hämatom. **a, b** Subkostale Schrägschnitte, **c** Sagittalschnitt. Diese Art von Läsion muß angiographisch abgeklärt werden

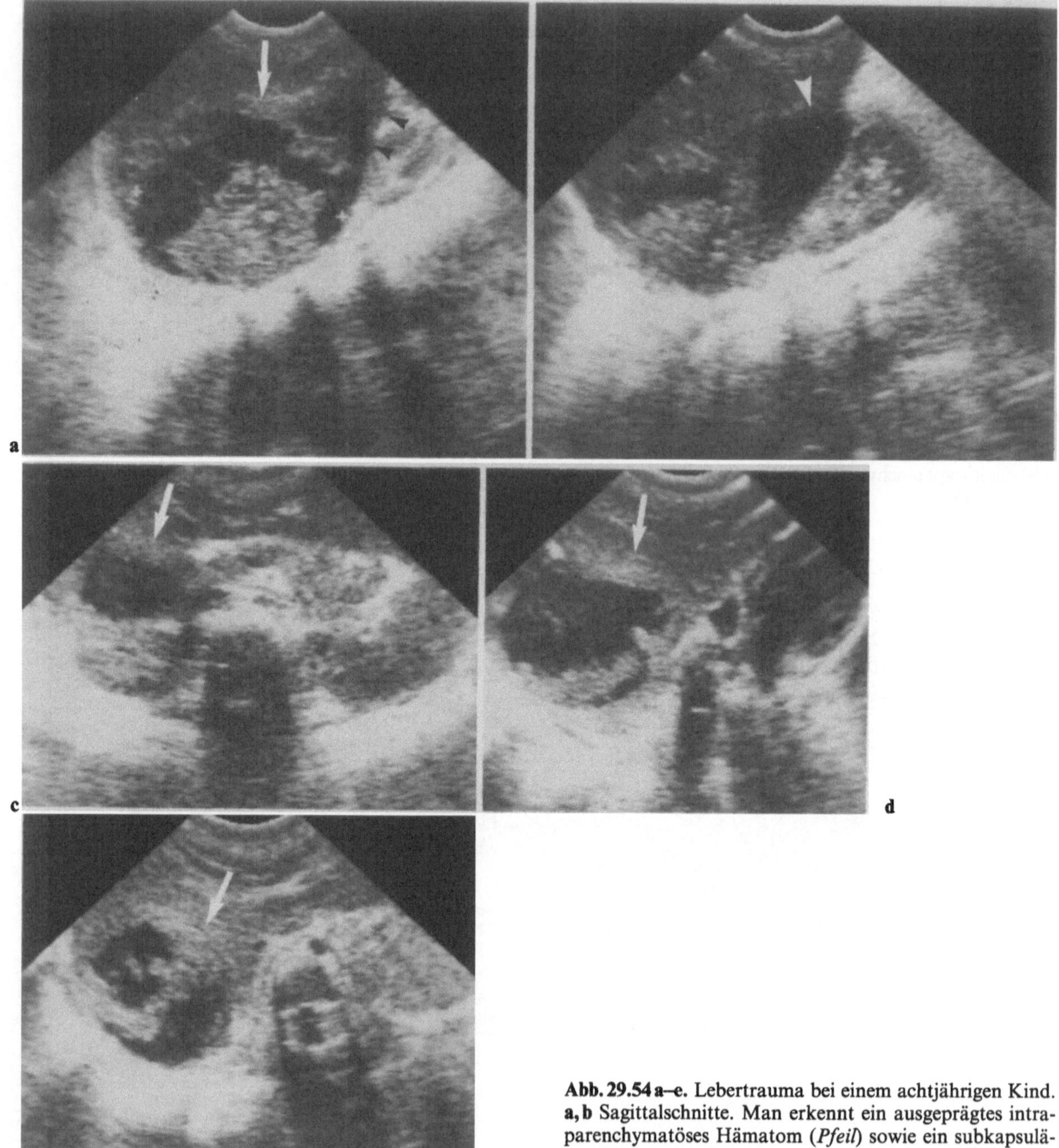

Abb. 29.54 a–e. Lebertrauma bei einem achtjährigen Kind. **a, b** Sagittalschnitte. Man erkennt ein ausgeprägtes intraparenchymatöses Hämatom (*Pfeil*) sowie ein subkapsuläres Hämatom (*Pfeilspitzen*). **c–e** Transversalschnitte

Die *subkapsulären Hämatome* unterscheiden sich sonographisch nicht von den übrigen weiter oben beschriebenen subkapsulären Flüssigkeitsansammlungen (Abb. 29.58 und 29.59). Sie verdrängen das Parenchym. Diese Verdrängung ist manchmal recht beträchtlich (Abb. 29.59). Intraparenchymatöse und subkapsuläre Hämatome können gleichzeitig vorliegen (Abb. 29.54 b).

Die Computertomographie liefert nur wenig ergänzende Information bei den traumatischen Läsionen. Eine Ausnahme bildet die komplette Zerreißung eines Organs, da die Computertomographie die Konturen besser darstellt. Sehr ausgedehnte traumatische Blutungen müssen in jedem Fall arteriographiert werden, ebenso wie ein Trauma mit progressiver Symptomatik.

Die Chirurgen haben bei traumatischen Läsionen der Leber oft eine abwartende Haltung. Es ist daher möglich, bei der Organisation der Hämatome eine Normalisierung der Leberstruktur sonographisch zu beobachten (Abb. 29.54–29.56 und Abb. 29.60).

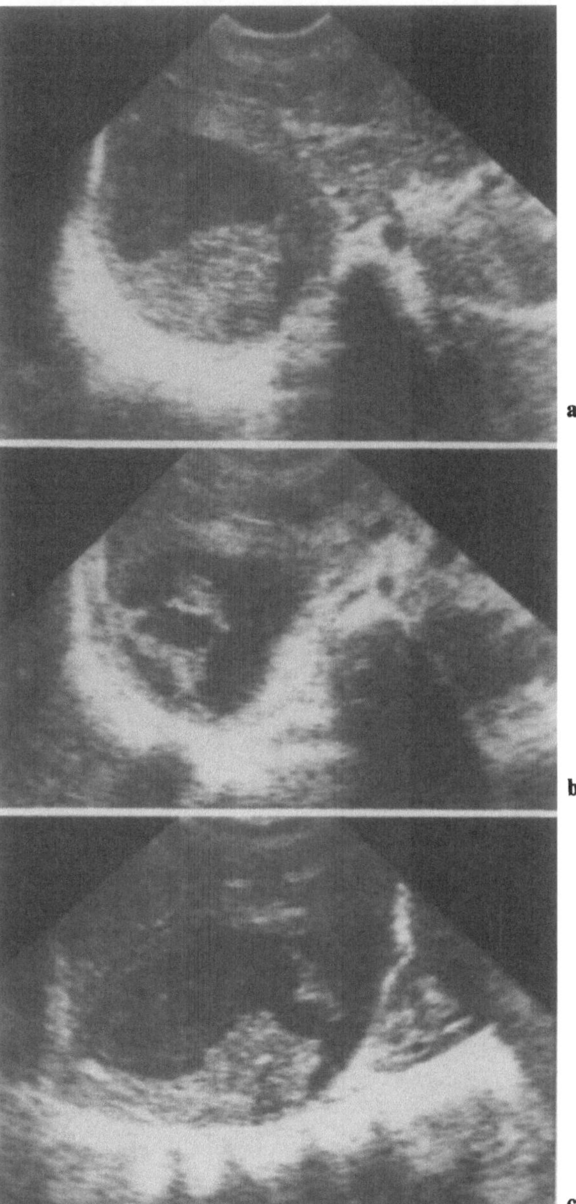

Abb. 29.55 a–c. Konservative Therapie. Kontrolle nach einer Woche. **a, b** Transversalschnitte, **c** Sagittalschnitt. Die intrahepatischen Läsionen haben sich nur wenig geändert. Das subkapsuläre Hämatom ist allerdings resorbiert

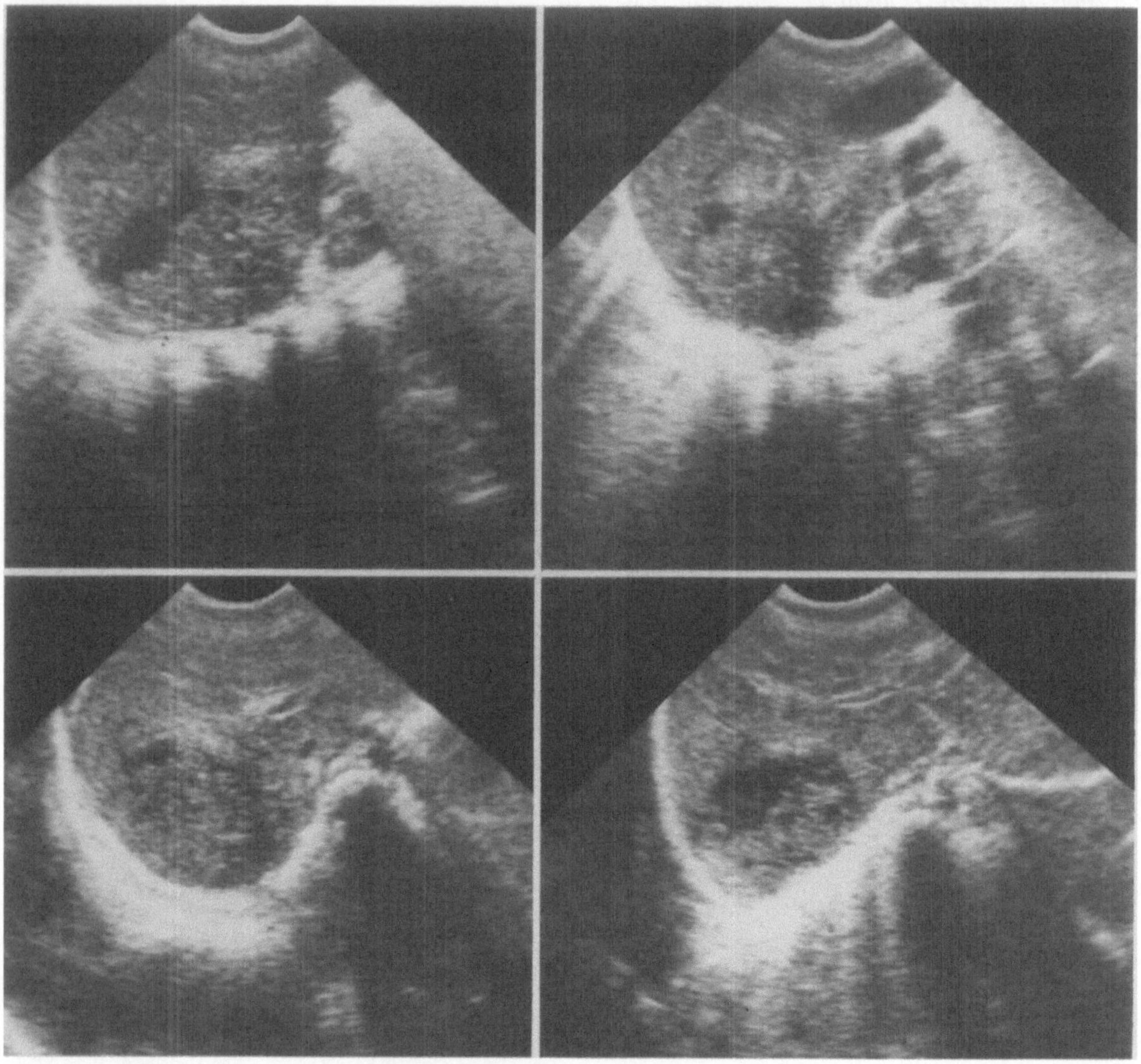

a b

c d

Abb. 29.56 a–d. Kontrolle drei Wochen später. **a, b** Sagittalschnitte, **c, d** Transversalschnitte. Das Hämatom hat sich organisiert. Zwei Monate später ist die Leberstruktur wieder völlig normal

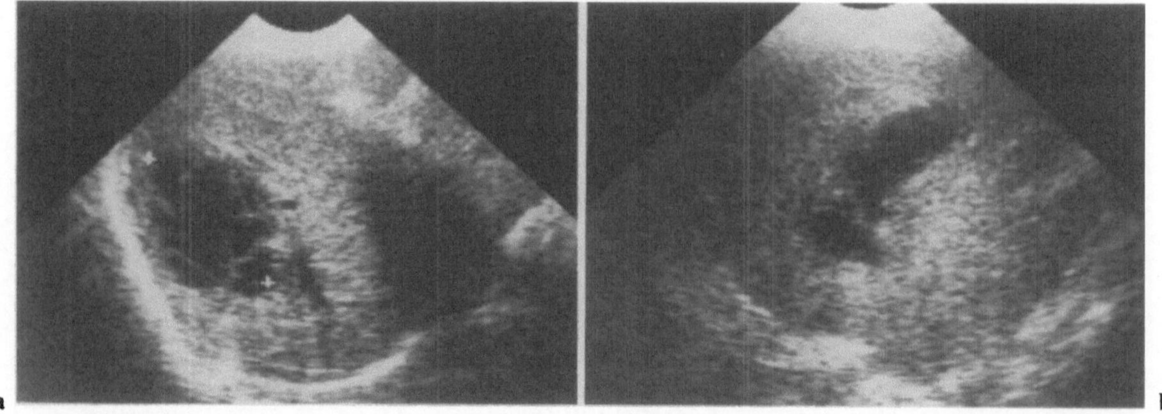

a b

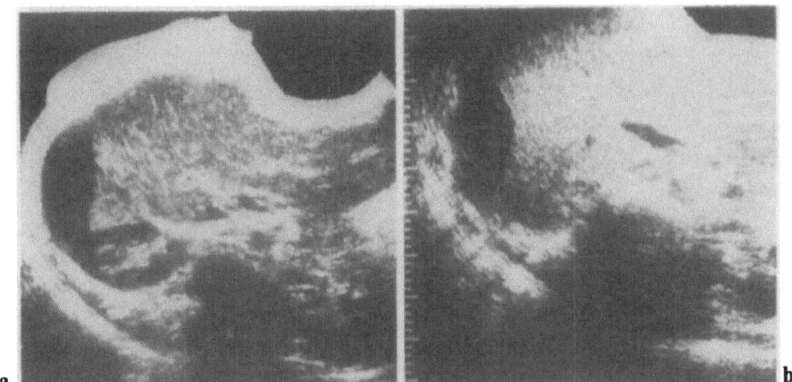

Abb. 29.58 a, b. Lebertrauma. Posttraumatisches subkapsuläres Leberhämatom bei einem Kind. **a** Transversalschnitt, **b** subkostaler Schrägschnitt. Zu beachten ist die Verdrängung des Leberparenchyms

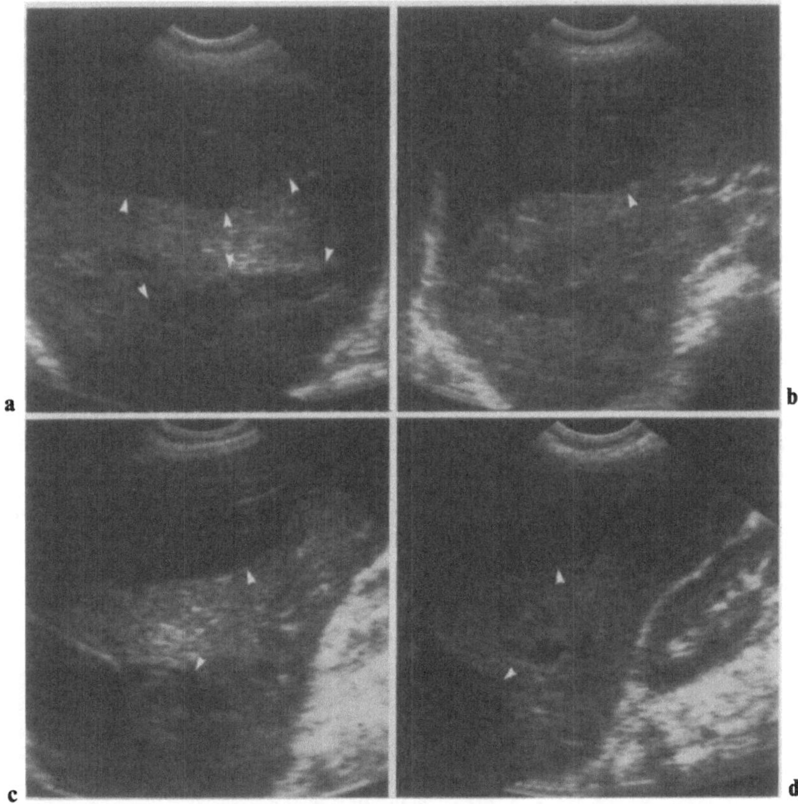

◄ **Abb. 29.57 a, b.** Hämatom nach einer Leberpunktion bei einem Patienten mit Virushepatitis. **a** Subkostaler Schrägschnitt, **b** Sagittalschnitt

Abb. 29.59 a–d. Zwei traumatische subkapsuläre Leberhämatome. **a, b** Subkostale Schrägschnitte, **c, d** Sagittalschnitte. Zu beachten ist die Verdrängung des Leberparenchyms (*Pfeilspitzen*) (Bilder: P. Rohmer)

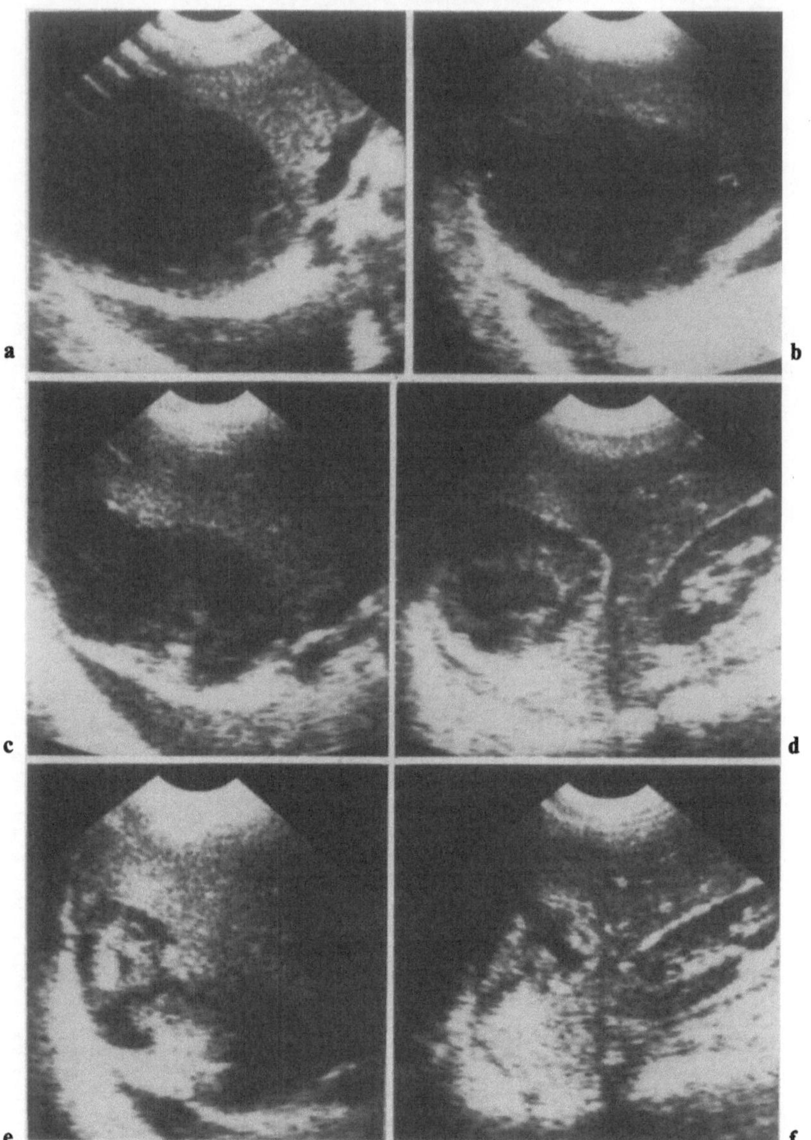

Abb. 29.60 a–f. Voluminöses posttraumatisches Hämatom der Leber. **a, b** Subkostale Schrägschnitte kurz nach dem Unfall. Zu beachten ist der Hämatothorax. **c, d** Subkostal- und Sagittalschnitte einen Monat später. **e, f** Kontrolle nach einem weiteren Monat. Weitere Resorption der Läsion

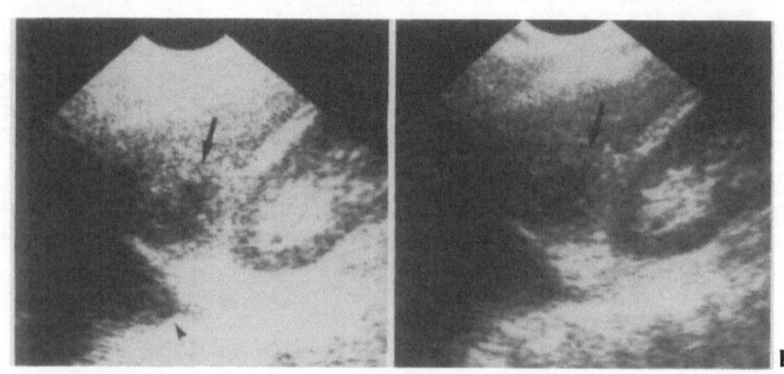

Abb. 29.61 a, b. Milztrauma. Interkostalschnitte zeigen das Hämatom (*Pfeil*). Zu beachten ist der begleitende Hämatothorax (*Pfeilspitze*)

Traumatische Läsionen der Milz

In Kap. 28 wurde schon erläutert, daß auch am liegenden Patienten eine Untersuchung von posterolateral möglich ist, wenn der Patient auf der Untersuchungsliege nach lateral verlagert wird, so daß er die Unterlage lateral überragt.

Die Milz wird von mehreren Interkostalräumen aus untersucht. Mit Hilfe der respiratorischen Bewegungen der Milz und einer entsprechenden Bewegung des Schallstrahles ist die Milz komplett einzusehen. Die Möglichkeit von Fehldeutungen durch die akustischen Schatten der Rippen und durch das hiläre Fettkissen müssen im Gedächtnis behalten werden. Verdächtig ist jede Heterogenität der Milz. Die parenchymatösen Läsionen ähneln denen, die bei den Lebertraumen beschrieben wurden: heterogene und echoreiche kontusionierte Areale und unterschiedlich große Hämatome (Abb. 29.61–29.64). Bei den subkapsulären Hämatomen ist zusätzlich eine dünne oberflächliche Flüssigkeitslamelle zu erkennen (Abb. 29.62, 29.65–29.68). Die Kontusionen und Hämatome der Milz werden sehr oft von einem Hämatoperitoneum begleitet, das sich sonographisch als perilienaler Flüssigkeitssaum darstellt (Abb. 29.67, Abb. 29.68). Das Hämatoperitoneum kann im Verhältnis zur Milzläsion gewaltig sein (Abb. 29.63). In diesem Fall müssen die übrigen abdominalen Organe noch einmal mit größter Sorgfalt durchgemustert werden (Abb. 29.67); auch muß nach begleitenden retroperitonealen Hämatomen gesucht werden.

Die Unterscheidung zwischen einem lamellenartigen, *subkapsulären Hämatom* und einem Hämatoperitoneum kann sehr schwierig sein (Abb. 29.69 und 29.70). In Kap. 14 wurde schon angeführt, daß diese Unterscheidung v. a. durch die Untersuchung in verschiedenen Positionen (liegend, stehend, Seitenlage) möglich wird. Ein Hämatom verändert sein Aussehen dabei im Unterschied zu freier intraperitonealer Flüssigkeit nicht. Wenn der Patient nicht mobilisiert werden kann – und das ist oft der Fall – ist die Untersuchung des Milzhilus wertvoll. Ein subkapsuläres Hämatom kann sich nur bis zum Hilus erstrekken, während freie intraperitoneale Flüssigkeit auch den Gefäßstiel umgibt (Zeichen des überschwemmten Milzhilus) (Abb. 29.70). Noch ein weiteres Problem sollte man kennen: Die nach Splenektomie auftretenden Hämatome in der Milzloge können wie eine „Pseudomilz" aussehen (Abb. 29.71). Serosanguinöse Flüssigkeitsansammlungen können nach Splenektomie bis zu zwei Wochen persistieren (Dupas 1984). Anämie, Fieber und persistierende Schmerzen sind Indikationen für eine Punktion.

Die sonographische Diagnostik der Milzkontusion ist sehr sicher. Seit wir das hochauflösende Real-time-Verfahren mit Sektorschallkopf verwenden (Oktober 1978 bis Oktober 1983) wurden 400 Patienten mit der Verdachtsdiagnose „Milzkontusion" sonographisch untersucht. Dabei fanden sich 28 Milzläsionen und nur ein falsch-negativer Befund. Nur eine einzige Arteriographie wurde durchgeführt, ebenso primär nur eine einzige Computertomographie. Die ergänzende Computertomographie hat ihre Indikation präoperativ zum Nachweis intakten Milzparenchyms: Um die Gefahr einer Sepsis nach totaler Splenektomie zu vermeiden, gehen die Chirurgen allmählich dazu über, statt einer radikalen Splenektomie eine partielle Organentfernung vorzunehmen.

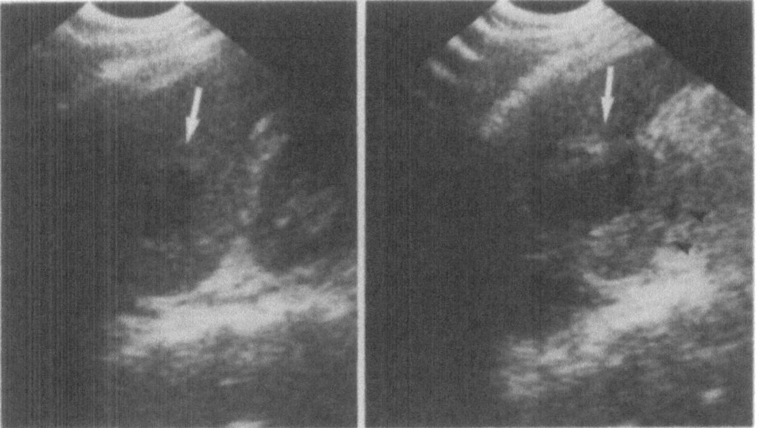

Abb. 29.62 a, b. Ein anderes Beispiel eines posttraumatischen Milzhämatoms (*Pfeil*). Interkostalschnitte. Zu beachten ist auf **b** der Flüssigkeitsstreifen, der einem subkapsulären Hämatom (*Pfeilspitzen*) entspricht

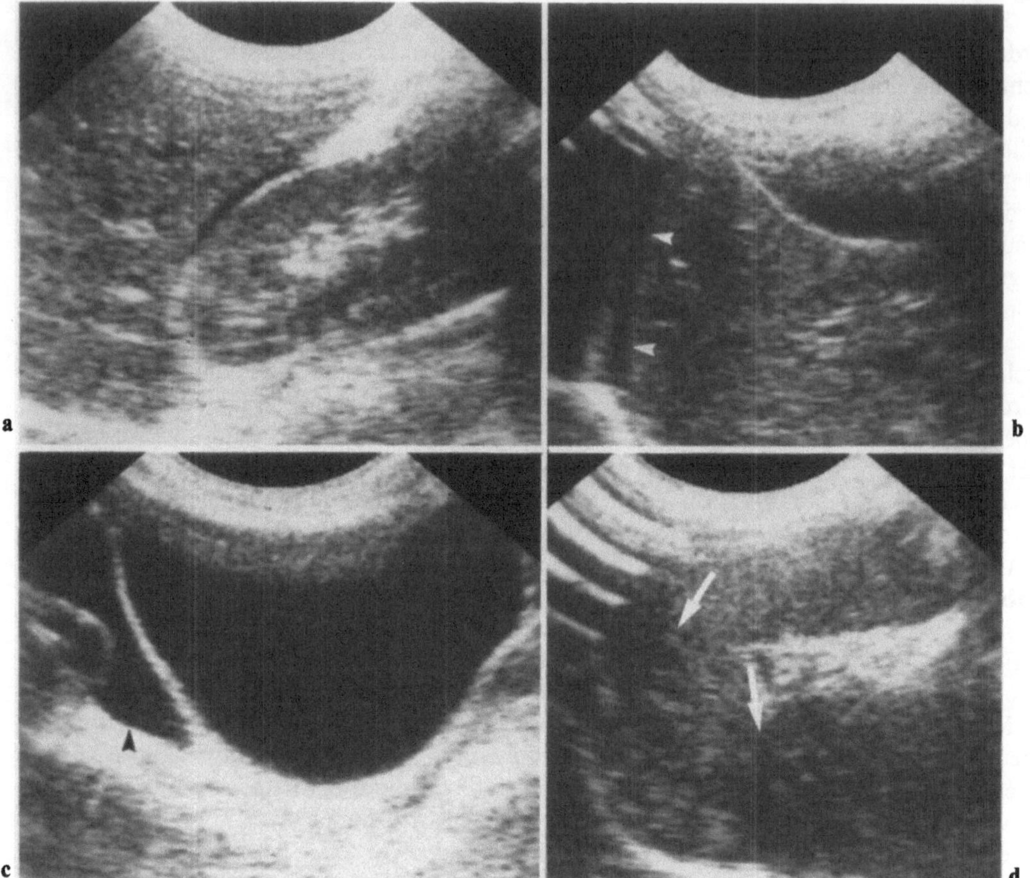

Abb. 29.63a–d. Milztrauma. Sonographisch steht ein Hämatoperitoneum im Vordergrund. **a** Sichelförmige Flüssigkeitsansammlung (Halbmondzeichen), **b** freie intraperitoneale Flüssigkeit zwischen Leber und Zwerchfell (*Pfeilspitzen*), **c** Flüssigkeitsansammlung im Douglas-Raum (*Pfeilspitze*). **d** Heterogene Struktur (*Pfeile*) im oberen Anteil der Milz

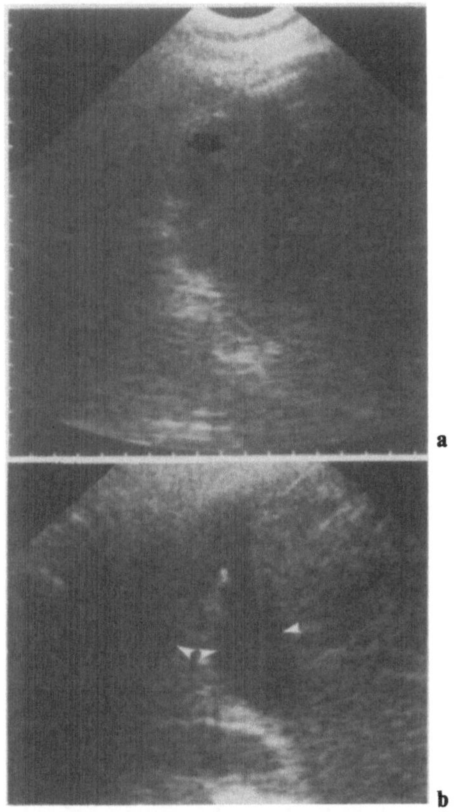

Abb. 29.64 a, b. Milztrauma. **a** Der erste Schnitt zeigt eine ungewöhnlich echoarme Läsion in der Nähe des oberen Milzpols (*Pfeil*). **b** Ein Interkostalschnitt zeigt weiter kaudal ein Hämatom, das das Parenchym (*Pfeilspitzen*) umgibt

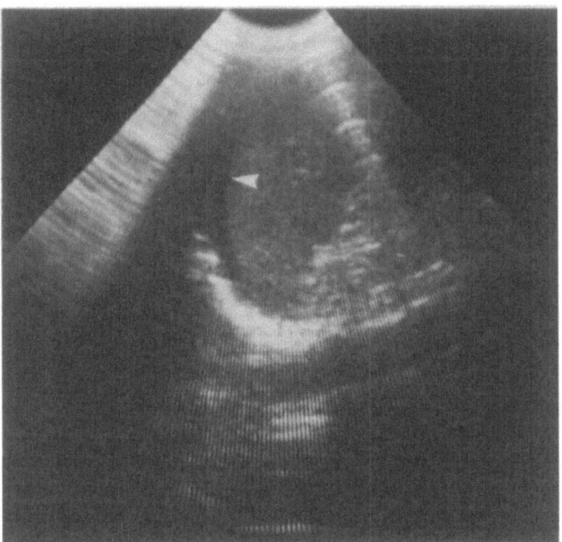

Abb. 29.65. Milztrauma. Subkapsuläres Hämatom am oberen Milzpol (*Pfeilspitze*)

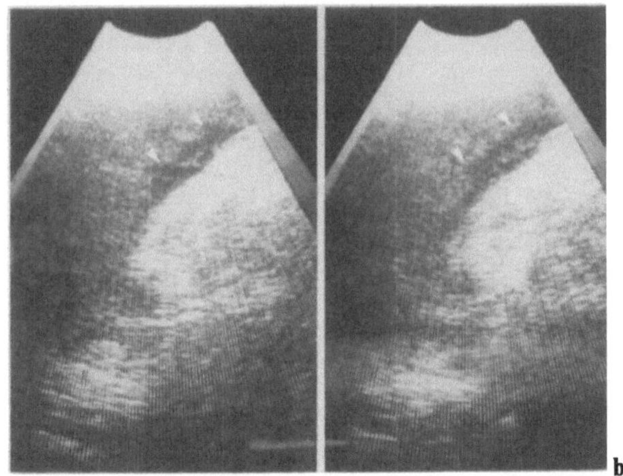

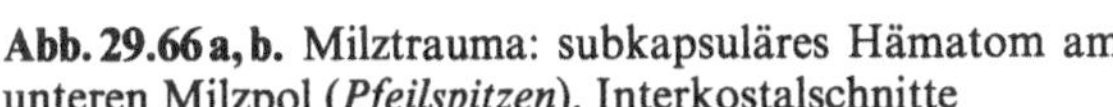

Abb. 29.66 a, b. Milztrauma: subkapsuläres Hämatom am unteren Milzpol (*Pfeilspitzen*). Interkostalschnitte

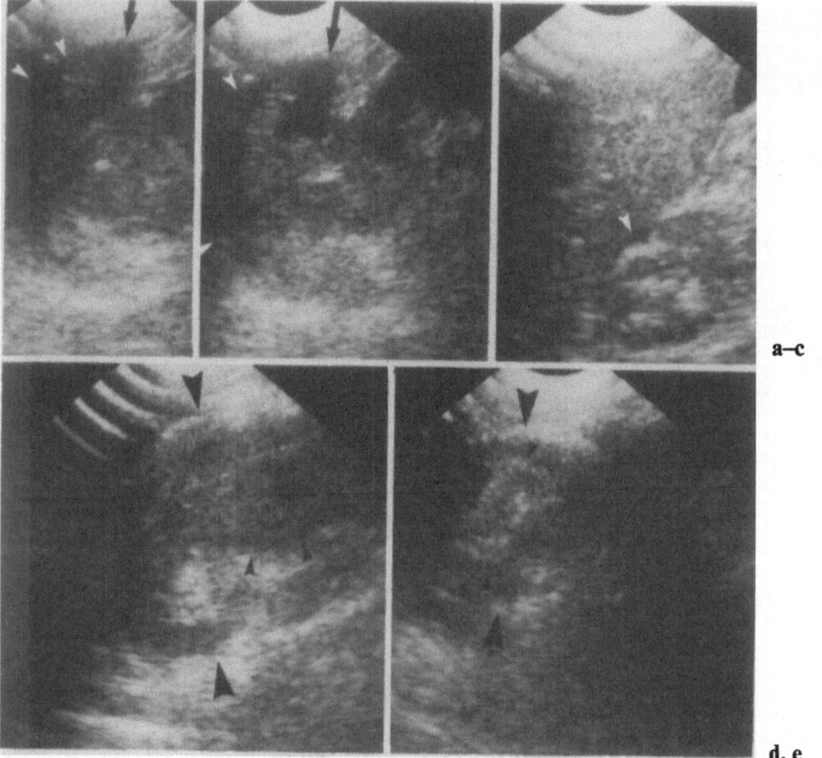

Abb. 29.67 a–e. Trauma des linken Oberbauches. Milz- und Nierentrauma. **a, b** Interkostalschnitte der Milz (*Pfeil*) zeigen ein deutliches subkapsuläres Hämatom (*Pfeilspitzen*), das das Parenchym umgibt. **c** Rechtsseitiger Sagittalschnitt: Sichelförmige Flüssigkeitsansammlung (Halbmondzeichen) (*Pfeilspitze*): Hämatoperitoneum, **d, e** Posterolaterale Schnitte der linken Niere (*Pfeilspitzen*) zeigen eine große Kontusionszone (*kleine Pfeilspitzen*), die das pyeolovaskuläre Mittelecho der Niere komprimiert

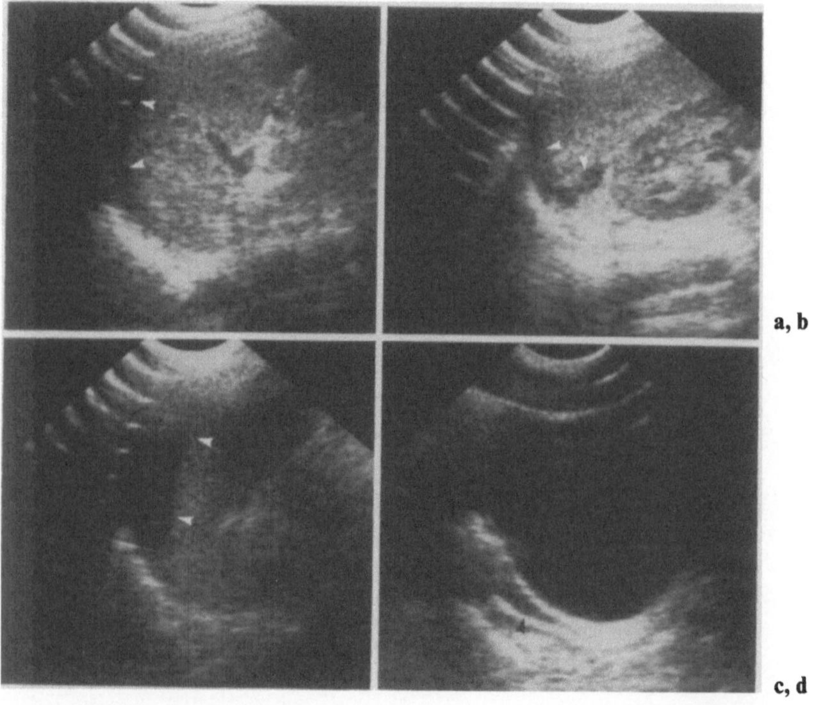

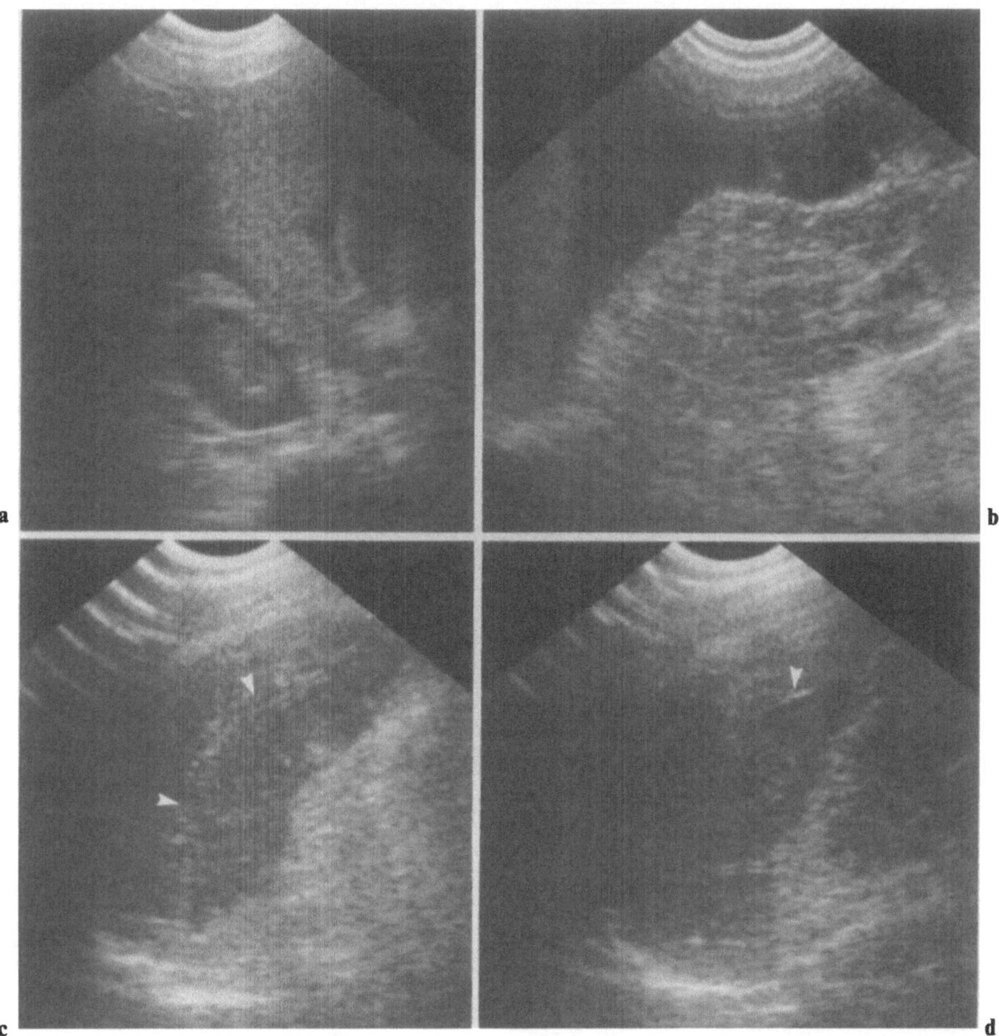

◄ **Abb. 29.68 a–d.** Milztrauma. **a–c** Sagittalschnitte zeigen ein subkapsuläres Hämatom (*Pfeilspitzen*). **d** Die Kontrolle des Douglas-Raumes auf einem suprapubischen Sagittalschnitt stellt das Hämatoperitoneum dar (*Pfeilspitze*)

Abb. 29.69 a–d. Milztrauma. **a** Ein Frontalschnitt der Leber zeigt in der Umgebung der Darmschlingen und der Niere ein Hämatoperitoneum. **b** Das Hämatoperitoneum wird auf einem rechtsseitigen Sagittalschnitt im Recessus subhepaticus dorsalis (Morrison) bestätigt. **c, d** Die beiden Milzschnitte zeigen nur wenig Auffälliges: eine echogene Linie im Parenchym (*doppelte Pfeilspitze*), und eine ungewöhnlich echoarme kleine Läsion (*Pfeilspitze*)

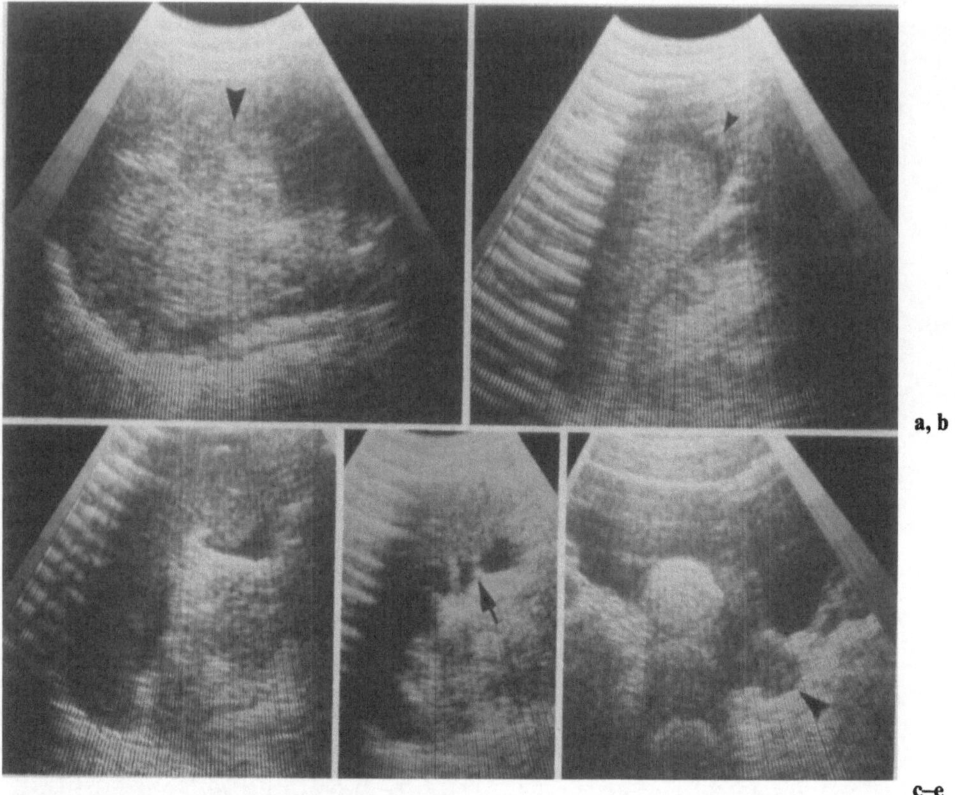

a, b

c–e

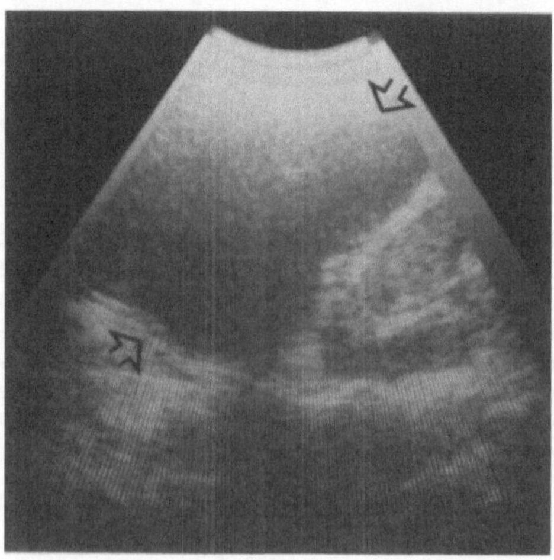

Abb. 29.70 a–e. Hämatoperitoneum und subkapsuläres Hämatom: Differentialdiagnose. **a** Ein Sagittalschnitt der Leber nach einem Abdominaltrauma zeigt eine Kontusionszone (*Pfeilspitze*). **b, c** Auf den linksseitigen Interkostalschnitten ist ein perisplenischer Flüssigkeitsstreifen zu erkennen: Hämatoperitoneum oder subkapsuläres Hämatom? **d** Der Parallelschnitt stellt die Gefäße des Milzhilus (*Pfeil*) dar. Sie sind von Flüssigkeit umgeben: Dieses Zeichen spricht für ein Hämatoperitoneum (Zeichen der überfluteten Hilus)

◂ **Abb. 29.71.** Pseudomilz (*offene Pfeile*) nach Splenektomie. Es handelt sich um ein postoperatives Hämatom. Ähnliche Bilder sieht man bei serosanguinolenten Flüssigkeitsansammlungen

Pankreastrauma

Die traumatische Verbreitung von Pankreassekret verursacht eine Proteolyse und bewirkt morphologische Veränderungen, die absolut denen der akuten Pankreatitis entsprechen, sowohl im Pankreas selbst als auch peripankreatisch (Abb. 29.72 und 29.73). Wie bei der akuten Pankreatitis kann es zur Ausbreitung pankreatogener Flüssigkeit kommen (Abb. 29.74–29.76). Die Computertomographie stellt wie bei der akuten Pankreatitis eine nützliche Ergänzungsuntersuchung dar.

Abb. 29.72 a–d. Pankreastrauma. **a** Das erste Schnittbild des Pankreas ist normal. **b** Ein Schnitt weiter kaudal zeigt eine Vergrößerung des Pankreaskopfes (*Pfeil*). **c** Der vergrößerte Pankreaskopf verdrängt die V. cava (Sagittalschnitt). **d** Die Untersuchung der peritonealen Rezessus ergibt etwas freie intraperitoneale Flüssigkeit oberhalb des Blasendaches (*Pfeilspitze*)

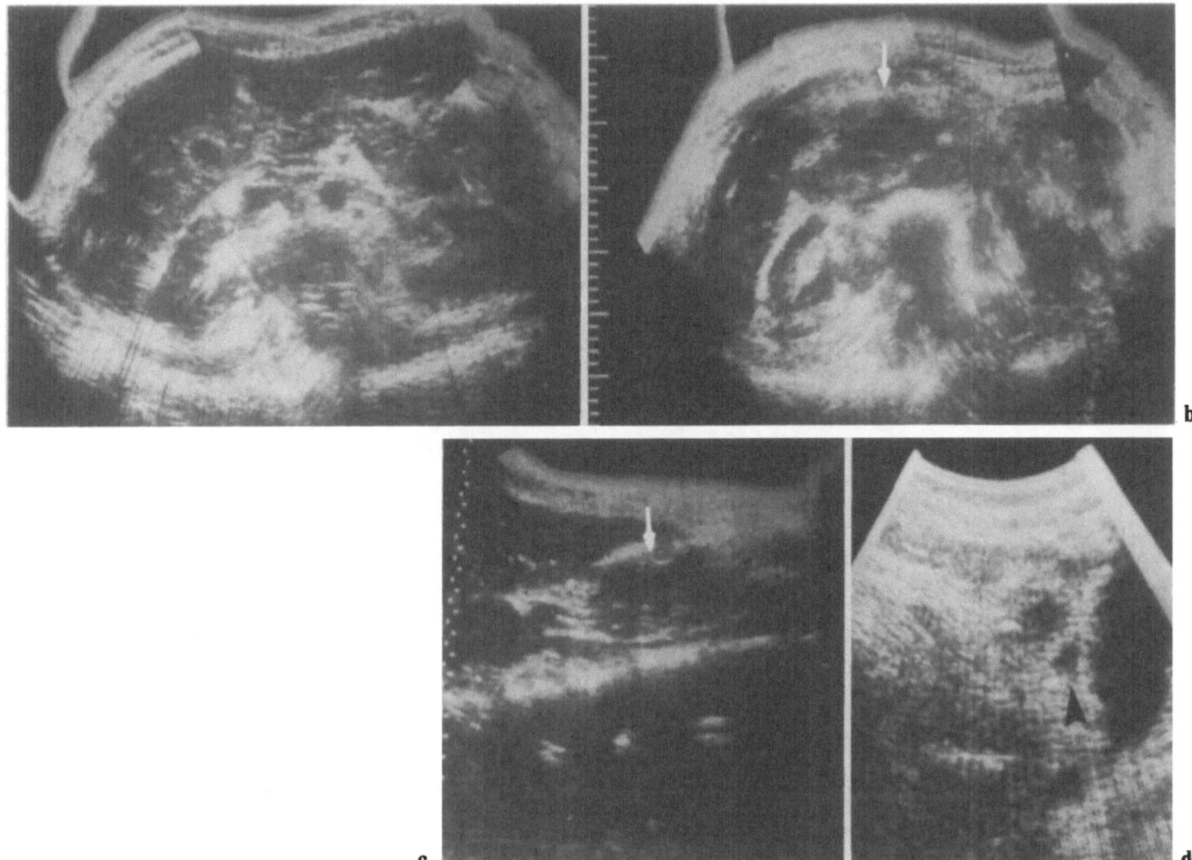

Abb. 29.73 a, b. Pankreastrauma: Kontrolle nach 48 h. ► Man erkennt ein nekrotisches Areal im Pankreaskopf (*Pfeil*). **a** Transversalschnitt, **b** Sagittalschnitt

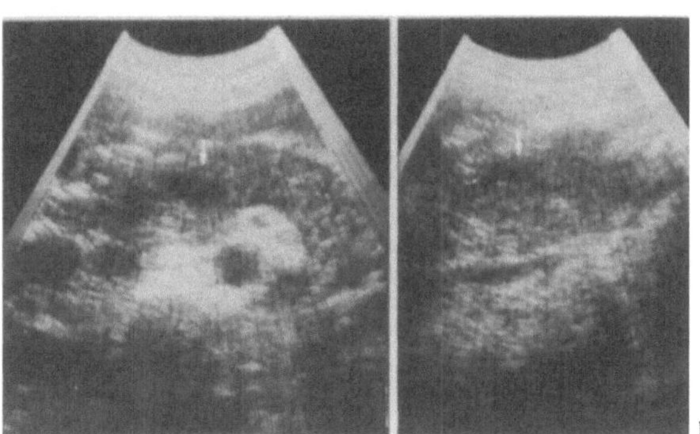

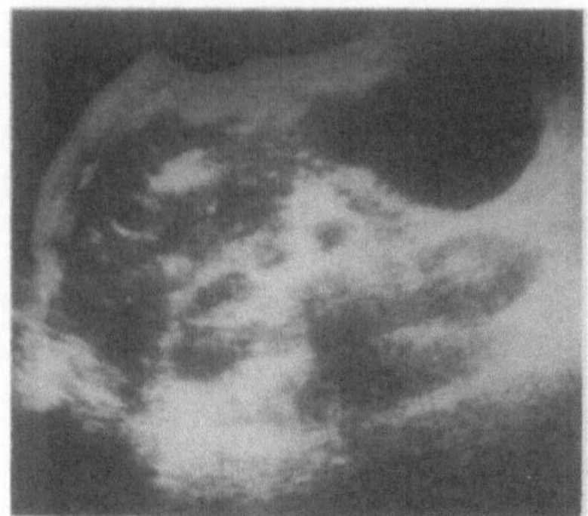

◄ **Abb. 29.74.** Kontrolluntersuchung. Nach klinischer Besserung treten erneut Schmerzen auf. In der Bursa omentalis ist Flüssigkeit zu erkennen. Der Patient wird daraufhin operiert

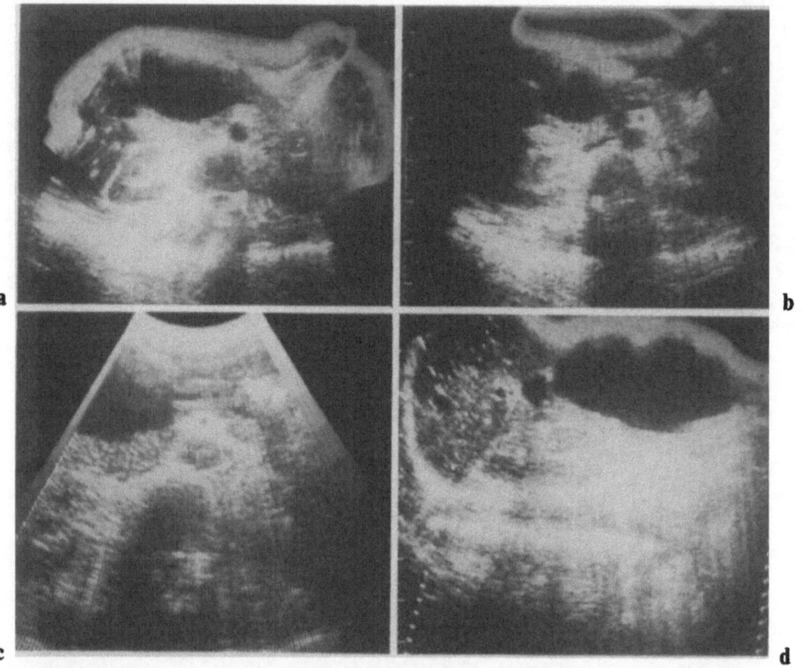

Abb. 29.75 a–d. Die postoperative Besserung besteht nicht lange. Eine Kontrolle eine Woche später zeigt erneut eine Flüssigkeitsansammlung, diesmal in der Nähe des Pankreaskopfes. **a–c** Transversalschnitte, **d** Sagittalschnitt. Diese Flüssigkeitsansammlung wurde sonographisch geführt drainiert. Der Patient verließ die Klinik später in gutem Zustand

Abb. 29.76 a–c. Zwei Monate später wird der Patient erneut aufgenommen wegen rechtsseitiger paraumbilikaler Schmerzen. **a** Der Transversalschnitt zeigt ein normales Pankreas. **b** Der rechtsseitige Sagittalschnitt stellt eine neue Flüssigkeitsansammlung dar, die sehr oberflächlich lokalisiert ist (*Pfeilspitze*). **c** Transversalschnitt der Flüssigkeitsansammlung. Der Patient wird erneut operiert und drainiert. Die Drainage fistelt noch einige Zeit, bevor die definitive Heilung fast ein Jahr nach dem initialen Trauma eintritt

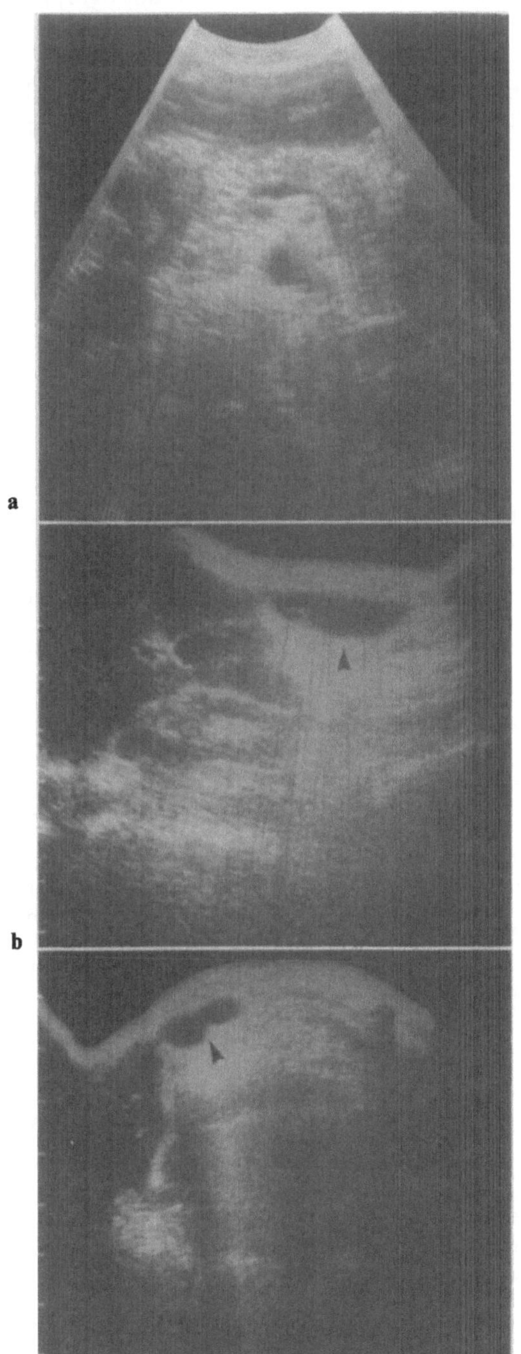

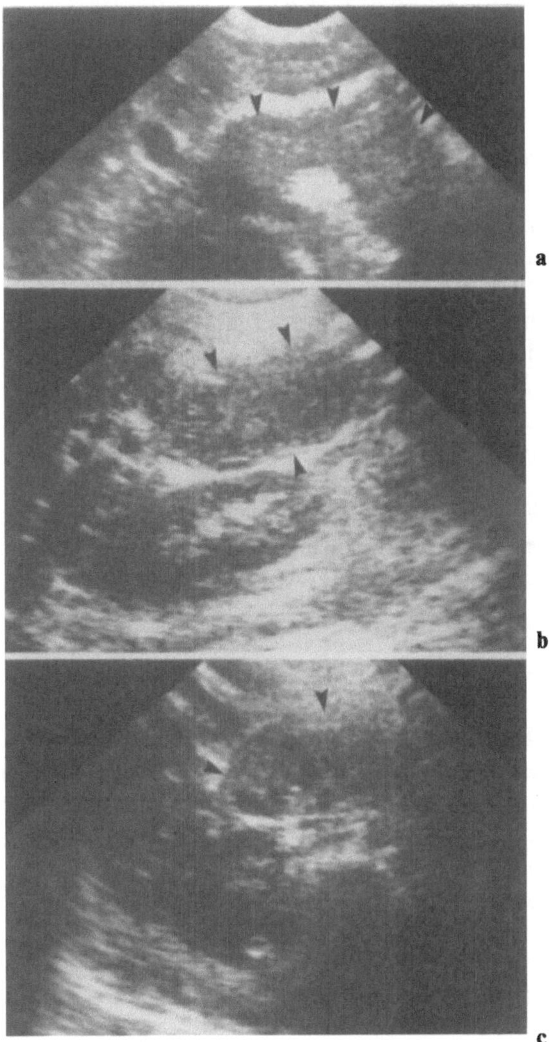

Abb. 29.77 a–c. Stumpfes Bauchtrauma bei einem zwölfjährigen Kind. Begleitende Läsionen. **a** Der Transversalschnitt zeigt ein erheblich vergrößertes Pankreas (*Pfeilspitzen*). **b** Der rechtsseitige Sagittalschnitt zeigt eine prärenale Raumforderung (*Pfeilspitzen*). Diese Raumforderung liegt zu weit lateral, als daß sie dem Pankreas zugeordnet werden könnte. **c** Ein Transversalschnitt weiter kaudal deckt eine Raumforderung in der Nähe des Pankreas auf. Die Abbildung spricht für ein begleitendes Duodenalhämatom. Die Diagnose wurde computertomographisch bestätigt

Intestinale Kontusionen

Hämatome der Darmwand stellen sich meist als gut begrenzte Flüssigkeitsansammlungen dar. Auf die unterschiedliche Echostruktur der Hämatome wurde bereits hingewiesen: Einige sind selbst in der Entstehungsphase echoreich. *Duodenalhämatome* sind oft mit traumatischen Läsionen des Pankreas vergesellschaftet (Abb. 29.77). Diese Hämatome des Verdauungstraktes stellen eine Indikation für eine ergänzende Computertomographie dar.

Andere Läsionen

Wie schon gesagt, bleibt die Untersuchung so lange unvollständig, bis Nieren und ableitende Harnwege exploriert sind (Abb. 29.67).

Interventionelle Sonographie

Manche traumatischen Flüssigkeitsansammlungen können durch eine Nadelaspiration therapiert werden (subkapsuläre Hämatome) oder durch eine sonographisch geführte Drainage (pankreatogene Flüssigkeit, Bilome, Abszesse usw.).

Zusammenfassung

Wenn die Ursache des akuten Abdomens ein Tumor, ein Trauma oder eine postoperative Komplikation ist, hat die sonographische Untersuchung drei Ziele:

1. Suche nach Flüssigkeitsansammlungen
   a) freie intraperitoneale Flüssigkeit (perihepatisch, perilienal, Bursa omentalis, parakolisch, Douglas-Raum, interenterisch)
   b) retroperitoneale Flüssigkeitsansammlung
   c) supradiaphragmale Flüssigkeitsansammlungen (pleural, perikardial, mediastinal).
2. Suche nach organischen Läsionen (Leber, Gallenwege, Pankreas, Milz usw).
3. Anschließend evtl. die selektive und restriktive Indikationsstellung für weiterführende Untersuchungen, z. B. Arteriographie bei schweren Leberverletzungen, Computertomographie bei einer akuten Pankreatitis usw).

In unserem Krankenhaus hat die Sonographie in der notfallmäßigen gastroenterologischen Radiologie einen Anteil von 70% aller Untersuchungen. Eine Untersuchung an 136 Patienten ergab eine Sensitivität der Sonographie in der abdominalen Notfalldiagnostik von 98% (Weiler, 1985).

Literatur

Barnett E, Morley P (1974) Abdominal echography. Butterworth, Borough Green

Bret PM et al. (1982) Une technique simple de guidage des ponctions percutanées par l'échographie en temps réel. J Radiol 63:363–365

Esensten M, Ralls PW, Colletti P, Halls J (1983) Posttraumatic intrahepatic biloma: Sonographic diagnosis. AJR 140:303–305

Goldberg BB, Kotler MN, Ziskin MC, Waxham RD (1975) Diagnostic uses of ultrasound. Grune & Stratton, New York

Golding RH, Li DKB, Cooperberg PL (1982) Sonographic demonstration of air-fluid levels in abdominal abscesses. J Ultrasound Med 1:151–155

Gore RM, Callen PW, Filly RA (1982) Lesser sac fluid in predicting the etiology of ascites: CT findings. AJR 139:71–74

Hassani N (1976) Ultrasonography of the abdomen. Springer, Berlin Heidelberg New York

Holm HH, Kristensen JK, Rasmussen SN, Pedersen JF, Hancke S (1980) Abdominal ultrasound, 2nd edn. Munksgaard, Copenhagen

Hopens T, Coggs GC, Goldstein HM, Smith BD (1982) Sonographic diagnosis of afferent loop obstruction. AJR 138:967–969

Kaude JV, McInnis AN (1982) Pancreatic ultrasound following blunt abdominal trauma. Gastrointest Radiol 7:53–56

Kristensen JK, Buemann B, Kuhl E (1971) Ultrasonic scanning in the diagnosis of splenic hematomas. Acta Chir Scand 137:653–657

Weiler S (1985) L'échotomographie dans l'urgence abdominale. Dissertation, Besançon

Weill F, Bihr E, Rohmer P, Zeltner F, Le Mouel A (1981) Ultrasonic study of hepatic and traumatic lesions. Eur J Radiol 1:245–249

Weill FS, Perriguey G, Belloir A, Bagni A, Rohmer P (1983) Ultrasonic anatomical study of the lesser omental sac: a pictorial essay. Europ. J. Radiol 3(2):142–147

Weill FS, Rohmer P, Belloir A, Bagni P (1983) The butterfly sign: an indicativ of fluid within both the greater peritoneal cavity and the lesser omental bursa. J. Ultrasound 2:161–164

Schlußbemerkungen

Kapitel 30

Einige praktische Ratschläge, oder wie man es besser machen kann als wir

Wir sind jetzt am Ende unserer sonographischen Betrachtungen der Krankheiten der Verdauungsorgane angelangt. Vielleicht sind noch einige praktische Ratschläge erlaubt.

Wie jede Methode, so kann sich auch die Sonographie irren. Sie kann eine falsche Diagnose weder verhindern noch eigentlich hervorrufen. Die Irrtümer beruhen i. allg. auf einer fehlerhaften Bildinterpretation und sollten nicht auf mangelhafte physikalische Bildkonstruktionen geschoben werden. Häufig rühren sie von zu schneller und unüberlegter Befunderhebung her, die von scheinbar eindeutigen Bildern ausgeht, aus denen nach Ansicht der Untersucher schon sämtliche Informationen ersichtlich sind. Eine Ultraschalluntersuchung durchläuft Schritt für Schritt jede vorgeschriebene Etappe. Gibt man sich mit Fragmenten zufrieden, begeht man eine Unterlassungssünde.

Wenn man sich auch den klinischen Gegebenheiten immer anpassen sollte, so muß trotzdem ein festes Untersuchungsschema eingehalten werden. Eine Einstellung, einige Zusatzschnittbilder können manchmal eine pathologische Veränderung aufdecken bzw. sie als Artefakt entlarven.

Ein auch noch so typisches Flüssigkeitsbild muß besonders sorgfältig in verschiedenen Verstärkungsstufen und unter verschiedenen Blickwinkeln und Einstellungen analysiert werden. Manchmal stellt sich so ein Hämatom oder sogar ein Tumor heraus.

Durchleuchtungen sowie niedrig- oder hochkontrastierte Röntgenaufnahmen sind integrale Bestandteile der konventionellen Röntgendiagnostik. Der Ultraschalldiagnostik sollten Real-time-Verfahren mit breiter Grauwertabstufung als Kontrastverstärkung zur Verfügung stehen. Im allgemeinen ist in der Medizin keine Methode allen diagnostischen oder therapeutischen Problemen gewachsen. Das gleiche gilt auch für die Sonographie. Wer ein Real-time-Gerät nicht einsetzt, verurteilt sich selbst zu langsamer, bruchstück- und lückenhafter Informationsgewinnung. Wer sich ausschließlich auf ein Real-time-Gerät verläßt, täuscht sich bei mancher Volumenmessung, z. B. bei der Ausmessung einer Hepatomegalie oder sehr großer Tumoren.

Ebenso kommt es der Sonographie auch nicht zu, die gesamte Diagnostik im Abdominalbereich zu übernehmen. Ihr sollte allerdings gegenüber den meisten anderen Verfahren bei der Untersuchung der Leber, des Pankreas, der Gallenwege und der Milz der Vorzug gegeben werden. Andere Problemstellungen (wie z. B. die Untersuchung von retroperitonealen oder thorakalen Prozessen, die Suche nach raumfordernden Prozessen im Beckenbereich sowie die Suche nach Nebennierentumoren) sollten in erster Linie eine Domäne der Computertomographie bleiben. Andere Diagnosen wiederum setzen eine Angiographie voraus, wie z. B. die portale Hypertension. Die ständige Notwendigkeit, das günstigste Verhältnis zwischen Aggressivität und Effizienz sowie zwischen Kosten und Nutzen herzustellen, ist der Grund, warum wir uns gegen die Einrichtung von sonographischen Zentren wehren. Wer nur eine Technik beherrscht, möchte mit ihr auch sämtliche diagnostischen Probleme lösen, auch wenn anderen Verfahren dabei der Vorzug zu geben wäre. Es ist sicher vorteilhafter, sämtliche Verfahren und Techniken miteinander in sinnvoller Weise zu verknüpfen, wie das auch an unserer radiologischen Abteilung der Fall ist.

Mit der Sonographie, der Computertomographie und der Kernspintomographie hat in der Radiologie das Zeitalter der nicht invasiven Verfahren eingesetzt, was zum Vorteil für den Patienten eine nichtaggressive Diagnostik bedeutet; und das nach vielen Jahren des Kultes der Biopsienadel und der Angiographiekatheter. Zwar werden durch die nicht invasiven Verfahren ausgeklügelte, aggressive und oft unangenehme Untersuchungen nicht überflüssig, sie können aber jetzt in vernünftiger, selektiver und gezielter

Weise eingesetzt werden, so daß der Arzt Arzt bleiben darf und nicht zum Techniker wird. Für eine retrograde Pankreatikographie und eine Angiographie gibt es in diesem System fest umrissene Indikationen. Es ist eigentlich unbegreiflich, daß solche Methoden bis zu dieser Stunde (1985) in manchen Kliniken als Erstuntersuchung eingesetzt werden.

Der Sonographie gebührt der Vorrang. Für den, der das mißachtet, bedeutet das einen wissenschaftlichen Rückschritt von mehr als zehn Jahren, sehr zum Nachteil für die Kranken und die Mitarbeiter, die sich den nutzlosen Betätigungen widmen und die sich daraus ergebende Komplikationen auf sich nehmen müssen.

Diese Überlegungen müssen einfach angestellt werden, denn manche unserer jungen Kollegen haben zu Unrecht Komplexe gegenüber den Fürsten der interventionellen Verfahren.

Eine ähnliche psychologische Situation scheint sich in bezug auf die Computertomographie zu entwickeln. Es haben doch diese beiden Methoden ganz wesentlich zum Aufschwung der nicht invasiven Darstellung beigetragen. Das computertomographische Bildwiedergabeverfahren benutzt die Unterschiede der Elektronendichte von Geweben, das sonographische dagegen die unterschiedlichen akustischen Gewebeeigenschaften. Die Computertomographie erfaßt die Dichteunterschiede von Knochen, Wasser, Parenchym, Fettgewebe und Luft. Dieses dichteabhängige Auflösungsvermögen hat jedoch seine Grenzen, und zwar auf Gebieten, in denen häufig noch größere, sonographisch nachweisbare akustische Unterschiede vorhanden sind. Bei einer Computertomographie kontrastiert die Nebenniere z. B. scharf zum perirenalen Fettgewebe, obwohl die Schallwellenwiderstände der beiden Gewebe nahe beieinander liegen. Der Ductus pancreaticus dagegen und die feinen tubulären Leberstrukturen, die sich sonographisch so deutlich abheben, sind auf einer computertomographischen Abbildung kaum erkennbar. Normales und neoplastisches Gewebe sowohl des Pankreas als auch der Leber weisen sonographisch deutliche Unterschiede auf. Die Unterschiede der Elektronendichte sind dagegen fast Null.

Die Sonographie ermöglicht also eine bessere Gewebeanalyse, die Computertomographie dagegen gibt dank der Kontrasteigenschaften zwischen Fettgewebe und Parenchym bessere Auskunft über die Konturen und die Ausdehnung von Organen.

Schließlich erlaubt die außerordentliche Wendigkeit der Ultraschallgeräte, tubuläre Strukturen in ihrer gesamten Länge zu verfolgen und zu rekonstruieren (Pfortader, Gallenwege), wozu die Computertomographie nicht in der Lage ist. Das ist auch der Grund, warum ein Ultraschalluntersucher, der frei von allen Komplexen ist, seine Methode an die erste Stelle setzen muß, ausgenommen natürlich die weiter oben bereits aufgezählten Sonderfälle. Die Computertomographie wird er als Zusatzuntersuchung heranziehen, wenn die Sonographie unergiebig oder der Befund unsicher ist.

Die Einrichtung vieler sonographischer Untersuchungsplätze würde sicherlich zu einer strengeren Auswahl bei der Indikation zur Computertomographie führen. Einer größeren Verbreitung der Ultraschalldiagnostik müßte eine ausgewogene, zentralisierte, regional gegliederte Verteilung von Computertomographiegeräten gegenüber stehen. Die Erfordernisse der Diagnostik, das Strahlenrisiko für die Bevölkerung sowie auch wirtschaftliche und gesundheitspolitische Überlegungen verlangen dies einfach.

Planung heißt allerdings nicht Mangel. Der Mangel an Computertomographiegeräten schreit (1985) zum Himmel. Die gleichen Überlegungen kann man bezüglich der Kernspintomographie anstellen.

Eine solide und zuverlässige sonographische Erstuntersuchung ist allerdings nur unter einer Voraussetzung möglich: Die Ultraschalldiagnostik muß gut sein sowohl in bezug auf die gerätetechnische Ausstattung als auch auf die fachliche Kompetenz des Untersuchers.

Auswahl des geeigneten Ultraschallgerätes [1]

Die schnelle Entwicklung der Sonographie stellt den Radiologen vor das schwierige Problem der Gerätewahl. Die Sonographie benötigt ein über mehrere Stufen laufendes signalverarbeitendes System. Diese technische Gegebenheit kann, wenn nicht sämtliche Schaltkreise tadellos funktionieren, zu einer Multiplikation von Fehlern und damit zu äußerst mittelmäßigen Bildern führen. Ein derartiger Makel kann einer Marke anhaften oder auch – vor der Ära der Digitalisierung – einzelnen Geräten einer Marke, die baugleich aus ein und derselben Serie sind. Man hatte also nicht nur eine Marke auszuwählen, sondern auch ein Gerät. Heutzutage sind die Dinge einfacher.

[1] Zweifellos wird man sich in einigen Jahren nachsichtig daran erinnern, daß diese Zeilen 1985 geschrieben wurden.

Die Qualität des Bildes und somit die Qualität der Diagnose, das Schicksal der Kranken und der Ruf des Diagnostikers hängen von der Gerätewahl ab. Die Qualitätsunterschiede des sonographischen Bildwiedergabeverfahrens sind von ungleich größerer Bedeutung als in der konventionellen Radiologie. Bei der letzteren wird nämlich das Bild auf direktem Wege gewonnen, wenn man einmal von Bildverstärkern und Computertomographiegeräten absieht. Unterschiedliche Bildqualität war leider bei den ersten Generationen der Ultraschallgeräte weit verbreitet.

Ein grundlegendes Prinzip: Einsatz des Real-time-Verfahrens

Das Real-time-Verfahren muß nicht verteidigt werden: Man hat überall erkannt, daß das Compoundverfahren der kontinuierlichen Darstellung von Organen, Gefäßen und tubulären Strukturen, der dreidimensionalen Analyse der Organe und dem häufigen Einsatz von Positionsänderungen nicht angepaßt ist.

Die Compoundgeräte haben bei den Erkrankungen des Gastrointestinaltraktes nur noch eine Indikation: die Darstellung sehr großer Raumforderungen in ihrer Gesamtheit. Eine derart eingeschränkte Indikation rechtfertigt aber nicht die Anschaffung eines solchen Apparates. Aber die Möglichkeit, eines dieser alten Gerät einsetzen zu können, kann von Zeit zu Zeit ganz wertvoll sein.

Auswahl eines Real-time-Gerätes

Die mit einem mechanischen Sektorschallkopf arbeitenden Real-time-Geräte scheinen uns eine zuverlässigere anatomisch-pathologische Bildwiedergabe zu garantieren als die Multi-array-Geräte. Dies ist sicherlich eine Folge der besseren Schallkopfqualität bei den mechanischen Geräten. Die Multi-array-Elemente sind zwar klein, ihre geometrischen und Schalleigenschaften dagegen mittelmäßig. Diese ungünstige Situation hat sich durch die Einführung der dynamischen Fokussierung verbessert, ist aber immer noch nicht überzeugend.

Eine sehr interessante technologische Neuerung ist die Entwicklung von konvexen Multi-array-Transducern (1983). Zur Zeit stellen die in der Kardiologie verwendeten elektronischen phased-array Transducer aufgrund der schlechten Bildqualität keine Alternative für die Abdominalsonographie dar. Die Einführung von phased-array Schallköpfen mit außergewöhnlich guter Auflösung ist jedoch bereits angekündigt. Jedenfalls muß man bei jeder Einstellung, sei es im Liegen oder im Stehen, Parallelschnitte mit Hilfe eines gut manipulierbaren Transducers machen können. Der Schallkopf muß sich dazu leicht im epigastrischen Winkel und zwischen den Rippen aufsetzen lassen, was mit einer Multi-array-Sonde sicher einfacher ist.

Der Wechsel von einem Schallkopf zum nächsten (andere Frequenz, andere Fokussierung, Sektor- oder Linear-array) muß leicht möglich sein. Es gibt keine wirklich universelle Schallfrequenz. Hohe Frequenzen haben gleichzeitig eine geringe Eindringtiefe. Bei adipösen Patienten ist man dann geneigt, die Verstärkung aufzudrehen; das unerträgliche Hintergrundrauschen nimmt man in Kauf. Die fundamentalen Schallfrequenzen sind 2,5 MHz, 3,5 MHz und 7 MHz.

Der Sektor muß mindestens 90 ° umfassen.

Die Digitalisierung erlaubt eine Datenverarbeitung. Inzwischen ist eine beachtliche räumliche Auflösung und Grauwertbreite erreicht. Nach mehreren Jahren ist es durch die Digitalisierung wieder zu einem größeren Fortschritt gekommen.

Aber die Digitalisierung hat manchmal auch Nachteile:

- Eine zu breite Grauwertskala führt zu sehr geringen Unterschieden zwischen den einzelnen Graustufen. Wir haben diese Situation mit der konventionellen Radiologie mit mäßigem Kontrast verglichen: Kleine Dichteunterschiede werden nicht erkannt. Die pathologischen Areale verschwinden, die Bilder werden „zu gut". Man muß darauf achten, insbesondere bei der Untersuchung der Leber, die Grauwertskala nicht mehr als 40 bis 50 Dezibel zu öffnen. Ein entsprechender Regler ist unbedingt erforderlich.

- Die Kapazität des Speichers ist ein anderer Faktor, den man in Betracht ziehen muß. Eine Kapazität von 512 × 512 Bit ist wünschenswert.

- Schließlich muß man die Qualität der Fokussierung kontrollieren, indem man die Detailschärfe in verschiedener Tiefe beobachtet.

- Eine zu langsame Informationsverarbeitung einiger elektronischer Geräte führt zu einer Fluktuation des Bildes, die an die Sektorschallköpfe der ersten Generation erinnert. Ein echter Realtime Eindruck liegt nicht mehr vor. Diese Apparate sind unbrauchbar.

Diese Kontrollen der Bildqualität sind in mehreren Regionen durchzuführen: Die Bildqualität kann einerseits anhand der Abbildung eines Embryos oder Feten abgeschätzt werden und andererseits anhand der Wiedergabe der Bauchorgane eines Erwachsenen. Man sollte das Herz eines acht Wochen alten Embryos schlagen sehen, man sollte auch regelmäßig bei einem 32 Wochen alten Feten die V. umbilicalis, die Aorta abdominalis und die V. cava identifizieren können; ebenso sollte man ab der 12. Woche die Gehirnventrikel erkennen können.

Bei einem Erwachsenen muß es regelmäßig gelingen, den Ductus choledochus ventral der V. portae abzubilden. Weiterhin muß es möglich sein, bei so gut wie allen Patienten im Stehen das Pankreas darzustellen mitsamt seinen umgebenden Gefäßen und seiner Binnenstruktur, den Ductus pancreaticus selbstverständlich eingeschlossen. Leberlängsschnitte nach tiefer Inspiration sind zur Beurteilung von zwei Kriterien wichtig: zum einen die Erkennung der angeschnittenen, kleinen vaskulären Strukturen (2 mm), und zum anderen das Umsetzen der Leberstruktur in Grauwerte. Die Erfahrung zeigt jedoch, daß es zur Beurteilung der Bildqualität nicht ausreicht, nur einige Schnitte von einer normalen Leber zu bewerten. Manche Geräte ergeben ein „zu schönes" Leberbild und verschleiern damit Strukturunregelmäßigkeiten. Die Folge wäre eine fehlerhafte Interpretation von pathologischen Leberveränderungen, insbesondere von Metastasen. Diese ach so schönen Bilder gehen einher mit einer zu weit auseinandergezogenen Grauabstufung und ungenügendem Auflösungsvermögen.

Es sollte auch – das ist sehr wesentlich – möglich sein, von einem Organ zum anderen, von einem Patienten zum anderen zu wechseln, ohne die Verstärkung und den Tiefenausgleich wesentlich nachzustellen. Ein Apparat, bei dem die Reglereinstellung im gleichen Untersuchungsgang oder beim Übergang von einem Patienten zum anderen nachjustiert werden muß, sollte zurückgewiesen werden. Das soll jedoch nicht bedeuten, daß man das vom Konstrukteur angebotene Reglersystem nicht benutzen sollte. Ich will nur sagen, daß die Bildqualität gut genug sein soll, um auch mit unvollkommener Aussteuerung auskommen zu können. Die Reglersysteme wären also für besondere Fälle vorbehalten, beispielsweise für den Übergang von der Untersuchung eines korpulenten Mannes zu der eines Säuglings oder von einer Leberuntersuchung zu einer Schilddrüsendarstellung. Ein TM-Modul ist bei ausschließlichem Einsatz im Abdominalbereich nicht erforderlich – um so weniger, als man zur Darstellung von dynamischen Abläufen ja ein Real-time-Gerät hat.

Nur wenige Geräte entsprechen voll den geforderten Kriterien. Es gibt sie jedoch, und sie sind auch nicht teurer als andere. Manche Konstrukteure berufen sich – auf die Mängel ihrer Geräte angesprochen – darauf, daß sie eigentlich für einfachere geburtshilfliche Untersuchungen gedacht wären. Die sonographisch-geburtshilfliche Untersuchung beschränkt sich aber heute auch nicht mehr auf die einfache Messung des biparietalen Durchmessers. Auch die genaue anatomische Untersuchung des Embryos und Feten auf eventuelle Mißbildungen des Zerebrums, der Wirbelsäule, der Organe und des Bewegungsapparates muß prinzipiell möglich sein. Ein gutes Auflösungsvermögen ist für sämtliche Indikationsgebiete unabdingbar. Man verlangt ja auch nicht in der Krebsdiagnostik „schöne" Mammographien oder gibt sich bei der Abklärung gutartiger Veränderungen mit mittelmäßigen Röntgenbildern zufrieden.

Die Moduln, Zukunft der Apparate, stellen einen bedeutenden Faktor dar, der von der Dynamik der Konstrukteure abhängt: Doppler-Moduln und zukünftige Moduln zur Gewebeidentifizierung müssen ergänzend eingebaut werden können.

Eine Reihe von Konstrukteuren liefert Apparate, die für den medizinischen Gebrauch – jedenfalls für die abdominale Untersuchung – ungeeignet sind. Das sind die Apparate, die für die Abrechnung konzipiert wurden und nicht für die Diagnostik. Auch sie haben ihre Kunden. Jeder hat seine eigene Vorstellung von der Sonographie.

Mit den Compoundscannern befassen wir uns nicht mehr, da sich dieses Problem nicht mehr stellt.

Basisgeräte und Geräte, die mit allen Finessen ausgestattet sind

Die automatischen Geräte haben sich nicht durchgesetzt. Eine Zeitlang hat sich eine Tendenz zur Spezialisierung gezeigt. Heute können die Doppler-Sonographie, die Sonographie des Auges, der Weichteile, die zweidimensionale Echokardiographie unter Verwendung von Zusatztransducern oder -moduln mit einem Basisgerät durchgeführt werden, das eigentlich für die abdominale Sonographie konzipiert wurde. Für die

Echomammographie gibt es besondere Immersionsgeräte, deren Zukunft ungewiß ist.

Die Wahl eines leistungsfähigen Real-time-Gerätes ist von fundamentaler Bedeutung.

Auf der anderen Seite verlangt die Vielfalt der Geräte, die auch zur intraoperativen Sonographie und auf Intensiv- und Aufnahmestationen verwendet werden können, von den Konstrukteuren die Entwicklung von immer leistungsfähigeren, einfacheren, kompakteren und weniger kostspieligen Geräten.

Praktische Ausbildung

Die beste Möglichkeit, sich auf diesem Gebiet fortzubilden, ist natürlich, dieses Buch zu lesen und jedem seiner Freunde ein Exemplar davon zu geben, damit diese bei jeder Gelegenheit daraus zitieren können. Wenn Sie noch nie eine Ultraschalluntersuchung vorgenommen haben, so empfiehlt sich als geeignete Vorbereitung zunächst eine gründliche Auffrischung Ihrer anatomischen Kenntnisse. Man tut auch gut daran, Kurse und Seminare in Theorie und Praxis der Sonographie zu besuchen.

Die mittlere Ausbildungszeit für eine anständige abdominale sonographische Diagnostik beträgt ungefähr drei Monate, wenn eine gründliche radiologische Vorbildung besteht. Es hat sich bewährt, zunächst an einem Lehrgang von sechs Wochen teilzunehmen, danach eigene Erfahrungen zu sammeln und dann in einem zweiten Lehrgang die restlichen Schwierigkeiten auszuräumen. Die Kandidaten der Sonographie aus anderen Fachgebieten, die mit Abbildungen, Physik und Anatomie nicht so vertraut sind, müssen eine Ausbildung von mindestens sechs Monaten durchmachen. Die Durchführung der Sonographie ohne diese lange Ausbildung ist lächerlich und anmaßend und führt zur „Abrechnungs-" und nicht zur diagnostischen Sonographie.

Das notwendige manuelle Geschick und die topographische Vorstellung kann man sich jedoch auf andere Weise verschaffen. Sie machen einfach Schnittbilduntersuchungen an Ihrem Mann, Ihrer Frau, Ihrer Sekretärin oder Ihren Kollegen und sonstigen Freunden (-innen).

Nach den Wünschen des amerikanischen Ultraschallinstitutes sollen keine sonographischen Untersuchungen zu Demonstrations- oder Ausbildungszwecken durchgeführt werden, bis Meerschweinchenversuche über mögliche biologische Nebenwirkungen der Ultraschallstrahlen Aufklärung gebracht haben. In einem von der WHO im Oktober 1976 in London veranstalteten Seminar über die möglichen Gefahren des Ultraschalles wurden zahlreiche experimentelle Arbeiten zu diesem Problem zusammengetragen (HILL 1976). Die Schlußfolgerung war, daß der Ultraschall in den zur Diagnostik verwendeten Energiebereichen vollkommen unschädlich ist. Diese Feststellung gilt auch heute noch. Die direkte Ausbildung an Normalpersonen erscheint uns grundlegend wichtig – es verringert sich nämlich auf diese Weise die Zeit für den Erwerb der notwendigen manuellen Geschicklichkeit.

Hat man die notwendigen Erfahrungen gesammelt, muß man in der Folge sorgfältig danach trachten, Bilder von gleichmäßiger Qualität zu bekommen, was jetzt dank der Gerätequalität wohl zur Regel werden wird – es sei denn, man hat sich mit einer veralteten oder schlecht arbeitenden Maschine abgefunden. Die Leberparenchymbilder müssen eine gleichbleibende Grautonabstufung von einem Schnitt zum andern, von einer Untersuchung zur anderen und von einem Patienten zum nächsten haben.

Wie in der allgemeinen Radiologie ist eine grundsätzliche Bereitschaft zur Mitteilung der Information und Diskussion notwendig. Regelmäßige Treffen der Ultraschalluntersucher des gleichen Hauses oder der gleichen Stadt sind – wenn Sie das Glück haben, unter interessierten Kollegen zu sein – ein weiteres Mittel zur Vervollkommnung. Wenn aber der eine kontrastreiche Bilder, der zweite kontrastgesättigte, der dritte überstrahlte und artefaktreiche Darstellungen mitbringt und das Auflösungsvermögen der Bildwiedergaben des letzten gerade ausreicht, aneinandergereihte Kartoffeln, aber keine Rosinen zu unterscheiden, so wird wohl eine ersprießliche Diskussion nicht in Gang kommen.

Wir hoffen, daß diese Betrachtungen Ihnen helfen können, Rückschläge und Irrtümer, das ständige Auf-der-Stelle-treten und nur allzu langsame Vorwärtskommen zu vermeiden, das von Anfang an das tägliche Los des Autodidakten gewesen ist.

Sachverzeichnis